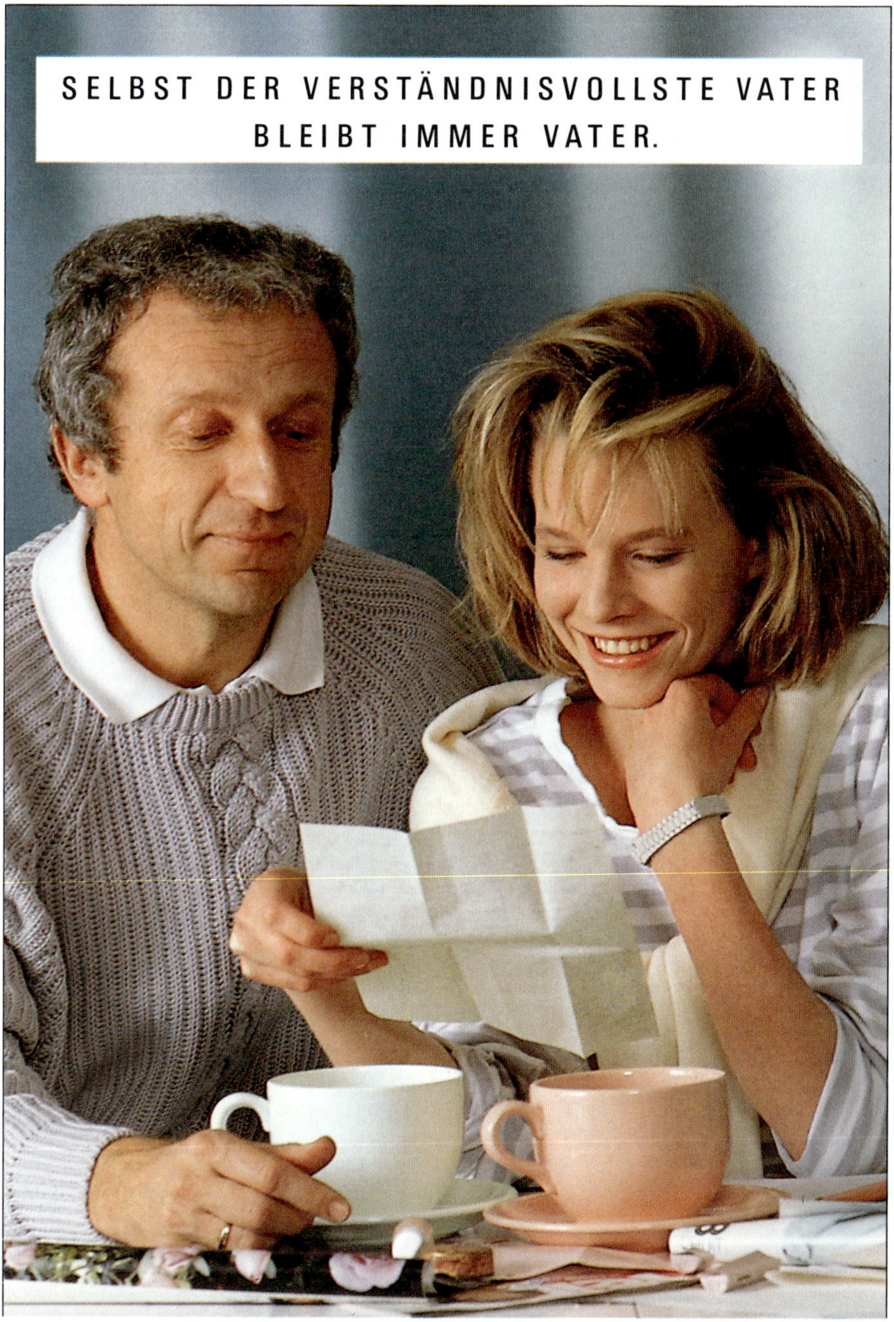
SELBST DER VERSTÄNDNISVOLLSTE VATER
BLEIBT IMMER VATER.

Pschyrembel Wörterbuch
Gynäkologie und Geburtshilfe

Pschyrembel Wörterbuch
Gynäkologie und Geburtshilfe

bearbeitet von der Pschyrembel-Redaktion
unter der Leitung von Christoph Zink

W DE G

Walter de Gruyter · Berlin · New York 1987

Verlag Walter de Gruyter & Co.
Pschyrembel-Redaktion
Genthiner Straße 13
1000 Berlin 30

Das Buch enthält 458 Abbildungen und 58 Tabellen.

CIP-Kurztitelaufnahme der Deutschen Bibliothek

Pschyrembel Wörterbuch Gynäkologie und Geburtshilfe / bearb. von d. Pschyrembel-Red. unter d. Leitung von Christoph Zink. - Berlin ; New York : de Gruyter, 1987.
ISBN 3-11-010953-0
NE: Zink, Christoph [Hrsg.]; Gynäkologie und Geburtshilfe

Datenbankentwicklung: GSD mbH Berlin, Helmuth Schneider, Jörg Apitzsch
Satz: SRZ, Satz-Rechenzentrum Hartmann + Heenemann KG, Berlin
Reproduktionen: Terra-Klischee, Berlin
Grafische Gestaltung: Heiner Welz, Helmut Holtermann, Berlin
Layout: Markus Strieder, Lutz-Olaf Walter, Berlin
Druck: Parzeller, Fulda
Bindung: Lüderitz & Bauer Buchgewerbe GmbH, Berlin
Einbandgestaltung: Lutz-Olaf Walter, Rudolf Hübler, Berlin
Printed in Germany

Vorwort

Das vorliegende Wörterbuch der Frauenheilkunde ist thematisch einem Bereich der klinischen Medizin gewidmet, dessen Entwicklung sich dadurch auszeichnet, daß einer Einbeziehung benachbarter Fachdisziplinen für die tägliche Praxis wachsende Bedeutung zukommt: Gynäkologie umfaßt in immer stärkerem Umfang Aspekte der Prävention und Beratung und bezieht zunehmend Beiträge der Psychosomatischen Medizin und der Sexualmedizin, der Reproduktionsmedizin und ihrer theoretischen Grundlagen, aber auch der klinisch-diagnostischen und therapeutischen Grundlagenfächer ein. Geburtshilfe bedeutet heute die Integration von Pränatal- und Perinatalmedizin sowie Neonatologie. Diesem erweiterten Blickwinkel und Tätigkeitsfeld der Frauenheilkunde trägt das vorliegende Nachschlagewerk durch eine breite Stichwortauswahl Rechnung, in der Hoffnung, hiermit auch einen Beitrag zur interdisziplinären Verständigung und Kooperation zu leisten.

Der Verlag setzt mit diesem Wörterbuch die Reihe der „Fach-Pschyrembel" zu Teilgebieten der Medizin fort. In diesen Sonderausgaben können nicht nur einzelne Fachgebiete ausführlicher und vollständiger dargestellt werden, als dies im Rahmen des Klinischen Wörterbuchs möglich ist; sie gestatten es darüber hinaus, Teilgebiete des großen Werks neu zu strukturieren, zu ergänzen und insgesamt zu aktualisieren.

Ein solches Vorhaben ist angesichts der Komplexität der Zusammenhänge und des raschen Wandels, dem das heutige medizinische Wissen unterliegt, nur als Ergebnis gemeinsamer Arbeit einer Vielzahl von Wissenschaftlern der verschiedensten Fachdisziplinen realisierbar. Die abschließende Bearbeitung lag gleichwohl in den Händen der Pschyrembel-Redaktion, die bestrebt war, den jeweils aktuellsten Stand der wissenschaftlichen Diskussion angemessen zu berücksichtigen und die daher für den Inhalt die alleinige redaktionelle Verantwortung trägt.

Das vorliegende Pschyrembel-Wörterbuch ergänzt bei gleichartiger Struktur inhaltlich das Klinische Wörterbuch, daher wird verschiedentlich auf das Hauptwerk Bezug genommen. Verweise dieser Art sind zur Unterscheidung in eckige Klammern gesetzt: [*], (s. [...]) oder (vgl. [...]); die entsprechenden Stichworteinträge sind dann im Klinischen Wörterbuch zu finden.

Berlin, im Juli 1987 — Der Verlag

Verzeichnis der Mitarbeiter

Die im folgenden aufgeführten Wissenschaftler waren an der Neufassung von Texten für die vorliegende Auflage in Zusammenarbeit mit der Wörterbuchredaktion des Verlages beteiligt.

Prof. Dr. med. Leonore Ballowitz
Havelmatensteig 12
1000 Berlin 22

Dr. med. Hans-Jürgen Christen
Kinderklinik der Georg-August-Universität
Humboldtallee 38
3400 Göttingen

Prof. Dr. med. Gisela Dallenbach-Hellweg
Institut für Pathologie
A2,2
6800 Mannheim 1

Prof. Dr. med. Gerhard Döring
Seeleite 9
8031 Seefeld 2

Stefan Exner, Arzt
Schildhornstr. 72
1000 Berlin 41

Prof. Dr. med. Ingeborg Falck
Max-Bürger-Krankenhausbetrieb von Berlin-Charlottenburg
Sophie-Charlotten-Straße 115
1000 Berlin 19

Prof. Dr. med. Volker Faust
Psychiatrisches Landeskrankenhaus Weißenau
Abt. Psychiatrie I der Universität Ulm
7980 Ravensburg-Weißenau

Prof. Dr. Dr. Erwin J. Haeberle
Institute for Advanced Study of Human Sexuality und San Francisco State University
1100 Gough St. Apt. No. 7-C
San Francisco, CA 94109, USA

Dr. med. Hans-Nikolaus Herden
Chefarzt der Anästhesieabteilung
Allgemeines Krankenhaus Altona
Paul-Ehrlich-Str. 1
2000 Hamburg 50

Prof. Dr. med. Joachim Hüter
Chefarzt der Frauenklinik
Städtisches Krankenhaus
Weinberg 1
3200 Hildesheim

Prof. Dr. med. Jürgen Kunze
Kinderklinik der FU Berlin und Institut für Humangenetik
Kaiserin-Auguste-Viktoria-Haus
Heubnerweg 6
1000 Berlin 19

Dr. med. Martin Lang
Institut für Arzneimittel des Bundesgesundheitsamtes
Seestr. 10
1000 Berlin 65

Priv.-Doz. Dr. med. Dipl.-Psych. Rolf Meermann
Ärztlicher Direktor der Psychosomatischen Fachklinik
Bombergallee 10
3280 Bad Pyrmont

Dr. med. Heinzpeter Moecke
Anästhesieabteilung
Allgemeines Krankenhaus Altona
Paul-Ehrlich-Str. 1
2000 Hamburg 50

Prof. Dr. med. Konrad Morgenroth
Institut für Pathologie der Universität Bochum
Lehrstuhl II
Universitätsstr. 15, Gebäude MA
4630 Bochum-Querenburg

Prof. Dr. med. Diether Neubert
Institut für Toxikologie und Embryopharmakologie der FU Berlin
Garystr. 5
1000 Berlin 33

Prof. Dr. med. Detlef Petzoldt
Universitätshautklinik
Vosstr. 2
6900 Heidelberg

Priv. Doz. Dr. med. Eckhard Petri
Städtische Krankenanstalten, Akademisches Lehrkrankenhaus der Johannes-Gutenberg-Universität Mainz
Dr. Ottmar-Kohler-Str. 2
6580 Idar-Oberstein

Prof. Dr. Dipl.-Psych. Hans Peter Rosemeier
Institut für Medizinische Psychologie
Fachbereich Grundlagenmedizin der FU Berlin
Habelschwerdter Allee 45
1000 Berlin 33

Dr. med. Hiltrudis Schütte
Abteilung für Geburtsmedizin des Krankenhauses Berlin-Neukölln
Mariendorfer Weg 28-38
1000 Berlin 44

Prof. Dr. Jürgen Spona
1. Universitätsfrauenklinik
Spitalgasse 23
A-1090 Wien

Prof. Dr. med. Manfred Stauber
Frauenklinik und Poliklinik des Universitätsklinikums Charlottenburg der FU Berlin
Pulsstr. 4-14
1000 Berlin 19

Prof. Dr. s.c. med. Johannes Staudt
Institut für Anatomie der Humboldt-Universität Bereich Medizin (Charité)
Philippstr. 12
DDR-1040 Berlin

Dr. med. Peter Voeltz
Anästhesieabteilung
Allgemeines Krankenhaus Altona
Paul-Ehrlich-Str. 1
2000 Hamburg 50

Dr. Dr. med. Helmut Weyers †
2160 Stade

Prof. Dr. med. Dr. jur. Reinhard Wille
Sexualmedizinische Forschungs- und Beratungsstelle
Hospitalstraße 17-19
2300 Kiel

Dr. rer. pol. Angela Zink
Leiterin der Facheinheit Sozialmedizin und Epidemiologie
GSD Gesellschaft für Systemforschung und Dienstleistungen im Gesundheitswesen mbH
Stauffenbergstr. 13-14
1000 Berlin 30

Mitarbeiter der Redaktion

Dipl.-Bibl. Regina Engst
Helmut Hildebrandt
Karin Schick, Ärztin
Helmut Schwäbl †
Thomas Spitzer
Andreas Weimann, Arzt
Dr. med. Christoph Zink

Hinweise zur Benutzung

1. Alphabetische Ordnung

Die Stichwörter sind alphabetisch geordnet. Dabei werden die Umlaute ä, ö und ü so behandelt, wie es der Schreibweise ae, oe und ue entspricht; ß wird wie ss behandelt. Leerzeichen, Kommata und Bindestriche innerhalb des Stichworts werden bei der alphabetischen Einordnung nicht berücksichtigt; dies gilt auch für Zahlen, Indizes und Exponenten. Griechische Buchstaben werden in der Regel ausgeschrieben, wenn sie fester Bestandteil des Stichworts sind (z. B. Gammastrahlung). Bei Stichwörtern, die aus einem Adjektiv und einem Substantiv bestehen, ist das Substantiv maßgeblich für die alphabetische Position (z. B. Herztöne, kindliche); ausgenommen hiervon sind wenige feststehende Begriffe wie Bimanuelle Untersuchung u. a.

2. Schreibweise

Stichwörter sind großgeschrieben, lediglich Adjektive sind als Stichwörter kleingeschrieben. Werden Adjektive mit Substantiven als untrennbare Einheit verstanden, ist auch das Adjektiv großgeschrieben (z. B. Biparietaler Durchmesser). In fremdsprachlichen Wortfügungen wird das erste Wort groß-, die weiteren kleingeschrieben, es sei denn, bestimmte Nomenklaturen schreiben anderes vor. Chemische Fachbegriffe richten sich in der Schreibweise weitgehend nach dem klinischen Gebrauch.

3. Betonungszeichen

Bei Stichwörtern, die aus dem Griechischen oder Lateinischen stammen, ist die Betonung durch einen Strich angegeben (z. B. A̲cne).

4. Wortteiltrenner

Zur Erleichterung der Lesbarkeit und Aussprache und zum besseren Verständnis der medizinischen Terminologie sind zwischen Wortteile von Stichwörtern Wortteiltrenner (|) eingefügt. Bei deutschen Begriffen ist dies nur dann der Fall, wenn das Stichwort aus mehreren Substantiven besteht (Bauch|lage). Bei fremdsprachlichen oder abgeleiteten Begriffen sind jeweils Vorsilben und Wortstämme einschließlich eventuell folgender Bindelaute durch einen senkrechten Wortteiltrenner abgetrennt (A|menor|rhoe, post|partale).

5. Etymologische Angaben

Stichwörtern griechischer oder lateinischer Herkunft ist in Klammern eine etymologische Erklärung beigefügt. Sie besteht in der Regel aus drei Elementen: Ursprungssprache, Ursprungswort (bei griechischen Begriffen transkribiert) und deutscher Bedeutung. Das Ursprungswort ist nicht eigens aufgeführt, wenn es mit dem Stichwort identisch ist; die deutsche Bedeutung wird nicht genannt, wenn sie mit der Stichworterklärung übereinstimmt. Etymologisch eigenständige Bestandteile von Stichwörtern werden durch Wortteiltrenner abgegrenzt. Dabei werden Vorsilben und häufig wiederkehrende erste Teile von Komposita nur bei ihrem ersten Auftreten erklärt.

6. Biographische Angaben

Sind Eigennamen fester Bestandteil eines Stichworts, werden in Klammern biographische Angaben nach folgendem Muster beigefügt: Vorname, Anfangsbuchstabe des Familiennamens, Fachrichtung, Hauptwirkungsort, Geburts- und ggf. Todesjahr.

7. Angabe von Genus und Numerus

Aus dem Griechischen oder Lateinischen abgeleitete Stichwörter tragen eine Genusangabe (m für masculinum, f für femininum, n für neutrum). Stichwörter im Plural sind durch den Zusatz pl gekennzeichnet.

8. Abkürzungen

Spezifisch medizinische Abkürzungen sind in den Stichwortbestand aufgenommen und somit unter der entsprechenden Position im Alphabet nachzuschlagen. Allgemeine Abkürzungen sind im Abkürzungsverzeichnis (s. S. X) aufgeführt. Stichwörter werden im erläuternden Text mit Anfangsbuchstaben abgekürzt. Bildet der erste Buchstabe mit den folgenden eine lautliche Einheit, wird das Stichwort mit diesen Buchstaben abgekürzt: Ch., Ph., Qu., Rh., Sch., St., Th.

9. Verweise

Eine Vielzahl von Verweisen erleichtert die Orientierung im Wörterbuch. Verweise, mit s. (siehe), s. a. (siehe auch) und vgl. (vergleiche) finden sich an der inhaltlich passenden Textstelle, bei allgemeineren Bezügen am Ende des Eintrags. Im fortlaufenden Text erfolgen Verweise durch Asterisk (*) hinter dem betreffenden Wort, wobei dieses Wort in syntaxbedingten Flexionsformen vorkommen kann. Wird auf ein Stichwort verwiesen, das aus mehreren Wörtern besteht, erscheint der Asterisk hinter dem ersten für die alphabetische Reihenfolge relevanten Wort.

10. Verweise auf das Klinische Wörterbuch

Verweise mit s., s. a., vgl. und Asterisk, die sich auf Einträge der 255. Auflage des Pschyrembel Klinisches Wörterbuch beziehen, stehen in eckigen Klammern: s. [. . .],[*].

11. Quellen der Tabellen und Abbildungen

Quellenangaben zu Tabellen und Abbildungen finden sich in einem eigenen Verzeichnis am Ende des Bandes, geordnet nach den zugehörigen Stichwörtern.

12. Sonderzeichen

In den anatomischen Wortnestern Arteria, Musculus, Nervus und Vena werden bestimmte Sonderzeichen zur Darstellung der anatomischen Zusammenhänge verwendet:
Bei Arterien, Venen und Nerven kennzeichnen
* Ursprung, ---> Verlauf, --> Äste.
Bei Muskeln steht
<---> zwischen Ursprung und Ansatz.

Abkürzungen

Medizinisch gebräuchliche Abkürzungen, die im folgenden Verzeichnis nicht aufgeführt sind, finden sich als Stichworteinträge. Vgl. auch Hinweise zur Benutzung, S. IX (Sonderzeichen).

Abb.	Abbildung
abdom.	abdominalis
Abk.	Abkürzung
Ätiol.	Ätiologie
ätiol.	ätiologisch
allg.	allgemein
Anästh.	Anästhesiologie, Anästhesiologe
anästh.	anästhesiologisch
Anat.	Anatomie, Anatom
anat.	anatomisch
Androl.	Andrologie, Androloge
androl.	andrologisch
angeb.	angeboren
ant.	anterior
Anw.	Anwendung
art.	arteriell
asc.	ascendens
außerh.	außerhalb
b.	bei
Bact.	Bacterium
Bakt.	Bakterie, Bakterium
bakt.	bakteriell
Bakteriol.	Bakteriologie, Bakteriologe
bakteriol.	bakteriologisch
bd.	beide, beides
bds.	beiderseits
bes.	besonders
best.	bestimmt
Bez.	Bezeichnung
Biochem.	Biochemie, Biochemiker
Biol.	Biologie, Biologe
biol.	biologisch
bzgl.	bezüglich
bzw.	beziehungsweise
ca.	circa
Chem.	Chemie, Chemiker
Chir.	Chirurgie, Chirurg
chir.	chirurgisch
comm.	communalis
DD	Differentialdiagnose
dd	differentialdiagnostisch
Def.	Definition
Dermat.	Dermatologie, Dermatologe
dermat.	dermatologisch
desc.	descendens
d.h.	das heißt
Diagn.	Diagnose
diagn.	diagnostisch
Dim.	Diminutiv
dist.	distalis
dors.	dorsalis
einschl.	einschließlich
Embryol.	Embryologie, Embryologe
embryol.	embryologisch
Endokrin.	Endokrinologie, Endokrinologe
endokrin.	endokrinologisch
engl	englisch
entspr.	entspricht, entsprechen
Entw.	Entwicklung
entw.	entweder
Entz.	Entzündung
Erkr.	Erkrankung
Err.	Erreger
evtl.	eventuell
ext.	externus
F:	Funktion (Muskeln)
f	femininum
f.	für
Fam.	Familie
fam.	familiär
frz	französisch
funkt.	funktionell
Gastrol.	Gastrologie, Gastrologe
gastrol.	gastrologisch
Gebh.	Geburtshilfe
gebh.	geburtshilflich
Genet.	Genetik, Genetiker
Gew.	Gewicht
ggf.	gegebenenfalls
gr	griechisch
gr.	groß
Gyn.	Gynäkologie, Gynäkologe
gyn.	gynäkologisch
h	hora (Stunde)
Hämat.	Hämatologie, Hämatologe
hämat.	hämatologisch
Hist.	Histologie, Histologe
hist.	histologisch
Hyg.	Hygiene, Hygieniker
hyg.	hygienisch
I:	Innervation (Muskeln)
i.a.	im allgemeinen
i.d.R.	in der Regel
i.e.S.	im engeren Sinne
i.S.	im Sinne
i.w.S.	im weiteren Sinne
Immun.	Immunologie, Immunologe
immun.	immunologisch
Ind.	Indikation
Inf.	Infektion
inf.	1. (anat.) inferior; 2. infolge

Inj.	Injektion
innerh.	innerhalb
insbes.	insbesondere
Int.	Internist
int.	1. (anat.) internus; 2. internistisch
Kardiol.	Kardiologie, Kardiologe
kardiol.	kardiologisch
kl.	klein
Komb.	Kombination
Kompl.	Komplikation
Konz.	Konzentration
Krkh.	Krankheit
lat	lateinisch
lat.	lateralis
li.	links
Lj.	Lebensjahr
lt.	laut
m	masculinum
m.	mit
maj.	major
max.	maximal, maximus
Med.	Medizin
med.	1. (anat.) medialis; 2. medizinisch
Meth.	Methode
Mikrobiol.	Mikrobiologie, Mikrobiologe
mikrobiol.	mikrobiologisch
Min.	Minute
min	Minute
mind.	mindestens
mittl.	mittlerer
Mon.	Monat
Morphol.	Morphologie
morphol.	morphologisch
n	neutrum
Nachw.	Nachweis
neg.	negativ
Neurol.	Neurologie, Neurologe
neurol.	neurologisch
NW	Nebenwirkung
o.a.	oder anderes
o.ä.	oder ähnliches
oberh.	oberhalb
op.	operativ
Ophth.	Opthalmologie, Ophthalmologe
ophth.	ophthalmologisch
org.	organisch
Orthop.	Orthopädie, Orthopäde
orthop.	orthopädisch
Otol.	Otologie, Otologe
otol.	otologisch
Päd.	Pädiatrie, Pädiater
päd.	pädiatrisch
Pat.	Patientin, Patient
Path.	Pathogenese
Pathol.	Pathologie, Pathologe
pathol.	pathologisch
Pharmak.	Pharmakologie, Pharmakologe
pharmak.	pharmakologisch
Pharmaz.	Pharmazie, Pharmazeut
pharmaz.	pharmazeutisch
Phys.	Physik, Physiker
physik.	physikalisch
Physiol.	Physiologie, Physiologe
physiol.	physiologisch
Pkt.	Punkt, Punkte
pl	Plural
pos.	positiv
post.	posterior
Präp.	Präparat
prof.	profundus
Progn.	Prognose
proktol.	proktologisch
prox.	proximalis
Psychol.	Psychologie, Psychologe
psychol.	psychologisch
qual.	qualitativ
quant.	quantitativ
Radiol.	Radiologie, Radiologe
radiol.	radiologisch
re.	rechts
Rhin.	Rhinologie, Rhinologe
Rö.	Röntgen, Röntgenbild, Röntgenbefund
Röntg.	Röntgenologie, Röntgenologe
röntg.	röntgenologisch
S:	Sammelgebiet (Venen)
S.	Seite
s	Sekunde
s.	1. siehe; 2. sive, seu
s.a.	siehe auch
Sek.	Sekunde
sek.	sekundär
Serol.	Serologie, Serologe
serol.	serologisch
sin.	sinister
Sing.	Singular
s.o.	siehe oben
sog.	sogenannt
Soziol.	Soziologie, Soziologe
soziol.	soziologisch
spez.	speziell
Std.	Stunde
s.u.	siehe unten
sup.	superior
Sympt.	Symptom, Symptomatik
syn.	synonym
Tab.	Tabelle
Tbc	Tuberkulose
tbk.	tuberkulös
Temp.	Temperatur
tgl.	täglich
Ther.	Therapie
therap.	therapeutisch
Toxikol.	Toxikologie, Toxikologe
toxikol.	toxikologisch
Tu.	Tumor
u.a.	1. unter anderem; 2. und anderes
u.ä.	und ähnliches
unterh.	unterhalb
Urol.	Urologie, Urologe
urol.	urologisch
Urs.	Ursache
usw.	und so weiter
u.U.	unter Umständen

V:	Versorgungsgebiet (Arterien, Nerven)	Wo.	Woche
v.	von	z.	zur, zum
v.a.	vor allem	z.B.	zum Beispiel
ventr.	ventralis	z.T.	zum Teil
versch.	verschieden	zus.	zusammen
Verw.	Verwendung	Zus.	Zusammenhang
vgl.	vergleiche	Zust.	Zustand
Virol.	Virologie, Virologe	zw.	zwischen
virol.	virologisch	Zytol.	Zytologie, Zytologe
Vit.	Vitamin	zytol.	zytologisch
Vork.	Vorkommen	z.Z.	zur Zeit

A

Abbruch|blutung: (gyn.) Auftreten einer uterinen Blutung etwa 3 - 7 Tage nach Beendigung der Verabreichung von weiblichen Sexualhormonen inf. Abstoßung des geschrumpften Endometriums (sog. Hormonentzugsblutung), auch bei anovulatorischem Zyklus; unterscheidet sich oft weder in Stärke noch Dauer von einer echten Menstruation*.

Ab|dominal|beschwerden, funktionelle (lat abdomen Bauch, Unterleib): Unterscheidung in: **1.** funktionelle Oberbauchbeschwerden (Druck, Völlegefühl, Aerophagie[*]); **2.** funktionelle Unterbauchbeschwerden (Schmerzen, Diarrhoe, Obstipation, schleimhaltige Abgänge), denen von der in der deutschen Psychosomatik dominierenden psychoanalytischen Theorie jeweils versch. Persönlichkeitstypisierungen zugeordnet werden (Oberbauchbeschwerden: depressive oder neurotische Züge frühkindlicher oraler Abhängigkeit; Unterbauchbeschwerden: sog. übernormales, pedantisches Erscheinungsbild b. Konflikten zw. den Tendenzen des Zurückhaltens und Hergebens).

Ab|errierende Mamma (lat aberrare abweichen) **f:** allg. Bez. für außerh. der Milchleiste lokalisiertes, vom normalen Brustdrüsenkörper entfernt liegendes Brustdrüsengewebe, u. U. ohne Mamille und Areola, also ohne Abflußmöglichkeit; meist im Bereich der linken Axilla. Vgl. Akzessorische Mamma, Mammorenale Syndrome.

Ab|latio mammae (lat auferre, ablatus wegtragen) **f:** Mammaamputation; s. Mastektomie, Halsted-Operation.

Ab|latio placentae f: vorzeitige Lösung der normal sitzenden Plazenta; s. Plazentalösung, vorzeitige.

Abnabelung: aseptische Abtrennung der Nabelschnur nach der Geburt; etwa handbreit vom kindlichen Nabel entfernt, nachdem vorher beiderseits der Schnittstelle abgebunden bzw. abgeklemmt wurde. Man unterscheidet **Sofortabnabelung:** A. unmittelbar nach Entwicklung des Kindes, **Frühabnabelung:** etwa 1-1½ Min. nach Geburt, **Spätabnabelung:** nach Übertritt des Plazentabluts.

ABNull-Erythro|blastose f: s. Morbus haemolyticus neonatorum.

ABNull-In|kompati|bilität f: AB0-Inkompatibilität; Unverträglichkeit im ABNull[*]-System; z. B. Spender Blutgruppe B, Empfänger 0; Kind A, Mutter 0 beim Morbus* haemolyticus neonatorum. Es werden fast ausschließlich Reifgeborene betroffen, da die A- (bzw. B-)Rezeptoren an den Erythrozyten erst in einer späten Gestationsphase (auch noch in den ersten Lebenswochen) ausreifen. Ins Blut Frühgeborener können zwar auch mütterliche A-(oder B-)Immunantikörper übergehen, sie alterieren aber die noch wenig geprägten kindlichen Erythrozyten kaum.

ABNull-Unverträglichkeit: s. ABNull-Inkompatibilität, Morbus haemolyticus neonatorum.

AB0-: s. ABNull-.

Ab|ort (lat aboriri, abortus abgehen, zugrunde gehen) **m:** s. Fehlgeburt; in der BRD: vorzeitige Beendigung der SS durch Ausstoßung eines Fetus unter 35 cm Körperlänge bei Fehlen aller für eine Lebendgeburt* maßgeblichen Lebenszeichen; für Fehlgeburten besteht keine standesamtliche Meldepflicht (kein Eintrag in die Personenstandsbücher; vgl. Totgeburt). International wird auch eine zeitliche Grenze (vor dem Ende der 28. SSW) angesetzt. Vgl. Intrauteriner Fruchttod.

Ab|ort, einzeitiger m: s. Abortus completus.

Ab|ort|in|duktion f: Einleitung eines Schwangerschaftsabbruchs* m. Abortiva.

Ab|ortiva n pl: wehenerzeugende Substanzen zur Herbeiführung eines Aborts*, u. a. Ergotamine, Chinin (führen sicher zu einer Schädigung des Fetus **und** der Mutter!) und Prostaglandine*; vgl. Sulproston.

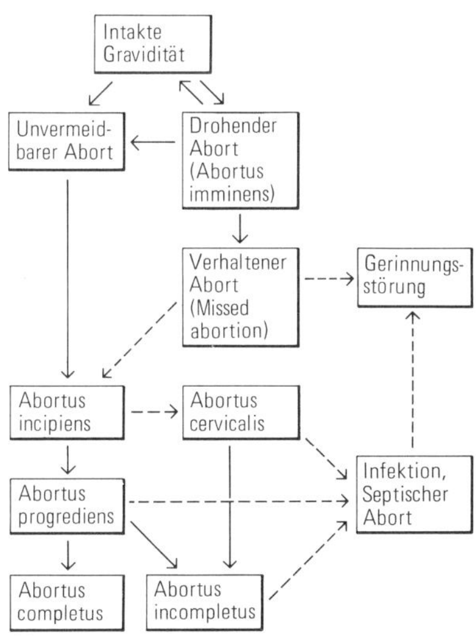

Abort:
Übersicht klinischer Verlaufsformen

A

Ab|ortiv|ei: Molenei; Ei mit minderwertiger Organanlage, fehlentwickeltes Ei, das schon in den ersten Wochen der Schwangerschaft zugrunde geht; kommt zustande: **1.** durch **exogene** Faktoren wie Anoxie (Schäden durch Sauerstoffmangel), Intoxikationen, Strahlenschäden u. a.; **2.** durch **endogene** Faktoren (Erbfaktoren), genetisch bedingte Schäden. Vgl. Windei, Blutmole, Breus-Mole, Embryonalmole.

Ab|ort, komplizierter m: Abort* mit Entz. von Gebärmutter oder Adnexen.

Ab|ort, pro|trahierter m: Die Frucht wird trotz längerer Blutung (ohne ärztliche Hilfe) nicht von selbst ausgestoßen.

Ab|ort|psychose f: psychische Krkh. nach Fehlgeburten; i. e. S. eine **symptomatische Psychose**; i. w. S. werden aber auch Depressionen und andere Störungen darunter verstanden; vgl. Depressionen, psychogene.

Ab|ort, putrider m: Abort* mit Fäulnisprozessen in den z. T. abgelösten Eiteilen, Resorption der Fäulnistoxine; Fieber erst spät.

Ab|ort, septischer m: schwerste Verlaufsform des Abortus* febrilis.

Ab|ort, tubarer m: s. Extrauteringravidität.

Ab|ort, unkomplizierter m: Abort* ohne entzündliche Beteiligung der Nachbarorgane.

Ab|ortus m: klinisch gebräuchliche Bez. Abort*, Fehlgeburt.

Ab|ortus arti|ficialis m: syn. artifizieller Abort*, Abruptio, Interruptio; künstlicher **Schwangerschaftsabbruch*** aufgrund begründeter, anerkannter Indikation.

Ab|ortus cervicalis m: Die Ausstoßung des Uterusinhalts wird durch rigiden Muttermund (z. B. nach narbigen Veränderungen) verhindert; selten. Vgl. Zervixdystokie.

Ab|ortus completus m: auch einzeitiger Abort*, vollständiger Abort; i. d. R. Frühabort (bis 16. SSW) unter Ausstoßung von Fetus und Plazenta in toto; bei Nachweis wird trotzdem bis zur 20. SSW nachkürettiert (s. Nachkürettage). Vgl. Abortus incompletus.

Ab|ortus criminalis m: gesetzeswidriger Schwangerschaftsabbruch*.

Ab|ortus febrilis m: fieberhafter Abort*; **Formen: 1.** unkomplizierter A. f. (lokale Endometriuminfektion); **2.** komplizierter A. f. (Mitbefall der Adnexe); **3.** septischer Abort: Abort mit Allgemeininfektion und der Gefahr eines Endotoxinschocks; Verlauf wie Sepsis[*].

Ab|ortus habitualis m: auch habitueller Abort*; liegt vor, wenn bei einer Frau mindestens 3 Schwangerschaften mit einem spontanen Abort enden; s. a. Abortus spontaneus.

Ab|ortus im|minens m: drohende Fehlgeburt; **Sympt.:** leichte Blutungen oder Wehen oder beides bei geschlossenem Zervikalkanal. Vgl. Tokolytika.

Ab|ortus in|cipiens m: unvermeidbare, beginnende Fehlgeburt; Blutung und/oder Wehen bei beginnender Muttermundöffnung; s. a. Abortus progrediens.

Ab|ortus in|completus m: auch zweizeitiger Abort*, unvollständiger Abort; i. d. R. Spätabort (nach der 16. SSW); nach geburtsähnlicher Ausstoßung (Blasensprung, wehenartige Schmerzen) des Fetus und Nachgeburt der Plazenta, von der häufig Teile in utero verbleiben, ist eine instrumentelle Reinigung des Kavums (stumpfe Nachkürettage*) erforderlich. Vgl. Abortus completus.

Ab|ortus pro|grediens m: bei eröffnetem Zervikalkanal steht die Ausstoßung der Frucht unmittelbar bevor; Verlauf als Abortus* completus oder Abortus* incompletus.

Ab|ortus spontaneus m: Abort* ohne äußere Einwirkung, ungewollter Abort; **Urs.: 1. ovuläre** (auch ovulogene, d. h. im Ei gelegene Ursachen; s. a. Abortivei); **2. mütterliche** (gyn., endokrinologische Störungen, schwere Allgemeinerkrankungen, psychische Traumen, individuelle Prädisposition; s. a. Abortus habitualis); **3. immunologische** (z. B. als Folge einer Blutgruppenunverträglichkeit); **Formen:** s. Abort, Abb.

Ab|ort, verhaltener m: Missed* abortion.

Ab|ort|zange: Zange zur Ausräumung gelöster Abortreste.

Ab|ort, zweizeitiger m: s. Abortus incompletus.

Ab|rasio (lat abradere abkratzen) f: Abschabung, Ausschabung; insbes. der Gebärmutter (s. Kürettage) b. Abort od. zu diagn. Zwecken.

Ab|ruptio graviditatis (lat abrumpere abreißen) f: Schwangerschaftsabbruch*.

Ab|ruptio placentae f: s. Plazentalösung.

Abstammungs|begutachtung: (med.) basiert auf dem Tragzeitgutachten*, Fertilitätsgutachten*, Blutgruppengutachten*, HLA*-Gutachten und anthropologischen* Gutachten; meist in Fällen umstrittener Vaterschaft durchgeführt, aber auch bei umstrittener Mutter-, Eltern- oder Geschwisterschaft.

Abstillen: Übergang von der natürlichen Säuglingsernährung mit Muttermilch (Stillen*) auf die künstliche; sollte nicht vor dem 3. Lebensmonat erfolgen, da die Muttermilch* bes. in dieser Zeit wesentliche Vorteile für den Säugling bietet. Eine med. Notwendigkeit zum A. besteht v. a. bei **Stillhindernissen** (Flach- und Hohlwarzen, Rhagaden, Infektionskrankheiten, Dauermedikation mit best. Medikamenten, von seiten des Kindes Gesichtsspalten); auch ungenügende Milchproduktion kann zum A. zwingen. **Primäres A.:** Hemmung der Laktation*, bevor sie eingesetzt hat. **Sekundäres A.:** Unterdrückung einer bestehenden Laktation. Um den Säugling an die künstliche Nahrung zu gewöhnen und eine Abstilldyspepsie[*] zu vermeiden, muß innerh. eines Zeitraums von wenigstens 8 - 10 Tagen allmählich auf die künstliche Nahrung übergegangen werden.

Ab|szeß, bartholinischer (lat abscessus Weggang) m: s. Bartholinitis.

Ab|szeß, retro|mammärer m: s. Retromammärer Abszeß, Mastitis, interstitielle.

Abtreibung: absichtlich herbeigeführter Schwangerschaftsabbruch*.

Abwehr|spannung: s. Akutes Abdomen, Bauchdeckenspannung.

AChE-Test m: kolorimetrische Bestimmung von Azetylcholinesterase[*] im mittels Amniozentese* entnommenen Fruchtwasser (meist zw. 14. und 18. SSW); **Ind.:** Verdacht auf kindliche Anenzephalie oder Spina bifida (vgl. Dysraphiesyndrome). Dieser Test ist empfindlicher als die gebräuchlichere Bestimmung von Alphafetoprotein*, da er nicht von minimalen, ins Fruchtwasser gelangten mütterlichen Blutmengen beeinträchtigt wird (falsch pos. Ergebnisse). **Mittlere Aktivität** bei normaler Schwangerschaft: 3 nmol · min · ml^{-1}.

Achsel|lymph|knoten: Nodi lymphatici axillares; Sammelgebiete und Abfluß: s. Abb. In der Gyn. von besonderer Bedeutung beim **Mammakarzinom***. Vgl. Lymphödem.

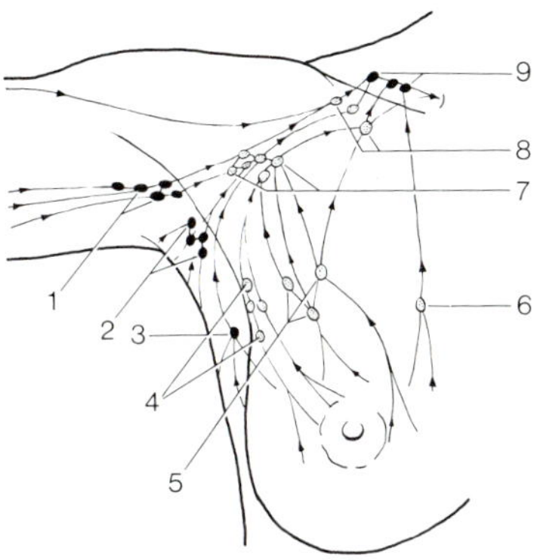

Achsellymphknoten:
1. Nll. (= Nodi lymphatici) axillares laterales; 2. Nll. axillares subscapulares; 3: Nl. (= Nodus lymphaticus) thoracoepigastricus; 4 u. 5: Nll. axillares pectorales (4: Sorgius-Gruppe); 6: Nl. parasternalis; 7: Nll. axillares centrales; 8: Nll. axillares apicales; 9: Nll. supraclaviculares. Oberflächliche Lymphknoten schwarz, tiefe punktiert. Pfeile zeigen die Stromrichtung.

Aciclovir (INN): Aciclovirum (INN-L), Aciclovir (INN-E), 9-[(2-Hydroxyethoxy)methyl]-guanin (IUPAC); CAS-Nr. 59277-89-3;

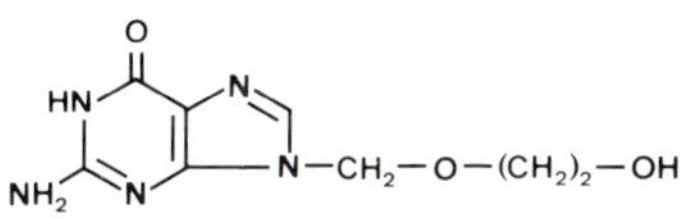

Aciclovir (INN)

$C_8H_{11}N_5O_3$ (s. Abb.); MG 225,22; Verw.: Virostatikum bei Infektionen v. a. mit Herpes- oder Varicella-Zoster-Viren.

Acne (gr akme Spitze, Gipfel) f: Finnenausschlag, auch Akne; i. e. S. Acne* vulgaris; i. w. S. Bez. für versch. Erkrankungen der Talgdrüsenfollikel, die durch Sekretionsstörungen, Verhornungsstörungen, nachfolgende Entzündung und Vernarbung gekennzeichnet sind.

Acne con|globata (lat conglobare zusammenballen) f: schwerste Form der Akne mit Riesenkomedonen (mit Hornzellmassen gefüllte Epidermalzysten), Fistelkomedonen (durch Gänge verbundene Komedonen mit mehreren Öffnungen) und Abszessen, keloidartigen Brückennarben; **Sitz:** Gesicht, Stamm, Gesäß, Genitalregion, Extremitäten. Männer sind häufiger betroffen als Frauen; A. c. wird bei Frauen u. U. im Rahmen androgenproduzierender Tumoren beobachtet.

Acne cosmetica f: nach langdauernder Anwendung zu fetter Kosmetika (v. a. Nachtcremes) bei Frauen jenseits des Altersgipfels der Acne vulgaris auf dem Boden einer Seborrhoe entstehende Akne mit kleinen, dichtstehenden Komedonen, v. a. im Gesicht.

Acné excoriée des jeunes filles (frz excorié wund; des jeunes filles der jungen Mädchen): syn. Acne artificialis; durch zwanghaftes dauerndes Zerquetschen kleinster Akneeffloreszenzen mit den Nägeln entstehende krustenbedeckte Erosionen und pigmentierte Narben.

Acne neo|natorum (lat neonatus neugeboren) f: Komedonen und Papulopusteln in den ersten 2 Lebensmonaten; Spontanheilung in wenigen Monaten. **Urs.:** bes. Empfindlichkeit der Talgdrüsen gegenüber mütterlichen Androgenen.

Acne vulgaris (lat vulgaris gewöhnlich) f: auf dem Boden einer Seborrhoe kommt es an den talgdrüsenreichen Hautbezirken (Gesicht, Nacken, Brust, Rücken) von der Pubertät an bis etwa zum 25. Lj. durch eine verstärkte Verhornung zu Verstopfung der Follikel mit Bildung von Mitessern (Komedonen), den für A. v. typischen Effloreszenzen. Im frühen Erwachsenenalter meist spontane Abheilung.

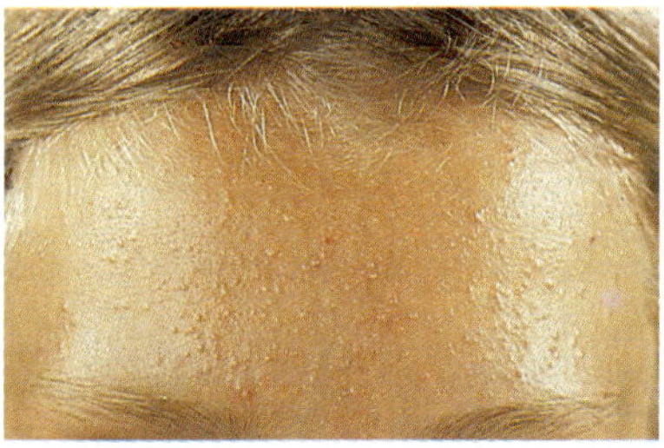
Acne vulgaris

Ätiol.: polyätiologisches Krankheitsbild, bei dessen Entstehung eine (vermutlich autosomal-dominant mit unterschiedlicher Expressivität) vererbte Disposition, Seborrhoe, best. Bakterien (Propionibacterium acnes, granulosum und parvum) sowie hormonelle Einflüsse, Verhornungsstörungen, erhöhte follikuläre Reaktionsbereitschaft auf chemische Noxen (Vaseline, Teerprodukte; auch Glukokortikoide) und eine veränderte Immunreaktion zusammenwirken. Androgene stimulieren die Talgsekretion und fördern damit bei entspr. Disposition die Entstehung der A. v. **Therapie:** Hautreinigung, antiseborrhoisch (v. a. äußer-

Bei Acne vulgaris spielen **ätiologisch** eine Rolle: **1.** Hormone: Überwiegen der Androgene; auch nach Behandlung mit Testosteron, anabolen Steroiden, Glukokortikoiden. **2.** Bakterielle Sekundärinfektion. **3.** Zentral-nervöse Faktoren. **4.** Magen-Darm-Störungen. **5.** Falsche Ernährung. **6.** Brom, Jod, Chlor, Teer, Öle, Vitamin D, Isonazid. **7.** Erblichkeit nachgewiesen. **8.** Foci.

lich; evtl. durch Östrogen- oder Antiandrogentherapie im Rahmen einer hormonalen Kontrazeption*), keratolytisch (Schälbehandlung), u. U. antibiotisch (Tetrazykline) und antiinflammatorisch.

Ad|aptation, kindliche post partum (lat adaptare anpassen) f**:** Umstellung vom intrauterinen zum extrauterinen Leben des Kindes, wobei die Adaptation von Blutkreislauf* (s. Abb.) und Atmung unmittelbar nach der Geburt im Vordergrund steht (s. a. Lungenreifung, fetale). Beurteilung dieser unmittelbar lebenswichtigen Funktionen: s. Zustandsdiagnostik des Neugeborenen. In der weiteren Neonatalperiode erfolgt die allmählich einsetzende Adaptation z. T. noch unreifer Funktionen (z. B. Leber-, Verdauungsfunktion, Thermoregulation, Immunabwehr).

A|daptation, mütterliche in graviditate f**:** physiol. Anpassungsvorgänge des mütterlichen Organismus während der SS. **1. Organische Veränderungen** (im wesentlichen hormonal ausgelöst): **Genitale:** Größenzunahme des Uterus (s. Fundusstand) und damit des Leibesumfanges, weitere Veränderungen imponieren als wahrscheinliche Schwangerschaftszeichen*; **Mammae:** Größenzunahme; **Wasser/Elektrolyte:** Wasser- und Natriumretention, evtl. Auftreten von Ödemen (DD Gestose), z. T. verantwortlich für die Gewichtszunahme; **Blut:** Anstieg von Plasmavolumen und Erythrozytenvolumen (geringer; s. a. Schwangerschaftsanämie), Leukozytose, Hyperkoagulabilität; **Herz/Kreislauf:** Zunahme des Herzminutenvolumens, relativ konstanter Blutdruck, venöse Rückflußbehinderung (s. a. Vena-cava-inferior-Syndrom) mit erhöhter Thromboseneigung (s. a. Varicosis in graviditate); **Lunge:** Zunahme des Atemminutenvolumens, Schwangerschaftsdyspnoe; **Magen/Darm:** vermehrte Speichelbildung, Sodbrennen, atonische Obstipation (progesteronbedingter Tonusverlust); **Niere/Harntrakt:** Zunahme der glomerulären Filtrationsrate, erhöhte Anfälligkeit für Harnweginfektionen (s. a. Bakteriuria in graviditate), kleinere Blasenkapazität; **Endokrinium:** Grundumsatzsteigerung (reversible Schilddrüsenhyperplasie), Steigerung der Kortisol- und Aldosteronbildung; **Haut:** Striae* gravidarum, Schwangerschaftspigmentierung*; **Skelett:** Beckenringlockerung*, veränderte Statik (Lordose). **2. Psychische Veränderungen:** Stimmungsschwankungen (bes. im ersten Trimenon und bei Erstgebärenden), Umstellung auf die neue familiäre Situation (ggf. Rollenkonflikte bei Berufstätigen, die nun die Mutterrolle übernehmen); vgl. Schwangerschaftspsychose.

Adeno|fibrom (gr aden Drüse) n**:** gutartiger Mischtumor bestehend aus einer epithelialen (drüsigen) und einer mesenchymalen (fibromatösen) Komponente; beide sind eng durchmischt. Das Drüsenepithel kann unterschiedliche Ausdifferenzierungen zeigen und seröses oder schleimiges Sekret unter zystischer Ausweitung der Drüsen (Kystadenofibrom) bilden. **Vork.:** vorwiegend im Ovar (seröse,

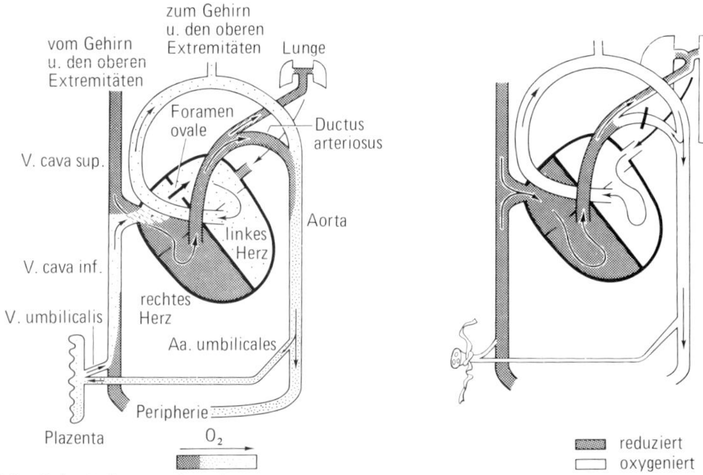

Kindliche Adaptation post partum:
Umstellung des fetalen Blutkreislaufs bei Beginn der Lungenatmung

muzinöse oder klarzellige Adenofibrome), seltener im Uterus, hier von der Zervixschleimhaut oder dem Korpusendometrium ausgehend mit papillärer, fingerförmiger Oberfläche (papilläres Kystadenofibrom); vgl. Ovarialfibrom, Ovarialtumoren.

Adeno|kankroid (lat cancer, cancris Krebs) **n:** Adenokarzinom des Endometriums* mit Plattenepithelinseln inf. polyvalenter Differenzierungspotenz des Drüsenepithels; die hist. Abgrenzung von einem adenosquamösen Karzinom gleicher Abstammung mit unreifer Plattenepithelmetaplasie ist wegen der wesentlich besseren Progn. des A. klinisch von Bedeutung.

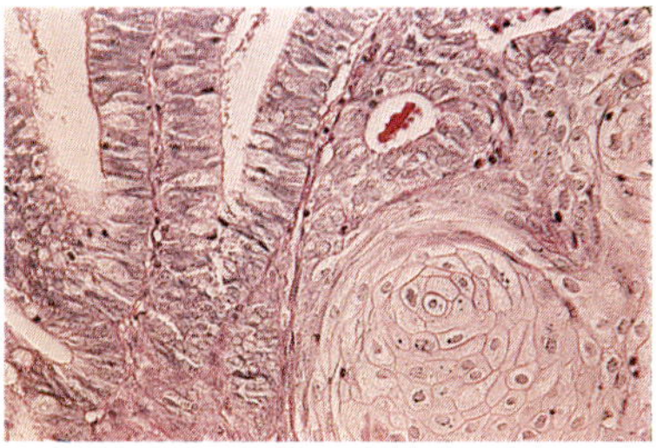
Adenokankroid:
Korpusendometrium, hist. Befund

Adeno|kystom **n:** s. Kystadenom.

Adenomatöse Hyper|plasie **f:** syn. atypische Hyperplasie; vorwiegend im präklimakterischen und postmenopausalen Alter auftretende prämaligne Veränderung des Endometriums, die sich bezüglich Ätiol. und Sympt. nicht von der glandulär*-zystischen Hyperplasie unterscheidet und aus der sie durch gesteigerte Proliferation des Drüsenepithels unter anhaltend hoher alleiniger Östrogenstimulierung (inf. endogener Überproduktion oder exogener Zufuhr) hervorgeht; hist. werden drei **Schweregrade** unterschieden: Grad I und II weisen nur strukturelle (reversible) Atypien der Drüsen, Grad III zusätzlich zelluläre Atypien auf und gilt daher als Präkanzerose* für ein Endometriumkarzinom (Korpuskarzinom*), insbes. bei Bestehenbleiben der östrogenen Überstimulation.

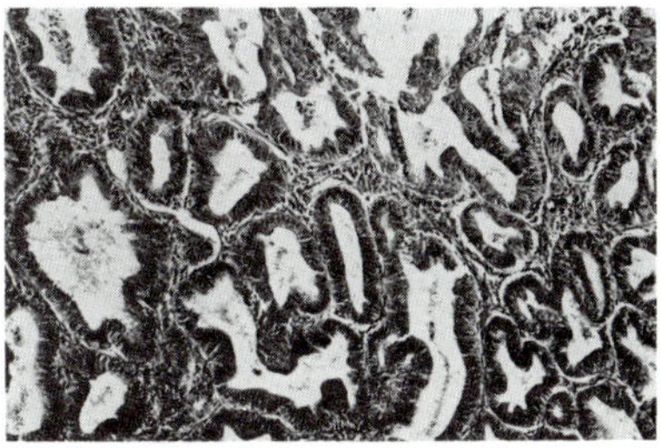
Adenomatöse Hyperplasie:
Korpusendometrium, hist. Befund

Adenomatose der Brust|warze **f:** Rötung, Infiltration und Erosion einer Brustwarze inf. eines gutartigen Adenoms. **DD:** Paget-Krebs, Mamillenekzem, Psoriasis.

Adeno|myom **n:** gutartige Mischgeschwulst aus glattem Muskel- und Drüsengewebe, z.B. als Variante des Uterusmyoms meist im Myometrium lokalisiert, auch polypös in das Uteruskavum vorwachsend.

Adeno|myose **f:** syn. Adenomyosis uteri, früher als Endometriosis interna bezeichnet; mit dieser identisch, heute jedoch von der Endometriose* begrifflich abgesetzt (Altersgipfel höher, 4. bis 5. Jahrzehnt, anderes Ansprechen auf Hormone): diffuse oder umschriebene Ansammlung von endometrialen Drüsen mit umgebendem zytogenem Stroma in myomatös-hyperplastischem Myometrium. Der Uterus kann dadurch stark vergrößert sein. **Vork.:** häufig in Komb. mit Uterusmyomen, Endometriosis genitalis bzw. extragenitalis; oft Nebenbefund nach Entfernung eines Korpuskarzinoms. **Sympt.:** Klinisch können heftige Dysmenorrhoen* auftreten. **Ther.:** überwiegend operativ (Hysterektomie), da meist fehlende Ansprechbarkeit auf hormonale Behandlung.

Adenosis **f:** syn. Adenopathie; **1.** (gyn.) wenig gebräuchliche Bez. für Endometriose*; **2.** Drüsenerkrankung, z.B. Whipple-Krankheit; **3.** Lymphadenose, Lymphadenosis cutis benigna.

Adenosis Schimmelbusch **f:** sog. sklerosierende Adenose; s. Mastopathie.

Adipo|necrosis sub|cutanea neo|natorum (lat adeps, adipis Fett; gr nekros tot) **f:** subkutane Fettgewebsnekrose bei reifen und gesunden Neugeborenen an Körperstellen, die bei der Geburt bes. Druck ausgesetzt waren; plattenartige, mit der rötlichen Oberhaut verbackene Infiltrate in der Subkutis. Neigung zu spontaner Rückbildung. **Hist.:** atrophisch verändertes subkutanes Fettgewebe mit Einlagerung von Fettsäurekristallen und entzündlicher Gewebsreaktion. Vgl. [Pannikulitis].

Ad|nexe, weibliche (lat adnectere anknüpfen) **n pl:** Anhänge des Uterus: Tuben und Ovarien.

Ad|nexitis **f:** Entz. der Adnexe (Salpingitis* und Oophoritis*).

Ad|nex|tuberkulose **f:** tuberkulöse Erkrankung von Eileiter (häufig) und Ovar (selten); s. Genitaltuberkulose (der Frau).

Ad|nex|tumor **m:** Bez. für eine entzündliche oder echte Geschwulst des Eileiters und/oder des Eierstocks; s. Salpingitis, Ovarialtumoren.

Adoleszenz (lat adolescere heranwachsen) **f:** zeitlich nicht einheitlich definierter Lebensabschnitt zw. (Beginn oder Ende) der Pubertät* und dem Erwachsenenalter.

Ad|option **f:** Annahme an Kindes statt; nach §§ 1741 - 1772 BGB haben Adoptierte die rechtliche Stellung eines leiblichen oder ehelichen Kindes. Die Voraussetzungen zu einer A. und der formelle Ablauf sind gesetzlich festgelegt.

Ad|ren|arche (gr arche Anfang) f: Beginn vermehrter Androgenproduktion in der NNR während der Pubertät mit Anstieg der 17-Ketosteroidausscheidung und Anregung des Wachstums der Achsel- und Schambehaarung, die bei Mädchen fast ausschließlich durch die rel. schwachen NNR-Androgene (bei Knaben vorwiegend durch die testikulären Androgene) bedingt ist.

Ad|reno|genitale Syn|drome n pl: Abk. AGS; Oberbegriff für verschiedene, durch vermehrte Bildung von Androgenen* in der NNR entstehende Krankheiten. **1. Kongenitales AGS:** Häufigkeit etwa 1 : 5000; rezessiv erbliche Enzymopathie mit verminderter Kortisolbildung bei 21-, seltener auch 11-β-Hydroxilasedefekt, vermehrter ACTH-Ausschüttung mit nachfolgender NNR-Hyperplasie und vermehrter Bildung von Kortisolvorläufern und Androgenen in der Zona reticularis; **Sympt.:** bei Mädchen Pseudohermaphroditismus* femininus (s. Abb.), bei Knaben Pseudopubertas* praecox; erst Übergröße, dann Minderwuchs durch Beschleunigung der Knochenreifung, starke Ausbildung der Muskulatur; unbehandelt Hemmung der Keimdrüsenentwicklung durch verminderte Gonadotropinbildung inf. hohen Androgenspiegels, führt zu primärer Amenorrhoe oder zu Hodenatrophie mit Azoospermie; im Harn hohe 17-Ketosteroid-, geringe 17-Hydroxikortikosteroidwerte. Bei weniger ausgeprägtem oder erworbenem adrenogenitalem Syndrom postpuberal bei Frauen unterschiedliche Grade von Hirsutismus und Zyklusstörungen (Amenorrhoe, anovulatorische Zyklen), bei Männern Oligo- bis Azoospermie. **Ther.:** Prednison oder Analoge zur Normalisierung der ACTH-Ausschüttung und damit zur Reduzierung der Androgenüberproduktion der NNR. **2. Erworbenes AGS:** fast immer androgenbildender NNR-Tumor; rasche Entw. der Sympt., keine ACTH-Erhöhung, keine oder nur geringe 17-Ketosteroiderniedrigung durch Kortikoide. **Ther.:** operativ. **3. Adrenogenitales Salzverlustsyndrom:** kongenitales adrenogenitales Syndrom mit gleichzeitiger Störung der Mineralokortikoidbiosynthese. **Sympt.:** addisonartige Krisen bei Neugeborenen oder jungen Säuglingen mit renalem Natriumverlust. **4. Adrenogenitales Hypertensionssyndrom:** 17-Hydroxilasedefekt mit hypogonadotropem Hypogonadismus, Hypertension und Kaliumverlust.

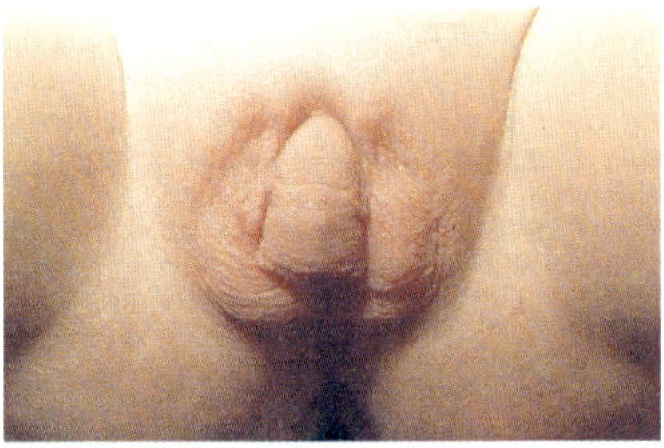

Adrenogenitale Syndrome: Kongenitales AGS bei einem vierjährigen Mädchen

Äthinyl-19-nor|testo|steron n: syn. Norethisteron*; oral hochwirksames synthetisches Gestagen; unterscheidet sich von Äthinyltestosteron* durch Fehlen der Methylgruppe am C19 („-19-nor..").

Äthinyl|östradiol n: syn. Ethinylestradiol* (INN); durch Ersatz eines H-Atoms am C17 des Östradiols* durch die Äthinylgruppe (C≡CH) synthetisiertes, oral hochwirksames Östrogen. **Verwendung:** in Kombination mit Gestagenen* zur hormonalen Kontrazeption* (vgl. Mestranol). **Therapeutische Anw.:** bei dysfunktionellen* Blutungen; zur Behandlung von Ausfallerscheinungen bei jüngeren Frauen nach Ovarektomie* oder Röntgenkastration* wegen nicht karzinomatöser Grundkrankheit; zur Herbeiführung einer Endometriumproliferation bei primärer oder sekundärer Amenorrhoe* als Folge hormonaler Störungen; in Kombination mit einem Gestagen zur Verlegung der Menstruation*. **Biologische Bestimmung:** Allen*-Doisy-Test.

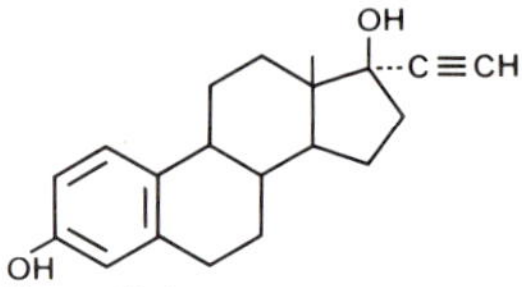

Äthinylöstradiol

Äthinyl|testo|steron n: syn. Ethisteron; synthetisches Gestagen durch Ersatz eines H-Atoms am C17 des Testosterons* durch die Äthinylgruppe (—C≡CH); oral schwach wirksam, Anw. heute nicht mehr sinnvoll.

Ätio|chol|anolon n: 5β-Androstan-3α-ol-17-on; $C_{19}H_{30}O_2$; hormonal inaktiver Stoffwechselmetabolit von Androstendion* und natürliches Reduktionsprodukt der Kortikosteroide[*]; wird im Harn beider Geschlechter als Unterfraktion der 17-Ketosteroide* ausgeschieden und bewirkt bei parenteraler Gabe eine pyrogene Reaktion (Ätiocholanolonfieber[*]). Vgl. Androgene.

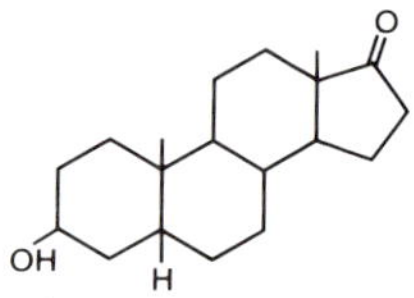

Ätiocholanolon

A|fibrino|gen|ämie f: **1. Kongenitale A.:** sehr seltene, autosomal-rezessiv erbliche Koagulopathie[*] inf. fehlender oder hochgradig verminderter Synthese von Fibrinogen[*] in der Leber, klinisch einer milden bis mittelschweren Hämophilie entsprechend. **Sympt.:** bereits postpartal verlängerte Nabelschnurblutung, verstärkte Verletzungs- und Menstruationsblutungen, auch (Schleim-) Haut- sowie spontane intrazerebrale Blutungen; Gelenkblutungen sind selten. **Diagn.:** Die üblichen plasmatischen Blutgerinnungstests (TPZ, PTZ, PTT) fallen pathologisch aus, Fibrinogen fehlt im Plasma oder ist nur in Spuren nachweisbar. **Ther.:** Substitution mit Fibrinogenkonzentrat i. v. **2. Erworbene A.:** bei gesteigerter Fibrinolyse*, primärer Hyperfibrinolyse[*], Verbrauchskoagulopathie*, schweren Leberparenchymschäden.

AFP: Abk. f. **A**lpha**f**eto**p**rotein*.

Afterloading-Verfahren: sog. Nachladetechnik; Form der intrakavitären Strahlentherapie*, bei der zunächst ein leerer Applikator in die zu bestrahlende Körperhöhle (v. a. Uteruskavum) eingelegt und das Radionuklid erst anschließend automatisch eingebracht wird. Das A.-V. vermindert die Strahlenbelastung des beteiligten Personals erheblich.

A|galaktie f: syn. Alaktie, Agalasie; Fehlen der Milchsekretion während der Laktationsperiode*, sehr selten (Anlage- und Entwicklungsstörungen der Mamma, Störungen im Hypothalamus-Hypophysen-System); meist nur scheinbare A. (Hypogalaktie*).

A|genesie f: vollständiges Fehlen einer Gewebe- oder Organanlage als früheste und schwerste Form einer Hemmungsbildung[*].

AHG-Test m: Abk. f. **A**nti**h**uman**g**lobulin-Test; s. Antiglobulintest.

Ahlfeld-Zeichen (Friedrich A., Gyn., Marburg, 1843-1929): s. Nabelschnurzeichen.

Ahorn|sirup|krankheit: Verzweigtketten-Dekarboxilasemangel: rezessiv **erbliche Stoffwechselanomalie** mit Fehlen des Enzyms Verzweigtketten-Aminosäure-Dekarboxilase. Es kommt zu einer Abbaustörung der drei verzweigtkettigen Aminosäuren Leuzin[*], Isoleuzin und Valin[*], die sich stark vermehrt in Blut, Liquor und Urin nachweisen lassen. Außerdem entstehen versch. toxische Intermediärprodukte (Hydroxisäuren), die das **klinische Bild einer schweren Säuglingstoxikose** meist mit foudroyantem, häufig tödlichem Verlauf prägen. Beginn der Erkr. bereits im frühen Säuglingsalter nach dem 4. - 6. Lebenstag mit den Zeichen einer metabolischen Hirnschädigung (Nahrungsverweigerung, Apathie, Streckkrämpfe, Atemstörung). Auch atypische Fälle, die erst bei ungünstigen Stoffwechselsituationen (Infekte, überdurchschnittliche Leuzinzufuhr) meist vorübergehende, u. U. aber auch letale zerebrale Symptome mit Amino-und Ketoazidurie zeigen. **Sympt.:** Oligophrenie, Trink- und Atemstörungen, Myoklonien. Der Urin riecht nach verbranntem Zucker (daher der Name), wahrscheinlich inf. Ausscheidung eines Esters der Alphahydroxibuttersäure (Abbauprodukt des Isoleuzins).

Ahumada-Syn|drom n: s. Argonz-Ahumada-Castillo-Syndrom.

AIDS: Abk. für (engl) **a**cquired **i**mmune(o) **d**eficiency **s**yndrome; erstmals 1981 als eigenständiges Krankheitsbild beschriebenes, durch Infektion mit neuro- und lymphotropen Retroviren erworbenes Immundefekt-Syndrom, nach CDC definitionsgemäß charakterisiert durch (erst im fortgeschrittenen Krankheitsstadium auftretende) persistierende oder rezidivierende Erkr., die auf Defekte im zellulären Immunsystem[*] hinweisen, bzw. durch das Auftreten eines Kaposi[*]-Sarkoms bei positivem Virus- oder Antikörpernachweis. Als wichtigste Hinweise auf derartige Immundefekte gelten das Auftreten therap. oft nur schwer beherrschbarer bzw. letaler Infektionen mit opportunistischen[*] Erregern und Parasiten[*]. Daneben werden versch. maligne Tumoren insbes. des retikuloendothelialen Systems, autoimmune und neurologische Erkr. beobachtet. **Epidemiologie:** Erste Erkrankungsfälle wurden in den USA zunächst v. a. in 4 Bevölkerungsgruppen gefunden: unter homosexuellen Männern mit wechselnden Sexualpartnern, Drogenabhängigen, Hämophiliepatienten und unter Personen aus der Karibik. Diese Gruppen (mit Ausnahme der letztgenannten, deren Erkrankungsrisiko sich heute nicht von demjenigen anderer Bevölkerungsgruppen unterscheidet) sind auch heute noch als Hauptrisikogruppen zu betrachten, da die Erkrankung v. a. durch Sexualkontakte bzw. Blut und Blutprodukte übertragen wird. Die Inzidenz ist nach wie vor außerordentlich rasch im Steigen begriffen, Schätzungen gehen inzwischen von einer Verdoppelung der Fälle innerhalb von 13 Monaten aus. Im Dezember 1986 waren in den USA 28 098 Fälle bekannt, wobei in zunehmendem Maß auch Personen betroffen zu sein scheinen, die keiner der klassischen Risikogruppen angehören (in den USA Ende 1986: 6,7% Frauen; 1,4% Kinder). Dies gilt weit ausgeprägter für die zentralafrikanische Region, wo inzwischen erhebliche Anteile der Bevölkerung infiziert zu sein scheinen und mit (1987) bis zu 100 000 Erkrankten und einer vielfach höheren Anzahl Infizierter gerechnet wird. Der afrikanischen AIDS-Epidemie fehlen die für Nordamerika und Westeuropa charakteristischen Risikoindikatoren insofern, als sie inzwischen die sexuell aktive Bevölkerung insgesamt betrifft und (wohl u. a. durch iatrogene Inokulation) zunehmend Kinder unter 5 Jahren einbezieht. Zur Situation in der Bundesrepublik Deutschland: s. Tab. S. 8.

Ätiol./Path.: Infektion mit HIV* (HIV-I bzw. LAV/HTLV-III) und vermutlich auch anderen Retroviren (u. a. HIV-II bzw. LAV-II, erstmals 1986 bei Pat. aus Zentralafrika isoliert); bei HIV-I handelt es sich um ein Retrovirus (s. [Virusklassifikation, Tab.]) mit einem ausgeprägten genetischen Polymorphismus (Antigenvariabilität), das durch übliche Desinfektionsmaßnahmen rasch inaktiviert wird. Zielzellen sind die Monozyten und Makrophagen des peripheren Blutes und des retikuloendothelialen Systems sowie die T-Helfer-Zellen (s. [T-Lymphozyten], [Lymphozyten, Tab.]); die persistierende Infektion führt inf. einer kontinuierlichen antigenen Stimulation zu zellulären Entzündungsprozessen (z. B. der Neuro-

A

AIDS Tab. 1

Dem Bundesgesundheitsamt bis Ende April 1987 mitgeteilte Erkrankungs- und Todesfälle (Stadien IV C und D nach CDC); 40% der Patienten gehören der Altersgruppe zwischen 30 und 39 Jahren an; 5,7% sind Frauen.

Manifestationsform	Fälle gesamt n	%	Davon verstorben n	%
Kaposi-Sarkom	174	16,8	48	27,6
Kaposi-Sarkom und opportunistische Infektionen	145	14,0	87	60,0
Opportunistische Infektionen oder typische Malignome[1]	717	69,2	354	49,4
Gesamt	1036	100,0	489	47,2

[1] Primäre ZNS-Lymphome, Burkitt- oder Non-Hodgkin-Lymphome bei HIV-Infektion

glia mit neuropathol. Veränderungen des ZNS) sowie inf. Zerstörung der infizierten Zellen im Rahmen der Virusvermehrung u. a. zu einer Schwächung der zellulären Immunität, die sich insbes. in einer Abnahme der $T(T_4)$-Helfer-Lymphozyten (OKT_4-Antigen+), später (nach vorübergehendem Anstieg) oft auch der $T(T_8)$-Suppressor-Lymphozyten (OKT_8-Antigen+) ausdrückt (normales Verhältnis $OKT_4+/OKT_8+ = 2{,}13 \pm 0{,}92$). Eine wahrscheinlich auf dem Ausfall der T_4-Helferzellen beruhende Überproduktion von „ungerichteten" Immunglobulinen[*] durch B-Lymphozyten führt eher zu einer Schwächung auch der spezifischen Immunabwehr[*]. Von Bedeutung ist außerdem, daß das Virus anscheinend nicht nur reife T-Lymphozyten, sondern auch deren Stammzellen befällt („Virus-Reservoir"?).

Infektion: HIV wurde im lymphatischen Gewebe, in Blut, Samenflüssigkeit, Vaginalsekret, Speichel und der Muttermilch infizierter Personen nachgewiesen. Epidemiologisch gesichert ist bisher nur die Übertragung durch parenterale Inokulation von erregerhaltigen Körperflüssigkeiten, Blut bzw. Blutbestandteilen, d. h. insbes. beim Geschlechtsverkehr (Schleimhautläsionen) und durch Injektionen bzw. Transfusionen. Auch unter diesen Bedingungen ist die Infektiosität des Err. vermutlich geringer als die des Hepatitis-B-Virus. Die prä- und perinatale Übertragung ist möglich. Infizierte Personen entwickeln frühestens nach 4 - 7 Wochen im Serum nachweisbare Antikörper[*], die sich hauptsächlich gegen Substanzen aus dem Inneren des Virus richten und ein infektiöses Virus nicht hemmen (nicht neutralisierende Antikörper); es gibt Hinweise dafür, daß die Mehrzahl dieser Personen kontagiös ist.

Inkubationszeit: durchschnittlich ½ - 8 Jahre, möglicherweise wesentlich länger. Es ist davon auszugehen, daß nur ein Teil der Infektionen zum Vollbild der Erkr. führt.

Stadieneinteilung (CDC-Klassifikation) und **Sympt.:** s. Tab. In der Schwangerschaft besteht bei HIV-infizierten Frauen eine erhöhte Wahrscheinlichkeit für die Entwicklung einer HIV-assoziierten Erkr. Bei ca. 80 - 90% HIV-infizierter Neugeborener kommt es innerhalb der ersten 18 Lebensmonate zur Manifestation von Sympt. der HIV-Infektion.

Diagn.: Nachweis von spezifischen Antikörpern mittels standardisierter serol. Testverfahren v. a. zum Nachw. von im Serum enthaltenen Ak gegen Hüllproteine gezüchteter HIV-I-Viren (ELISA-Test, auch geeignet als Screening-Verfahren), gegen virale Proteine nach deren gelelektrophoretischer Auftrennung (Western- oder Immunoblot-Verfahren) bzw. als konfirmatorischer Test zum Nachweis von Virusmaterial in infizierten Kulturzellen mittels indirekter Immunfluoreszenz. Eine geringe Anzahl von HIV-I-Trägern ist serol. nicht zu erfassen (falsch-seronegativ); der direkte Virusnachweis ist möglich, jedoch sehr aufwendig. Da zwischen HIV-I- und HIV-II-Antikörpern nur eine Kreuzreaktivität hinsichtlich der viralen Kernproteine besteht, können HIV-II-Infektionen mittels HIV-I-Screeningtests i. d. R. nicht erfaßt werden. Ein sehr zuverlässiger Parameter für eine fortschreitende Immunschwäche ist die kutane Anergie, d. h. das Ausbleiben der erwarteten Hautreaktion beim Tuberkulin- oder ähnlichen Tests (v. a. als sog. Multitest mit zahlreichen Antigenen). Eine normale Reaktion scheint ein frühes Stadium auszuschließen. In fortgeschrittenen Stadien findet sich außer dem erniedrigten OKT_4+/OKT_8+ – Quotienten (>0,5) sehr häufig Leukopenie, Thrombopenie, leichte Anämie. Typische Befunde der Lymphknotenhistologie sind eine follikuläre Hyperplasie bei gleichzeitiger Lymphopenie, bei hist. Untersuchung des Thymus totale Atrophie mit nahezu vollständigem Fehlen von Hassal-Körperchen. Als „Nebeneffekt" des Erlöschens der normalen immun. Reaktionen wird die Beurteilung klinisch-serol. Befunde zunehmend schwieriger (fehlender Antikörpertiter-Anstieg bei verschiedenen Infektionen). Die **dd** Abgrenzung gegen die schlecht

> Nach dem derzeitigen Stand der Diskussion um den rechtlichen Rahmen der Testung auf HIV-Antikörper wird dringend empfohlen, serologische Untersuchungen nur nach vorhergehender Information und Einwilligung der Patienten vorzunehmen.

definierte Nezelof-Krankheit sowie das Di-George-Syndrom, Wiskott-Aldrich-Syndrom, Louis-Bar-Syndrom und andere Dysproteinämien kann schwierig sein. **Ther.:** Eine spezifische Ther. des AIDS ist z. Z. nicht bekannt. Der Schwerpunkt der Behandlung liegt (noch) darauf, die lebensbedrohlichen opportunistischen Infektionen und Neoplasmen soweit möglich zu bekämpfen. Neuerdings werden **Hemmstoffe der** für Retroviren typischen **reversen Transkriptase** (synthetisiert eine DNA-Kopie der viralen RNA, die in das Genom der infizierten Zelle integriert wird) mit gewissem Erfolg angewendet (Verlängerung der Überlebenszeit, seltener opportunistische Inf., Zunahme des Körpergewichts, Verbesserung der Lebensqualität). Da diese Substanzen (v. a. Azidothymidin, in Erprobung: Didesoxicytidin) ausschließlich die Virusvermehrung hemmen, müssen sie lebenslang angewendet werden; schwerwiegendste NW: Anämie. Außerdem werden **Modulatoren und Stimulatoren des Immunsystems** wie Interferone, Interleukine u. a. Substanzen klinisch erprobt. **Impfung:** Verschiedene Arbeitsgruppen haben inzwischen Verfahren zur Herstellung möglicherweise immunisierender bzw. den Krankheitsverlauf abschwächender Impfstoffe entwickelt. Die klin. Erprobung an kleinen Gruppen Nichtinfizierter und Erkrankter hat begonnen. Wegen der hohen Antigenvariabilität des Err. ist bei der Entwicklung von Impfstoffen weiterhin mit erheblichen Schwierigkeiten zu rechnen. **Progn.:** Mit zunehmender Dauer der manifesten Erkr. steigt die Letalität auf derzeit 100%. Patienten mit ausschließlich kutanem Kaposi-Sarkom ohne Beteiligung des Magen-Darm-Trakts (Blutungsgefahr!) haben eine verhältnismäßig günstige Prognose bzgl. der Überlebenszeit (>3 Jahre).

> In der Pflege von AIDS-Patienten und bei der Verarbeitung von Untersuchungsmaterial sind die bei Hepatitis-B-Infektionen üblichen Schutzmaßnahmen unbedingt einzuhalten. Eine unmittelbare Ansteckungsgefahr bei nichtsexuellen Kontakten besteht im übrigen nach heutigem Wissen nicht.

Prophylaxe: Einzig sinnvolle Maßnahme wäre die strikte Vermeidung des Kontakts mit Blut und Blutprodukten bzw. Sperma und anderen Körperflüssigkeiten infizierter Personen. Im Bereich des Blutspendewesens werden daher seit Mitte 1985 regelmäßige Kontrollen auf HIV-I-Antikörper durchgeführt. In bezug auf die sexuelle Übertragbarkeit werden risikoarme Sexualpraktiken (ohne Austausch von Körperflüssigkeiten) bzw. die Verwendung von Präservativen empfohlen.

Akne f: s. Acne, Acne vulgaris, Acne conglobata.

Akutes Ab|domen n: klinisch gebräuchlicher, sprachlich nicht exakter Begriff (keine Diagn.) für eine meist akut einsetzende und oft lebensbedrohliche Erkr. der Bauchhöhle. Das sog. akute Abdomen erfordert rasche (diffe-

AIDS Tab. 2

Stadieneinteilung nach Definitionen des CDC (Centers for Disease Control, Atlanta/USA)

Stadium	Symptome und Erkrankungen
I akute HIV-Infektion	Mononukleose-artige Symptomatik (einige Tage bis mehrere Wochen)
II asymptomatische HIV-Infektion	keine
III persistierende generalisierte Lymphadenopathie	länger als drei Monate bestehende Lymphknotenschwellungen in mindestens zwei verschiedenen Körperabschnitten
IV andere mit einer HIV-Infektion im Zusammenhang stehende Erkrankungen	
A Allgemeinsymptome (AIDS-related complex)	Nachtschweiß, Fieberschübe, Diarrhoe (ohne Erregernachweis), Gewichtsabnahme, Appetitlosigkeit, Hautveränderungen, Juckreiz, Haarausfall
B neurologische Symptome	Demenz-Syndrom (Mutismus, Inkontinenz, Paraplegie, Polyneuropathie, Myelopathie)
C sekundäre Infektionskrankheiten	Pneumocystis-carinii-Pneumonie, chronische Kryptosporidiose, Toxoplasmose, extraintestinale Strongyloidiasis, Isosporidiose, Kryptokokkose, Candidamykosen (oral, ösophageal, brochial, pulmonal), mykobakterielle Infektionen (M. avium intracellulare), Tuberkulose, Nokardiose, rezidivierende Salmonella-Bakteriämien, Zoster (mehrere Dermatome), Zytomegalie, orale Leukoplakie-artige Veränderungen, progressive multifokale Leukoenzephalopathie
D maligne Erkrankungen	v.a. Non-Hodgkin-Lymphome, Burkitt-Lymphom, Kaposi-Sarkom, primäre ZNS-Lymphome
E andere Erkrankungen	z.B. Thrombozytopenie

A

rential)diagnostische Entscheidungen und meist eine op. Therapie. **Typische Leitsymptome:** plötzlich einsetzende Schmerzen, Änderungen der Peristaltik, Erbrechen, Störungen der Darmentleerung, Verschlechterung des Allgemeinbefindens, Zeichen einer Blutung, evtl. Fieber. **Urs.:** (gyn.) Torsionen im Adnexbereich (z. B. stielgedrehter Ovarialtumor), Ruptur eines Tuboovarialabszesses, schwere Pelveoperitonitiden (auch iatrogen nach intrauterinen Eingriffen); (gebh.) Extrauteringravidität, Uterusruptur. **Diagn.: 1.** falls gyn. Ursache wahrscheinlich, evtl. Douglas*-Punktion zum Ausschluß einer Extrauteringravidität*, Pelviskopie* zur Klärung der Ursache; **2.** falls Ätiol. unklar, Abdomenübersichtsaufnahme, Laparoskopie bzw. Laparotomie. DD: abdominale (z. B. Darmverschluß, Organperforation) und extraabdominale Erkr. (z. B. Herzinfarkt, Pneumonie); Cave: Bei a. A. schnellste Klinikeinweisung; bis Diagn. und evtl. Operationsindikation feststehen keine Opiate verabreichen, keine orale Nahrungszufuhr! Vgl. Peritonitis.

Ak|zeleration (lat accelerare beschleunigen) f: **1.** Beschleunigung der Entwicklungsgeschwindigkeit mit Zunahme der Endgröße bei beiden Geschlechtern. Die **Wachstumsakzeleration** mit einer durchschnittlichen Zunahme der Körperlänge[*] um 5 bis 10 cm, meist in Verbindung mit dem früheren Eintritt der Pubertät* um 1-2 Jahre (**Entwicklungsakzeleration**), wird seit Ende des vorigen Jahrhunderts in industrialisierten und Agrarländern beobachtet. Als Ursache der A. wird neben anderen Theorien ein sog. Urbanisierungstrauma postuliert, nach dem die Einflüsse des städtischen Lebens auf die Kinder verschiedener sozialer Schichten aus Stadt und Land i. S. einer erhöhten vegetativen, endokrinen und zerebralen Reaktionsbereitschaft einwirken. **2.** (gebh.) Begriff der Kardiotokographie*; in Abhängigkeit von Wehen (**periodische A.**) oder Kindsbewegungen auftretende Steigerung der fetalen Herzschlagfrequenz. Klinische Bedeutung unsicher.

Ak|zessorische Mamma (lat accedere, accessus hinzutreten) f: syn. Polymastie, Hypermastie, Mamma accessoria; angeb. Vorhandensein überzähliger kompletter Brustanlagen (Drüsengewebe, Brustwarze, Areola mammae) im Bereich der Milchleiste* (s. Abb.); oft vergesellschaftet mit anderen strukturellen Anomalien (s. Mammorenale Syndrome); vgl. Aberrierende Mamma.

Alarm|tief: Begriff der Kardiotokographie*; von Saling vorgeschlagene gemeinsame Bez. für Spät- und variable Tiefs bei der Bewertung der Wehenreaktionstypen*.

Albuginea (lat albugineus weißlich) f: Kurzbez. für Tunica* albuginea.

Alcock-Kanal (Thomas A., Chir., London, 1784-1833): syn. Canalis pudendalis; Duplikatur der Fascia obturatoria in der Seitenwand der Fossa* ischiorectalis; enthält die Vasa pudenda interna und den N. pudendus. Vgl. Fascia pelvis.

Alexander-Adams-Operation (William A., Chir., Edinburgh, 1815-1902) f: Operation zur Lagekorrektur des Uterus ohne Eröffnung der Bauchhöhle (heute selten indiziert); vgl. Antefixatio uteri.

Algo|pareunie (gr algos Schmerz; para bei; eune Lager, Bett) f: Schmerzen der Frau beim Koitus, psychosexuell bzw. funktionell bedingt, z. B. bei abwehrbedingter Anspannung der Beckenbodenmuskulatur, mangelnder Lubrikation* inf. ungenügender sexueller Stimulation oder Erregbarkeit u. a.; auch inf. organischer Ursachen, z. B. operativ oder gebh. bedingter Narben und Verwachsungen, Entzündungen, rezidivierender Adnexitiden, Endometriose und bei trophischen Störungen im vulvovaginalen Bereich (Östrogenmangel, Kraurose, nach Strahlentherapie).

A|libidinie (lat libido Lust) f: chron. Fehlen sexuellen Interesses, sexueller Bedürfnisse und Wünsche; dauernd mangelnde sexuelle Erregbarkeit. Rel. selten, kommt jedoch bei beiden Geschlechtern vor. Beim Mann manifestiert sich A. i. d. R. als Erektionsstörung, bei der Frau ggf. als Vaginismus*, bei beiden Geschlechtern als Anorgasmie*. Wird in sexuellen Paarbeziehungen meist zum Störfaktor. Die dann angerufene ärztliche bzw. psychotherapeutische (verhaltenstherapeutische) Hilfe ist schwierig und nicht immer erfolgreich; vgl. Libidostörungen.

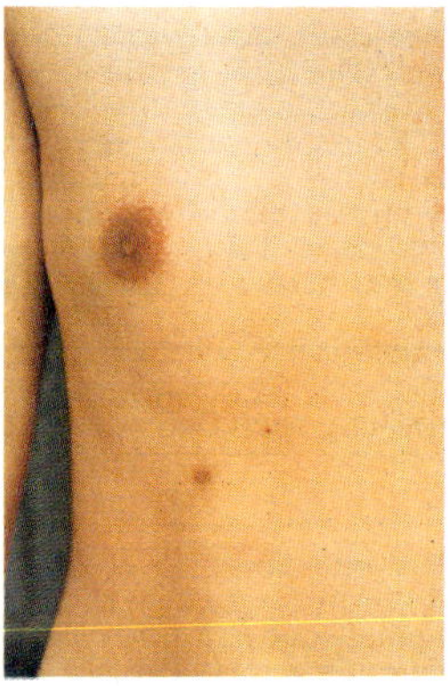

Akzessorische Mamma

Alkohol|embryo|pathie f: Embryo-Fetopathia alcoholica; durch Alkoholkonsum der Mutter während der Schwangerschaft hervorgerufene pränatale Erkrankung der Frucht mit intrauteriner und postnataler Wachstumsretardierung, Mikrozephalie, statomotorischer und geistiger Retardierung sowie kraniofazialer Dysmorphie, häufig auch mit angeb. Herzfehlern, Gelenkanomalien, Genitalanomalien und mit anderen Fehlbildungen an Skelett und inneren Organen. Die Schädigung tritt möglicherweise schon in der Embryonalperiode* ein. Die A. ist häufiger als meist angenommen (geschätzte Häufigkeit 1 - 3 : 1000 Neugeborene).

A

Allantois (gr allas, allantos Wurst) f: (embryol.) etwa am 16. Tag entstehende Ausstülpung des Dottersacks* am kaudalen Ende des Embryos, die sich z. T. zur embryonalen Kloake entwickelt.

Allen-Doisy-Test (Edgar A., Arzt, Rochester, 1892-1943) m: syn. Vaginalverhornungstest; biol. Test zur qual. und semiquant. Bestimmung von Östrogenen* (erstes Verf. zur Östrogenbestimmung, 1923). **Prinzip:** Nach Östrogengabe kommt es zur Verhornung des Vaginalepithels beim kastrierten weiblichen Nager (Ratte, Maus). Der Abstrich ist **positiv**, wenn Schollen von verhornten, kernlosen Oberflächenepithelzellen, aber keine Leukozyten gefunden werden.

Allen-Masters-Syn|drom (William M. A., Gyn., St. Louis, geb. 1904; William H. M., Gyn.) n: Bez. für gyn. Störungen nach Zerreißung des Lig. latum uteri inf. pathologischer Geburt oder Abrasio. **Sympt.:** orthostatische abdominelle Schmerzen, meist schon während des Wochenbetts; Menstruationsstörungen (Dysmenorrhoe, Metrorrhagie), Schmerzen bei der Kohabitation. Gyn. Befund: Retroversio uteri, Mobilisationsschmerz des Uterus, abnorme Beweglichkeit der Zervix.

Alopecia andro|genetica (gr alopecia Fuchsräude, krankhafter Haarausfall) f: **1. Männlicher Typ**, Glatze (Calvities); Haarausfall, der an den Geheimratsecken und der Tonsurstelle u. U. bereits im Alter von 20 - 25 Jahren (Alopecia praematura) beginnnt; schreitet bis zum 30. Lebensjahr schnell fort, später nur langsam. Auch bei voll ausgebildeter A. a. findet sich immer ein Haarkranz hinten und an den Seiten. Die A. a. ist als sekundäres Geschlechtsmerkmal des Mannes aufzufassen und hat keinen Krankheitswert. **Urs.:** Voraussetzungen für die Glatzenbildung sind: **1.** ethnische und familiäre Anlage; **2.** genügender Androgenspiegel; **3.** entsprechendes Alter. Seborrhoe (Alopecia seborrhoica), Schuppung (Alopecia pityroides) und Juckreiz scheinen den Haarausfall zu fördern. **2. Weiblicher Typ**, Glatzenbildung bei der Frau; wesentlich seltener als bei Männern; dennoch entsprechen 95% der Alopezien bei Frauen der Alopecia androgenetica. Zwei Formen: **a)** diffuse Lichtung des Haares, v. a. im Bereich des Scheitels, die hinter der Stirnhaargrenze beginnt und bis hinter den Wirbel reicht. Gleichzeitig Seborrhoe; **b)** Glatzenbildung vom männlichen Typ bei Frauen; meist weniger stark ausgeprägt. **Urs.:** vermehrte Androgenbildung (adrenogenitales Syndrom; androgenbildende Tumoren), erhöhte Androgenempfindlichkeit der betroffenen Haarfollikel; familiäre Disposition. **Ther.:** bei Männern bisher kaum möglich; bei Frauen: Antiandrogene*, östrogenhaltige Haarwässer, Antiseborrhoika.

Alopecia climacterica f: Ausfall der Kopfhaare bei Frauen im Klimakterium inf. hormoneller Veränderungen; vgl. Alopecia androgenetica.

Alopecia post|partualis f: Haarausfall 2 - 4 Monate nach der Entbindung als Folge eines während der Schwangerschaft verminderten Haarwechsels (Gestageneffekt); i. d. R. spontane Abheilung in einigen Monaten; bei entspr. Disposition Übergang in eine Alopecia* androgenetica.

Alopezie f: Alopecia; Kahlheit als Folge eines vermehrten Haarausfalls (Effluvium). Morphologisch werden herdförmige, diffuse und totale A. unterschieden; hinsichtlich der Prognose wird differenziert in: **1. irreversible A.:** Hierbei fehlen die Haaranlagen (Alopecia congenita diffusa), oder sie sind zerstört (narbige A., z. B. bei Sclerodermia circumscripta, Alopecia atrophicans), oder die Terminalhaare haben sich zu Lanugohaaren zurückgebildet (Glatzenbildung, z. B. durch Druck und Zug oder im Rahmen einer Alopecia* androgenetica); **2. reversible A.:** z. B. Alopecia areata, Alopecia symptomatica diffusa. Zur Objektivierung eines Effluviums dient das Trichogramm.

Alpha|feto|protein n: Abk. AFP; Glykoproteid aus einer Polypeptidkette, MG 70 000; Biosynthese im frühen embryonalen Leben vom Dottersack, der embryonalen und fetalen Leber, von den Zellen des Verdauungstraktes; physiol. Bedeutung nicht bekannt. Biol. Halbwertzeit 4 - 5 Tage. AFP im fetalen Serum von der 4. SSW an nachweisbar, in der 12. - 15. SSW 4,3 µmol/l (3000 µg/ml), am Geburtstermin etwa 0,07 -0,2 µmol/l (50 - 150 µg/ml). Übertritt von AFP ins Fruchtwasser durch fetalen Urin, spiegelt dort den fetalen Serumspiegel wider, allerdings in geringerer Konzentration: 6. SSW 0,002 µmol/l (1,5 µg/ml), 14. - 16. SSW Anstieg auf 0,07 µmol/l (50 µg/ml), 37. SSW 0,0002 µmol/l (0,2 µg/ml). Erhöhte AFP-Spiegel im Fruchtwasser (in der 14. - 16. SSW 0,3 - 0,9 µmol/l bzw. 200 - 650 µg/ml) bei **offenen neuralen Dysraphien** (s. Dysraphiesyndrome); gelangt wahrscheinlich über den Liquor cerebrospinalis durch die offen liegenden Hirnhäute ins Fruchtwasser (Lecktheorie). Hohe AFP-Werte sollen diagn. sehr sicher sein. **Ind. zur AFP-Bestimmung:** Nachweis bzw. Ausschluß von Anenzephalie* bzw. Spina[*] bifida (v. a. bei Schwangeren mit entspr. belasteter Anamnese!) mittels Amniozentese.

AFP tritt bei Erwachsenen in erhöhter Serumkonzentration als Tumormarker* auf.

Alvarez-Wellen: s. Schwangerschaftswehen (Abb.).

A|mastie (gr mastos Brust) f: syn. Aplasia mammae; angeb., ein- (Hypomastie*) oder beidseitiges Fehlen der Brust bei Frauen (mit normalem Menstruationszyklus, Konzeptionsfähigkeit), vereinzelt bei Müttern und Töchtern in dominanter Erbfolge über mehrere Generationen beobachtet. Eine A. kann tierexperimentell z. B. durch Einwirkung von Dehydroepiandrosteron in der 6. - 7. Embryonalwoche hervorgerufen werden. Vgl. HHP-Syndrom.

Amaurose, ek|lamptische (gr amauros dunkel) f: Erlöschen des Sehvermögens und Ausfall sämtlicher optischer Funktionen; seltene Komplikation eines eklamptischen Anfalls, verursacht im ZNS im Rahmen des generalisierten Vasospasmus, der für die Eklampsie* typisch ist.

Ambulante Geburt: s. Geburt.

A

A|menor|rhoe (gr men Monat; rhoe Fluß) f: Fehlen oder Ausbleiben der monatlichen Regelblutung (Menstruation*); eine **primäre A.** ist bei Ausbleiben der Menarche* über das vollendete 15. Lebensjahr hinaus anzunehmen und v. a. durch chromosomale Anomalien (z. B. Turner*-Syndrom, Swyer*-Syndrom, Super* female syndrome), Gonadendysgenesie*, Ovarialhypoplasie*, genitale Fehlbildungen (Gynatresie*) und Intersexualität* bedingt. Von einer **sekundären A.** spricht man bei Ausbleiben der Menstruation über einen Zeitraum von mind. 3 Monaten nach vorherigem normalem Verlauf des Menstruationszyklus*. Eine **physiologische A.** besteht vor der Pubertät, in der Schwangerschaft, Laktationsperiode (sog. Laktationsamenorrhoe*) und Postmenopause; alle anderen Formen der A. sind pathol. und als ernstzunehmendes **Symptom** verschiedenster funktioneller Störungen bzw. organischer Erkrankungen zu werten. Eine Einteilung kann nach unterschiedlichen Gesichtspunkten erfolgen; **ätiol. orientierte Einteilung** versch. Formen der A. nach WHO: s. Tab.

Einteilung nach dem Ort (Organ) der zugrundeliegenden Störung: **1. Zentral bedingte A.**; **a) hypothalamische A.:** am häufigsten psychogen-psychoreaktiv inf. psychosomatischer Funktionsstörungen bzw. Erkrankungen mit Hemmung der Gonadotropinfreisetzung (z. B. Notstandsamenorrhoe*, Anorexia* nervosa, Scheinschwangerschaft*), auch rein funktionell bedingt (z. B. postpartale A., Oversuppression* syndrome, Chiari*-Frommel-Syndrom), selten org. Ursachen (z. B. Hirntumoren, Entzündungen, Traumen, Olfaktogenitales* Syndrom); **b) hypophysäre A.:** i. d. R. organisch verursacht (z. B. Prolaktinom* u. a. Hypophysentumoren, Sheehan*-Syndrom). **2. Ovarielle A.:** funktionell (z. B. Ovarialinsuffizienz*) oder organisch bedingt (z. B. Ovarialhypoplasie*, Ovarialtumoren*, polyzystische* Ovarien). **3. Uterine A.:** organisch verursacht (z. B. inf. Uterusmißbildungen*, Asherman*-Fritsch-Syndrom). **4. A. bei Erkrankung anderer endokriner Organe**, insbes. der Nebennierenrinde (v. a. Addison-Krankheit, Adrenogenitales Syndrom, Nebennierenrindentumoren), Schilddrüse (Hypo- und Hyperthyreose) und bei Diabetes* mellitus. Eine A. kann auch im Rahmen schwerer konsumierender Allgemeinerkrankungen und als (u. U. erwünschter) Nebeneffekt einer medikamentösen Behandlung (z. B. mit Hormonpräparaten, Phenothiazinen, Reserpin, Sulpirid) auftreten. **Diagn.:** neben einer eingehenden gyn. (und erforderlichenfalls weiterführenden) Untersuchung insbes. hormonelle Diagn. zur Abklärung der endokrinen Urs. mittels Gestagentest*, Östrogentest*, Östrogen*-

Amenorrhoe
Ätiologie und diagnostische Merkmale der verschiedenen Formen der Amenorrhoe nach WHO

Formen	Ätiologie	Gestagentest	Östrogen-Gestagen-Test	FSH	LH	Prolaktin	WHO-Gruppe
Hypogonadotrope Amenorrhoe	hypothalamo-hypophysäre Insuffizienz	negativ	positiv	niedrig bis normal	niedrig bis normal	normal	I
	hypothalamo-hypophysäre Insuffizienz inf. Tumor	negativ	positiv	niedrig bis normal	niedrig bis normal	normal	VII
Normogonadotrope Amenorrhoe	Endometriumdefekt (Uterusmißbildungen, Asherman-Fritsch-Syndrom)	negativ	negativ	normal	normal	normal	VI
Hypergonadotrope Amenorrhoe	Ovarialinsuffizienz	negativ	positiv	stark erhöht	mäßig erhöht	normal	III
Hyperprolaktinämische Amenorrhoe	hypophysäres Prolaktinom	negativ	positiv	niedrig bis normal	niedrig bis normal	erhöht	V
	unbekannt	negativ	positiv	niedrig bis normal	niedrig bis normal	erhöht	IV
Amenorrhoe u.a. Zyklusstörungen inf. hypothalamohypophysärer Dysregulation	Rückkopplungsdefekt	positiv	positiv	normal	normal	normal	II
	polyzystische Ovarien	positiv	positiv	normal	erhöht	normal	II

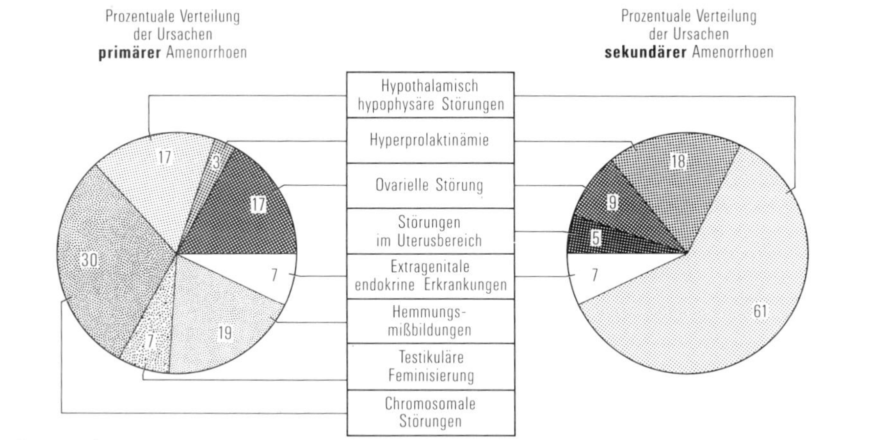

Amenorrhoe:
Verteilung der Ursachen bei 100 primären (links) und 500 sekundären Amenorrhoen (rechts)

Gestagen-Test, Clomiphentest* u. a. Stimulationstests, Bestimmung der Gonadotropine* im Harn, ggf. der Sexualhormone* und von Prolaktin im Serum. **Ther.:** in Abhängigkeit von der Diagnose ggf. Östrogen-Gestagen-Substitution, Ovulationsinduktion*, stimulierende Behandlung mit Gonadotropinen, Pseudograviditätskur*, Psychotherapie bzw. Behandlung des Grundleidens.

A|menor|rhoea traumatica f: s. Asherman-Fritsch-Syndrom.

A|menor|rhoe-Galaktor|rhoe-Syn|drom n: s. Galaktorrhoe-Amenorrhoe-Syndrome.

A|menor|rhoe, post|partale f: Ausbleiben der Menstruation* nach der 10. Woche post partum oder 6 Wochen nach dem Abstillen; s. a. Chiari-Frommel-Syndrom.

Amin|kolpitis f: gebräuchliche, aber irreführende Bez. für die durch eine atypische Scheidenflora* bedingte Freisetzung von Aminen aus dem Vaginalsekret (unangenehmer Geruch; vgl. Trimethylamin); s. Vaginose, bakt.

Amnion (gr amnos Lamm) n: (embryol.) sog. Schafshaut; im Stadium der zweiblättrigen Keimscheibe* zw. Trophoblast* und Ektoderm entstehende Zellschicht, die zusammen mit dem Ektoderm des Embryos die **Amnionhöhle** bildet. Im Lauf der weiteren Embryogenese stülpt sich das A. von dorsal nach ventral über den Embryo und bildet so die innerste der Eihäute*. Amnionzellen sezernieren Amnionflüssigkeit (Fruchtwasser*).

Amnion|höhle: (embryol.) im Stadium der Blastozyste* zw. Ektoderm* der zweiblättrigen Keimscheibe* und Zytotrophoblast sich bildender Hohlraum; vgl. Amnion.

Amnion|in|fektions|syn|drom n: unspezifische Infektion der Eihöhle, Plazenta, Eihäute und evtl. des Feten während Schwangerschaft oder Geburt; **Vork.** bes. bei vorzeitigem Blasensprung und protrahiertem Geburtsverlauf. Wichtigster **Infektionsweg:** Keimaszension aus der Scheide, v. a. von anaeroben Streptokokken und gramnegativen Stäbchenbakterien. **Pathol.-anat.:** Chorioamnionitis der Plazenta und Eihäute, Vaskulitis der Gefäße des Chorions und der Nabelschnur. **Sympt.:** Fieber und Leukozytose der Mutter, fötid riechendes Fruchtwasser; bei Erkrankung des Kindes (nicht regelmäßig) fetale Tachykardie. Häufige Folgen: Puerperalfieber* und respiratorische Adaptationsstörung des Kindes.

Amnion|in|fusions|syn|drom n: synonym Fruchtwasserembolie*.

Amnionitis f: entzündliche Veränderung des Amnions bei Amnioninfektionssyndrom*.

Amnion|nabel: s. Nabelanomalien.

Amnio|skopie f: Fruchtwasserspiegelung; ambulant durchführbares Verfahren zur Überwachung erhöht gefährdeter Feten in der Spätschwangerschaft und zu Beginn der Geburt, solange die Blase steht. **Prinzip:** Besichtigung der Fruchtwassers am unteren Eipol durch die intakten Eihäute mit einem durch die Scheide und die Zervix eingeführten Endoskop (**Amnioskop**, s. Abb.). Klares oder durch Emulsion von Vernix milchig aussehendes Fruchtwasser sprechen für ungestörte Verhältnisse, Verfärbung des Fruchtwassers für eine Gefährdung des Kindes. **Grünverfärbung** durch Mekoniumbeimengung. Mekoniumhaltiges Fruchtwasser ist ein Zeichen für leichte hypoxische Krise des Feten. Mekoniumabgang wird durch sog. Sauerstoffsparschaltung des fetalen Kreislaufs erklärt (Frühwarnsymptom!). **Gelbverfärbung** wird durch Hämoglobinabbaustoffe hervorgerufen. Die A. gestattet keine zuverlässige Diagnose über den momentanen Zustand des Feten, sie ermöglicht aber eine zuverlässige Selektion von Fällen mit deutlich erhöhtem hypoxischem Risiko für den Feten, bes. in den letzten 4 - 6 Wochen der Schwangerschaft. **Ind.:** Spät-

A

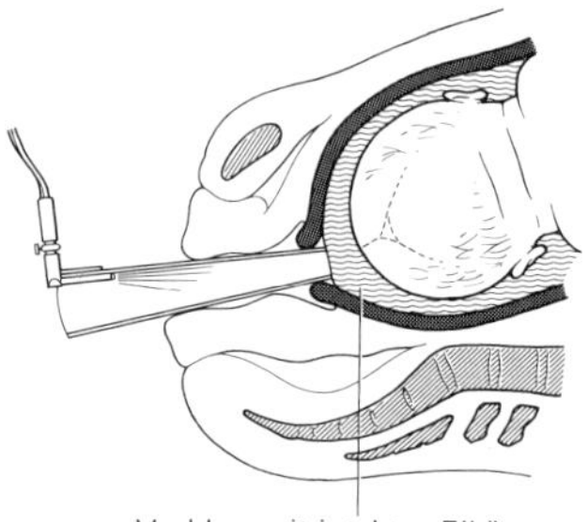

Amnioskopie

gestose d. Mutter u. d. Verdacht auf Übertragung u. andere Fälle mit Verdacht auf Plazentainsuffizienz*. Praktisch keine Gefährdung d. Mutter, gute Erfolge zur Senkung d. pränatalen Mortalität; vgl. Fruchtwasserdiagnostik.

Amniotische Stränge: syn. Simonart-Bänder; Verwachsung des Amnions* mit der Haut des Feten, die zu Strängen oder Fäden

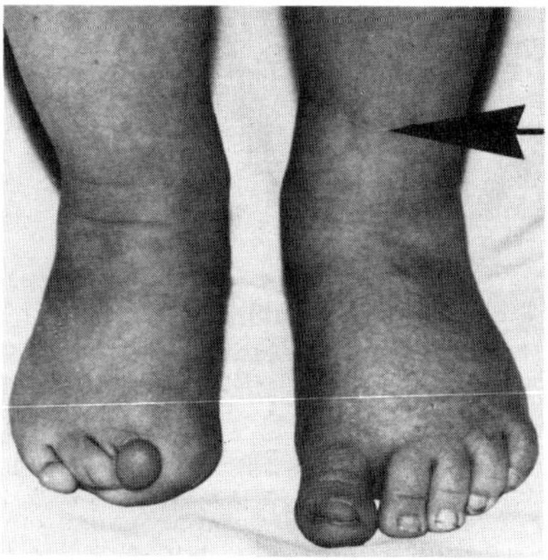

Amniotische Stränge:
Typische Schnürfurche am linken Unterschenkel

auseinandergezogen wird; dadurch Gefahr der amputationsähnlichen Stumpfbildung an den Extremitäten inf. Durchtrennung (Schnürfurchen, intrauterine Selbstamputation) oder Verklebung (Syndaktylie[*]; s. Abb.).

Amnio|tomie f: s. Blasensprengung.

Amnio|zentese f: syn. Amnionpunktion; Punktion der Amnionhöhle; **1.** meist **transabdominal** (durch die Bauchdecken der Mutter, s. Abb.); **2. transzervikal** (am Beginn der Geburt durch den Zervixkanal, z. B. mit Hilfe des Amnioskops); **3.** durch das **hintere Scheidengewölbe**. **Gefahren** (Verletzungen von Fet, Nabelschnurgefäßen oder Plazenta, fetomaternale Transfusion) lassen sich auf ein Minimum reduzieren, wenn man vor jeder transabdominalen A. den Sitz der Plazenta (s. Plazentalokalisation), den Plazentarand und die Kindslage bestimmt. **Ind.: 1.** Gewinnung von Fruchtwasser zur Bestimmung seiner Bilirubinkonzentration als Maßstab für die Schwere eines Morbus* haemolyticus neonatorum (s. Abb.). Die Bilirubinkonzentration läßt sich aufgrund der Absorptionskurve spektrophotometrisch bestimmen (s. Fruchtwasser-Spek-

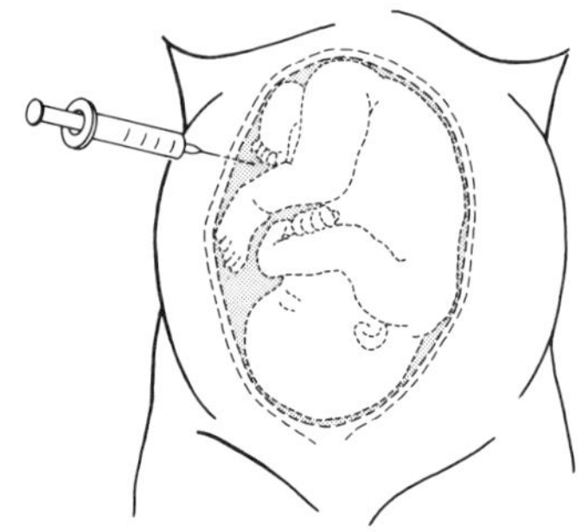

Amniozentese:
Transabdominale A. in der Gegend der kleinen Teile des Feten

trophotometrie). **2.** Optische Fruchtwasserdiagnostik* (Grünverfärbung, Vernixgehalt). **3.** Klinisch-chemische Fruchtwasserdiagnose (Lungenreifediagnostik*, pränatale, Kreatinin-Bestimmung, Östriol-Bestimmung). **4.** Pränataldiagnostik* genetischer Defekte; vgl. Chorionbiopsie.

Anabolika f pl: den Stoffwechsel (Metabolismus) in Richtung Aufbau, speziell Eiweißaufbau (Skelettmuskel) beeinflussende, möglicherweise auch den Abbau (Katabolismus) hemmende Hormone, v. a. **Steroidhormone** (Androgene*, synthetische Steroide z. B. Methandrostendion) und **Proteohormone** (STH, Insulin).

An|aemia neo|natorum (gr haima Blut) f: s. Morbus haemolyticus neonatorum.

An|ämie f: sog. Blutarmut; Verminderung der Erythrozyten, Hämoglobinkonzentration und/oder des Hämatokrit unter die altersentsprechenden und geschlechtsspezifischen Normwerte; da sich diese drei Parameter nicht immer gleichsinnig verändern, empfiehlt sich bei Verdacht auf eine A. deren gleichzeitige Bestimmung. Die daraus mögliche Berechnung der Erythrozytenindizes (MCV[*], MCH[*], MCHC[*]) erlaubt eine Einteilung der A. nach Morphologie und Hämoglobingehalt der Erythrozyten (hypo-, normo- oder hyperchrom, mikro-, normo- oder makrozytär); daneben werden die Anämien nach Ätiologie oder v. a. Pathogenese eingeteilt. Anämien verursachen inf. der verminderten Sauerstofftransportkapazität des Blutes v. a. Störungen sauerstoffabhängiger Stoffwechsel- und Organfunktionen. Allgemeine **Sympt.:** bei akuter Entwicklung (z. B. Blutverlust) Sympt. des Schocks[*]; bei chronischer Entwicklung werden Anämien oft gut toleriert, typisch sind Leistungsabfall, Ruhe- und Belastungsdyspnoe, Tachykardie, große Pulsamplitude und funktionelle systolische Herzgeräusche, selten Angina pectoris, Claudicatio intermittens und Zeichen einer Herzinsuffizienz. S. Schwangerschaftsanämie, Eisenmangelanämie, Hämolytische Anämie, immunologisch bedingte.

Anal|a|tresie (lat anus Ring) f: Fehlen der Analöffnung; s. Anorektale Mißbildungen.

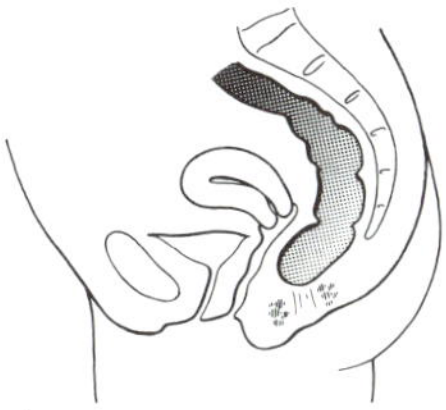

Analatresie

Anal|ek|zem (gr ekzein aufkochen) n: Akute bis chronische Intertrigo[*] im Analbereich, meist mit Juckreiz. **Urs.:** innere Hämorrhoiden mit Begleitproktitis, Pilzinfektion der Analgegend, Analprolaps*, Anitis, Proktitis, Analfistel*, chronische Enteritis, Diabetes mellitus, Leberschaden, Enterobiasis[*], aber auch Kontaktallergie gegen Kunstfasern, Waschmittel,

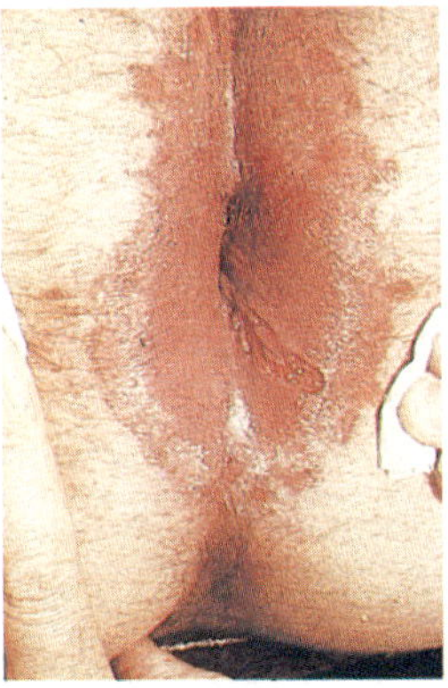

Analekzem, akute Form

Salben u. a. Prädisponierend ist auch ein besonders tief eingezogener Anus. **Ther.:** Behandlung der Ursache, Analhygiene, Trockenhalten der Analfalte.

Analer Symptomen|komplex m: zusammenfassender Begriff für versch. Leiden im Analbereich wie Pruritus* ani, Analekzem*, Analprolaps*, Analfissur*, zirkumanale Spontanthrombose, periproktitischer[*] Abszeß; häufig Übergang von einer zur anderen Manifestation oder Kombination der einzelnen Formen; meist fam. Disposition. **Urs.:** in der Mehrzahl der Fälle Hämorrhoiden. **Cave:** Rektumkarzinom!

Stets
1. Rektal mit dem Finger untersuchen
2. Rektoskopie
3. Doppelkontrastuntersuchung (Röntgen) bzw. Koloskopie

Anal|falten, hyper|trophe: s. Marisquen.

Anal|fissur (lat findere, fissum spalten) f: sehr schmerzhaftes, radiäres, meist längliches Ulkus im Analkanal. **Urs.:** umstritten; es wird traumatische Schädigung durch harten Stuhl oder Fremdkörper bzw. oberflächliche Thrombose mit Übergang in Thrombophlebitis

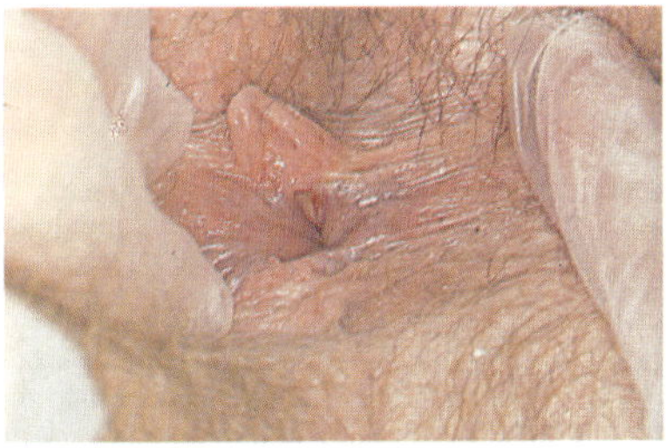

Analfissur

im Analkanal angenommen. **Sympt.:** heftiger und anhaltender Schmerz bei und nach der Defäkation, Krampf des Sphincter ani. **Ther.:** **1.** konservativ durch Schmerzausschaltung und Sphinkterdehnung, ggf. in Lokal- oder Allgemeinanästhesie; **2.** operativ: a) durch Exzision der Fissur und anschließende Sphinkterdehnung; b) durch partielle interne Sphinkterotomie nach Exzision der Fissur; c) durch Sklerosierungsbehandlung (Venenverödung).

Anal|fistel f: syn. Fistula ani, Anorektalfistel; **1.** komplette A., führt von der Darmschleimhaut zur äußeren Haut (Abb.); **2.** inkomplette A. mit nur einer Mündung, als äußere (Mündung nach der Hautseite) oder innere Fistel (Mündung nur nach der Schleimhautseite); man unterscheidet ferner intra-, trans- und extrasphinktere Analfisteln (s. Abb. S. 16). **Urs.:** meist (periproktitischer) Abszeß in der Pars analis recti, seltener Analfissur, Enteritis regionalis Crohn; vgl. Darmfisteln.

Anal|karzinom n: am Analrand oder im Analkanal lokalisiertes Karzinom (meist Plattenepithel-, selten Adenokarzinom); relativ selten (ca. 4% der Rektumkarzinome). A. sind prinzipiell bei rektodigitaler Untersu-

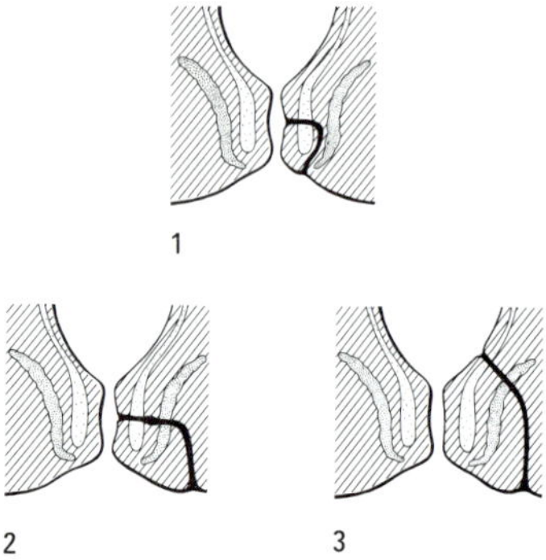

Analfistel:
1: intersphinktere A.; 2: transsphinktere A.; 3: extrasphinktere A.

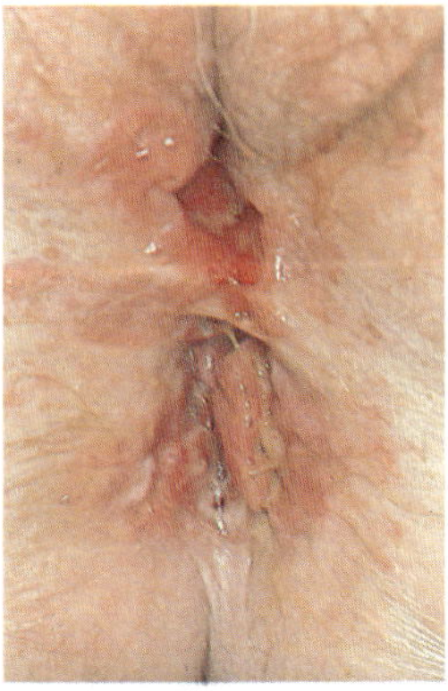
Analfisteln

chung palpabel. Die Untersuchung der Leistenregion ist obligat (Lymphknotenmetastasen!). **Ther.:** großzügige Exzision mit nachfolgender Strahlentherapie, evtl. Rektumamputation (nach Vorbestrahlung), En-bloc-Lymphknotenausräumung. 5-Jahres-Überlebensrate: 50 - 85%.

Anal|polyp (gr polypous vielfüßig) m**:** aus einer Papillitis hypertrophicans hervorgegangener Polyp unterh. der Linea dentata.

Anal|prolaps (lat prolabi, prolapsum vorwärtsgleiten) m**:** Hervortreten der Analschleimhaut (radiäre Fältelung), meist verbunden mit Hämorrhoiden* (Stauungserscheinung bei angeb. Bindegewebsschwäche).

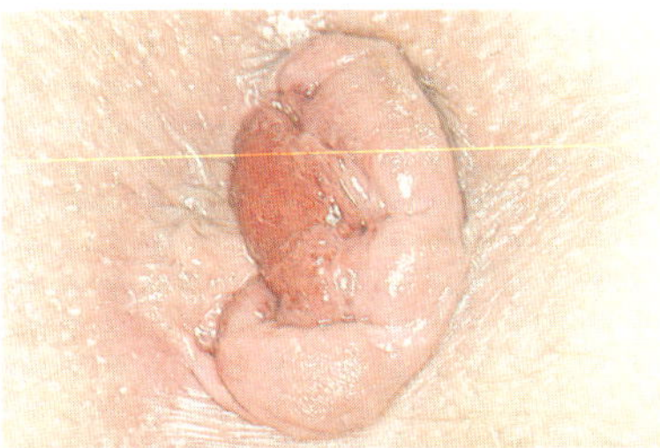
Analprolaps

Typ I (falscher A.): Heraustreten übermäßiger Schleimhaut durch den Anus. **Typ II** (inkompletter A.): Heraustreten einer Intussuszeption aller Schichten des Rektums. **Typ III** (echter oder vollständiger A.): Gleithernie des Peritoneums des Douglas-Raumes, kongenital (Kinder) oder erworben (Erwachsene). **Ther.** hängt sehr vom individuellen Befund ab (konservativ, chir. oder durch Injektion sklerosierender Lösungen).

Anal|pruritus (lat prurire jucken) m**:** Jucken am After; s. Pruritus ani.

Anal|rhagaden (gr rhagas, rhagados Riß) f pl**:** oberflächliche, strichförmige, meist radiär zum Anus verlaufende, oft schmerzende, brennende und juckende Epitheldefekte; nicht zu verwechseln mit Analfissuren*. Nicht selten zusammen mit Analekzem, Hämorrhoiden oder Pilzinfektionen (v. a. Candidose).

Anal|verkehr: anogenitaler Geschlechtsverkehr* mit Einführen des Penis in d. Anus.

An|amnese, geburtshilfliche (gr anamnesis Erinnerung) f**:** wesentliche Daten sind: Alter, Blutungsanamnese zur Bestimmung des Geburtstermins*, jetzige Schwangerschaftsanamnese, vorausgegangene SS und Geburten, allgemeine Krankheitsanamnese, familiäre und soziale Anamnese.

Ana|mnese, gynäkologische f**:** Erhebung der Blutungsanamnese* mit Angabe des Menarchealters, Zykluslänge und Dauer der Blutungen, Blutungsstärke, Frage nach Regeltempostörungen (s. Zyklusstörungen) oder Zwischenblutungen* sowie Unterleibbeschwerden; von Bedeutung sind weiter Angaben zu vorangegangenen Schwangerschaften und deren Beendigung, zu gyn. Operationen und Erkrankungen (v. a. Adnexitis* bzw. Kolpitis*), zu Kinderwunsch bzw. Kontrazeption* sowie zum sozialen Hintergrund.

Andro|blastom (gr aner, andros Mann; blastos Sproß, Keim) n**:** syn. Sertoli-Leydig-Zelltumor, Arrhenoblastom; androgen- (und östrogen-)produzierender, fast ausschließlich einseitig auftretender Sex-cord-Tumor des Ovars (s. Ovarialtumoren), entsteht aus unreif gebliebenem bzw. männlich angelegtem Keimepithel; Rarität. **Hist.** verschiedene Reifegrade; die gut differenzierten Formen bestehen aus tubulär angeordneten Sertoli-Zellen mit dazwischenliegenden Gruppen von Zellen ähnlich den Leydig-Zwischenzellen. Eine maligne Entartung (v. a. undifferenzierte Formen) ist möglich. **Vork.:** bevorzugt zw. dem 20. und 30. Lebensjahr; inf. der Androgenproduktion kommt es zur Androgenisierung* und Defeminisierung*. Verhältnismäßig günstige

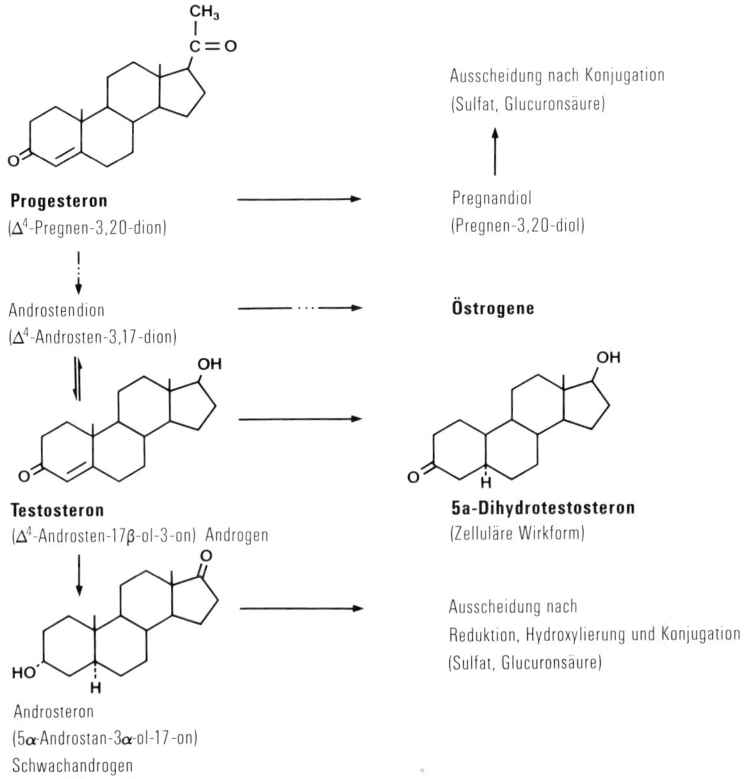

Androgene, Biosynthese

Progn.; kann meist unter Erhaltung von Uterus und kontralateralem Ovarium op. entfernt werden. **DD:** Adrenogenitales Syndrom.

Andro|gene n pl: Sammelbegriff für die männlichen Sexualhormone* (C19-Steroidhormone). **Biosynthese:** s. Abb.; A. werden v. a.

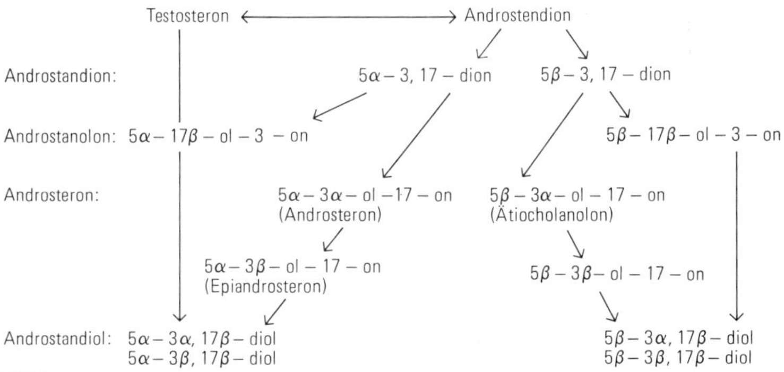

Androgene:
Wichtige Androgenmetabolite

A

Androgene
Übersicht über die physiologischen Wirkungen

Funktion, Organ	Wirkung
Stoffwechsel	Allgemein: Anabole Wirkung durch vermehrte Nukleinsäuren- und Eiweißsynthese In den Zielorganen: Stimulation spezifischer Stoffwechselleistungen
Männliches Genitale	Beeinflussung der Ausbildung von Penis, Samenleiter, Samenblase und Prostata; Förderung bestimmter Stadien der Spermiogenese in den Hoden
Haut, Haare	Ausbildung des virilen Behaarungstyps (bei Frauen evtl. Hirsutismus); Beeinflussung von Acne vulgaris u.a. Hauterkrankungen
Skelett	In niedriger Dosis: Proliferation des epiphysären Knorpels, Förderung des Längenwachstums In höherer Dosis: Schluß der Epiphysenfugen und Kalzifizierung
Zentralnervensystem	Rückkopplung auf die hypophysäre Gonadotropinsekretion (möglicherweise nach Umwandlung in Östrogene)
Enzyme	Exprimierung geschlechtsspezifischer Enzymmuster in den verschiedenen Organen und Beeinflussung der Differenzierung des Sexualzentrums in den Embryonalperiode und postnatal

in den Leydig-Zwischenzellen des Hodens gebildet. Kleine Androgenmengen werden im Ovar und der Nebennierenrinde synthetisiert. Die Bildung wird vom hypophysären LH* gesteuert (vgl. Hormonrezeptoren, Hypothalamus-Hypophysen-System). **Stoffwechsel:** s. Abb. S. 17. Der Abbau erfolgt zu 80% in der Leber, des weiteren in der Haut und Prostata. Die Ausscheidung erfolgt über die Nieren v. a. als Androsteron* oder Ätiocholanolon* bzw. nach Glukuronidierung; bei Kindern erfolgt eine Sulfatbildung. Physiol. Halbwertzeit etwa 12 Minuten. Das wichtigste A. ist das Testosteron* (im Serum am höchsten konzentriert) und dessen Metabolite Androstendion* und Androsteron*; im Blut erfolgt zu ca. 98% Bindung an ein Transportprotein (SHBG*). **Wirkung:** s. Tab. **Verwendung:** bei Hypogonadismus, Klimakterium virile, Pubertas tarda, übermäßigem Längenwachstum, zur hormonalen Kastration der Frau, bei Oligozoospermie. **Kontraindikation:** Schwangerschaft, Prostatatumoren. Vgl. Hershberger-Test, Steroidhormone (Abb.).

Andro|genisierung: Sammelbez. für die Folgen einer vermehrten Androgenwirkung aus unterschiedlichen Ursachen: erhöhte periphere Umwandlung von Androgenvorstufen, verminderte Androgenbindung im Blut, erhöhte Ansprechbarkeit der Zielorgane, vermehrte Bildung von Androgenen in Ovarium und Nebennierenrinde, iatrogene Einflüsse. **Klin.:** s. Virilisierung. **Diagn.:** Bestimmung von Testosteron und Dehydroepiandrosteronsulfat (DHEAS) im Serum zum Ausschluß von androgenproduzierenden Tumoren. **Ther.:** symptomatisch mit Antiandrogenen, bei Frauen in Kombination mit Östrogenen.

Andro|gen|re|sistenz f: s. Testikuläre Feminisierung.

Andro|gynie (gr gyne Frau) **f:** maskuline Form des Pseudohermaphroditismus*.

Andro|stendion n: 4-Androsten-3,17-dion; $C_{19}H_{26}O_2$; MG 286,40; schwach androgenes Steroidhormon, wird in geringen Mengen in Nebennierenrinde und Ovar gebildet und entsteht durch Reduktion von Dehydroepiandrosteron. A. kann im peripheren Fettgewebe, insbes. beim primären polyzystischen* Ovarialsyndrom, während des Klimakteriums* und

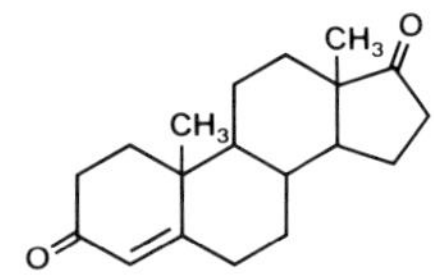

Androstendion

in einzelnen Karzinomgeweben zu Östron* metabolisiert werden.

Andro|steron n: 5α-Androstan-3α-ol-17-on; $C_{19}H_{30}O_2$; MG 290,43; erstes, von Butenandt (1931) aus männlichem Harn isoliertes Steroidhormon; Metabolit von Androstendion*; kein Arzneimittel. Vgl. Androgene.

An|enzephalie (gr enkephalos Gehirn) **f:** sog. Froschkopf, Krötenkopf; schwerste, relativ häufige Mißbildung (ca. 1 : 1000 Lebendgeborene, Gynäkotropie) mit Fehlen des Schädeldachs (Akranie) und Fehlen bzw. Degeneration wesentlicher Teile des Gehirns inf. Ausbleiben des Neuralrohrschlusses in der Gehirnregion (s. Abb.); der Defekt setzt sich fast immer mit einer Spaltbildung im Zervikalbereich fort. Da die Reflexmechanismen für den Schluckakt fehlen, tritt in den letzten beiden Monaten der Schwangerschaft meist ein Hydramnion* auf.

angeboren: zum Zeitpunkt der Geburt vorhanden; angeborene Krankheiten oder Schädigungen sind entweder kongenital*, d. h. durch eine Schädigung der Erbanlagen verursacht, oder konnatal*, d. h. intrauterin oder während der Geburt erworben.

Angst-Spannung-Schmerz-Syn|drom n: Modell z. Erklärung v. Gebärstörungen, d.

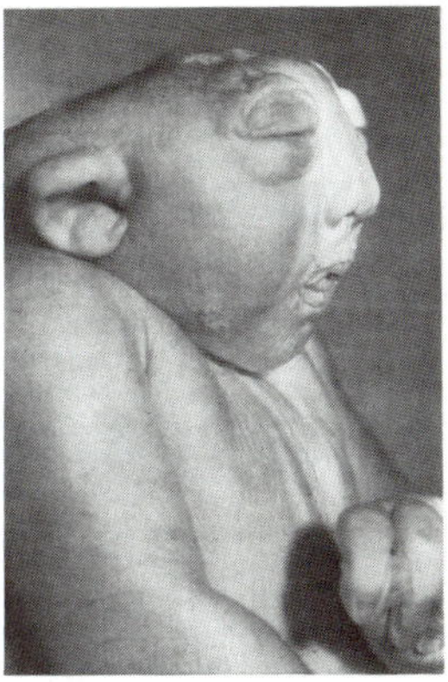

Anenzephalie

dadurch zustandekommen, daß eine verstärkte Angst mit starker Spannung verbunden ist, die auf muskulärem Weg zu einer Verkrampfung, auf vegetativem Weg zu Atmungsstörungen und Vasokonstriktion und affektiv zu einer Überempfindlichkeit führt (Circulus vitiosus). Der dadurch verstärkt auftretende Schmerz kann eine verzögerte und damit oft komplizierte Geburt bedingen. Vermeidung durch psychoprophylaktische Geburtsvorbereitung*. Vgl. Geburtserleichterung.

Ani|lingus m: auch Anilinctus; anooraler Geschlechtsverkehr* mit oraler Stimulation des Anus.

An|nex (lat annectere, annexum anknüpfen) m: Anhang; vgl. Adnexe, weibliche.

Ano|rektale Mißbildungen: Bildungsfehler des Enddarms während der Differenzierung der primitiven Kloake: **Anal-** und/oder **Rektumatresie**, häufig kombiniert mit Fistelbildungen oder Mißbildungen anderer Organe (bes. des Urogenitalapparates). Aus operationstechnischen Gründen (Frühoperation) Einteilung in hohe (supralevatorische), intermediäre und tiefe (translevatorische) Anomalien. **Klin.:** fehlende Mekoniumentleerung (DD: Mekoniumpfropf) und Unmöglichkeit, ein Darmrohr einzuführen.

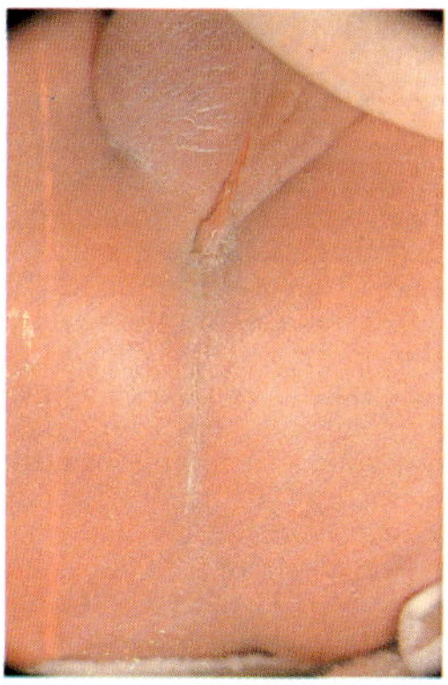

Anorektale Mißbildungen:
Analatresie bei einem männlichen Säugling

An|orexia mentalis f: syn. Anorexia* nervosa; Pubertätsmagersucht.

An|orexia nervosa f: syn. Anorexia mentalis, Pubertätsmagersucht, Magersucht; psychogene Eßstörung mit verzerrter Einstellung gegenüber Nahrungsaufnahme, Angst vor Übergewicht, gestörtem Körperschema und Krankheitsverleugnung. Betrifft meist junge Frauen um das 20. Lebensjahr; führt zu starkem Gewichtsverlust bis zur Kachexie, begleitet von einer primären bzw. sekundären Amenorrhoe*. Psychose oder org. Ursache des Gewichtsverlusts müssen ausgeschlossen sein. Altersgipfel zw. dem 10. und 25. Lj. (geschätzte Prävalenz in dieser Altersgruppe mit erhöhtem Risiko: 1% weibliche und 0,08% männliche Patienten). Letalität ca. 10%. In chronischen Fällen kann das Syndrom in eine Bulimia* nervosa übergehen. **Ther.:** Gewichtsrekonstruktion (im Akutstadium meist stationär) und Psychotherapie. Vgl. Eßstörungen, psychogene, Magersucht.

An|orexie (gr anorektein keinen Appetit haben) f: Appetitlosigkeit, Herabsetzung des Triebes zur Nahrungsaufnahme; bei Mund-, Magen-, Darm-, Infektionskrkh., Schwangerschaft. Es gibt Kinder und Erwachsene mit geringem Nahrungsbedarf; es sind i. d. R. zarte, hypermotorische und schlanke Menschen, die das Längendurchschnittsgewicht nie erreichen, jedoch nicht mit Asthenikern[*] verwechselt werden dürfen. Die A. spielt bei Kindern eine große Rolle. Eine echte A. kann bei Kindern org. oder funkt. bedingt sein. Eine **org. bedingte A.** findet sich bei Neugeborenen mit intrakraniellen Blutungen oder sonstigen Hirnstörungen sowie bei angeb. Herzfehlern*; bei älteren Kindern kann die Urs. für die org. bedingte A. in akuten oder chron. Infektionskrankheiten, bes. bei Gebrauch magenbelastender Medikamente (Sulfonamide, Antibiotika, PAS, INH), in chron. entzündeten Tonsillen, adenoiden[*] Vegetationen oder in latentem Vitaminmangel (C, B-Komplex) zu suchen sein. Vgl. Magersucht.

An|orgasmie f: sexuelle Funktionsstörung* mit Fehlen des Orgasmus* beim Geschlechtsverkehr* oder bei der Masturbation*; v. a. als Bez. für Orgasmusstörungen bei Frauen verwendet. Zwei Formen: **1. primäre A.:** seit jeher und immer; **2. sekundäre (situative) A.:** in der sexuellen Biographie später entstandene oder nur in best. Situationen bzw. mit best. Partnern auftretende A. Kann in vielen Fällen durch Sexualtherapie* behoben werden, Ergebnisse bei sekundärer A. sind i. d. R. besser.

An|ovulatorischer Zyklus m: auch monophasischer Zyklus, da im Gegensatz zum biphasischen Menstruationszyklus* die zweite Phase (Luteal- bzw. Sekretionsphase) inf. Follikelpersistenz* ausbleibt. Auftreten periodi-

A

scher Östrogenentzugsblutungen ohne vorherige Ovulation und ohne Gelbkörperbildung bei kurzdauernder Follikelpersistenz. Die Blutung erfolgt aus einer Gebärmutterschleimhaut, die derjenigen der ersten Zyklushälfte entspricht, bei der also die sekretorische Umwandlung und die Spiralarterien fehlen. **Diagn.:** Nachweis der fehlenden Progesteronwirkung am einfachsten durch die monophasisch verlaufende Basaltemperaturkurve (s. Abb.), ferner Fehlen der Pregnandiolausscheidung im Harn u. a. **Vork.:** bei Sterilität, bei jungen Mädchen in den ersten Jahren nach der Menarche, bei dem ersten Zyklus post partum und den letzten Regelblutungen im Klimakterium. A. Z. von verkürzter Dauer führen zu einer Polymenorrhoe*.

Ante|fixatio uteri (lat fixus fest) f: die zur Behebung einer Retroflexio* uteri ausgeführten Operationsmethoden (selten indiziert!); s. a. Ventrifixatio uteri.

Ante|flexio uteri f: Haltung des Uterus, bei der die Kollum- und Korpusachse zueinander einen nach vorn geöffneten stumpfen Winkel bilden. Vgl. Uteruslagen.

Ante|positio uteri f: s. Positio uteri.

Ante|versio-ante|flexio uteri f: Anteversio-Neigung bei Anteflexio-Haltung des Uterus. Vgl. Uteruslagen.

Ante|versio uteri f: Neigung des Uterus im Beckenraum nach vorn, wobei die gedachte Verlängerung der Kollumachse des Uterus vor die Längsachse des menschlichen Körpers fällt; entspricht der normalen Uteruslage; s. Versio uteri (Abb.). Vgl. Uteruslagen.

Anthropo|logisches Gutachten (gr anthropos Mensch): syn. anthropologisch-erbbiol., morphologisch-erbbiol. Gutachten; morphol. Ähnlichkeitsgutachten; von Gerichten oder privat von entspr. Sachverständigen erbetene Begutachtung einer fraglichen Vaterschaft aufgrund einer größeren Zahl morphol. und physiol. Merkmale, wobei v. a. geprüft wird, ob der als Vater in Anspruch genommene Mann diejenigen Eigenschaften, die das Kind nicht von seiner Mutter, sondern von seinem Erzeuger geerbt hat, phänotypisch besitzt. Dabei werden regelmäßig Kopf- und Gesichtsbau unter bes. Berücksichtigung der Augen-, Nasen-, Ohr-, Mund- und Kinnregion sowie die Mundhöhle untersucht, weiter die Hautleisten an Händen und Füßen, die Pigmentierung der Augen, der Haare und der Haut, die Art der Behaarung, die Irisstruktur und die Extremitätenbildung. Die Dokumentation geschieht durch Photographie, Messung, Abdrucknahme, Beschreibung, Zeichnung u. a. Die Bilanzierung der mehr oder weniger subjektiv gewonnenen und abgeschätzten Befunde geschieht im wesentlichen gefühlsmäßig. Die Richtigkeit des Schlußurteils steht in Beziehung zur Erfahrung und zum Ausbildungsstand des Gutachters. Ein a. G. wird in aller Regel erst nach Blutgruppengutachten* vorgenommen; das Kind muß wenigstens 3 Jahre alt sein. Bei serostatischem W-Wert von 95% (oder gar 99%) und darüber ist in praxi mit einem überzeugenden Gegenbeweis durch das a. G. nicht mehr zu rechnen. Neuerdings statt a. G. zunehmend HLA-Begutachtung (s. HLA-Gutachten).

Anti-A: entsprechend **Anti-B**, (**Anti-A + Anti-B**); nach der Landsteiner-Regel finden sich im Serum die zur jeweils vorhandenen Erythrozyteneigenschaft kompatiblen Isoagglutinine (nach neuerer Nomenklatur Alloagglutinine) Anti-A oder/und Anti-B. Werden vom 2. Trimenon an in wachsender Menge produziert; Nachweis beim Neugeborenen mit üblichen Tests nur ausnahmsweise. Erst gegen Ende der Säuglingszeit regelmäßig vorhanden, provoziert durch A- und B-geprägte Antigene der Mikroflora des Körpers (v. a. des Darms) sowie der Nahrung und Umwelt (z. B. Hausstaub). **Normal**-Ak (syn. natürliche, spontane Ak). Biol. Nutzen der Isoagglutinine nicht erwiesen. Bedeutungsvoll bei **Blutgruppenbestimmung**[*] zur Bestätigung der gefundenen Erythrozyteneigenschaft. Wenn erwartetes Isoagglutinin **fehlt**, ist an Vorhandensein schwacher A- bzw. B-Eigenschaft oder an Gammaglobulinmangel zu denken. **Immun**-Ak (homologe Ak) entstehen unter der sensibilisierenden Wirkung menschlicher (und mancher tierischer) A- und B-Substanzen, z. B. aufgrund einer ABNull-inkompatiblen Blut-oder Plasmatransfusion oder Schwangerschaft. Anstieg des Titers als Ausdruck steigender Ak-Konzentration. Anfangs bevorzugte Produktion von IgM-Ak; dadurch nimmt hämolytische Kraft des Serums zu (s. Isohämolysine); später mehr IgG-Ak, nur diese passieren die Plazenta; Immun-Anti-A und Immun-Anti-B von 0-Müttern verursachen Morbus* haemolyticus neonatorum bei A_1- bzw. B-Kindern.

Anti|andro|gene n pl: Substanzen, die die Wirkung der Androgene* an den Erfolgsorganen hemmen; dies kommt dadurch zustande, daß die A. an zytoplasmatische Hormonrezeptoren* gebunden werden, wodurch die Anlagerung von Androgenen verhindert wird (kompetitive Hemmung). A. unterdrücken die endogene Testosteronproduktion, wodurch es beim Mann inf. Hodenatrophie zur Sterilität* kommt. **Therapeutische Anw.:** (systemisch) bei Androgenisierungserscheinungen der Frau: Hirsutismus, androgenbedingter Alopezie, Akne und Seborrhoe; unter Nutzung der gestagenen Partialwirkung von Cyproteronacetat in Kombination mit Äthinylöstradiol* zur hormonalen Kontrazeption* bei Pat. mit behandlungsbedürftigen Androgenisierungserscheinungen; gleichsinnig wirkt eine Kombination von Chlormadinonacetat* (Gestagen mit antiandrogener Partialwirkung) und Mestranol*; beim Mann: bei Pubertas praecox, Prostatakarzinom, zur Dämpfung des Sexualtriebs. Vgl. Hormonrezeptoren.

Anti|baby|pille: umgangssprachliche Bez. für oral wirksame Hormonpräparate zur hormonalen Kontrazeption*.

Anti-D-Pro|phylaxe f: i. m. oder i. v. Verabreichung von Anti-D(Rh)-Immunglobulin (IgG) an die Rh-neg. Mutter innerh. von 72 Std. nach der Geburt eines Rh-pos. Kindes, nach einer Extrauteringravidität, nach einem Abort oder nach einem Schwangerschaftsabbruch (Kürettage) sowie nach einer Amniozentese zur Verhütung einer Rh-Sensibilisierung. Mutmaßlicher Mechanismus: In den mütterlichen Kreislauf (während der Geburt) eingeschwemmte kindliche Erythrozyten werden durch die allotypischen Anti-D-Antikörper besetzt und so von präsumptiv Anti-D-bildenden Zellklonen ferngehalten (Theorie der klonalen Ablenkung). Verhinderung einer Basissensibilisierung, die bei einer nachfolgenden Rh-differenten Gravidität zu starker Anti-D-Bildung (wegen Boosterwirkung, ausgehend von den in der Spätphase der Gravidität in den mütterlichen Kreislauf eingeschwemmten kindlichen Erythrozyten) und dadurch zur Schädigung einer Rh-pos. Frucht i. S. eines Morbus* haemolyticus neonatorum führen würde. Dosierungsempfehlung: 200 - 300 µg Anti-D bei Verdacht auf fetomaternale* (Makro)Transfusion (Hinweis: Anämie des Kindes); Menge des in die Mutter übergetretenen Blutes durch den Nachweis fetalen Hämoglobins abschätzen (Kleihauer-Betke-Methode), ggf. Anti-D nachspritzen (ca. 300 µg/50 ml transfundiertem Blut). Auch bei Rh-differenter Bluttransfusion (versehentlich Rh-pos. Blut an Rh-neg. Empfänger) gibt man Anti-D. Seit Einführung der A.-D-P. und ihrem allgemeinen Einsatz ist es zu einem deutlichen Rückgang des Rh-bedingten Morbus haemolyticus neonatorum (sive fetalis) gekommen; s. a. Mikrotransfusion. Vgl. Mutterschaftsrichtlinien.

Anti|fibrino|lytika n pl: Fibrinolyseinhibitoren*.

Anti|gestagene n pl: Progesteron- und Glukokortikoidrezeptoren kompetetiv hemmende Substanzen, leiten sich von den 19-Norsteroiden ab; die meisten Untersuchungen wurden bisher mit Mifepristone* (RU 486) durchgeführt.

Anti|globulin|test m: syn. Test nach Coombs, Mourant und Race; Coombs-Test; Anti-Humanglobulintest; AHG-Test; AHT: antikörperbesetzte Korpuskeln (Erythrozyten, Bakterien u. a.), die im üblichen Agglutinationstest zunächst keine Agglutination zeigen, werden durch Zusatz von Antiglobulin, welches gegen die beteiligten Ak gerichtet ist, ausgeflockt. Dabei setzt sich das Antiglobulin zw. die an benachbarten Korpuskeln gebundenen Ak und verbindet so die Korpuskeln miteinander. Praktische Anwendung v. a. in der Blutgruppenserologie als direkter und indirekter Coombs-Test. Mit d. **direkten Coombs-Test** werden inkomplette Hämagglutinine an Patientenerythrozyten (bei hämolytischer Anämie u. ä.) bzw. an kindlichen Erythrozyten bei Morbus* haemolyticus neonatorum des Neugeborenen nachgewiesen. Mit dem **indirekten Coombs-Test** weist man inkomplette Hämagglutinine in einem Serum, z. B. in dem einer Rh-sensibilisierten Mutter, nach (s. Abb.).

Anti|gramm n: Reaktionsbild eines hämagglutininhaltigen Serums mit einer Auswahl von Testerythrozyten versch. Antigenmustern, aus dem sich i. d. R. die Spezifität des gefundenen Ak ergibt; eine Klassifikation des irregulären Antikörpers (ggf. auch von sog. Familienantigenen durch Untersuchung der väterlichen Erythrozyten) und Titerbestimmungen in regelmäßigen Abständen (bei Anstieg zunehmende Gefahr für das Kind) sind notwendig, um ggf. geeignete Blutspender für eine evtl. rasch notwendige Austauschtransfusion* auswählen zu können; neben der Erkennung von ABNull*-Inkompatibilität und der Rhesusinkompatibilität (s. Morbus haemolyticus fetalis) wichtig bei der serol. Untersuchung im Rahmen der Schwangerenvorsorge*; s. a. Mutterschaftsrichtlinien.

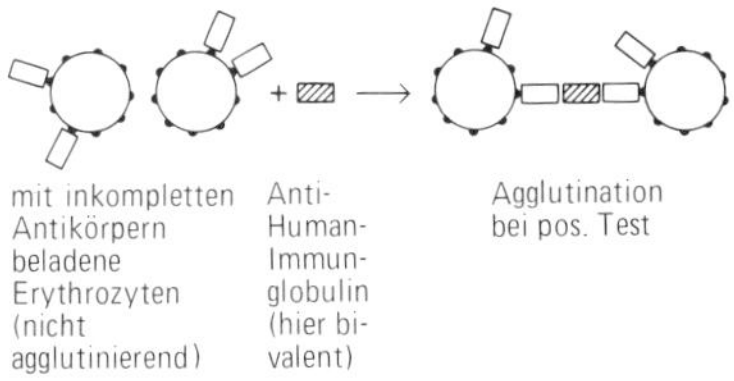

Antiglobulintest:
Direkter Coombs-Test

1. Phase: Inkubation der Testerythrozyten mit dem zu untersuchenden Serum; dabei eventuelle Aufladung (Sensibilisierung) mit Antikörpern

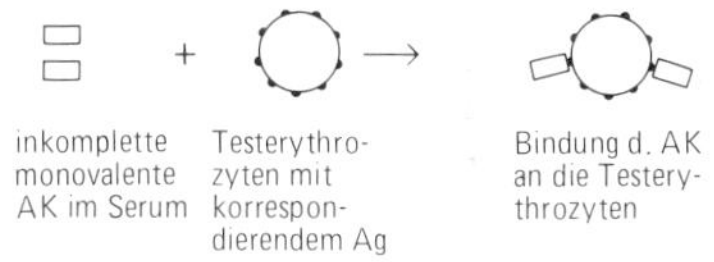

inkomplette monovalente AK im Serum
Testerythrozyten mit korrespondierendem Ag
Bindung d. AK an die Testerythrozyten

2. Phase: Ausflockung d. sensibilisierten Testerythrozyten mit AHG - Serum

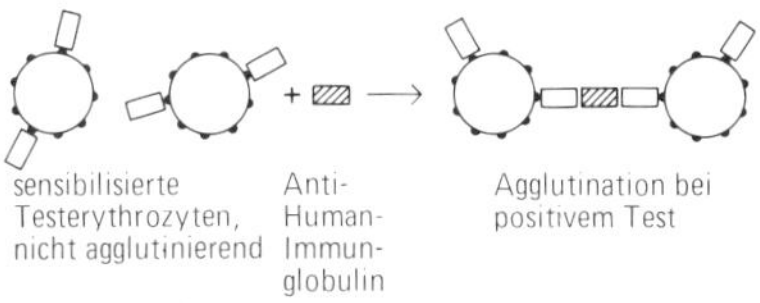

Antiglobulintest:
Indirekter Coombs-Test

Anti|östro|gene n pl: nichtsteroidale Substanzen, die die Wirkung der Östrogene* an den Erfolgsorganen kompetetiv hemmen; an den zytoplasmatischen Hormonrezeptoren* kommt es zu einer Konformationsänderung und nachfolgend zur Hemmung der DNA- und RNA-Polymerasen. **Verwendete Substanzen und Anwendungsgebiete:** Tamoxifen* bei hormonsensiblem (metastasierendem) Mammakarzinom, Clomiphen* und Cyclofenil* zur Ovulationsinduktion*, Danazol bei Endometriose, Sterilität, Mastopathie u. a. Vgl. Hormonrezeptoren.

Anti-Rh-Serum n: s. Anti-D-Prophylaxe.

Anulus umbilicalis (lat anulus Ring) m: s. Nabel.

An|urie (gr ouron Harn) f: Harnausscheidung unter 100 ml/24 Std. (häufig geht eine

Oligurie, d. h. Harnausscheidung unter 500 ml/24 Std., voraus). **Pathophysiol.: 1.** prärenale Urs. z. B. inf. Hypovolämie (Schock), Crush-Syndrom, Nierengefäßverschluß durch Thrombose, Embolie, Tumoren; **2.** renale Störungen (echte A.) durch z. B. entzündlich-oder toxisch-allergische Nierenparenchymschäden, akute Pyelonephritis, Gestose, Intoxikation (wie Quecksilber, Sublimat und viele andere); **3.** postrenale Urs. wie doppelseitiger Ureterverschluß, subvesikale Abflußbehinderung, Harnröhrenstriktur. **Leitsymptom:** fehlende Harnausscheidung, bei fortbestehender A. Retention harnpflichtiger Substanzen (Urämie), Störungen des Elektrolyt- und Säurebasenhaushaltes (Cave: Hyperkaliämie mit Herzrhythmusstörungen), Störungen des Wasserhaushaltes (Cave: Überwässerung mit Lungenödem), weitere subjektive Sympt.: Mattigkeit, Somnolenz, Durst, Kopfschmerz, Meteorismus, Übelkeit, Erbrechen, trockene bräunliche Zunge, urinöser Fötor. **Diagn.:** Urinmessung, Blasenkatheterisierung, Ultraschalluntersuchung (Erkennen einer Harnstauung sowie Form- und Größenveränderungen der Nieren). Für die Prognose ist die DD eines akuten Nierenversagen (potentiell reversibel) zum chronischen Nierenversagen (oft nur partiell reversibel) von Bedeutung. Die Normalisierung der Harnausscheidung geht i. d. R. mit einer Polyurie einher. Die beim Neugeborenen am ersten Lebenstag vorhandene physiol. A. steht im Zusammenhang mit der postpartalen Adaptation (s. a. Adaptation, kindliche post partum) und bedarf keiner Therapie.

Apfelsinen|schalen|haut: s. Orangenschalenhaut.

APGAR-Schema (Virginia Apgar, Anästh., 1909-1974) **n:** Bez. heute mnemotechnisch als Abk. für **A**tmung, **P**uls, **G**rundtonus, **A**ussehen, **R**eflexe; Punkte-Schema (s. Tab.) f. d. Zustandsdiagnostik* des Neugeborenen unmittelbar nach der Geburt; der sog. APGAR-Index wird 1, 5 und 10 Min. nach Geburt bestimmt; optimal: 9 - 10 Punkte pro Erhebungszeit; < 7 Punkte: Depressionszustand* des Neugeborenen.

Aplasia uteri (gr plassein bilden) **f:** fehlende Anlage des Uterus (Uterusagenesie) bzw. Hemmungsfehlbildung der Müller-Gänge; stets mit einer Vaginalaplasie kombiniert bei meist normalen Ovarien. S. Rokitansky-Küster-Syndrom.

Aplasia vaginae f: s. Rokitansky-Küster-Syndrom.

A|plasie f: Gewebe- oder Organanlage vorhanden, aber Entwicklung ausgeblieben; vgl. Agenesie, Atresie.

Apo|plexia uteri (gr apoplexia Schlagfluß) **f:** syn. Uterusapoplexie, Couvelaire*-Syndrom.

Appendicitis in graviditate (lat appendix Anhang) **f:** Appendizitis[*] in der Schwangerschaft; gefährlich durch atypische Lage und dadurch erschwerte Diagnose; bes. bei retrouteriner Lokalisation. Die phlegmonöse Entzündung und die Perforation führen wegen der verminderten Abwehrkräfte der Schwangeren leicht zum Tod. **Diagn.:** plötzlicher Beginn mit Erbrechen, Pulsbeschleunigung ohne entspr. Temperatursteigerung, Leukozytose. **DD:** Pyelonephritis: peritonealer Dehnungsschmerz (keine Leukozytose). Bei Verdacht auf A. i. g. ist sofort zu operieren!

Arantius (Giulio Cesare Aranzio, Anat., Bologna, 1530-1589)**:** s. Ductus venosus Arantii.

Arborisations|phänomen (lat arbor Baum) **n:** s. Farnkrautphänomen.

Arcus (lat) **m:** Bogen.

Arcus pubis m: Schambogen; der vom rechten und linken Ramus inferior des Schambeins gebildete stumpfe Winkel (100°) des weiblichen Beckens; vgl. Schambogenweite.

Arcus tendineus fasciae pelvis m: Verstärkungszug der Fascia* pelvis.

Arcus tendineus musculi levatoris ani m: Sehnenzug von der Symphyse zur Spina ischiadica; dient Teilen des M. levator ani als Ursprung.

Areola mammae (lat areola kleiner Hof) **f:** (anat.) Warzenhof; die gerunzelte pigmentierte Umgebung der Brustwarze*. 10 - 15 im Kreis angeordnete kleine Erhebungen (Tubercula Montgomery) werden durch die Glandulae

APGAR-Schema

Beurteilungskriterium	Bewertung 0 Punkte	1 Punkt	2 Punkte
Atembewegungen	keine	flach, unregelmäßig	gut, Schreien
Puls	nicht wahrnehmbar	langsam (unter 100)	über 100
Grundtonus (Muskeltonus)	schlaff	wenige Beugungen d. Extremitäten	aktive Bewegung
Aussehen (Kolorit)	blau, blaß	Körper rosa, Extremitäten blau	vollständig rosa
Reflexerregbarkeit	keine Reaktion	Schrei	kräftiger Schrei

areolares (apokrine, ekkrine und Talgdrüsen) aufgeworfen, die während der Laktation* die Haut vermehrt befeuchten und einfetten, um so einen hermetischen Abschluß zwischen dem Mund des Säuglings und der Haut beim Saugakt zu ermöglichen.

Areolitis f: Entzündung des Brustwarzenhofes, meist im Puerperium, mitunter bei Skabies. DD: Montgomeritis, Paget-Karzinom, Ekzem, Psoriasis.

Argonz-Ahumada-Castillo-Syn|drom n: syn. Galaktorrhoe-Amenorrhoe-Syndrom, Forbes-Albright-Syndrom; Variante des Chiari*-Frommel-Syndroms (ohne vorausgegangene Schwangerschaft) mit primärer oder sekundärer Amenorrhoe* und Galaktorrhoe*. **Ätiol./Path.:** im Gegensatz zum Chiari-Frommel-Syndrom organische dienzephale Störungen; einem Teil der Fälle liegt nachweislich ein chromophobes Hypophysenadenom zugrunde. Das A.-A.-C.-S. wurde gelegentlich auch nach längerdauernder Einnahme von Psychosedativa und bei Heroinabhängigen beobachtet. **Diagn.:** verminderte Ausscheidung von FSH im Urin; (röntg.) Tomographie des Schädels. Der gyn. Untersuchungsbefund der inneren Genitale ist (bei meist rel. kleinem Uterus) unauffällig.

Arias-Stella-Phänomen n: atypische Zellkernveränderungen in hochsezernierendem Drüsenepithel des Endometrium als Folge einer erhöhten Gonadotropinstimulation; **Vork.:** bei intrauterinem Fruchttod mit Weiterproli-

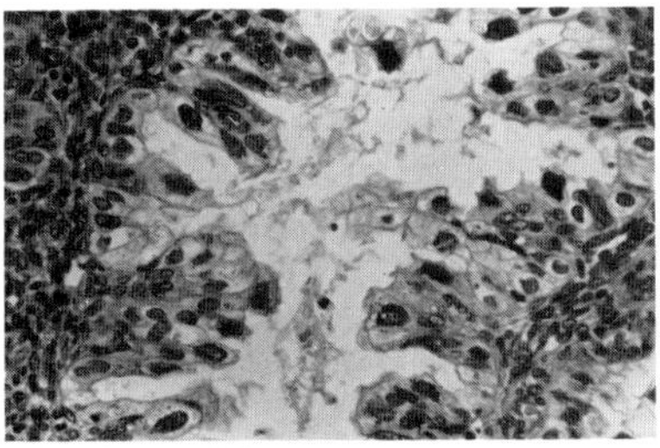

Arias-Stella-Phänomen: Hyperchromatische, entrundete Zellkerne

feration des Trophoblasten, Extrauteringravidität, Trophoblastzelltumoren oder nach Gonadotropintherapie. Die atypischen Kernveränderungen führten vor ihrer Beschreibung durch Arias-Stella (1954) zuweilen zur Verwechslung mit Karzinomzellen.

Arm|lösung: gebh. Operation bei Beckenendlage zur Entwicklung eines bzw. beider hochgeschlagenen Arme; **Formen:** Müller*-Handgriff, Bracht*-Handgriff, Lövset*-Armlösung, klassische Armlösung*.

Arm|lösung, klassische: gebh. Operation zur Entwicklung der Schultern und Arme bei Beckenendlagen (s. Abb.); das bis zu den Schultern spontan oder durch manuelle Extraktion geborene Kind wird an den von hinten gefaßten Knöcheln zuerst bodenwärts

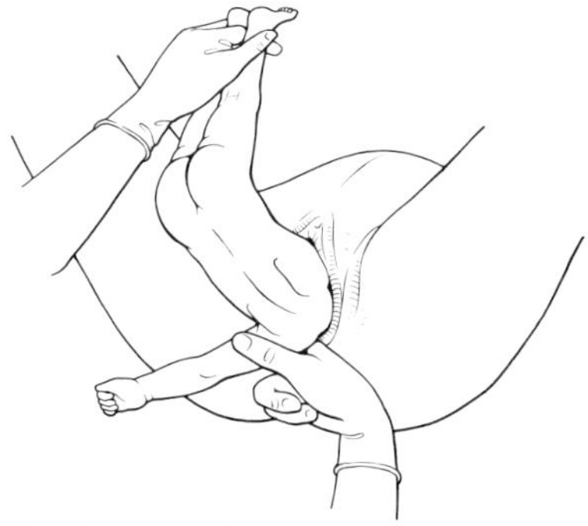

Klassische Armlösung

(Stöckel-Schule) und dann scharf nach oben gezogen und in dem kindlichen Arm aus der Kreuzbeinhöhle genommen. Dann wird das Kind durch stopfende Bewegungen um 180° gedreht und der zweite Arm wie vorher entwickelt. Heute meist nur noch bei der ganzen Extraktion (s. Manuelle Extraktion) geübt; vgl. Manualhilfe.

Arm|ödem n: s. Lymphödem.

Arm|plexus|lähmung: Läsion des Plexus cervicobrachialis; **1. obere A.** (Erb- oder Erb-Duchenne-Lähmung, C_4-C_6): Lähmung des Hebens, Außenrotierens, Beugens des Armes, Hebens der Schulter, Zwerchfellähmung (C_4), sensible Außenseite oberer Oberarm; **2. mittlere A.** (C_5-C_6): Lähmung der Streckung im Ellenbogen und der Finger, des Hebens der Hand; **3. untere A.** (Klumpke- oder Dejerine-Klumpke-Lähmung, C_8-Th_1, evtl. C_7): Lähmung der Fingerbewegungen, evtl. kombiniert mit Horner[*]-Symptomenkomplex. **Urs.:** Geburtstrauma (z. B. bei Beckenendlage), Unfälle (oft bei Motorradfahrern), Schlüsselbeinbrüche, nach Röntgenbestrahlung wegen Mammakarzinom, nach Serumkrankheit u. a. Vgl. Geburtslähmung.

Arm|vorfall: Vorfall eines Arms unter der Geburt bei gesprungener Fruchtblase; häufig bei Querlage*, selten bei Kopflage. Vgl. Kindslage.

Arm|vorliegen: Bei noch nicht gesprungener Fruchtblase liegt ein Arm oder eine Hand neben dem Kopf oder bei Querlage* als führender Teil im Geburtskanal.

Ar|rheno|blastom (gr arrhen männlich) n: veraltete Bez. für Androblastom*.

Arteria ovarica (gr arteria Schlagader) f: Eierstockschlagader, * Aorta abdominalis; ---→ auf dem M. psoas schräg abwärts, Ureter und A. iliaca ext. überkreuzend; im Lig. suspensorium ovarii zum Eierstock; Anastomose von R. tubarius und R. ovaricus mit den gleichnamigen Ästen (Eierstockarkade) aus der Arteria* uterina; V: Ovarium, Tube.

Arteriae pudendae externae f pl: äußere Schamschlagadern; * A. femoralis; ---→ vom Hiatus saphenus zu den äußeren Geschlechtsteilen; -→ Rr. scrotales (labiales) antt., Rr. inguinales; V: Haut der äußeren Genitalien und über der Symphyse.

Arteria uterina f: Gebärmutterschlagader; * A. iliaca int.; ---→ in der als Lig. cardinale uteri bezeichneten Basis des Lig. latum uteri zur Zervix, dabei in ca. 2 cm Entfernung vom seitlichen Uterusrand vom Ureter unterkreuzt. -→ Arteria* vaginalis als absteigenden Ast; der seitlich am Uterus stark geschlängelt aufsteigende Haupttast teilt sich in Höhe des Uterus-Tuben-Winkels in 2 Endäste: R. tubarius, ---→ in der Mesosalpinx, Anastomose mit einem Ast der Arteria* ovarica (* Aorta abdominalis); R. ovaricus, ---→ im Mesovar, Anastomose mit einem Ast der A. ovarica (Eierstockarkade). V: Uterus, Ovar, Tuba uterina, Vagina.

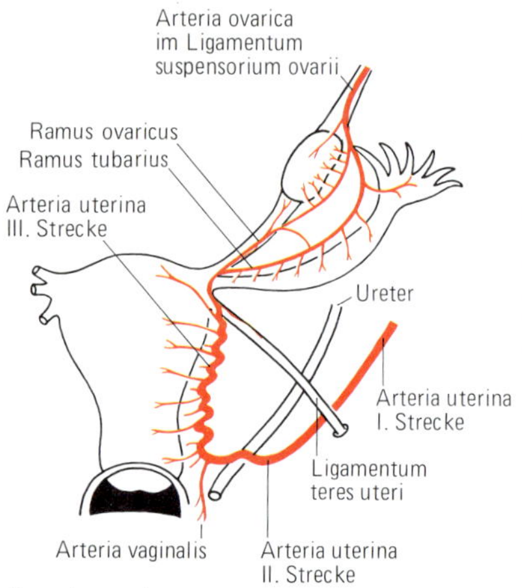

Arteria uterina:
Verlauf (zunächst auf dem Musculus obturatorius internus, dann im Ligamentum cardinale u. am Uterusrand aufwärts zum Fundus uteri) und Anastomosierung mit der Arteria ovarica unter Ausbildung der sog. Eierstockarkaden

Arteria vaginalis f: Scheidenwandschlagader; * A. uterina: ---→ an der Cervix uteri abwärts; → Anastomose zur Gegenseite; V: oberer Bereich der Scheide.

Arthritis gonor|rhoica (gr arthrites Gliederkrankheit) f: extragenitale Manifestation einer Gonorrhoe* (z. B. als Monarthritis gonorrhoica).

Arthro|pathia ovari|priva (gr arthron Glied; pathos Leiden) f: wahrscheinlich hormonell bedingte Arthropathie der Iliosakralgelenke (meist im Klimakterium, nach Kastration); bei Ausheilung Ankylose.

Aschheim-Zondek-Schwangerschaftsre|aktion (Selmar A., Gyn., Berlin, 1878-1965) f: Abk. AZR; älteste Methode zur sicheren Frühdiagnose einer Schwangerschaft, beruht auf dem Nachweis der Wirkung des im positiven Fall mit dem Urin ausgeschiedenen Choriongonadotropins (HCG*) auf infantile weibliche Mäuse, heute ersetzt durch (immun.) Schwangerschaftsreaktionen*.

Ascites (gr Bauchwassersucht) m: s. Aszites.

Asherman-Fritsch-Syn|drom (Joseph G. A., Gyn., Tel-Aviv) n: partielle oder totale Verödung (Stenose bzw. Synechie) des Uteruskavums inf. Verklebung und Bildung bindegewebiger Narbenzüge zw. der Vorder- und Hinterwand der Uterushöhle; **Urs.:** vor allem nach nicht kunstgerechter Abrasio*.

A|sphyxie (gr sphyxis Puls) f: Atemstillstand inf. Atemlähmung oder Atemwegsverlegung; Sauerstoffmangel und erhöhte CO_2-Spannung im Blut führen zu Zyanose und Bewußtlosigkeit. Notfall! Sofortmaßnahmen wie künstliche Beatmung und Herzmassage. Als Sonderform der (drohende) Erstickungszustand des Feten oder Neugeborenen als Folge des Absinkens des O_2-Gehalts bzw. der CO_2-Anreicherung im Fetalblut. Der Begriff fetale A. ist heute durch den der **intrauterinen Azidose*** ersetzt, die sog. Neugeborenenasphyxie wird heute als Depressionszustand* des Neugeborenen bezeichnet. Vgl. Fetal distress.

A|spiration (lat aspirare anhauchen) f: Ansaugen von Flüssigkeiten oder festen Stoffen (Magensaft, Blut, Fremdkörper) während der Inspiration mit Eindringen in die Atemwege; führt zu Aspirationspneumonie bzw. Mendelson[*]-Syndrom. **Urs.:** mangelhafte oder fehlende Schutzreflexe des oberen Respirationstraktes (Epiglottisschluß). Die A. von Mageninhalt ist die häufigste letal verlaufende anästh. Komplikation bei nicht nüchternen Patienten; s. a. Aspirationsprophylaxe.

A|spirations|kürettage f: nach dem Prinzip der Saugkürettage* mit einer **Aspirationskürette** durchgeführte Kürettage des Cavum uteri zu diagn. Zwecken (Dauer 20 - 30 Sek.). Vorteil: Die A. erbringt genügend Material für die hist. Diagnostik; wird ohne Narkose und ohne Dilatation des Zervikalkanals ausgeführt; ambulante Durchführung möglich. Nachteil: Fehlende Lokalisationsmöglichkeit z. B. bei Karzinomen, unvollständige Kürettage. Vgl. Jet-wash-Technik.

A|spirations|pro|phylaxe f: (anästh.) präoperative Maßnahmen zur Vermeidung einer Aspiration* bei Narkoseeinleitung bzw. zur Milderung von deren Folgen; hierzu gehören präoperative Nahrungs- und Flüssigkeitskarenz (mind. 6 - 8 Std.), Absaugen des Mageninhalts über Magenschlauch bzw. -sonde und die sog. Ileuseinleitung: Präoxygenisierung, Oberkörperhochlagerung und Krikoiddruck nach Sellik während der Narkoseeinleitung, Verzicht auf Maskenbeatmung, schnellwirksame Einleitungsnarkotika. Schließlich dienen als A. die parenterale Verabreichung u. a. von Atropin, Glycopyrolat sowie die orale Gabe von Antazida (letztere können nach Aspiration ebenfalls eine Pneumonie auslösen). Keine dieser Maßnahmen bietet allerdings einen absolut sicheren Schutz vor einer Aspiration.

A|spirations|zytologie f: s. Punktionszytologie.

As|similations|becken (lat assimilatio Angleichung)**:** durch Einbeziehung des letzten Lumbal- bzw. des ersten Sakralwirbels entstandene Beckenanomalie; Grundlage des Trichterbeckens; vgl. Beckenformen.

A|syn|klitismus (gr klitys Neigung) m**:** Lateralflexion des kindlichen Schädels, Scheitelbeineinstellung; Anpassungsvorgang bei engem* Becken (Knopflochmechanismus). Man

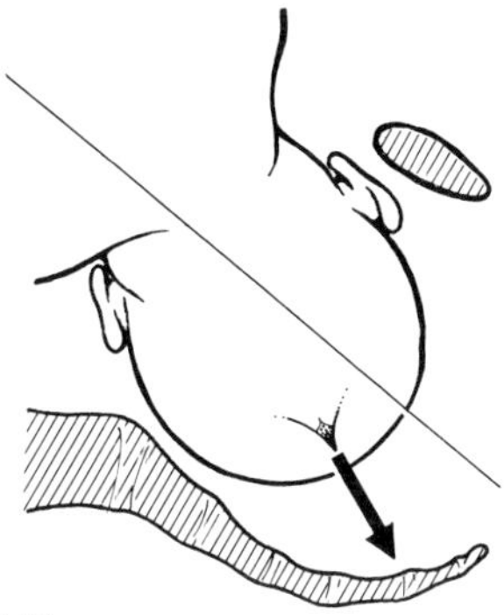

Asynklitismus:
Physiologischer vorderer A.; Pfeil: Achse des Kopfs; Gerade: Führungslinie des Beckens

unterscheidet: **1.** regelrechter vorderer A.: Naegele*-Obliquität; **2.** verstärkte Naegele-Obliquität: vorderer A., Vorderscheitelbeineinstellung; **3.** regelrechter hinterer A.: Litzmann*-Obliquität; **4.** verstärkte Litzmann-Obliquität: hinterer A., Hinterscheitelbeineinstellung*. Vgl. Synklitismus.

Aszites m**:** Bauchwassersucht; Ansammlung seröser Flüssigkeit in der freien Bauchhöhle. **Urs.:** 1. Stauung, allgemein bei Herz-, Lungen- und Nierenkrankheit, oder lokal bei Pfortaderkompression (Leberzirrhose[*], Tumoren) oder -thrombose, ferner bei Ileus[*]. **2.** Erniedrigung des kolloidosmotischen Drucks durch Hypalbuminämie. **3.** Natrium- und dadurch Wasserretention bei sekundärem Aldosteronismus. **4.** Bauchfellerkrankungen, meist entzündlich; Tbc, Ca. (z. B. Ovarialkarzinom), toxische Reizung, Polyserositis. Häufig wirken mehrere dieser Faktoren zusammen. Vgl. Meigs-Syndrom.

ATD: Abk. für **A**bdomino**t**ransversalen **D**urchmesser; s. Fetalgröße (Abb.).

Atem|not|syn|drom des Neugeborenen n**:** Abk. ANS; umfassender Begriff für alle Zustände des Neugeborenen mit Zyanose und Dyspnoe bzw. Tachypnoe. **Urs.:** Membransyndrom* (idiopathisches ANS), Fruchtwasser- oder Mekoniumaspiration, Pneumothorax, Chylothorax, Pneumonie, Zwerchfellhernie, Phrenikusparese, auch Choanalatresie, angeb. Herzfehler, zerebrale Störungen u. a. Vgl. Depressionszustand des Neugeborenen, Hypoxietest, CPAP.

A|tonia uteri (gr tonos Spannung) f**:** mangelhafte Zusammenziehung der Gebärmutter unter und nach Geburt mit dadurch bedingter atonischer Blutung*.

A|tresie (gr tresis Loch) f**:** Verschluß von Hohlorganen oder natürlichen Körperöffnungen, z. B. A. der Vagina (s. Vaginale Mißbildungen), A. der Zervix (s. Uterusmißbildungen), hymenale* Atresie, Analatresie*, Choanalatresie*.

Aufbewahrungs|frist: Die A. für Krankengeschichten und andere ärztliche Unterlagen ergibt sich aus der Berufsordnung; sie beträgt grundsätzlich 10 Jahre (nach Behandlungsschluß), es sei denn, eine längere A. ist nach anderen gesetzlichen Bestimmungen oder nach ärztlicher Erfahrung geboten, und aus anderen Vorschriften wie der Röntgen- und der Strahlenschutzverordnung (30 Jahre nach der letzten Strahlenbehandlung, 10 Jahre nach der letzten Untersuchung), dem Geschlechtskrankheitengesetz (5 Jahre für Behandlungsunterlagen), der Betäubungsmittel-Verschreibungs-Verordnung (3 Jahre für Teile des Betäubungsmittelrezepts). Weitere A. sind landesrechtlich oder einrichtungsspezifisch festgelegt: bei gleichzeitiger Geltung mehrerer Vorschriften gilt die längere Aufbewahrungsfrist. Im Hinblick auf die Verjährungsfrist von 30 Jahren für Schadensersatzansprüche von Pat. empfiehlt sich die Einhaltung einer 30jährigen Aufbewahrungsfrist. Vgl. Dokumentationspflicht.

Aufklärungs|pflicht: ethische und rechtliche Verpflichtung des Arztes zur Information und Aufklärung des Pat. über alle relevanten Umstände seiner Erkrankung und ihrer Behandlung aus therap. und juristischen Gründen: Die **therapeutische Aufklärung** ergibt sich aus der ärztlichen Fürsorgepflicht, der Arzt muß dem Pat. erläutern, welche Besonderheiten mit seiner Erkrankung verbunden sind und welche Maßnahmen zu ihrer Beseitigung ärztlicherseits und seitens des Pat. erforderlich sind, um drohende Schäden von ihm abzuwenden. Von der therap. Aufklärung zu unterscheiden ist die der verfassungsrechtlich gewährleisteten Selbstbestimmung des Pat. dienende **juristische Aufklärung:** Die Erfüllung der A. ist Voraussetzung für die Wirksamkeit der Einwilligung* zum ärztlichen Eingriff, und von dieser Einwilligung und ihrer Wirksamkeit hängt die Rechtmäßigkeit des Eingriffs ab (s. Körperverletzung). Ohne ausreichende Aufklärung ist ein Eingriff auch bei Einwilligung des Pat. rechtswidrig, weil dieser eine sinnvolle Entscheidung nur treffen kann, wenn er über deren Bedeutung und Tragweite hinreichend aufgeklärt worden ist. Weitere besondere Informations- und Auskunftspflichten ergeben sich für den Arzt z. B. bei einer Therapiestudie[*] und im Zusammenhang mit der Datenverarbeitung (s. Auskunftsanspruch). Der Umfang der A. richtet sich nach deren Zweck, dem Pat. eine abwägende Wahrnehmung seines Selbstbestimmungsrechts* zu ermöglichen; die A. bezieht sich mithin nicht nur auf die Risiken des „Ob", sondern auch auf das „Wie" des Eingriffs: Sie muß z. B.

A

den Hinweis auf erhebliche Schmerzen einschließen. Der Pat. muß ggf. über mehrere zur Wahl stehende Behandlungsmöglichkeiten und deren Für und Wider unterrichtet werden. Generell ergibt sich die Intensität der A. aus den Umständen des Einzelfalls; maßgebend sind dabei die statistische Häufigkeit nachteiliger Eingriffsfolgen, ferner die sachliche und zeitliche Notwendigkeit des Eingriffs, die allg. Bekanntheit der Eingriffsumstände und -folgen sowie der Bildungs- und Erfahrungsstand des Pat. Die Vermittlung eines im großen und ganzen zutreffenden Bildes von Schwere und Risiko reicht aus, wenn der Pat. dadurch in die Lage versetzt wird, weitere Informationen gezielt abzufragen. Aber nicht die Komplikationsdichte eines trotz seiner Seltenheit mit einer Therapie verbundenen Risikos entscheidet letztlich über das Ausmaß der A., sondern die Bedeutung, die dieses Risiko für den Pat. haben kann. Auch bei einer vital indizierten Therapie, bei der ein Risiko selten ist und sich bei Nichtanwendung der Therapie krankheitsbedingt voraussichtlich mit höherer Wahrscheinlichkeit verwirklichen wird, kann eine A. bestehen. Der Arzt muß schließlich wissen, daß ihn in - fast - allen Arzthaftungsprozessen die Beweislast dafür trifft, daß der Pat. genügend aufgeklärt worden ist.

Aufwach|temperatur f: s. Basaltemperatur.

Ausfluß: i. w. S. Fluor; i. e. S. Fluor* genitalis.

Ausfluß, spezifischer: s. Gonorrhoe.

Auskratzung: s. Abrasio, Kürettage.

Auskunfts|anspruch: Neben dem Einsichtsrecht* des Pat. in die ihn betreffenden Krankenunterlagen besteht bei EDV-gestützter und, bei Vorliegen bestimmter Voraussetzungen, auch bei manueller Patientendokumentation nach den geltenden Datenschutzgesetzen[*] - vgl. insbes. § 13 Bundesdatenschutzgesetz (BDSG) - eine Auskunftspflicht der speichernden Stelle gegenüber dem Patienten. Sie umfaßt die Tatsache der Datenspeicherung und den Inhalt der gespeicherten Daten. Vgl. [Datenschutz].

Ausschabung: s. Abrasio, Kürettage.

Austastung: Palpation* v. Körperhöhlen ohne Sichtkontrolle; z. B. rektale oder vaginale Untersuchung, gebh. Beckenaustastung*.

Austausch|trans|fusion f: schrittweiser Ersatz des Patientenbluts durch Spenderblut; am häufigsten findet die A. Anwendung **im Neugeborenenalter** als Ther. des Morbus* haemolyticus neonatorum und schwerer Hyperbilirubinämie, gelegentlich auch bei Sepsis; sie wird jedoch auch **bei Erwachsenen** zur Behandlung von Transfusionszwischenfällen[*], Urämie, schweren Verletzungen, Verbrennungen usw. eingesetzt.

Austreibungs|peri|ode f: s. Geburt, Austreibungszeit.

Austreibungs|wehen: Wehen* in der Austreibungsperiode; etwa alle 4 - 10 Min. mit einem intrauterinen Druck von 60 mmHg.

Austreibungs|zeit: **1.** (gebh.) Zeit vom Durchtritt des kindlichen Kopfes durch den äußeren Muttermund bis zum Austritt des Kindes. Die Wehen in der A. heißen Preßwehen*; vgl. Geburtsdauer, Geburt. **2.** (kardiol.) Zusammenziehung der Kammermuskulatur des Herzens in der zweiten Phase der Systole.

Auto|immun|progesteron|dermatitis in der Schwangerschaft f: Auftreten nichtjukkender, akneiformer Papeln und Komedonen, meist in den ersten 2 Schwangerschaftswochen, an Extremitäten und Gesäß, oft verbunden mit polyarthritischen Beschwerden; sehr selten. **Ätiol.:** vermutlich Überempfindlichkeit gegen Progesteron. **Progn.:** hohe fetale Mortalität, nach Abort oder Geburt Abheilung der Hautveränderungen; Rezidive durch hormonale Kontrazeptiva oder erneute Schwangerschaft möglich.

Auto|somen (gr soma Körper) n pl: alle Chromosomen, die keine Geschlechtschromosomen* (Heterosomen) sind; der Mensch hat 22 Autosomenpaare und 2 Geschlechtschromosomen (XX oder XY).

Azidose, intra|uterine primäre meta|bolische (lat acidus sauer) f: von Saling durch Mikroblutuntersuchung* am Feten gefundenes Krankheitsbild des Feten; **Definition:** vorwiegend metabolische Azidose, d. h. auch nach Äquilibrieren konstant niedriger pH-Wert. **Urs.:** verminderte O_2-Versorgung vor und während der Geburt (in utero), z. B. inf. Plazentainsuffizienz*, Nabelschnurkomplikationen*, unregelmäßiger Verabfolgung von Wehenmitteln, Vena*-cava-inferior-Syndrom, langer Geburtsdauer.

A|zyklische Blutungen: syn. Metrorrhagie*.

B

Baer-Hand|griff (J. L. B., Gyn., Chicago): Handgriff z. Ausdrücken der gelösten Plazenta durch Verkleinerung des Bauchraumes, indem man die Bauchdecken in breiter Längsfalte erfaßt und hochzieht.

Bakterien|flora f: die physiol. Besiedlung der Körperoberfläche (Standort- und Anflugflora der Haut) sowie best. Körperhöhlen (Mundhöhle, Nasen-Rachen-Raum) bzw. Hohlorgane (Jejunum, Ileum, Kolon, Urethra, Vagina) des gesunden Makroorganismus mit versch. Mikroorganismen (in der Mehrzahl apathogene Bakterien, insbes. parasitäre bzw. saprophytäre Kommensalen). **Bedeutung:** u. a. Schutz- und Barrierefunktion, Stimulierung unspezifischer Resistenzfaktoren; unter best. Voraussetzungen (z. B. Veränderung der natürlichen Standortbedingungen, Schwächung des Wirtsorganismus) können Mikroben dieser sog. Normalflora pathogene Eigenschaften erlangen oder es kann die Ansiedlung bzw. Vermehrung pathogener Keime begünstigt werden; vgl. Scheidenflora.

Bakteri|uria in graviditate f: Bakteriurie* in der Schwangerschaft; Vorkommen bei ca. 10% der Schwangeren. Durch die in den Mutterschaftsrichtlinien* vorgesehenen routinemäßigen Urinuntersuchungen werden auch asymptomatische Bakteriurien erfaßt. Wegen der erhöhten Disposition zu aszendierenden Harnweginfektionen (s. Cystitis gravidarum, Pyelonephritis gravidarum) in der SS ist eine antibiotische Therapie nach bakteriol. Untersuchung (häufigster Erreger E. coli) unter Beachtung bestehender Kontraindikationen über 7 bis 10 Tage angezeigt.

Bakteri|urie f: Anwesenheit von Bakterien im Harn; Spontanurin ist bei Gesunden häufig mit Bakterien kontaminiert, die aus der normalerweise keimbesiedelten Harnröhre oder vom äußeren Genitale stammen. Daher Uringewinnung durch Mittelstrahlurin nach Reinigung des Meatus urethrae, suprapubische Blasenpunktion, Einmalkatheterismus, bei Säuglingen und Kleinkindern durch aufklebbaren Plastikbeutel. Die bakterielle Diagnostik wird durch handelsübliche Eintauchnährböden erleichtert, die eine grobe Keimzahlbestimmung erlauben. Bei Keimzahlen ab 10^5/ml spricht man von einer **signifikanten** Bakteriurie. Dabei kann eine asymptomatische (ohne Beschwerden) von einer symptomatischen B. (mit klinischen Symptomen) unterschieden werden. Eine asymptomatische B. ist außerh. der Schwangerschaft i. d. R. nicht behandlungsbedürftig und sollte lediglich durch eine gesteigerte Diurese (erhöhte Trinkmenge) beeinflußt werden; in der Schwangerschaft muß sie wegen der hohen Rate (bis zu 30%) an symptomatisch werdenden Infekten antibiotisch behandelt werden (s. Bakteriuria in graviditate).

Baldy-Franke-Operation (John B., Gyn., Philadelphia, 1860-1934) f: Methode zur Antefixation des Uterus; vgl. Antefixatio uteri, Ventrifixatio uteri.

Ballantyne-Runge-Syn|drom (John W. B., Gyn., Edinburgh, 1861-1923; Hans R., Gyn., Heidelberg, 1892-1964) n: s. Clifford-Syndrom.

Ballon|vagino|skop n: Vaginoskop, über das eine aufblasbare Manschette gezogen ist; mit dem B. läßt sich in der Kindergynäkologie die Portio besser sichtbar machen; bes. geeignet zur Entfernung von Fremdkörpern aus der Scheide kleiner Mädchen.

Ballottement (frz): **1.** Das Gefühl des Anschlagens einer Kugel, das man bei dem im Uterus liegenden Kindskopf (nicht Steiß!) beim dritten Leopold*-Handgriff hat. **2.** Tanzen der Patella.

Bamberger-Zange: Geburtszange, sog. Divergenzzange; Kennzeichen: automatische Begrenzung der Anpreßkraft und Fixierung der Zangenlöffelweite, wodurch Schürfungen am kindlichen Kopf und unbeabsichtigtes Verstellen der Löffelweite vermieden werden. Vgl. Zangenextraktion.

Bandl-Kon|traktions|ring (Ludwig B., Gyn., Wien, 1842-1892): starke Einziehung der Gebärmuttermuskulatur auf der Grenze zw. Hohlmuskel und unterem Uterinsegment; wird bes. deutlich bei starker Überdehnung des unteren Uterinsegmentes (z. B. bei verschleppter Querlage); mit zunehmender Ausziehung des unteren Uterussegmentes steigt der Kontraktionsring als meist schräg verlaufende Furche in die Höhe; Zeichen der drohenden Uterusruptur*.

Bardenheuer-Bogen|schnitt (Bernhard B., Chir., Köln, 1839-1913): halbkreisförmiger

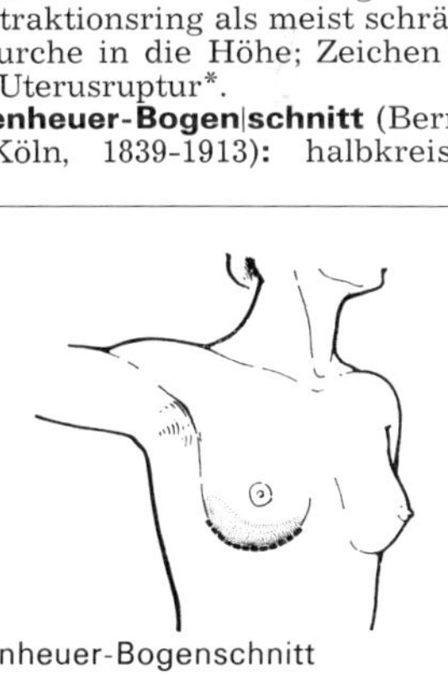

Bardenheuer-Bogenschnitt

Schnitt etwas oberhalb der submammären Falte zum Aufklappen der Mamma bei Mastitis (s. Abb.) insbes. bei retromammärem Abszeß.

Barr-Körper (Murray B., Anat., Ontario, geb. 1908)**:** s. Kerngeschlecht, Geschlechtschromatin.

Bartholin-Ab|szeß (Caspar B., Anat., Kopenhagen, 1655-1738) m**:** s. Bartholinitis.

Bartholin-Drüsen: Glandulae vestibulares majores; zwei kleine, tubulöse, muköse Drüsen im unteren Drittel der großen Labien. Sie sind die Sekretdrüsen für das Vestibulum vaginae. Die Ausführungsgänge münden auf der Grenze zw. dem unteren und mittleren Drittel der kleinen Labien. Die B.-D. entsprechen den Cowper-Drüsen beim Mann (Glandulae bulbourethrales). Vgl. Genitale.

Bartholinitis f**:** Entzündung der Bartholin*-Drüsen, insbes. ihrer Ausführungsgänge (meist einseitig); häufige **Urs.** ist die Gonorrhoe*. Verklebt der Ausführungsgang, so kommt es durch Eiterstauung zum **Bartholin-Abszeß** (Abb.), ein Pseudoabszeß bzw. Empyem im Bereich des Ausführungsganges, der als bis hühnereigroße Geschwulst in der unteren Partie der kleinen Schamlippe imponiert. **Sympt.:** Schwellung, Rötung, Spannungs- und Druckschmerz. Wird nach Ablassen des Eiters die Drüse nicht entfernt, so bildet sich häufig die chronisch-rezidivierende Form der B., eine mit wäßrigem Inhalt angefüllte **Bartholin-Retentionszyste** aus (Abb.); s. Bartholin-Zyste.

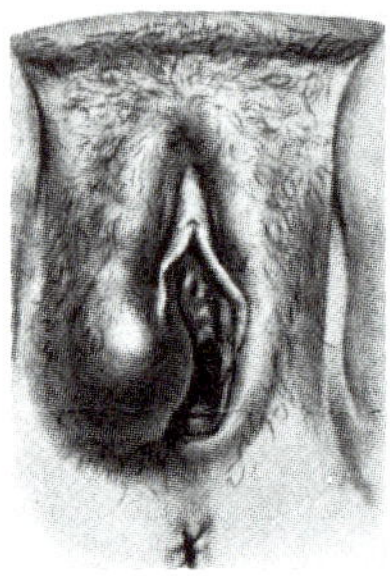

Bartholinitis:
Abszeß der Bartholin-Drüse

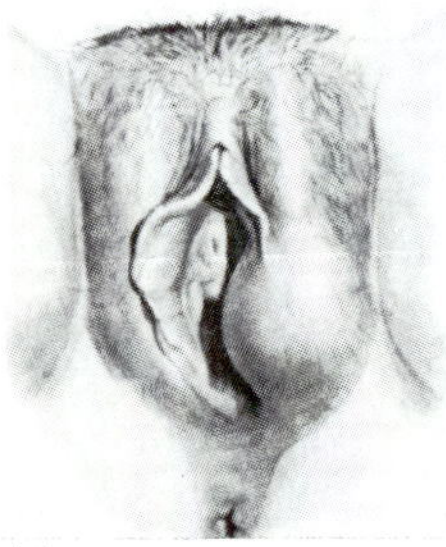

Bartholinitis:
Retentionszyste der Bartholin-Drüse

Bartholin-Zyste f**:** Sekretansammlung im Ausführungsgang der Bartholin-Drüse (Pseudozyste); Endzustand einer Bartholinitis*. **Sympt.:** meist einseitige, im unteren Drittel der großen Labie lokalisierte, kugelige, mobile Schwellung, bis zu Hühnereigröße, dabei prallelastisch und nicht druckdolent. Therapie: bei großen Zysten Marsupialisation*, am besten vollständige Exstirpation der Drüse.

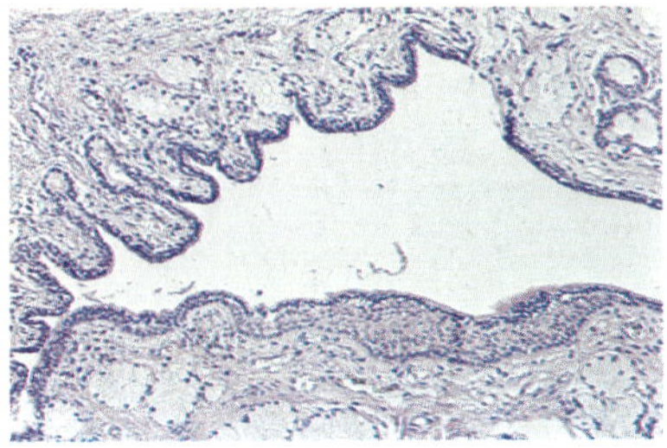

Bartholin-Zyste

Basal|frequenz (gr basis Grundlage) f**:** auch Basisfrequenz; mittl. fetale Herzschlagfrequenz in der Wehenpause (Ruhefrequenz) bzw. zwischen 2 Wehenreaktionstypen*; vgl. Kardiotokographie. Normbereich 120 - 150 Schläge/min; Tachykardie: über 150 Schläge/min; Bradykardie: unter 120 Schläge/min.

Basalis f**:** s. Endometrium.

Basal|platte: s. Plazenta.

Basal|temperatur f**:** syn. Aufwachtempe-

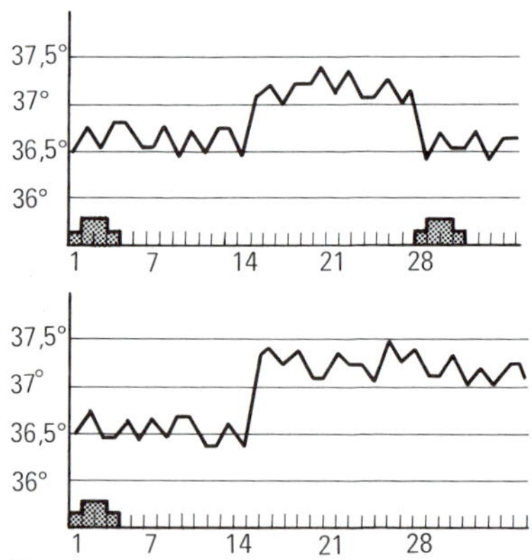

Basaltemperatur:
Normaler Verlauf (oben) und Verlauf bei Schwangerschaft (unten)

ratur, Morgentemperatur; sofort nach dem Erwachen vor dem Aufstehen rektal oder oral gemessene Körpertemperatur der Frau. Läßt bei regelmäßiger Eintragung einen Anstieg um etwa 0,4 - 0,6° C etwa 1 Tag nach der Ovulation erkennen. Der Anstieg der B. ist Ausdruck des sog. thermogenetischen Effekts des Progesterons. Temperatur bleibt in der Sekretionsphase des Menstruationszyklus* inf. der Progesteronwirkung erhöht, fällt kurz vor der Menstruation wieder ab und bleibt in der Proliferationsphase niedrig: biphasischer Zyklus (Abb.). Wichtiges Hilfsmittel zur Diagn. und Ther. von Zyklusstörungen* und Sterilität* und Voraussetzung für die Temperaturmethode* zur Konzeptionsverhütung. Bei Ausfall der Regelblutung und fehlendem Temperaturabfall ist mit großer Wahrscheinlichkeit eine Schwangerschaft eingetreten.

Baseline (engl)**:** syn. Basalfrequenz*.

Bauch|decken|spannung: lokalisierte reflektorische oder diffuse Abwehrspannung der Bauchmuskeln bei peritonealer Reizung oder Peritonitis*.

Bauch|höhlen|schwangerschaft: s. Extrauteringravidität.

Bauch|lage: Im Säuglingsalter bietet die B. gegenüber der Rückenlage gewisse Vorzüge für die Entwicklung des Kindes wie Anregung der statischen Funktionen, Verhütung von orthop. Fehlhaltungen.

Bauch|presse: Zusammendrücken des Bauchinhalts durch die Bauchmuskeln bei festgestelltem Zwerchfell (inspiratorisch geblähte Lunge, Schluß der Stimmritze) zur Unterstützung der Austreibung des Inhalts der abdominalen Hohlorgane (Darm, Blase, Uterus).

Baudelocque-Durchmesser (Jean-Louis B., Gyn., Paris, 1745-1810)**:** Conjugata externa; s. Beckenmaße.

Baumm-Hand|griff (Paul B., Gyn., Breslau, 1860-1921)**:** Griff zur Abschätzung der gebh. Beckenmaße anhand der Distanz der Zeigefinger nach beidhändigem Umgreifen der Darmbeinschaufeln.

BE: Abk. für 1. **B**ecken**e**ndlage*; 2. **B**rot**e**inheit[*].

Becken: (anat.) Pelvis; gebildet vom Kreuzbein (Os sacrum) und beiden Hüftbeinen. Jedes Hüftbein (Os coxae) setzt sich zusammen aus dem Darmbein (Os ilium), dem Sitzbein (Os ischii) und dem Schambein (Os pubis), die mit ihren Körpern in der Hüftgelenkpfanne (Acetabulum[*]) zusammentreffen. Die Linea terminalis, die als Linea arcuata vom Promontorium* an auf der Innenseite des Darmbeins nach vorn verläuft und als Pecten ossis pubis (der oberen Kante des R. superior des Schambeins) über das Tuberculum pubicum bis zur Symphyse zieht, grenzt das große B. (**Pelvis major**) vom kleinen B. (**Pelvis minor**) ab. S. Abb. S. 30; vgl. Crista pubica.

Becken|achse: s. Führungslinie des Beckens.

Becken|anomalien f pl: s. Beckenformen.

Becken|ausgangs|zange: s. Zangenextraktion.

Becken|austastung: Bei der manuellen

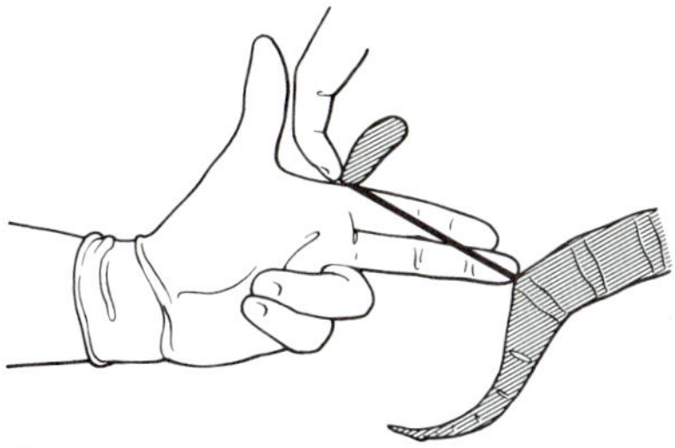

Beckenaustastung:
Bestimmung der Conjugata vera durch Abgreifen der Conjugata diagonalis

Austastung des Inneren des kleinen Beckens ist auf die Erreichbarkeit des Promontoriums (Verkürzung der Conjugata vera; s. Beckenmaße), auf die Anatomie des Steißbeins, der Symphyse der Spinae ossis ischii und auf die Weichteilbeschaffenheit zu achten.

Becken|binde|gewebe: Das zwischen Peritoneum[*] und Fascia pelvis parietalis (s. Fascia pelvis) das Spatium pelvis subperitoneale ausfüllende, teils lockere Bindegewebe enthält Pfeiler straffen Bindegewebes, die von der seitlichen Beckenwand zu den Beckenorganen ziehen und Blutgefäße und Nerven heranführen: Paracystium (zur Harnblase), Paracolpium (zur Scheide), Parametrium* (zur Gebärmutter), Paraproctium (zum Mastdarm). Vgl. Retinacula uteri.

Becken|boden: doppelte Funktion: einerseits tragfähiger Abschluß des Beckenraumes nach unten und andererseits Durchlaß für

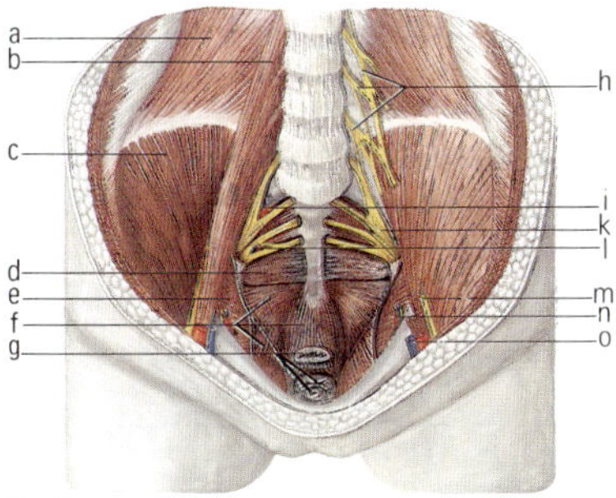

Beckenboden:
Beckenbodenmuskulatur der Frau, von kranial gesehen:
a: M. quadratus lumborum; b: M. psoas major; c: M. iliacus; d: M. coccygeus; e: M. obturatorius internus; f: M. levator ani; g: Rectum, Vagina, Urethra; h: Plexus lumbalis; i: Vasa glutaea superiora; k: Plexus sacralis; l: Vasa glutaea inferiora; m: N. femoralis; n: N. et Vasa obturatoria; o: Vasa femoralia

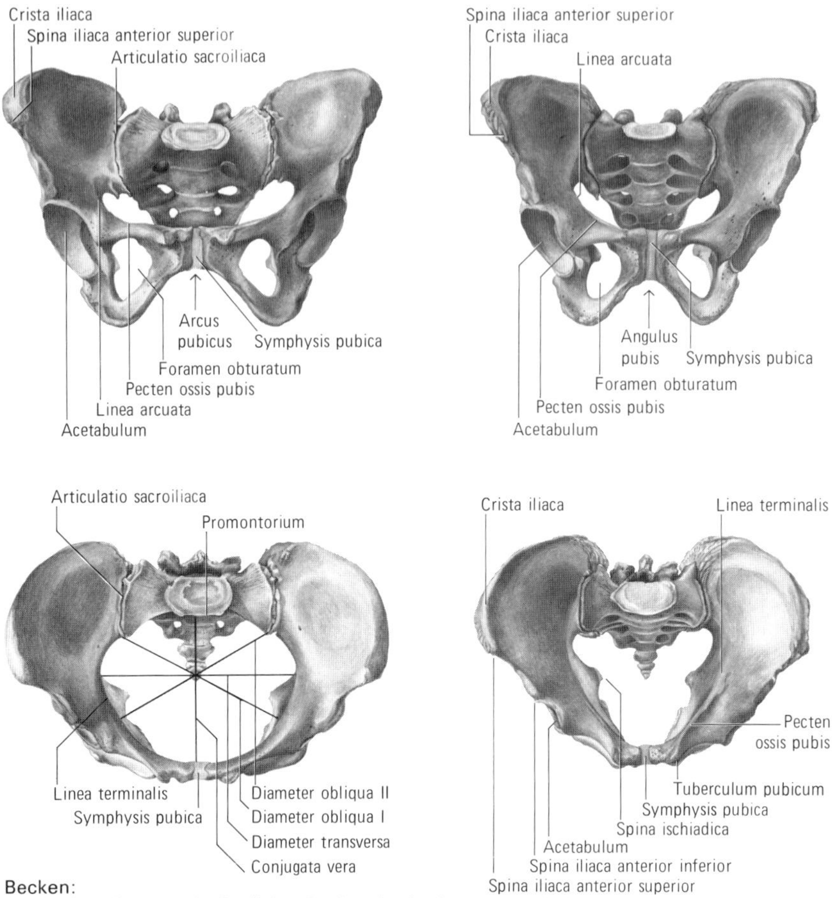

Becken:
Weibliches (links) und männliches Becken (rechts) von ventral (oben) und ventrokranial (unten)

Darm-, Harn- und Geschlechtstrakt mit maximaler Erweiterungsfähigkeit bei Geburten; daher komplizierter Aufbau durch eine trichterförmig nach kaudal ausgewölbte mehrschichtige, von Faszien verstärkte Muskelkonstruktion. Das Diaphragma pelvis ist mit dem deutschen Begriff B. nicht identisch, sondern als die flächenmäßig bedeutendste kraniale Muskelschicht sein stärkstes Bauelement. Die innen von der Fascia diaphragmatis pelvis superior, außen von der Fascia diaphragmatis pelvis inferior (vgl. Fascia pelvis, Fossa ischiorectalis) bedeckte Muskellage wird dorsal vom paarigen Musculus* coccygeus, hauptsächlich aber beidseits vom Musculus* levator ani aufgebaut. Die medialen Fasern der Mm. levatores ani (Levatorschenkel) begrenzen eine spaltförmige Lücke für den Durchtritt des Darm- und Urogenitaltraktes, das Levatortor (Porta levatoria). Diesem Schlitz ist auf der Unterseite das Diaphragma urogenitale als zweite (bei schematischer Betrachtung kaudale) Etage vorgelagert; tatsächlich weist diese zw. den unteren Schambeinästen ausgespannte und gegen die Horizontalebene etwas nach kranial abgewinkelte Muskelschicht nach vorn-unten und bildet so die Vorderwand des Beckenbodentrichters; sie wird im wesentlichen gebildet von der trapezförmigen Platte des Musculus* transversus perinei profundus; kranial wird sie von der Fascia diaphragmatis urogenitalis superior, kaudal von der Fascia diaphragmatis urogenitalis inferior bedeckt. Einige der Fasern des M. transversus perinei profundus umgeben als Musculus* sphincter urethrae die Pars membranacea der Harnröhre. Zw. dem Vorderrand der Muskelplatte und dem Arcus pubis findet sich

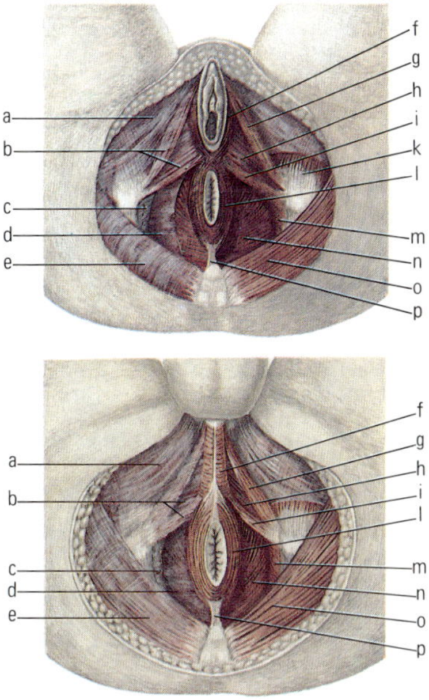

Beckenboden:
Muskulatur der Frau (oben) und des Mannes (unten), vom Damm aus gesehen; in der linken Bildhälfte jeweils die Faszien
a: Fascia lata; b: Fascia diaphragmatis urogenitalis inferior; c: Fascia obturatoria mit Alcock-Kanal; d: Fascia diaphragmatis pelvis inferior; e: Fascia glutaea
f: M. bulbocavernosus; g: M. ischiocavernosus; h: M. transversus perinei profundus; i: M. transversus perinei superficialis; k: M. semitendinosus u. M. biceps femoris; l: M. sphincter ani externus; m: M. obturatorius internus; n: M. levator ani; o: M. glutaeus maximus; p: Ligamentum anococcygeum

das Ligamentum* transversum perinei, zw. ihrem Hinterrand und dem Rektum das von Bindegewebe und glatter Muskulatur ausgefüllte Centrum[*] tendineum perinei. Dieses ist beidseits von einem variabel ausgebildeten Musculus* transversus perinei superficialis mit dem Ast des Sitzbeines (Ramus ossis ischii) quer verspannt. Von unten als dritte Schicht angelagert sind der M. sphincter ani externus und der M. bulbospongiosus, die bei der Frau die Spinkterenschicht bilden, sowie beidseits ein Musculus* ischiocavernosus. Vgl. Prolapsus uteri et vaginae.

Becken|dys|tokie f: gestörter Geburtsverlauf inf. Anomalien des knöchernen Geburtskanals.

Becken|ebenen f pl: **1. O-Ebene:** obere Schoßfugenrandebene, Beckeneingangsebene; **2. U-Ebene:** untere Schoßfugenrandebene; **3. I-Ebene:** Interspinalebene; **4. BA:** Beckenausgangsebene.

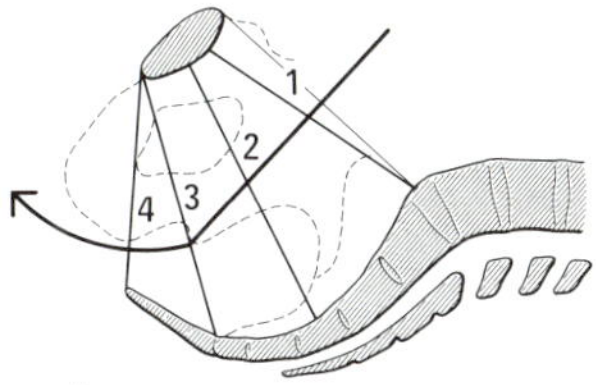

Beckenebenen:
Medianer Sagittalschnitt durch das Becken mit dem klassischen Ebenensystem; die Führungslinie des Beckens ist durch einen Pfeil veranschaulicht. 1: Beckeneingang; 2: Beckenweite (Beckenmitte); 3: Beckenenge; 4: Beckenausgang

Becken|end|lage: Kindslage*, bei der das Beckenende vorausgeht (3% aller Geburten); die Entbindung erfordert Kunsthilfe (vgl. Armlösung, klassische, Bracht-Handgriff, Lövset-Armlösung, Manualhilfe, Müller-Handgriff, Veit-Smellie-Handgriff). **Einteilung** nach dem vorangehenden Teil in Steißlage (s. Abb.), Fußlage und Knielage. Einfache (sog.

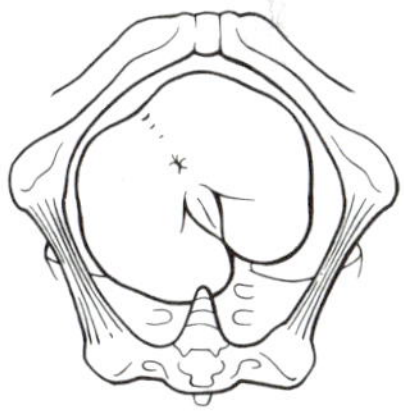

Beckenendlage

reine) **Steißlage**: Die in den Knien gestreckten Beine sind an der Bauchseite des Kindes nach oben geschlagen. **Steißfußlage:** Neben dem Steiß ist ein Fuß (unvollkommene Steißfußlage) oder sind beide Füße (vollkommene Steißfußlage) fühlbar: am günstigsten, da beste Weichteildehnung für den nachfolgenden Kopf. Man spricht von vollkommener oder unvollkommener **Fußlage** bzw. **Knielage**, je nachdem ob beide Füße (Knie) oder nur ein Fuß (Knie) dem Steiß vorangeht. **Urs.:** Ausbleiben der kindlichen Drehung in utero, Frühgeburt, Weichteil- und Beckenanomalien, Gemini, tiefsitzende Plazenta. **Vorgehen:** äußere Wendung* in der 37. oder 38. SSW kann versucht werden; Erfolgsquote um 60%.

Becken|formen: röntg. zu beurteilen (röntg. Pelvimetrie, s. Abb.): **1.** normales Becken*; **2.** allgemein verengtes Becken als infantiles bzw. juveniles Becken, Zwergbecken (Kleinwuchs), viriles, androides Becken, hohes Assimilationsbecken*; **3.** gerad verengtes Becken als plattes Becken (Rachitis, Osteomalazie), Wirbelgleitbecken (spondylolisthetisches Becken); **4.** allgemein verengtes und platt-rachitisches Becken als Kombination von 2. und 3.; **5.** schräg verengtes Becken bei Koxitis, Skoliose, Rachitis, Luxation, Naegele*-Becken, Klaudikationsbecken, (einseitig) ankylotisches oder ostitisch-synostotisches Becken; **6.** quer verengtes Becken als Robert-Becken (beidseitige Ankylose der Iliosakralgelenke), Protrusionsbecken; **7.** unregelmäßig verengtes Becken bei Osteomalazie, Osteodystrophie, Exostosen, Frakturen, Rachitis; **8.** Trichterbecken*, Verengung im Beckenausgang bei infantilem Becken, virilem Becken, Kyphose. Vgl. Michaelis-Raute, Beckenmaße, Enges Becken.

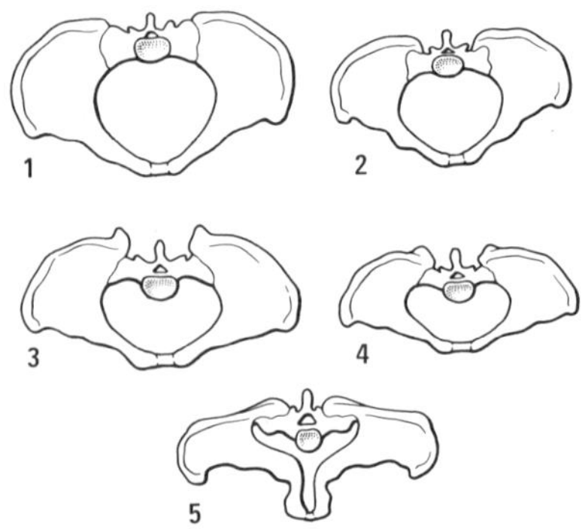

Beckenformen:
1: normales Becken; 2: allgemein verengtes B.; 3: gerad verengtes B.; 4: allgemein verengtes und plattrachitisches B. (Kombination von 2 u. 3); 5: unregelmäßig verengtes B.

Becken, kleines: gebh. wichtigster Teil des Beckens; nach kranial begrenzt durch die Linea terminalis, nach kaudal durch den Beckenausgang. Vgl. Beckenebenen, Beckenmaße.

Becken|lymph|knoten: Sammelgebiete und Abfluß: s. Abb.; wichtig bei malignen Tumoren des weiblichen Genitale.

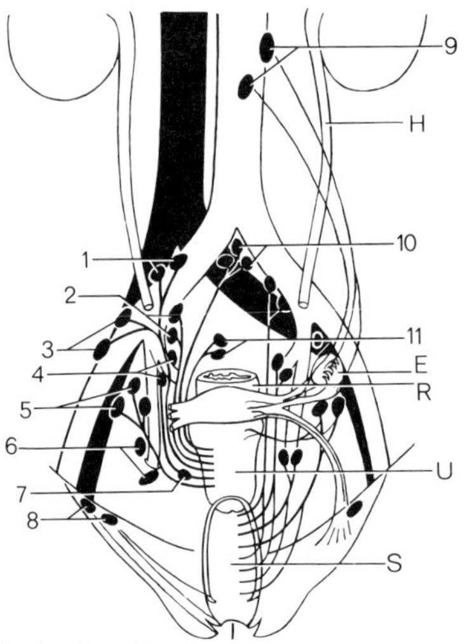

Beckenlymphknoten:
1, 2, 3: Nll. (= Nodi lymphatici) iliaci communes, interni, externi; 4: Nll. glutaei superiores; 5: Nll. interiliaci; 6: Nll. glutaei inferiores; 7: Nl. (= Nodus lymphaticus) parauterinus; 8: Nll. inguinales superficiales; 9: Nll. lumbales; 10: Nll. subaortici; 11: Nll. sacrales
E: Eileiter; R: Rectum; U: Uterus; S: Scheide; H: Harnleiter

Becken|maße: I. Äußere B.: 1. Distantia spinarum (Abstand der beiden vorderen oberen Darmbeinstachel) 25 - 26 cm. **2.** Distantia cristarum (größter Abstand der Darmbeinkämme) 28 - 29 cm. **3.** Distantia trochanterica (Abstand der Trochanteren) ca. 31 cm. **4.** Conjugata externa: Diameter Baudelocque (oberer Rand der Symphyse bis letzter Lendenwirbeldorn) 18 - 21 cm im Mittel. Die äußeren B. sind Maße des großen Beckens, geben jedoch Hinweise auf die Verhältnisse im gebh. wichtigen kleinen Becken.

> Beträgt die Differenz zwischen Distantia cristarum und Distantia spinarum weniger als 1,5 cm, ist eine platte Beckenverengung anzunehmen.

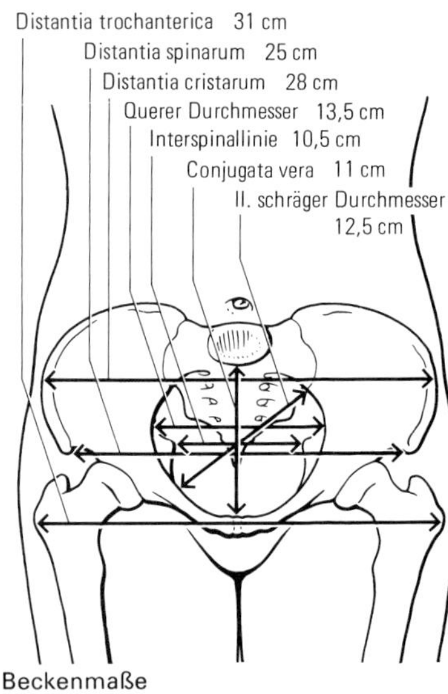

Beckenmaße

II. Innere B. (s. Abb.): **1.** Conjugata anatomica (Promontorium bis Symphysenoberrand). **2.** Conjugata anatomica vera obstetrica (Diameter mediana): engste Stelle zw. Promontorium und Symphyse, 11 cm. **3.** Conjugata diagonalis: Verbindungslinie vom untersten Rand der Symphyse, Promontorium etwa 13

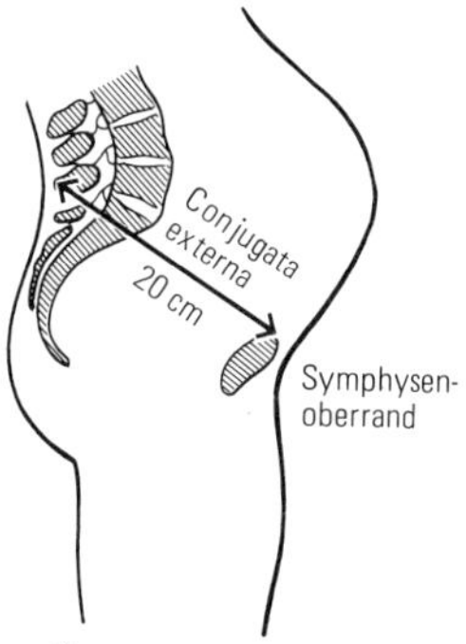

Beckenmaße:
Bestimmung der Conjugata externa

cm. **4.** Diameter obliqua (12,5 cm) zw. Articulatio sacroiliaca und Eminentia iliopubica der Gegenseite (Diameter obliqua prima von rechts hinten nach links vorn, Diameter obliqua secunda von links hinten nach rechts vorn). **5.** Diameter transversa (13,5 cm): größter Abstand zw. beiden Lineae terminales (s. Becken).

> Die Conjugata vera ist 1,5-2 cm kürzer als die Conjugata diagonalis.

Becken|mitten|zange: s. Zangenextraktion.

Becken|neigung: Inclinatio* pelvis.

Becken|niere: Lage der Niere im Becken (pelvine Dystopie); häufig liegt eine Einzelniere vor, evtl. fehlgebildet mit atypischer Gefäßversorgung aber ausreichender Funktion. Häufige Komplikationen wie Entzündungen, Steinbildung, Hydronephrosen; oft kombiniert mit genitalen Fehlbildungen wie z. B. Vaginalaplasie (Mayer-Rokitansky-Küster-Hauser-Syndrom), kann bei Frauen ein Geburtshindernis darstellen.

Becken|ring|lockerung: durch Östrogene bedingte Auflockerung des Symphysenknorpels und der Iliosakralgelenke in der Schwangerschaft; überschreitet die B. einen gewissen Grad, stellt sie ein charakteristisches Krankheitsbild dar; s. a. Symphysenschaden.

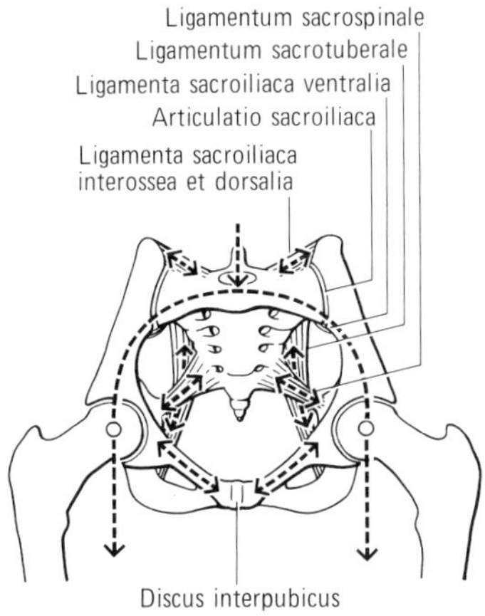

Beckenringlockerung:
Schematische Darstellung der Bogenkonstruktion des Beckens und der auf Symphyse und Bänder wirkenden Druck- und Zugkräfte

Becken|venen|thrombose f: Thrombose* der großen Beckenvenen; bes. bei Frauen in der Schwangerschaft, im Wochenbett und nach Operationen. Gefährlich wegen der Möglichkeit einer Lungenembolie* (auch wiederholt). Entsteht durch Thrombenbildung in der V. iliaca int. und V. iliaca externa; meist blande, d. h. nicht entzündliche Thromben, die diese Venen ganz oder teilweise verschließen. Schnelles Thrombenwachstum deszendierend in die V. femoralis und (seltener) aszendierend in die V. cava caudalis. **Sympt.:** Spontan- und Druckschmerz in der Leistengegend, Lymphödem des Beines bis zur Glanzhaut (Phlegmasia coerulea dolens), Mahler-Zeichen, Kletterpuls, erhöhte Temperatur. **Ätiol.:** am wichtigsten die Einschwemmung von thromboplastinhaltigem Material aus Plazenta und Dezidua bei Plazentatrauma (bes. nach Credé*-Handgriff, Kristeller*-Handgriff).

Befruchtung: zu unterscheiden sind: Konzeption* (zur B. führender Koitus*), Imprägnation* (aktives Eindringen des Spermiums in das Ei) und Konjugation* (Verschmelzung des männlichen und weiblichen haploiden Vorkerns der Gameten* zu einem Kern). Die Vereinigung der Gameten erfolgt normalerweise in der Ampulle des Eileiters, in der das Ei nach der Ovulation vom Fimbrientrichter aufgefangen worden ist. Das unbefruchtete Ei ist in vivo nur in den ersten Stunden nach der Ovulation lebensfähig. Die zur Ampulle aszendierenden Spermien* erhalten durch Sekrete des Endometriums und der Tube ihre volle Funktionsfähigkeit. Nach Imprägnation in der Ampulle vollendet der Kern der Eizelle* die 2. Reifeteilung mit Ausstoßung eines Polkörperchens, der Spermienkopf wandelt sich zum Vorkern um. Nach Konjugation liegt eine (diploide) entwicklungsfähige Zelle (Zygote*) vor; s. Abb. S. 34.

Befruchtung in vitro (lat vitrum Glas): syn. extrakorporale Befruchtung; s. In-vitro-Fertilisation, Embryonentransfer.

Begattung: Koitus* zum Zweck der Befruchtung*.

B

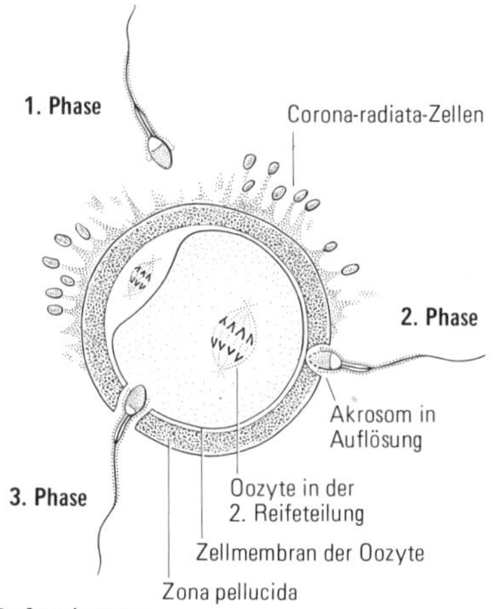

Befruchtung:
1. Phase: Durchdringen der Corona radiata;
2. Phase: Eindringen in die Zone pellucida, Auflösung des Akrosoms; 3. Phase: Vereinigung der Zellmembranen beider Gameten

Bei|eier|stock: Paroophoron*.

Beischlaf: syn. Koitus*.

Belastungs|in|kontinenz f: s. Streßinkontinenz.

Berardinelli-Syn|drom (W. B., Endokrinologe, Rio de Janeiro) n: syn. Zwischenhirnsyndrom, endokrino-metabolisches Syndrom; kongenitale, hormonell-metabolische Erkrankung mit Hypophysenüberfunktion, selten. **Ätiol.:** unbekannt, familiäre Häufung beobachtet. **Sympt.:** infantiler Gigantismus mit athletischer Konstitution, Hypergenitalismus, keine Entwicklung der sekundären Geschlechtsmerkmale, Lipodystrophie, Organomegalie (Herz, Leber, Milz), akzelerierte Knochenentwicklung; Manifestation im frühen Kindesalter. **Diagn.:** erhöhte 17-Ketosteroidausscheidung im Urin, Hyperlipämie, Hyperproteinämie, Glukoseverwertungsstörung. Vgl. Leprechaunismus-Syndrom.

Beschneidung: s. [Zirkumzision], Klitoridektomie.

Bilirubin n: Abbauprodukt des Häm (s. [Gallenfarbstoffe]), von gelbbraunroter Farbe. Das **freie B.** ist wasserunlöslich, wird im Blutplasma an Albumin gebunden (normal 0,1 - 0,2 mg/100 ml Serum), entspricht dem **indirekten B.** der Bilirubinbestimmung, auch unkonjugiertes B. (d.h. nicht an Glukuronsäure gebunden). Kann als lipophile Substanz die Epithelschranke passieren, jedoch nur beim Neugeborenen die Blutliquorschranke (Möglichkeit des Kernikterus*). In der Leber Kopplung des B. an Glukuronsäure (konjugiertes, **direktes B.**), es wird dadurch wasserlöslich. Ausscheidung mit der Galle, zu einem kleinen Teil auch über die Niere (vermehrt bei Störungen des Gallenabflusses). **Im Harn** findet sich nur konjugiertes Bilirubin. Vgl. Hyperbilirubinämie des Neugeborenen, Fruchtwasser-Spektrophotometrie.

Billings-Ovulations|methode f: syn. Zervixschleimmethode; Selbstbeobachtung der intermenstruellen Schleimabsonderungen der Zervix zur Bestimmung der fruchtbaren und unfruchtbaren Tage innerhalb des Menstruationszyklus* u.a. zur Kontrazeption*. Verzicht auf Kohabitation ist nur an Tagen erforderlich, an denen die Frau den Abgang von flüssigem Zervixschleim* aus der Vagina beobachtet. Laut Billings ist vom Beginn der Schleimabsonderung bis zum Abend des 4. Tages nach deren Höhepunkt jeder ungeschützte Genitalverkehr zu vermeiden. **Vorteil:** wie alle Methoden der natürlichen Kontrazeption* ohne somatische Nebenwirkungen; **Nachteil:** Zuverlässigkeit vergleichsweise gering (Pearl-Index: 15 - 25).

Bi|manuelle Untersuchung: kombinierte manuelle Untersuchung zur Beurteilung der weiblichen Geschlechtsorgane bzw. des Urogenitalbereichs; **Prinzip:** vaginale, (rekto)vaginale bzw. rektale („innere") bei gleichzeitiger („äußerer") Palpation durch die Bauchdecken (s. Abb.).

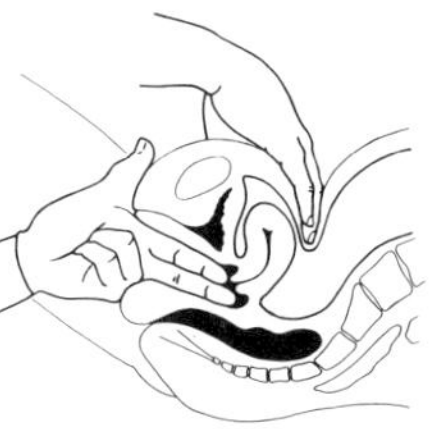

Bimanuelle Untersuchung

Binde: s. Menstruationshygiene.

Bio|statistische Abstammungs|begutachtung: Bilanzierung von Erbmerkmalen der Beteiligten (meist bei Paternitätsgutachten) mit bekannten Frequenzen unter Benutzung des Bayes-Theorems (oder analoger Prinzipien) zur Ermittlung einer Vaterschafts-oder sonstigen Verwandtschaftswahrscheinlichkeit; beim Blutgruppengutachten* durch Richtlinien von 1972 (Anhang) obligatorisch (hier auch serostatistische Begutachtung genannt). Vgl. Anthropologisches Gutachten.

BIP: Abk. für **bi**parietaler* Durchmesser (des Kopfes).

Bi|parietaler Durchmesser (lat parietalis seitlich): Abk. BIP; Abstand der beiden Scheitelbeine; größter querer Schädeldurchmesser, ca. 9,5 cm; vgl. Kephalometrie, intrauterine, Fetalgröße.

Bi|phasischer Zyklus (gr phasis Erscheinung) m: ovulatorischer Menstruationszyklus*; Zyklus, dem eine Proliferations- und Sekretionsphase zugrunde liegt. Vgl. Anovulatorischer Zyklus.

Bi|sexualität f: auch Ambisexualität; Bez. für sexuelle Aktivität, Erregbarkeit und Orientierung gegenüber Frauen und Männern ohne deutliche Präferenz eines Geschlechts. Bis Ende der Pubertät ist B. die Regel (in der Psychoanalyse wird sogar eine sog. prinzipielle B. des Menschen angenommen). Bei Erwachsenen ist B. im Vergleich zu überwiegend heterosexuellem oder überwiegend homosexuellem Verhalten eher die Ausnahme.

Bi|temporaler Durchmesser (lat tempus Zeitabschnitt): Abstand der äußersten Punkte der beiden Schläfenbeine; kleiner querer Durchmesser des Schädels, ca. 8 cm. Vgl. Planum.

Bläschen|flechte: Herpes* simplex.

Blase: **1.** (dermat.) syn. Bulla[*]; **2.** Kurzbez. für Harnblase[*]; s. a. Fruchtblase, [Gallenblase].

Blasen|drainage f: künstliche Harnableitung bei persistierenden oder passageren Blasenentleerungsstörungen; in d. op. Gynäkologie sind postop. Blasenentleerungsstörungen häufig, v. a. nach plastischen vaginalen Eingriffen und op. Eingriffen zur Behandlung einer Harninkontinenz*. **Formen:** Die transurethrale B. mittels Blasenkatheter stellt das Verfahren mit dem höchsten Infektionsrisiko dar, da entlang der Urethra aus dem kontaminierten Vulva-Damm-Gebiet Erreger kanalikulär in die Blase eindringen können (nach 48 Std. ist in 100% der Fälle mit einer Bakteriurie zu rechnen!). Die B. über eine suprapubische Blasenfistel reduziert dieses Risiko erheblich und sollte immer dann zur Anwendung kommen, wenn eine längerfristige Drainage notwendig wird und eine intermittierende Einmalkatheterisierung, die mit dem geringsten Infektionsrisiko behaftet ist, aus pflegerischen oder organisatorischen Gründen nicht möglich ist. Auf ein steriles Anlegen der Drainagesysteme ist ebenso zu achten wie auf die korrekte Anwendung geschlossener Urinsammelsysteme.

> 75% der nosokomialen Infektionen in der Gynäkologie und Geburtshilfe sind Harnweginfektionen!

Blasen|entzündung: Zystitis*.

Blasen|fisteln f pl: Verbindungen zw. Harnblase und Körperfläche (**äußere** B.) bzw. anderen Hohlorganen (**innere** B.); **Urs.:** selten angeboren (z. B. Urachusfistel, bei Blasenekstrophie, extremer Epispadie), meist inf. traumatischer, entzündlicher, tumoröser Prozesse oder postoperativ erworben; s. Urogenitalfisteln, Darmfisteln.

Blasen|in|kontinenz f: s. Harninkontinenz.

Blasen|katarrh m: s. Zystitis.

Blasen|mole f: syn. Mola hydatiformis, auch Traubenmole; partielle oder komplette hydropisch-ödematöse Degeneration der Chorionzotten der Plazenta* unter Umwandlung in bis traubengroße und traubenförmig angeordnete, mit heller Flüssigkeit gefüllte Bläschen (Abb.) bei gleichzeitiger Proliferation des Zyto- und Synzytiotrophoblasten unterschiedlicher Ausprägung (Form der Trophoblasttumoren*). Bei Bestehenbleiben der normalerweise auf die Phase der Implantation* begrenzten invasiven Eigenschaften des Trophoblasten* kann sich eine invasive B. (Chorionadenoma* destruens) entwickeln. **Urs.:** Wahrscheinlich defekte Embryonalanlage; der pathol. veränderte Trophoblast persistiert, während der Embryoblast* verkümmert. Die Entwicklungsstörung beginnt etwa einen Monat nach der Konzeption*. **Sympt.:** gegenüber der Norm vergrößerter Uterus (Fundusstand*), Fehlen von kindlichen Herztönen* und Kindsbewegungen*, evtl. uterine Blutungen mit Abgang von Bläschen; erhöhte Serumkonzentration von HCG* evtl. mit Ausbildung von Luteinzysten* im Ovar, Zeichen einer Gestose*. **Ther.:** medikamentöse Austreibung mit Wehenmitteln*, Kürettage (Cave: Uterusperforation, massive Blutungen!). Wegen der Möglichkeit der Entwicklung eines malignen Chorionepithelioms* aus (Resten) einer B. müssen die Pat. längere Zeit regelmäßig nachuntersucht werden!

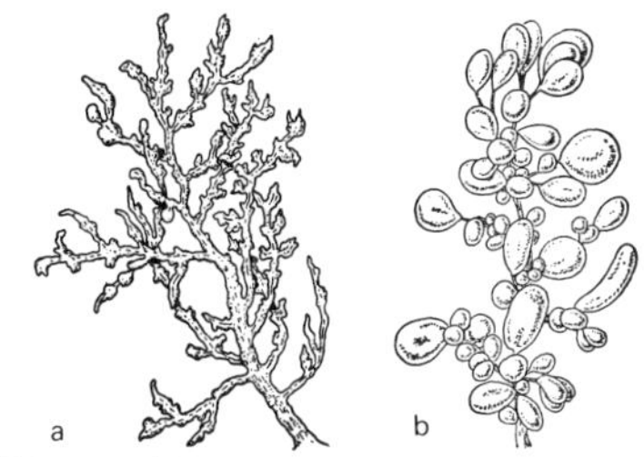

Blasenmole:
a: normales Zottenbäumchen; b: entartetes Zottenbäumchen bei Blasenmole

Blasen|sprengung: syn. Amniotomie; Blaseneröffnung, vaginale Sprengung der Fruchtblase mit einer Kugelzange oder Klemme. Vgl. Geburtseinleitung, Risikoschwangerschaft.

Blasen|sprung: das Zerreißen der Eihäute mit nachfolgendem Abfließen des Fruchtwassers (s. a. Vorwasser). Nach dem Zeitpunkt des B. wird unterschieden: **1. rechtzeitiger B.:** (regelrecht) am Ende der Eröffnungsperiode*, d. h. bei vollständiger Eröffnung des Muttermundes; **2. vorzeitiger B.:** vor Wehenbeginn, birgt die Gefahr einer aszendierenden Infektion (vgl. Amnioninfektionssyndrom); **3. frühzeitiger B.:** während der Eröffnungsperiode; **4. verspäteter B.:** nach Abschluß der Eröffnungsperiode. Weitere Arten des B. sind: **5. hoher B.:** oberh. des unteren Eipols; **6. doppelter B.:** zweizeitiger B., Einriß am unteren Eipol nach hohem B.; **7. falscher B.:** Entleerung von wenig Flüssigkeit, die zw. die Eihäute diffundiert und sie nacheinander einreißt.

Blastem (gr blastema Keim) n: Keimstoff, indifferentes Keimgewebe.

Blasto|genese f: (embryol.) Keimentwicklung; von der Zygote* durchlaufene erste Entwicklungsschritte bis zum Beginn der Embryogenese* i.e.S. (ca. 15. Tag); i.w.S. Entwicklung der Zygote bis zum ersten Herzschlag des Embryos (ca. 23. Tag); vgl. Morula, Blastozyste, Embryoblast.

Blasto|meren (gr meros Teil) f pl: (embryol.) durch Furchung* der Zygote* entstehende Zellen; teilen sich ohne Wachstum und werden so bei jeder Teilung kleiner, das Plasma/Kern-Verhältnis verschiebt sich zugunsten der Kerne.

Blasto|pathie f: pränatale Erkrankung mit der Folge einer intrauterinen Entwicklungsstörung der Frucht in den ersten 2 Wochen nach der Konzeption; besteht i.d.R. aus tiefgreifenden Fehlbildungen inf. Umorganisation des Keims (z.B. Zyklopie).

Blasto|zyste f: (embryol.) aus der Morula* etwa am 4. Tag nach Befruchtung sich entwickelnde Zellansammlung, die eine Blastozystenhöhle (Keimblase) bildet und bei der eine äußere Zellschicht (Trophoblast*) und eine innere Zellmasse (Embryoblast*) unterschieden werden können (Abb.).

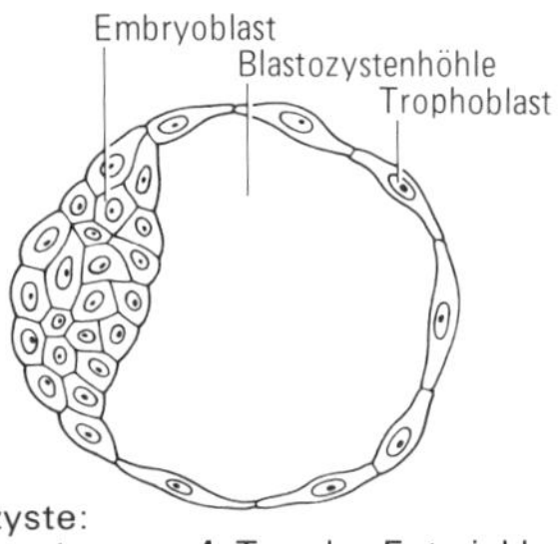

Blastozyste:
Struktur etwa am 4. Tag der Entwicklung des menschlichen Embryo

Blennor|rhoea neo|natorum (gr blennos Schleim; rhoe Fluß) f: s. Gonoblennorrhoe.

Blue baby (engl): s. Herzfehler, angeborene.

Blut|austausch: s. Austauschtransfusion.

Blut|gruppen|gutachten: von spez. Blutgruppensachverständigen auf Verlangen von Gerichten oder im privaten Auftrag erstellte, auf erblich-polymorphen Blutgruppenmerkmalen basierende Expertisen zur Klärung strittiger Abstammung oder Verwandtschaft. Heranzuziehende offizielle Erbsysteme bzw. -eigenschaften, mit denen vollgültige Vaterschaftsausschlüsse möglich sind, werden durch amtliche Richtlinien sowie Grundsatzgutachten des Bundesgesundheitsamts festgelegt. Auch mit sonstigen, nichtoffiziellen Systemen und Eigenschaften sind (nach Bestätigung durch Zweitbegutachtung) im Weg der freien richterlichen Beweiswürdigung Vaterschaftsausschlüsse möglich. Durch offizielle Erbsysteme und -eigenschaften werden derzeit ca. 90% der Nichtväter von der Vaterschaft ausgeschlossen. Im Einzelfall hängt die Ausschlußwahrscheinlichkeit für einen Nichtvater von der Blutformel bei Mutter und Kind ab und bewegt sich zw. nahezu Null und nahezu 100%. Bei Nichtausschluß werden die serol. Befunde biostatistisch auf der Basis des Bayes-Theorems (z.B. im Ansatz von Essen-Möller) ausgewertet. In Fällen strittiger Vaterschaft erhält man eine Vaterschaftswahrscheinlichkeit (W %), die angibt, wie häufig unter 100 gleichgelagerten Fällen der betreffende Mann der wahre Vater des Kindes ist; 100-W bedeutet die Irrtumserwartung (unter der Voraussetzung eines Apriori von 0,5). Mit entspr. Rechenansätzen kann auch die Wahrscheinlichkeit leiblicher Mutterschaft, Elternschaft, Großelternschaft, Geschwisterschaft errechnet werden. Für Mehrmann- und Mehrkind- sowie Inzestfälle stehen ebenfalls entspr. Rechenformeln zur Verfügung. S.a. Fertilitätsgutachten, Anthropologisches Gutachten, HLA-Gutachten.

Blut|gruppen|in|kom|patibilität f: **1.** Vorhandensein von Ak des Empfängers (seltener des Spenders) gegen Eigenschaften von übertragenem Blut oder Blutbestandteilen, welche den Erfolg der Transfusion (Infusion usw.) in Frage stellen und Unverträglichkeitsreaktionen hervorrufen. **2.** Bildung von Ak bei der Mutter, durch welche das Kind geschädigt werden kann (s. Morbus haemolyticus neonatorum, Morbus haemolyticus fetalis, [Transfusionszwischenfälle]).

Blut|kreislauf: 1. B. des Erwachsenen: Der rechte Vorhof empfängt das Blut von den Vv. cavae und leitet es weiter in die rechte Kammer. Von dort fließt es durch die Lungenarterie (A. pulmonalis), wo der Druck relativ niedrig ist, zu den Lungen. In den Lungen nimmt es Sauerstoff auf, gibt CO_2 ab, kehrt zum linken Vorhof zurück und wird zur linken Kammer weitergeleitet. Von der linken Kammer fließt es durch die Aorta, wo der Druck hoch ist, durchströmt die Gewebe und kehrt zu den Vv. cavae zurück.

2. Fetaler B.: Beim älteren Fetus gelangt das in der Plazenta* arterialisierte Blut in die Nabelvene, von hier z.T. durch den Ductus venosus (Arantii), z.T. durch den Leberkreislauf in die V. cava inferior und von da zum rechten Vorhof des Herzens (Atrium dextrum). Hier kreuzt sich dieser Strom z.T. unbehindert mit dem aus der oberen großen Hohlvene (V. cava sup.), die das venöse Blut aus der Kopfgegend des Fetus sammelt und in die rechte Herzkammer (Ventriculus dexter) führt. Das Blut aus der unteren gr. Hohlvene fließt zum größten Teil durch das ovale Loch (Foramen ovale) in den linken Vorhof (Atrium sin.), von hier in die linke Kammer (Ventriculus sin.), dann in die Aorta, um sich nun auf 2 Gefäßgebiete zu verteilen: a) über die Karotiden zum Kopf; b) über die Aorta zur unteren Hälfte des Fetus, um dann auch über die Nabelarterien (Aa. umbilicales) zurück zur Plazenta zu gelangen. Das Blut der oberen Hohlvene fließt von der rechten Kammer in das Anfangsstück der Lungenarterie (A. pulmonalis), von da zu einem kleinen Teil in die Lungen, zum größten Teil aber durch den Ductus arteriosus (Botal-

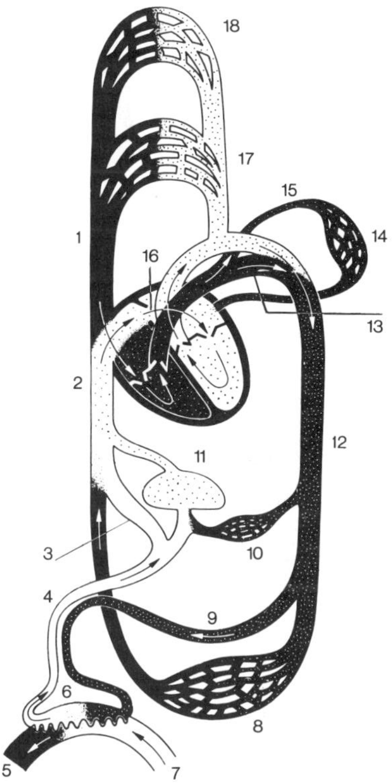

Blutkreislauf des Feten:
1: V. cava superior; 2: V. cava inferior; 3: Ductus venosus; 4: V. umbilicalis; 5: V. uterina; 6: Plazenta; 7: A. uterina; 8: untere Extremitäten; 9: Aa. umbilicales; 10: Darm; 11: Leber; 12: Aorta; 13: Ductus arteriosus; 14: Lunge; 15: A. pulmonalis; 16: Foramen ovale; 17: obere Extremitäten; 18: Schädelkreislauf

li) in die Aorta, um sich mit deren art. Blut zu vermischen. Ductus Botalli und Nabelgefäße obliterieren innerh. der ersten 6 Wo. postnatal, das Foramen ovale schließt sich meist (Ausbleiben führt zu Embryokardie*), womit dann ein eigentlicher Lungen- und Körperkreislauf geschaffen ist. **O_2-Sparschaltung des fetalen Kreislaufs:** Adaptation des fetalen Kreislaufs bei intrauterinen, überwiegend chronisch verlaufenden O_2-Mangelzuständen (z. B. Gestose*, Übertragung*). Es kommt zur Minderdurchblutung für den Feten nicht lebensnotwendiger Organe wie Extremitäten, Lungen, Intestinum; dadurch Abnahme des Gesamt-O_2-Verbrauchs und bessere Versorgung von Herz, Gehirn und Plazenta. Nachteile: Milchsäureüberproduktion in minderdurchbluteten Organen und dadurch primäre metabolische Azidose*.

Blut|mole f: Form des Abortiveis*, wobei nach Absterben des Embryos keine Ausstoßung erfolgt ist und es zur Blutung um das Ei und in der Eihöhle kommt; das völlig durchblutete Ei wird als B. bezeichnet. Aus der B. wird durch Organisation und Auslaugung des Blutfarbstoffs die heller aussehende sog. Fleischmole. Durch Kalkablagerung kann sich diese in die sog. Steinmole umwandeln.

Blut|schande: Inzest*.

Blut|trans|fusion, fetale f: syn. intraperitoneale, intrauterine, transuterine, transabdominale Transfusion; Infusion von 0 Rh-negativem Spenderblut in die freie Bauchhöhle des noch in utero befindlichen Feten. Das Verfahren beruht darauf, daß das Peritoneum von Feten für Erythrozyten gut durchgängig ist. Die Rh-negativen Erythrozyten, die durch die Rh-Antikörper der Mutter nicht zerstört werden können, gelangen durch das Bauchfell in die Blutbahn des Feten. **Ind.:** Die f. B. wird nur dann ausgeführt, wenn der Verdacht auf schwerste Schädigung eines Kindes inf. Rh-Unverträglichkeit b. Morbus* haemolyticus fetalis besteht. Die spektrophotometrische Untersuchung des durch Amnionpunktion entnommenen Fruchtwassers ergibt relativ zuverlässige Aussagen über den Zustand des Feten (s. Fruchtwasser-Spektrophotometrie).

Blutung, an|ovulatorische: s. Abbruchblutung.

Blutung, a|tonische: Blutung aus dem Uterus in der Nachgeburtsperiode inf. Kontraktionsschwäche des Uterus.

Blutung, a|zyklische: s. Metrorrhagie.

Blutung, dys|funktionelle: s. Dysfunktionelle Blutungen.

Blutung, juvenile: zu Beginn der Geschlechtsreife auftretende dysfunktionelle* Blutungen; s. Juvenile Blutungen, Anovulatorischer Zyklus.

Blutung, klimakterische: in den Wechseljahren unregelmäßig auftretende, häufig starke menstruationsähnliche Blutung; s. Klimakterium, Anovulatorischer Zyklus, Korpuskarzinom.

Blutungs|ana|mnese f: anamnestische Erhebung von Angaben zum Menstruationszyklus*: Alter bei der ersten Regelblutung (Menarche*), Zykluslänge, Dauer der Menstruation*, Blutungsstärke und evtl. Regeltempostörungen (s. Zyklusstörungen) oder Zwischenblutungen*.

Blutung, zerebrale: (gebh.) s. Hirnblutung, geburtstraumatische, Geburtsschäden.

Bochdalek-Hernie (Vincent B., Anat., Prag, 1801-1883) **f:** Bochdalek-Bruch; bes. Form der Zwerchfellhernie, die durch die posterolateral (links) liegende Lücke des Hiatus pleuroperitonealis (Bochdalek-Foramen) hindurchgehende Hernie. Häufigste Form der Neugeborenenhernien. Durch das Bochdalek-Foramen können schon intrauterin Dünndarm, Dickdarm, Milz und Teile der Leber nach oben in den Brustraum treten. **Folge:** Verdrängung von Herz und Mediastinum auf die Gegenseite, Kompressionsatelektase. **Cave:** Erstickung des Kindes innerh. weniger Minuten bis Stunden. Vgl. [Zwerchfellhernien].

Bonney-Probe (William Francis Victor B., Gyn., London): Elevation der Blasenhalsregion mit den gespreizten in den Fornix vaginae eingeführten Fingern oder mittels Tupfer bzw. Klemme; Harninkontinenz bei Elevation soll für das Vorliegen einer Streßinkontinenz (Sphinkterinkompetenz) sprechen. Auch bei korrekter Durchführung des Tests resultiert fast immer eine Kompression der Urethra, deshalb bei der Differenzierung einer Streßinkontinenz* von anderen Formen der Harninkontinenz* nur begrenzt taugliche Untersuchung.

Borderline-Tumor m: nicht-invasives Karzinom; die Bezeichnung wird vorwiegend für ein Ovarialkystom benutzt, welches von atypischem, noch intakten Basalmembranen aufsitzendem Epithel ausgekleidet ist. Es besteht potentielle Malignität; s. Kystadenom.

Botallismus m: Formen der Embryokardie*; Persistieren fetaler Kreislaufverhältnisse nach der Geburt mit offenem Foramen ovale und Ductus arteriosus Botalli apertus; s. a. Blutkreislauf.

Bowen-Karzinom (John B., Dermat., Boston, 1857-1941) n: aus der Bowen-Krankheit hervorgegangenes Karzinom mit infiltrierendem, destruierendem Wachstum, lymphogener Metastasierung und zweifelhafter Prognose. Ther.: Exzision, Strahlentherapie.

Bowen-Krankheit: syn. Morbus Bowen; intraepidermales Karzinom (Carcinoma* in situ) mit invasiver Potenz; scharf begrenzter,

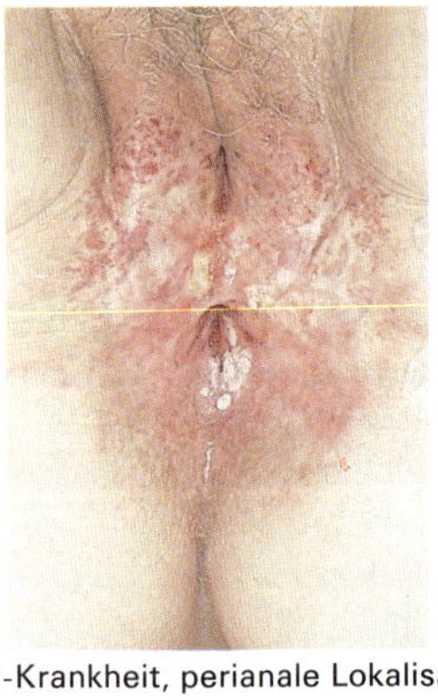

Bowen-Krankheit, perianale Lokalisation

linsen- bis handtellergroßer, oft solitärer, entzündlich geröteter Herd mit psoriasiformen Schuppenkrusten (s. Abb.). Sehr langsames peripheres Wachstum, Ulzeration ist Hinweis auf Übergang in Bowen*-Karzinom. Nach langem Bestand Einbruch ins Korium und Metastasierung möglich. Das früher oft verordnete Arsen förderte die Entstehung. **Sitz:** bes. Gesicht, Rumpf, Finger; aber auch Mundschleimhaut, Vulva oder Glans penis. **Ther.:** Exzision im Gesunden, Kryotherapie, lokale Zytostatikatherapie, Röntgenweichstrahlentherapie.

Bozeman-Fritsch-Uterus|katheter (Nathan B., Gyn., New York, 1825-1905; Heinrich F., Gyn., Bonn, 1844-1915) m: doppelläufiger Katheter zur Uterusausspülung (s. Abb.).

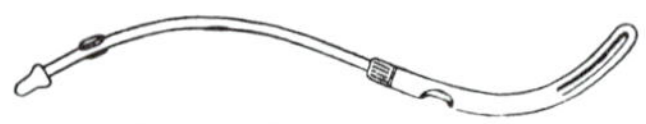

Bozeman-Fritsch-Uteruskatheter

Bracht-Hand|griff (Erich B., Gyn., Berlin, geb. 1882): (gebh.) bei Entwicklung der Beckenendlage* (s. Abb.): Umfassen, Zusammenhalten und Anheben der mit dem Rücken nach vorn gerichteten Fruchtwalze des schon geborenen Teils des Kindes, wobei gleichzeitig von oben her kräftig gedrückt werden muß und

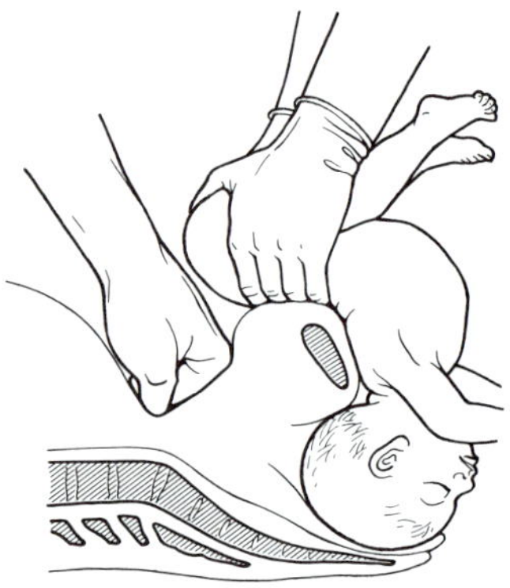

Bracht-Handgriff

der Körper des Kindes um die Symphyse rotiert. Dadurch können in vielen Fällen Arme und Kopf ohne sonstige Manualhilfe* entwikkelt werden.

Brachy|menor|rhoe (gr brachys kurz) f: verkürzte und meist schwache Regelblutung (Hypomenorrhoe) über wenige Stunden bis 1½ Tagen; bei ovarieller oder uteriner Unterfunktion (z.B. nach Strahlentherapie, Endomyometritis, aber auch unter längerer Einnahme von Ovulationshemmern).

Braxton-Hicks-Kontraktionen (John B., Gyn., London, 1825-1897) f pl: s. Schwangerschaftswehen (Abb.).

Braxton-Hicks-Wendung: Zweifingerwendung bei noch nicht vollständig erweitertem Muttermund, vorzeitige Wendung (s. Abb.); Form der gebh. Wendung*. Kombinierte Wendung auf den Fuß bei Kopf- und Querlagen mit anschl. leichter Zugbelastung des Fußes bei noch nicht vollständig erweitertem Muttermund. Spontanausstoßung des Kindes muß stets abgewartet werden. Vorbedingungen: Muttermund muß für mind. 2 Finger durchgängig sein.

Brenner-Tumor (Fritz B., Pathol., Frankfurt, geb. 1907) m: meist gutartiger, fast immer einseitiger Ovarialtumor bis zu Kopfgröße, stammt vom Zölomepithel ab (heterotope Determinierung zu Urothel); hist. faserreiches Stroma und rundliche, u. U. schleimbildende Epithelnester. Einige B.-T. sind endokrin ak-

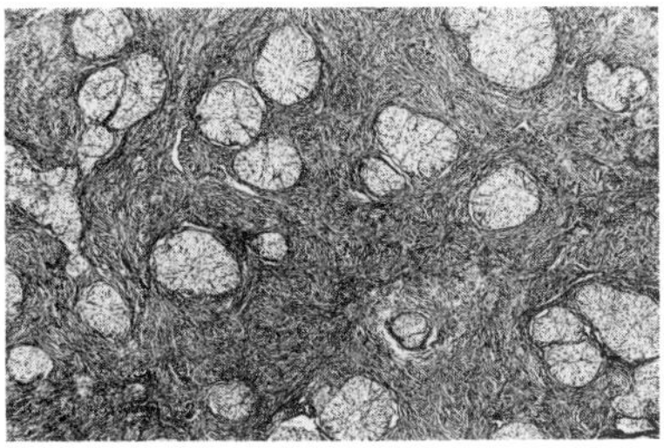

Brenner-Tumor, Ovar

tiv (Östrogenbildung); beim sehr seltenen maligenen B.-T. entartet die epitheliale Komponente karzinomatös. S. Ovarialtumoren.

Breus-Mole (Karl B., Gyn., Wien, 1852-1914) f: auch Breus-Hämatommole, subchoriales Hämatom; partielle Hämatombildung zw. Chorion* und Dezidua*, wodurch die Amnionhöhle nach innen vorgewölbt wird.

Bromo|criptin (INN) n: Bromocriptinum (INN-L), Bromocriptine (INN-E), 2-Brom-α-ergocriptin (IUPAC); CAS-Nr. 25614-03-3; $C_{32}H_{40}BrN_5O_5$; MG 546,51; Dopaminantagonist, Prolaktinhemmer*, gehört zur Gruppe der zyklischen Peptide der Lysergsäurederivate; durch eine 1000fach höhere Affinität zu den

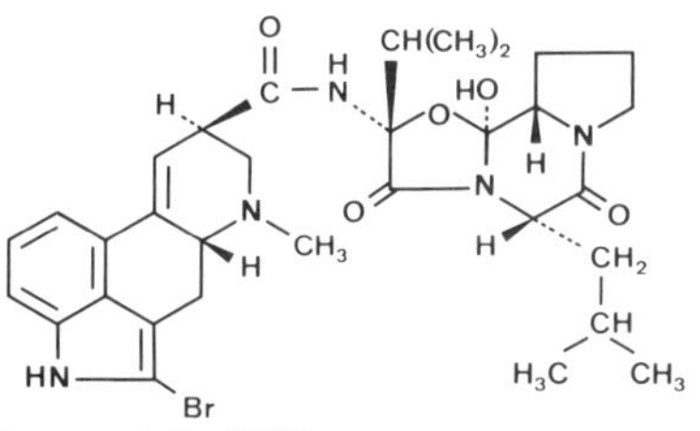

Bromocriptin (INN)

Dopaminrezeptoren des Hypophysenvorderlappens wird die Freisetzung von Prolaktin* gehemmt. **Therapeutische Anw.:** zum primären und sekundären Abstillen, bei Galaktorrhoe, Milchstau, Mastitis, prolaktinbedingten prämenstruellen Beschwerden, Zyklusstörungen, Amenorrhoe, Sterilität, ferner bei Akromegalie, Parkinson-Syndrom, Prolaktinom*. Vgl. Lisurid.

Brunschwig-Operation (Alexander B., Chir., New York, 1901-1969) f: Supraradikaloperation bei weit fortgeschrittenen Genitalkarzinomen mit abdominaler Ausräumung (Eviszeration) des kleinen Beckens, Implantation der Ureteren in den Darm und Anlage eines Anus praeternaturalis.

Brust|drüse: Mamma*.

Brust|drüse, ak|zessorische: s. Akzessorische Mamma.

Brust|drüsen|entzündung: Mastitis*.

Brusterhaltende Operationen f pl: Op. kleiner Mammakarzinome mit dem Ziel der Erhaltung der Brust oder der Erleichterung einer späteren Rekonstruktion (s. Mammaplastik). **Verfahren: 1.** Tumorexzision, sog. Tylektomie*; **2.** Segmentektomie; **3.** Quadrantenresektion*; **4.** Entfernung des gesamten Drüsengewebes und Ersatz durch eine Mammaprothese*; s. Mastektomie, subkutane.

Brust|ernährung: Stillen*.

Brust|knospe: s. Tanner-Stadien.

Brust|krebs: s. Mammakarzinom.

Brust|lymph|knoten: Nodi lymphatici pectorales; s. Achsellymphknoten (Abb.), Sorgius-Lymphknotengruppe.

Brust|milch: Muttermilch*.

Brust|warze: Papilla mammae, Mamilla, Mamille; etwas unterhalb der Brustmitte gelegene, meist leicht nach oben-außen gerichtete gerunzelte pigmentierte Erhebung, umgeben vom Warzenhof (Areola* mammae). Nahe der helleren Warzenspitze münden die 12 - 20 Milchgänge (Ductus* lactiferi) in den sog. Milchporen. Gefäßfüllung und Kontraktion glatter Muskelzellen unter B. und Warzenhof führen zur Erektion der Mamille. Durch eine sehr flache oder eingezogene B. (sog. Hohlwarze*) kann der Saugakt beeinträchtigt werden. Überzählige B. (Hyperthelie) treten bevorzugt entlang der Milchleiste* von der Achselhöhle bis zur Leistengegend auf; vgl. Akzessorische Mamma.

Brust|warzen|plastik f: rekonstruierende Mamillenplastik*, z. B. nach Mastektomie*.

Brut|schrank: 1. Wärmeschrank mit thermostatischer Regulation (z. B. zur Aufbewahrung von Blutkulturen); **2.** Inkubator*.

BT: Abk. für **B**asal**t**emperatur*.

Bulbi vestibuli (lat bulbus Zwiebel, Anschwellung) m pl: paarige, dem unpaaren männlichen Corpus[*] spongiosum penis entsprechende Schwellkörper an der Basis der kleinen Schamlippen (Labia minora pudendi), jeweils von einem M. bulbospongiosus überzogen.

Bulimia nervosa (gr boulimia Heißhunger) f: syn. Bulimarexie, Freß-Kotzsucht, Eß-Brechsucht; psychogene Eßstörung, bei der exzessive, meist hochkalorische Nahrungsmengen in kürzester Zeit zugeführt und anschließend Maßnahmen ergriffen werden, das Körpergewicht in einem (sub)normalen Rahmen zu halten (z. B. abwechselnd mit periodischem Fasten oder gefolgt v. selbstinduziertem Erbrechen oder Mißbrauch v. Laxanzien oder Diuretika). Geschätzte Prävalenz: 2 - 4% aller Frauen zw. dem 18. und dem 35. Lj. Häufig gehen extremes Übergewicht oder Anorexia* nervosa der Entwicklung dieses Syndroms voraus. **Kompl.:** Hypokaliämie, Herzrhythmusstörungen, Nierenschäden, Parotisschwellungen, Zahnveränderungen, gastrointestinaler Reflux, akute Magendilatation, chronische Heiserkeit, epileptische Anfälle. **Ther.:** Psychotherapie (z. B. Verhaltenstherapie). Vgl. Eßstörungen, psychogene, [Fettsucht].

Bulimie f: syn. Hyperorexie; Heißhunger, Eßsucht, Freßsucht; ein vieldeutiges Sympt. mit organischen (z. B. Hypoglykämie) oder seelischen Ursachen (z. B. im Rahmen einer Magersucht). Auch Leitsymptom der Bulimia* nervosa, wenn gleichzeitig Maßnahmen z. Gewichtskontrolle ergriffen werden. Vgl. Eßstörungen, psychogene.

C

Call-Exner-Körperchen (Friedrich von C., Arzt, 1844-1917)**:** kleine, rundliche, von radiär angeordneten Granulosazellen umgebene Hohlräume in der Membrana granulosa reifer Follikel im Ovar*, enthalten Follikelflüssigkeit; kommen auch im Granulosazelltumor* des Ovars, hier in wahlloser Anordnung, vor und sind für diese Tumorart diagnostisch von Bedeutung.

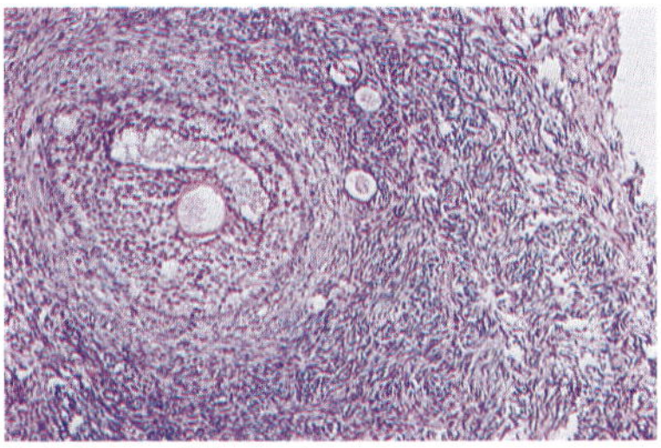

Call-Exner-Körperchen:
Befund in der Membrana granulosa eines reifenden Follikels im Ovar

Canalis (lat) m**:** Kanal.

Canalis cervicis uteri m**:** Gebärmutterhalskanal; vgl. Cervix uteri.

Canalis inguinalis m**:** Leistenkanal; enthält bei der Frau das runde Mutterband (beim Mann den Samenstrang).

Canalis obturatorius m**:** lateral oben im Foramen obturatum des Hüftbeins; enthält A., V. und N. obturatorius.

Canalis pudendalis m**:** s. Alcock-Kanal.

Canalis sacralis m**:** Sakralkanal; Fortsatz des Wirbelkanals im Kreuzbein.

Cancer en cuirasse (frz)**:** Panzerkrebs; Endstadium eines sich selbst überlassenen Mammakarzinoms*, heute selten; Umklammerung der betroffenen Brustseite v. einem Geschwürpanzer inf. regionärer, lymphogener, intrakutaner karzinomatöser Ausbreitung mit Entwicklung einer starren Haut des Thorax, oft von dunkelroter Farbe.

Candida albicans (lat candidus glänzend, weiß) f**:** dünnwandige, grampos., kapsellose, nichtsporenbildende fakultativ pathogene Hefen von ovaler bis rundlicher Form, die sich als Saprophyten in Hautfalten, Mundhöhle, Darm und Vagina durch Sprossung (Blastosporen, Sproßzellen) vermehren. Bei verminderter (lokaler oder allg.) Abwehrlage konvertiert C. a. in eine parasitäre Wachstumsphase

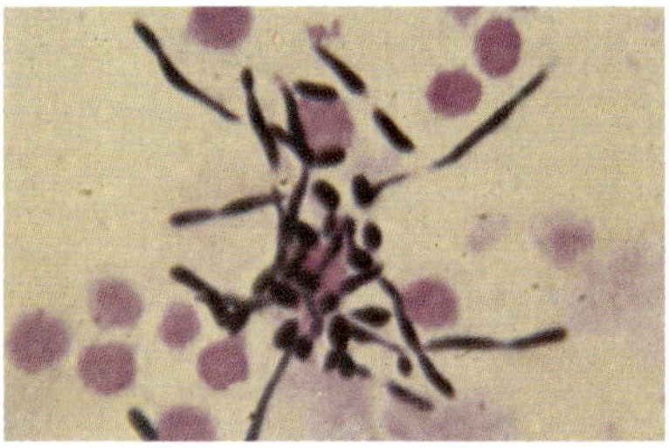

Candida albicans:
Pseudomyzel und ovale Sproßformen

und tritt in Form fadenartiger Zellen auf (s. Abb.), wobei ein sog. Pseudomyzel (vgl. [Myzel]) entsteht, und Erkrankungen an Haut, Schleimhäuten und inneren Organen induziert werden. S. [Mykosen].

Candida|mykose, vulvo|vaginale f**:** s. Vulvovaginitis candidomycetica.

Candida|vulvitis f**:** s. Vulvovaginitis candidomycetica.

Candidose der Scheide: s. Vulvovaginitis candidomycetica.

Caput galeatum (lat caput Kopf) n**:** umgangssprachliche Bez. Glückshaube; Eihautteile, die den kindlichen Kopf bei der Geburt wie eine Haube bedecken.

Caput suc|cedaneum n**:** s. Geburtsgeschwulst.

Carcinoma in situ (gr karkinos Krebs) n**:** präinvasives Karzinom (der Gruppe 0), sog. Oberflächenkarzinom; Karzinom*, das die Basalmembran[*] noch nicht durchbrochen

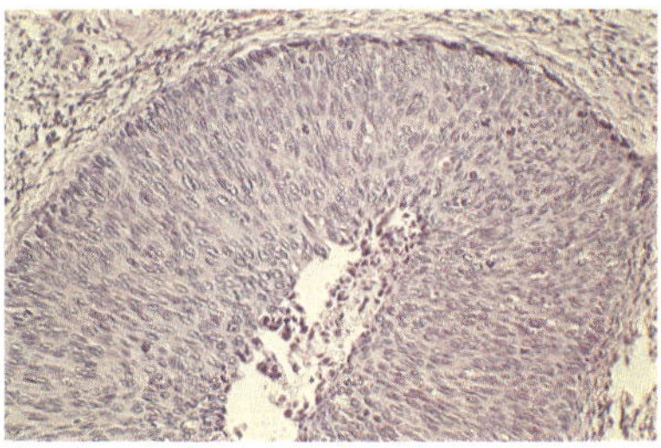

Carcinoma in situ:
Befund der Portio, innerhalb einer Zervixdrüse

hat (intraepitheliale Neubildung mit hochgradigen zellulären und epithelialen Atypien, hist. weder in Aufbau noch Struktur von einem karzinomatös entarteten Epithel zu unterscheiden). Im Einzelfall ist nicht vorauszusagen, wann ein C. i. s. in ein invasives Karzinom übergeht (oft lange Latenz). Das C. i.s. gilt als obligates Anfangsstadium eines Karzinoms

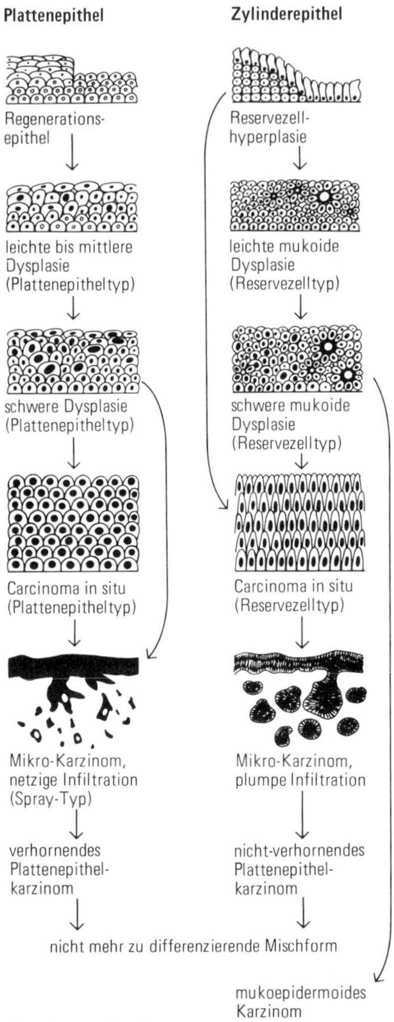

Carcinoma in situ:
Karzinogenese an der Portio, ausgehend von der Regenerationsschicht des geschichteten Plattenepithels und von der Reservezellschicht des zervikalen Zylinderepithels

und ist vom Mikro- bzw. sog. Frühkarzinom (Basalmembran bereits durchbrochen) hist. abzugrenzen. Vgl. Präkanzerose.

Carunculae hymenales myrtiformes (Dim. von lat caro Fleisch) f pl**:** myrtenblattförmiges Fleischwärzchen, die geschrumpften Reste des zerstörten Hymens i. a. nach Geburten.

Castillo-Syn|drom n**:** s. Argonz-Ahumada-Castillo-Syndrom.

Cava-inferior-Syn|drom n**:** Kurzform f. Vena*-cava-inferior-Syndrom.

Cerclage (frz)**:** Kreisnaht; (gebh.) gebraucht für den operativen Verschluß des Zervikalkanals in der Schwangerschaft bei Zervixinsuffizienz*. **Formen: 1.** Zervixumschlingung ohne Kolpotomie (McDonald) mit nicht resorbierbarem Nahtmaterial oder Mersilene-Band; **2.** Zervixumschlingung mit Kolpotomie (Shirodkar), wobei die Blase bis in Höhe des inneren Muttermundes abpräpariert wird und wie bei der Modifikation nach McDonald eine zirkuläre Naht angelegt wird; **3.** Zervixverschluß (Wurm-Hefner) durch Legen zweier um 90° gegeneinander versetzter U-Nähte mit nicht resorbierbarem Material; **4.** totaler Muttermundverschluß (Szendi) durch sagittal gestellte Einzelknopfnähte im Abstand von etwa 1 cm. Bei Verwendung von nicht resorbierbarem Material Entfernung in der 38. - 39. Woche, bei Wehenbeginn, Blasensprung oder Blutungen.

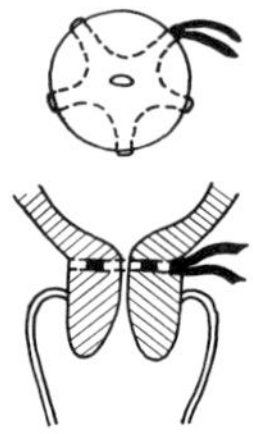

Cerclage:
Zervixumschlingung nach McDonald

Cervicitis (lat cervix, cervicis Nacken, Hals) f**:** Entz. des Halskanals der Gebärmutter; s. a. Zervizitis.

Cervix f**:** Nacken, Hals.

Cervix-: s. a. Zervix-.

Cervix score: 1. (gyn.) auf den Zervixfaktor* gerichtete Untersuchung zur indirekten Erfassung des Ovulationszeitpunktes. Der Zervixindex nach Insler bewertet 4 Kriterien: Menge des Zervixschleims, seine Spinnbarkeit (s. Spinnbarkeitstest), das Farnkrautphänomen* und die Weite des Muttermundes mit einer Gradeinteilung von 0 - 3; semiquantitative Bestimmungsmethode für die Östrogenisierung als Ausdruck der Follikelreifung (s. a. Zervixschleim, Konzeptionsoptimum); **2.** (gebh.) Beurteilung des Übergangs in aktive Geburtsphase (s. Geburtsreife) durch Einteilung von Stand, Länge, Konsistenz und Weite der Zervix mit dem Score nach Bishop.

Cervix uteri m**:** Gebärmutterhals; etwa

3 cm langer Hals des Uterus*, unterteilt in Portio supravaginalis (beginnend am Isthmus uteri) und die zapfenförmig in die Scheide ragende Portio vaginalis cervicis (Portio i. e. S.) mit einem Überzug von geschichtetem, nichtverhornendem Plattenepithel (Ektozervix) analog der Vagina*. Die den Zervikalkanal auskleidende Schleimhaut (Endozervix) ist aus einschichtigem hochprismatischem Epithel aufgebaut und besitzt Falten (Plicae palmatae) und verzweigte Drüsen, die zyklusabhängig unterschiedlichen Zervixschleim* bilden. Vgl. Epithelgrenze.

Chemische Kontra|zeption f: s. Kontrazeption, chemische.

Chiari-Frommel-Syn|drom (Johann Ch., Gyn., Wien, 1817-1854; Richard F., Gyn., Erlangen, 1854-1912) n: syn. Laktationsatrophie des Genitale; Uterusatrophie und sekundäre Amenorrhoe bei postpartal verlängerter oder (u. U. monate- oder jahrelang) persistierender Laktation*. **Sympt.:** subjektiv Leib-, Rücken- und Kopfschmerzen, psychische Verstimmungen. **Ätiol./Path.:** als Urs. der Hemmung der vegetativen und germinativen Ovarialfunktion wird eine Regulationsstörung im Zwischenhirn-Hypophysen-System, evtl. auch eine gestörte Nebennierenrinden- oder Schilddrüsenfunktion vermutet. **Diagn.:** erhöhte Ausscheidung von Prolaktin, verminderte Ausscheidung von FSH im Harn; die Basaltemperatur verläuft monophasisch. **Progn.:** Restitutio ad integrum ist möglich, oft jedoch persistiert die Amenorrhoe.

Eine besondere Variante des Ch.-F.-S. ohne vorausgehende Schwangerschaft auf Grundlage organischer (tumoröser) Prozesse wird als Argonz*-Ahumada-Castillo-Syndrom bezeichnet.

Chlamydia trachomatis (gr chlamys, chlamydos Mantel) f: Chlamydienspezies mit mehreren in ihrer Pathogenität deutlich versch. Subspezies (Serovars): **Serovars A - C** verursachen das Trachom[*]; **Serovars D - K** sind die häufigsten Erreger der Urethritis[*] non gonorrhoica und der nichtgonorrhoischen Zervizitis*; außerdem der Salpingitis*, Perihepatitis, Epididymitis, Einschlußkonjunktivitis* und Neugeborenenpneumonie; **Serovars L_1 - L_3** sind die Erreger des Lymphogranuloma* inguinale. **Morphol.:** lichtmikroskopisch kaum zu erkennen. Zwei Formen: 0,2 - 0,4 µm messende sog. Elementarkörperchen (infektiös, überwiegend extrazellulär), die sich in 0,5 - 0,7 µm messende sog. Partikular- oder Initialkörperchen (intrazellulär) umwandeln. Letztere bilden intraplasmatische Einschlüsse in der Wirtszelle. **Kultur:** wächst nicht auf künstlichen Nährböden, Isolierung erfolgt mit der Zellkultur (z. B. McCoy-Zellen); Nachweis der Einschlüsse mit monoklonalen Antikörpern oder mit chemischen Färbemethoden (z. B. mit Lugol-Lösung oder nach Giemsa). In Sepharosephosphat-Transportmedium b. 4°C 1 - 2 Tage haltbar; unter anderen Bedingungen erhebliche Verminderung der Infektiosität. Direktnachweis im Abstrichpräparat immun. mit Immunfluoreszenz oder Enzymimmunoassay möglich. **Serol.:** KBR nur bei Lymphogranuloma inguinale positiv. In diesen Fällen sowie bei chronischen und schweren Infektionen mit Serovars D - K vielfach Antikörper im Serum mittels Immunfluoreszenztest nachweisbar. **Epidemiologie:** Erregerreservoir ist der Mensch, Übertragung durch Kontaktinfektion.

Chlamydien f pl: Gattung kokkoider bakterienähnlicher Mikroben der Fam. Chlamydiaceae; obligate Zellparasiten; nach Aufnahme durch Phagozytose erfolgt die Vermehrung intrazellulär durch Zweiteilung. Man unterscheidet 2 Arten: Chlamydia trachomatis mit mehreren Subspezies (Serovars) und Chlamydia psittaci. Ch. werden heute häufig bei Genitalinfektionen beobachtet (s. Chlamydia trachomatis).

Chloasma (gr chloazein sprossen, grünen) n: syn. Melasma; meist symmetrisch auftretende, scharf begrenzte, unregelmäßig gestaltete gelblichbraune Flecken im Gesicht, bes. an Stirn, Wangen, Kinn; versch. auslösende Ursachen sind beschrieben: **Ch. hormonale:** melanozytenstimulierendes Hormon (MSH), Östrogene, Gestagene; vgl. Chloasma gravidarum. **Ch. medicamentosum:** Hydantoin, Mesantoin, Chlorpromazin, hormonale Kontrazeptiva. **Ch. cosmeticum:** Photosensibilisierung durch Furocumarine (Psoralen, Bergapten).

Chloasma gravidarum n: syn. Chloasma uterinum; physiologische Hyperpigmentierung der Gesichtshaut (s. Chloasma), tritt bei etwa zwei Drittel der Schwangeren (meist im 2. Monat) auf und bildet sich gewöhnlich nach der Entbindung zurück; zuweilen bleibt es lange bestehen (Chloasma gravidarum perstans). Entspricht einem Chloasma hormonale und kann daher außerhalb der Schwangerschaft auch bei Ovarialtumoren, hormoneller Kontrazeption und hormoneller Dysregulation auftreten.

Chlor|madinon|acetat n: 6-Chloro-17-hydroxy-pregna-4,6-dien-3,20-dion-acetat; $C_{23}H_{29}ClO_4$, MG 404,94; oral wirksames Gesta-

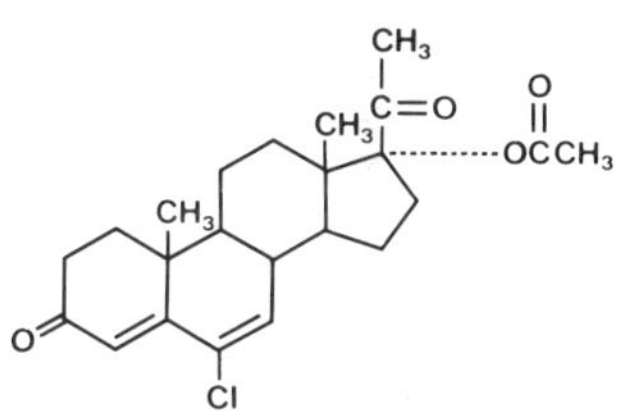

Chlormadinonacetat

gen mit antiandrogener Wirkung, leitet sich vom 17α-Hydroxy-progesteron ab. Verwendung: bei Androgenisierungserscheinungen zur Behandlung von Zyklusstörungen und, in Kombination mit Östrogenen, zur hormonalen Kontrazeption*; vgl. Gestagene, Antiandrogene.

Chlor|odontie (gr odous, odontos Zahn) f: grüngelbliche Verfärbung der Milchzähne durch Einlagerung von Bilirubin nach Morbus* hämolyticus neonatorum; z. T. mit Schmelzhypoplasien und -defekten kombiniert. Das bleibende Gebiß wird nicht betroffen.

Choanal|a|tresie (gr choanos Trichter) f: angeb. knöcherner oder membranöser Verschluß der hinteren Nasenöffnung, ein- oder beidseitig; bedingt schwerste Atemnot des Neugeborenen bei doppelseitigem Verschluß (Nasenatmung unmöglich), da es noch nicht fähig ist, spontan durch den Mund zu atmen (zunächst Rachentubus einführen, später op. Korrektur).

Chor|angiom (gr angeion Gefäß) n: kapilläres Hämangiom des plazentaren Zottenstromas; als Folge eines Ch. der Plazenta können Totgeburten auftreten.

Chor|angiomatosis placentae f: s. Plazentationsstörungen.

Chorio|amnionitis f: entzündliche Veränderung (u. a. Granulozyteninfiltrationen) der Plazenta und der Eihäute beim Amnioninfektionssyndrom*.

Chorion (gr Zottenhaut) n: Zottenhaut, mittlere Eihaut; entwickelt sich aus Mesoderm* und Trophoblast*; zunächst ganz mit Zotten besetzt. **Ch. villosum:** gegen Ende des 2. Schwangerschaftsmonats atrophieren die der Decidua capsularis zugewandten Zotten. Dieser Teil des Ch. entwickelt sich zum **Ch. laeve** (Zottenglatze): dem Teil der künftigen Eihäute*. Die in der Decidua basalis wurzelnden Zotten hypertrophieren; dieser Teil des Ch. entwickelt sich zum **Ch. frondosum:** Die einzelnen Zottenbäume treten in enge Verbindung mit der darunter liegenden Decidua basalis, woraus die Plazenta* entsteht. Die Chorionepithelien bilden HCG, Östrogene und Progesteron.

Chorion|adenoma de|struens n: syn. destruierende invasive Blasenmole, auch Chorionepitheliose; Form der Trophoblasttumoren*, entsteht aus einer kompletten Blasenmole* durch Invasion des Zyto- und Synzytiotrophoblasten in das Myometrium, häufig unter dessen Zerstörung bis unter den Serosaüberzug des Uterus. Die **Progn.** ist dennoch sehr viel günstiger als die des malignen Chorionepithelioms*; eine Metastasierung ist selten (und meist spontan reversibel), die komplette Rückbildung nach Lokalexzision möglich. Erhöhte Gonadotropinkonzentrationen im Serum weisen auf verbliebenes Tumorgewebe hin. Bei Durchbruch durch die Uterusserosa kann eine Hysterektomie* erforderlich werden.

Chorion|bi|opsie (gr opsis Betrachten) f: auch Chorionzottenbiopsie; Gewinnung von Trophoblastzellen aus dem Chorion frondosum der Plazenta mittels spez. Katheter unter Ultraschallkontrolle oder endoskopisch unter Sicht in der 7. - 12. SSW, damit wesentlich früher (von Bedeutung, wenn ein Schwangerschaftsabbruch* aus embryopathischer Indikation erwogen wird) als bei der vergleichbaren Amniozentese* (jedoch mit höherem Risiko belastet). Die Ch. wird transzervikal oder (seltener) transabdominal ausgeführt; die gewonnenen Zellen werden biochemisch und gentechnologisch untersucht mit dem Ziel der Pränataldiagnostik*, chromosomaler u. a. Anomalien.

Chorion|epi|theliom, malignes n: syn. Chorionkarzinom; sehr bösartige Wucherung extraembryonaler fetaler Zellen, maligne Form der Trophoblasttumoren*; geht meist vom Zyto- und Synzytiotrophoblasten der Plazenta aus und wächst ohne Zottenstroma invasiv und destruierend unter Eröffnung von und Einwachsen in Gefäße in das Myometrium ein; daher ausgeprägte Blutungsneigung, häufige und frühzeitige Metastasierung in Lungen und Vagina. **Lokalisation:** v. a. im Uterus nach Geburten, Aborten und insbes. kompletter Blasenmole*, selten (fortgeleitet oder metastatisch) in Tube, Ovar (auch primär als Keimzellgeschwulst) und extragenital (Mediastinum, Hoden); Sonderform: Placental-site-Tumor (leitet sich vom intermediären Trophoblasten ab, z. T. hochgradig bösartiger Verlauf). **Sympt.:** wie bei Blasenmole, ggf. Sympt. durch Fernmetastasen; diagn. Kürettage*. Die hist. Abgrenzung vom Chorionadenoma* destruens ist mitunter schwierig. **Ther.:** v. a. Chemotherapie mit Amethopterin (Fünfjahres-Überlebensrate über 50%).

Chorion|epi|theliosis f: s. Chorionadenoma destruens.

Chorion|gon|ado|tropin n: INN: Choriongonadotrophin; s. HCG.

Chorion|somato|mammo|tropin n: Abk. HCS, syn. HPL*.

Chorion|thyreo|tropin n: s. HCT.

Choristie (gr choristos getrennt, abgesondert) f: syn. Keimdislokalisation, Keimversprengung; angeb. Versprengung embryonalen Gewebes, z. B. von Nebennierenkeimgewebe in Niere oder Leber, Epidermiskeimen im Ovarium; vgl. Choristom.

Choristom n: dysontogenetische Geschwulst, entsteht durch tumorartige Proliferation versprengten ortsfremden Gewebes (Choristie*); kein echter Tumor. Vgl. [Hamartom].

Chrobak-Symptom (Rudolf Ch., Gyn., Wien, 1840-1910) n: tiefes Einsinken einer Sonde in nekrotisches Gewebe; insbes. bei Zervixkarzinom*.

Chromo|per|tubation f: aszendierende Füllung der Eileiter mit Farblösung (z. B. Indigokarmin) zur Darstellung der Tubendurchgängigkeit intra operationem (durch transuterine Injektion möglich) oder per Pelviskopie* (mit Vakuumintrauterinsonde); vgl. Hydropertubation, Sterilität.

Chromo|somale Geschlechts|bestimmung (gr chromos Farbe; soma Körper): s. Geschlechtsdiagnostik, pränatale, Geschlechtsdeterminierung, chromosomale.

Chromosomales Geschlecht: auch genetisches Geschlecht; s. Geschlecht, Geschlechtsdeterminierung, chromosomale.

Chromo|somen n pl: Träger der Erbinformation; intensiv färbbare, faden- oder schleifenförmige Bestandteile des Zellkerns; bestehen hauptsächlich aus DNA[*]-Molekülen und basischen Proteinen (Histone[*] u. a.). Die Chromosomenzahl ist ein artspezifisches

Merkmal; der Mensch hat 23 Chromosomenpaare (homologe Ch.), im diploiden Satz der Körperzellen also 46 Ch. (s. Karyogramm, Abb.); von diesen werden 22 Paare als Autosomen bezeichnet, ein Chromosomenpaar als Heterochromosomen. Beim weiblichen Geschlecht sind beide Heterochromosomen gleich (homogametisches Geschlecht; Karyotyp 46,XX), beim männlichen Geschlecht verschieden (heterogametisches Geschlecht; Karyotyp 46,XY). Ch. werden bei Zellteilung durch Mitose* identisch verdoppelt; Keimzellen mit einfachem (haploidem) Chromosomensatz entstehen durch Reduktionsteilung (s. Meiose). Vgl. Karyogramm, [Chromatiden], [Chromatin], Chromosomen-Aberrationen.

Chromo|somen-Ab|errationen (lat aberrare abweichen) f pl**:** Abweichungen von der normalen Chromosomenzahl (44 Autosomen* und 2 Geschlechtschromosomen*) oder strukturelle Abweichungen einzelner Chromosomen; sind wahrscheinlich oft durch eine Störung der Meiose* bedingt, können aber auch nach Störungen in den Furchungsteilungen der Zygote auftreten.

Bleibt bei der Reduktionsteilung die Trennung und Verteilung eines Chromosomenpaares aus (Non*-disjunction), so gelangen in die eine Keimzelle beide Chromosomen, in die andere jedoch keines. Durch die Befruchtung entsteht ein Keim, dessen Zellen entweder hyperdiploid (trisom) oder hypodiploid (monosom) sind. Diese aberranten Zellen sind meist nicht lebensfähig (s. Letalfaktor), können jedoch auch ausreifen. Dadurch geht der um ein Chromosom vermehrte oder verminderte Chromosomensatz in alle Zellen des neu entstandenen Organismus über.

Eine Chromosomen-Aberration der Geschlechtschromosomen findet sich z. B. beim Klinefelter*-Syndrom und bei der Gonadendysgenesie*, als autosomale Aberration beim Down*-Syndrom. Das Risiko chromosomaler Aberrationen steigt mit dem Alter der Eltern (s. Tab.). Vgl. Isochromosomen.

Chromosomen-Aberrationen
Häufigkeit chromosomaler Aberrationen nach dem Alter der Eltern

Mutter	Vater	Risiko
35–40 J.	35–40 J.	1–2%
35–40 J.	>41 J.	2–3%
41–43 J.	<41 J.	4%
41–43 J.	>41 J.	>5%
>43 J.	>43 J.	bis 9%

Chromo|somen-Ab|errationen, strahlenin|duzierte f pl**:** durch ionisierende[*] Strahlung ausgelöste Veränderungen an den Chromosomen* (Chromosomen-Mutationen, meist Chromosomen-Brüche) in somatischen Zellen oder in Keimzellen; nach hohen Strahlendosen (hohe therapeutische Strahlendosen, Atombombenopfer) auch beim Menschen in peripheren Blutzellen eindeutig nachgewiesen (s. Abb.). Exogen ausgelöste Chromosomen-Mutationen werden selten vererbt, da sie in der überwiegenden Zahl während der Pränatalperiode* letal wirken. Vgl. Strahlenschäden, genetische, [Reparatursysteme].

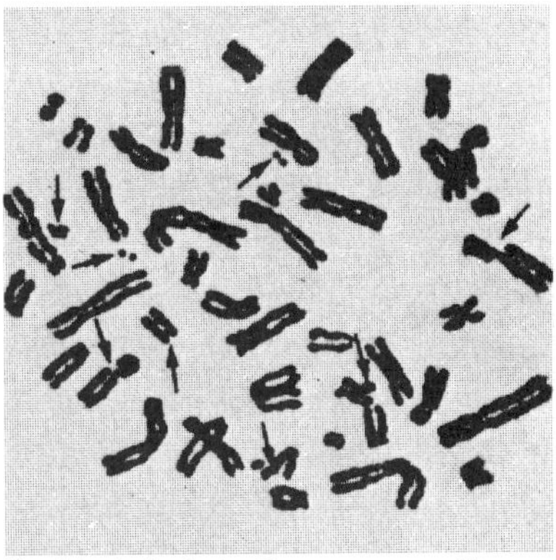

Strahleninduzierte Chromosomen-Aberrationen:
Diploider Chromosomensatz eines Lymphozyten mit verschiedenen strukturellen Veränderungen der Chromosomen (Pfeile)

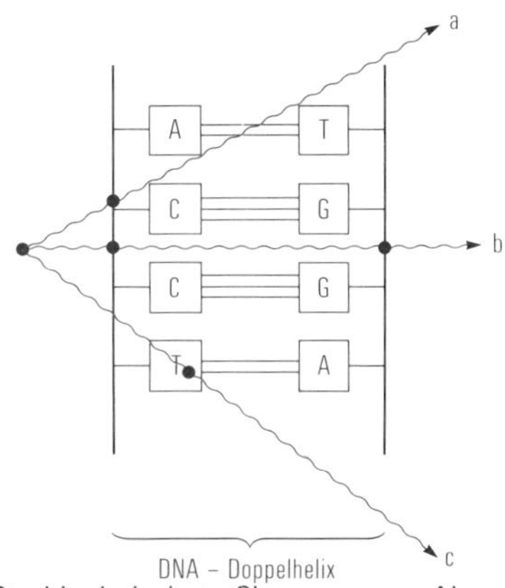

Strahleninduzierte Chromosomen-Aberrationen:
Wirkungen ionisierender Strahlung an der DNA; a: Einzelstrangbruch; b: Doppelstrangbruch; c: Basenschaden; A, T, C, G: korrespondierende Purin- und Pyrimidinbasen der DNA

Circum|ferentia (lat Umkreis) f**:** Umfang; z. B. Circumferentia articularis, knorpelüberzogener Umfang einer Gelenkfläche; auch spez. Bezeichnung für Umfänge des kindlichen Kopfes; s. Kopfmaße.

Clements-Test m: physikalische Methode (Schaumtest, Schütteltest) der pränatalen Lungenreifediagnostik*.

Clifford-Syn|drom (Stewart C., Päd., Brooklin, geb. 1900) n: syn. Ballantyne-Runge-Syndrom, Übertragungssyndrom, Plazentainsuffizienzsyndrom, pränatales Dystrophiesyndrom; inf. Übertragung* mit komplexer Dysfunktion der Plazenta (allmähliches Nachlassen der respiratorischen und trophischen Funktion) beim Neugeborenen auftretendes Krankheitsbild. Bei den Müttern handelt es sich v. a. um Erstgebärende über 26 Jahren. Die Geburt kommt wahrscheinlich aus anat. Gründen bzw. aufgrund endokriner Störungen nicht regelrecht in Gang; die Schwangerschaftsdauer beträgt meist über 280, häufig über 300 Tage. **Sympt.:** verminderte Menge des oft mekoniumhaltigen, braungefärbten Fruchtwassers; nahezu vollständiges Fehlen der Vernix caseosa beim Neugeborenen; trokkene, rissige, lamellenartig abschilfernde und oft gelblich gefärbte Haut von pergamentartiger Beschaffenheit; fehlende Lanugobehaarung. Die Neugeborenen sind häufig überlang und atrophisch (intrauteriner Gewichtsverlust, wahrscheinlich inf. Aufzehrung der Fettdepots) und weisen i. d. R. keine Mißbildungen auf; u. U. treten postnatal zentralvenöse Störungen (insbes. Krämpfe, Übererregbarkeit) auf. Eine intrauterine bzw. perinatale Aspiration von Fruchtwasser ist nicht selten; Folge: Bildung hyaliner* Membranen, Membransyndrom*. Relativ häufig kommt es zum intrauterinen* Fruchttod. **Progn.:** bei Überleben der Neugeborenenperiode relativ gut.

Clips: syn. Klips; Klemmen, Klammern, z. B. zur Unterbrechung der Eileiterdurchgängigkeit; vgl. Tubensterilisation.

Clomi|phen (INN): Clomifenum (INN-L), Clomifene (INN-E), Diethyl-(2-[p-(β-chlor-α-phenyl-styryl)-phenoxy]-ethyl)amin (IUPAC); CAS-Nr. 911-45-5; $C_{26}H_{28}ClNO$; MG 405,98;

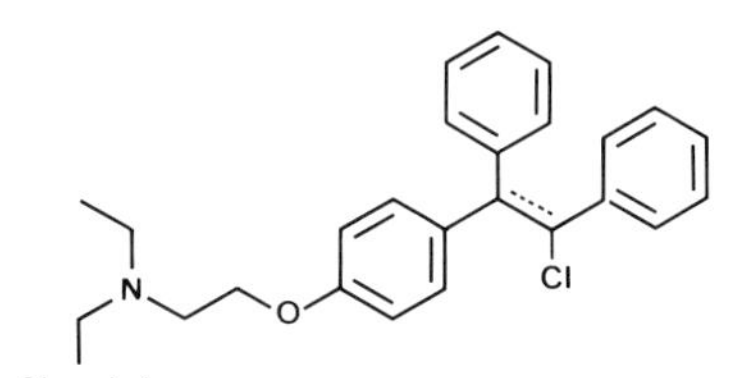

Clomiphen

synthetisches, schwach antiöstrogen wirkendes Stilbenderivat. **Wirkungsmechanismus:** kompetitive Hemmung der Östrogenrezeptoren im Hypothalamus und der Hypophyse, was durch eine verstärkte Ausschüttung von Gonadotropinen* zur Auslösung einer Ovulation* führt. **Therapeutische Anw.:** zur Ovulationsinduktion* bei anovulatorischem* Zyklus; regt beim Mann bei Oligospermie die Spermiogenese an. Vgl. Stilbene, Clomiphentest.

Clomiphen|test m: Verfahren zur Differenzierung einer zentral bedingten Amenorrhoe* (Funktionsprüfung), auch zur Ovulationsinduktion* bei anovulatorischem* Zyklus. **Prinzip:** Nach Verabreichung von 100 mg Clomiphen* über 5 Tage werden die dienzephalen Östrogenrezeptoren blockiert, was (normalerweise) zu einer kompensatorisch vermehrten Ausschüttung von LH* und FSH* und zur Stimulation der vegetativen (Produktion von Östrogenen und Progesteron*) und generativen Ovarialfunktion (Ovulation*) führt. **Beurteilung:** Ein positives Ergebnis (Auslösung einer Ovulation*) spricht für intakte Verhältnisse im Hypothalamus*-Hypophysen-System. Bei negativem C. kann die gonadotrope Partialfunktion des Hypophysenvorderlappens (Ausschüttung von LH und FSH) durch Stimulation mit LH-RH geprüft werden; vgl. Gonadotropintest.

Clonus uteri (gr klonos heftige unwillkürliche Bewegung) m: Gebärmutter im Zustand von fast pausenlos aufeinanderfolgenden Krampfwehen; vgl. Wehen.

Co|itus (lat coire, coitum sich vereinigen) m: syn. Kohabitation; s. Koitus.

Co|itus con|domatus m: Koitus* unter Verwendung eines Präservativs*.

Co|itus inter|ruptus m: älteste Methode der Kontrazeption*; der Penis wird beim Koitus* vor der Ejakulation aus der Vagina zurückgezogen und der Geschlechtsverkehr* in anderer Form fortgesetzt. **Nachteil:** eingeschränkte Zumutbarkeit für beide Partner; Zuverlässigkeit gering (Pearl-Index: um 25).

Co|itus per os m: unkorrekte Bez. für Fellatio*.

Cold injury syndrome (engl): syn. Kältesyndrom; s. Unterkühlung.

Collin-Spekulum (Anatole C., Instrumentenmacher, Paris, 1831-1923) n: **1.** selbsthaftendes Scheidenspekulum; **2.** Darmklemmen und Faßzangen für die Portio.

Collum-: s.a. Kollum-.

Colostrum n: s. Kolostrum.

Colp-: s. a. Kolp-, Vaginal-.

Columbia-Schema n: s. Mammakarzinom.

Condom n: syn. Präservativ*.

Con|duplicatio-corpore-Geburt (lat mit verdoppeltem Körper): Art der Selbstentwicklung* bei Querlage durch spitzwinklige Abknickung der kindlichen Brustwirbelsäule; s. Abb.

Condylomata acuminata (gr kondylos Verhärtung, Geschwulst) n pl: Feig- oder Feuchtwarzen; gutartige Epitheliome viraler Genese, offenbar eine terrainbedingte Variante der Verrucae[*] vulgares bei fast ausschließlich genito-analer Lokalisation. **Erreger:** Kondylomvirus*, zu den Papillomaviren* gehörig. Durch Geschlechtsverkehr übertragbar. **Inkubationszeit:** 4 Wochen bis zu mehreren Monaten. Das Angehen der Infektion wird gefördert durch Mazeration, z. B. bei Balanitis, Phimose, Urethritis, Fluor vaginalis, Intertrigo, Hämorrhoiden, Analekzem, Condylomata* lata. Aus stecknadelkopfgroßen Knötchen entstehen blumenkohl- u. hahnenkammartige papilläre Wucherungen. **Sitz:** Eichel, Vorhaut, Urethramündung, Anus, Rektalschleimhaut,

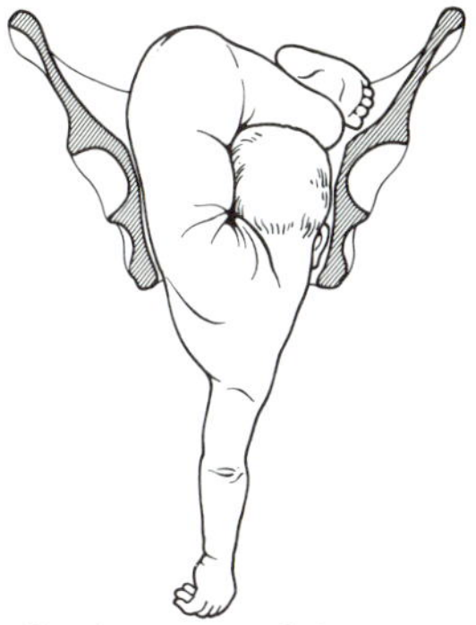

Conduplicatio-corpore-Geburt

Vulva, selten Scheidenwände und Portio. Krebsige Entartung ist bei klassischen C. a. nicht beschrieben (vgl. jedoch Condylomata plana). **Ther.:** Sanierung des Milieus, lokale Anwendung von Podophyllin, bei stärkerem Befall Elektrokoagulation, Kürettage; Partnerbehandlung.

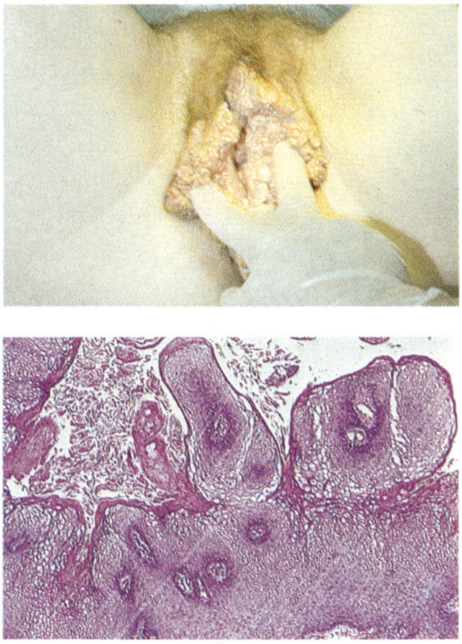

Condylomata acuminata: Makroskopisches Bild und histologischer Schnitt von Riesenkondylomen der Vulva

Condylomata lata n pl**:** breit aufsitzende, nässende, sehr treponemenreiche, daher hochinfektiöse Papeln im späten Sekundärstadium der Syphilis*; bes. an Stellen mit starker Schweißbildung (Vulva, Analtrichter, Axillen; s. Abb.).

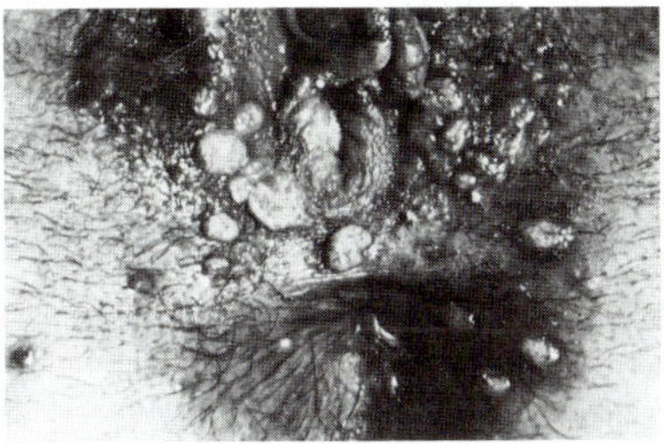

Condylomata lata

Condylomata plana n pl**:** Sonderform der Condylomata* acuminata, v. a. an der Cervix uteri, selten am Präputium beobachtet. **Erreger:** Vermutlich ein noch unbekanntes Virus, das mit Zervixdysplasien und Zervixkarzinomen in ätiologischen Zusammenhang gebracht wird.

Congestive pulmonary failure (engl)**:** Perfusionsstörung im Bereich der Lungenalveolen bei Neugeborenen auf der Grundlage von Atelektasen und vaskulärer Kongestion (relative Blutfülle). Die dadurch bedingte Ateminsuffizienz wird normalerweise rasch überwunden, kann aber bes. bei pathol. gesteigerter Gefäßpermeabilität und Transsudationsvorgängen zum Membransyndrom* führen.

Con|glutinatio ori|ficii externi cervicis f**:** Verschluß des äußeren Muttermundes inf. Verklebung der noch intakten Fruchtblase mit der Zervixinnenwand; seltene, zur Geburtsverzögerung führende Weichteilschwierigkeit unter der Geburt.

con|jugalis: ehelich.

Con|jugata f**:** s. Beckenmaße.

Con|junctivitis gonor|rhoica f**:** s. Gonoblennorrhoe.

con|natus: angeboren, konnatal*.

Contergan-Mißbildungen: s. Thalidomid-Embryopathie.

Coombs-Test (Robin C., Pathol., Cambridge, geb. 1921) m**:** s. Antiglobulintest.

Cooper-Band (Ashley C., Chir., London, 1768-1841)**:** Ligamentum* pubicum superius.

Cooper-Syn|drom n**:** syn. Mastodynie*, Neuralgia mammalis.

Corpus albicans (lat corpus Körper) n**:** narbiger Rest des rückgebildeten Corpus* luteum.

Corpus atreticum n**:** atretischer Follikel*.

Corpus cavernosum clitoridis n**:** Schwellkörper der Klitoris*; rechtes und linkes C. c. c. bilden, vom Septum corporum cavernosorum unvollständig getrennt, den von der bindegewebigen Fascia clitoridis umgebenen Schaft des Kitzlers, Corpus clitoridis.

Corpus luteum n**:** syn. Gelbkörper; entsteht im Ovar nach der Ovulation aus dem gesprungenen Follikel (gelegentlich auch aus nicht geplatztem Follikel), Bildungsort von Östrogenen und Corpus-luteum-Hormon (Progesteron*). Es wird unterschieden zwischen: **1. C. l.**

graviditatis: Gelbkörper, der bis zum Beginn des 3. Schwangerschaftsmonats wächst und funktioniert, sich dann langsam zurückbildet; **2. C. l. menstruationis**: Gelbkörper, der sich bei fehlender Befruchtung des Eis zurückbildet, Folge der abfallenden Hormonproduktion: Menstruationsblutung.

Corpus-luteum-In|suffizienz f: Schwäche des Gelbkörpers (Corpus luteum); **Labor**: Progesteronbestimmung ergibt unternormale Plasmawerte. **Sympt.: 1.** Die Corpus-luteum-Phase (hypertherme Phase) des Zyklus ist verkürzt (Basaltemperaturmessung). **2.** Die Basaltemperatur steigt in der Corpus-luteum-Phase nicht schnell, sondern langsam in Stufen (treppenförmig) an. Das Endometrium* wird nicht zyklusgerecht sekretorisch umgewandelt. Die C.-l.-I. ist eine der wichtigsten funktionellen Ursachen der weiblichen Sterilität*.

Corpus-luteum-Zyste f: durch Einblutungen entstehendes, zystisch vergrößertes Corpus* luteum mit einer Schicht hyperplastischer, später druckatrophischer Granulosaluteinzellen* und, nach Resorption der Blutbestandteile, mit klarem gelblichem Inhalt; inf. verlangsamter Abnahme der Progesteronbildung kommt es zur Verzögerung der Menstruation*. S. Ovarialzysten.

Corpus mammae n: Drüsenkörper der weiblichen Mamma* mit dem umgebenden Fettgewebe.

Corpus rubrum n: der mit frischem Blut gefüllte gesprungene Follikel*.

Corpus uteri n: Gebärmutterkörper; s. Uterus.

Coryne|bacterium vaginale n: s. Gardnerella vaginalis.

Cotyledo (gr kotyledon Vertiefung, Becher) f: Zottenbüschel des Chorions*; Lappen der Plazenta.

Couvelaire-Syn|drom (Roger C., Urol., Paris, geb. 1903) n: syn. Apoplexia uteri; schwere Form der vorzeitigen Plazentalösung*. Es kommt nicht nur zur Bildung eines umgrenzten retroplazentären Hämatoms, sondern auch zu Blutungen in die Muskelwand des Uteruskörpers.

Couveuse: elektrisch betriebenes, geschlossenes Wärmebett für Frühgeborene; es können Temperatur, Feuchtigkeitsgehalt und O_2-Zufuhr geregelt werden. Im Unterschied zum Inkubator* muß die C. jedoch bei Pflegemaßnahmen geöffnet werden. Vgl. Unterkühlung.

CPAP: Abk. für (engl) **c**ontinuous **p**ositive **a**irway **p**ressure; kontinuierliche Beatmung (bzw. Spontanatmung) gegen erhöhten (positiven) Druck; Anästhesietechnik der Beatmung von Säuglingen und zur Entwöhnung von langzeitbeatmeten Patienten. Vgl. Atemnotsyndrom des Neugeborenen.

Craurosis (gr krauros trocken, spröde) f: s. Kraurose.

Craurosis vulvae f: syn. Lichen sclerosus et atrophicus vulvae; Dystrophie (hyperplastische und/oder atrophische Veränderungen mit oder ohne zelluläre und epitheliale Atypien) der Vulva* mit Bildung heftig juckender Rhagaden und, insbes. beim Urinieren, brennenden Schmerzen. Die Schamlippen können durch den Schrumpfungsprozeß völlig verschwinden. Die C. v. kann in jedem Lebensalter auftreten, verläuft chronisch und wird als fakultative Präkanzerose* des Vulvakarzinoms* aufgefaßt. Vgl. Leukoplakia vulvae.

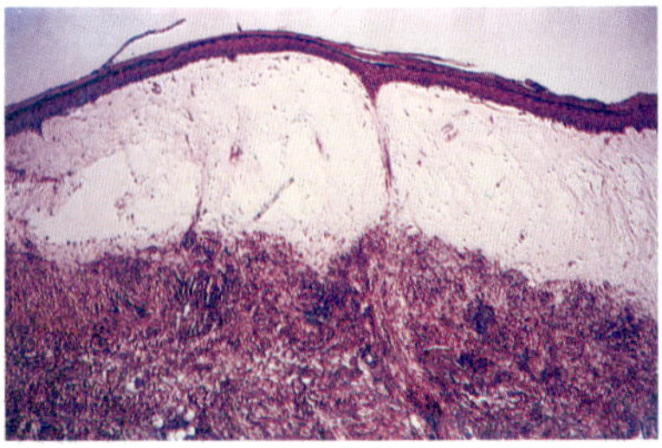

Craurosis vulvae

Credé-Hand|griff (Karl C., Gyn., Leipzig, 1819-1892): Handgriff zur Plazentalösung bei Plazentalösungsstörungen* (mit verstärkter Lösungsblutung); wird in und ohne Narkose ausgeführt; bei Ausbleiben des Erfolges ist eine manuelle Plazentalösung* vorzunehmen.

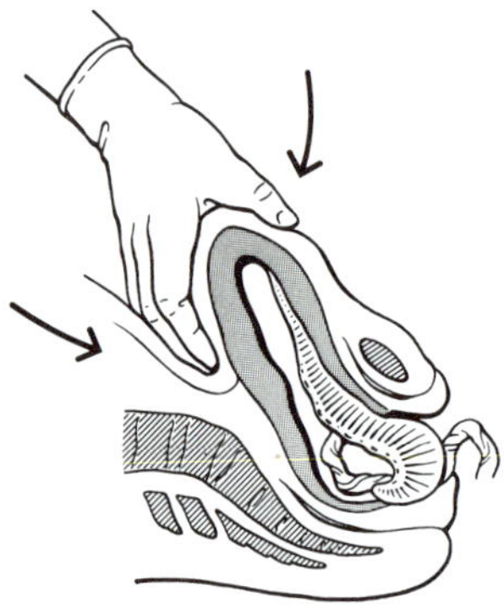

Credé-Handgriff

Credé-Pro|phylaxe f: vorbeugende Behandlung der Augenbindehaut Neugeborener gegen Gonoblennorrhoe mit 1%iger $AgNO_3$-Lösung.

Crista iliaca f: Darmbeinkamm.

Crista pubica f: vom Tuberculum pubicum des Schambeins nach medial zur Symphyse ziehende Leiste; Ansatz des M. rectus abdominis.

CTG: Abk. für Kardiotokogramm; s. Kardiotokographie.

CTG-Score: Schema zur systematischen Analyse und semiquantitativen Beurteilung eines Kardiotokogramms (s. Kardiotokographie), z. B. als Fischer-Score, s. Tab.

CTG-Score
Punktsystem nach Fischer zur Beurteilung des fetalen Zustandes

Kriterium	Bewertung 0 Punkte	1 Punkt	2 Punkte
Basale fetale Herzfrequenz:			
Niveau (Schläge/Min.)	<100 >180	100–120 160–180	120–160
Bandbreite (Schläge/Min.)	< 5	5– 10 > 30	10– 30
Nulldurchgänge (n/Min.)	< 2	2– 6	>6
Alterationen der fetalen Herzfrequenz:			
Akzelerationen	keine	periodische	sporadische
Dezelerationen	späte	variable	keine, sporadische

Bewertung der erreichten Punktsummen:
8–10 Punkte: physiologischer fetaler Zustand; 5–7 Punkte: fragliche Prognose; 5 Punkte: bedrohlicher fetaler Zustand

Cumarin-Embryo|pathie f: s. Warfarin-Embryopathie.

Cumulus oo|phorus m: syn. Cumulus oviger, Colliculus oophorus; Anhäufung von Follikelzellen des Ovars, die die Eizelle im Stadium des Tertiärfollikels umschließen; vgl. Follikelreifung (Abb.).

Cunni|lingus m: auch Cunnilinctus; orogenitaler Geschlechtsverkehr* mit oraler Stimulation der Vulva.

Cunnus (lat weibliche Scham) m: äußeres weibliches Genitale*, Vulva.

Curettage: s. Kürettage.

Curtius-Syn|drom I (Friedrich C., Int., Lübeck, 1896-1975) n: syn. unilateraler Gigantismus; kongenitaler partieller Riesenwuchs (Abb.) mit Zeichen der Ektodermaldysplasie

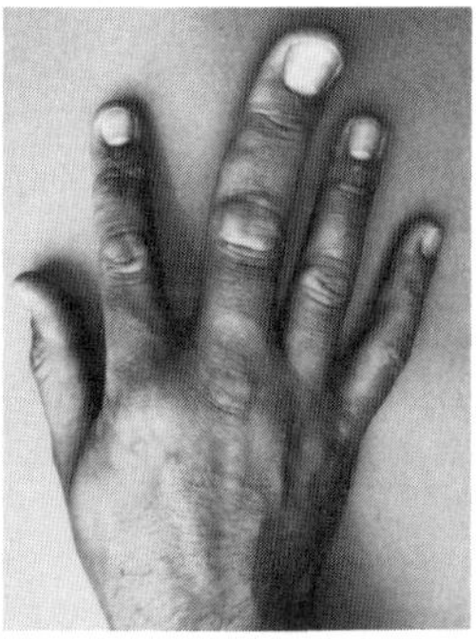

Curtius-Syndrom I

(Nagel- und Hautdystrophie, Zahnschmelzdysplasie u. a.) und endokrinen Störungen, Mammahypoplasie, Hypogenitalismus sowie psychischen Störungen (in Komb. mit Schizophrenie als Steiner*-Syndrom bezeichnet).

Curtius-Syn|drom II n: syn. vegetativ-endokrines Syndrom der Frau; **Ätiol.:** unbekannt, Verdacht auf dienzephal-hypophysäre Regulationsstörungen. **Sympt.:** erblich-konstitutionelles Krankheitsbild mit Zeichen der Vasolabilität (periphere Duchblutungsstörungen, Kreislaufregulationsstörungen mit Kollapsneigung), Ovarialinsuffizienz (Menstruationsstörungen) und habitueller Obstipation.

Cyclofenil (INN): Cyclofenilum (INN-L), Cyclofenil (INN-E), 4,4′-(Cyclohexylidenmethylen)-diphenol-diacetat (IUPAC); CAS-Nr. 2624-43-3; $C_{23}H_{24}O_4$; MG 364,44; Antiöstrogen; fördert die Produktion von LH*-RH im Zwischenhirn. Vermutlich hebt C. die kontinuierliche Bremswirkung der Östrogene* auf das Zwischenhirn auf, was zu einer vermehrten Sekretion von Gonadotropinen* führt. **Therapeutische Anw.:** zur Anregung der Eireifung, Ovulation und Corpus-luteum-Bildung im Ovar.

Cyproteron (INN): Cyproteronum (INN-L), Cyproterone (INN-E), 6-Chlor-17α-hydroxy-1α,2α-methylen-pregna-4,6-dien-3,20-dion (IUPAC); CAS-Nr. 2098-66-0; $C_{22}H_{27}ClO_3$; MG 374,92; Antiandrogen, hebt die Effekte des männlichen Sexualhormons an seinen Erfolgsorganen vollständig auf; wird therapeutisch in Form von Cyproteronacetat* genutzt; vgl. Gestagene, Antiandrogene.

Cyproteron|acetat n: 6-Chlor-17α-hydroxy-1α,2α-methylen-4,6-pregnadien-3,20-dion-

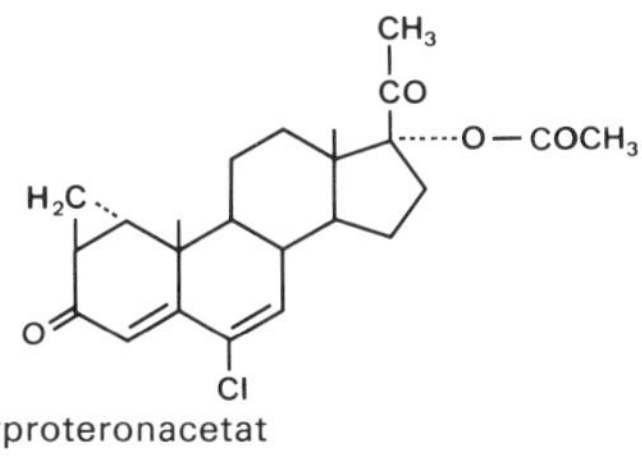

Cyproteronacetat

17-acetat; $C_{24}H_{29}ClO_4$; MG 416,93; C. ist ein Abkömmling des 17α-Hydroxiprogesteron* mit starker antiandrogener und gestagener Wirkung, hemmt die Gonadotropinsekretion und bewirkt eine kompetitive Hemmung der Androgenrezeptoren in den Zielorganen. **Therapeutische Anw.:** bei Androgenisierungserscheinungen der Frau; beim Mann bei Prostatakarzinom, Pubertas praecox.

Cyst-: s. a. Zyst-, Kyst-.

Cystitis gravidarum (gr kystis Blase, Beutel) f: Blasenentzündung (s. Zystitis) in der Schwangerschaft, die durch die bestehende Blasenatonie und die damit verbundenen leichten Stauungs- und Infektionsmöglichkeiten gehäuft auftritt; s. a. Bakteriurie.

Cysto|cele f: Zystozele; s. Prolapsus uteri et vaginae.

Cysto|sarcoma phylloides f: von einem intrakanalikulären Fibroadenom* ausgehende seltene Sonderform des Mammasarkoms mit langem Verlauf und relativ guter Prognose; kann erhebliche Größe erreichen und sowohl sarkomatös als auch karzinomatös entarten. Hist. typisch sind keulenförmige Wucherungen des Tumorstromas.

Cyto|megalia infantum f: syn. Zytomegalie*.

D

Damm: Perineum; die Gegend zw. After und äußeren Geschlechtsteilen (Vorderdamm), gebh. wichtig wegen der leicht eintretenden Dammrisse. Als Hinterdamm bezeichnet man die Gegend zw. Steißbein und After.

Damm|riß: Scheidendammriß, Weichteilverletzung unter der Geburt; stets ist auch die Scheidenhaut mit eingerissen; 3 Grade sind zu unterscheiden: **1. Grad:** Damm- und Scheidenriß höchstens bis zur Mitte des Dammes; **2. Grad:** Riß durch die Dammuskulatur bis an den Sphincter ani ext. heran; **3. Grad:** totaler D., Sphincter ani ext. mit ergriffen, evtl. mit Mastdarmriß; **zentraler D.:** Zerreißung des Dammes in Sphinkternähe mit oder ohne Verletzung desselben bei gleichzeitigem Erhaltenbleiben einer Gewebslücke an der hinteren Kommissur. Vgl. Perineum.

Damm|schnitt: besser Scheidendammschnitt; s. Episiotomie.

Damm|schutz: Handgriffe zur Verhinderung des Dammrisses* bei Durchschneiden des Kopfes (s. Abb.); z. B. kommt es bei Hinterhauptlagen darauf an, das kl. Segment des

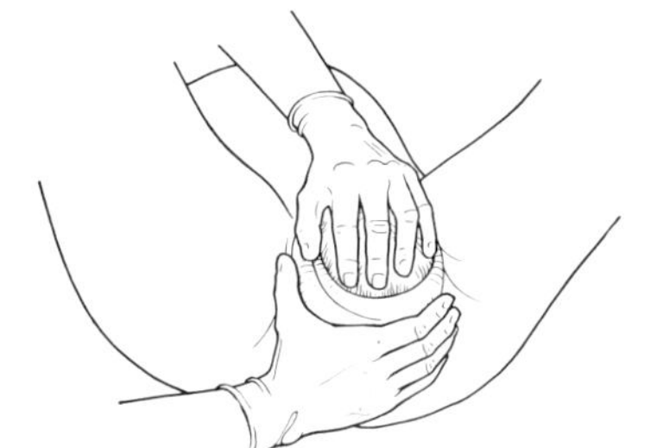
Dammschutz

Hinterhauptes allein in die Vulva zu bringen. Vgl. Episiotomie.

Darm|fisteln f pl: Verbindungen zw. dem Darmlumen und der Körperoberfläche (**äußere** D.) bzw. anderen Hohlorganen (insbes. des Urogenitaltraktes) oder zw. zwei oder mehreren Darmschlingen (**innere** D.); **Urs.:** selten angeboren, v. a. durch Perforation, Trauma, entzündliche und tumoröse Prozesse bzw. postoperativ erworben (z. B. inf. Nahtinsuffizienz) oder operativ angelegt (Enterostomie, Anus praeternaturalis, Enteroanastomose u. a.); vgl. Analfistel, Urogenitalfisteln.

Dauer|blutungen: s. Metrorrhagie.

Dead fetus syndrome (engl): Koagulopathie bei Patientinnen mit Retention eines abgestorbenen Fetus (länger als 5 Wochen); s. a. Missed abortion, Intrauteriner Fruchttod.

Deck|epithel|zysten f pl: kleine, oft multipel auftretende, von einreihigem kubischem Epithel ausgekleidete Zysten im Rindenbereich der Ovarien; gehen vom Deckepithel des Ovars aus, welches sich in die Rinde einsenkt. Nach Abschnürung dieser Einsenkungen kommt es durch Sekretstauung zu Zystenbildungen.

De|feminisierung: Form der Androgenisierung* der Frau: Uterus- und Mammaatrophie, Amenorrhoe und Sterilität, anovulatorischer Zyklus, Abnahme des typisch weiblichen Panniculus[*] adiposus; vgl. Virilisierung.

De|fibrinations|syn|drome n pl: Begriff für Blutungen durch Hyperfibrinolyse oder Fibrinogenmangel oder deren Kombination; dieser Mechanismus liegt häufig gebh. Blutungen zugrunde; orientierende Untersuchung ist der Clot[*]-observation-Test. Vgl. Verbrauchskoagulopathie.

De|flexions|lagen: regelwidrige Geburtshaltungen (Haltungsanomalien), die durch Entfernung des kindlichen Kinns aus irgendwelchen Urs. von der Brust (Deflexions- oder Streckhaltung) entstehen; **1.** Vorderhauptlage*; **2.** Stirnlage*; **3.** Gesichtslage*. Benennung nach dem führenden kindlichen Kopfteil; s. a. Kindslage.

De|floration (lat deflorare entjungfern) f: sog. Entjungferung; Zerreißen des intakten Hymen*, meist beim ersten Koitus, sehr selten inf. Trauma oder Masturbation. Med. meist komplikationsloses Ereignis, das je nach soziokulturellem Zusammenhang u. U. erhebliche soziale Relevanz hat (Verlust der Virginität); daher u. U. Wiederherstellung durch Hymenalplastik.

De|hydro|epi|andro|steron n: Abk. DHEA; 3β-Hydroxy-5-androsten-17-on; $C_{19}H_{28}O_2$; **Biosynthese:** Cholesterin → Pregnenolon → 17α-Hydroxypregnenolon → DHEA. DHEA steht im Mittelpunkt der Östrogensynthese der fetoplazentaren* Einheit und wird von der fetalen Nebennierenrinde als Dehydroepiandrosteronsulfat (DHEAS) produziert; es zeigt eine starke Plasmaproteinbindung bei geringer renaler Clearence. Gegen Ende einer Schwangerschaft produziert der Embryo etwa 75 mg DHEAS/Tag. ACTH reguliert die DHEA-Synthese. DHEAS kann diagnostisch zur Ausführung eines fetoplazentaren Funktionstests (DHEAS*-Test) verwendet werden. In pathologischer Hinsicht ist DHEA v. a. als Vorstufe der Androgene* von Bedeutung; im Serum kann entweder DHEA oder DHEAS bestimmt werden. DHEAS-Serumspiegel über 7 µg/ml machen eine spezielle Tumordiagnostik (Nebennierenrinde) notwendig. Androgenbildende Tumoren zeigen oft normale DHEAS-Spiegel, da daraus sofort Östrogene* synthetisiert werden. **Normalwerte** (in µg/ml Serum): Frauen 0,35 - 4,30; Männer 0,8 - 5,6.

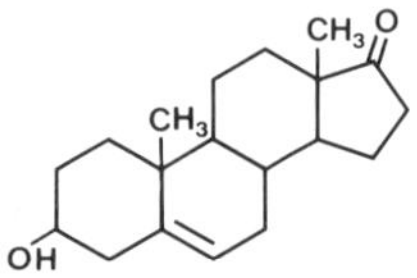

Dehydroepiandrosteron

De|hydro|epi|andro|steron|sulfat n: Abk. DHEAS; s. Dehydroepiandrosteron.

De|kubitus (lat decubare, decubitum sich niederlegen) m: Druckband, Wundliegen; das Sichdurchliegen des Kranken bei mangelhafter Gewebsernährung; **Folge:** Nekrose, Druckgeschwür; (gyn.) Dekubitalulkus der Portio uteri bei Prolaps (s. Prolapsus uteri et vaginae) und durch Pessare (s. Pessarbehandlung).

Denman-Selbst|entwicklung (Thomas D., Gyn., London, 1733-1815): Selbstentwicklung* bei Querlage mit Abknickung im unteren Teil der Wirbelsäule.

Dentes natales m pl: angeb. Zähne (häufig hypoplastisch), meist untere mittl. Schneidezähne als Folge einer Zahnkeimverlagerung; erstgeborene Knaben sind bevorzugt. Erblich, jedoch auch als Sympt. einer ektodermalen Entwicklungsstörung oder bei septischen Erkrankungen der Mutter während der Gravidität.

De|pression (lat deprimere, niederdrücken) f: **1.** (anat.) Knochenvertiefung, -eindruck. **2.** Diagnostisch unspezifische Bez. für eine Störung der Affektivität, bei der ein depressives* Syndrom im Vordergrund steht. Die depressive Stimmungsänderung ist in Abhängigkeit von Dauer, Intensität oder Periodik des Auftretens u. U. pathologisch. Je nach Umfang der Schwere des depressiven Syndroms, des Vorliegens adäquater äußerer Auslöser oder des Vorliegens entsprechender org. Erkrankungen, sowie aufgrund des Verlaufs mit wiederholten depressiven Episoden, u. U. zwischenzeitliches Auftreten von Symptomen einer Manie[*], wird die **nosologische Zuordnung** getroffen: D. als Teil einer org. Erkrankung (s. Depressionen, somatogene), als endogene Psychose (s. Depressionen, endogene) oder als psychoreaktive Erkr. (s. Depressionen, psychogene). Bes. in neuer amerikanischer Literatur wird die Unterscheidung in endogene und psychoreaktive D. zugunsten einer deskriptiven Zuordnung zu typischer D. (major D.) und spezifischer D. aufgegeben. **Cave:** Bei jeder Form von D. besteht ein Suizidrisiko!

De|pressionen, endo|gene f pl: syn. affektive oder bipolare affektive Psychose, Affektpsychose, bipolare Depression, (engl) major depression, manisch-depressive Psychose, Melancholie, monopolare, periodische, phasische, primäre, psychotische, vitale, zirkuläre Depression, Zyklothymie, Zyklophrenie u. a. Klassischer Typ der Depression mit mehr oder weniger charakteristischen Merkmalen: hereditäre Belastung, autochthone Entstehung, Schlafstörungen (v. a. Früherwachen), Stimmungstief am Morgen (abendliche Aufhellung), Devitalisierung, autoaggressive Impulse (Suizidgefahr), hypochondrische Wahnideen, Krankheits-, Verarmungs- und Versündigungswahn; depressives* Syndrom; exzessive Selbstanklagen; massives Schulderleben. Plötzliche und unmotivierte Aufhellung der Depression möglich; nicht selten seelische oder körperliche Auslöser. **Ther.:** ausreichend lang und hoch dosierte Pharmakotherapie (v. a. Antidepressiva, ggf. Neuroleptika) sowie Psycho- und Soziotherapie.

De|pressionen, psycho|gene f pl: Sammelbez. für reaktive Depressionen (bei schwerwiegenden lebensgeschichtlichen Veränderungen, z. B. als Schwangerschaftsdepression*), neurotische Depressionen (Störungen der seelischen Erlebnisverarbeitung, ausgelöst durch ganz oder teilweise verdrängte Konflikte) oder depressive Entwicklungen (z. B. Erschöpfungsdepression, Entwurzelungsdepression[*]). Frauen sind häufiger betroffen. **Ther.:** Psycho- und Soziotherapie, ggf. vorsichtig dosiert und zeitlich begrenzt Psychopharmaka (Antidepressiva, niederpotente Neuroleptika, kurzfristig Tranquilizer) sowie Hypnotika.

De|pressionen, somato|gene f pl: syn. exogene Depressionen. Körperlich begründbare Depressionen direkter oder indirekter Schädigung der Gehirnfunktion. Man unterscheidet: **1. Symptomatische Depression:** Begleitdepression bei körperlichen (v. a. extrazerebralen) Erkrankungen: postinfektiös, postoperativ, hämodynamisch, toxisch, endokrin (biologische Krisenzeiten: Pubertät, Prämenstruum, Gravidität, Wochenbett, Klimakterium bzw. endokrine Erkrankungen), medikamentös (pharmakogene Depression) u. a. **2. Organische Depression:** altersbedingte Veränderungen mit oder ohne Demenz, posttraumatisch, Hirntumoren, Oligophrenie, Epilepsie, Meningitis, Enzephalitis u. a. **Ther.:** Ausschaltung evtl. einwirkender Noxen oder depressionsauslösender Medikamente, Behandlung der Grundkrankheit, ggf. vorsichtig dosiert Antidepressiva, Neuroleptika; vgl. Depressives Syndrom.

De|pression im Klimakterium f: als eigenständiges Krankheitsbild umstrittene, evtl. inf. der hormonalen Umstellung im Klimakterium, aber wohl v. a. reaktiv (lebensgeschichtliche Zäsur, Angst vor Verlust der Sexualität, Furcht vor dem beginnenden Alter) entstehende D.

De|pression, larvierte (lat larva Maske) f: Depression* bei gleichzeitiger Unfähigkeit der Pat., ihre dysphorische Verstimmung als solche zu beschreiben. Stattdessen werden Beschwerden verlagert und als körperliche Symptome dargestellt: Herzbeschwerden, Kopfschmerzen, Rückenschmerzen, Verdauungsbeschwerden, Appetit- und Schlafstörungen, gyn. Beschwerden, Störungen der Sexualfunktion. Man vermutet, daß etwa die Hälfte aller auf Depression verdächtigen Beschwerdebilder anfangs larviert auftritt. Die l. D. ist kein eigenständiges Krankheitsbild, sondern die phänomenologische Charakterisierung eines auf Depression verdächtigen Zustandes, der nosologisch eingeordnet werden muß (vgl. Depressives Syndrom). Die Pat. sind häufig bei mehreren Ärzten in Behandlung; dd Problem insbes. für Allgemeinmediziner, Internisten und Gynäkologen.

De|pressions|zustand des Neugeborenen: Abk. DZ; allg. Bezeichnung für den Zustand eines Neugeborenen, das unmittelbar post partum eine herabgesetzte oder fehlende Atmung, einen beeinträchtigten Kreislauf oder eine gestörte Tätigkeit des zentralen Nervensystems aufweist. Die Diagnostik und die Schweregradeinteilung werden mit Hilfe der Zustandsdiagnostik* des Neugeborenen durchgeführt. Vgl. APGAR-Schema. **Häufigste Urs.: 1.** Atemdepression durch übermäßige Verabfolgung von Narkotika, Spasmolytika und Analgetika. **2.** Störung der Lungenentfaltung, totale oder größere partielle Atelektasen. **3.** Fruchtwasseraspiration*. **4.** Ausfall oder Störung der Funktion des Atemzentrums inf. Hirnblutung oder Unreife bei Frühgeburten (zentral bedingte Apnoe oder Dyspnoe). **5.** Behinderung des Gasaustauschs durch Bildung hyaliner Membranen; s. Membransyndrom. **Therapie:** primäre Reanimation*.

De|pressions|zustand, sekundärer: Depressionszustand des lebensfrisch geborenen Neugeborenen, der sich erst einige Zeit (etwa 10 Min.) nach der Geburt entwickelt (vgl. Depressionszustand des Neugeborenen). Neben einem pH-Abfall inf. Laktateinschwemmung in zentrale Kreislaufgebiete nach Aufhebung der Vasokonstriktion der peripheren Gebiete sollen an der Entstehung Kinine und andere toxische Substanzen beteiligt sein.

De|pressives Syn|drom n: Sammelbez. für die bei Depression* beobachteten psychischen, somatischen und psychosozialen Symptome: **1. Psychisch:** traurige Verstimmung (nicht obligat; s. Depression, larvierte), Freudlosigkeit, Genußunfähigkeit, Interesselosigkeit, Energielosigkeit, innere Unruhe oder psychomotorische Hemmung, Mutlosigkeit, Minderwertigkeitsgefühle, Angstzustände, Zwänge, Überempfindlichkeit, Reizbarkeit, Konzentrationsstörungen, Grübelneigung, Entscheidungsunfähigkeit, Schuldgefühle, Beziehungsstörungen, Verarmungsideen, hypochondrische Befürchtungen, leichtere paranoide Fehldeutungen sowie Entfremdungserlebnisse. **2. Somatisch:** Schlaf- und Appetitstörungen, Gewichtsverlust, gastrointestinale Beschwerden, Kopfschmerzen, Blasenstörungen, Atemenge, Herzsensationen, Globusgefühl, Kreislaufstörungen, diffuse Beschwerden in Bereich von Muskulatur und Skelettsystem, Sekretionsstörungen (z. B. Mundtrockenheit, Versiegen der Tränensekretion), Hitzewallungen, Kälteschauer, Libido- und Potenzstörungen, Beeinträchtigung von Stimme (leise, monoton), Psychomotorik (vornübergebeugt, kraftlos, schleppender Schritt). **3. Psychosozial:** Rückgang zwischenmenschlicher Kontakte, Isolationsneigung; Probleme mit Partnern, Kindern, Vorgesetzten; Leistungsabfall, Gefahr der Versetzung, Herabstufung oder des Arbeitsplatzverlustes u. a. **Urs.:** s. Depressionen, psychogene, Depressionen, endogene, Depressionen, somatogene.

D

Dercum-Krankheit (François D., Neurol., Philadelphia, 1856-1931): syn. Adipositas dolorosa, Neurolipomatosis; Auftreten schmerzhafter Lipome und Fettwülste bes. bei Frauen im Klimakterium.

Dermatitis ex|foliativa neo|natorum (gr derma Haut) f: durch Ritter von Rittershain erstmals beschriebene schwere Verlaufsform des staphylogenen Lyell*-Syndroms bei Neugeborenen und Säuglingen.

Dermoid n: fast immer primär gutartiges, zystisches reifes Teratom*, häufiger mit Differenzierung von Abkömmlingen nur eines oder zweier Keimblätter, als von Epidermis ausgekleidete **Dermoidzyste**, die eine mit Haaren untermengte talgartige Masse und, an der Innenwand, einen Kopfhöcker enthält, der oft einen oder mehrere Zähne, u. U. auch andere organoide Strukturen wie Knorpel-, Knochen- und Nervengewebe einschließt; häufig im Ovarium lokalisiert (s. Ovarialtumoren), eine maligne Entartung (Karzinome, Sarkome) ist möglich. **DD:** Epidermoidzyste.

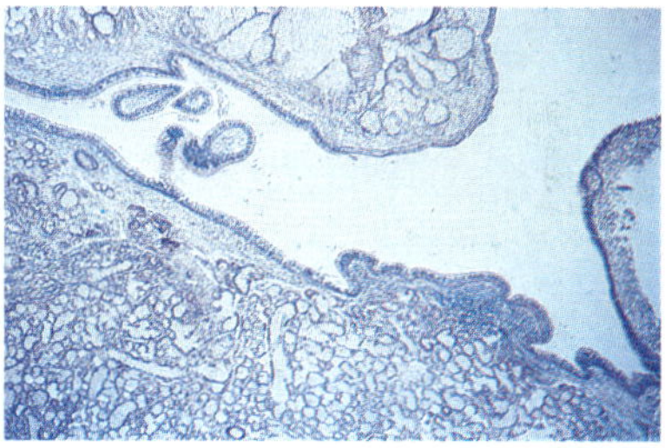

Dermoid:
Dermoidzyste des Ovars mit verschiedenen Organstrukturen

DES: Abk. für **D**iä(e)thyl**s**tilböstrol.

De|scensus uteri et vaginae (lat descendere herabsteigen) m: Senkung; Tiefertreten des Uterus und der Scheide, ohne daß Teile davon aus der Vulva heraustreten. Höchster Senkungsgrad: Die Portio hat die Vulvagrenze erreicht und wird in ihr sichtbar. Eine weitere Senkung führt zum Prolapsus* uteri et vaginae. Präventive Maßnahmen umfassen Schwangerschaftsgymnastik, Geburtsleitung und Wochenbettgymnastik mit dem Ziel, die Muskel- und Bindegewebsfunktion des Beckenbodens nach Geburten optimal zu erhalten.

Deso|gestrel (INN): Desogestrelum (INN-L), Desogestrel (INN-E), 13-Ethyl-11-methylen-18,19-dinor-17α-pregn-4-en-20-in-17-ol (IUPAC); CAS-Nr. 54024-22-5; $C_{22}H_{30}O$; MG 310,48; synthetisches Progestagen mit hoher gestagener Spezifität, weist im therapeutischen Dosisbereich keine androgenen und östrogenen Partialwirkungen auf. In der Leber wird D. zum biologisch wirksamen 3-Keto-Desogestrel metabolisiert. **Verw.:** zur oralen hormonalen Kontrazeption*.

De|squamations|phase (lat desquamare abschuppen) f: s. Menstruationszyklus.

De|squamativ|katarrh m: auch Halban-Reaktion; die physiol. Abstoßung des intrauterin unter dem Einfluß plazentarer Östrogene* aufgebauten Scheidenepithels bei weiblichen Neugeborenen (Hormonentzug) in den ersten Lebenstagen, meist als milchig-schleimiger Ausfluß (sog. Fluor neonatalis); vgl. Hexenbrust, Hexenmilch.

Dextro|positio f: s. Positio uteri.

Dextro|versio f: s. Versio uteri.

De|zeleration (lat decelerare verlangsamen) f: Verlangsamung, Tief; s. Wehenreaktionstypen.

De|zidua (lat deciduus abfallend) f: eigentlich Decidua membrana; die nach Eintreten der Schwangerschaft weiterentwickelte Funktionalis des Endometriums.

Hist. unterscheidet man ein oberflächliches Stratum compactum und ein darunter gelegenes Stratum spongiosum mit typischen sägeförmigen Drüsenquerschnitten. Nach Einbettung des Eis unterscheidet man an der D. drei Abschnitte (Abb.): **1. Decidua capsularis** (sive reflexa) überzieht das eingebettete Ei an der Implantationsstelle; **2. Decidua basalis** (sive serotina) zw. Uterusmuskulatur und Eibasis; **3. Decidua parietalis** (sive vera), die die übrige Uterushöhle auskleidende Schleimhaut. Vom Ende des 4. Schwangerschaftsmonats ab verschmelzen Decidua capsularis und Decidua parietalis miteinander. Vgl. Eihäute, Chorion.

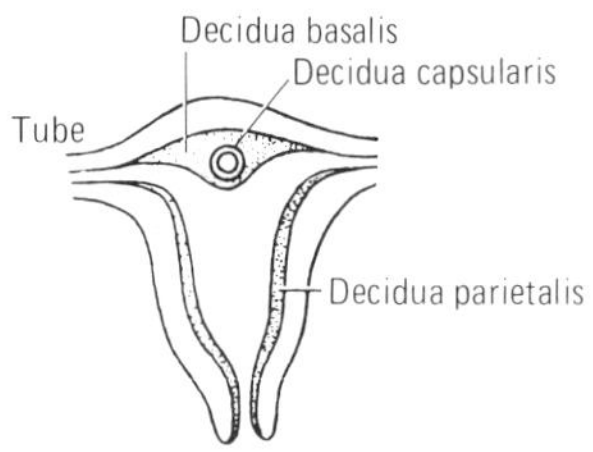

Dezidua

DHEAS-Test m: fetoplazentarer Belastungstest mit Dehydroepiandrosteronsulfat* (DHEAS) zur Erkennung einer fetalen Gefahrensituation; **Prinzip:** Nach Injektion von 30 - 50 mg DHEAS wird die verstärkte Östriolausscheidung im 24-Stunden-Harn der Mutter gemessen und in Prozenten der verabfolgten DHEAS-Menge ausgedrückt. Bei ungestörter Schwangerschaft beträgt die zusätzliche Östriolausscheidung 30% der zugeführten DHEAS-Menge. Ist die fetoplazentare Einheit gestört, so steigt die Östriolausscheidung weniger an.

Dia|betes mellitus (gr diabetes Harnruhr) m: Zuckerkrankheit, Zuckerharnruhr; häufigste endokrine Störung. Krankheitsbegriff für versch. Formen der Glukosestoffwechselstörung mit unterschiedlicher Ätiol. und Symptomatik. Gemeinsames Kennzeichen: relativer oder absoluter Insulin[*]-Mangel. Von einem (klinisch manifesten) D. m. spricht man bei Vorliegen von Nüchtern-Blutzucker-Werten über 6,7 mmol/l (>120 mg%) bzw. 2-Stunden-Blutzuckerwerten von über 10 mmol/l (>180 mg%) venös bzw. über 11,1 mmol/l (>200 mg%) kapillär im oralen Glukose[*]-Toleranztest (oGTT). Klinische Unterscheidung in diabetisches Früh- und Spätsyndrom. In der Gebh. von Bedeutung ist der Schwangerschaftsdiabetes*. Vgl. Embryo-Fetopathia diabetica, White-Schema.

Di|äthyl|stilb|östrol n: 4,4'-(1,2-Diethyl-1,2-ethenediyl)bisphenol; $C_{18}H_{20}O_2$; MG 268,34; synthetisches Stilbenderivat mit östrogener Wirkung entsprechend dem Östradiol*. D. wirkt karzinogen und nach plazentarem Übertritt embryotoxisch. Bei weiblichen Nachkommen, deren Mütter in der Schwangerschaft D. erhielten, sind Adenokarzinome der Vagina und Zervix beobachtet worden (sog. Stilböstrol-Syndrom), bei männlichen Nachkommen Gonadenanomalien.

Dia|meter (gr) m: Durchmesser; s. Beckenmaße, Kopfmaße.

Dia|phragma (gr Scheidewand) n: s. Scheidendiaphragma.

Dia|phragma pelvis n: vom Musculus* levator ani gebildeter trichterförmiger Verschluß des Beckenausgangs; wird von der Fascia pelvis sup. und inf. bedeckt; vgl. Beckenboden, Fascia pelvis.

Dia|phragma uro|genitale n: vom M. transversus perinei prof. und M. sphincter urethrae und dem Lig. transversum perinei gebildete muskulöse Platte, dem Diaphragma pelvis vorgelagert. Bedeckt von der Fascia diaphragmatis urogenitalis sup. und inf; vgl. Beckenboden.

dia|plazentar: durch die Plazentaschranke* hindurch, auf dem Weg über die Plazenta*.

DIC: Abk. f. **d**isseminated **i**ntravasal **c**oagulation, disseminierte intravasale Gerinnung; s. Verbrauchskoagulopathie.

Dien|estrol (INN): Dienestrolum (INN-L), Dienestrol (INN-E), 4,4'-(1,2-Diethyliden-ethylen)-diphenol (IUPAC); CAS-Nr. 84-17-3; $C_{18}H_{18}O_2$; MG 266,32; wird wie das verwandte Diäthylstilböstrol* heute nur noch im Tierversuch verwendet, da es ebenfalls Spätschäden induziert.

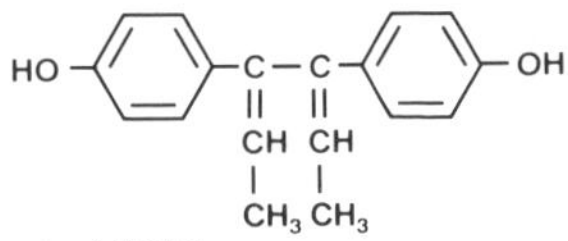
Dienestrol (INN)

5α-Di|hydro|testo|steron n: 17β-Hydroxy-5α-androstan-3-on; $C_{19}H_{29}O_2$; MG 289,41; entsteht aus Testosteron* durch Reduktion (5α-Reduktase) und stellt die biologisch wirksame Form des Testosterons auf zellulärer Ebene dar (bei oraler Anwendung nicht wirksam).

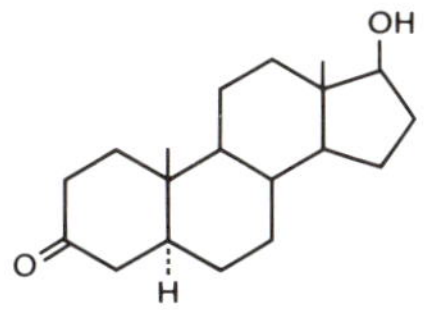

5α-Dihydrotestosteron

Dip (engl): **1.** (gebh.) s. Wehenreaktionstypen; **2.** (kardiol.) s. [Frühdiastolischer Dip].

Discus inter|pubicus (gr discos Scheibe) m: Faserknorpelscheibe in der Schambeinfuge (Symphyse), die einen Hohlraum (Cavum symphyseos) enthält.

Distress (engl): Gefahrenzustand in der Perinatalperiode, z. B. Fetal* distress, Atemnotsyndrom* des Neugeborenen.

Divergenz|zange: Zange, die Druckschädigungen des kindlichen Kopfes bei der Zangenextraktion* vermeiden soll; s. Bamberger-Zange, Laufe-Zange.

Döderlein-Bakterien (Albert D., Gyn., München, 1860-1941) f pl: physiol. **Schutzflora** (Döderlein-Flora) der Scheide, bestehend aus verschiedenen Laktobazillen; s. Lactobacillus acidophilus.

Dokumentations|pflicht: die rechtliche Pflicht des behandelnden Arztes zu ordnungsgemäßer Dokumentation des Behandlungsverlaufs, z. B. durch Führen einer Krankenakte (eines Krankenblattes, einer Krankenkartei), aus der therap. Verpflichtung gegenüber dem Patienten. Krankenakten sind i. d. R. mindestens 10 Jahre nach Abschluß der Behandlung aufzubewahren, soweit nicht eine längere Aufbewahrung nach ärztlicher Erfahrung oder durch bes. gesetzliche Vorschriften (z. B. Strahlenschutzverordnung) geboten ist; die Dokumentation unterliegt der ärztlichen Schweigepflicht* sowie ggf. den Datenschutzgesetzen. Vgl. Einsichtsrecht, Aufbewahrungsfrist.

Dolff-Zeichen (Johann D., Gyn., Essen, geb. 1906): Bauchlage auf hartem Untergrund wird im dritten Trimenon bei intrauterinem* Fruchttod oder Übertragung nicht mehr als schmerzhaft empfunden.

Don-Juanismus: abweichendes Sexualverhalten* (Hypersexualität*) bei heterosexuellen Männern, das durch häufigen Wechsel der Partnerinnen (regelrechte Serienbildung) bei gleichzeitiger Bindungsunfähigkeit gekennzeichnet ist; vgl. Satyriasis, Promiskuität.

Donné-Körperchen (Alfred D., Arzt, Paris, 1801-1878): s. Kolostrum.

Doppel|mißbildung: Ergebnis der unvollständigen Durchschnürung des Embryoblasten im späten Entwicklungsstadium der Blastozyste* (bei vollständiger Durchschnürung entstehen eineiige Zwillinge*). Die Embryonen bleiben miteinander verbunden (Siamesische Zwillinge) und haben u. U. gemeinsame Organanlagen. Nach Art und Ausmaß der Verwachsung werden sie als Thorakopagus, Omphalopagus (Abb.), Pygopagus (Steißbein),

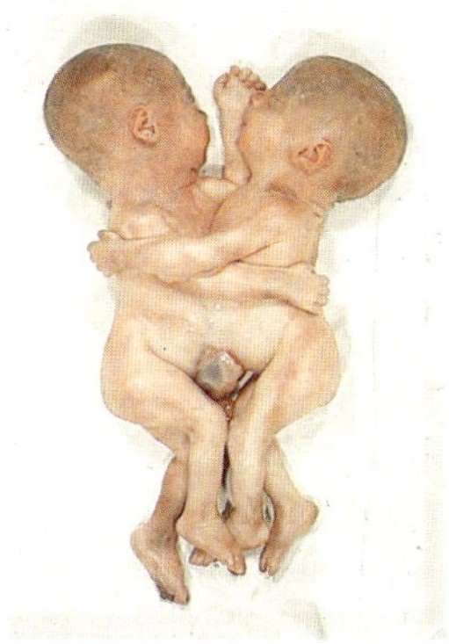
Doppelmißbildung: An Thorax und Bauch miteinander verbundene „siamesische Zwillinge"; in diesem Fall fanden sich getrennte Anlagen von Herz, Lunge, Magen und Kolon, aber nur eine gemeinsame Leber- und Dünndarmanlage. Eine operative Trennung wäre hier kaum möglich gewesen.

Kraniopagus usw. bezeichnet. Die Kinder sind z. T. lebensfähig und können, falls nicht lebenswichtige Organe nur einfach angelegt sind, beide eine op. Trennung überleben.

dorso|anterior: (gebh.) Richtungs- bzw. Lagebezeichnung; Rücken des Kindes nach vorn (zum Bauch der Mutter) gerichtet; s. a. Kindslage.

dorso|posterior: (gebh.) Richtungs- bzw. Lagebezeichnung; Rücken des Kindes nach hinten (zum Rücken der Mutter) gerichtet; s. a. Kindslage.

Dotter|sack: (embryol.) durch Zellen des Entoderms der Blastozyste* entlang der Heuser-Membran gebildeter flüssigkeitshaltiger Raum (primärer D.; 8. Tag), der sich etwa am 13. Tag vom Zytotrophoblasten* ablöst und als sekundärer D. in der dadurch entstandenen Chorionhöhle liegt (s. Chorion); beim Menschen nur in der frühen Embryonalperiode von Bedeutung, Durchmesser max. 5 mm. Die Verbindung zwischen D. und Embryo (bzw. embryonalem Mitteldarm), der sog. Dottergang (Ductus omphaloentericus), liegt innerh. des primitiven Nabelrings und obliteriert gegen Ende des 3. Monats. Rudimentärer Rest des Dotterganges ist das Meckel[*]-Divertikel; vgl. Endodermaler Sinustumor.

Dotter|sack|tumor m: s. Endodermaler Sinustumor.

Douglas-Ab|szeß (James D., Anat., London, 1675-1742) m: Eiteransammlung im Douglas*-Raum ausgehend von einer Appendizitis, Adnexitis (sog. Adnextumor) usw. Indikation zur diagnostischen bzw. therapeutischen Douglas*-Punktion (Entlastung).

Douglas-Lavage: Spülung des Douglas-Raumes mittels Douglas-Punktion; s. Lavage-Zytologie.

Douglas-Punktion f: diagnostische Punktion des Douglas*-Raumes nach Anhaken der Portio vaginalis uteri. **Ind.: 1.** bei Verdacht auf Extrauteringravidität*: Läßt sich Blut mit Koageln gewinnen, so ist eine Blutung aus einer Tubarruptur oder einem Tubarabort wahrscheinlich und sollte durch Laparoskopie bzw. Pelviskopie oder eine Laparotomie weiter abgeklärt werden; **2.** bei schweren Verläufen einer Adnexitis* und entzündlichen Resistenzen im Douglas-Raum (z. B. Douglas*-Abszeß) sollte bei anhaltend hohem Fieber, starken Schmerzen, raschem Größenwachstum und drohender Perforation eine D.-P. zur Entlastung durchgeführt werden, evtl. unter Einlage einer Drainage.

Douglas-Raum: Excavatio rectouterina; der zwischen Uterus* und Rektum* gelegene tiefste Punkt der Bauchhöhle bei der Frau (beim Mann: Excavatio rectovesicalis zw. Harnblase und Rektum). Das Peritoneum wird an der Hinterfläche des Uterus (Facies intestinalis) von der Cervix uteri durch das weiter hinaufreichende hintere Scheidengewölbe abgedrängt und überzieht ein Stück weit seine Hinterwand, ehe es sich unter Bildung des D.-R. auf das Rektum umschlägt. Somit kann dieser sog. Schlammfang der Bauchhöhle (vgl. Krukenberg-Tumor) von der Vagina wie vom Rektum her palpiert und punktiert werden (s. Douglas-Punktion). Er wird beidseits flankiert von einer zu den Retinacula uteri zählenden, glatte Muskulatur (Musculus recto-uterinus) enthaltenden Bauchfellfalte (Plica rectouterina), die vom seitlichen und hinteren Umfang des Uterus zum seitlichen des Rektum und, als Lig. sacrouterinum, zum Os sacrum zieht. Plica rectouterina und Lig. sacrouterinum werden auch synonym gebraucht.

Douglas-Selbstentwicklung: Selbstentwicklung* bei Querlage mit Abknickung im oberen Teil der Wirbelsäule.

Douglas|skopie f: Kuldoskopie; endoskopische Betrachtung der Organe im Bereich des Douglas*-Raumes von der Vagina her. Das Douglasskop wird bei Knieellenbogenlage der Pat. durch die Wand der Scheide hindurch in den Douglas-Raum eingeführt. Heute zugunsten der Pelviskopie* weitgehend verlassene Methode.

Down-Syn|drom n: syn. Morbus Langdon-Down, Trisomie 21, sog. Mongolismus; numerische autosomale Chromosomen-Aberration: **1.** meist **klassische Trisomie**, d. h. dreifaches Chromosom 21 inf. Non*-disjunction. **2. Translokation:** in wenigen, familiär auftretenden Fällen ist das zusätzliche Chromosom 21 oder ein wesentliches Stück davon an ein anderes Autosom angeheftet. Beides führt zu einer intra- und extrauterinen Fehlentwicklung fast sämtlicher Gewebe und Organe, die langsam wachsen, unreif bleiben, schnell altern und Mißbildungen aufweisen. **Klinik:** erhebliche geistige Retardierung (Oligophrenie) und charakteristische Dysmorphie: rundlicher Minderwuchs, Brachyzephalie, Mikrozephalie, schräge Augenstellung, Epikanthus, Hypertelorismus, breite Nasenwurzel, tiefsitzende Ohren, meist offener Mund mit vermehrter Speichelsekretion und grober, gefurchter Zunge,

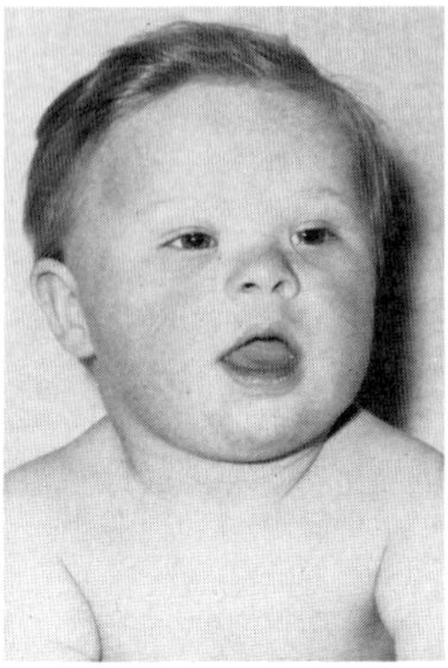

Down-Syndrom

Makroglossie, häufiges Grimassieren; Muskelhypotonie, Cutis laxa, tiefstehender Nabel, oft mit Hernie, Vierfingerfurche an der Handfläche, Malayenfuß[*], Einwärtskrümmung (Klinodaktylie) der Endglieder des 5. Fingers, Unterentwicklung der Kiefer und Zähne sowie verspäteter knöcherner Schluß der Schädelnähte und der Fontanelle, ohne Verzögerung der Knochenkernentwicklung. Nicht selten sind Herzfehler (in 40 - 60% der Fälle). **Diagn.** wertvoll sind die Brushfield[*]-Flecken in der hellen Iris junger Säuglinge, die sich mit zunehmendem Lebensalter und Pigmenteinlagerungen verlieren. **Häufigkeit:** Die Inzidenz ist hoch mit dem Alter der Mütter, evtl. auch der Väter korreliert, seine Häufigkeit scheint in den letzten Jahren zuzunehmen: bezogen auf alle Altersklassen 1 auf 700 Lebendgeborene (35 - 40jährige Mütter 1 : 260; 40 - 45jährige Mütter 1 : 50). **Progn.:** Früher starben 75% der Pat. vor der Pubertät, 90% bis zum 25. Lj., v. a. inf. erhöhter Infektanfälligkeit; heute werden die Pat. meist älter, die Häufigkeit von Leukämie liegt allerdings 3 - 15mal über dem Durchschnitt. Bei gezielter sonderpädagogischer Förderung sind Kinder mit D.-S. lernfähig und sozial gut integrierbar; sie können eine gewisse Selbständigkeit erwerben. Die hohe Inzidenz bei Kindern von Müttern jenseits des 35. Lebensjahrs unterstreicht jedoch die Bedeutung einer evtl. pränatalen Diagnosestellung durch Amniozentese.

Drang|in|kontinenz f: syn. Urge-Inkontinenz; zwanghafter Harndrang, der nicht willkürlich unterdrückt werden kann; häufig kombiniert mit Pollakisurie und Nykturie. **Formen:** motorische D.: ungehemmte Detrusorkontraktionen (bei Infektionen, Obstruktion, Steinbildung, Tumoren des Urothels und nervalen Läsionen oder häufig ohne pathol./anat. Substrat, wahrscheinlich aufgrund psychosomatischer Probleme); sensorische D.: ohne Detrusorkontraktionen bei verfrühtem Harndrang (gestörte Sensorik) und kleiner Blasenkapazität. **Diagn.:** Urethrozystoskopie, urodynamische Messung, Urinkultur. **Ther.:** bei organischen Formen Beseitigung der Ursache; symptomatisch mit Blasensedativa, Blasentraining unter Führung von Miktionsprotokollen.

Dreimonats|spritze: s. Kontrazeption, hormonale.

Dreistufen|pille: s. Kontrazeption, hormonale.

Drillinge: s. Mehrlinge.

Dubin-Johnson-Syn|drom (Isidore D., Pathol., Washington, geb. 1913) n: seltene, meist bei jungen Menschen auftretende (autosomal-dominant erbliche?) Exkretionsstörung von Bilirubin* in die Gallengänge (bei ungestörter Bilirubinkonjugation) mit Hyperbilirubinämie[*] und Ablagerung eines braunschwarzen Pigments in der häufig vergrößerten Leber; Verlauf asymptomatisch oder mit uncharakteristischen Oberbauchbeschwerden. Bei Frauen tritt häufig in der Schwangerschaft und bei hormonaler Kontrazeption* (Kontraindikation!) ein Ikterus[*] auf. **Diagn.:** pathol. Bromsulphalein[*]-Test; die übrigen Leberfunktionsproben sind normal. Bei der oralen Cholezystographie stellt sich die Gallenblase nicht dar. Keine Ther. erforderlich, die Progn. ist gut. Vgl. Rotor-Syndrom.

> Das Dubin-Johnson-Syndrom ist eine strenge Kontraindikation für die Einnahme von Östrogenen (hormonale Kontrazeption)!

Duchenne-Erb-Lähmung (Guillaume D., Neurol., Paris, 1806-1875; Wilhelm E., Neurol., Heidelberg, 1840-1921): obere Armplexuslähmung*.

Ductuli trans|versi ep|oo|phori m pl: 6 - 20 zum Epoophoron* gehörende, querverlaufende, blind endigende, meist mit einem Flimmerepithel ausgekleidete Kanälchen; Reste der Urnierenkanälchen, die in den Ductus epoophori longitudinalis (Gartner*-Gang) münden. Abgesprengte Kanälchen können sich zu gestielten Bläschen (Appendices vesiculosae) entwickeln, aus denen größere Zysten entstehen können.

Ductus ep|oo|phori longitudinalis m: Längsgang des Epoophorons; s. Parovarium.

Ductus lacti|feri (lat ductus Zug) m pl: sog. Milchgänge; die 15 - 20 Ausführungsgänge der Brustdrüse (je einer aus jedem Drüsenlappen, Lobus* glandulae mammariae), die sich unterhalb der Brustwarze zu den 5 - 8 mm weiten, während der Laktation als kleine Milchbehälter dienenden Milchsäckchen (Sinus lactiferi) erweitern und in Höhe der Warzenbasis wieder zu den auf der Warzenspitze in die sog. Milchporen mündenden Ausführungsgänge verengen.

Ductus meso|nephricus m: Urnierengang; s. Wolff-Gang.

Ductus omphalo|entericus m: Ductus vitellinus, Dottergang; Verbindung zwischen Ileum und Nabel, verläuft in der Nabelschnur; entsteht bei der Abschnürung des Darmrohrs vom Dottersack aus der ursprünglich weiten Öffnung zwischen beiden. Störungen der normalen Rückbildung nach dem Embryonalleben können zu folgenden Mißbildungen führen: vollständige Nabelfistel, unvollständige Nabelfistel; Meckel[*]-Divertikel, Nabelzyste und Lig. terminale.

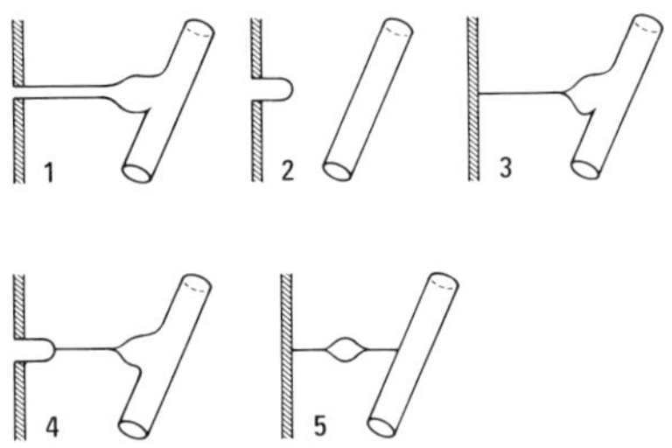

Ductus omphaloentericus: Mißbildungen bei Störung der Rückbildung: 1. Vollständige Nabelfistel; 2: Unvollständige Nabelfistel; 3: Meckel-Divertikel; 4. Nabelzyste; 5: Ligamentum terminale

Ductus para|meso|nephricus m: Müller*-Gang.

Ductus para|urethrales m pl: Skene*-Gänge.

Dührssen-Schuchardt-Schnitt (Jacob D., Gyn., Berlin, 1862-1933; Karl. Sch., Chir., Stettin, 1856-1901): s. Schuchardt-Schnitt.

Dukt|ek|tasie f: Erweiterung eines Ganges, i. e. S. eines Milchganges der weiblichen Brust (Galaktographie*-Befund).

Duktu|graphie f: syn. Galaktographie*.

Duncan-Modus (James D., Gyn., Edinburgh, 1826-1890) m: Form der Plazentalösung*; die unteren Teile der Plazenta lösen sich zuerst, bes. dann, wenn die Plazenta über Eck (Tubenecke) inserierte, s. Abb. S. 58; vgl. Schultze-Modus der Plazentalösung.

Dunkelfeld|untersuchung: mikroskopische Untersuchung entweder bei vollständiger Abblendung des von unten eintretenden Lichtkegels (nur bei schwächster Vergrößerung möglich) oder bei nur zentraler Abblendung und kräftiger seitlicher Beleuchtung durch Spiegelkondensor; bes. zum Nachweis von Treponema* pallidum; s. Abb. S. 58.

Durchbruch|blutung: uterine Blutung von Menstruationsstärke bei gleichbleibendem, aber für die Erhaltung einer intakten Uterus-

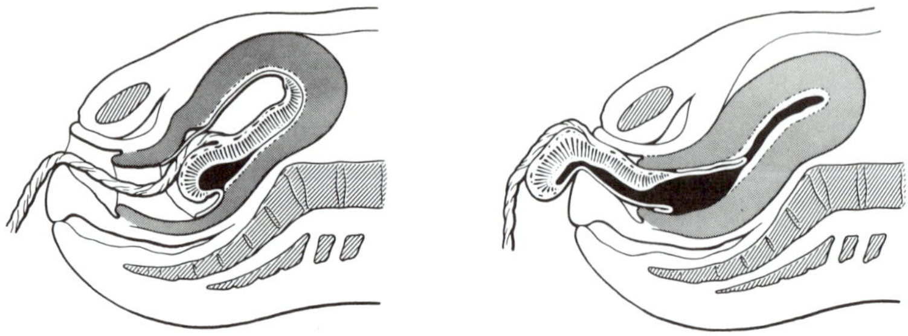

Duncan-Modus der Plazentalösung

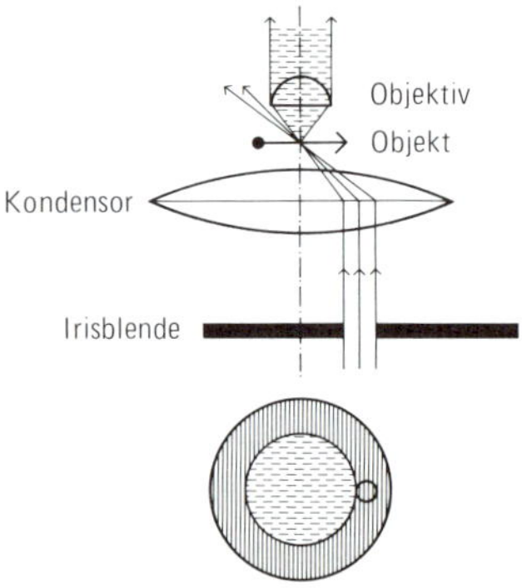

Dunkelfelduntersuchung

schleimhaut nicht ausreichendem Spiegel endogener oder exogener Sexualhormone*; schwächere Blutungen werden als Spotting* bezeichnet. Beim Auftreten von D. während Einnahme von hormonalen Kontrazeptiva wird nach Ausschluß von Arzneimittelinteraktionen (Medikamentenanamnese) ein Präparatwechsel (mit höherem Östrogengehalt, evtl. Mehrphasenpräparat) angeraten. Vgl. Follikelpersistenz.

Durchmesser, bi|parietaler: s. Biparietaler Durchmesser; s. a. Kephalometrie, intrauterine.

Durchtritts|ebene: s. Planum.

Dydro|gesteron (INN): Dydrogesteronum (INN-L), Dydrogesterone (INN-E), $9\beta,10\alpha$-Pregna-4,6-dien-3,20-dion (IUPAC); CAS-Nr. 152-62-5; $C_{21}H_{28}O_2$; MG 312,44; wird auch als Retroprogesteron bezeichnet. **Therapeutische Anw.:** bei Dysmenorrhoe*, Endometriose*, Infertilität* inf. Corpus*-luteum-Insuffizienz, prämenstruellen Beschwerden. Vgl. Gestagene.

Dys|funktionelle Blutungen: allgemein alle gyn. Blutungen, die durch hormonale Störungen bedingt sind; i. e. S. die Blutungen bei Follikelpersistenz*. Hierzu gehören auch die zu Beginn der Geschlechtsreife auftretenden sog. Juvenilen* Blutungen und die häufigen, am Ende der Geschlechtsreife auftretenden sog. klimakterischen Blutungen (s. Klimakterium).

Allein aus dem Blutungsablauf kann zwischen dysfunktionellen und organischen Blutungen **nicht** sicher unterschieden werden.

Dys|germinom (gr dys- un-, miß-, schwierig, fehlerhaft) n: im Jugendalter häufigste Form der bösartigen Ovarialtumoren* (ca. 50% der Pat. unter 20 Jahren), später selten; makroskopisch solider, mäßig weicher, bis kopfgroßer Tumor, stammt von den Urkeimzellen ab (daher doppelter DNA-Gehalt der Tumorzellen). Hohe Strahlensensibilität. Vgl. Seminom.

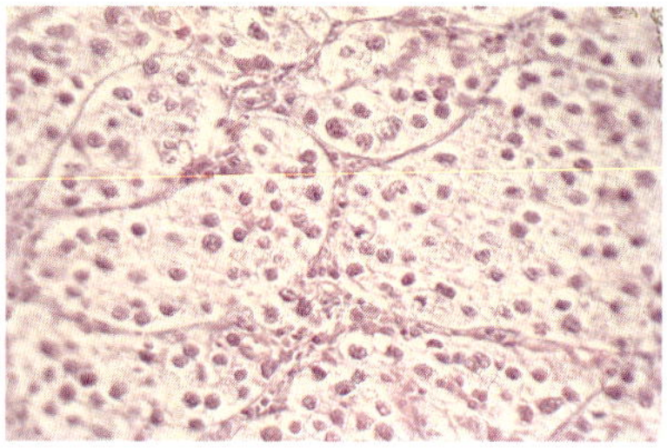

Dysgerminom des Ovars

Dys|kortizismus m: syn. Adrenogenitale* Syndrome.

Dys|kranio|pygo|phalangie f: syn. Ullrich*-Feichtiger-Syndrom.

Dys|maturität f: syn. pränatale Dystrophie; s. Mangelentwicklung, intrauterine.

Dys|melie (gr melos Glied) f: Störung der Extremitätenentwicklung; die teratologische Determinationszeit[*] für die Extremitäten liegt zw. dem 29. und 46. Tag der Schwangerschaft. Exogene Noxen (Sauerstoffmangel, Pharmaka u. a.) können je nach Zeitpunkt und Dauer des Einwirkens verschiedenartige Störungen (s. Abb.) hervorrufen: **1. Amelie:** Fehlen einer ganzen Extremität (Arm oder Bein), wobei der angrenzende Schulter- oder seltener Beckenteil meist auch hypoplastisch ist. Determinationszeit: 29. bis 38. Tag. Bisweilen sind bürzelförmige Weichteilknospen am Schulter- bzw. Hüftgelenk angelegt. **2. Phokomelie:** Mißbildung, bei der die Hände und/ oder Füße unmittelbar an den Schultern bzw. Hüften ansetzen; Determinationszeit: 29. bis 32. Tag. **3. Ektromelie:** größte Gruppe der Extremitätenmißbildungen; Hypo- und Aplasien

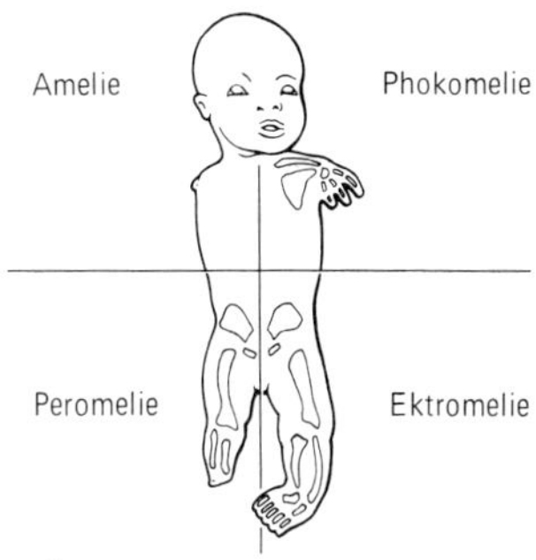

Dysmelie

von einzelnen oder mehreren Röhrenknochen mit konsekutiver Fehlstellung der Gliedmaßen. Falls zw. dem Schultergelenk und der Handwurzel nur ein Schaltknochen ausgebildet ist, spricht man auch von phokomeler Ektomelie; s. a. [Strahldefekte]. **4. Peromelie:** intrauterine Stumpfbildung einer Gliedmaße; s. a. Amniotische Stränge. Vgl. Thalidomid-Embryopathie.

Dys|melie|syn|drom n: syn. Thalidomid*-Embryopathie.

Dys|menor|rhoe f: schmerzhafte Regelblutung; **Formen: 1. Primäre D.:** von Anfang an schmerzhafte Regelblutung. **2. Sekundäre D.:** nach mehreren Jahren aufgetretene Dysmenorrhoe. Vorkommen i. d. R. nur bei ovulatorischen Zyklen (Prostaglandine!). **Urs.: 1.** Organisch bedingte D.: Endometriose; Tumoren (Myome, Polypen); Entz. (Adnexitis, Parametritis); Zervixstenose (Muttermundverengung z. B. infolge Narbenbildung); Retroflexio uteri fixata (Zusammenhang umstritten); Mißbildung (Uterus subseptus); Intrauterinpessare. Genitale Hypoplasie (kleiner hyperanteflektierter oft sinistroponierter Uterus mit langem, engem Zervikalkanal); **2.** Funktionelle Urs.: hormonale Störungen, vegetative Dystonie, bei Parametropathia* spastica. Statisch bedingte: Verschlimmerung vorbestehender organischer Skelettveränderungen; Sonderformen: Dysmenorrhoea* membranacea, Molimina menstrualia.

Dys|menor|rhoea membranacea f: schmerzhafter Abgang von Gebärmutterschleimhaut während der Menstruation* als zusammenhängende Schleimhaut oder in größeren Gewebsstücken; verläuft z. T. unter wehenartigen Schmerzen; vgl. Dysmenorrhoe.

Dys|pareunie (gr para bei; eune Lager, Bett) f: ursprünglich das Nichtzusammenpassen in der Ehe; heute unpräzise Sammelbez. für Schmerzen, bes. der Frau, beim Koitus*; uneinheitlich als psychisch bedingte Abneigung oder syn. mit Algopareunie* definiert.

Dys|plasia en|cephalo-ophthalmica f: s. Retrolentale Fibroplasie.

Dys|plasie (gr plassein formen, bilden) f: noch rückbildungsfähiges präinvasives Vorstadium eines Plattenepithelkarzinoms, vorwiegend im Bereich der Portio, auch der Vagina oder Vulva. Man unterscheidet drei Schweregrade sowie koilozytäre (durch Infektion mit Human[*]-Papilloma-Viren ausgelöst) und nicht koilozytäre Formen; s. Präkanzerosen, vgl. Zytodiagnostik.

Dys|raphie|syn|drome (gr rhaphe Naht) n pl: Sammelbez. für angeb. kombinierte Fehlbildungen inf. mangelhafter Rückenmarkanlage oder Störung des Schließungsprozesses (Raphebildung) des primären Neuralrohrs; teils exogen verursacht, teils hereditär mit unterschiedlichem Erbgang; zu den D. zählt auch die Syringomyelie. **Sympt.:** Spina bifida (aperta, occulta), Fußfehlformen (Pes varus, Pes equinovarus, Pes valgus, Pes planus). Wirbelmißbildungen (Halbwirbel, Keilwirbel) mit sekundären Kyphosen und Skoliosen, sakrale Hypertrichose, Halsrippen, Pectus excavatum, neurol. Störungen der Trophik, Sensibilität und Motorik der unteren Extremitäten, spinale Reflexanomalien, Sphinkterschwäche (Blase, Mastdarm), Spaltbildungen des Schlundes (Mund, Gaumen, Rachen) und Urogenitaltraktes, Foveola coccygea, Vierfingerfurche, Hyperthelie u. a., psychische Störungen (z. B. Oligophrenie).

Dys|rhythmie (gr rhythmos Takt, Gleichmaß) f: **1.** (neurol.) diffuse bzw. paroxysmale D.; s. [Elektroenzephalographie]; **2.** (biol.) (engl) jet lag; Störung des physiol. Ablaufs der Körperfunktionen insbes. durch (wiederholte) längere Flugreisen, bei denen der Körper keine Gelegenheit hat, sich den schnell wechselnden Zeit- und Klimabedingungen anzupassen. Folge: Störungen des vegetativen Nervensystems; bei Frauen insbes. Zyklusstörungen.

Dys|tokie (gr tokos Gebären) f: gestörter Geburtsverlauf aus mechanischen (z. B. Beckendystokie*), organischen oder funktionellen (Wehendystokie*, Zervixdystokie*) Gründen; **Häufigkeit:** etwa 6% aller Entbindungen; vgl. Schulterdystokie, Risikogeburt.

Dys|trophie, fetale (gr trophe Ernährung) f: Mangelentwicklung, intrauterine.

DZ: Abk. f. **D**epressions**z**ustand* des Neugeborenen.

E

Early deceleration (engl): syn. Frühtief; s. Wehenreaktionstypen.

Echo|verfahren: zusammenfassende Bez. für verschiedene Verfahren der Ultraschalldiagnostik*.

Ec|lampsia (gr eklampsein hervorleuchten) f: s. Eklampsie, Gestose.

Edwards-Syn|drom n: syn. Trisomie-17-18-Syndrom; komplexes Fehlbildungssyndrom inf. einer autosomalen Trisomie der Chromosomengruppe F (Chromosom 17 oder 18). **Häufigkeit:** ca. 1 : 5000 Lebendgeborene. **Sympt.:** Die Variabilität und Komplexität der Anomalien ist außerordentlich groß, so daß konstante diagnostische Kriterien nicht festzulegen sind; hervorzuheben sind primordialer Minderwuchs, typische Gesichtsdysmorphien und eine eigenartige Fingerhaltung mit Beugekontrakturen der Fingergelenke, wobei Daumen und Kleinfinger die anderen Finger überkreuzen. Schwere psychomotorische Retardierung. **Progn.:** infaust; die Letalität beträgt 90% im ersten Lebensjahr. Vgl. Trisomie-Syndrome.

EGF: Abk. für (engl) **e**pidermal **g**rowth **f**actor (epidermaler Wachstumsfaktor); Polypeptid, MG 6,045; EGF wirkt auf alle ektodermalen und entodermalen und einige mesodermale Zellen mitogen. EGF-Rezeptoren wurden u. a. im Tumorgewebe von Zervix-, Ovarial- und Vulvakarzinomen gefunden. Ewa 20% der Östrogenrezeptor-negativen Mammakarzinome (vgl. Hormonrezeptoren) zeigen einen positiven EGF-Rezeptorbefund, was eine Aussage über deren Metastasierungspotential bzw. über die Abhängigkeit des Tumorwachstums von EGF erlaubt.

Eier|stock: Ovarium*.

Eier|stock|entzündung: Oophoritis*.

Eier|stock|geschwülste: s. Ovarialtumoren.

Eier|stock|krebs: s. Ovarialtumoren.

Ei|häute: sekundäre Eihüllen, die am Rand der Plazenta* ansetzen, bestehend aus **drei Schichten**; zwei fetalen: **Amnion*** (Schafshaut) und **Chorion*** (Zottenhaut) und einer mütterlichen: **Dezidua*** (Siebhaut) (s. Abb.).

Ei|leiter-: s. a. Tuben-, Tubar-.

Ei|leiter: Tuba uterina (Fallopii), Tube; vom Fundus des Uterus in die unmittelbare Nähe der Ovarien führender, etwa 15 cm langer Verbindungskanal, der der Eiaufnahme, dem Eitransport und nach erfolgter Befruchtung der Ernährung und dem Transport der Zygote zum Uterus dient. **Abschnitte:** Pars uterina, Isthmus tubae, Ampulla tubae, Infundibulum mit Fimbriae. Lateral erweitert sich die **Pars ampullaris** trichterförmig zum **Infundibulum tubae**, das in einem Kranz von fingerartigen Fransen (**Fimbriae**) ausläuft und die Öffnung zur Bauchhöhle (**Ostium abdominale**) bildet. Die Fimbrien umfassen während der Ovulation das Ovarium und nehmen die Eizelle nach dem Follikelsprung auf. Uteruswärts folgt der engere **Isthmus tubae**, der in die in der Uteruswand gelegene **Pars uterina tubae** übergeht, die mit dem **Ostium uterinum tubae** in das Cavum uteri mündet. Hist.: Tunica mucosa: die vielfach als Plicae tubariae längsgefaltete, nach Entzündungen zu Verklebungen neigende Schleimhaut trägt im einschichti-

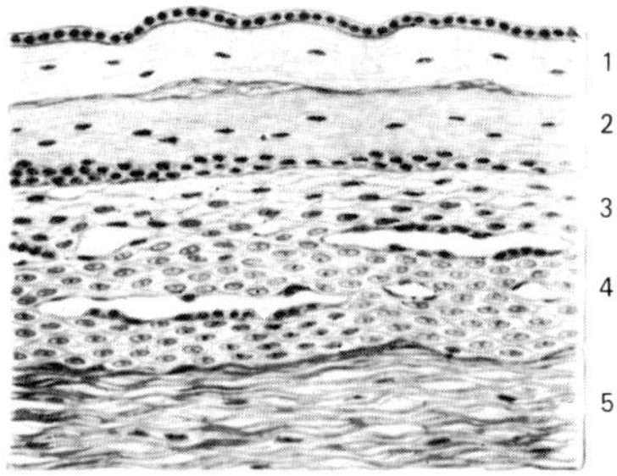

Eihäute:
1: Amnion; 2: Chorion u. Decidua capsularis; 3: Stratum compactum der Decidua vera; 4: Stratum spongiosum der Decidua vera: 5: Muscularis uteri

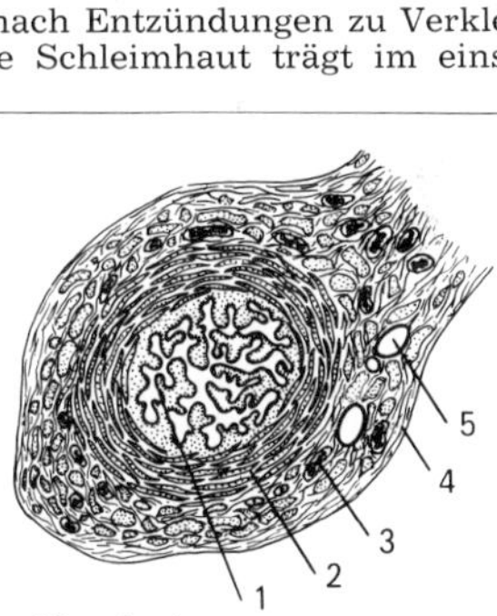

Eileiter, Histologie:
1: faltenreiche Schleimhaut (Endosalpinx) mit Flimmerzellen u. sekretor. Zellen; 2 u. 3: Muscularis (Myosalpinx), innen in flacheren, außen in steileren Windungen angeordnet; 4: Serosa (Perisalpinx); 5: Blutgefäße

gen kubischen bis zylindrischen Epithel in zyklusabhängig wechselnden Anteilen Drüsen- und Flimmerzellen, letztere mit uteruswärts schlagenden Kinozilien, die den gegen den Sekretstrom anschwimmenden Spermien die Orientierung erleichtern. In der zum Uterus hin stärker entwickelten Tunica muscularis läßt die spiralig in unterschiedlichen Steigungsgraden angeordnete glatte Muskulatur unscharf eine mittlere Ringschicht von einer inneren und äußeren Längsschicht unterscheiden. Die lockere Tela subserosa wird von der Tunica serosa, dem Peritoneum der im freien Oberrand des Ligamentum* latum uteri verlaufenden (intraperitoneal liegenden) Tube, überkleidet. Vgl. Uterus (Histologie).

Ei|leiter|durchblasung: Pertubation*.

Ei|leiter|entzündung: Salpingitis*.

Ei|leiter|schwangerschaft: Tubargravidität*; häufigste Form der Extrauteringravidität*.

Einmonats|pille: s. Kontrazeption, hormonale.

Einmonats|spritze: s. Kontrazeption, hormonale.

Einphasen|präparate n pl: s. Kontrazeption, hormonale.

Einschluß|kon|junktivitis f: syn. Einschlußblennorrhoe; nicht gonorrhoische schleimig-eitrige Bindehautentzündung bei Neugeborenen mit Nachweis von Einschlußkörperchen[*], die denjenigen des Trachoms[*] gleichen. **Inkubationszeit:** 6 - 10 Tage. **Err.:** Chlamydia* trachomatis. Die Übertragung der Err. erfolgt bei bestehender Infektion der Mutter unter der Geburt. **DD:** Gonoblennorrhoe* (Inkubationszeit: 1 - 3 Tage).

Einschneiden: s. Geburt.

Einsichts|recht: nach geltender Rechtsprechung dem Pat. zugesprochenes Recht, grundsätzlich (auch außerhalb eines Rechtsstreits) Einsicht in die ihn betreffenden Krankenunterlagen zu nehmen, soweit es sich bei den Aufzeichnungen um objektivierbare Befunde und Behandlungsfakten handelt. In best. Fällen besteht neben dem E. entsprechend der Datenschutzgesetzgebung eine Auskunftsverpflichtung der speichernden Stelle dem Pat. gegenüber; s. Auskunftsanspruch; vgl. Dokumentationspflicht.

Einstellung: (gebh.) Beziehung des vorangehenden Kindsteils zum Geburtskanal; sie ist das Resultat der Haltung und Stellung; s. Kindslage.

Einstellungs|anomalien f pl: hierzu werden gerechnet: hoher Geradstand*, Scheitelbeineinstellung (s. Asynklitismus), tiefer Querstand*, hintere Hinterhauptlage*, Schulterdystokie*. Vgl. Kindslage.

Einwilligung: Der Arzt bedarf von Rechts wegen für einen Eingriff prinzipiell der E. des Pat.; Zwangsbehandlungen erlaubt das deutsche Recht nur ausnahmsweise. Die E. des Pat. allein berechtigt den Arzt noch nicht zum Eingriff. Die Befugnis dazu hat ihren Grund vielmehr in der med. Notwendigkeit. Sie bildet den Rechtfertigungsgrund, die E. die Rechtfertigungsschranke. Nur wenn eine Ind. vorliegt, darf der Arzt einen Eingriff ausführen, aber nur in den Grenzen, die ihm die E. des Pat. setzt. Die E. in einen nicht indizierten Eingriff rechtfertigt den Arzt grundsätzlich ebensowenig wie die Ind. ohne Einwilligung. Die rechtswirksame E. erfordert die Entschlußfähigkeit des Pat. und dessen Kenntnis aller erheblichen Umstände (sog. informed consent). Letztere hat ihm die Aufklärung (vgl. Aufklärungspflicht) zu vermitteln. Schwierigkeiten kann die Frage nach der Einwilligungsfähigkeit aufwerfen. Sie bedeutet die durch den Arzt in jedem Fall zu prüfende Reife und Fähigkeit des Pat., die Tragweite des ärztlichen Eingriffs für Körper, Beruf und Lebensglück zu ermessen und danach selbstverantwortlich Entschlüsse zu fassen. Fehlt sie, hat der Arzt, wenn Zeit dafür bleibt, einen Pfleger bestellen zu lassen, der dann für den Pat. einwilligen kann. Bei schwerwiegenden Eingriffen an Minderjährigen sollten immer auch die Eltern um ihre E. gefragt werden. Vgl. Körperverletzung.

Eisen|mangel|an|ämie f: häufigste Form der Anämie*, bei der v.a. die Synthese von Häm und damit auch von Hämoglobin inf. Eisenmangels behindert ist; Folge: verminderter Hämoglobingehalt der aufgrund einer zusätzlich gestörten Erythropoese mikrozytären Erythrozyten (**hypochrome mikrozytäre Anämie**). **Urs.:** insbes. **1.** physiol. (Menstruation*) und pathol. (akute oder chronische) Blut- und damit Eisenverluste (am häufigsten gastrointestinal), auch medikamentös bedingt (Antikoagulanzien, Antiphlogistika, Antirheumatika u.a.) und bei Blutspendern; **2.** ungenügende Nahrungseisenzufuhr, selten; **3.** erhöhter Eisenbedarf (v.a. im Wachstum, während der Schwangerschaft und Stillperiode); **4.** Eisenresorptionsstörungen (bei Magenerkrankung, Malabsorptionssyndrom, Diarrhoe, nach Magen- und Darmresektionen u.a.); ferner (**DD**) Eisenverteilungsstörungen, Eisentransport- und -verwertungsstörungen, Thalassämie. Während einer Schwangerschaft sind im Rahmen der Mutterschaftsrichtlinien* Hämoglobinbestimmungen vorgesehen, um eine Schwangerschaftsanämie*, die möglicherweise durch Eisenmangel mitbedingt ist, zu erkennen und ggf. zu behandeln (s. Eisenzufuhr).

> Bei jeder Patientin mit Eisenmangelanämie muß die **Ursache** des Mangels festgestellt und nach Möglichkeit beseitigt werden.

Eisen|zufuhr: Die E. mit der üblichen Nahrung ist im Säuglings- und Wachstumsalter sowie am Ende der Gravidität wegen des dann erhöhten Eisenbedarfs oft nicht ausreichend; ggf. Substitutionstherapie, möglichst oral mit zweiwertigem Eisen.

Ei|sprung: syn. Ovulation*.

Ei|wanderung: auch Eitransport; Bewegung der befruchteten Eizelle (Zygote) im Eileiter (durch Tubenbewegung, -sekretion und Flimmerschlag unter Steuerung durch die Ovarialhormone) in Richtung Uteruskavum; Dauer etwa 3 - 4 Tage; die Zygote durchläuft während der E. mehrere Teilungsstadien (s.

Furchung); Nidation* im Stadium der Blastozyste* etwa 6 Tage nach Ovulation. Bei nicht durchgängigem Eileiter Gefahr der Extrauteringravidität*.

Ei|zelle: Ovum, weibliche Keimzelle; entwickelt sich aus diploiden Urkeimzellen (s. Gametogenese) im Ovarium durch Oogenese* und Follikelreifung* zur befruchtungsfähigen Gamete mit einfachem Chromosomensatz. Die nach Ovulation* vom Infundibulum des Eileiters* aufgenommene E. ist von einer Membran (Oolemma*) und einer Zellschicht (Corona radiata) umgeben. Falls eine Befruchtung* stattfindet, beendet die E. ihre zweite Reifungsteilung und wird als Zygote* in das Uteruslumen transportiert (s. Eiwanderung); falls keine Befruchtung erfolgt, geht die E. etwa 24 Std. nach Ovulation zugrunde.

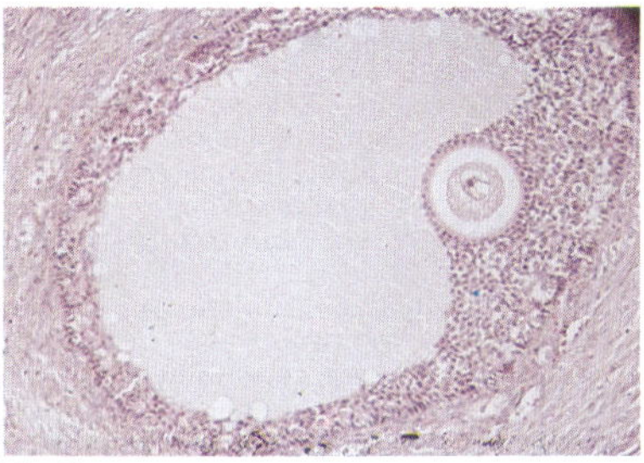

Eizelle:
Stadium des Tertiärfollikels (Graaf-Follikel) mit Colliculus oophorus und in diesem gelegener Eizelle

E|jakulation (lat eiaculare hinauswerfen) **f:** Samenerguß beim Orgasmus* des Mannes; er fehlt beim Orgasmus vor der Pubertät und bei (retrograder) E. in die Harnblase, z. B. nach Prostatektomie[*].

Bei einigen Frauen kommt es beim Orgasmus ebenfalls zu einer E. aus der Harnröhre; s. Gräfenberg-Zone.

E|jakulations|störungen: s. Funktionsstörungen, sexuelle.

Ek|lampsie f: Auftreten von charakteristischen tonisch-klonischen Krämpfen mit und ohne Bewußtlosigkeit im Verlauf einer schweren Präeklampsie (s. Gestose); die Anfälle (Eklampsia convulsiva) treten zwar oft blitzartig auf, aber meist nicht ohne Prodromalsymptome: **drohende E.** (Eklampsia imminens)**:** rascher Anstieg des Blutdrucks mit typischen Folgeerscheinungen wie starken Kopfschmerzen (meist frontal), Flimmern vor den Augen, Doppeltsehen, Nebligsehen, außerdem Magendruck und Brechreiz. Betroffen sind zu 80% Erstgebärende; bei Mehrlingsschwangerschaften sechsmal häufiger als bei Einlingsschwangerschaften. **Urs.:** Die Krämpfe werden wahrscheinlich durch lokale Gefäßkonstriktionen im Gehirn ausgelöst. **Pathol. Anat.:** Schädigungen zeigen v. a. Gehirn, Niere, Leber. Gehirn: Hirnödem, Thrombosen und Gefäßrupturen, Nekrosen. Niere: degenerative Veränderungen an den Glomerula, die zu einer Verengung und schließlich zum Verschluß des Kapillarlumens führen. **Klin.:** akutes Nierenversagen. Leber: Blutungsherde unter der Leberkapsel (bei 85% der Fälle), Thrombosen und Blutungen, Nekrose der Leberzellen. Plazenta: typische Form von hämorrhagischen Plazentainfarkten. **Folge:** Plazentainsuffizienz mit Gefährdung des Kindes. Den Schädigungen in den versch. Organen gemeinsam sind die Gefäßveränderungen der Arterien mittleren Kalibers, der Arteriolen, Präkapillaren und Kapillaren: Spasmen und Stasen mit ihren Folgen, Ödembildung, Fibrinablagerung in der Gefäßwand, evtl. mit Gefäßverschluß durch Fibrinthromben, Gewebsnekrosen, Blutungen ins Gewebe. **Ther.:** Da mit einer E. das mütterliche Risiko in den Vordergrund rückt, muß nach der Anfallsbehandlung unter Mißachtung einer evtl. kindlichen Unreife entbunden werden, da nur so die Ursache des Geschehens (das Gestationsprodukt) beseitigt werden kann. **Prophylaxe:** regelmäßig durchzuführende Schwangerenberatung mit Blutdruckmessungen, Gewichtskontrollen und Harneiweißbestimmungen, mind. alle 4 Wochen, in den letzten Schwangerschaftsmonaten mind. alle 2 Wochen. Vgl. Risikoschwangerschaft.

Ekto|derm (gr ektos außerhalb) **n:** (embryol.) äußeres der drei embryonalen Keimblätter*, aus dem sich Oberflächenstrukturen und Sinnesorgane (Oberflächenektoderm) sowie Zentralnervensystem (als Neuralplatte, Neuralrinne, Neuralrohr) entwickeln; vgl. Keimscheibe.

Ek|tope Schwangerschaft: s. Extrauteringravidität.

Ek|topia cervicis f: auch Ektopie, Erosio falsa (fälschlich auch als Erosio bezeichnet), glanduläre Pseudoerosion der Portio; Vorkommen von Zervixschleimhaut auf der Portiooberfläche inf. Ektropionierung*; vgl. Epithelgrenze, Umwandlungszone.

Ekto|zervix f: s. Cervix uteri.

Ek|tropionierung (gr ektrepein nach außen wenden)**:** (gyn.) Verlagerung von Zervixschleimhaut aus dem Zervikalkanal auf die Oberfläche der Portio (Ektopia* cervicis); vgl. Epithelgrenze.

Ek|tropium n: syn. Ektropion; (gyn.) Ektopia* cervicis.

Elektro|kardio|graphie, fetale f: pränatale Elektrokardiographie; von den Bauchdecken (abdominale Elektrokardiographie) oder vom Rektum aus mit einem Spezialelektrokardiographen bei graviden Frauen zum Nachw. des kindlichen Lebens, Bestimmung der intrauterinen Lage und Stellung des Kindes, Erkennung von Mehrlingsschwangerschaften, exakte Analyse von Frequenz und Rhythmus der kindlichen und mütterlichen Herzaktion. Erfassung von Anomalien der maternen wie kindlichen Myokarderregung, pränatale Reifebestimmung u. a.

E|levatio uteri (lat elevare anheben) **f:** auffälliger Hochstand der Genitalorgane, bedingt durch raumfordernde Prozesse, die durch ihre

Lage unmittelbar oberhalb oder im Bereich des Diaphragma pelvis den Uterus nach kranial drängen; auch große Ovarialtumoren können den Uterus aus dem kleinen Becken herausziehen. Vgl. Positio uteri.

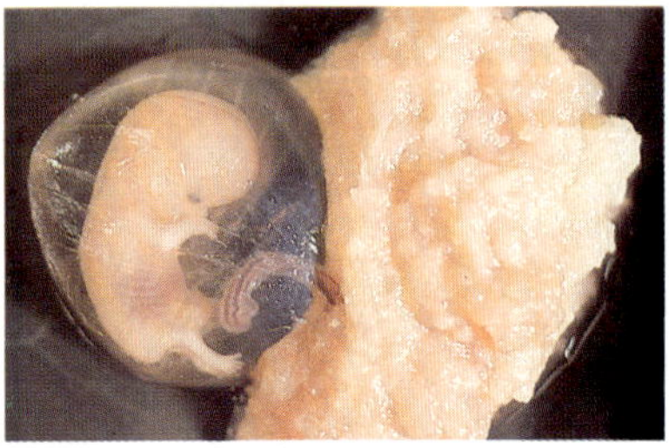

Embryo:
Plazenta mit anhängender Fruchtblase, in dieser sichtbar ein 4 cm langer menschlicher Embryo in der 8. Schwangerschaftswoche

Em|bryo (gr embryon Neugeborenes) **m:** Frucht in der Gebärmutter während der Zeit der Organentwicklung (Organogenese); das sind die ersten 2 Schwangerschaftsmonate (s. Abb.); vgl. Eizelle, Fetus.

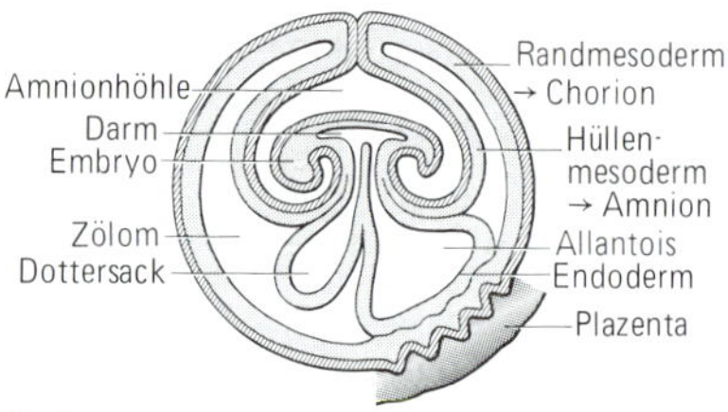

Embryo:
Differenzierung der embryonalen und extraembryonalen Keimschichten, drei Wochen nach Konzeption

Em|bryo|bank: Labor, in dem Embryonen im Frühestadium kryokonserviert werden. Vgl. In*-vitro-Fertilisation, [Kryobank].

Em|bryo|blast m: (embryol.) sog. Embryonalknoten; Teil der Blastozyste*, aus dem sich über das Stadium der Keimscheibe* der Embryo* entwickelt.

Em|bryo-Feto|pathia dia|betica f: pränatale Entwicklungsstörung inf. eines schlecht eingestellten oder dekompensierten Diabetes* mellitus der Mutter während der Schwangerschaft (Schwangerschaftsdiabetes*); kann z. T. durch verstärkte Wirkung der Steroidhormone der mütterlichen Nebennierenrinde (sog. Riesenkinder, Makrosomie), verschiedenartige Mißbildungen z. T. durch die sog. diaplazentare Glukosedauerinfusion (Hydramnion, Plazentaveränderungen mit Permeabilitätsstörungen und dadurch bedingtem Sauerstoffmangel) erklärt werden. **Folgen:** signifikant höhere Abort- (doppelt) bzw. Totgeburthäufigkeit (zehnfach) und Neugeborenensterblichkeit (doppelt) im Vergleich zu nichtdiabetischen Müttern; in ca. 80% der Fälle haben die Neugeborenen ein Geburtsgewicht über 4000 g. Bei den beobachteten Mißbildungen (in 10% der Fälle) handelt es sich v. a. um angeborene Herzfehler*; u. U. Kardio-, Hepato-, Splenomegalien inf. Glykogenspeicherung. Der Kohlenhydrat- und Mineralstoffwechsel auch der gesunden Neugeborenen von diabetischen Müttern ist labiler und muß deshalb bes. in den ersten Lebenstagen überwacht werden. Die **Prognose** verbessert sich durch rechtzeitige, optimale Stoffwechseleinstellung der Mutter; vgl. Syndrom der kaudalen Regression.

Embryo|genese f: zusammenfassende Bez. der Entwicklungsstufen des Embryos vom Embryoblasten* (i. w. S. von der Zygote*) bis zum Ende der Organogenese*.

Em|bryo|kardie f: syn. Status embryocardicus; **1.** Formenkreis der kongenitalen Angiokardiopathie mit Stehenbleiben der Herzentwicklung auf embryonal-fetaler Stufe, z. B. Botallismus, offenes Foramen ovale. Vgl. Blutkreislauf. **2.** Gleiche Akzentuation, gleiche Dauer der Herztöne und der Pausen ohne atembedingte Schwankungen; sog. Pendel- oder Tick-Tack-Rhythmus (fetaler Rhythmus), z. B. bei Infektionskrankheiten mit Myokarditis (bes. Typhus) als Folge von Blutdrucksenkung sowie öfters bei Tachykardie (z. B. paroxysmale Tachykardie).

Em|bryo|logie f: Lehre von der Entwicklung des Embryo*.

Em|bryonal|entwicklung: s. Embryogenese.

Em|bryonal|karzinom n: extrem seltener Keimzelltumor des Ovars, befällt vorwiegend Kinder und junge Frauen; makroskopisch solide, mikroskopisch aus undifferenzierten embryonalen, zuweilen auch extraembryonalen Zellen aufgebaut. Extrem schlechte Prognose; s. Ovarialtumoren.

Em|bryonal|mole f: Abortivei* mit abgestorbenem und meist mißgebildetem Fetus bis 22 cm Länge.

Em|bryonal|peri|ode f: Zeitraum der pränatalen Entwicklung, von der Befruchtung (von manchen Wissenschaftlern erst von der Implantation an gerechnet) bis zum Ende der Organogenesephase (beim Menschen bis zum Ende der 8. Woche nach der Konzeption); der Keim wird in dieser Periode als Embryo* bezeichnet; s. a. Organogenese; vgl. Fetalperiode, Pränatalperiode.

Em|bryonen|transfer m: Abk. ET; syn. Embryonenübertragung, Embryonenimplantation; die gynäkologisch-embryologische Technik des ET gelang erstmals 1977/78 den Briten Patrick Steptoe und Robert Edwards. **Vorgehen: 1.** Extrauterine Insemination*: laparoskopisch oder direkt unter Ultraschallsicht transabdominal bzw. transvesikal werden aus einem der Ovarien (hormonell stimulierte) reife Eizellen entnommen und in vitro mit Samenzellen befruchtet. **2.** Die Zygote (das sog. Retortenbaby) wird nach etwa zweitägiger In-vitro-Kultur meist im 4- bis 8-Zellen-Stadium in den hormonell beeinflußten, für die Nidation* bereiten Uterus der Frau implantiert (ET i. e. S.). **Ind.:** Wenn die Eileiter auf keine Weise passierbar gemacht werden können, jedoch wenigstens eines der Ovarien sowie der Uterus funktionsfähig sind. Neben den technischen Schwierigkeiten (Kapazitation und Synchronisation) ist der ET insbes. bei heterologer Insemination* und auf eine sog. Leihmutter* ethisch problematisch und juristisch regelungsbedürftig; vgl. In-vitro-Fertilisation.

Embryonen|transfer, intra|tubarer m: (engl) gamete intra fallopian transfer (Abk. GIFT); aus der In*-vitro-Fertilisation hervorgegangene Befruchtungsmethode bei wenigstens einem offenen Eileiter. Laparoskopisch entnommene Eizellen werden mit Spermatozoen in einem Plastikschlauch zusammengebracht und sofort danach in den Eileiter instilliert. **Ind.:** immunologische und idiopathische Sterilität* (nach Ausschluß einer psychogenen Sterilität).

Em|bryo|pathia rubeolosa (lat ruber rot) f: syn. Rötelnembryopathie, Gregg-Syndrom; embryopathisches Fehlbildungssyndrom inf. intrauteriner Rötelninfektion bei Erkrankung der Mutter an Röteln* während der ersten 3 Schwangerschaftsmonate. Die Symptomenkonstellation und -schwere richtet sich nach dem Zeitpunkt der mütterlichen Rötelninfektion (im ersten Schwangerschaftsmonat v. a. Augenanomalien, im zweiten Schwangerschaftsmonat v. a. Herzfehler und ZNS-Anomalien, im dritten Schwangerschaftsmonat v. a. Innenohrschädigung). Nach neueren Erkenntnissen besteht auch eine Gefährdung des Feten während der späteren Schwangerschaftsphase (**Fetopathia rubeolosa**). **Sympt.:** Augen: v. a. Cataracta congenita, fakultativ mit Glaukom, Mikrophthalmie, Augenhintergrundveränderungen (Pseudoretinitis pigmentosa); Herz: v. a. Herzscheidewanddefekte und Ductus arteriosus Botalli apertus, Pulmonalstenose; ZNS: Mikrozephalie, psychomotorische Retardierung und andere Sympt. einer ZNS-Schädigung (Bewegungsstörungen, epileptische Anfälle); Ohren: v. a. Innenohrschwerhörigkeit. Als Ausdruck einer noch floriden Infektion bei Geburt Hepatosplenomegalie, thrombozytogenetische Purpura, Anämie u. a. Persistierende Infektiösität des Säuglings noch nach Monaten post partum möglich. **Diagn.:** Nachweis spezifischer IgM-Rötelnvirusantikörper im kindlichen (sowie mütterlichen) Serum, Liquoruntersuchung (fakultativ Enzephalomyelitis mit Pleozytose und Eiweißerhöhung, Virusnachweis). Rötelnprophylaxe: s. Röteln.

Embryo|pathie f: pränatale* Erkrankung mit der Folge einer intrauterinen Entwicklungsstörung des Embryos* während der Embryonalperiode* (Organogenese); hierbei können folgende **exogene Faktoren** ursächlich eine Rolle spielen: **1.** Pränatalinfektion* (z. B. Embryopathia* rubeolosa); **2.** Stoffwechselerkrankungen (z. B. Schwangerschaftsdiabetes, Embryo*-Fetopathia diabetica); **3.** chronischer Sauerstoffmangel (z. B. Plazentainsuffizienz*); **4.** chemische und physik. Noxen (u. a. Medikamente, z. B. Thalidomid, Morphium, Zytostatika, Chinin, Trimethadion, ionisierende Strahlen, Genußmittel und Drogen, sog. Umweltgifte und -chemikalien). Vgl. Mißbildung, kongenitale, Gametopathie, Fetopathie.

Embryo|tomie f: zerstückelnde Operationen zur Erleichterung der vaginalen Geburtsbeendigung bei abgestorbenem Kind (z. B. bei verschleppter Querlage); heute sehr selten.

Em|bryo|toxizität (gr toxon Pfeilgift) f:

Embryopathia rubeolosa
Art und Häufigkeit der Fehlbildungen nach pränataler Rötelninfektion

Symptome der klassischen Rötelnembryopathie (Gregg-Syndrom):	
Herzmißbildungen	52–88%
Offener Ductus Botalli	
Aortenstenose	
Ventrikelseptumdefekt	
Augendefekte	50–55%
Katarakt (uni- und bilateral)	
Retinopathie	
Glaukom	
Hörschäden (uni- und bilateral; sensorineural)	⩾50%
Weitere Symptome der konnatalen Rötelninfektion:	
Zerebralschäden	
Mikrozephalie, psychomotorische oder geistige Retardierung	40–50%
Enzephalitis (Panenzephalitis) bis zum Alter von 10 Jahren (u.a. zentral bedingte Taubheit)	häufig
Viszerale Schäden	
Hepatosplenomegalie	60%
Thrombozytopenische Purpura	45%
Knochenveränderungen (Verkalkungsstörungen)	30%
Entwicklungs- und Wachstumsstörungen (Dystrophie, Geburtsgewicht unter 2500 g)	60%
Gesamtletalität	13–20%

umfassende Bez. für jede Art einer pränataltoxischen Wirkung während der Embryonalperiode*; kann sich auswirken als Teratogenität*, Mortalität[*], transplazentare Karzinogenese* oder als Dysfunktion, die sich erst postnatal manifestiert. Als **auslösende Faktoren** kommen in ausreichender Dosierung und Menge in Frage: **1.** bestimmte Substanzen; **2.** ionisierende Strahlung. Darüber hinaus können Infektionen (z. B. durch Rötelnviren) eine abnorme pränatale Entwicklung verursachen. Vgl. Pränataltoxikologie.

Em|bryo|toxizität, strahlen|in|duzierte f: Schädigung des Embryo durch Einwirkung ionisierender Strahlung. Beim Menschen können prinzipiell letale Effekte, Wachstumsretardierung und teratogene Effekte (vorwiegend Mikrozephalie[*] mit geistiger Retardierung) resultieren. Mit schädigenden Wirkungen wird unterhalb von 0,03 Gy (3 rd) nach heutigem Wissenstand nicht gerechnet. Vgl. Embryotoxizität, Teratogenität.

Emesis gravidarum (gr emein ausspeien) f: Schwangerschaftserbrechen; bei etwa 70% der Schwangeren in den ersten 3 - 4 Monaten, bes. morgens (Vomitus matutinus). Übergang in Hyperemesis* gravidarum nicht selten.

E|minentia ilio|pubica (lat eminere hervorragen) f: früher Eminentia iliopectinea; flache Erhabenheit am knöchernen Becken, unterhalb und einwärts von der Spina* iliaca anterior inferior am Übergang vom Schambeinkörper zum Darmbein gelegen; dient als Endpunkt des schrägen Beckendurchmessers (Diameter obliqua); vgl. Beckenmaße.

Emmet-Operation (Thomas E., Gyn., New York, 1828-1919) f: plastische Neubildung der Portio und des Muttermundes (Verschluß alter Zervixrisse bei sek. Sterilität, Fluor, habituellem Abort); selten indiziert; vgl. Sturmdorf-Bonney-Plastik.

Emmet-Riß: Zervixriß (s. Abb.); narbige Abheilung eines unter der Geburt gesetzten Zervixrisses.

Empfängnis: Konzeption, zur Befruchtung* führender Koitus*.

Empfängnis|verhütung: s. Kontrazeption.

En|demischer Kretinismus m: s. Kretinismus.

Endo|dermaler Sinus|tumor (gr endon innen, innerhalb) m: syn. Dottersacktumor; sehr

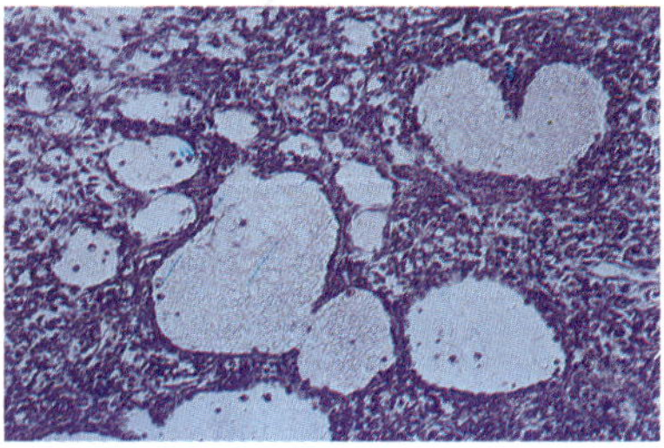

Endodermaler Sinustumor: Polyvesikuläre Form, Ovar

maligner Keimzelltumor des Ovars (s. Ovarialtumoren), vorwiegend im Kindes- und Jugendalter auftretend, histogenetisch mit extraembryonaler Differenzierung zu Dottersack-und Dotterblattstrukturen; makroskopisch solider bis kleinzystischer, oft gallertiger Tumor, mikroskopisch unterschiedliche Strukturen (mikrozystischer, myxomatöser, solidzelliger, alveolär-drüsiger und polyvesikulär-vitelliner Typ); bildet Alphafetoprotein*. Frühe lymphogene und hämatogene Metastasierung.

Endo|metriose f: funktionierendes Endometrium* bzw. endometriumähnliches Gewebe außerhalb der normalen Lokalisation als Schleimhautauskleidung der Uterushöhle. Die ektopen Schleimhautherde nehmen an den normalen zyklischen und pathol. Veränderungen des Endometrium corporis teil. **Zwei Urs.** werden diskutiert: **1.** kanalikuläre Verschleppung der bei der Menstruation abgestoßenen Schleimhaut (am häufigsten durch partiellen transtubaren Abfluß des Menstrualblutes in die Bauchhöhle; theoretisch auch hämatogen, lymphogen, embolisch oder iatrogen z. B. bei der Schnittentbindung); **2.** entwicklungsgeschichtlich bedingte Bildungen (Metaplasien des den Müller-Gängen nahestehenden Zölomepithels). Die Fähigkeit, in die Muskulatur einzudringen und in ihr in die Tiefe vorzudringen, erklärt sich aus der histolytischen Fähigkeit des Schleimhautstromas, d. h. seiner Fähigkeit, Gewebe aufzulösen. **Formen:** Durch Tiefenwucherung in das Myometrium entsteht die lokalisierte **(primäre) E.**, die in nachweisbarem Zusammenhang mit dem Endometrium corporis steht (Endometriosis interna, häufigste Form), wird heute von der E. im eigentlichen Sinn abgegrenzt

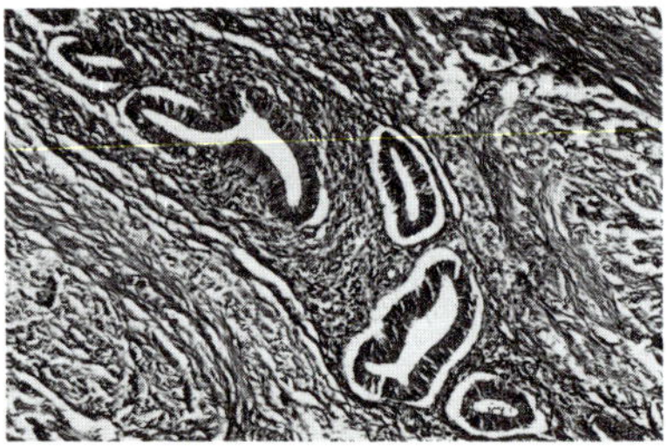

Endometriose: Adenomyoseherd im Myometrium (Endometriosis interna)

und als Adenomyose* bezeichnet. Durch Implantation entsteht die verstreute (sekundäre) E. ohne Zusammenhang mit dem Endometrium corporis (**Endometriosis genitalis externa**): Schleimhautwucherung in den Ovarien und in dem Douglas-Raum, bis in die Mukosa des Rektums oder Ileums (während der Menstruation häufig Stenoseerscheinungen inf. Schwellung und Blutung der Wucherungen); ferner **Endometriosis extragenitalis**, (Befall von Bauchdecken, Blase, Lungen). **Kompl.:**

> **Leitsymptome der Endometriosis uteri interna sind:**
> 1. Dysmenorrhoe mit auffallend starken Schmerzen bei der Menstruation
> 2. Verstärkte und verlängerte Menstruationsblutung
> 3. Uterus leicht vergrößert, sehr derb

Sterilität, Teerzysten; **Ther.**: nach individuellen Gegebenheiten hormonale (z. B. Pseudograviditätskur*, Gabe von Gestagenen*, Antiöstrogenen*) u. op. Meth. (Exzision, Elektrokoagulation). Vgl. Harnblasenendometriose.

Endo|metriose|zyste f: aus versprengten Endometriumdrüsen mit umgebenden zytogenem Stroma durch menstruelle Blutungen und Sekretstau entstehende Zysten außerhalb des Endometriums und Myometriums (dort Adenomyosezysten genannt). **Vork.**: überwiegend im Ovar, dort bei längerem Bestehen Bildung einer Teerzyste*; auch im Bereich des kleinen Beckens, v. a. in Tube, Mesosalpinx und in der Umgebung des Uterus. Vgl. Endometriose, Adenomyose.

Endo|metritis f: Entzündung der Gebärmutterschleimhaut (Endometrium*); **Formen:** nach der Lokalisation werden unterschieden: **1. E. corporis**; **2. E. cervicis**, klinisch meist als

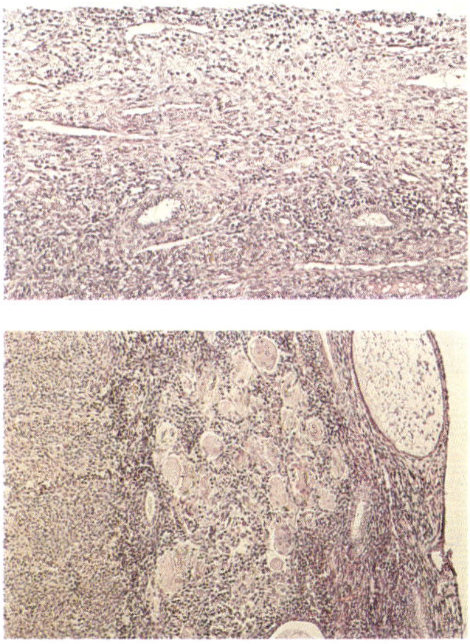

Endometritis:
Subakute Form (oben) und Endometritis mit Fremdkörpergranulom (unten)

Zervizitis* bezeichnet. Tritt die E. corporis nach einer Geburt (E. post partum) auf, spricht man von einer **E. puerperalis** (s. a. Puerperalfieber). Auch nach einer Fehlgeburt kann eine E. auftreten (**E. post abortum**). Eine aszendierende Infektion* mit Ausbildung einer E. wird u. a. ebenfalls durch intrauterine Manipulationen (z. B. iatrogen, Einlage eines Intrauterinpessars) oder organische Ursachen (submuköse Myome, Korpuspolyp oder Korpuskarzinom) begünstigt. **Sonderformen: E. gonorrhoica** (s. Gonorrhoe); **Endometritis* tuberculosa**; (i. d. R. von den Eileitern deszendierend); **E. senilis**, auch E. vetularum (meist aszendierende Koliinfektion, begünstigt durch Östrogenmangel in der Postmenopause). **Verlauf:** Bei Übergreifen vom Endometrium auf die Muskularis bildet sich eine **Endomyometritis**, bei Übergreifen auf die Lymphbahnen des Parametriums eine **Parametritis*** aus; eine weitere Aszension mit nachfolgender Salpingitis, Adnexitis und evtl. Pelviperitonitis ist ebenfalls möglich.

Endo|metritis post ab|ortum f: Endometritis nach Fehlgeburt; u. U. Ursache einer Sepsis[*]; s. a. Abortus febrilis.

Endo|metritis puerperalis f: Endometritis* im Wochenbett (Puerperium*).

Endo|metritis tuberculosa f: Endometritis* mit Vorkommen von Tuberkelbazillen in der Funktionalis (Abstoßung in der Menstruation) oder auch in der Basalis (fortschreitende Inf. mit Tuberkelbildung in der Muskularis möglich). **Sympt.**: je nach Schwere der Infektion verschieden. Fieber, Leukozytose, Beschleunigung der BSG, wehenartige Schmerzen, evtl. Erbrechen und Übelkeit; Blutungen. Vgl. Genitaltuberkulose.

Endo|metrium n: Schleimhaut des Gebärmutterkörpers (s. Uterus); besteht aus einschichtigem hohem Epithel sowie der gefäß- und zellreichen Lamina propria aus retikulärem Bindegewebe mit tubulären Drüsen. Unterteilung in die der Muskulatur benachbarte **Basalis** und die den zyklischen Veränderungen unterworfene **Funktionalis**. Die Basalis

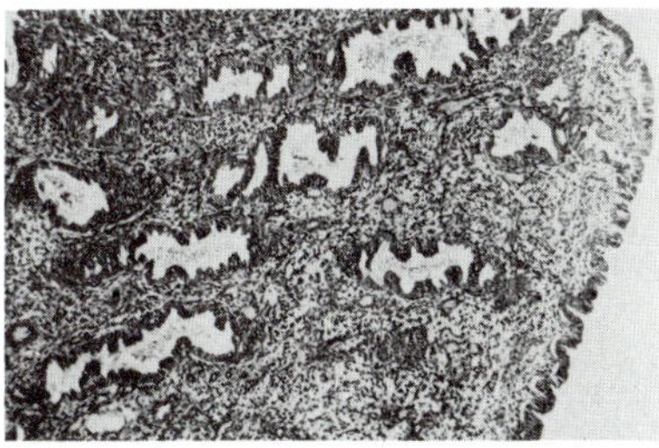

Endometrium:
Normales Bild in mittlerer Sekretionsphase

dient der Funktionalis als Regenerationsschicht. Östrogene* bewirken nach der Menstruation* die Regeneration des E. und seine weitere Proliferation. Gestagene* bewirken die sekretorische Transformation der Funktionalis. Tritt keine Schwangerschaft ein, bricht die Funktionalis bei Rückbildung des Corpus* luteum (abfallende endogene Ovarialhormone) zusammen und wird mit dem Menstrualblut ausgeschieden; tritt eine Schwangerschaft ein, so entwickelt sich die Funktionalis zur Dezidua*. Vgl. Transformationsdosis, Proliferationsdosis, Menstruationszyklus.

Endo|metrium|bi|opsie f: s. Strichkürettage.

Endo|metrium|hyper|plasie f: s. Glandulär-zystische Hyperplasie, Adenomatöse Hyperplasie, Stromahyperplasie.

Endo|metrium|karzinom n: s. Korpuskarzinom.

E

Endo|metrium|sarkom n: s. Uterussarkome.

Endo|myo|metritis f: s. Endometritis.

Endo|salpingiose (gr salpinx Trompete) f: drüsenähnliche Proliferationen aus versprengten Resten des Müller-Epithels mit Ausdifferenzierung zu Tubenepithel. **Vork.:** hauptsächlich in der Umgebung der Tuben, in der Mesosalpinx und im Omentum, sowie im Bereich des Beckenperitoneums; kann bei größerer Ausdehnung zu klinischer Symptomatik, einschließlich Aszitesbildung führen. Entartungsrisiko minimal.

Endo|salpingitis f: Entzündung der Tubenschleimhaut; s. Salpingitis.

Endo|toxin|schock: durch bakterielle Endotoxine hervorgerufener Schock[*]. Vermutlich werden durch die Endotoxine körpereigene Kinine[*] aktiviert; geschädigt werden v. a.: **1.** die **Nierentubuli** (akutes Nierenversagen); **2.** das **Gerinnungssystem** (intravasale Gerinnung mit Mikrothromben, Afibrinogenämie); **3.** das **Kreislaufsystem**: (periphere Gefäßerweiterung, später Herzinsuffizienz). Ein vermutlich durch Staphylokokken verursachtes analoges Krankheitsbild stellt das Syndrom* des toxischen Schocks dar.

Endo|zervix f: s. Cervix uteri.

Enges Becken: (gebh.) Mißverhältnis zw. Kopfgröße des Kindes und Beckenmaßen der Mutter; kann sowohl durch die Kopfgröße und -form (funktionell e. B.) als auch durch Beckenverengung (anatomisch e. B.) bedingt sein. Das e. B. ist eine häufige Ursache regelwidriger Geburten. Bei der Verengung des knöchernen Geburtskanals unterscheidet man anatomisch **vier Grade: 1. Grad:** Conjugata vera 9,0 cm; **2. Grad:** Conjugata vera 8,0 cm; **3. Grad:** Conjugata vera 6,0 cm (relative Indikation zur Schnittentbindung); **4. Grad:** Conjugata vera unter 6 cm (absolute Indikation zur Schnittentbindung); s. Beckenformen.

Entbindung: 1. Geburtsleitung (z. B. operative* Entbindung), auch syn. für Geburt* gebraucht. Eine E. im Sinn der §§ 195 a, 205 a RVO liegt vor, wenn ein Kind entw. lebend geboren wird, d. h., wenn die natürliche Lungenatmung eingesetzt hat (Lebendgeburt*), oder wenn eine Totgeburt* eine Körperlänge von wenigstens 35 cm hat. Totgeborene Früchte, die weniger als 35 cm lang sind, sind Fehlgeburten (s. Abort). **2.** E. des Arztes von der Schweigepflicht* durch den Pat.; vgl. Einwilligung.

Entbindungs|lähmung, kindliche: s. Geburtslähmung.

Entbindungs|lähmung, mütterliche: durch Druck des kindlichen Kopfes auf den Plexus lumbosacralis; selten ist der gesamte Plexus betroffen, meist nur der N. ischiadicus, oft unter Aussparung des N. tibialis.

Entbindungs|pfleger: offizielle Bez. für männliche Hebamme*.

Ento|derm n: (embryol.) inneres der drei embryonalen Keimblätter*, aus dem sich Epithelien des primitiven Darmes, der Allantois und des Dottersacks bilden (primäres E.) und das in der weiteren Entwicklung als sekundäres (intraembryonales) E. die Epithelien des Respirationstraktes, das Parenchym von Tonsillen, Schilddrüse, Nebenschilddrüse, Thymus, Leber und Pankreas, die Epithelien von Harnblase und Urethra, Paukenhöhle und Tuba auditiva Eustachii bildet.

Entzugs|blutung: s. Abbruchblutung.

En|zym|in|duktion f: allmählich einsetzende Verstärkung der Metabolisierung von endogenen oder exogenen Substraten (z. B. Arzneistoffen, Genußmitteln, Stoffwechselprodukten), ausgelöst durch die betreffende Substanz selbst oder eine andere (Eigen- bzw. Fremdinduktion).

In der Neonatologie angewandt zur Prophylaxe einer Hyperbilirubinämie* des Neugeborenen. Im speziellen Fall soll durch Medikamentengabe die mikrosomale Enzymaktivität in der Leber aktiviert und damit eine raschere Konjugation und hepatische Exkretion von Bilirubin erreicht werden. Der Effekt auf das Serumbilirubin wird frühestens 48 Std. nach Beginn der Therapie erkennbar. Bevorzugt verwendet wird Phenobarbital (in der DDR auch das (+)-Isomer des weniger stark sedierenden Methylphenobarbitals). Phenobarbitaldosis bei Reifgeborenen z. B. am ersten Lebenstag 5 - 8 mg/kg KG, bei Frühgeborenen in höherer Dosierung. Der sedierende Effekt kann durch Kombination mit Nicethamid, das selbst auch eine enzyminduzierende Wirkung besitzt, vermindert werden.

EPH-Gestose f: (gebh.) Bez. für eine Gestose* mit folgenden Leitsymptomen: Ödem (engl **e**dema), **P**roteinurie, **H**ypertonie.

Epidermal growth factor (engl): Abk. EGF*.

Epimestrol (INN) n: Epimestrolum (INN-L), Epimestrol (INN-E), (16α,17α)-3-Methoxyestra-1,3,5(10)-trien-16α,17α-diol (IUPAC); CAS-Nr. 7004-98-0; $C_{19}H_{26}O_3$; MG 302,42; Östrogenderivat. **Therapeutische Anw.:** zur Zyklusregulation bei anovulatorischem Zyklus, Ovulationsinduktion*. Vgl. Östrogene.

Episio|tomie (gr epision Schamgegend, tome Schnitt) f: Scheidendammschnitt; häufigste erweiternde Op. am weichen Geburtskanal, u. a. zur Vermeidung eines Dammrisses*, Erleichterung der operativen* Entbindung und Geburtsbeendigung, wenn Kopf im Beckenausgang. **Formen: mediane E.:** genau in der Mittellinie; **laterale E.:** rechts oder links, 1 - 2 cm von der Mittellinie entfernt in Richtung auf das Tuber ossis ischii; **mediolaterale E.:** direkt von der hinteren Kommissur in Richtung auf das Tuber ossis ischii.

Epithel|grenze: (gyn.) Zusammenstoß des geschichteten Plattenepithels der Portio mit dem Zylinderepithel der Zervixschleimhaut;

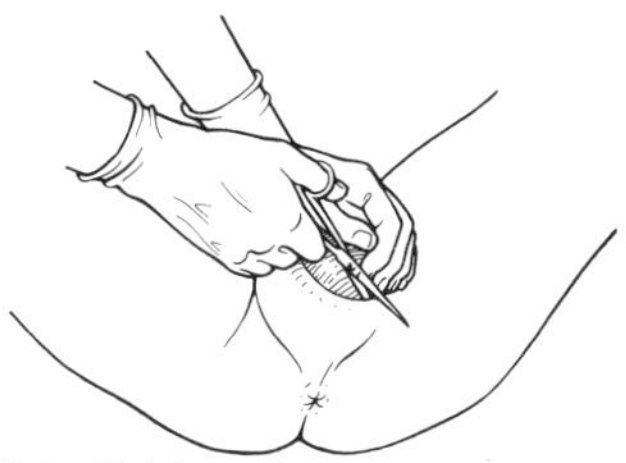

Seitliche Episiotomie

diese Grenze ist nicht konstant und verschiebt sich in den verschiedenen Lebensabschnitten der Frau unter dem Einfluß der Sexualhormone* aus dem Zervikalkanal auf die Portiooberfläche (Ektopia* cervicis) und wieder zurück. Die physiol. Verschiebungen des Zervixdrüsenfeldes prädisponieren aufgrund ständiger dynamischer Umbauvorgänge in diesem Bereich zu epithelialen Atypien. Vgl. Kolpozytologie, Kolposkopie, Umwandlungszone.

> An der zerviko-portalen Epithelgrenze beginnt in über 90% der Fälle das Plattenepithelkarzinom der Zervix!

Ep|oo|phoron (gr epi außerhalb; oophoros Eier tragend) n: Nebeneierstock; Rest des kranialen Abschnitts der Urniere mit Resten des Urnierengangs, der als Gartner*-Gang streckenweise erhalten bleiben kann; liegt unterhalb der Tube zwischen den beiden Blättern der Mesosalpinx (Teile des Ligamentum* latum uteri). Entspricht entwicklungsgeschichtlich beim Mann dem Nebenhoden. Vgl. Ductuli transversi epoophori.

Erb-Duchenne-Lähmung (Wilhelm E., Neurol., Heidelberg, 1840-1921; Guillaume D., Neurol., Paris, 1806-1875): obere Armplexuslähmung*.

Erb|krankheit: s. Genetische Krankheiten.

E|rektion (lat erigere aufrichten) f: das als Antwort auf eine (mechanische oder psychische) sexuelle Erregung erfolgende Anschwellen und Steifwerden der Schwellkörper insbes. des Penis bzw. der Klitoris, eingeleitet durch eine parasympathisch gesteuerte Dilatation der Arteriolen (arterielle Hyperämie) mit nachfolgender Blutabflußbehinderung (venöse Kompression) und Füllung des erektilen Gewebes mit Blut; sympathische vasokonstriktorische Impulse beenden die Erektion. Die E. der Brustwarzen kommt durch Kontraktion der unter der Brustwarze bzw. dem Warzenhof liegenden ringförmigen und radiären glatten Muskelbündel zustande und führt zu einer Erweiterung von Venen und Milchgängen.

Ergotamin (INN): Ergotaminum (INN-L), Ergotamine (INN-E), Lysergsäurederivat (IUPAC); CAS-Nr. 113-15-5; $C_{33}N_{35}N_5O_5$; MG 581,65; Verw.: als Migränemittel, zur Vasokonstriktion; vgl. Ergotamine.

Ergot|amine n pl: syn. Ergoalkaloide, Secalealkaloide; aus Secale* cornutum (Mutterkorn) gewonnene Fraktion von Indolalkaloiden (und Derivaten), leiten sich von der Grundstruktur der Lysergsäure ab. Zu den E. gehören natürliche (z. B. Ergotamin) und hydrierte Aminoalkaloide (u. a. Dihydroergotoxin, Dihydroergotamin), Lysergsäureamide (z. B. Methylergmetrin) und synthetische Derivate (z. B. Bromocriptin). **Wirkung** (an glattmuskulären Organen): E. wirken als partielle Antagonisten an Alpharezeptoren; **1.** direkt vasokonstriktorische Wirkung (betrifft v. a. die venösen Kapazitätsgefäße und dilatierte Arteriolen), überwiegend bei natürlichen E.; **2.** Blockade von Alpharezeptoren (führt v. a. bei gesteigertem Sympathikotonus indirekt zur Erweiterung kontrahierter Gefäße), überwiegend durch hydrierte E., daneben **3.** kontrahierende Wirkung auf die Uterusmuskulatur; **4.** zentral Erregung von Dopaminrezeptoren, Hemmung der Ausschüttung von Prolaktin und STH; **5.** Serotonin-antagonistische Wirkung. **Therapeutische Anw.:** u. a. bei orthostatischer Dysregulation, Migräne, Hyperprolaktinämie, Akromegalie, Parkinson-Syndrom, zur (uterinen) Blutstillung postpartal, Hemmung der Laktation. **NW:** Gefäßspasmen, Ergotismus, inf. dopaminerger Partialwirkung Übelkeit und Erbrechen. **Kontraind.:** ischämische Gefäßerkrankungen, Hypertonie, Leber- und Nierenschäden, Schwangerschaft.

Eröffnungs|peri|ode f: (gebh.) Zeitraum vom Wehenbeginn bis zur vollständigen Eröffnung des Muttermundes; die Eröffnung geschieht durch rhythmische Wehentätigkeit (Abb.). Vgl. Geburt, Geburtsdauer.

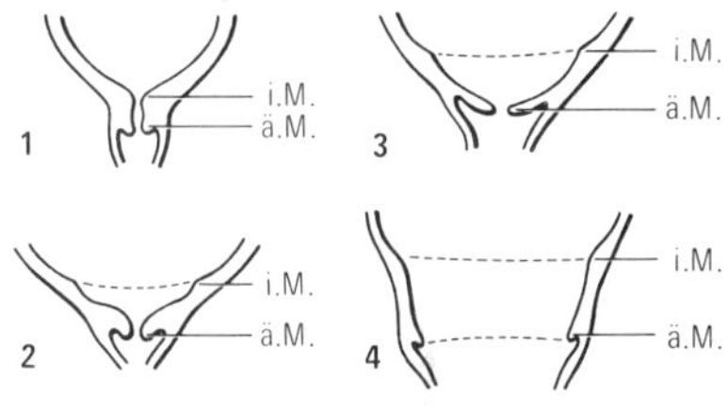

Eröffnungsperiode:
i. M.: innerer Muttermund; ä. M.: äußerer Muttermund.
1: Zervixkanal noch geschlossen; 2: oberer Abschnitt der Zervix entfaltet; 3: Zervix verstrichen, äußerer Muttermund noch geschlossen; 4: Zervix verstrichen, äußerer Muttermund bis auf kleinen Saum entfaltet

Eröffnungs|wehen: regelmäßige Wehen* zur Eröffnung des Muttermundes; anfangs 2 -3 Wehen in der halben Stunde, im späteren Stadium 2 - 3 Wehen in 10 Minuten.

Ero|gene Zonen: typische lokalisierbare Bereiche der Körperoberfläche, deren Reizung zu sexueller Erregung führen kann und deren Ansprechbarkeit individuell unterschiedlich ausgeprägt ist; insbes. Genital- und Analregion, Brust und Brustwarzen, Gesäß, Oberschenkelinnenseiten, Rücken, Hals, Mund, Lippen, Ohren, Zunge.

E|rosio portionis (lat erodere abnagen) f: Portioerosion*.

Erregungs|phase f: s. Reaktionszyklus, sexueller (Tab.).

Ersatz|mutter: s. Leihmutter.

Erysipelas gangraenosum genitalium n: s. Gangraena acuta genitalium.

Erythema palmare et plantare sym|ptomaticum (gr erythema Errötung, Röte) n: Erythem der Handflächen und Fußsohlen ungeklärter Ätiologie, v. a. beobachtet bei Leberzirrhose (red liver palms), bei rheumatoider Arthritis, chronischen Lungenkrankheiten, infektiöser Mononukleose, Erythematodes acutus, Colitis ulcerosa u. a. Auch Auftreten während der Gravidität wird beobachtet; dann Rückbildung nach der Entbindung.

Erythro|blastose (gr erythros rot) f: ursprüngliche Bez. für Krankheiten, bei denen unreife (kernhaltige) rote Blutkörperchen im Blut vorkommen; wird heute nur noch benutzt für die fetale E. (s. Morbus haemolyticus fetalis). Für die E. des Erwachsenen hat sich dagegen die Bez. Erythrämie[*] durchgesetzt.

Erythro|blastosis fetalis f: s. Morbus haemolyticus fetalis.

Erythro|cyanosis crurum puellarum f: livides Erythem mit teigigen Infiltraten, u. U. begleitet von follikulären Hyperkeratosen (Lichen pilaris); meist bei adipösen Mädchen im Pubertätsalter, begünstigt durch hormonelle Störungen und Kälteeinwirkung. **Sitz:** bes. unteres Unterschenkeldrittel (lateral), Innenfläche der Knie und Oberschenkel; vgl. [Perniones], [Akrozyanose].

Erythro|plakie f: syn. Erythroplakia portionis; unklarer kolposkopischer Befund: sog. roter Fleck auf der Portiooberfläche, bedarf der dd Abklärung (Portioerosion*, Ektopia* cervicis, Umwandlungszone*, beginnendes Zervixkarzinom*?). Vgl. Kolposkopie.

Erythro|plasie Queyrat f: früher als Präkanzerose, heute als Carcinoma* in situ des Übergangepithels und der Schleimhaut interpretierte rundliche oder ovale, feucht glänzende, scharf begrenzte, düsterrote, samtartig weiche, wenig erhabene bis münzengroße Herde. Entspricht hist. der Bowen*-Krankheit, geht nicht selten in ein Epithelioma[*] spinocellulare über und metastasiert früh. **Sitz:** Eichel, inneres Vorhautblatt, Klitoris, Vulva, selten Mundschleimhaut und hintere Kommissur. **DD:** Balanitis bzw. Vulvitis chronica plasmacellularis. **Ther.:** Exzision, evtl. Strahlentherapie; sorgfältige Kontrollen erforderlich.

Erythro|zytose f: s. Polyglobulie des Neugeborenen.

Eßstörungen, psycho|gene: Störungen der Nahrungsaufnahme (Dysorexie) oder des Körpergewichts (Dysponderosis) ohne org. Urs. können auf einem Kontinuum von: **1.** extremer Magerkeit durch Fasten (Anorexia* nervosa); **2.** Magersucht mit Erbrechen und Laxanzien/Diuretika-Abusus (bulimische Magersucht); **3.** Bulimia* nervosa bei Normalgewicht; **4.** latenter Adipositas; **5.** psychosomatischer Fettsucht beschrieben werden.

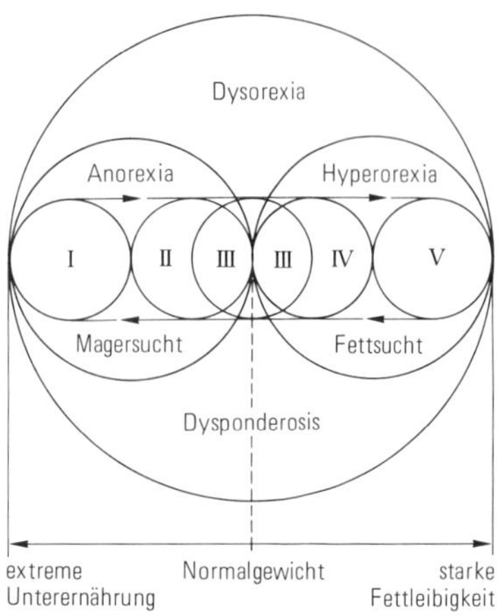

Psychogene Eßstörungen: Das Dysorexia-Dysponderosis-Kontinuum

Eßsucht: syn. Bulimie*.

Estra|diol (INN) n: Estradiolum (INN-L), Estradiol (INN-E), 1,3,5(10)-Estratrien-3,17β-diol (IUPAC); CAS-Nr. 50-28-2; $C_{18}H_{24}O_2$; MG 272,37; stärkstes natürliches Östrogen; s. Östradiol.

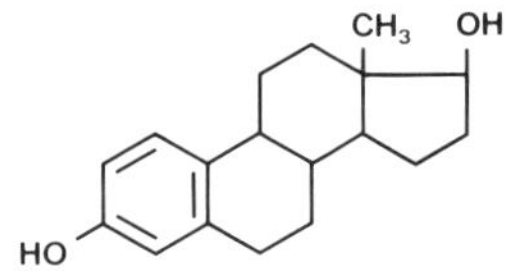

Estradiol (INN)

Estra|diol|benzoat (INN) n: Estradioli Benzoas (INN-L), Estradiol Benzoate (INN-E), Estradiol-3-benzoat (IUPAC); CAS-Nr. 50-50-0; $C_{25}H_{28}O_3$; MG 376,50; Östrogen. **Therapeutische Anw.:** zur Endometriumproliferation bei primärer und sekundärer Amenorrhoe*, bei Uterushypoplasie*, Endometritis puerperalis bzw. post abortum, Colpitis senilis (s. Kolpitis).

Estra|diol|undecylat (INN) n: Estradioli Undecylas (INN-L), Estradiol Undecylate (INN-E), Estradiol-17-undecanoat (IUPAC); CAS-Nr. 3571-53-7; $C_{29}H_{44}O_3$; MG 440,67; ein Östrogen; **Therapeutische Anw.:** parenteral (i. m.) bei Prostatakarzinom. Vgl. Östrogene.

Estra|diol|valerat (INN) n: Estradioli Valeras (INN-L), Estradiol Valerate (INN-E), Estradiol-17-valerat (IUPAC); CAS-Nr. 979-32-8; $C_{23}H_{32}O_3$; MG 356,51; ein Östrogen. **Therapeutische Anw.:** oral oder parenteral (i. m.) zur Endometriumproliferation bei primärer oder sekundärer Amenorrhoe*, bei Uterushypoplasie*, hormonalen Ausfallerscheinungen bei jüngeren Frauen nach Ovarektomie* oder Röntgenkastration* wegen nichtkarzinomatöser Grundkrankheit, bei klimakterischen Ausfallerscheinungen, vor gyn. Operationen. Vgl. Östrogene.

Estriol|succinat (INN) n: Estrioli Succinas (INN-L), Estriol Succinate (INN-E), Estriol-16,17-bis-hydrogensuccinat (IUPAC); CAS-Nr. 514-68-1; $C_{26}H_{32}O_9$; MG 488,54; ein Östrogen. **Anw.:** bei klimakterischen Ausfallerscheinungen. Vgl. Östrogene.

Ethinyl|estradiol (INN) n: Ethinylestradiolum (INN-L), Ethinylestradiol (INN-E), 19-Nor-17α-pregna-1,3,5(10)-trien-20-in-3,17-diol

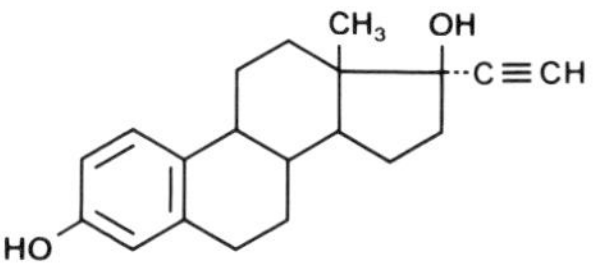

Ethinylestradiol (INN)

(IUPAC); CAS-Nr. 57-63-6; $C_{20}H_{24}O_2$; MG 296,41; Abk. EE_2, Äthinylöstradiol*. Vgl. Östrogene.

Ethyno|diol|di|acetat n: 3β,17β-Diacetoxy-17α-ethinyl-4-estren; $C_{24}H_{32}O_4$; ein Gestagen, das sich vom 19-Nortestosteron ableitet. **Verwendung:** als Gestagenkomponente in oralen Kontrazeptiva zur hormonalen Kontrazeption*.

Eu|mastie f: natürliche, ästhetische Form der weiblichen Brust. Als Kriterien gelten Volumen, Form, Konsistenz, Symmetrie und Proportion; im Bereich von Warzenhof und Brustwarze deren Größe, Form und Stellung, die Prominenz der Mamille und die Pigmentierung der Areola mammae; vgl. Mammaplastik, Mamillenplastik.

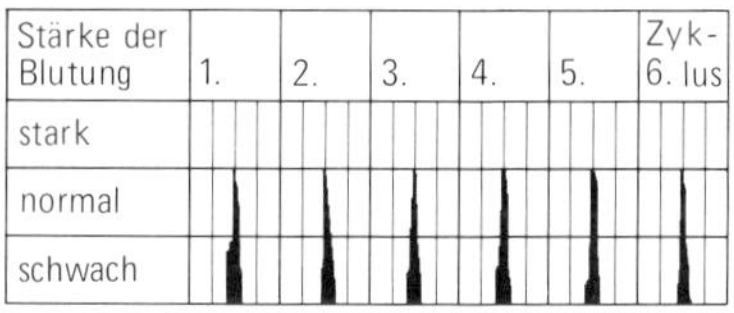

Eumenorrhoe (Kaltenbach-Schema)

Eu|menor|rhoe (gr eu gut) f: normale Menstruation*, Regelblutung ohne wesentliche Beschwerden: 3- bis 4tägige Dauer, Intervall von 25 - 35 Tagen.

Eu|tokie f: normale, leichte Entbindung; vgl. Dystokie.

E|viszeration (lat eviscerare ausweiden) f: **1.** Form der Embryotomie*; Entleerung der Brust- und Baucheingeweide des abgestorbenen Kindes (insbes. bei Mißbildungen); **2.** Exenteration*; **3.** Ausweidung des Augapfels; **4.** Eventeration[*] bei Laparoschisis.

E|volutio spontanea (lat evolvere entwikkeln; spontaneus freiwillig) f: (gebh.) Selbstentwicklung*.

Ex|anthema all|ergicum neo|natorum (gr exanthema Hautausschlag) n: in den ersten 3 Lebenstagen auftretender urtikarieller Ausschlag (rote, unregelmäßig geformte Flecken, oft mit zentraler kleiner Papel); von 1- bis 2tägiger Dauer. **Urs.:** allergische Reaktion auf ein unbekanntes Allergen wird vermutet.

Ex|enteration f: von Brunschwig 1948 beschriebene, ausgedehnte bis totale Entfernung der Organe des kleinen Beckens (Eviszeration) als erweiterte Radikaloperation bei hochsitzendem Vaginalkarzinom* oder Zervixkarzinom*; als **vordere** E. mit Entfernung der vorderen Vaginalwand, Gebärmutter, der Adnexen und Harnblase mit künstlicher Harnableitung und unter Belassung des Mastdarms, **hintere** E. unter Mitnahme des infiltrierten Mastdarms und der hinteren Vaginalwand mit Anlage eines Anus praeternaturalis bzw. einer Durchzugsplastik oder **totale** E. zusätzlich mit Entfernung der pelvinen und/oder paraaortalen Lymphknoten.

Ex|foliativ|zyto|logie f: Zytologie[*] abgeschilferter Zellen; diagn. Suchmethode bes. von Karzinomfrühfällen durch Untersuchung abgestoßener oder abgelöster Einzelzellen (Portiooberfläche, Zervikalkanal, Sputum u. a.). S. Zytodiagnostik; vgl. [Urinzytologie], [Zytologie des Magens].

Ex|hibitionismus m: das meist zwanghafte Zurschaustellen der Geschlechtsorgane mit oder ohne Selbstbefriedigung vor fremden, gleich- oder gegengeschlechtlichen Personen ohne deren Aufforderung und Einverständnis, um sich sexuell zu befriedigen; nicht selten hängt dabei die Befriedigung vom Schock oder der Überraschung des unfreiwilligen Beobachters ab. Bei Männern häufiger als bei Frauen. Die Vorschrift des § 183 StGB schützt die psychische und körperliche Integrität von Personen beiderlei Geschlechts gegen die spezifischen Auswirkungen exhibitionistischer Handlungen.

Ex|pressivität f: Schwankungen im Grad der Ausprägung eines erblichen Merkmals, dem das gleiche Gen zugrunde liegt, werden mit schwankender E. dieses Gens erklärt. Ausdruck umschreibt Sachverhalt, ohne Erklärung zu versuchen. E. kann vom übrigen Genotyp wie auch von Umwelteinflüssen abhängig sein. Vgl. [Genexpression], Genetische Krankheiten.

extra|genital (lat extra außerhalb): außerhalb der Genitalregion gelegen; z. B. Lokalisation eines Primäraffekts b. Syphilis*.

Extra|korporale Befruchtung: Befruchtung einer Eizelle mit einer Samenzelle außerhalb des mütterlichen Körpers; s. In-vitro-Fertilisation, Embryonentransfer.

Ex|traktion f: Herausziehen; **1.** (gebh.) Herausziehen des Kindes; bei Kopflage durch Vakuumextraktor* oder Geburtszange*, bei Beckenendlage durch Hand, Vakuumextraktor oder Zange. **Halbe E.:** s. Manualhilfe; **ganze E.:** s. Manuelle Extraktion; **2.** (pharmak.) Ausziehen von Stoffen aus tierischer oder pflanzlicher Substanz durch geeignete Lösungsmittel; **3.** (ophth.) s. [Staroperation]; **4.** (urol.) s. [Schlingenextraktion].

Extra|peri|toneale Schnitt|entbindung: s. Schnittentbindung.

Extra|uterin|gravidität f: Abkürzung EU; Schwangerschaft außerh. der Gebärmutter, Bauchhöhlenschwangerschaft, Graviditas extrauterina, ektopische Schwangerschaft; Entwicklung der Leibesfrucht außerh. der Gebärmutter. **Lokalisation:** in Tube (Tubargravidität*), Eierstock (Ovarialgravidität*), Bauchhöhle (Abdominalgravidität im Peritoneum); häufigster Sitz in der Tube. **Diagn.** der E. ist in den ersten Wochen nicht immer leicht zu stellen; Verdacht bei Ausbleiben der Menses oder bei Blutung nach verlängertem Intervall; einseitige, wehenartige Schmerzen im Unterleib; nicht wesentlich vergrößerter Uterus bei positiven (nicht obligat!) Schwangerschaftsreaktionen; Blutung mit Ausstoßung von Dezidua. Ein diffuser Tumor im hinteren Scheidengewölbe weist auf Hämatozelenbildung hin. Gestuftes Vorgehen bei der Diagnosestellung: Ultraschalldiagnostik, Douglas-Punktion und Douglasskopie, in Narkose und Operationsbereitschaft Laparoskopie*, ggf. Laparotomie.

Ex|tremitas tubaria ovarii f: oberer, zur Tube weisender Pol des Ovarium*.

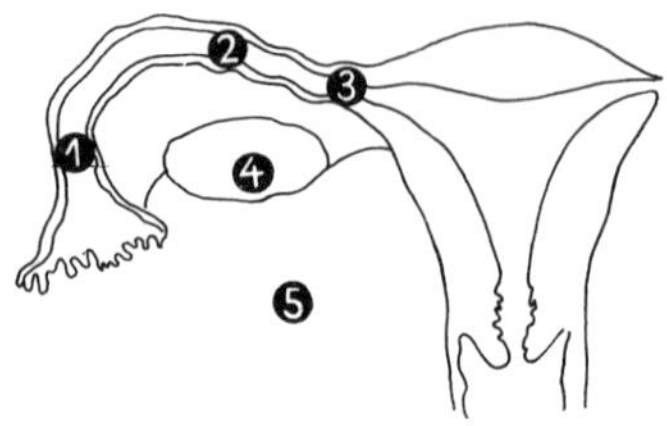

Extrauteringravidität: Von 100 ektopen Schwangerschaften haben 99 ihren Sitz in der Tube, und zwar meist im ampullären Teil (1), seltener im isthmischen Teil (2), ganz selten im intramuralen (interstitiellen) Teil (3). Noch viel seltener sind die Ovarialgravidität (4) und die Abdominalgravidität (5)

Ex|tremitas uterina ovarii f: unterer, zum Uterus weisender Pol des Ovarium* durch das Ligamentum* ovarii proprium mit dem Uterus-Tuben-Winkel verbunden.

F

Facies (lat Aussehen) f: Gesicht; Außenfläche.

Facies glutaea f: die äußere, der Glutäalmuskulatur zugekehrte Fläche der Darmbeinschaufel.

Facies intestinalis uteri f: die durch die antevertierte und anteflektierte Uteruslage nach hinten oben weisende, dem Darm anliegende rückwärtige Fläche der Gebärmutter.

Facies lateralis ovarii f: die der Beckenwand anliegende seitliche Fläche des Ovarium*.

Facies medialis ovarii f: die dem Beckeninnern zugewandte Fläche des Ovarium*.

Facies vesicalis uteri f: die durch die antevertierte und anteflektierte Uteruslage nach vorn unten der Blase zugekehrte Vorderfläche des Uterus*.

Familien|hilfe: Leistungen der GKV nach §§ 205 – 205b RVO und analogen Gesetzen an Versicherte für unterhaltsberechtigte Ehegatten oder Kinder unter bestimmten einkommensmäßigen Beschränkungen: F. umfaßt Früherkennungsuntersuchungen*, Krankenhilfe, Mutterschaftshilfe*, Mutterschaftsgeld* sowie Familiensterbegeld und hat die gleichen Voraussetzungen und meist den gleichen Umfang wie Leistungen für Versicherte. Krankengeld wird nicht gewährt. Das sozialrechtliche Konstrukt der F. ist Ausdruck des Solidarprinzips[*], eines der sozialen Elemente in der Sozialversicherung.

Familien|planung: Geburtenregelung durch den selbstbestimmten Einsatz von Methoden der Kontrazeption*, die eine den individuellen Wünschen eines Elternpaares bzw. der Mutter angepaßte Kinderzahl und Regelung der Schwangerschaften entsprechend den jeweiligen Lebensumständen ermöglichen soll (geplante Elternschaft); vgl. Konzeptionsoptimum, Geburtenkontrolle.

Fanconi-An|ämie (Guido F., Pädiater, Zürich, 1892-1979) f: syn. Panmyelopathie Fanconi, konstitutionelle infantile Panmyelopathie; Komb. aus angeborenem aplastischem[*] Syndrom und multiplen Fehlbildungen, autosomal-rezessiver Erbmodus. **Sympt.:** (hämat.) chronische hyperchrome makrozytäre Anämie, Leukozytopenie und Thrombozytopenie, hypoplastisches, fetthaltiges Knochenmark; Konstitutionsanomalien, v. a. Minderwuchs, Hypogenitalismus, Mikrozephalie, Hypo- oder Aplasie des Daumens und Radius, Nierenfehlbildungen, fleckförmige Pigmentanomalien der Haut. **Diagn.:** neben den typischen hämat. Befunden und Konstitutionsanomalien ist eine erhöhte Chromosomenbrüchigkeit diagnostisch verwertbar. **Ther.:** wie beim

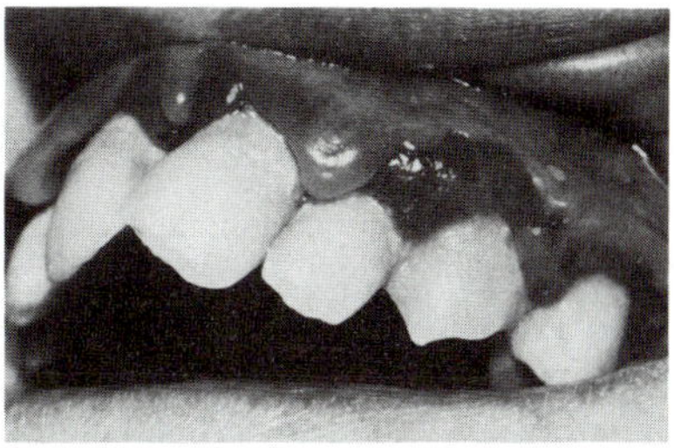

Fanconi-Anämie, Zahnfleischbefund

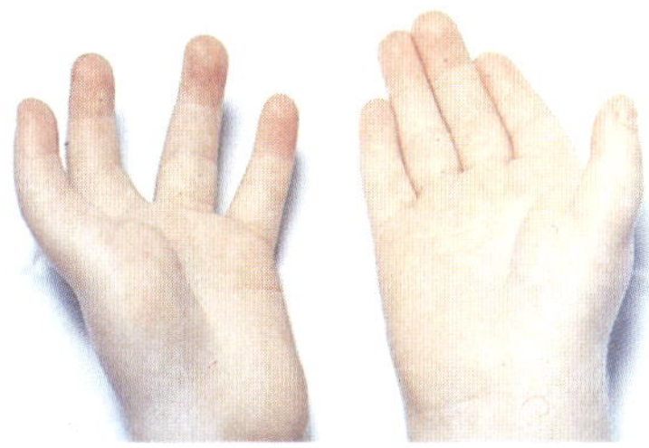

Fanconi-Anämie: Skelettanomalien der Hände

aplastischen Syndrom. **Progn.:** mit zunehmendem Lebensalter starke Zunahme bösartiger Erkrankungen, insbes. von Leukämie[*].

Farn|kraut|phänomen n: Arborisationsphänomen (s. Abb.); unter Östrogeneinwirkung auftretende, sehr charakteristische Bildung von farnkrautähnlichen Kristallen im getrockneten Zervixschleim*, bes. kurz vor der

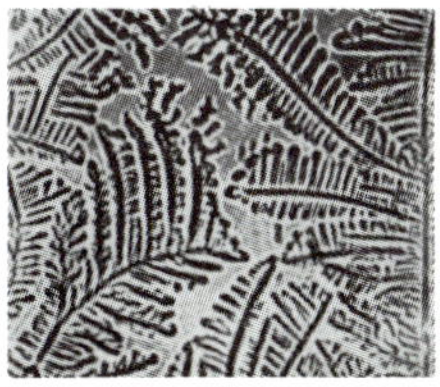

Farnkrautphänomen (Objektträger-Ausstrich)

Ovulation deutlich (Farntest); verschwindet bei Anwesenheit von Progesteron; im Rahmen der Sterilitätsdiagnostik zur Prüfung des präovulatorischen Östrogengipfels benutzt.

Farr-In|dex m: Index zur quantitativen Erfassung des Reifegrades eines Neugeborenen* anhand von 11 Kriterien mit bis zu 4 Wertpunkten. Aus der Summe der Reifepunkte kann das Gestationsalter in Wochen geschätzt werden. S. a. Reifezeichen des Neugeborenen.

Fascia (lat Binde, Band) f: s. Faszie.

Fascia clitoridis f: bindegewebige Hülle der Klitoris*; vgl. Corpus cavernosum clitoridis.

Fascia obturatoria f: bedeckt die Innenseite des Musculus[*] obturatorius internus, Teil der Fascia pelvis parietalis; enthält kaudal den Alcock*-Kanal.

Fascia pectoralis f: umfaßt die Fascia pectoralis superficialis; oberflächliches Blatt der Brustfaszie; der Teil der oberflächlichen Körperfaszie, der auf dem M. pectoralis major liegt. Ist mit diesem fest verhaftet, nicht jedoch mit dem über ihr liegenden Fettgewebe; dadurch leichte Verschieblichkeit der Brustdrüse auf der Faszie. Diese ist aufgehoben, wenn ein Brustdrüsenkrebs die Faszie erreicht hat. Geht über in die Faszien von Achselhöhle, Hals und Bauch sowie am unteren seitlichen Rand des Muskels in die tiefe Brustfaszie (Fascia clavipectoralis).

Fascia pelvis f: Beckenfaszie; ihr parietaler Anteil, Fascia pelvis parietalis, haftet ventral, lateral und dorsal an der Wand des kleinen Beckens. Ihr die Innenseite des Musculus[*] obturatorius internus überziehender Abschnitt, Fascia obturatoria, bildet mit einer bogenförmigen Verstärkung, Arcus tendineus musculi levatoris ani, einen Teil der Ursprungslinie des Musculus* levator ani. Dieser wird kaudal von der Fascia diaphragmatis pelvis inferior, kranial (als Teil der Fascia pelvis parietalis) von der Fascia diaphragmatis pelvis superior bedeckt, die sich als Fascia pelvis visceralis (Fascia endopelvina) auf die benachbarten Eingeweide, v. a. Mastdarm, Harnblase und Vagina bzw. Prostata umschlägt. Verstärkungszüge der Fascia pelvis parietalis sind die beiderseits bogenförmig von der Symphyse auf den Mm. levatores ani zu den Spinae ischiadicae verlaufenden Arcus tendinei fasciae pelvis, sowie die Ligamenta pubovesicalia bei der Frau bzw. Ligg. puboprostatica beim Mann. Vgl. Alcock-Kanal.

Faszie f: wenig dehnbare, aus gekreuzt verlaufenden kollagenen Fasern und elastischen Netzen aufgebaute Hülle einzelner Muskeln oder Muskelgruppen; allg. Körperfaszien umhüllen die Gesamtmuskulatur des Rumpfs oder der Extremitäten.

FBA: Abk. für **F**etal**b**lut**a**nalyse; s. Mikroblutuntersuchung am Feten.

Febris bullosa (lat febris Fieber) f: bei Pemphigus* acutus neonatorum.

Febris puerperalis f: Puerperalfieber*.

Fecundatio (lat fecundus fruchtbar) f: Befruchtung*; vgl. Superfecundatio.

Feeding on demand (engl): Stillen nach Bedarf; s. Self demand feeding.

Fehlgeburt: s. Abort.

Felderung: (gyn.) verdächtiger kolposkopischer Befund: jodnegative, unregelmäßig mosaikartig angeordnete, kleine weißlich-gelbe Felder (Hyperkeratosen), die durch rötliche Linien (Kapillarsprossen) voneinander getrennt sind. Vgl. Kolposkopie, Leukoplakie.

Fellatio (lat fellare saugen) f: orogenitaler Geschlechtsverkehr* mit oraler Stimulation des Penis.

Feminisierung, testikuläre: s. Testikuläre Feminisierung.

Feno|terol (INN) n: Fenoterolum (INN-L), Fenoterol (INN-E), 1-(3,5-Dihydroxyphenyl)-2-{[1-(4-hydroxybenzyl)ethyl]-amino}-ethanol (IUPAC); CAS-Nr. 13392-18-2; $C_{17}H_{21}NO_4$; MG 303,37; Verw.: Antiasthmatikum, Broncholytikum, β_2-Sympathomimetikum. In der Gebh. wird F. bevorzugt zur Tokolyse* eingesetzt; bei intravenöser Anwendung besteht die Gefahr eines Lungenödems.

Fertilität (lat fertilis fruchtbar) f: Fruchtbarkeit, geschlechtliche Vermehrungsfähigkeit; s. a. Fruchtbarkeitsziffer, Geschlechtsreife; vgl. Infertilität, Sterilität.

Fertilitäts|gutachten: syn. andrologisches Gutachten; im Rahmen der med. Vaterschaftsbegutachtung vom Andrologen angeforderte Auskunft über die Potentia generandi zum Zeitpunkt der Empfängnis. Gesicherte Nichtvaterschaft bei vollständiger Verwachsung beider Samenwege. Weniger gesichert, wenn das Spermiogramm (bei wiederholter Untersuchung) stets pathol. ist (verminderte Zahl und Motilität der Spermien, veränderte Morphologie, Mangel an Fruktose), ebenfalls bei verändertem äußerem Hodenbefund sowie bei endokrinen Ausfallerscheinungen. Täuschungen bzgl. des Ejakulats sind z. B. Unterschiebung, Zusätze, vorausgehende Gonadotropinmedikation, Azoospermie durch Erschöpfungsejakulation. Vgl. Blutgruppengutachten, Anthropologisches Gutachten.

Fertilitäts|untersuchungen: s. Sterilität.

fetal: zum Fetus* gehörig, den Fetus betreffend.

Fetal|blut|ana|lyse f: Abk. FBA; s. Mikroblutuntersuchung am Feten.

Fetal distress (engl): syn. fetaler Gefahrenzustand, fetale Notsituation, früher auch intrauterine Asphyxie; Oberbegriff für alle Gefahren, die dem Kind vor, unter und kurz nach der Geburt drohen. Der Geburtshelfer teilt F. d. in **vier Stadien** ein: **1.** Chronic fetal distress: etwa 5 Wochen vor der Geburt. **2.** Subacute fetal distress: einige Tage vor der Geburt. **3.** Acute perinatal distress: während der Geburt. **4.** Permanent damage: bleibende (meist zerebrale) Schädigung.

Während der Schwangerschaft können folgende **Zeichen** i. S. eines F. d. gewertet werden: **1.** Fehlendes Uteruswachstum, Abnahme der Fruchtwassermenge; vgl. Oligamnion; **2.** Stehenbleiben oder Rückgang der Östriolausscheidung im Urin als Ausdruck der endogenen Plazenta-, fetalen Nebennieren- und Leberfunktionsstörung; **3.** Auffälligkeiten der fetalen Herztöne (fetale Bradykardie oder Tachykardie), die objektiv mittels einer elektronischen Simultanregistrierung von kindlichen Herztönen und Uteruskontraktionen erfaßt werden können; vgl. Kardiotokographie; **4.** Mekoniumbeimengungen zum Fruchtwasser, die durch Amnioskopie* oder transabdominale Punktion festgestellt werden können; **5.** nach Blasensprung Feststellung einer Azidose mittels Mikroblutuntersuchung* am Feten (s. a. Azidose, intrauterine primäre metabolische). Vgl. Risikoschwangerschaft, Risikogeburt, Intrauteriner Fruchttod, Reanimation, intrauterine, Depressionszustand des Neugeborenen.

Fetale Blut|trans|fusion f: s. Bluttransfusion, fetale.

Fetale Dys|trophie f: s. Mangelentwicklung, intrauterine.

Fetale Erythro|blastose f: s. Morbus haemolyticus fetalis.

Fetale Hypo|trophie f: Mangelgeburt; s. Mangelentwicklung, intrauterine.

Fetaler Blut|kreislauf: s. Blutkreislauf.

Fetaler Herz|rhythmus m: s. Embryokardie.

Fetales Hämo|globin n: Abk. HbF; Globinformel $\alpha_2\gamma_2$; HbF hat gegenüber HbA eine höhere O_2-Affinität (nimmt bei niedrigerem pO_2 leichter Sauerstoff auf). Nach der Geburt enthält das Blut 60 - 80% HbF und 20 - 40% HbA und meist kein HbA_2. Etwa 5 Monate nach der Geburt ist der HbF-Anteil auf 3 - 15% zurückgegangen. Beim Erwachsenen findet man dagegen neben 96 - 98% HbA 1 - 3% HbA_2 und nur Spuren von HbF. Als genetisch bedingte Anomalie kann es z. B. bei bestimmten Formen der Thalassämie zur Persistenz des HbF kommen.

Fetal|größe: Körpermaße des ungeborenen Kindes, die anhand von Indexmessungen bei der Ultraschalldiagnostik* erfaßt werden und mit Hilfe von auf die Schwangerschaftsdauer bezogenen Perzentilen interpretiert werden. Vgl. Kephalometrie, intrauterine.

Fetal|peri|ode f: Zeitraum der pränatalen Entwicklung (s. Pränatalperiode) vom Ende der Embryonalperiode* (beim Menschen vom Anfang der 9. SSW) bis zur Geburt; der Keim wird in dieser Periode als Fetus* (Foetus) bezeichnet; die F. ist durch Wachstum des gesamten Organismus und Differenzierung der Organfunktionen gekennzeichnet; vgl. Fetotoxizität, Blutkreislauf, fetaler, Lungenreifung, fetale.

Fetischismus m: abweichendes Sexualverhalten*, bei dem anstelle des „natürlichen" Sexualziels ausschließlich oder überwiegend Körperpartien außerh. der Genitalsphäre (Fuß, Haar), Gegenstände (Kleidungsstücke) oder Materialien (Leder, Gummi), die mit dem Liebesobjekt zusammenhängen bzw. dieses ersetzen, zur geschlechtlichen Erregung führen. Vgl. Perversion.

Feto|infantile Sterblichkeit: s. Säuglingssterblichkeit.

Feto|maternale Trans|fusion f: auf Plazentadefekt beruhende Einschwemmung größerer Blutmengen des Kindes in den mütterlichen Kreislauf während der Gravidität oder Geburt; kann zur Anämie des Kindes mit entspr. Folgen und (bei entspr. Konstellation) zur Anti-D-Sensibilisierung der Mutter führen; s. Anti-D-Prophylaxe. Vgl. Mikrotransfusion.

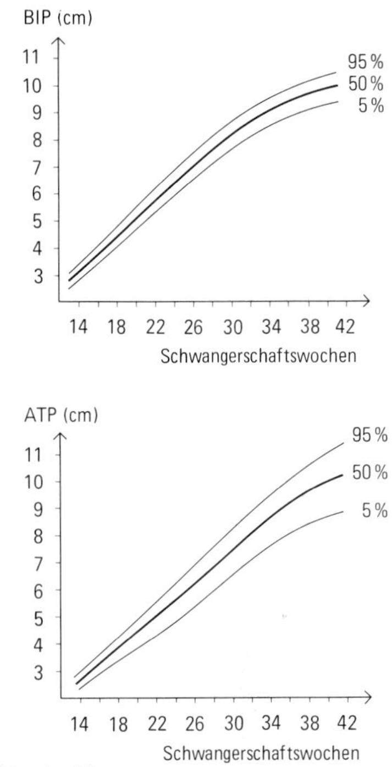

Fetalgröße: Normenkurven für den Wachstumsverlauf; Bestimmung des biparietalen Kopfdurchmessers (BIP) und des abdominotransversalen Durchmessers (ATD) mittels Ultraschall-Untersuchung

Feto|pathia (gr pathos leiden) f: Fetopathie*.

Feto|pathia diabetica f: s. Embryo-Fetopathia diabetica.

Feto|pathia rubeolosa f: s. Embryopathia rubeolosa.

Feto|pathia toxo|plasmotica f: s. Toxoplasmose.

Feto|pathie f: pränatale Erkrankung mit der Folge einer intrauterinen Entwicklungsstörung des ungeborenen Kindes nach abgeschlossener Organogenese (Embryonalperiode), d. h. im 3. Schwangerschaftsmonat; als exogene Ursachen spielen u. a. intrauterine Infektionen (s. Pränatalinfektion, Perinatalinfektion) sowie Blutgruppenunverträglichkeiten zw. Mutter und Kind (Morbus* haemolyticus fetalis bzw. neonatorum) eine Rolle; vgl. Pränatale Erkrankungen.

Feto|plazentare Einheit: besser feto-plazento-maternale Einheit, da es sich bei der Plazenta hinsichtlich der Synthese von Stero-

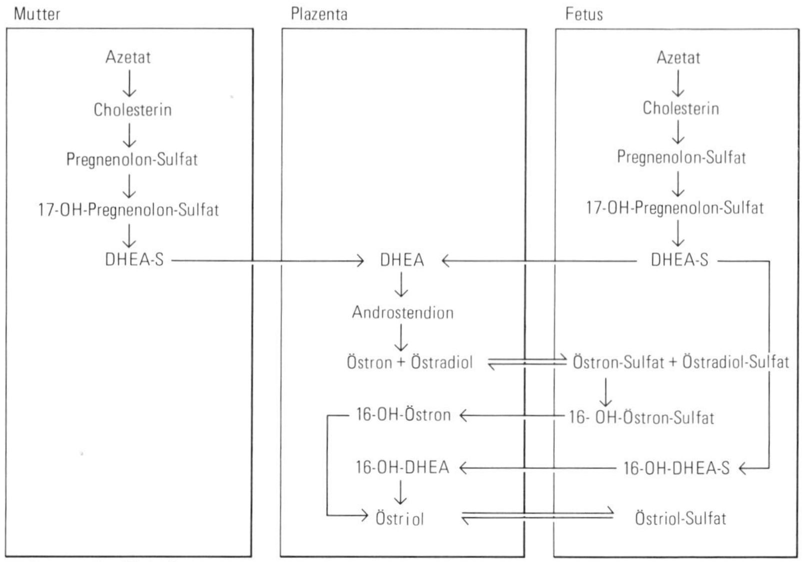

Fetoplazentare Einheit:
Schema der Östrogensynthese in der Schwangerschaft

idhormonen (Östrogenen, Progesteron) um eine unvollkommen hormonbildende Drüse handelt, die auf Anlieferung höhermolekularer Vorstufen (Dehydroepiandrosteron bzw. -androsteronsulfat, 16α-Hydroxydehydroepiandrosteron, Cholesterin, Pregnenolon) von seiten des Feten (nur der Fetus verfügt über die wichtige C_{16}-Hydroxilase) und der Mutter angewiesen ist (funktionelle endokrine Einheit); s. Plazentahormone, Östrogenausscheidung in der Schwangerschaft.

Feto|skopie f: direkte intrauterine Betrachtung des Feten mit dem Fetoskop (Spezialendoskop), transvaginal oder transabdominal; Zeitpunkt: meist in der 16. SSW. Abortrisiko: 3 - 5%; weitgehend durch die Ultraschalldiagnostik* ersetzt. **Ind.:** pränatale Diagnostik von Syndromen mit äußerlich leicht erkennbaren fetalen Anomalien.

Feto|toxizität (gr toxon Pfeilgift) : jede Art eines schädigenden (toxischen) Effekts, der während der Fetalperiode* einwirkt. I. d. R. können in dieser Phase keine grobstrukturellen Abnormitäten (Fehlbildungen) mehr ausgelöst werden; ohne Frage kann der Keim jedoch auch in dieser Periode der Entwicklung geschädigt werden; es können letale Wirkungen, Wachstumsretardierungen, transplazentare Karzinogenese* und funktionelle Defekte (Dysfunktionen), die sich erst spät postnatal manifestieren, induziert werden. Vgl. Embryotoxizität.

Fett|brust: s. Mammaplastik.

Fett|gewebs|nekrose f: meist bei adipösen Frauen nach Op. oder Trauma auftretende gerötete zystische Knoten, die im Inneren als Folge einer aseptischen F. dünnflüssiges Fett enthalten und bei längerem Bestehen Kalk einlagern; **DD:** insbes. Mammakarzinom. **Ther.:** Exzision.

Fett|sklerem n: s. Sklerema adiposum neonatorum.

Fetus (lat das Gezeugte) m: Bez. für die Frucht im Mutterleib nach Abschluß der Organentwicklung (Organogenese), d. h. im Anschluß an die Embryonalperiode* bis zum Ende der Schwangerschaft; s. Fetalperiode. Vgl. Embryo.

Fetus com|pressus m: abgeflachter, mumifizierter Fetus; nach intrauterinem* Fruchttod inf. Dystrophie, Vork. bes. bei Zwillingen*.

Fetus papyraceus m: vertrocknete Frucht ohne Zeichen der Mazeration, durch Zwillingsfrucht plattgedrückt und in der Eihaut seines Partners liegend; evtl. sog. Steinkind (Lithopädien). Vgl. Zwillinge, Intrauteriner Fruchttod.

Fèvre-Languepin-Syn|drom (Marcel F., Orthop., Paris; Ann L., Kinderärztin, Paris) n: komplexes hereditäres Fehlbildungssyndrom mit Flügelfell im Bereich der Kniekehlen, Unterlippenfisteln, Dysphalangie der Hand, Dysgenitalismus (Kryptorchismus, gespaltenes Skrotum, Aplasie oder Hypoplasie der großen Labien, auch einseitig); fakultativ: Mamillenhypoplasie (auch einseitig) und überweiter Mamillenabstand, oft mit homolateraler Nierenhypoplasie; vgl. Mammorenale Syndrome.

FHF: Abk. f. fetale Herzschlagfrequenz; s. Kardiotokographie.

Fibrino|lyse (lat fibra Faser; gr lyein lösen) f: enzymatisch-proteolytischer Abbau von Fibrin[*]; **physiol. Bedeutung:** Verhinderung der Blockierung (Thrombosierung) des gesamten Gefäßsystems bei aufrechterhaltener hämostatischer Funktion der Blutgerinnung[*] (F. als deren Gegenspieler) sowie geregelter Abbau des zur Blutstillung gebildeten Fibrins im Rahmen der Organisation des fibrinhaltigen Thrombus[*] (Nachphase der Blutgerinnung). Das fibrinolytisch aktive Plasmin[*] wird im Blutplasma unter Einfluß versch. physiol. bzw. therap. zugeführter Aktivatoren (Fibrinolytika*) aus seiner inaktiven Vorstufe, dem Plasminogen[*], gebildet; körpereigene sog. Gewebe- und Plasmaaktivatoren sind u. a. versch., in best. Geweben (bes. reichlich in Lunge, Uterus, Prostata) zellständig fixierte bzw. unter best. Bedingungen aus den Kapillarendothelzellen des großen Kreislaufs und aus zellulären Blutbestandteilen (Leuko-, Erythro- und Thrombozyten) freigesetzte Lysokinasen[*] sowie die erstmals in Harnwegsepithelien nachgewiesene, in den Harn sezernierte Urokinase[*]; bei Aktivierung der Blutgerinnung im Plasma erfolgt über den Hageman-Faktor (XII), wahrscheinlich durch Kallikrein, eine Plasmin [*]-Aktivierung, möglicherweise auch durch den Rosenthal-Faktor (XI). Plasmin hat eine hohe Affinität zu Fibrin, baut jedoch auch Fibrinogen proteolytisch ab, wobei lösliche Spaltprodukte (Fibrinopeptide[*]) entstehen, die ihrerseits die Wirkung von Thrombin[*] sowie die weitere Fibrinpolymerisation hemmen. Bei der **endogenen F.** kommt es durch Freisetzung von Aktivatoren innerhalb des Thrombus bzw. durch deren Hineindiffundieren von außen her zur lokal begrenzten F.; bei der **exogenen F.** durch zirkulierendes Plasmin resultieren allgemeine proteolytische Effekte (Abbau der Gerinnungsfaktoren V und VIII, Fibrinogenolyse).

Die normale fibrinolytische Aktivität ist relativ gering. Einer überschießenden F. wirken physiol. die Antiplasmine[*] entgegen; therap. können Fibrinolyseinhibitoren* eingesetzt werden. Pathol. gesteigerte F.: s. [Hyperfibrinolyse].

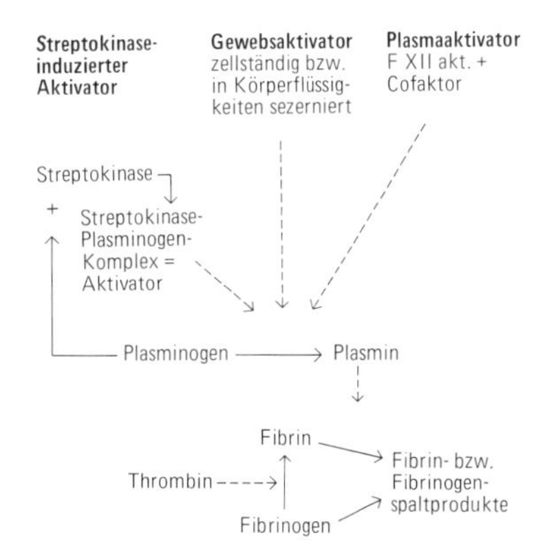

Fibrinolyse

Fibrino|lyse|in|hibitoren m pl: Antifibrinolytika, Hemmstoffe der Fibrinolyse*. **1.** Die physiol. im Plasma vorhandenen Antiplasmine[*] (verbinden sich mit Plasmin[*] zu Komplexen, die phagozytiert werden); **Bedeutung:** Begrenzung der fibrinolytischen Wirkung von Plasmin. **2.** Therap. wirksame F. wie Aprotinin, Epsilon-Aminocapronsäure (EACA), Aminomethylzyklohexankarbonsäure (AMCHA), Para-Aminomethylbenzoesäure (PAMBA); **klin. Anw.:** v. a. als Antidote bei therap. induzierter Fibrinolyse, bei primärer oder sekundärer Hyperfibrinolyse[*].

Fibrino|lytika n pl: Therapeutika, die die Fibrinolyse* aktivieren (Thrombolytika); klinisch bedeutsam sind v. a. die körperfremde (immunogene) **Streptokinase**[*] und die im menschlichen Körper vorkommende **Urokinase**[*]. Beide Substanzen werden therap. u. a. zur Thrombolyse[*], bei Defibrinationssyndromen* bzw. Verbrauchskoagulopathie* angewendet. **Antidote** (bei Überdosierung bzw. Nebenwirkungen): Fibrinolyseinhibitoren*. Im Anschluß an eine fibrinolytische Therapie wird i. d. R. eine Therapie mit Antikoagulanzien[*] durchgeführt.

Fibro|adenom n: Adenom[*] mit reichlich entwickeltem Bindegewebe, makroskopisch als relativ scharf begrenzter Knoten v. derbelastischer Konsistenz mit grauweißer Schnittfläche. **Vork.:** oft in der weiblichen Brust (meist vor dem 30. Lj. auftretend, häufigster gutartiger Tumor der Mamma), auch im Ovarium, Endometrium und der Endozervix; Sonderform: Cystosarcoma* phylloides (Riesenfibroadenom der Mamma).

Fibro|adenoma intra|canaliculare n: Fibroadenom* der Mamma; das Bindegewebe wächst polsterartig gegen die Drüsenlichtungen vor und engt diese ein.

Fibro|adenoma peri|canaliculare n: Fibroadenom* der Mamma; das Bindegewebe ist konzentrisch um die Drüsen herum angeordnet.

Fibrom n: syn. Fibroma; Bindegewebsgeschwulst; gutartige Geschwulst, die aus gefäßreichem Bindegewebe besteht.

Fibro|matose f: diffuse oder umschriebene, i. a. gutartige Bindegewebsvermehrung bei gleichzeitiger Parenchymatrophie, z. B. in der Mamma, Prostata. I. e. S. das multiple Auftreten von Fibromen.

Fibro|plasie, retro|lentale f: s. Retrolentale Fibroplasie.

FIGO: Abk. für **F**édération **I**nternationale de **G**ynécologie et d'**O**bstétrique. Gyn. Tumoren werden durch die z. T. seit 50 Jahren angewendeten sog. FIGO-Stadien beschrieben; die entspr. TNM[*]-Klassifikation wurde daher so definiert, daß sie mit den FIGO-Stadien übereinstimmt.

Fimbria (lat) f: Franse; s. Eileiter, Infundibulum tubae uterinae.

Fimbria ovarica f: Eierstockfranse; eine bes. lange Fimbrie aus dem zerfransten Rand des trichterförmigen Eileitereingangs (Infundibulum* tubae uterinae), die in einer Bauchfellfalte zum Ovarium* zieht.

Fimbri|ektomie f: Sterilisierungsoperation;

operative Entfernung (meist vaginal durchgeführt) der Fimbrien der Eileiter und Verschluß der freien Tubenenden mit nicht-resorbierbarem Nahtmaterial; sicherstes Verfahren der Tubensterilisation.

Fimbrio|lyse f: syn. Fimbrioplastik; Beseitigung von Fimbrienverklebungen und Verwachsungen im Bereich der Fimbrien des Eileiters. Fimbrienverwachsungen sind eine häufige Urs. weiblicher Sterilität.

Fistula cervico-laquaeatica (lat fistula Röhre) f: Fistel zw. Zervikalkanal und Scheidengewölbe, meist geburtstraumatisch oder tumorös verursacht. Vgl. Urogenitalfisteln.

Fistula recto-vaginalis f: syn. Mastdarm-Scheiden-Fistel; vgl. Garrulitas vulvae.

Fistula vesico-vaginalis f: Blasen-Scheiden-Fistel; s. Urogenitalfisteln.

Fitz-Hugh-Curtis-Syn|drom n: syn. Stajano-Syndrom, Perihepatitis* acuta gonorrhoica.

Flagellation (lat flagellare schlagen) f: körperliche Züchtigung als Mittel zur geschlechtlichen Erregung; vgl. Sadomasochismus.

Flatus vaginalis (lat flatus Wind) m: s. Garrulitas vulvae.

Fleischer-Syn|drom (Daniel S. F., Pädiater, Philadelphia) n: komplexe Fehlbildung aus dem Formenkreis der mammorenalen* Syndrome; **Sympt.:** überweiter Mamillenabstand (Mamillen weit lateral der Medioklavikularlinie), kongenitale Nierenhypoplasie unterschiedlicher Ausprägung, fakultativ in Komb. mit Nierenzysten und Ureteranomalien.

Fleisch|mole f: s. Blutmole.

Flexions|lagen: Geburtshaltung des Kindes mit Beugung des Kopfes auf die Brust; normale Einstellung; vgl. Kindslage, Deflexionslagen.

Flexio uteri (lat flexio Biegung) f: Haltung der Gebärmutter; definiert durch den Winkel zw. Zervix- und Korpusachse des Uterus; physiol. ein nach vorn geöffneter stumpfer Winkel (Anteflexio, s. Abb.). Pathol. Beugungsverhältnisse: **1.** Retroflexio, nach hinten geöffneter Winkel; liegt die Korpusachse in der Verlängerung der Zervixachse, so ist der Uterus

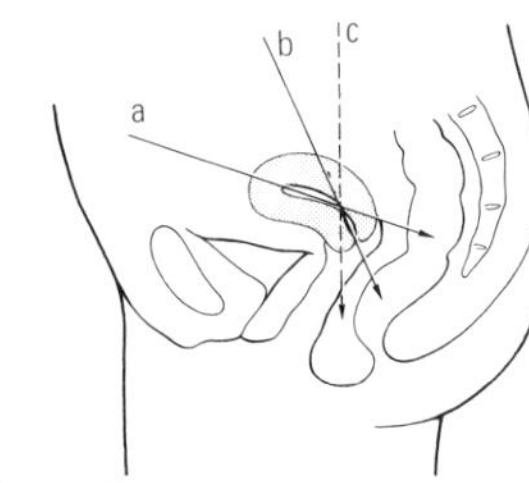

Flexio uteri:
Die Achse des Corpus uteri (a) bildet mit der Achse des Collum uteri (b) einen nach vorn offenen stumpfen Winkel (Anteflexio uteri). Daneben besteht physiologisch Anteversio: Die Achse des Collum uteri fällt vor die senkrechte Körperachse (c)

gestreckt. **2.** Hyperanteflexio. Vgl. Uteruslagen, Versio uteri.

Floating line (engl): Begriff der Kardiotokographie*; fiktive Linie, die die Oszillationsmittellinie darstellt. Der F. l. werden Akzelerationen und Dezelerationen zugeordnet; vgl. Wehenreaktionstypen.

Floppy infant (engl): „schlaffes Kind"; Verminderung des kontraktilen und insbes. des reflektorischen Muskeltonus, kongenital oder in frühester Kindheit auftretend; typisch ist eine Überstreckbarkeit der Gelenke. **Urs.:** mesenchymale Anomalien (Gelenke, Sehnen, Muskeln), (kongenitale) Myopathien, Marfan-Syndrom, Ehlers-Danlos-Syndrom, Zellweger-Syndrom u. a.

Fluor (lat das Fließen) m: **1.** (gyn.) Ausfluß; s. Fluor genitalis; **2.** chem. Element (chem. Symbol F).

Fluor albus m: auch Weißfluß, Leukorrhoe; frühere Bez. für das v. a. bei jungen Mädchen (meist inf. Östrogenmangels) vermehrt gebildete, nicht entzündliche, weißliche Scheidensekret; vgl. Fluor genitalis.

Fluor ist ein Symptom, keine Diagnose.

Fluor genitalis m: meist unblutiger Ausfluß aus dem Bereich der äußeren weiblichen Geschlechtsteile; vieldeutiges, häufiges **Symptom**, dem sehr versch. Ursachen zugrunde liegen können. **Formen: 1. physiologisch** (vaginales Transsudat, abgeschilferte Epithelzellen und Zervixschleim* mit zyklusabhängigen Veränderungen); **2. psychoreaktiv** (vegetativ bedingt); **3. pathologisch**. Weiteres Differenzierungsmerkmal ist der **Entstehungsort: 1. Vestibulum**, vestibulärer Fluor (vgl. Lubrikation); **2. Scheide**, vaginaler Fluor, (b. Infektionen mit Candida albicans, Trichomonaden, Haemophilus vaginalis; Oxyuren; Fremdkörper. Endogen: Diabetes mellitus); **3. Zervix**, zervikaler Fluor (v. a. bei Zervizitis*); **4. Cavum uteri**, korporaler Fluor, pathol. (Korpuskarzinom, Polyp, Pyometra und Endometritis); **5. Eileiter**, tubarer Fluor, sehr selten, pathol. **Beurteilung**: eitriger, gelbbis grüngrauer, stinkender F. g. spricht für eine Infektion, blutigeitriger oder blutig-seröser F. g. spricht mit Beschwerden für eine Infektion, ohne Beschwerden für Polypen oder Neoplasien. Vgl. Scheidenflora, Fluor albus.

Fluor neo|natalis m: s. Desquamativkatarrh.

Fluor vaginalis m: Form des Fluor* genitalis.

Flutamide n pl: N-[2-Chloro-4-(trifluoromethyl)-phenyl]-DL-valine-cyano-(3-phenoxyphenyl)methyl-ester; $C_{26}H_{22}ClF_3N_2O_3$; MG 502,93; ein Antiandrogen. **Anw.:** bei Prostatakarzinom. Vgl. Antiandrogene.

Fötus m: Fetus*.

Folliculitis vulvae f: s. Furunculosis vulvae.

Folliculus ovarius primarius (lat folliculus Schlauch) m: Primärfollikel*; vgl. Eizelle, Follikelreifung.

Folliculus ovarius vesiculosus m: syn.

Tertiärfollikel, Graaf*-Follikel; vgl. Eizelle (Abb.), Follikelreifung.

Follikel m: kleiner Schlauch, Bläschen; **1.** (gyn.) F. im Eierstock; von Follikelepithel umgebene Eizelle*; **2.** in anderen Zusammenhängen Bez. für anat. Strukturen (z. B. Haarbalg, Lymphknötchen, F. in Thyreoidea sowie Hypophysenmittellappen).

Follikel|epi|thel n: 3 - 4schichtige epitheliale Auskleidung des Graaf*-Follikels, um die Eizelle mehrschichtig als Cumulus oophorus vorgewölbt; besteht aus kleinen polygonalen Zellen und wird wegen des Kernreichtums auch als Stratum granulosum bezeichnet.

Follikel|hormon n: veraltete Bez. für Östrogene*.

Follikel|per|sistenz f: Bestehenbleiben des reifen Eifollikels über den Ovulationstermin hinaus, d. h. Ausbleiben des Follikelsprungs (anovulatorischer* Zyklus). Die Basaltemperaturkurve zeigt einen monophasischen Verlauf. Während der Zeit der F. werden ununterbrochen weiter Östrogene gebildet. Dadurch bleibt die Menstruation aus, und am Endometrium entwickelt sich bei der langdauernden Östrogenstimulierung eine Hyperproliferation (Glandulär*-zystische Hyperplasie). Das übermäßig proliferierte Endometrium benötigt zu seiner Erhaltung eine zunehmende Östrogenzufuhr. Es entsteht bei gleichmäßiger Östrogenzufuhr ein relativer Östrogenmangel, der zu einer Durchbruchblutung* führt. Wochenlange Dauerblutungen bei langdauernder F. können vorkommen.

Follikel|reifung: Entwicklung eines kleinen Teils der pränatal angelegten Primärfollikel im Ovarium im Rahmen des Ovarialzyklus*. **Primärfollikel** (∅ ca. 45 µm) bestehen aus primärer Oozyte (s. Oogenese) umgeben von einer Schicht flacher Epithelzellen (s. Ovarium, Abb.). Mit jedem Ovarialzyklus entwickeln sich mehrere Primärfollikel zu **Sekundärfollikeln**, die Oozyte nimmt an Größe zu, das umgebende Epithel wird zunächst kubisch, dann mehrschichtig und bildet eine Glykoproteinmembran um die Oozyte (Zona pellucia, Oolemma*). In der Schicht der Follikelzellen entsteht ein flüssigkeitsgefüllter Hohlraum (Follikelhöhle), im so gereiften **Tertiärfollikel** (Graaf-Follikel, ∅ 6 mm) liegt die Oozyte exzentrisch in einer Zellansammlung (Cumulus oophorus) des umgebenden Follikelepithels (Granulosazellen), die von zwei bindegewebigen Schichten umgeben sind, einer inneren (Theca interna) und einer äußeren Schicht (Theca externa), die in das Ovarialstroma übergeht. In den Tagen vor der Ovulation* wächst der Tertiärfollikel bis zu einem Durchmesser von ca. 15 mm. Nach der Ovulation entsteht aus den Resten des Follikelepithels das Corpus* luteum. In jedem Ovarialzyklus erreicht gewöhnlich nur ein Follikel das Tertiärstadium, die übrigen entstandenen Sekundärfollikel gehen zugrunde und bilden sog. atretische Follikel; vgl. Menstruationszyklus (Abb.).

Follikel|reifungs|phase f: Erste Phase (normalerweise vom 1. - 14. Tag) des zweiphasigen Menstruationszyklus*, in der im Ovar ein oder mehrere Follikel heranreifen und in der inf. der zunehmenden Östrogenproduktion eine gleichmäßige Proliferation des Endometriums erfolgt; die Basaltemperatur liegt i. a. unter 36,9° C. Der F. folgt die Lutealphase; vgl. Follikelreifung.

Follikel|sprung: Platzen eines reifen Follikels im Ovar und Ausstoßung eines reifen Eis (Ovulation*).

Follikel|stimulierendes Hormon n: Abk. FSH*.

Follikel|zyste f: Auftreibung eines Eifollikels im Ovarium* bei ausbleibender Ovulation* (Follikelpersistenz*) bis zu Tennisballgröße (s. Abb.) inf. Vermehrung von Follikel-

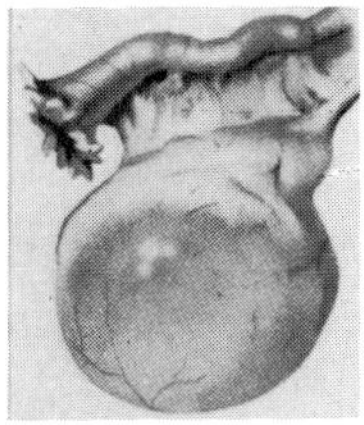

Follikelzyste

flüssigkeit (Retentionszyste); Rückbildung i. a. innerhalb 1 bis 2 Monaten; s. Ovarialzysten.

Fontanelle f: Knochenlücke am kindlichen Schädel; **große F.:** zw. Stirn und Scheitelbein, wo Kranz- und Pfeilnaht zusammenstoßen; viereckig, schließt sich im 2. bis 3. Lebensjahr; **kleine F.:** zw. Scheitelbeinen und Hinterhauptbein gelegen, dreieckig, stellt bei der regelrechten Geburt die Leitstelle* dar; schließt sich im ersten Vierteljahr p. p.; sog. **dritte F.:** s. [Mongolenlücke].

Foramen ob|turatum n: gebildet vom Scham- und Sitzbein; durch die Membrana* obturatoria unvollständig verschlossen; vgl. Canalis obturatorius.

Forbes-Albright-Syn|drom (Gilbert F., Päd., Dallas, geb. 1915) n: syn. Argonz*-Ahumada-Castillo-Syndrom.

Forceps (lat Zange) m: **1.** (anat.) Bez. für Verbindungsfasern der Okzipitallappen (F. major) bzw. Stirn- und Scheitellappen (F. minor) beider Großhirnhemisphären des Gehirns. **2.** Zange; s. Geburtszange.

Fornix vaginae (lat fornix Wölbung) m: Scheidengewölbe, oberes Ende der Vagina*, in das die Portio vaginalis der Zervix ragt.

Forzeps m: Forceps*.

Fossa (lat Graben) f: Grube.

Fossa ischio|rectalis f: von Baufett (Corpus adiposum fossae ischiorectalis) erfüllter Raum, medial begrenzt von der Fascia diaphragmatis pelvis inferior, die dem M. levator ani außen aufliegt; die laterale Begrenzung ist die Fascia obturatoria, die den M. obturatorius internus innen bedeckt. Nach kranial reicht die F. i. bis zur Ursprungslinie des M. levator ani an der Fascia obturatoria (Arcus tendineus musculi levatoris ani), um sich keilförmig zwischen den sie begrenzenden dorthin konvergierenden Faszien zu verschmälern; im Bereich der Regio* analis nach kaudal kein Faszienabschluß gegen die Subkutis. Oberhalb des Diaphragma urogenitale erstreckt sie sich als Recessus pubicus symphysenwärts, also nach vorn, und kann durch das Levatortor zwischen den medialen Fasern beider Mm. levatores ani (Hauptbestandteile des Diaphragma pelvis) mit dem darüberliegenden, also supradiaphragmalen Bindegewebsraum des kleinen Beckens kommunizieren. Ebenfalls zwischen den einzelnen Anteilen des Musculus* levator ani hindurch verlaufen im Recessus pubicus wandständig in einer Duplikatur der Fascia obturatoria (Alcock*-Kanal) die Vasa pudenda interna und der N. pudendus.

F

Fossa ovarica f: paarig seichte Vertiefung in der Seitenwand des kleinen Beckens, begrenzt von Vasa iliaca externa, interna und Ureter; Vasa obturatoria und N. obturatorius verlaufen in ihrem Grund. Nimmt meist das intraperitoneal gelegene Ovarium auf.

Fossa vestibuli vaginae f: sog. Fossa navicularis; vor dem Frenulum* labiorum pudendi, zwischen diesem und den kleinen Schamlippen bzw. dem Hymen oder seinen Resten gelegene rinnenförmige tiefste Stelle des Vestibulum* vaginae.

Frankenhäuser-Ganglion (Ferdinand F., Gyn., Zürich, Jena, 1832-1894) n: Gesamtheit der zahlreichen, in den Plexus uterovaginalis eingestreuten Ganglien am seitlichen Umfang der Cervix uteri im Parametrium; enthält sympathische und parasympathische Ganglien. Von hier aus Beeinflussung der Uteruskontraktionen unter der Geburt.

Frauen|jahr: vgl. Pearl-Index.

Frauen|milch: s. Muttermilch.

Fremdkörper, intra|vesikale: **1.** infolge diagn./therap. Eingriffe in die Harnblase gelangte Fremdkörper (abgebrochene Katheter, Sonden usw.); **2.** zum Zweck der Masturbation* durch die Harnröhre in die Blase eingeführte Gegenstände; **3.** auch durch die Blasenwand eingewanderte Fremdkörper wie Metallsplitter, Geschosse, Nadeln. I. F. verursachen meist eine schwere Zystitis*. **Diagn.:** Röntgen(kontrast)untersuchung, Zystoskopie. **Ther.:** op. Entfernung (transvesikal bzw. transurethral).

Frenulum clitoridis (lat frenum Zaum, Zügel) n: Bändchen der Klitoris*; gebildet von den vorderen inneren Falten der kleinen Schamlippen (Labia* minora pudendi).

Frenulum labiorum pudendi n: quere scharfkantige Hautfalte; dammwärtige Verbindung der kleinen Schamlippen (Labia* minora pudendi); vor der Commissura[*] labiorum posterior der großen Schamlippen gelegen.

Freßsucht: Bulimie*.

Frigidität (lat frigidus kalt) f: veraltete Bez. für eine (abwertend) als „Geschlechtskälte" beschriebene sexuelle Funktionsstörung der Frau; heute neutraler und präziser bezeichnet als Orgasmusstörungen (s. Anorgasmie) oder (psychogen) reduzierte Libido* (s. Alibidinie).

Fritsch-Hand|griff (Heinrich F., Gyn., Breslau, Bonn, 1844-1915): (gebh.) Handgriff zur Stillung einer atonischen Nachblutung*; eine Hand umfaßt den Uterus wie beim Credé*-Handgriff, die andere drückt die Schamlippen in die Vulva hinein.

Fritsch-Lagerung: Herunterstreichen der Gesäßbacken und Übereinanderlegen der gestreckten Beine in der Nachgeburtsperiode.

Fritsch-Syn|drom n: s. Asherman-Fritsch-Syndrom.

Frommel-Syn|drom (Richard F., Gyn., 1854-1912) n: s. Chiari-Frommel-Syndrom.

Frucht: **1.** Leibesfrucht; s. Embryo, Fetus; **2.** Fructus[*].

Frucht|abtreibung: s. Schwangerschaftsabbruch.

Fruchtbare Tage: s. Konzeptionsoptimum.

Fruchtbarkeits|ziffer: unterschieden werden: **1.** Allgemeine F.: Zahl der Lebendgeborenen je 1000 Frauen im Alter von 15 bis unter 45 Jahren; Maß für die biol. Reproduktion, das die Geburtlichkeit einer Bevölkerung unabhängig von ihrem Altersaufbau wiedergibt (vgl. Natalität). **2.** Altersspezifische F.: Zahl der von Frauen einer best. Altersgruppe Lebendgeborenen je 1000 Frauen desselben Alters; dient zur Darstellung altersabhängiger Differenzen der Fruchtbarkeit (die F. für 20jährige wird mit 50 - 60%, für 30jährige mit 30%, für 40jährige mit 3% Konzeptionserwartung angegeben).

Frucht|blase: Eihäute*, die Frucht und Fruchtwasser umschließen; stammen z. T. vom Feten, z. T. von der Mutter.

Frucht|schädigung: s. Fetopathie, Embryopathie.

Frucht|schmiere: Vernix* caseosa.

Frucht|tod, intra|uteriner: s. Intrauteriner Fruchttod.

Frucht|wasser: Liquor amnii; anfangs gelbliche, später weißliche, klare Flüssigkeit, bei Übertragung getrübt; pH 7, spezifisches Gewicht 1,007; Eiweiß 500 mg%, Glukose 22 mg%, Harnstoff 23 mg%. Das F. wird als Produkt des Amnions* (sezernierende Amnionepithelien der plazentaren Nabelschnurseite) aufgefaßt, das Sediment enthält Wollhaare, Epidermisschüppchen, Talgdrüsenreste u. a. Ab 16. SSW Zunahme des Volumens um ca. 50 ml/Woche. Normmenge am Ende der Schwangerschaft: 200 - 1500 ml. Funktion: Schutz des Fetus, Transport- und Austauschmedium. F. wird direkt über die Eihäute resorbiert bzw. indirekt über den Respirations-

Fruchtwasser
Menge in einzelnen Stadien der Schwangerschaft

Zeitpunkt	Menge
6. SSW	5 ml
10. SSW	30 ml
16. SSW	170–180 ml
20. SSW	350 ml
22. SSW	650 ml
30. SSW	950 ml
40. SSW	750 ml

und Magendarmtrakt des Fetus und den Plazentarkreislauf. Vermehrung des Fruchtwasservolumens über 2000 ml wird als **Hydramnion** bezeichnet; findet sich b. einer von 200 - 1000 Geburten und ist häufig bei mütterlichem Diabetes mellitus, Blutgruppenunverträglichkeit, konnataler Syphilis und best. angeborenen Fehlbildungen (Anenzephalie, Meningomyelozele) und bei fetalen Schluckstörungen oder Passagebehinderung im Bereich des Magen-Darm-Trakts (z. B. Ösophagus- oder Duodenalatresie). Verminderungen des Fruchtwasservolumens unter 100 ml: **Oligohydramnie**; meist Folge fehlender oder zu geringer fetaler Urinausscheidung inf. funktioneller oder morphologischer Anomalien des fetalen Urogenitaltrakts oder Folge eines vorzeitigen Blasensprungs. Vgl. Mekonium, Amniozentese, Amnioskopie.

Frucht|wasser|a|spiration f: Aspiration von Fruchtwasser vor oder unter der Geburt durch den Feten, meist inf. fetaler Hypoxie (z. B. bei Plazentainsuffizienz, Nabelschnurkomplikationen, Übertragung), bes. gefährlich bei zusätzlicher Mekoniumaspiration. Vgl. Fetal distress, Depressionszustand des Neugeborenen.

Frucht|wasser|dia|gnostik f: Untersuchung des Fruchtwassers zur Kontrolle der Reife und des Gesundheitszustands des Feten; **1. Optische F.:** Amnioskopie*, Amniozentese*, Fruchtwasser-Spektrophotometrie*. **2. Klinisch-chemische F.:** Konzentrationsbestimmung verschiedener Stoffe (O_2, CO_2, pH, Glukose, Kreatinin, Phospholipide, Östriol) im Fruchtwasser zur Zustandsdiagnostik des Feten; vgl. Lungenreifediagnostik, pränatale. **3. Zelldiagnostik: a)** Pränatale Chromosomenanalyse; Gewebekulturen werden mit den Zellen des Feten beimpft, die im Fruchtwasser suspendiert waren. Während einer längeren Inkubationszeit vermehren sich die Zellen. Zytogenetische und biochemische Untersuchung. **b)** Zellfärbung zur Reifebestimmung des Feten durch Nachweis der vermehrt auftretenden, mit Nilblau orangegelb angefärbten Zellen bei reifem Feten. **4. Immunologische F.:** Untersuchung des Fruchtwassers auf irreguläre Antikörper vom Typ Anti-D mit Hilfe des Coombs-Tests.

Frucht|wasser|em|bolie f: syn. Amnioninfusionssyndrom; Eindringen von Fruchtwasser in die Blutbahn der Mutter während oder kurz nach der Geburt, wodurch es bei großen Infusionsmengen plötzlich zu einem schweren Schockzustand kommt. Bei massivem Eindringen von Fruchtwasser führt die F. meist schnell zum Tod. Eine F. kann nur zustande kommen, wenn ein mütterliches Gefäß im Bereich des uterinen Venensystems (Venen im Bereich der Plazentahaftstelle, des Plazentarandes, des Myometriums oder der Zervix) eröffnet wird und Fruchtwasser eindringt, z. B. bei Operationen (Schnittentbindung, intrauterine Eingriffe) sowie bei Traumen (vorzeitige Plazentalösung, Uterusruptur, Placenta praevia, Zervixriß, verstärkte Wehentätigkeit bei Oxytozinüberdosierung, Tetanus uteri). **Sympt.:** Schockzustand mit heftiger Atemnot und Todesangst, Erstickungserscheinungen, Zyanose, Lungenödem und akutes Herzversagen, Gefäß- und Bronchospasmus. Zerebrale Erscheinungen (Krämpfe, Konvulsionen), wenn Fruchtwasserbestandteile ins Gehirn gelangen. Es kommt, sofern die Frauen den Schock überleben, in 30 bis 40% der Fälle zu **Blutgerinnungsstörungen** (Afibrinogämie mit erhöhter fibrinolytischer Aktivität und erniedrigter Thrombozytenzahl im peripheren Blut).

Frucht|wasser|in|fektion f: s. Amnioninfektionssyndrom.

Frucht|wasser|punktion f: Amniozentese*.

Frucht|wasser-Spektro|photo|metrie f: optische Untersuchung einer durch Amniozentese* gewonnenen Fruchtwasserprobe mit Hilfe eines Spektrophotometers bei Morbus* haemolyticus fetalis. Ein (kleiner) Teil der entstehenden Hämolyseprodukte wird ins Fruchtwasser ausgeschieden, wodurch dieses gelb verfärbt wird (charakteristisches Absorptionsmaximum im Bereich von 410 - 460 nm). Je schwerer die kindliche Erkrankung, desto höher der Gipfel in diesem Spektralbereich. Gebräuchlichste **Methode:** Messung der Extinktion bei 450 nm (nach Liley). Bei dieser Methode wird eine der Normalfruchtwasserkurve entspr. Linie an der Basis

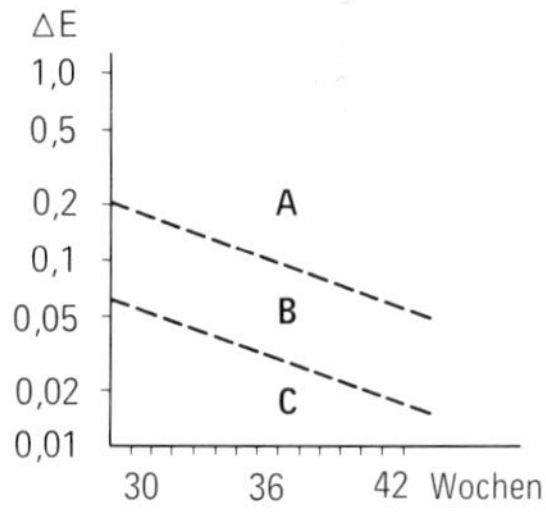

Fruchtwasser-Spektrophotometrie: Kritische Grenzwerte nach Liley für die Gipfelhöhe bei 450 nm.
A: schwere Fetalerkrankung; B: mittelschwere Fetalerkrankung; C: leichte Fetalerkrankung od. gesundes bzw. rhesus-negatives Kind

des Absorptionsmaximums gelegt. Durch Subtraktion des Extinktionswertes der Basishilfslinie von dem bei 450 nm gemessenen Gipfelwert des pathol. Absorptionsmaximums ergibt sich der Delta-E-Wert, ein semiquantitatives Maß für den Bilirubingehalt des Fruchtwassers. Liley hat die rel. Extinktion bei 450 nm in Abhängigkeit vom Schwangerschaftsalter in 3 Beobachtungsbereiche eingeteilt (s. Abb.). Durch regelmäßige Kontrolle der Fruchtwasserextinktion kann man eine Verschlechterung des Zustandes des Feten feststellen und rechtzeitig behandeln (Geburtseinleitung*, fetale Bluttransfusion*). Fehlbeurteilungen sind bei Intestinalverschlüssen des Feten, Anenzephalus, Hydramnion, Mekonium- und Blutbeimengungen im Fruchtwasser, zu langer Lichtexposition der Fruchtwasserprobe u. a. möglich.

Früh|ab|ort m: Abort* bis zur 16 SSW; verläuft meist als Abortus* completus.

Früh|erkennungs|untersuchungen: Untersuchungen zur möglichst frühzeitigen Erkennung **vorhandener Krankheiten oder Entwicklungsstörungen.** Nach § 181 der Reichsversicherungsordnung (RVO) und analogen Gesetzen der Gesetzlichen Krankenversicherung (GKV) in der Bundesrepublik Deutschland haben Versicherte Anspruch auf Maßnahmen zur Früherkennung von Krkh. in folgenden Fällen: **1.** Kinder bis zur Vollendung des 4. Lj. auf Krkh., die eine normale körperliche oder geistige Entwicklung in besonderem Maß gefährden (Kinderfrüherkennungsuntersuchungen*); **2.** Frauen über 20 Jahre und **3.** Männer über 45 Jahre einmal jährlich auf (bestimmte) Krebserkrankungen (s. Krebsfrüherkennungsuntersuchungen). Die Ausgestaltung dieser Vorsorgemaßnahmen regeln Richtlinien (Kinderrichtlinien, Krebsfrüherkennungsrichtlinien) des Bundesausschusses der Ärzte und (Gesetzlichen) Krankenkassen; vgl. Vorsorgeuntersuchungen.

Früh|geborenes: lebendes Neugeborenes* mit einem **Schwangerschaftsalter** von weniger als 37 abgeschlossenen Wochen p. m. Nach dem **Geburtsgewicht** werden weiter unterschieden: **1.** eutrophes F. (IUN: intrauterine Normalentwicklung), Geburtsgewicht oberh. der 10. Perzentile (s. Neugeborenes, Abb.); **2.** hypotrophes F. (IUM: intrauterine Mangelentwicklung), Geburtsgewicht unterh. der 10. Perzentile des entspr. Gestationsalters; s. a. Frühgeburt.

Früh|geburt: Partus praematurus, Geburt vor 37 abgeschlossenen SSW p. m.; Häufigkeit in der BRD etwa 4 - 8%. Begrifflich von den Frühgeborenen sind zu unterscheiden: untergewichtige bzw. hypotrophe Reifgeborene. **Bedeutung:** Etwa 65% der perinatalen Sterblichkeit (s. Säuglingssterblichkeit) wird durch die Frühgeburtlichkeit verursacht. **Urs.:** vorausgegangene Mangelgeborene, Aborte, Schwangerschaftsabbrüche, Zervixinsuffizienz, Mehrlinge, Hydramnion, Uterusmißbildungen, Uterusmyome, endokrine Störungen, körperliche, geistige oder seelische Überforderung durch Berufstätigkeit oder andere erhöhte Belastungen, Gestose, vorzeitige Wehentätigkeit, Lageanomalien, Anämie, Harnweginfekte, fieberhafte Erkrankungen, Virusinfektionen. **Diagn.:** Wehentätigkeit nachweisbar, Zervixstatus pathol. (s. Zervixreifung), Fruchtblase intakt? **Cave:** Geburtsleitung; regelwidrige Kopfhaltungen und -einstellungen sowie Kindslagen sind bei F. häufiger als bei termingerechten Geburten, ebenso Nabelschnurkomplikationen. Vgl. Tokolyse, Cerclage, Lungenreifediagnostik, pränatale, Lebendgeburt, Totgeburt, Immaturität.

Früh|gestosen f pl: früher übliche Bez. für versch. Schwangerschaftserkrankungen im ersten Drittel bis zur Hälfte der Schwangerschaft (z. B. Hyperemesis* gravidarum, Ptyalismus* gravidarum); vgl. Gestose.

Früh|kindliche Re|flexe m pl: syn. primitive Reflexe; in der Zeit der ersten Lebenswochen und -monate physiol. auftretende Vielzahl von Reflexen[*] und Bewegungsautomatismen, die sich mit zunehmender Ausreifung stammesgeschichtlich jüngerer ZNS-Strukturen (Neostriatum, Großhirnrinde und Pyramidenbahn) allmählich verlieren. Charakteristisch für die f. R., deren Fehlen bzw. Seitenasymmetrie ebenso wie ihr verlängertes Bestehenbleiben auf eine zerebrale Störung hinweist (vgl. Zerebralparese, infantile), sind die weiten reflexogenen Zonen und die undifferenzierte Reizbeantwortung durch Bewegungskomplexe (Pallidumeigenschaft). Die Reize werden hauptsächlich von den Hautrezeptoren und vom Labyrinth aufgenommen; der Reflexbogen läuft über Thalamus und Pallidum ohne Beteiligung des Großhirns. Zu den f. R. zählen bes. Reflexe der Nahrungsaufnahme, des Lage- und Bewegungssinnes und Haltereflexe.

1. F. R. der Nahrungsaufnahme sind u. a. **Suchreflex** (auch Rooting-Reflex, s. Abb.): Bestreichen der Wange führt zum Verziehen des Mundes und Kopfwendung in Richtung auf den Reiz; Berühren der Lippen führt zum Spitzen des Mundes (**Mundphänomen**) und zu

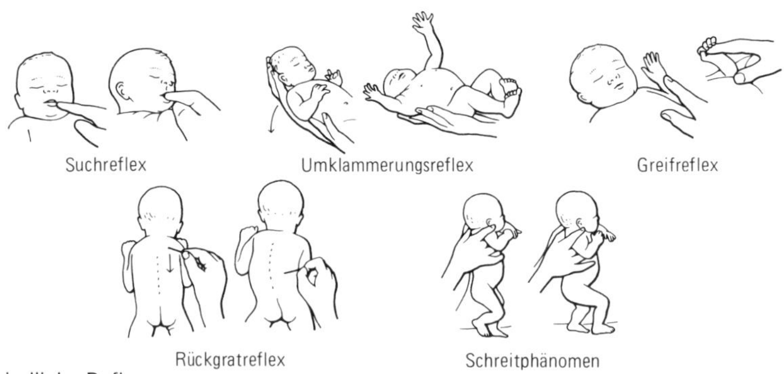

Frühkindliche Reflexe

kräftigen Saugbewegungen, dem **Saugreflex**. Zu diesen f. R., die etwa im 3. Lebensmon. verschwinden, zählt auch der beim Füttern zu beobachtende **Schluckreflex**. **2.** F. R. des Lage- und Bewegungssinnes und Haltereflexe sind u. a. **palmarer Greifreflex** (s. Abb.): Bestreichen der Handinnenflächen führt im 1. Lebenshalbjahr zu Fingerbeugung und (unter Zug verstärktem) Faustschluß. Analog läßt sich (etwa bis zum 11. Lebensmonat) der **plantare Greifreflex** an der Fußsohle auslösen; **Schreitphänomen** (s. Abb.): Bei Berühren der Fußsohlen des aufrecht gehaltenen Kindes mit der Unterlage führt das Neugeborene (1. Lebensmon.) Schreitbewegungen aus (analog Kriechbewegungen in Bauchlage). Plötzlicher Druck auf die Fußsohle bzw. Berührung in ihrer gesamten Fläche bewirkt Streckung aller Gelenke des entspr. Beines (Stehbereitschaft) bei gleichzeitiger Knie- und Hüftbeugung des anderen, den sog. **Aufrichtungsreflex** (bis zum 6. Lebensmon.); **Galant-Rückgratreflex** (s. Abb.): Bestreichen des Rückens seitlich der Wirbelsäule führt zu deren Biegung, wobei die Konkavität der gereizten Seite zugewendet ist (verschwindet im 3. - 6. Lebensmon.); **asymmetrischer tonischer Halsreflex** (bis zum 6. Lebensmon.): Seitwärtsdrehung des Kopfes bewirkt Streckung des dem Gesicht zugewandten Armes mit Tonuserhöhung bei gleichzeitiger Beugung und Tonusverminderung des anderen Armes (Fechterstellung). Häufig sind gleichsinnige Bewegungen auch an der unteren Extremität nachweisbar; **symmetrischer tonischer Halsreflex**: Neigung des Kopfes nach hinten führt zu Streckung und Tonuserhöhung der oberen mit gleichzeitiger Beugung und Tonusverminderung der unteren Extremität. Bei Neigung des Kopfes nach vorn kommt es zur Umkehrung dieses Bewegungskomplexes. Das Kind kann bei Bestehen dieses pathol. Reflexes nicht kriechen, nur froschartig hopsen; **tonischer Halsextremitätenreflex** (Magnus): passive Drehung des Kopfes bewirkt Anziehen des kontralateralen Beines (bis zum 6. Mon.). Diese **tonischen Halsreflexe** kommen durch Änderung der Kopfhaltung zum Rumpf, **tonische Labyrinthreflexe** durch Änderung von Kopf- und Körperstellung im Raum zustande. Zu letzteren zählt der **Moro-Umklammerungsreflex** (Erschütterungsphänomen): das Kind breitet bei plötzlicher Erschütterung der Unterlage bzw. abruptem Zurückfallenlassen des Kopfes die Arme bei gespreizten Fingern aus (1. Phase) und führt sie anschließend langsam wieder über der Brust zusammen (2. Phase). Verschwindet im 3. - 6. Lebensmonat. Die bei Neugeborenen und Säuglingen (immer seltener auch im Kleinkindesalter) zu beobachtende Reizbeantwortung des Plantarreflexes (Bestreichen der Fußsohle) besteht vor Ausreifung des Pyramidenbahnsystems aus dem Zurückziehen des Beines (Fluchtreflex), Heben des äußeren Fußrandes (Monakow-Zeichen) und Dorsalflexion einer oder mehrerer Zehen. Letzteres entspricht wahrscheinlich dem Babinski-Zeichen (I). **Fluchtreflexe** lassen sich schon bei unreifen Frühgeborenen an der gesamten

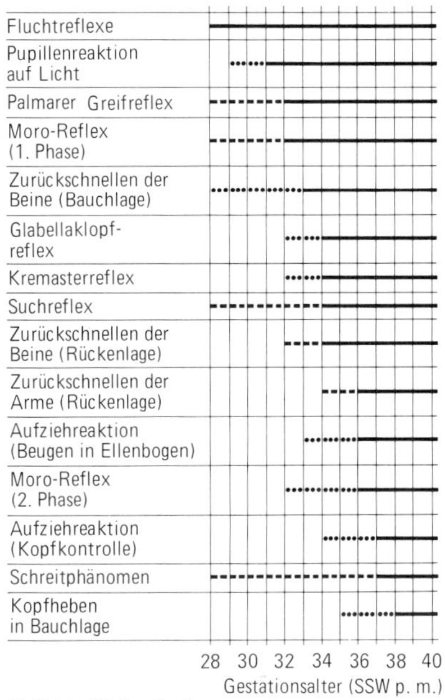

Frühkindliche Reflexe: Entwicklung verschiedener Reflexe und motorischer Automatismen beim Säugling; punktiert: nicht in jedem Fall vorhanden; gestrichelt: Entwicklung von unreifem zu reifem Muster; volle Linie: entwickelt

Körperoberfläche auslösen. Der Glabellaklopfreflex beantwortet Beklopfen der Stirn mit Blinzeln (auch Ausschluß einer Fazialislähmung). Das Vorliegen von best. Bewegungsautomatismen und Reflexen (s. Abb.) läßt eine neurol. Reifebestimmung analog zur morphol. (s. Reifezeichen des Neugeborenen) zu.

Früh|sterblichkeit: s. Säuglingssterblichkeit.

Früh|tief: s. Wehenreaktionstypen.

FSH: Abk. für **F**ollikel**s**timulierendes **H**ormon, syn. Follitropin; im Hypophysenvorderlappen (HVL), vermutlich in basophilen Zellen gebildetes, zu den Gonadotropinen* gehörendes Glykoprotein mit einem MG von 34 000; chem. Struktur bisher noch nicht geklärt, wichtigster Bestandteil sind Sialinsäuren. Die Freisetzung aus dem HVL wird von FSH-Releasing-Hormon (wahrscheinlich identisch mit LH*-RH) gesteuert. Die **Wirkung** von FSH an den Zielorganen erfolgt gemeinsam mit LH* über LH-Rezeptoren. FSH fördert bei der Frau das Granulosazellwachstum im Graaf*-Follikel sowie die Glykolyse und Aminosäurenaufnahme im Ovar; es spielt eine zentrale Rolle in der Regulation des Menstruationszyklus*. Beim Mann wird die Spermiogenese positiv beeinflußt; daneben kommt es zu einer Vergrößerung der Samenkanälchen im Hoden und zu einer vermehrten Bildung von Testosteron in den Sertoli-Zellen. Die Ausscheidung von FSH erfolgt über die Nieren. **Normalwerte** (in mIE/ml Serum; Bezugsstandard: Internationales Referenzpräparat 78/459, 1. IRP 69/104)**:** bei Frauen in der Follikelreifungs- und Lutealphase 2 - 8 bzw. 15 - 30 (FSH-Peak), in der Menopause 20 - 100; bei Männern 2 - 10, bei Kindern bis zum 12. Lebensjahr 0,25 - 2,5. **Therapeutische Anw.:** zur Substitution (auch in Kombination mit LH), Unterstützung der Eireifung im Rahmen einer Sterilitätsbehandlung, bei polyzystischem Ovarialsyndrom. Vgl. Serumgonadotrophin.

FSH-RH: Abk. für **F**ollikel**s**timulierendes **H**ormon-**R**eleasing-**H**ormon; ist wahrscheinlich identisch mit LH*-RH.

FTA-ABS-Test m**:** **F**luoreszenz-**T**reponemen-**A**ntikörper-**Abs**orptionstest; hochsensibles und -spezifisches Verfahren zum Nachweis von Antikörpern gegen Treponema* pallidum, das Positivität bereits 2 - 3 Wochen nach Infektion erreicht. Die nachzuweisenden treponemenspezifischen Antikörper werden an Treponemen-Antigen gebunden und mittels fluoreszenzmarkierter Antihumanglobulin-Antikörper sichtbar gemacht. Negativierung des Tests nur dann, wenn die Therapie in den ersten Wochen nach Infektion einsetzte; vgl. Syphilis, IgM-FTA-ABS-Test.

Führungs|linie des Beckens: Axis pelvis; Verbindung der Mittelpunkte der Beckenebenen. Diese Achse verläuft vom Beckeneingang bis zur Beckenmitte in gerader Linie, dann gekrümmt in einem nach vorn offenen Bogen (Knie des Geburtskanals) um die Symphyse herum; vgl. Beckenebenen (Abb.).

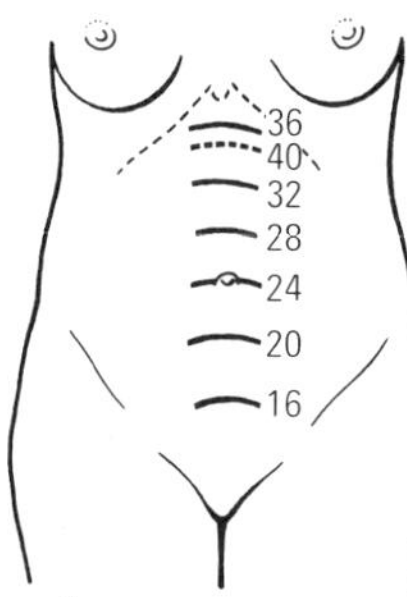

Fundusstand:
Vergrößerung des Corpus uteri; die Linien markieren den oberen Rand des Uterus, die Zahlen geben die entsprechende Schwangerschaftswoche an.

Fundus|stand: Stand des Fundus uteri am Ende der einzelnen Schwangerschaftswochen und in der Rückbildungsphase* (s. Abb.); vgl. Leopold-Handgriffe.

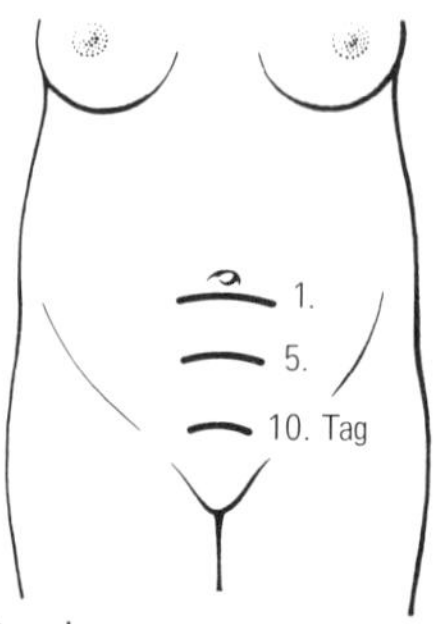

Fundusstand:
Stand des Uterusfundus im Wochenbett

Funiculus umbilicalis m**:** Nabelstrang; s. Nabelschnur.

Funktionalis f**:** s. Endometrium.

Funktionelle Blutung: hormonal bedingte, normale Regelblutung; s. Menstruation; vgl. Dysfunktionelle Blutungen.

Funktions|störungen, sexuelle: syn. sexuelle Dysfunktionen; Störungen im Ablauf des sexuellen Reaktionszyklus*, die von den Betroffenen (bzw. von den jeweiligen Partnern) als nachteilig empfunden werden und für die eine eindeutige somatische Ursache i. d. R. nicht nachgewiesen werden kann. Identische Systematik für beide Geschlechter: **1. Störungen der Erregungsphase:** fehlende Erektion beim Mann (erektile Impotenz); fehlende Lubrikation der Vagina bei der Frau (Lubricatio* deficiens, fälschlich früher als Frigidität* bezeichnet). **2. Störungen der Kontrolle über den Zeitpunkt des Orgasmus:** subjektiv zu frühe oder zu späte Ejakulation beim Mann (Ejaculatio praecox bzw. retardata); subjektiv zu später Orgasmus bei der Frau (früher ebenfalls dem Begriff der Frigidität* subsumiert). **3. Fehlen des Orgasmus:** beim Mann auch als fehlende Ejakulation (Ejaculatio deficiens) bezeichnet; bei der Frau als Anorgasmie*. Eine andere Form der Störung sexueller Interaktion stellt der **Vaginismus*** dar.

S. F. können in vielen Fällen durch gezielte Aufklärung und Beratung, u. U. verbunden mit Sexualtherapie*, behoben werden.

Furchung: (embryol.) wiederholte mitotische Teilungen der Zygote* in jeweils kleinere Zellen (Blastomeren*) bis zum Stadium der Morula*.

Furunculosis vulvae f**:** durch Staphylococcus aureus bedingte Folliculitis bzw. Perifolliculitis profunda, die im behaarten Teil der Vulva zu Abszessen führen kann. **Sympt.:** klassische Entzündungszeichen einschl. Lymphadenitis und Lymphangitis; bei Konfluieren mehrerer Follikulitiden entstehen Karbunkel. **Cave:** Diabetes* mellitus ausschließen.

Fuß|lage: s. Beckenendlage.

G

Galakt|agoga (gr gala, galaktos Milch; agogos herbeiführend) n pl: syn. Laktagoga; die Laktation* stimulierende Substanzen, z. B. Oxytozin* (Anwendung als Nasenspray).

Galakto|graphie f: syn. Duktugraphie, auch Galaktophorographie; röntg. (retrograde) Darstellung der einzelnen Milchgänge der (weiblichen) Brustdrüse in 2 Ebenen mit wäßrigem Röntgenkontrastmittel nach Sondierung der Milchporen mit einer Knopfkanüle, indiziert v. a. bei sezernierender Mamille* bzw. blutender Mamma*. Vgl. Mammographie.

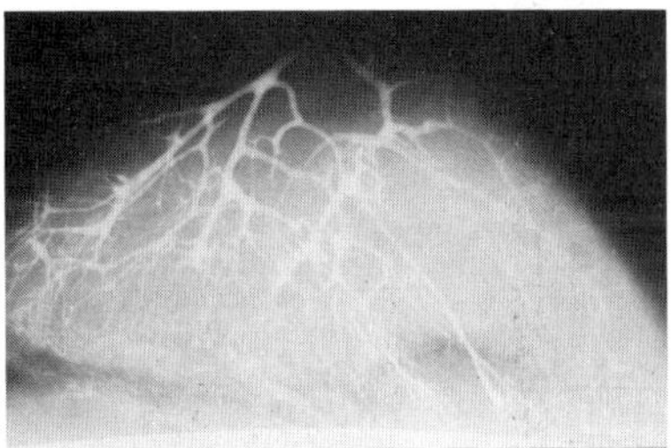

Galaktographie:
Normalbefund, rechte Mamma, kraniokaudaler Strahlengang

Galaktor|rhoe f: spontane milchige Absonderungen aus der Brustdrüse außerh. der Laktationsperiode*, meist inf. Hyperprolaktinämie* unterschiedlicher Urs.; eine geringe G. während der Schwangerschaft und bei Wöchnerinnen in den Stillpausen ist als physiol. anzusehen. **Cave:** insbes. bei einseitiger Sekretion unbedingt Abklärung der Urs. (DD Komedokarzinom*) mittels Galaktographie*! Vgl. Galaktorrhoe-Amenorrhoe-Syndrome.

Galaktor|rhoe-A|menor|rhoe-Syn|drome n pl: endokrin bedingte Krankheitsbilder unterschiedlicher Genese; die allen gemeinsame Hyperprolaktinämie* führt (bei ausreichender endogener Östrogenproduktion) inf. Überstimulierung der (weiblichen) Brustdrüsen zur Galaktorrhoe*, über einen hemmenden Einfluß auf die generative Ovarialfunktion (Ovulation, Bildung des Corpus luteum) zu einer Amenorrhoe* und ist **funktionell** bedingt z. B. bei (hochdosierter) Langzeitbehandlung mit östrogenhaltigen Kontrazeptiva, einigen Psychopharmaka und Antihypertensiva und bei Chiari*-Frommel-Syndrom, **organisch** bedingt z.B. Prolaktinom*, suprasellär wachsenden Hirntumoren, primärer Hyperthyreose, Akromegalie und Argonz*-Ahumada-Castillo-Syndrom.

Galaktos|ämie f: syn. Galaktoseintoleranz; autosomal rezessiv erbliche Störung des Galaktosestoffwechsels (Inzidenz 1 : 50 000), deren **Ursache** im Fehlen der Galaktose-1-phosphat-Uridindiphosphatgalaktose-Transferase begründet ist. **Folge:** Die exogen mit der Milch zugeführte Galaktose kann nicht verwertet werden. Freie Galaktose und Galaktose-1-Phosphat reichern sich im Blut und Gewebe an und sind Ursache der Organveränderungen. Die endogene Galaktosesynthese ist nicht gestört. **Klin.:** nach einigen Lebenstagen toxische Erscheinungen mit G., Galaktosurie, Erbrechen, Durchfälle bis zur Dystrophie. Rasche Ausbildung einer Leberzirrhose mit anfänglicher Lebervergrößerung

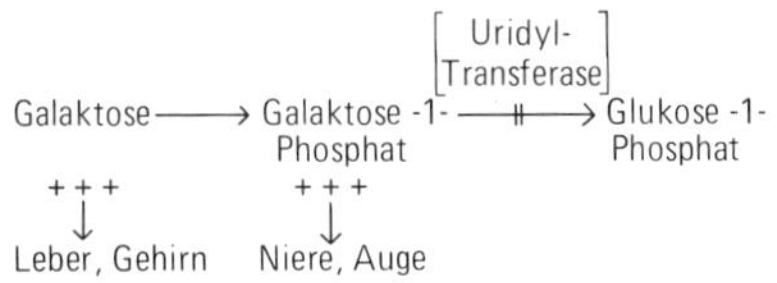

Galaktosämie:
Lokalisation des Stoffwechselblocks und seiner Folgen

und später Milztumor sowie meist Icterus prolongatus. Nierenschädigungen mit Albuminurie und Hyperaminoazidurie[*]. Augenstörungen (Katarakt) und geistiger Entwicklungsrückstand möglich, wenn die Kinder die frühe Säuglingszeit überleben. **Prognose** kann bei rechtzeitiger Diagnose (Kinderfrüherkennungsuntersuchungen*, auch pränatale Diagnose möglich) durch eine galaktosefreie Ernährung verbessert werden, sonst infaust; vgl. Genetische Krankheiten.

Galakto|stase (gr stasis Stillstand) f: s. Milchstau.

Galakto|zele f: **1.** in der Brustdrüse Milchzyste; Retentionszyste bei Milchstau in einem verschlossenen Milchgang; **2.** syn. Lipozele; Hydrozele mit milchigem Inhalt (u. a. Fett und Lymphozyten).

Galle|pfropf|syn|drom n: syn. Syndrom der eingedickten Galle, (engl) inspissated bile syndrome; Abflußbehinderung durch zähflüssige Galle im jungen Säuglingsalter, kann Icterus prolongatus (mit erhöhtem direktem Serumbilirubin) hervorrufen u. eine Gallengangatresie[*] vortäuschen; tritt gelegentlich im Gefolge eines Morbus* haemolyticus neonatorum auf; an Zystische[*] Fibrose denken!

Gallertiges Bindegewebe: s. Wharton-Sulze; vgl. Nabelschnur.

Gameten (gr gametes Gatte) m pl: zusammenfassende Bez. für männliche und weibliche Keimzellen (Eizellen und Spermien). Sie entstehen durch Oogenese* bzw. Spermatogenese[*] und haben nach meiotischer Reifungsteilung nur einen einfachen Chromsomensatz. Bei der Befruchtung entsteht aus männlicher und weiblicher Gamete die Zygote*.

Gameto|genese f: Oberbegriff für die Entstehung von haploiden Gameten aus diploiden Urkeimzellen durch Reifeteilungen (Meiose). **Urkeimzellen** entstehen beim menschlichen Embryo in der Wand des Dottersacks* gegen Ende der 3. Woche und wandern bis Ende der 4. Woche in die Gonadenanlagen ein. Die dann folgende Entwicklung unterscheidet sich für das weibliche und das männliche Geschlecht v. a. im Hinblick auf die zeitliche Abfolge; s. Oogenese, Spermiogenese.

Gameto|pathie f: Oberbegriff für pränatale* Erkrankungen inf. Schädigung der Gameten (Ei- und Samenzelle).

Gamone (gr gamein heiraten) n pl: bei versch. Pflanzen und Tieren (z. T. als sog. Sexuallockstoffe) nachgewiesene, art- und geschlechtsspezifische Wirkstoffe, die in den Geschlechtszellen oder deren Hüllen enthalten sind oder von diesen abgegeben werden und v. a. aufgrund ihrer chemotaktischen, z. T. auch aktivierenden, agglutinierenden und/oder lytischen Einwirkung auf die Gameten* die Befruchtung* vorbereiten bzw. deren Ablauf begünstigen oder ermöglichen; die von männlichen Geschlechtszellen gebildeten G. werden als **Androgamone**, die von weiblichen als **Gynogamone*** bezeichnet.

Gardnerella vaginalis f: 1951 von Leopold erstmals beschriebenes, seit 1980 (Greenwood und Pickett) mikrobiol. und hinsichtlich seiner taxonomischen Stellung weitgehend definiertes zartes, fast kokkoides gramnegatives (bis gramlabiles) Kurzstäbchen (s. Abb.), wurde

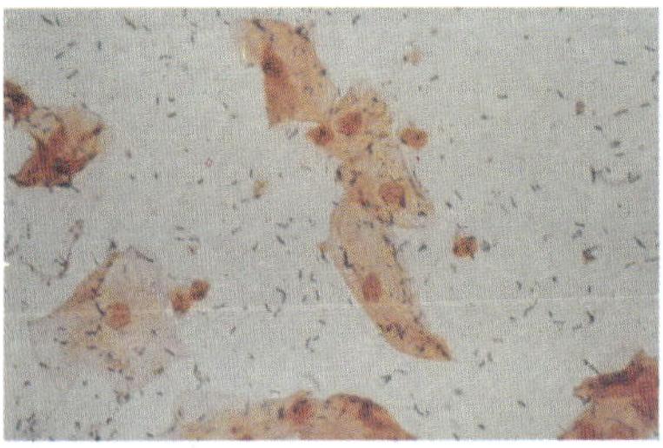

Gardnerella vaginalis

früher (1955 Gardner und Dukes) als Haemophilus vaginalis bezeichnet. G. v. findet sich gehäuft bei unspezifischer Vaginitis und Urethritis und spielt hierbei sehr wahrscheinlich eine ätiopathogenetisch bedeutsame Rolle, wurde aber auch schon im Urogenitaltrakt bei gesunden Frauen nachgewiesen. Eine Reihe kultureller und biochemischer Kriterien erlaubt heute mit hinreichender Sicherheit die Abgrenzung gegenüber nicht näher klassifizierbaren koryneformen Bakt. der Scheidenflora*; s. a. Vaginose, bakterielle.

Gardner-Syn|drom (Hermann L. G., Gyn., Houston) n: pseudomembranöse Vaginitis* unklarer Ätiol. (Vaginitis ulcerosa); **Sympt.:** desquamierende Schleimhautentzündung der Vagina (Abstoßung von Pseudomembranen) mit besonderer Ausprägung in Zervixnähe, die spontan nicht ausheilt und i. d. R. primär-chronisch zu einer narbigen Scheidenschrumpfung führt. **Diagn.:** verminderte Azidität des Vaginalsekretes bei Fehlen von Lactobacillus acidophilus, Sekundärbesiedlung der Vagina mit versch. pathogenen Keimen; zytol. Nachweis von unreifen Parabasalzellen und Eiterzellen.

Garrulitas vulvae f: syn. Flatus vaginalis; geräuschvolles Entweichen von eingedrungener Luft aus der Scheide (z. B. bei Descensus* uteri et vaginae), auch Flatus bei Mastdarm*-Scheidenfistel.

Gartner-Gänge (Hermann G., Anat., Kopenhagen, 1785-1827): Ductus epoophori longitudinales; erhaltene Endabschnitte der Wolff-Gänge; liegen seitlich im Bindegewebe der Gebärmutter bzw. Scheidenwand, bisweilen auch im Hymen. S. Ductuli transversi epoophori, Epoophoron.

Gartner-Gang-Adenose f: adenomatöse Wucherung von Gartner-Gang-Resten; meist diffus, zuweilen auch knotenförmig. **Vork.:** hauptsächlich im Bereich der Vagina, aber auch in der Zervixwand. Meist gutartige drüsige Wucherung, welche jedoch auch karzinomatös entarten kann: Adenokarzinome dieser Abstammung sind insbes. in der Vagina, seltener in der Zervix, v. a. bei jungen Frauen nach Behandlung mit Diäthylstilböstrol* der Mutter während der Schwangerschaft beobachtet worden. Vgl. Stilböstrol-Syndrom.

Gartner-Gang-Reste: liegengebliebene, nicht zurückgebildete Reste der Gartner-Gänge; vorwiegend in der Vagina und der seitlichen Zervixwand ohne adenomatöse Wucherung.

Gartner-Gang-Zyste f: syn. mesonephroide Zyste; meist singuläre, unterschiedlich große, von einreihigem flachkubischem Epithel ausgekleidete Zyste im Bereich des ursprünglichen Verlaufs der Gartner-Gänge, meist im anterolateralen Abschnitt des oberen Drittels der Vaginalwand. Sie treten einzeln oder multipel auf. Die meist kleinen Zysten können sich ballonförmig vergrößern und aus der Vulva hervorragen. Gutartig, maligne Entartung nicht bekannt.

Gauss-Eintritts|ef|fekt (Karl G., Gyn., Würzburg, 1875-1975) m: Bradykardie der kindlichen Herztöne beim Eintritt des Kopfes ins Becken durch plötzlichen Schädeldruck.

Gauss-Zeichen: Schwangerschaftszeichen*; durch die Auflockerung des unteren Uterinsegments läßt sich bei der bimanuellen

Untersuchung die Portio auffallend weit nach allen Seiten bewegen, ohne daß der Korpus die Bewegungen mitmacht (sog. Wackelportio).

Gebärmutter|entzündung: umgangssprachliche Bez. für entzündliche Prozesse des Uterus* wie Endometritis*, Myometritis*, Perimetritis*.

Gebärmutter|krebs: s. Korpuskarzinom, Zervixkarzinom.

Gebärmutter|polyp m: s. Korpuspolyp, Zervixpolyp.

Gebärmutter|senkung: s. Descensus uteri et vaginae, Prolapsus uteri et vaginae.

Geburt: Vorgang der Ausstoßung der Frucht aus dem Mutterleib unter Wehentätigkeit (s. Wehen); i. d. R. gehen dem eigentlichen Geburtsbeginn* Geburtsanzeichen* voraus. Verlauf einer normalen G. bei Hinterhauptlage*: Beginn der **Eröffnungsperiode*** mit beginnender Entfaltung der Zervix (Distraktion) und Vorwölbung der Fruchtblase, bis sich der Muttermund vollständig erweitert (Blase wölbt sich stark vor; Ende der Eröffnungsperiode). Nach Blasensprung* beginnt die **Austreibungsperiode** (Auswalzung des sog. Vaginalrohrs, s. Abb.): **1.** Eintrittsmechanismus: beim Eintritt in den Beckeneingang Pfeilnaht quer; **2.** Durchtrittsmechanismus: Beugung (Flexion, Hinterhaupt als Leitstelle*), Tiefertreten, Drehung (Rotation) des Kopfes stellen den Weg des kleinsten Widerstandes dar; **3.** Austrittsmechanismus: beginnende Deflexion des Kopfes (Pfeilnaht schräg, kleine Fontanelle links vorn), ausgesprochene Deflexion (kleine Fontanelle vorn, Pfeilnaht im geraden Durchmesser); Einschneiden (Durchtreten durch den Damm, Dammschutz) und G. des Kopfes (Pfeilnaht quer); die G. des Kindskörpers erfolgt nach Rückdrehung bei einer der nächsten Wehen. Anschließend folgt die **Nachgeburtsperiode*** (währenddessen Abnabelung* des Kindes; s. a. Adaptation, kindliche post partum), nach deren Beendigung die Entbundene als Wöchnerin bezeichnet wird.

Der Fortschritt der Medizin und der damit verbundene Rückgang der Säuglingssterblichkeit* hat zu einer Verlagerung der G. ins Krankenhaus geführt. Neben der Forderung nach med. Sicherheit ist heute aber auch wieder der Erlebnisgehalt für die Betroffenen (Mutter, Vater, Kind) von Bedeutung. Anregungen hierzu betreffen sowohl die Geburtsvorbereitung (s. a. Read-Verfahren) als auch die Geburtsumstände selbst, z. B. Einbeziehung des Vaters (Bradley) oder die „bewußte Geburt" (Lamaze) und die „sanfte Geburt" (Leboyer). Als organisatorische Zwischenstufe zw. Klinik- und Hausgeburt wird neuerdings auch die ambulante Geburt (Frühentlassung aus der Klinik nach 4 - 24 Std. nach komplikationsloser Entbindung) angeboten. Vgl. Risikogeburt, Operative Entbindung.

Geburten|kontrolle f: gezielte (z. T. massive, z. B. in China) staatliche Einflußnahme auf Kinderwunsch bzw. Gebärverhalten best. Bevölkerungsgruppen zur Kontrolle des Bevölkerungswachstums durch entspr. Propaganda, materielle Anreize, kostenlose Verteilung von Verhütungsmitteln u. a. Maßnahmen; vgl. Kontrazeption, Familienplanung.

Geburten|planung: syn. Familienplanung*.

Geburten|regelung: syn. Familienplanung*.

Geburten|ziffer: s. Natalität.

Geburt, programmierte: geplante Geburt; zum festgesetzten Termin eingeleitete, medi-

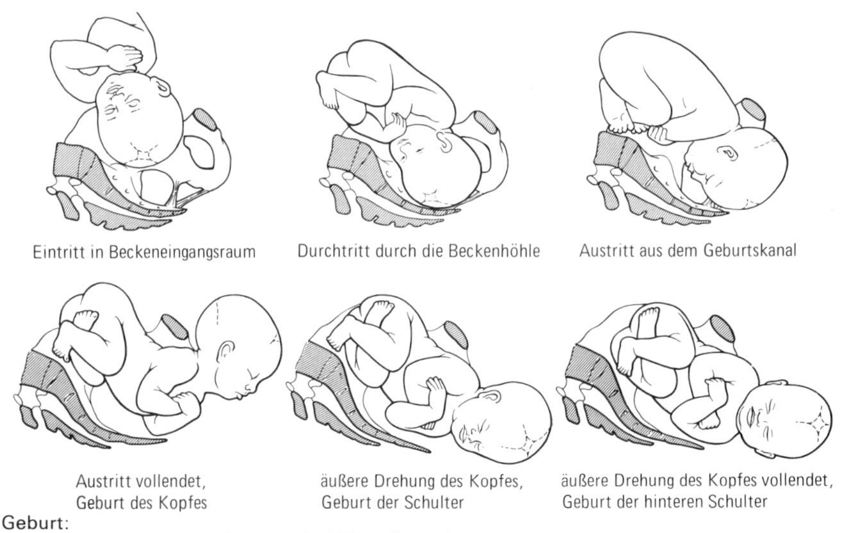

Geburt:
Verlauf der normalen Entbindung bei Hinterhauptlage

kamentös gesteuerte und routinemäßig durch Vakuumextraktion beendete Entbindung. Festsetzen des Termins bei einer in der Klinik durchzuführenden Entbindung und Einleitung der Geburt zu diesem Zeitpunkt; heute umstritten! **Voraussetzungen:** normale, komplikationslose Schwangerschaft, geburtsreifes, normal großes Kind, geburtsreife Zervix, evtl. auch drohende Risiken bei Weiterbestehen der Schwangerschaft. **Gefahren:** falsche Einschätzung der Reife und Größe des Kindes oder der Zervixreife, Nabelschnurvorfall.

Geburts|anzeichen: Vorboten der Geburt: Senkung des Leibes etwa 3 Wochen vor Geburtsbeginn* (s. a. Fundusstand); der kindliche Kopf tritt in das Becken ein; unregelmäßige Vorwehen; Verlagerung der Längsachse der Zervix in Richtung auf die Führungslinie; Zervixreifung*.

Geburts|beginn: Eine Geburt beginnt, wenn die Wehen regelmäßig alle 10 Min. einsetzen, wenn die Fruchtblase gesprungen ist oder wenn es „zeichnet" (Ausstoßung des Zervixschleimpfropfs mit Abgang von blutigem Schleim aus der Scheide).

Geburts|dauer: Durchschnittszeiten: Erstgebärende 15 - 24 Std., Mehrgebärende 10 - 12 Std.; Eröffnungsperiode Erstgebärender 12 -18 Std., Mehrgebärender 6 - 9 Std.; Austreibungsperiode Erstgebärender 2 - 3 Std., Mehrgebärender ½ - 1 Stunden. Mit verlängerter G. (protrahierte Geburt) steigt das Risiko einer kindlichen Hypoxie und Azidose (s. Fetal distress) bzw. einer mütterlichen Infektion. Vgl. Risikogeburt.

Geburts|einleitung: Einleitung der Geburt vor Wehenbeginn durch Blasensprengung* (Amniotomie) und/oder durch intravenöse Applikation von Oxytozin- oder Prostaglandininfusionen. **Ind.:** jede ernste Gefährdung der Mutter oder des Kindes vor Wehenbeginn; s. a. Risikoschwangerschaft.

Geburts|erleichterung: Hierzu werden präpartal Maßnahmen der psychoprophylaktischen Geburtsvorbereitung* (z. B. Schwangerengymnastik, autogenes Training, Aufklärung) sowie antepartal medikamentöse Linderung des Geburtsschmerzes durch Gabe von Spasmolytika, Analgetika (Opiate) sowie Einsatz anästh. Maßnahmen wie z. B. Inhalationsanalgesie*, Periduralanästhesie* und Pudendus*-Anästhesie (s. a. Lokalanästhesie) gerechnet. Durch die erstgenannten Maßnahmen kann der Bedarf an schmerzlindernder Medikation gesenkt werden.

Geburts|geschwulst: blutig-seröse Durchtränkung der Haut und des lockeren Zellgewebes des unter der Geburt vorangehenden kindlichen Teils, also zumeist am Schädel im Bereich der Leitstelle* (kleine Fontanelle) zw. Kopfschwarte und Periost (Kopfgeschwulst, Caput succedaneum); entsteht nach dem Blasensprung*, während der Schädel den Beckenboden überwindet.

Geburts|gewicht: bei Knaben durchschnittlich 3400 g, bei Mädchen 3200 g, jedoch recht große physiol. Schwankungsbreite (s. a. Neugeborenes); vgl. Gewichtsentwicklung des Säuglings.

Geburts|haltung: Angabe über die Haltung des Kindes bzw. über die räumliche Beziehung von Kopf und Extremitäten zum Rumpf während der Geburt; s. Kindslage.

Geburts|hilfe, psycho|somatische: Die p. G. befaßt sich mit den Wechselwirkungen zw. seelischen und körperlichen Vorgängen während Schwangerschaft, Geburt und Wochenbett. Sympt. mit einer möglichen Psychogenese sind z. B. Hyperemesis gravidarum, abnorme Gelüste, Hypersalivation, vorzeitige Wehen, Geburtsängste, Laktationsstörungen. Zur Schaffung einer emotionalen Ausgewogenheit dient die psychoprophylaktische Geburtsvorbereitung*. Bei der Geburt selbst stehen die Angstreduktion, die Anwesenheit einer Vertrauensperson, eine individuelle Schmerzerleichterung und ein früher Mutter-Kind-Kontakt im Mittelpunkt. In der Zeit des Wochenbettes soll eine positive Mutter-Kind-Beziehung gefördert werden durch Rooming* in, Self* demand feeding, die Möglichkeit zur ambulanten Geburt sowie Unterstützung bei der Anbahnung des Stillens u. a.

Geburtshilflich-gynäko|logisches Gutachten: syn. Tragzeitgutachten*.

Geburts|hindernis: ein den regelrechten Geburtsverlauf verhindernder Umstand bzw. Zustand; gebärunfähige Lagen bzw. Einstellungen und Haltungen (s. Kindslage), Tumoren im kleinen Becken, Hydrozephalus u. a. Cave: Uterusruptur*.

Geburts|kanal: **1.** knöcherner G.: das kleine Becken (s. Beckenebenen); **2.** weicher G.: a) unteres Uterinsegment und Zervix; b) Weichteilansatzrohr (Scheide, Vulva und Beckenbodenmuskulatur).

Geburts|lähmung: Entbindungslähmung; insbes. **1.** Fazialislähmung[*], entsteht fast immer durch Druck des Zangenlöffels bei Zangenextraktion* meist auf den unteren Ast des N. facialis. Prognose gut, sofern die Lähmung pe-

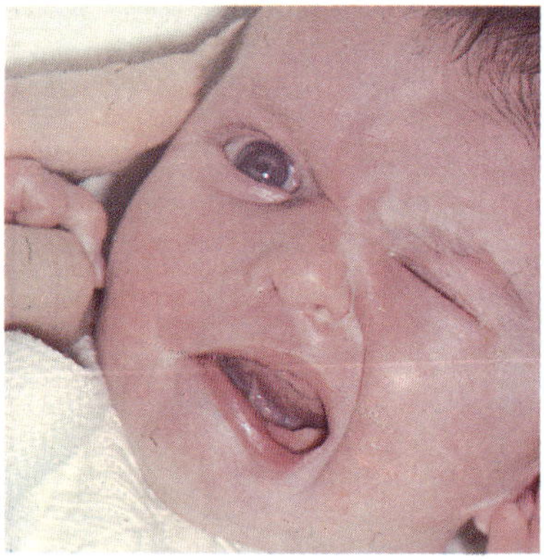

Geburtslähmung:
Fazialislähmung; im Gegensatz zum crying-face-Syndrom asymmetrische Nasolabialfalten.

ripher und nicht zentral (intrakranielle Blutung!) bedingt ist; **2.** Armplexuslähmung*, Lähmung des Plexus brachialis, entsteht durch Druck oder Zerrung des Plexus.

Geburts|lage: s. Kindslage.

Geburts|reife: wird ermittelt durch vaginale Untersuchung im Hinblick auf prognostische Aussage über Geburtsort und Geburtsdauer; beurteilt werden Portiolänge, -konsistenz und -stellung, Muttermundweite und Höhe der Leitstelle. Zur Objektivierung stehen verschiedene Scores zur Verfügung, z. B. Bishop-Score (s. Cervix score). Zur Beurteilung eines kritischen Zervixbefundes und zur Erkennung einer Frühgeburtsgefährdung werden ebenfalls modifizierte Schemata angeboten.

Geburts|schäden: syn. Geburtstrauma; gesundheitliche Schäden des Neugeborenen*, die ursächlich mit dem Geburtsvorgang zusammenhängen. Die wichtigsten sind: **1.** Blutungen, z. B. geburtstraumatische Hirnblutung, aber auch Blutungen im Bauchraum, Nebennierenblutungen; vgl. Kephalhämatom; **2.** Haut- und Weichteilverletzungen, z. B. Adiponecrosis* subcutanea neonatorum, Geburtslähmung*; **3.** Knochenverletzungen, z. B. Frakturen von Klavikula, Humerus, Femur; prognostisch wesentlich ungünstiger sind die seltenen Wirbel- und Schädelfrakturen. Vgl. Geburt.

Geburts|schmerz: gilt als besonders intensiver Schmerz, der mit zunehmender Zervixdilatation, Wehendauer und Dehnung des Beckenbodens zunimmt; s. a. Angst-Spannung-Schmerz-Syndrom, Geburtserleichterung.

Geburts|stellung: Angabe über die Stellung des Rückens des Fetus in bezug zur Gebärmutter; s. Kindslage.

Geburts|stillstand: Stillstand der Geburt trotz kräftiger Wehen über oder im Beckeneingang: Geburtshindernis*; G. in Beckenmitte: v. a. beim Kanalbecken; G. auf Beckenboden: reine (sekundäre) Wehenschwäche (Ermüdungswehenschwäche) od. regelwidrige Kopfeinstellung bzw. -haltung, Weichteil- od. Knochenwiderstand.

Geburts|termin m: errechnet sich unter Zugrundelegen einer normalen Schwangerschaftsdauer*; klinisch wird er meist mit Hilfe der Naegele*-Regel bestimmt. Weitere Hinweise geben Basaltemperaturanstieg sowie zeitliches Auftreten der sicheren Schwangerschaftszeichen* (z. B. die intrauterine Kephalometrie). Vgl. Geburt, programmierte.

Geburts|traumen n pl: syn. Geburtsschäden*.

Geburts|überwachung: s. Kardiotokographie.

Geburts|vorbereitung, psycho|pro|phylaktische: Entspannungsübungen, Atemtechnik, Gymnastik, autogenes Training und v. a. das Verständnis psychosomatischer Zusammenhänge in Schwangerschaft, Geburt und Wochenbett sollen Geburtsschmerzen und Gebärstörungen vorbeugen (s. a. Angst-Spannung-Schmerz-Syndrom). Anstöße hierzu erfolgten u. a. durch Leboyer und Lamaze. Heute sollte eine individuell angepaßte Geburtsvorbereitung beginnend mit einer gelungenen Arzt-Patienten-Beziehung in der Schwangerenvorsorge im Vordergrund stehen; s. a. Geburtserleichterung, Read-Verfahren.

Geburts|wehen: s. Wehen.

Geburts|zange: Forzeps; i. d. R. aus zwei zusammensetzbaren Löffeln bestehendes gebh. Zuginstrument zur operativen* Entbindung; s. Naegele-Zange, Kielland-Zange, Bamberger-Zange, Shute-Zange, Laufe-Zange; s. a. Zangenextraktion.

Geburt, terminierte: s. Geburt, programmierte.

Geburt, überstürzte: Partus praecipitatus; sehr schnelle Geburt; vgl. Sturzgeburt.

Gefäß|spinne: s. Naevus araneus.

Gelbkörper: Corpus* luteum.

Gelbkörper|hormon n: s. Progesteron.

Gelbkörper|in|suf|fizienz f: Corpus*-luteum-Insuffizienz.

Gemellus (lat) m: syn. Geminus, Zwilling; s. Zwillinge.

Geminus (lat) m: syn. Gemellus, Zwilling; s. Zwillinge.

generativ (lat generare erzeugen): mit der Fortpflanzung zusammenhängend; z. B. generative Keimdrüsenfunktion (Bildung v. Samen- bzw. Eizellen).

Genetische Beratung (gr genos Geschlecht): Auf der Basis von i. d. R. bis zu den Großeltern zurückreichenden familienanamnestischen Daten bzgl. angeb. Fehlbildungen sowie erblicher und nicht-erblicher Krankheitsbilder, der Mendel[*]-Gesetze, der exakten bzw. empirischen Erkrankungswahrscheinlichkeiten, der Prognose v. a. seltener Krankheitsbilder, der möglichen diagn. Maßnahmen und ggf. möglichen (nicht selten geringen) therap. Ansätze erfolgender **Beratungsprozeß** zw. Eltern und Arzt. Dabei wird versucht, den Eltern eine **individuelle Hilfe** bei der Entscheidung zu bieten, bei einem Risiko für das gewünschte Kind entw. auf eigene Kinder zu verzichten (ggf. ein Kind zu adoptieren bzw. eine heterologe Insemination* vornehmen zu lassen) oder das Risiko zu akzeptieren. Bei der Beratung sind insbes. die Vielzahl der genetischen Krankheiten (z. Z. sind ca. 3600 monogenetische Krankheitsbilder bekannt) und die unterschiedliche soziale und med. Situation der zu Beratenden (z. B. verschiedenartigste Herkunft, Überzeugungen, Ausbildung u. Qualifikation, Religionszugehörigkeit, Vorurteile, aber auch fortgeschrittenes Alter u. a.) in Betracht zu ziehen. Vgl. Genetische Risikofamilien, Pränataldiagnostik.

Genetische Krankheiten: syn. Erbkrankheit, Erbleiden. **Ätiol.:** krankhafte Erbanlage in Form defekter Gene oder Gengruppen bzw. krankhafte Anordnung an sich normaler Chromosomenteile. G. K. können sowohl bereits ererbt sein oder aber durch spontane Neumutation in einer durch g. K. bisher unbelasteten Familie auftreten; diese Neumutationen treten in unterschiedlicher Häufigkeit auf und können ggf. auf kommende Generationen weitervererbt werden. Unterschieden werden: **1.** chromosomale Krankheiten, d. h.

numerische oder strukturelle Abweichungen (Chromosomopathien), die z. T. mit dem Alter zunehmen (s. Chromosomen-Aberrationen); **2.** einfach (monogen) vererbte Krankheiten, die theoretisch den Mendel-Gesetzen folgen und einen geschlechtsgebundenen (s. a. Konduktor) oder autosomal dominanten (Heterozygote erkranken) bzw. autosomal rezessiven (nur Homozygote erkranken) Erbgang aufweisen, deren klinische Manifestation aber zusätzlich durch die Penetranz* und Expressivität* des jeweiligen Gens bestimmt werden; **3.** multifaktoriell ausgelöste Krankheiten (polygene Vererbung), verursacht durch das Zusammenspiel von abnormen Genen und Umweltfaktoren, hierbei bestehen häufig fließende Übergänge zw. krank und gesund (Schwellenwerteffekt). Die Abgrenzung eines monogenen von einem polygenen Vererbungsmodus ist daher mitunter nicht einfach. **Sympt.:** G. K. manifestieren sich klinisch als körperliche, geistige oder kombinierte Anomalien, die phänomenologisch nicht immer von intrauterin erworbenen Defekten unterschieden werden können (s. a. Phänokopie). Bei monogen vererbten g. K. sind heute häufig die biochemischen Grunddefekte (veränderte Proteinsynthese) nachweisbar. Die potentiellen Veränderungen, die nicht unbedingt zu Krkh. führen, sind wahrscheinlich sehr viel häufiger. Zur Zeit sind etwa 150 Varianten von Hämoglobin und mehr als 80 Varianten der Glukose-6-Phosphatdehydrogenase (G-6-PDH) bekannt, von denen jede auf ein mutiertes Allel zurückzuführen ist. Bei der G-6-PDH besitzen 40 Träger der Veränderung normale, 40 abnorme Eigenschaften: Viele davon werden allerdings erst durch hinzutretende äußere Einflüsse (Medikamente, Infektionen, Favabohnengenuß) induziert und klinisch manifest (hämolytische Krisis). Oft ist die Krankheit der Ausfall oder die Veränderung eines best. Enzyms im intermediären Stoffwechsel; die Manifestation kann sehr früh oder auch erst in fortgeschrittenem Lebensalter erfolgen. Folgen eines Enzymdefekts können unterschiedliche Enzymeigenschaften betreffen: veränderte Kinetik der Enzymkatalyse (z. B. Zitrullinämie); Herabsetzung der Enzymstabilität (Beeinflussung der G-6-PHD durch Medikamente); Erhöhung der Enzymaktivität (z. B. akute intermittierende Porphyrien); Fehlen einer Rückkopplung (z. B. überschießende Synthese oder mangelnder Abbau von Produkten: Manifestation vieler Speicherkrankheiten wie Lipidose, Gangliosidose, Glykogenose).

Außer Enzymdefekten können g. K. auch den Ausfall anderer wichtiger Proteine betreffen: Hämoglobin (Hämoglobinämien, Sichelzellanämie, Thalassämie u. a.); Transport- und Rezeptorproteine in Zellmembranen (z. B. Lipämien, Cholesterinämien); Proteohormone; Serumproteine (Analbuminämien, α- und β-Lipoproteinämien); Faktoren der Blutgerinnung (versch. Hämophilien); Immunfaktoren (juvenile γ-Globulinämien). Die Frühdiagnose ist wichtig, z. B. durch Heterozygotentests (s. a. Genetische Beratung); während der Schwangerschaft besteht in vielen Fällen die Möglichkeit, durch Amniozentese* Voraussagen zu machen. Vgl. Letalfaktor, Mißbildung, kongenitale.

Genetische Risiko|familien: Familien, in denen eine erhöhte Wahrscheinlichkeit besteht, erbkranke Kinder zu erhalten; Voraussetzung zur Erkennung des gesteigerten Risikos ist: **1.** daß entweder einer der beiden Partner bzw. ihre unmittelbare Verwandtschaft, vornehmlich ihre Eltern oder Geschwister, selbst von einem genetisch bedingten Leiden betroffen ist; **2.** daß aus der Verbindung beider Partner bereits ein Kind geboren wurde, welches von einem solchen Leiden befallen ist. Die Diagnose bei einer Reihe spezifischer, genetisch bedingter Leiden kann bereits während der Frühschwangerschaft durch Amniozentese* bzw. Chorionbiopsie* exakt gestellt werden, z. B. bei zystischer Fibrose, Dystrophia musculorum progressiva, Typ Duchenne (z. T. Einbeziehung molekulargenetischer Diagnostik und elterlicher Untersuchung). Vgl. Genetische Krankheiten, genetische Beratung, Pränataldiagnostik.

Genetische Strahlen|schäden: s. Strahlenschäden, genetische.

Genitale (lat genitalis zur Zeugung gehörig): Geschlechtsorgan; dem Geschlechtsverkehr* und der Arterhaltung (Bildung, Aufbewahrung und Weiterleitung der Keimzellen, Fruchtpflege bis zur Geburt) dienende Organe. Von den inneren weiblichen Geschlechtsorganen sind Eierstock (Ovarium*) und Eileiter*

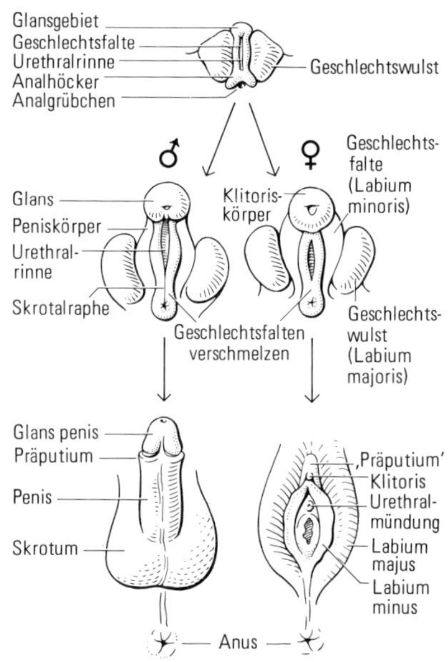

Genitale:
Entwicklung des äußeren Genitale beim Mann (li.) und bei der Frau (re.)

(Tuba uterina) paarig, Gebärmutter (Uterus*) und Scheide (Vagina*) unpaarig angelegt. Das äußere weibliche G., die sog. weibliche Scham (Pudendum femininum), besteht aus dem Schamhügel (Mons pubis), den die Schamspalte (Rima pudendi) und den Kitzler (Klitoris*) umschließenden großen Schamlippen (Labia* majora pudendi), den den Scheidenvorhof (Vestibulum* vaginae) umgebenden kleinen Schamlippen (Labia* minora pudendi) und den auf deren Innenseite mündenden Bartholin*-Drüsen (Glandulae vestibulares majores).

Zu den paarigen inneren Geschlechtsorganen des Mannes werden Hoden (Testis) und Nebenhoden (Epididymis), Samenleiter (Ductus deferens) und Ausspritzungsgang (Ductus ejaculatorius) sowie Bläschendrüse (Vesicula seminalis) und Cowper-Drüse (Glandula bulbourethralis) gezählt; unpaarig sind Vorsteherdrüse (Prostata) und Harnsamenröhre. Hodensack (Skrotum) und männliches Glied (Penis) bilden das äußere männliche Genitale.

Genitales Geschlecht: s. Geschlecht, Geschlechtsmerkmale.

Genital|fluor m: Fluor* genitalis.

Genital|höcker: Geschlechtshöcker, Tuberculum genitale; in der 4. Woche der Embryogenese entstehende sexuell indifferente mesenchymale Zellansammlung, die sich beim männlichen Geschlecht zum Penis, beim weiblichen Geschlecht zur Klitoris entwickelt; vgl. Genitale (Abb.).

Genital|hygiene f: äußerliche Reinigung des weibl. Genitale im Bereich der Vulva und zwischen den Schamlippen bis zum Introitus, am besten mit alkalifreien Seifen unter fließendem Wasser. Sog. Intimsprays verbessern die G. nicht, führen jedoch gelegentlich zu Irritationen im Vulvabereich. Scheidenspülungen stören eher die Selbstreinigungskraft der Vagina (s. Scheidenflora). Besondere Bedeutung kommt der richtigen Analtoilette zu (Säuberung des Afters von vorn nach rückwärts), um ein Verschleppen von Kolibakterien zu vermeiden. Vgl. Menstruationshygiene.

Genital|leiste: beidseits des dorsalen Mesenterium, medial der Urnieren in der 4. Woche entstehende (sexuell indifferente) embryonale Struktur, aus der sich die Gonaden* entwikkeln. Die embryonalen Urkeimzellen (s. Gametogenese) wandern gegen Ende der 6. Woche in die G. ein.

Genital|mykosen f pl: Pilzkrankheiten der Genitalregion; z. B. Vulvovaginitis candidomycetica.

Genital|tuberkulose f: Tuberkulose (Tbc) der Genitalorgane; **1. Bei der Frau:** Am häufigsten ist die **Tbc der Tuben**, wobei eine Außen-Tbc (Teil einer Peritoneal-Tbc, nur die Serosa ist v. außen befallen, übrige Wandschichten frei) und Innen-Tbc (Befallensein v. Schleimhaut und Muskulatur, Serosa frei; hämatogener Infektionsweg) unterschieden werden; nur die letztere Form wird eigentlich als Tuben-Tbc (Salpingitis* tuberculosa) bezeichnet. Der Uterus erkrankt zu 60 - 70%, das Ovar in etwa 10% der Fälle von G.; deszendierend oder lymphogen kommt es zu einer Endometritis* tuberculosa. Tuberkulöse Prozesse an Zervix und Portio sind selten. Die weibliche G. ist häufiger, als sie erkannt wird. **Diagn.:** Erregernachweis aus dem Menstrualblut. **2. Beim Mann:** überwiegend in Form einer **Urogenital-Tbc** vorkommend, die von einem tuberkulösen Prozeß im Bereich der Harnwege ausgeht.

Genital|verkehr: Geschlechtsverkehr mit gegenseitiger Stimulation durch Vereinigung der Genitalien, bei heterosexuellem G. überwiegend als Koitus*.

Genital|zentren n pl: stehen unter dem Einfluß des Gehirns; Zerstörung dieser Zentren führt zur Impotentia coeundi, Zerstörung höherer Zentren häufig zu Priapismus; vgl. Sexualzentrum, [Erektionszentrum], [Ejakulationszentrum].

Geno|typus m: **1.** die Gesamtheit aller Erbanlagen eines Organismus (dominante und rezessive Gene[*] bzw. Allele[*]), durch deren Zusammenwirken der Phänotypus* bestimmt wird; **2.** die genetische Ursache einer speziellen Eigenschaft, z. B. Blutgruppe. S. a. Penetranz.

Geradlage: s. Kindslage.

Geradstand, hoher: regelwidrige Stellung (Einstellungsanomalie) des Kopfes im Beginn der Geburt, wobei die Pfeilnaht annähernd im

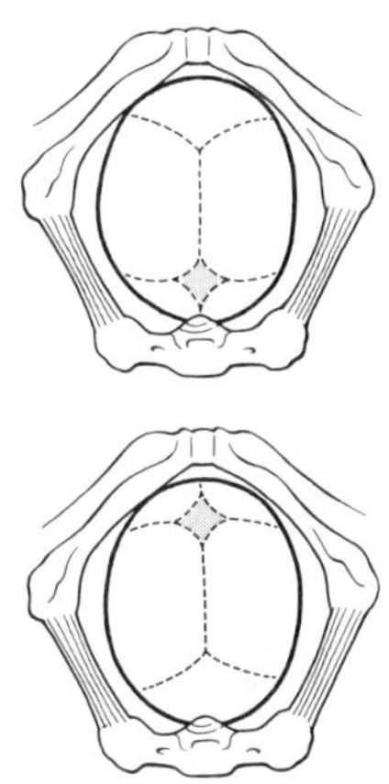

Hoher Geradstand:
Vorderer (oben) und hinterer hoher Geradstand (unten)

geraden Durchmesser des Beckeneingangs steht; **1. Positio occipitalis pubica** (vorderer h. G.) mit nach vorn gerichtetem Hinterhaupt; **2. Positio occipitalis sacralis** (hinterer h. G.) mit nach hinten gerichtetem Hinterhaupt. **Urs.:** Beckenanomalien. Charakteristischer Geburtsverlauf mit Verharren des Kopfes in der regelwidrigen Stellung während des ganzen weiteren Verlaufs der Geburt (Abb.). Vgl. Kindslage.

Geschlecht: Zuordnung von Individuen zweigeschlechtlicher Spezies zum männlichen oder weiblichen G. nach unterschiedlichen Kriterien. Beim Menschen werden unterschieden: **1. Chromosomales G.** (auch genetisches G.; s. Kerngeschlecht)**:** Zellen mit Y-Chromosom gelten als männlich, ohne Y-Chromosom als weiblich (vgl. Geschlechtsdeterminierung, chromosomale). **2. Gonadales G.:** Individuen gelten mit Ovarien als gonadal weiblich, mit Testes als gonadal männlich, mit gemischten Keimdrüsen als intersexuell. **3. Genitales G.:** Zuordnung nach dem Aspekt des äußeren Genitale und der sek. Geschlechtsmerkmale (phänotypisches G.).

Neben diesen das **somatische G.** eines Individuums determinierenden Kriterien wird das **psychosoziale G.** bestimmt durch: **4. Psychisches G.**, d. h. die sexuelle Selbstidentifikation als weiblich oder männlich, die bis spätestens zum 4. Lj. stattfindet und nicht korrigierbar ist (vgl. Transsexualität). **5. Soziales Geschlecht**, d. h. die sexuelle Einordnung und Rollenzuweisung durch die Umwelt (u. a. als juristisches Geschlecht). Widersprüche zw. genitalem, psychischem und sozialem G. können u. U. zu erheblicher psychischer Beeinträchtigung der Betroffenen führen.

Geschlecht, chromo|somales: s. Geschlechtsdeterminierung, chromosomale.

Geschlechts|chromatin n**:** syn. sex chromatin, Barr-Körper; zahlreiche somatische Zellkerne enthalten im Ruhezustand Chromatinverdichtungen, die meist als scharf umschriebene Körperchen der Kernmembran anliegen. G. wird nur bei Individuen gefunden, die mindestens 2 X-Chromosomen haben, normalerweise also nur beim weiblichen Geschlecht. Doppeltes G. in einer Zelle weist auf das abnorme Vorhandensein v. 3 X-Chromosomen hin. Das G. besteht aus dem einen X-Chromosom, welches funktionell inaktiv ist. Vgl. [Y-Chromatin], Kerngeschlecht.

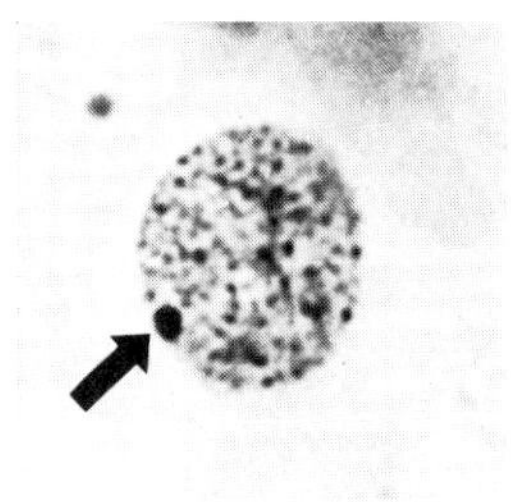

Geschlechtschromatin:
Mundepithelzellkern mit X-Chromatin

Geschlechts|chromo|somen n pl**:** syn. Gonosomen*, Heterochromosomen.

Geschlechts|de|terminierung, chromosomale: Festlegung des somatischen Geschlechts durch die auf den Gonosomen* lokalisierten geschlechtsdeterminierenden Gene. Beim (homogameten) weiblichen Geschlecht entstehen im Verlauf der Meiose* ausschließlich einheitliche Gameten* (Eizellen) mit jeweils 22 Autosomen* u. einem X-Chromosom, beim (heterogameten) männlichen Geschlecht dagegen zwei Typen von Gameten (Spermien*), die alle ebenfalls 22 Autosomen, jedoch zur Hälfte entw. ein X- oder ein Y-Chromosom enthalten. Bei Befruchtung der Eizelle* mit einem ein X-Chromosom tragenden Spermium entsteht eine weiblich determinierte, bei Vereinigung mit einem ein Y-Chromosom tragenden Spermium eine männlich determinierte Zygote*.

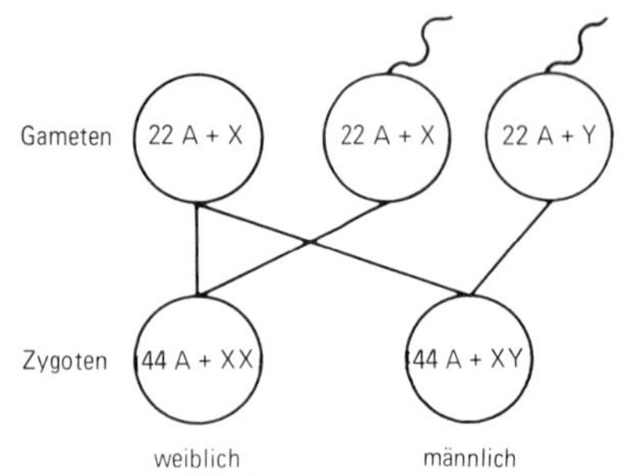

Chromosomale Geschlechtsdeterminierung:
A: Autosomen; X, Y: Gonosomen

Geschlechts|dia|gnostik, prä|natale f**:** In der kernmorphol. Geschlechtsdiagnostik war bisher nur der negative Beweis für das Vorliegen eines männlichen Kerngeschlechts durch Ausschluß von Barr-Körperchen-positiven Zellen möglich. Neuerdings ist es gelungen, auch den positiven Beweis für ein männliches Kerngeschlecht* zu erbringen. **Bestimmung:** Untersucht werden Amnionepithelzellen aus dem Fruchtwasser, das durch Amniozentese* gewonnen wird. Das Verfahren beruht auf der spezifischen Anfärbung der Y-Chromosomen mittels Fluorchromen der Atebrin-Gruppe (Y-Chromatin). Das Y-Chromosom hebt sich dann mikroskopisch durch eine bes. starke Fluoreszenz vom Chromatin des Zellkerns ab. In den weiblichen Zellen ist ein fluoreszierendes Körperchen i. d. R. nicht zu beobachten. Die p. G. mit dieser Methode ist schon im 1. Trimenon, eine sichere p. G. mit Hilfe der Ultraschalldiagnostik* bisher nicht vor der 20. SSW möglich.

Geschlechts|hormone n pl**:** Sexualhormone*.

Geschlechts|krankheiten: sog. klassische meldepflichtige venerische Krkh., die meist durch den Geschlechtsverkehr erworben werden. Laut „Gesetz zur Bekämpfung der Geschlechtskrankheiten" vom 23.7.1953 (BGBl. I, S. 700) handelt es sich um Syphilis* (Lues), Tripper (Gonorrhoe*), Weichen Schanker (Ulcus* molle) und venerische Lymphknotenentzündung (Lymphogranuloma* inguinale). Die G. stellen jedoch nur eine Gruppe innerh. der sexuell übertragbaren Krankheiten dar, die heute unter dem Begriff STD* (sexually transmitted diseases) zusammengefaßt werden.

Geschlechts|krankheiten, Gesetz zur Bekämpfung der: (vom 23.7.1953) umfaßt Maßnahmen zur Verhütung, Feststellung, Erkennung und Heilung sowie die vorbeugende und nachgehende Gesundheitsfürsorge bei Syphilis*, Gonorrhoe*, Ulcus* molle sowie Lymphogranuloma* inguinale. Das Gesetz zur Änderung des Gesetzes zur Bekämpfung der Geschlechtskrankheiten vom 25.8.1969 führt eine anonyme Meldepflicht jedes Falles einer ansteckungsfähigen Geschlechtskrankheit sowie die Führung einer Bundesstatistik ein.

Geschlechts|merkmale: charakteristische, das weibliche und männliche Geschlecht* (somatisch) unterscheidende Kennzeichen; **1. primäre G.:** direkt der Fortpflanzung dienende, bei der Geburt vorhandene G. (Genitale): Hoden, Nebenhoden, Samenwege, Penis; Ovarien, Tuben, Uterus, Vagina, Vulva; **2. sekundäre G.:** in der Pubertät sich entwickelnde G. (beim Mann: Bart, Körperbehaarung, tiefe Stimme; bei der Frau: Brüste, Behaarungstyp, hohe Stimme); **3. tertiäre G.:** Körpergröße, Knochenbau u. a.

Geschlechts|organe n pl: s. Genitale.

Geschlechts|reife: Lebensabschnitt nach völliger morphologischer und funktioneller Ausreifung der sekundären und tertiären Geschlechtsmerkmale; geht normalerweise mit voller Fertilität einher; das Klimakterium beendet die G. der Frau; s. a. Fruchtbarkeitsziffer. Vgl. Lebensabschnitte.

Geschlechts|trieb: s. Sexualtrieb.

Geschlechts|umwandlung: sprachlich nicht ganz zutreffende Bez. für hormonelle und plastisch-chir. Eingriffe zur Korrektur des gonadalen und genitalen Geschlechts* in Fällen von echter Transsexualität*. **Indikationen** für eine G. sind i. d. R. psychosoziale Belastungen des Pat. und erheblicher Leidensdruck. Die G. wird meist in **zwei Phasen** vollzogen: **1.** hormonelle Vorbehandlung mit Sexualhormonen* des angestrebten Geschlechts; **2.** plastisch-chir. Eingriff mit Entfernung der Gonaden (Kastration*) und Bildung von Vulva und Vagina (s. Kolpopoese) sowie Mammaplastik* (Mann-zu-Frau-G.) bzw. vaginale Kolpohysterektomie mit Ovarektomie und Verschluß des Introitus vaginae, Bildung eines Skrotums mit Hodenprothesen und eines Klitorispenoids mit verlängerter Urethra sowie subkutane Mastektomie* und Mamillenreduktion (Frau-zu-Mann-G.). Funktionelle Ergebnisse der Mann-zu-Frau-G. sind generell besser als im umgekehrten Fall; die Bildung eines (durch Silikoneinlage versteiften) Penoid mittels Rolllappenplastik führt i. d. R. nicht zu befriedigenden Ergebnissen und wird daher nur selten ausgeführt. Restriktive Indikationsstellung und intensive psychische Betreuung der Pat. sind unabdingbar. Zur personenstandsrechtlichen Seite der G.: s. Transsexuellengesetz.

Geschlechts|verhältnis: Verhältnis der Knaben- zu den Mädchengeburten; meist in Form der Knabengeburten auf 100 Mädchengeburten angegeben. Beträgt in der weißen Bevölkerung meist etwa 106, nimmt in Kriegen und Notzeiten zu und zeigt auch ethnische Unterschiede. Von dem sekundären G. (bei Geburt) unterscheidet man das primäre G. (bei der Befruchtung).

Geschlechts|verkehr: **1.** i. w. S. jede Kommunikation oder Interaktion zw. Menschen, die zu einer sexuellen Reaktion ermuntert bzw. diese einschließt, insbes. Genital-, Oral-, Analverkehr und gegenseitige Masturbation, aber auch sadomasochistische oder fetischistische Handlungen; **2.** i. e. S. Koitus, d. h. Vereinigung der weiblichen und männlichen Genitalien; vgl. Reaktionszyklus, sexueller.

Gesichts|lage: stärkster Grad der Deflexionslagen* unter der Geburt mit dem Gesicht als vorliegendem Teil; bei Dolichozephalen. **Leitstelle:** Kinn. Äußere Untersuchung zeigt drei charakteristische **Merkmale: 1.** Hinterhaupt auffallend hervorstehend; **2.** Einschnitt zw. Kopf und Rücken; **3.** Herztöne auf der Seite der kleinen Teile. Innere Untersuchung: Nachweis des Kinns auf der einen, der Nasenwurzel-Augenbrauen-Gegend auf der anderen Seite. **Einteilung: 1. mentoposteriore** G. (Kinn nach hinten gerichtet, Geburt unmöglich, falls der Fet nicht noch rotiert); **2. mentoanteriore** G. (Kinn nach vorn gerichtet). Vgl. Kindslage, Leopold-Handgriffe.

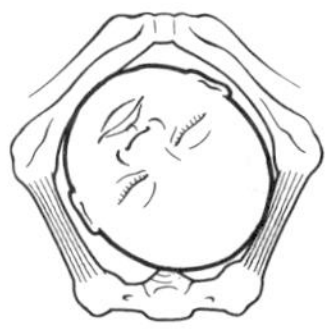

I. Gesichtslage

Gesichts|spalten: ein- oder doppelseitige Hemmungsfehlbildung inf. ausbleibender oder gehemmter Verschmelzung der Gesichtsfortsätze (1. - 2. Embryonalmonat). **Formen: 1.** Lippenspalte, seitliche (sog. Hasenscharte) und mittlere; **2.** Kieferspalte[*]; **3.** Kiefer-Lippen-Spalte; **4.** Gaumenspalte[*] (Palatum fissum); **5.** Lippen-Kiefer-Gaumen-Spalte; **6.** (falsche) mediane Oberlippenspalte; **7.** schräge G., Meloschisis, Wangenspalte (zw. Oberkiefer- und lateralem Stirnfortsatz), von der Oberlippe z. Auge verlaufend; **8.** quere G. (zw. Ober- und Unterkieferfortsatz, Makrostoma[*]; **9.** G. ohne Abhängigkeit z. embryonalen Fortsatzverschmelzung (mittlere Nasenspalte, mittlere Unterlippenspalte usw.).

Die G., die multifaktoriell vererbt werden und häufig Teil eines multiplen Fehlbildungskomplexes sind, können auch durch amniotische* Stränge entstehen und führen zu einer bes. Empfindlichkeit der Atem- und Verdauungswege (bes. beim Säugling) sowie zu Sprachstörungen.

Gestagene n pl: Stoffklasse von synthetischen Hormonen, die nur z. T. ähnliche Eigenschaften wie das physiol. Gelbkörperhormon **Progesteron*** haben; leiten sich vom Testosteron* oder 17α-Hydroxiprogesteron* ab. Nahezu alle biol. Effekte werden nicht durch G. allein, sondern im Zusammenwirken mit Östrogenen* ausgelöst und hängen dabei von dem Östrogen/Gestagen-Verhältnis sowie von der zeitlichen Abfolge des Zusammenwirkens ab. **Wirkungsweise:** ähnlich wie die der Östrogene und Androgene* an das Vorhandensein intakter Zellen gebunden; dabei tritt die Wirkung nur in Organen auf, deren Zellen spezifische Hormonrezeptoren* aufweisen. **Bedeutung** der G. für die Regulation von Reproduk-

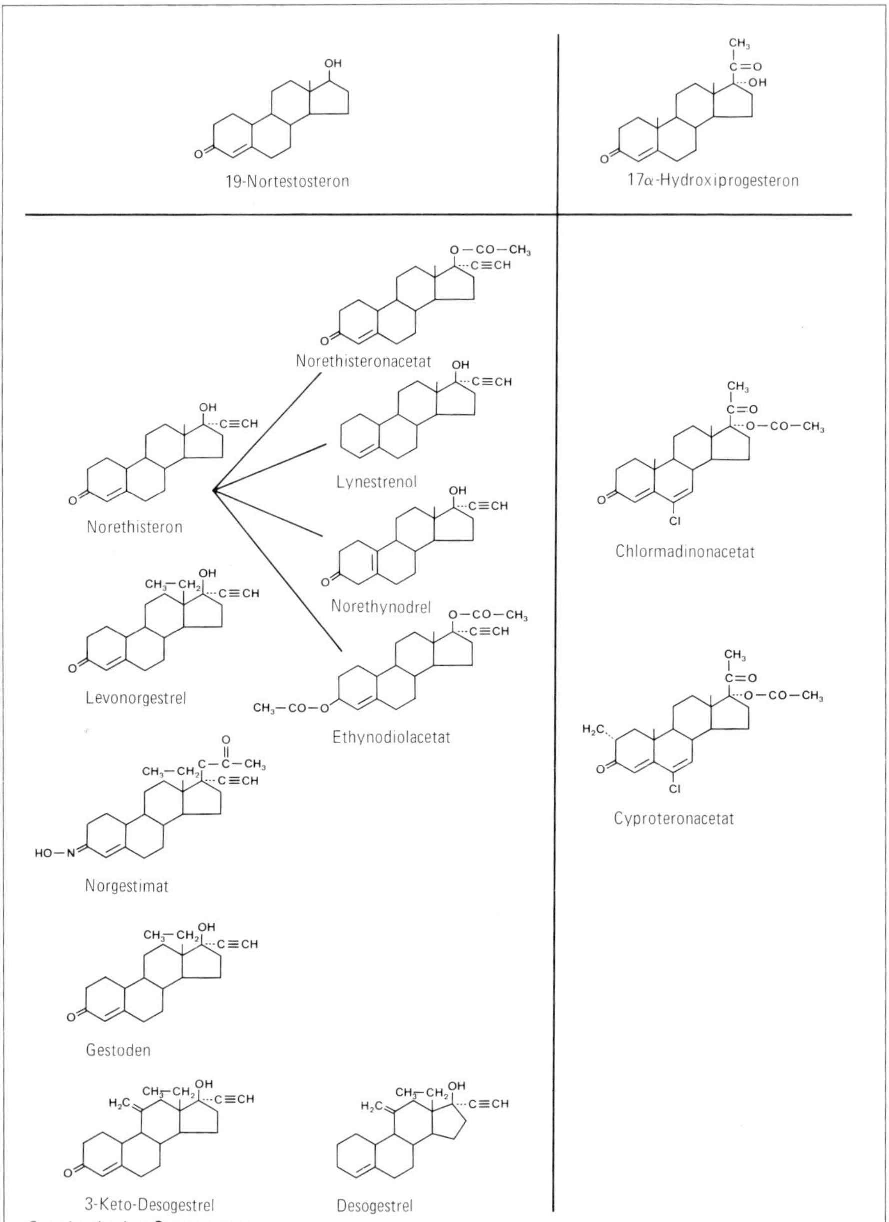

Synthetische Gestagene

Gestagene
Übersicht über die physiologischen Wirkungen

Funktion, Organ	Wirkung
Zentralnervensystem	Dosisabhängige Wirkung auf Hypothalamus und Hypophyse: Steigerung der LH-Sekretion, Hemmung der Sekretion von Gonadotropin-releasing-Hormon
Vagina	Massenabschilferung von Oberflächen- und Intermediärzellen, Herabsetzung des Karyopyknose-Index
Zervix	Engerstellung von Muttermund und Zervikalkanal (Schleim: spärlich, zähflüssig)
Endometrium	Sekretorische Transformation, Glykogeneinlagerung
Myometrium	Ruhigstellung (sog. Progesteronblock), Herabsetzung der Ansprechbarkeit auf Oxytozin
Tuben	Herabsetzung von Motilität und Sekretion
Ovarien	Verminderung der Ansprechbarkeit auf Gonadotropine
Mammae	Stimulation des tubulo-alveolären Wachstums (synergistisch mit Östrogen und Prolaktin)
Stoffwechsel	Allgemein: Gesteigerter Energiestoffwechsel; vorübergehend vermehrte Natrium- und Wasserausscheidung; Differenzierung bestimmter Gewebe; Erhöhung der Körpertemperatur Kohlenhydrate: Verschlechterung des Stoffwechsels Fette: Abfall von Triglyzeriden (vermehrter VLDL-Katabolismus), Cholesterin, High-density- und Low-density-Lipoproteinen
Blutgerinnung	Anstieg von Antithrombin III

tionsvorgängen der weiblichen Genitalorgane: Endometriumtransformation, schwangerschaftserhaltende Wirkung (Beeinflussung des Zervikalsekrets, der Spermienkapazitation und des Eitransports, Einwirkung auf die Beschaffenheit des tubalen und uterinen Milieus). Jedes Gestagen besitzt **Partialwirkungen:** u. a. antiöstrogene, östrogene, androgene, antiandrogene Eigenschaften, das Fehlen oder Vorhandensein zentraler Hemmwirkungen (Gonadotropinhemmung), eine negative oder positive Beeinflussung der Nebennierenrindenfunktion. **Anw.:** G. werden angewandt zur Therapie verschiedener gyn. Störungen und sind Bestandteil oder Hauptkomponente von oralen Kontrazeptiva (hormonale Kontrazeption*). Bei der Wahl des Gestagens für best. Indikationen sollte das jeweilige Wirkungsspektrum Berücksichtigung finden. G. mit antiandrogenen Eigenschaften wie Chlormadinon und Cyproteron werden in Kombination mit einem Östrogen zur Therapie der Akne, des Hirsutismus und der Alopecia androgenetica eingesetzt. Die therapeutisch wichtigsten synthetischen G. sind in der Tabelle zusammengefaßt.

Gestagen|test m: auch Progesterontest; Verfahren zur hormonellen Diagnostik bei Amenorrhoe*. **Prinzip:** Nach oraler Gabe von Gestagenen (z. B. 10 mg Norethisteronacetat über 10 Tage oder 4 mg Chlormadinonacetat bzw. 10 mg Retroprogesteron über 3 Tage) läßt sich nur dann eine Transformation des Endometriums und eine Hormonentzugsblutung erzielen, wenn durch (vorherige) endogene Östrogenstimulation eine Endometriumproliferation stattgefunden hat. **Beurteilung:** Bei positivem Ergebnis (Abbruchblutung) ist die vegetative Ovarialfunktion (Hormonproduktion) zumindest z. T. erhalten, eine Ovarialhypoplasie (und Gynatresie) ist ausgeschlossen; meist liegt eine Dysregulation im Hypothalamus-Hypophysen-System vor (Klärung mit dem Clomiphentest*). Ein gleichzeitig erhöhter Serumspiegel von LH* macht das Vorliegen polyzystischer* Ovarien wahrscheinlich. Bei negativem G. kann eine zentral bedingte, ovarielle oder uterine Amenorrhoe vorliegen; die weitere Differenzierung erfolgt i. d. R. mit dem Östrogen-Gestagen-Test; s. a. Östrogentest.

Gestatio (lat gestare tragen) f: Schwangerschaft*.

Gestations|alter: s. Schwangerschaftsdauer, Reifezeichen des Neugeborenen.

Gestoden n: $C_{21}H_{27}O_2$; MG 311,45; synthetisches Gestagen. **Verw.:** als Gestagenkomponente in oralen Kontrazeptiva zur hormonalen Kontrazeption*. Vgl. Gestagene.

Gesto|noron|caproat (INN) n: Gestonoroni Caproas (INN-L), Gestonorone Caproate (INN-E), 17α-Hydroxy-19-nor-4-pregnen-3,20-dion-17-hexanoat (IUPAC); CAS-Nr. 1253-28-7; $C_{26}H_{38}O_4$; MG 414,59; synthetisches Gestagen. **Therapeutische Anw.:** bei metastasierendem Mammakarzinom und Korpuskarzinom bzw. bei Prostataadenom.

Gestose f pl: auch Präeklampsie, Toxikose; früher übliche Bez. für alle durch eine Schwangerschaft bedingten Krankheitszustände (Frühgestose in der Frühschwangerschaft, z. B. Hyperemesis* gravidarum, Ptyalismus* gravidarum, Spätgestose). Die G. wird heute als **schwangerschaftsinduzierter Hochdruck** bezeichnet, da in deren Mittelpunkt die Hypertonie steht. Auch die Bez. EPH*-Gestose ist umstritten, da beispielsweise Ödeme (E) monosymptomatisch relativ häufig auch bei gesunden Schwangeren auftreten, ihr Krankheitswert für sich genommen also gering ist.

Gestose
EPH-Gestose-Index zur Bewertung der Schwere einer Spätgestose

		Bewertung			
		0 Pkt.	1 Pkt.	2 Pkt.	3 Pkt.
E	**Ödeme** nach Bettruhe	keine	tibiale	generalisierte	–
P	**Proteinurie** (g/100 ml nach Esbach)	<0,5	>0,5–2	>2–5	>5
H	**Blutdruck**				
	systolisch	<140	>140–160	>160–180	>180
	diastolisch	< 90	> 90–100	>100–110	>110

[1] E: engl edema, Ödem; P: Proteinurie; H: Hypertonie. Der Gestose-Index ergibt sich als Summe der Befundbewertung, er kann maximal 11 Punkte betragen.

Das American College of Obstetricians and Gynecologists hat folgende Klassifikation vorgeschlagen: **1.** Schwangerschaftsinduzierter Bluthochdruck: charakterisiert durch Hypertonie und Proteinurie, häufig kombiniert mit exzessiven Ödemen. Bei der Eklampsie* treten zusätzlich noch Krampfanfälle hinzu. Diese reinen Präeklampsien und Eklampsien treten sehr selten vor der 20. SSW (z. B. bei Blasenmolen), meist aber erst im letzten Trimenon auf. Das Auftreten von Krämpfen ist nicht notwendigerweise mit der Schwere der Präeklampsie assoziiert. **2.** Schwangerschaftsunabhängige Hochdruckformen: chronische Hypertonie unterschiedlicher Genese, meist schon vor der 20. SSW nachweisbar. **3.** Chronische Hypertonie mit aufgepfropfter Präeklampsie (sog. Pfropfgestose): vorwiegend Mehrgebärende mit einer chronischen Hypertonie entwickeln häufig im dritten Trimenon typische Symptome einer Präeklampsie, d. h. es treten zusätzlich zu der präexistenten Hypertonie eine Proteinurie und Ödeme auf. **4.** Späte und transitorische Hypertonie: bei einer rel. kleinen Gruppe von Pat. ist immer nur während wiederholter Schwangerschaft ein Hochdruck nachweisbar, außerhalb der Schwangerschaft sind die Blutdruckwerte normal. Bei diesen Frauen tritt häufig auch unter Einnahme von hormonalen Kontrazeptiva eine leichte Hypertonie auf, so daß man eine ursächliche Beziehung des Hochdrucks zu der stark erhöhten Östrogenproduktion während der Schwangerschaft annimmt. Der schwangerschaftsinduzierte Hochdruck ist eine der häufigsten gebh. Komplikationen (bei ca. 10% aller Schwangeren).

Ätiol./Path.: multifaktorielles Geschehen mit bekannten prädisponierenden Faktoren (Erstgebärende, höheres Lebensalter, familiäre Hochdruckdisposition, rassische und sozioökonomische Faktoren, Mehrlingsschwangerschaften, Blasenmole, Hydramnion, präexistente Gefäßveränderungen bei essentieller Hypertonie, chronischer Nephropathie oder Diabetes mellitus); pathophysiol. uteroplazentare Durchblutungsstörung mit immun. bzw. morphol. nachweisbaren Veränderungen im Bereich des Plazentabettes und Änderungen der Gefäßreagibilität. Die plazentare Minderperfusion (entw. vaskulär bedingt als sog. vaskuläre G. oder durch übermäßige Spannung der Uteruswand bedingt als sog. Spannungsgestose) wird auch als auslösendes Moment für den Hochdruck angesehen, in ihrer Folge kommt es zu Wachstumsretardierung des Kindes, aber auch zu vorzeitiger Plazentalösung sowie Gerinnungsstörungen. Häufigste mütterliche Todesursache bei der G. ist die Gehirnblutung. **Ther.:** vordringlich Blutdrucksenkung, Ödemausschwemmung, bei Proteinurie eiweißreiche Ernährung, bei drohender Eklampsie antikonvulsive Therapie, Überwachung des Feten und Feststellung des kindlichen Reifegrades (s. Pränataldiagnostik) zur Beurteilung einer kindlichen Gefährdung und Abwägung einer vorzeitigen Beendigung der Schwangerschaft. Vgl. Risikoschwangerschaft, HELLP-Syndrom.

Gewichts|entwicklung des Säuglings: dadurch charakterisiert, daß vor der stetigen Gewichtszunahme zunächst durch physiol. Gewichtsabnahme das Geburtsgewicht* unterschritten wird (s. Tab.).

Gewichtsentwicklung des Säuglings

In den ersten 3–5 Tagen physiologische Gewichtsabnahme um etwa 10% des Geburtsgewichts
Nach 10–20 Tagen Wiedererreichen des Geburtsgewichts
Im 1. Vierteljahr etwa 25 g/d Gewichtszunahme
Im 2. Vierteljahr etwa 20 g/d Gewichtszunahme
Im 3. Vierteljahr etwa 15 g/d Gewichtszunahme
Im 4. Vierteljahr etwa 10 g/d Gewichtszunahme
In 5 Mon. Verdoppelung des Geburtsgewichts
In 10 Mon. Verdreifachung des Geburtsgewichts

Gewichts|zunahme in der Schwangerschaft: Gesamtgewichtszuwachs während der Schwangerschaft etwa 11 - 12 kg; in der Frühschwangerschaft bisweilen Gewichtsabnahme durch Hyperemesis* gravidarum und Anorexie. Ab Ende des 3. Monats: s. Tab. In der 40. Woche keine weitere Gewichtszunahme;

Gewichtszunahme in der Schwangerschaft

Zeitpunkt	Zunahme pro Woche
13.–15. SSW	250 g
16.–22. SSW	350 g
23.–24. SSW	400 g
25.–26. SSW	450 g
27.–38. SSW	500 g
39. SSW	250 g

kurz ante partum physiol. Gewichtssturz durch vermehrte Ausschwemmung.

GIFT: aus dem Englischen abgeleitete Bez. für **G**amete **I**ntra **F**ollopian **T**ransfer; s. Embryonentransfer, intratubarer.

Gingivitis gravidarum f: Schwangerschaftsgingivitis mit Schwellung und starker Blutungsneigung des Zahnfleisches; bildet sich post partum spontan zurück. Wahrscheinlich hormonal bedingt, ähnlich den gehäuften Gingivitiden während der Pubertät.

Glandulae areolares (lat glandulae Halsdrüsen) f pl: s. Areola mammae.

Glandulär-zystische Hyper|plasie f: übermäßige Proliferation der Uterusschleimhaut mit vermehrter und zystischer Drüsenbildung. **Urs.:** lange (über Wochen) anhaltende Östrogeneinwirkung, meist bedingt durch **Follikelpersistenz*** oder (seltener) einen Östrogene erzeugenden Ovarialtumor (Granulosazelltumor, Thekazelltumor). **Folge:** verstärkte und verlängerte Blutung (Durchbruchblutung*), auftretend insbes. als juvenile Blutung bei Beginn und als sog. klimakterische Blutung am Ende der Geschlechtsreife; vgl. Adenomatöse Hyperplasie.

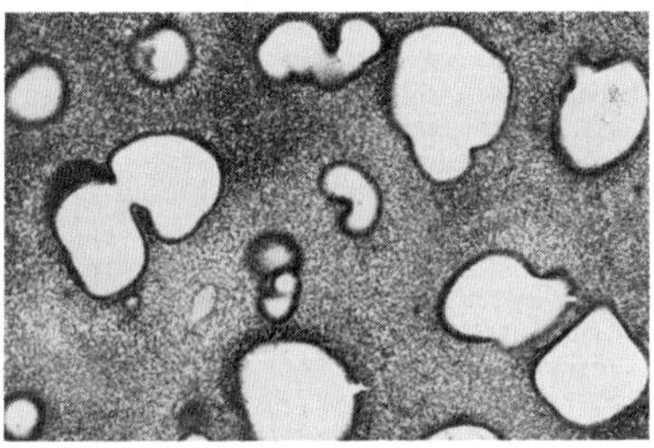

Glandulär-zystische Hyperplasie des Endometrium

Glandulae vestibulares minores f pl: Schleimdrüsen am Grund des Scheidenvorhofs.

Glücks|haube: s. Caput galeatum.

Glukos|urie, renale (gr glykys süß) f: Glukoseausscheidung im Harn bei normalem Blutzuckergehalt und ohne diabetische Stoffwechsellage; **Urs.:** erbliche (dominant) oder erworbene Erniedrigung der Reabsorptionskapazität für Glukose (Tm_G = 300 mg/min) in den proximalen Nierentubuli. **Formen: 1. Schwangerschaftsglukosurie.** Die Erhöhung des Glomerulumfiltrats in der Schwangerschaft führt zu einer Zunahme der filtrierten Glukosemenge. Im Zusammenhang mit einer erniedrigten Nierenschwelle (Typ B) Auftreten der Glukosurie. Dd ist ein echter Diabetes mellitus (s. Schwangerschaftsdiabetes) abzugrenzen. **2. Renaler Diabetes** (Glomerulumfiltrat meistens normal). Typ A: Erniedrigung der Nierenschwelle für Glukose bei normalem Blutzuckergehalt. **3. Symptomatische r. G.** Durch Mißverhältnis von glomerulärer Filtration und tubulärer Reabsorption von Glukose bei org. Nierenschädigungen bei Glomerulonephritis, Pyelonephritis, Schockniere oder toxisch bedingt.

Glyko|proteine, schwangerschafts|spezifische n pl: s. Schwangerschaftsproteine.

Gonadales Geschlecht (gr gone Erzeugung): s. Geschlecht.

Gonad|arche f: Reifung der Gonaden* (Keimdrüsen) unter dem Einfluß der Gonadotropine* des Hypophysenvorderlappens im Rahmen der Pubertät*; hierdurch wird eine vermehrte Bildung und Ausschüttung von androgenen Hormonen in der Nebennierenrinde hervorgerufen (Adrenarche*).

Gonaden f pl: **1.** (physiol.) Geschlechtsdrüsen (Keimdrüsen); Eierstöcke (Ovarien) und Hoden (Testes). **2.** (embryol.) Keimzellen; die

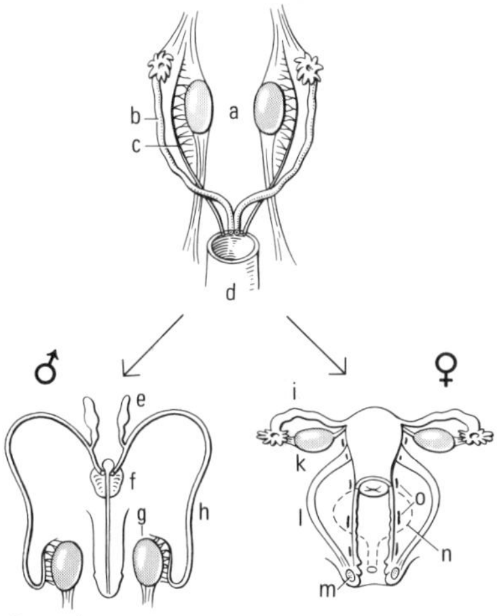

Gonaden:
Entwicklung der Keimdrüsen und inneren Geschlechtsorgane. Indifferentes Stadium (oben); a: Gonaden; b: Müller-Gang; c: Wolff-Gang; d: Sinus urogenitalis. Männliche Entwicklung (links); e: Samenblase; f: Prostata; g: Hoden; h: Samenleiter (Wolff-Gang). Weibliche Entwicklung (rechts); i: Eileiter (Müller-Gang); k: Ovar; l: Ligamentum rotundum; m: Bartholin-Drüse; n: Blase; o: Reste des Wolff-Gangs

Zellen der Keimdrüse vor der somatischen Geschlechtsdifferenzierung.

Gonaden|a|genesie f: Fehlen der Gonadenanlage; s. Gonadendysgenesie.

Gonaden|a|plasie f: fehlende oder unvollständige Entwicklung (bei vorhandener Anlage) der Gonaden; vgl. Gonadenagenesie, Gonadendysgenesie.

Gonaden|dosis f: die von den Keimdrüsen (Hoden, Eierstöcke) absorbierte Strahlendosis; eine der zur Risikoabschätzung wichtigsten Dosen für Kinder oder Erwachsene im fortpflanzungsfähigen Alter. **Zwei Wirkungsarten** zu hoher Belastung: **1. somatische Wirkung:** Fertilitätsstörungen; **2. vererbbare Wirkung:** Schädigung des Erbguts (Mutationen). Die G. durch die **natürliche Strahlenexposition** beträgt etwa 1,1 mSv/Jahr (110 mrem/Jahr). Eine Schwellendosis, unterhalb der keine zusätzlichen genetischen Wirkungen zu erwarten sind, kann man aufgrund theoretischer Überlegungen nicht abschätzen. Man kann jedoch eine Verdoppelungsdosis angeben, d. h. die Dosis bei künstlicher Strahlenbelastung, die zu einer Verdoppelung der natürlichen Mutationsrate führt. Sie wird je nach Autor angegeben mit Werten zwischen 0,2 - 2 Sv (20 - 200 rem).

Gonaden|dys|genesie f: Fehlen funktionstüchtiger Keimzellen; **Ätiol.:** Ursächlich liegt bei einigen Formen eine numerische Chromosomen-Aberration vor (genotypisch-chromosomal intersexuell, d. h. X0, Kerngeschlecht meist männlich, d. h. Chromatin-negativ, und phänotypisch, d. h. im genitalen Geschlecht, weiblich), es sind aber auch Gonadendysgenesie-Syndrome mit normalem Karyotypus bekannt. Der Zeitpunkt des Keimdrüsenunterganges liegt meist in der frühen Embryonalperiode. **Sympt.:** Neben Auffälligkeiten der Sexualentwicklung kann die G. von variablen Anomalien begleitet sein. Nach dem Chromosomenbefund lassen sich versch. **Gonadendysgenesie-Syndrome** differenzieren (s. Tab.; die Begleitanomalien sind unter den einzelnen Syndromen spezifiziert). Daneben bildet die G. ein Begleitsymptom bei folgenden Syndromen: Hypoparathyreoid-Biermer-Gonadendysgenesie-Syndrom, Heller-Nelson-Syndrom, Pseudo-Klinefelter-Syndrom, Noonan-Syndrom, Olfakto-Syndrom, Olfaktogenitales Syndrom, Castillo-Syndrom, Winter-Kohn-Mellmann-Wagner-Syndrom.

Gonaden|schutz : (radiol.) Gonadenabdeckung aus Blei oder aus strahlenabsorbierendem Material zur Minimierung der Gonadendosis* bei der Anwendung ionisierender Strahlung (inbes. Röntgenstrahlung), meist als Bleigummiabdeckung (Ovarschablone bzw. Hodenkapsel). Eine weitere Schutzmaßnahme ist die enge und objektnahe Einschränkung des Strahlenkegels durch eine Blende[*].

Gonado|blastom n: seltener, bisher nur bei Frauen unter 30 Jahren beobachteter (doppelseitiger) Keimzelltumor des Ovars (s. Ovarialtumoren); histogenetische Abstammung des Tumors von Keimzellen und Abkömmlingen der Keimleiste. In ca. 95% der Fälle liegt ein männlicher Genotyp vor, dennoch sind die Pat. phänotypisch überwiegend (zu etwa 80%) weiblich; meist besteht Gonadendysgenesie*, z. T. Virilisierung*. Das G. entsteht meist in einem streifenförmig mißgebildeten Ovar als derber graugelber Knoten mit körniger Schnittfläche und hist. „buntem Bild". Die Prognose ist bei vollständiger op. Entfernung gut.

Gonado|liberin n: syn. Gonadorelin*, LH*-RH.

Gonado|relin (INN) n: Gonadorelin (INN-L), Gonadorelinum (INN-E), 5-oxo-L-prolyl-L-histidyl-L-tryptophyl-L-seryl-L-tyrosylglycyl-L-leucyl-L-arginyl-L-prolyl-glycinamid (Luteinisierungshormon-Releasinghormon) (IUPAC); CAS-Nr. 33515-09-2; $C_{55}H_{75}N_{17}O_{13}$; MG 1182,32; LH*-RH. **Anw.:** zur Diagn. hypophysärer und gonadaler Funktionsstörungen, therapeutisch bei hypogonadotropem Hypogonadismus, hypothalamischer Amenorrhoe, Pubertas tarda, Maldescensus testis.

Gonado|trophinum hypo|physicum n: syn. Urogonadotrophin*.

Gonado|trophinum sericum n: syn. Serumgonadotrophin*.

Gonado|tropine n pl: syn. gonadotrope Hormone; **1.** die im Hypophysenvorderlappen gebildeten hochmolekularen Proteohormone FSH*, LH* bzw. ICSH* (steuern die Entwicklung und regulieren die Funktionen der Gonaden*) und Prolaktin* (hat entscheidende Bedeutung für die Laktation* und spielt möglicherweise bei der Entstehung der physiol. Laktationsamenorrhoe* eine Rolle). Die Ausschüttung der G. aus dem Vorderlappen der Hypophyse* wird durch das Hypothalamus*-Hypophysen-System nach dem Prinzip der Rückkopplung* mit den peripheren Sexualhormonen* sowie durch zentrale Impulse über Releasing*-Hormone gesteuert. G. werden z. T. in aktiver Form mit dem Urin ausgeschieden; Frauen im Klimakterium scheiden vermehrt hypophysäre G. aus. **2.** Das in der Plazenta während einer Schwangerschaft gebildete Proteohormon HCG* mit den hypophysären G. (v. a. LH) ähnlichen biol. und immun. Eigenschaften; vgl. HMG, HPL.

Gonado|tropin-releasing-Hormon n: Abk. GRH; syn. LH*-RH.

Gonado|tropin|test m: Verfahren zur DD zw. einer ovariellen und zentral bedingten Amenorrhoe*. **Prinzip:** Stimulationstest mit humanen Gonadotropinen (HCG*, HMG*) zur Prüfung der Ansprechbarkeit der Ovarien; beurteilt wird v. a. die (bei intakten Ovarien erfolgende) reaktive Östrogenproduktion oder indirekt der Östrogeneffekt am Vaginalepithel und Zervixschleim. Bei neg. Ergebnis (fehlende Hormonproduktion) liegt eine vegetative Ovarialinsuffizienz vor; vgl. Clomiphentest.

Gono|blennor|rhoe f: syn. Blennorrhoea neonatorum; durch Neisseria gonorrhoeae verursachte Bindehautentzündung; häufig bei Neugeborenen, die unter der Geburt bei gonorrhoischer Zervizitis der Mutter infiziert werden. Die Hornhaut ist hochgradig gefährdet, es droht Einschmelzung und Perforation innerh. weniger Stunden; Vorbeugung durch Desinfektion, s. Credé-Prophylaxe; vgl. Gonorrhoe, Einschlußkonjunktivitis.

Gonadendysgenesie
Übersicht über die Gonadendysgenesie-Syndrome

	Gonaden	Karyotyp	Phänotyp	Mamma	Klitoris	Labien	Vagina	Penis	Skrotum
XO-Gonadendysgenesie-Syndrome									
Ullrich-Turner-Syndrom	undiff.	45,XO	w.	n.v.	n. / –	(–)	inf.	n.v.	n.v.
Swyer-Syndrom	undiff.	45,XO (oder 46,XX/45,XO oder 46,XY/45,XO)	w.	n.v.	inf.	inf.	inf.	n.v.	n.v.
Rössle-Syndrom	undiff.	45,XO	w.	n.v.	inf.	inf.	inf.	n.v.	n.v.
Gordan-Overstreet-Syndrom	undiff.	45,XO	m.	n.v.	inf.	inf.	n.	n.v.	n.v.
XX-Gonadendysgenesie-Syndrome									
Ullrich-Turner-Syndrom	undiff.	46,XX/45,XO	w.	n.v.	n.	(–)/n.	–/(n.)	n.v.	n.v.
Swyer-Syndrom	undiff.	46,XX oder 46,XX/45,XO	w.	(+)/n.	– / n.	– / n.	– / n.	n.v.	n.v.
Rössle-Syndrom (Familiäre Ovarialdysgenesie)	undiff.	46,XX (oder 46,XX/45,XO?)	w.	(+)/n.	– / n.	– /n.	– / n.	n.v.	n.v.
Stein-Leventhal-Syndrom	Ovarien	46,XX oder 47,XXX	w.[1] inf.	(+)/n. (+)/n.	– / n. n. / –	– / n. n. / –	– / n. n. / –	n.v. n.v.	n.v. n.v.
Syndrom der Ovarialhypogenesie									
Syndrom der "präpubertalen Menopause" (Spätform der Ovarialhypogenesie)	Ovarien	46,XX	w.	n.	n.	n.	n.	n.v.	n.v.
XY-Gonadendysgenesie-Syndrome									
Swyer-Syndrom	undiff.	46,XY (oder 46,XX/45,XO o. 46,XY/45,XO)	w. (eun.)	n.v.	n. /(+)	inf.	n.	n.v.	n.v.
XY-Gonadendysgenesie-Syndrom	undiff.	46,XY	w. (eun.)	n.v.	n. /(+)	inf.	n.v.	n.v.	n.v.
Ullrich-Turner-Syndrom (sog. männl. Turner-Syndrom)	undiff.	46,XY/45,XO	m.	n.v.	n.v.	n.v.	n.v.	n./(–)	n.
Klinefelter-Syndrom	Testes	47/XXY oder 48/XXXY	m. (eun.)	(+)/++	n.v.	n.v.	n.v.	n./(–)	n.
Stein-Leventhal-Syndrom	Ovarien	47/XXX, 46,XX)	w.[2] inf.	(+)/n.	–/n./+	n.	n.v.	n.v.	n.v.
Testikuläre Feminisierung (Hairless woman syndrome)	Testes	46,XY	w. (eun.)	+/n.	n.	inf.	kurz, blind endend	n.v.	n.v.

n.v.: nicht vorhanden; n.: normal ausgeprägt; +: hyperplastisch; –: hypoplastisch; undiff.: undifferenziert; w.: weiblich; m.: männlich; inf.: infantil; eun.: eunuchoid
[1] z.T. Virilisierung
[2] Virilisierung

Gono|kokken|sepsis, benigne f: syn. disseminierte Gonokokkeninfektion (DGI); **Sympt.:** Trias aus Fieber, Arthralgien und Hauterscheinungen; letztere treten als hämorrhagische Pusteln akral oder in Gelenknähe in Erscheinung. **Urs.:** hämatogene Aussaat von Neisseria* gonorrhoeae, z. B. bei Adnexitis oder Prostatitis gonorrhoica, mit lokaler Vaskulitis. Prädisponierend sind sowohl mikrobiol. Eigenschaften des verursachenden Gonokokkenstammes als auch immun. Eigenschaften des Patienten.

Gonor|rhoe (gr gonorrhoia Samenfluß) f: sog. Tripper; häufigste der meldepflichtigen Geschlechtskrankheiten*. Meist durch Geschlechtsverkehr* übertragen, selten außergeschlechtlich. **Inkubationszeit:** meist 3 (2 bis 7) Tage. **Err.:** Neisseria* gonorrhoeae. **Nachweis:** Abstrich von Harnröhre, Zervix, Rektum und mikroskopische Beurteilung nach Methylenblau- bzw. Gramfärbung. Sicherer Nachweis nur kulturell (Thayer-Martin-Nährboden); positive Oxidasereaktion, Dextrosevergärung, auch Nachweis durch spez. Enzymimmunassay (EIA) möglich.

1. G. der Frau: zunächst **untere G.:** Zervizitis, Urethritis, evtl. anorektale Infektion; vaginaler Befall bei Erwachsenen inf. der Schutzfunktion der Scheidenflora* selten (vgl. Vulvovaginitis gonorrhoica infantum bzw. senilis). Sympt.: Fluor* genitalis, Brennen beim Wasserlassen, oft symptomarm; selten hühnereigroße schmerzhafte Schwellung der kleinen Labien (Bartholinitis*). Weiterentwicklung in **obere G.** (aszendierende G.) mit Endometritis corporis gonorrhoica und Salpingitis gonorrhoica. Sympt.: kolikartige Schmerzen, peritonitische Zeichen, hohes Fieber. **Kompl.:** Perioophoritis*, Tuboovarialabszeß*, chronische Adnexitis*; Spätfolgen: Sterilität*, Tubargravidität*. Diagn.: sicher nur durch kulturellen Erregernachweis. **DD** der oberen G.: Tubargravidität, stielgedrehter Ovarialtumor, perforierte Appendizitis.

2. G. des Mannes: in 30% der Fälle symptomlos; sonst zunächst **Urethritis anterior**, evtl. mit Balanoposthitis und entzündlicher Phimose. **Urethritis posterior** (etwa 3 Wochen p. i.): Befall der Urethra hinter dem Schließmuskel. Diagn.: Zweigläserprobe[*]. **Chronische G.:** tagsüber kein Ausfluß, morgens als typisches Symptom wenig Ausfluß (sog. Bonjour-Tropfen). **Kompl.:** Epididymitis; Lymphangitis des dorsalen Lymphstranges und Schwellung der Leistenlymphknoten; postgonorrhoischer Katarrh, meist durch Chlamydien, Mykoplasmen, auch durch fakultativ pathogene, saprophytäre, penizillinresistente Keime; Prostatitis[*]; Spermatozystitis[*].

3. Extragenitale Manifestationen bzw. Komplikationen: relativ selten; Gonoblennorrhoe*, benigne Gonokokkensepsis*, Meningitis, Arthritis (meist Monarthritis), Endokarditis, Peritonitis, Hautläsionen, Perihepatitis* acuta gonorrhoica. Serol. Nachweis entzündlich-metastatischer Kompl. (insbes. Gelenkbeteiligung) mittels Go-KBR.

Ther.: Standardbehandlung mit Penizillin/Depot-Penizillin (4 Mio. IE i. m.) in Komb. mit Probenecid (1 g oral), einzeitig oder an 3 aufeinanderfolgenden Tagen. Bei Penizillinresistenz des Err. (zunehmend häufiger!) Spectinomycin oder Tetrazykline. Bei oberer G. der Frau und Gonokokkensepsis stationäre Therapie mit mehrtägiger Antibiotikatherapie. **Therapiekontrolle** in ausreichendem zeitlichem Abstand durch Abstrich und ggf. Kultur erforderlich. Zum Ausschluß einer gleichzeitig bestehenden Syphilis sollte etwa 6 - 8 Wo. nach Abschluß der Gonorrhoebehandlung eine serol. Kontrolle (TPHA-Test) erfolgen.

Gono|somen n pl: Geschlechts- oder Heterochromosomen; die Chromosomen*, von deren Genen die somatische Geschlechtsentwicklung bestimmt wird (beim weiblichen Geschlecht zwei X-, beim männlichen ein X- und ein Y-Chromosom). Auf dem menschlichen Y-Chromosom sind mit Sicherheit bisher nur geschlechtsdeterminierende Gene nachgewiesen; das relativ große X-Chromosom trägt daneben auch zahlreiche andere Gene. Vgl. Kerngeschlecht, H-Y-Antigen, Chromosomen-Aberrationen.

Gordan-Overstreet-Syn|drom (Gilbert S. G., Int., San Francisco, geb. 1916) n: Gonadendysgenesie-Syndrom mit Virilisierung; **Sympt.:** männlicher Phänotyp (Bartwuchs, Gesichtszüge) mit weiblichen inneren und äußeren Genitalen, die jedoch infantil bleiben (primäre Amenorrhoe), oft Hochwuchs. **Diagn.:** X0-Genotypus; vermehrte 17-Ketosteroid- und FSH-Ausscheidung im Urin.

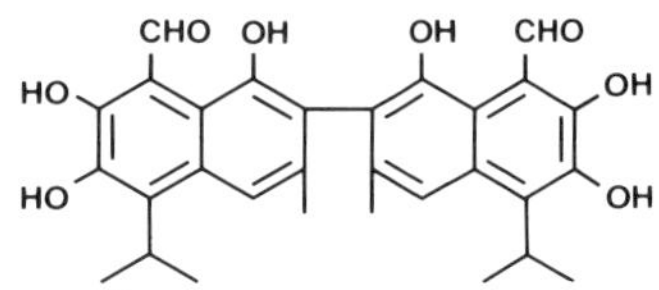

Gossypol

Gossypol n: tetrazyklisches Diterpen aus den Samen und der Wurzelrinde von Gossypium (Baumwolle); in China zur Spermiogenesehemmung* verwendete Substanz, die reversibel Beweglichkeit und Neubildung von Spermien hemmt.

Graaf-Follikel (Reinier de G., Anat., Paris, 1641-1673) m: sprungreifer Tertiärfollikel; erbsengroßes, das (reife) Ei enthaltendes, kugeliges Bläschen im Ovar kurz vor dem Follikelsprung; vgl. Follikelreifung, Eizelle (Abb.).

Gräfenberg-Ring (Ernst G., Gyn., geb. 1881): s. Intrauterinpessare.

Gräfenberg-Zone: syn. G-Spot, G-Zone; Bez. für eine anat. nicht endgültig definierte Zone in der Scheidenvorderwand der Frau, die wohl z. T. mit den Skene*-Gängen identisch ist. Stimulation der G.-Z. beim Geschlechtsverkehr* führt bei den meisten Frauen zu einer Schwellung des umgebenden Gewebes, bei einigen Frauen kommt es gleichzeitig mit dem Orgasmus* zum Erguß eines Sekrets paraurethraler, der männlichen Prostata homologer Drüsen aus der Urethra (sog. weibliche Ejakulation*). Die G.-Z. scheint für den Orgasmus der Frau eine Rolle zu spielen, die Bedeutung der ejakulierten Flüssigkeit ist noch weitgehend ungeklärt.

Granulomatosis infanti|septica (lat granulum Körnchen) f: s. Listeriose.

Granulosa|lutein|zellen: Zellen des Follikelepithels*, die sich bei Bildung des Corpus* luteum mit lipochromhaltigen feinen Lipoidtröpfchen beladen.

Granulosa|zellen: Zellen des Follikelepithels* des Graaf-Follikels.

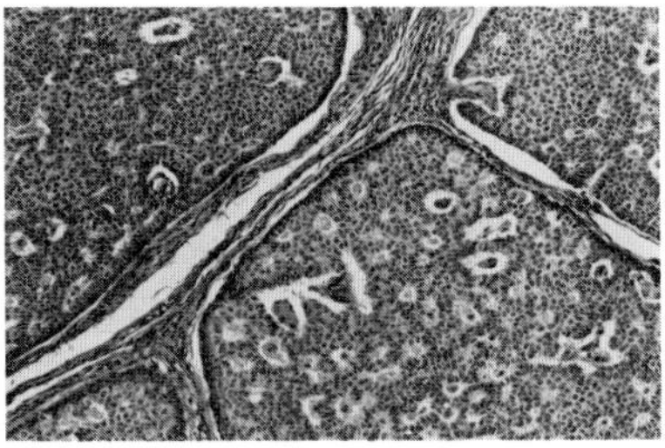
Granulosazelltumor:
Histologischer Schnitt eines Ovars

Granulosa|zell|tumor m: seltener östrogenbildender Sex-cord-Tumor des Ovars (1 - 3% aller Ovarialtumoren*), ausgehend von den Granulosazellen der Follikel, die in versch., meist gleichmäßigen Mustern wachsen; in etwa einem Drittel der Fälle bösartig, wobei die Bösartigkeit relativ gering eingeschätzt wird (meist nur lokale Ausbreitung und selten Metastasierung). **Vork.:** in jedem Lebensalter mit einem Häufigkeitsgipfel im 6. Dezennium, selten im Kindesalter.

> Bei jeder genitalen Blutung nach der Menopause kommt in erster Linie außer dem Karzinom ein Granulosazelltumor in Frage.

Als Folge der gesteigerten Östrogenbildung kommt es im geschlechtsreifen Alter v. a. zur glandulär*-zystischen bzw. adenomatösen* Hyperplasie des Endometriums mit Durchbruchblutungen, bei Mädchen Pseudopubertas* praecox; vgl. Call-Exner-Körperchen, Luteom.

> **Leitsymptome der Granulosazelltumoren sind:**
> 1. Gebärmutterblutungen
> 2. Tastbarer Ovarialtumor (die Tumoren können zuweilen jedoch so klein sein, daß man sie nicht tasten kann).
>
> **Histologie:** Glanduläre Hyperplasie.
> **Zytologie:** Abstriche von der Scheidenwand ergeben einen deutlichen Östrogeneffekt.

Gravida (lat gravidus beschwert, schwanger) f: die Schwangere.

Gravidität f: Graviditas, Schwangerschaft*.

Graviditäts|psychose f: s. Schwangerschaftspsychose.

Graviditas (lat Schwangerschaft) f: Gravidität, Schwangerschaft*.

Graviditas extra|uterina f: Entwicklung der Leibesfrucht außerhalb der Gebärmutter; s. Extrauteringravidität.

Graviditas inter|stitialis f: interstitielle* Schwangerschaft.

Graviditas nervosa f: syn. Graviditas imaginata, (frz) grossesse nerveuse; s. Scheinschwangerschaft.

Graviditas ovarialis f: s. Extrauteringravidität.

Gregg-Syn|drom (Norman McAllister G., Ophth., Sidney, 1892-1966) n: s. Embryopathia rubeolosa.

Grund: (gyn.) auch Punktierung; verdächtiger kolposkopischer Befund: mit wechselndem Niveau in der Portiooberfläche liegende, jodnegative Areale mit feinhöckriger Oberfläche, in denen zahlreiche Kapillaren als rötliche Pünktchen zu sehen sind; als sog. Leukoplakiegrund (bindegewebige Grundlage nach Entfernung der Hornschicht), aber auch unabhängig von einer Leukoplakie* vorkommend. Vgl. Kolposkopie.

G-Spot (engl): G-Punkt; s. Gräfenberg-Zone.

Guthrie-Test (Robert G., Päd., Buffalo) m: auch Guthrie-Hemmtest; Nachweis der Phenylalaninerhöhung im Blut; wichtiger Test zum Ausschluß einer Phenylketonurie[*]. Der G.-T. wird im Rahmen der Kinderfrüherkennungsuntersuchungen* (U 2) durchgeführt. **Prinzip:** Aufbringen der Blutprobe auf eine mit Bacillus subtilis (durch α-Theinylalanin gehemmte) Agarplatte; Bakterienwachstum erfolgt proportional zum Phenylalaningehalt der Blutprobe.

Gynäko|logie (gr gyne Weib, Frau) f: Frauenheilkunde.

Gynäko|logie, psycho|somatische f: Die p. G. befaßt sich mit den Wechselwirkungen zw. seelischen und körperlichen Vorgängen im Genitalbereich. Symptome mit einer möglichen Psychogenese können z. B. Sexualstörungen, Unterbauchschmerzen ohne Organbefund, klimakterische Beschwerden, Sterilität, Fluor, Pruritus vulvae, Zyklusstörungen, Blasenentleerungsstörungen darstellen. Auch der sog. **somatopsychische Aspekt** spielt in der Frauenheilkunde eine große Rolle. So befaßt sich die p. G. auch mit psychischen Folgen nach Operationen am Genitale und der Brust, die im besonderen Maß die seelische Gesundheit der Frau und ihre Partnerschaft beeinflussen.

Gynäko|mastie f: ein- oder doppelseitige Vergrößerung der männlichen Brustdrüse; von der **echten G.** durch Vermehrung des Brustdrüsengewebes muß die **unechte G.** durch Fettansammlung bei Adipositas unterschieden werden. In der Zeit der Pubertät* (13. und 14. Lj.) findet sich bei ca. 50% der männlichen Jugendlichen eine oft fälschlich als G. bezeichnete Brustdrüsenschwellung (**Pubertätsmakromastie**), die sich spontan zurückbildet. **Urs. der echten G.:** Überwiegen v. Östrogenen* gegenüber der Testosteron*-Konzentration, gesteigerte Ansprechbarkeit der Hormonrezeptoren der Brustdrüse auf weibliche Geschlechtshormone bzw. deren Stimulation durch glandotrope bzw. gonadotrope Substanzen (vgl. Gonadotropine). **Vork.:** u. a. bei Akromegalie, Basedow-Krankheit, myotonischer Dystrophie, Hodenatrophie und Hodenteratom (vgl. [Hodentumoren]), primärem Hyper-

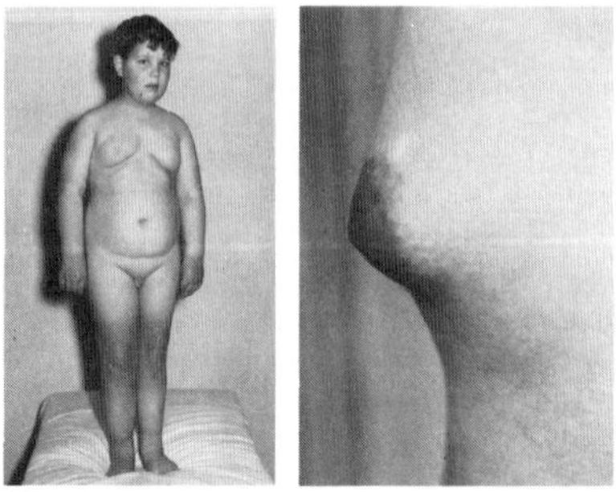

Gynäkomastie:
Echte (rechts) und falsche Gynäkomastie (links)

gonadismus, Hypophysenadenomen (vgl. [Hypophysentumoren]), Hypothalamusschäden, primärer Hypothyreose, Klinefelter-Syndrom, Leberzirrhose, konsumierenden Prozessen, feminisierenden östrogenproduzierenden Tumoren sowie inf. Anwendung von Antiandrogenen, Hunger und chronischer Hämodialyse. Eine bes. häufige Urs. der G. ist die Östrogentherapie bei Prostatakarzinom[*], wenn zuvor keine Mamillenbestrahlung[*] vorgenommen wurde. **Cave:** Bei einseitiger G. handelt es sich meist um ein Fibroadenom* (bes. im 3./4. Lebensjahrzehnt), es muß jedoch immer an ein Mammakarzinom gedacht werden! Bei der G. des jungen Mannes besteht immer Verdacht auf einen bösartigen Hodentumor (Typ des Chorionepithelioms).

Gynäko|tropie f: syn. Gynäkotropismus; Krankheiten (Letalfaktoren u. a.), die häufiger beim weiblichen als beim männlichen Geschlecht vorkommen; vgl. [Androtropie].

Gyn|andrie f: feminine Form des Pseudohermaphroditismus*.

Gyn|andro|blastom n: gemischtzelliger Sex-cord-Tumor des Ovars (s. Ovarialtumoren) aus weiblich angelegten (follikulären) und männlich determinierten (testikulären) Abkömmlingen der Keimleiste; sehr selten.

Gyn|a|tresie f: angeb. Verschluß (Atresie) des weiblichen Genitale; vollständiges Fehlen der weiblichen Geschlechtsöffnung oder Verschluß einzelner Mündungen oder Kanäle der Geschlechtsorgane, z. B. des Hymen (hymenale Atresie) oder des Zervikalkanals (zervikale Atresie). Vgl. Vaginale Mißbildungen, Uterusmißbildungen, Hämatokolpos, Hämatometra, Kryptomenorrhoe.

Gyno|gamone n pl: geschlechtsspezifische Gamone* der weiblichen Keimzellen; Gynogamon I wirkt anlockend und aktivierend, Gynogamon II (Fertilisin) agglutinierend auf gattungsgleiche Spermatozoen.

H

Haase-Formel (Karl F. H., Gyn., Dresden, 1788-1865): Formel zur Berechnung des Alters des Aborts* bzw. des Kindes bei Geburt; präzisere Bestimmung nach Reifezeichentabellen (vgl. Reifezeichen des Neugeborenen).

Haase-Formel

Zeitpunkt der Geburt bzw. des Aborts	Länge der Frucht
Ende des 3. Monats	3 x 3 = 9 cm
4.	4 x 4 = 16 cm
5.	5 x 5 = 25 cm
6.	6 x 5 = 30 cm
7.	7 x 5 = 35 cm
8.	8 x 5 = 40 cm
9.	9 x 5 = 45 cm
10.	10 x 5 = 50 cm

Hämato|kolpos m: Ansammlung v. Menstruationsblut in der Scheide bei angeb. oder narbigem Verschluß des Scheideneingangs (Atresia hymenalis); vgl. Gynatresie.

Hämato|metra f: Ansammlung von Menstruationsblut in der Gebärmutter bei Verschluß des Muttermundes, evtl. der Vagina; vgl. Gynatresie, Kryptomenorrhoe, Pyometra.

Hämatom|mole f: s. Breus-Mole, Blutmole.

Hämatom, retro|plazentares n: bei Plazentalösung* entstehendes Hämatom.

Hämato|salpinx f: Ansammlung von Blut in einem oder beiden Eileitern; am häufigsten bei Extrauteringravidität* und bei entzündlichen tubaren Prozessen; s. Salpingitis.

Hämato|zele, peri|tubare f: Blutung in der Bauchhöhle im Bereich der Tube mit schneller Verklebung; bei Extrauteringravidität*.

Hämo|lytische An|ämie, im|muno|logisch bedingte f: syn. serogene erworbene hämolytische Anämie; Anämie* inf. vorzeitigen Erythrozytenabbaus, der durch Einwirkung versch., gegen die Erythrozyten gerichteter Antikörper zustande kommt; hierbei handelt es sich entw. um natürlich vorkommende (Isoantikörper) oder erworbene antierythrozytäre Antikörper (Autoantikörper mit unterschiedlichem thermischem Reaktionsoptimum: bithermische Antikörper, Kälteantikörper, Wärmeantikörper). Bei Sensibilisierung einer Schwangeren gegen die Erythrozyten des Feten kann es zur Entwicklung eines Morbus* haemolyticus fetalis bzw. Morbus* haemolyticus neonatorum kommen.

Haemo|philus vaginalis m: frühere Bez. für Gardnerella* vaginalis.

Hämor|rhoiden f pl: knotenförmige Erweiterung der arteriell und venös versorgten Corpora cavernosa recti; i. e. S. nur für die sog. **inneren H.** zutreffend. (Äste der A. haemorrhoidalis sup.). **Einteilung der inneren H.: 1. Grades:** leichtes Vorwölben in den Analkanal; **2. Grades:** prolabierende H. beim Pressen, danach aber spontane Reposition; **3. Grades:** Prolabieren der H., die sich nicht spontan reponieren lassen, sondern digital reponiert werden müssen; **4. Grades:** meist bei älteren Menschen vorkommende große Hämorrhoidenknoten, die digital nicht reponiert werden können. Die sog. **äußeren H.** sind perianale Hämatome. Sie stammen aus Venen unter der Perianalhaut, die bei Anstrengungen der Bauchpresse zerreißen. **Sympt.:** Blutung, Juckreiz, Brennen und Nässen, Prolaps (manchmal mit Thrombose), Analekzem, dumpfer Druck und Schmerzen im Enddarm. In der Schwangerschaft ist die Disposition aufgrund hormoneller und hämodynamischer Einflüsse sowie vermehrter Obstipationsneigung entsprechend erhöht.

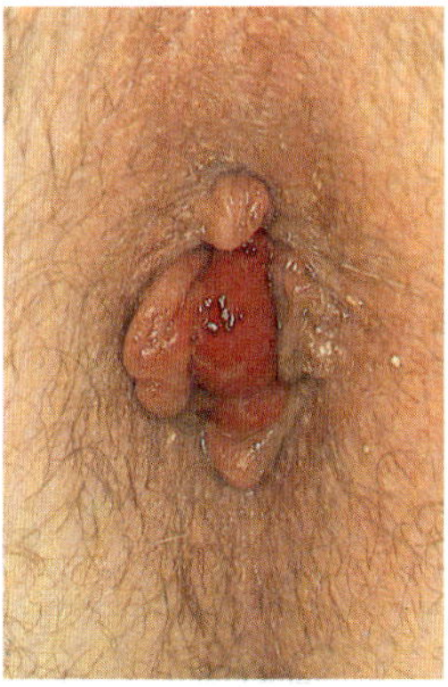

Hämorrhoiden:
Hämorrhoidal-Prolaps

> Ausschluß eines Mastdarm-Karzinoms! Rektale Tastuntersuchung.

Hämo|stase|störungen des Neugeborenen: Morbus haemorrhagicus neonatorum;

physiol. besteht bei Neugeborenen eine Verminderung der Vitamin-K-abhängigen Gerinnungsfaktoren II, VII, IX und X, eine erhöhte Antithrombinaktivität, eine gesteigerte Fibrinolyse, eine verminderte Kapillarresistenz. Unter normalen Bedingungen ist trotz dieser Veränderungen die Blutstillung voll gewährleistet. Jedoch bei Frühgeborenen, infektiösen Erkrankungen, Stoffwechselerkrankungen, Morbus haemolyticus neonatorum, uteroplazentarer Insuffizienz mit nachfolgender intrauteriner oder perinataler Asphyxie kann es zu einer ausgeprägten Produktionsstörung der Faktoren des Prothrombinkomplexes mit Zeichen der Hyperkoagulabilität[*] und Ausbildung von Mikrothromben kommen. Kennzeichend für die H. d. N. ist eine kombinierte Hämostasestörung. **Klin.:** intrakranielle Blutungen, Darmblutungen (Melaena neonatorum vera), Hautblutungen, Kephalhämatome, Bauchhöhlen-, Lungen- und Leberblutungen. **Ther.:** Ursache des zur Hämostasestörung führenden Mechanismus beseitigen; ferner parenterale Verabreichung von Vit. K, Substitution der jeweils verminderten Gerinnungsfaktoren (PPSB, Prothrombinkonzentrat, Cohn-Fraktion I, Faktor-VIII-Konzentrate) oder Frischblut-Austauschtransfusionen.

Hängebrust: Mamma* pendulans.

Hairless woman syndrome (engl): syn. Testikuläre* Feminisierung.

Halsted-Operation (William St. H., Chir., Baltimore, 1852-1922) **f:** Bez. für die von Halsted zuerst ausgeführte Radikaloperation des Mammakarzinoms* (meist als **Rotter-Halsted-Operation** bezeichnet); Entfernung beider Brustmuskel und radikale Ausräumung der axillären Lymphknoten und der Supraklavikulargrube. Dieses radikale Vorgehen ist in den letzten Jahren mehr und mehr verlassen worden, da durch diese Meth. die 10-Jahres-Überlebensrate nicht gebessert werden kann. An ihre Stelle sind versch. Verfahren der Mastektomie* (insbes. die modifizierte radikale Mastektomie) getreten; vgl. Brusterhaltende Operationen.

Haltung: (gebh.) Beziehung der einzelnen Kindsteile zueinander (Flexionshaltung; Deflexionshaltung); s. Kindslage.

Haltungs|an|omalien f pl: regelwidrige Geburtshaltungen (s. Kindslage), wozu neben der Scheitellage* die Deflexionslagen* gezählt werden.

Hamilton-Hand|griff (Alexander H., Geburtshelfer, Edinburgh, 1739-1802)**:** auch Punchingball-Handgriff, zur Stillung einer atonischen Nachblutung* mit einer inneren und einer äußeren Hand (s. Abb.).

Hand-Fuß-Uterus|syn|drom n: komplexes hereditäres Fehlbildungssyndrom bei Frauen mit Daumen- und Großzehendysplasie in Komb. mit Duplikationen des Genitaltraktes (Uterus duplex und septus, Uterus bicornis, Vagina duplex u. a.). **Ätiol.:** autosomal-dominanter Erbmodus mit voller Penetranz und variabler Expressivität. **Diagn.:** charakteristische röntg. Befunde an Hand und Fuß.

Harlekin|farb|wechsel: seltenes, harmloses und vorübergehendes Phänomen bei (unreifen) Neugeborenen; dunkelrote Verfärbung der Haut der aufliegenden Körperhälfte in Seitenlage. **Urs.:** ungeklärt (vegetative Kreislaufdysregulation?).

Harn|blasen|endo|metriose f: Auftreten von Endometrium* (Gebärmutterschleimhaut) in der Wand der Harnblase; **Urs.:** entweder Folge einer Operation, bei der Endometriumgewebe mechanisch übertragen wurde, oder Wucherung von einer Endometriose* des Beckens in die Blasenwand. **Sympt.:** zyklische Hämaturie, Dysurie; **Diagn.:** Urethrozystoskopie (häufig nur während der Menses blau-livide verfärbte Schleimhautareale, die auch bluten können), Laparoskopie bzw. Pelviskopie; **Ther.:** transurethrale Koagulation (bei kleinen Bezirken), bei Versagen einer konservativen Langzeithormontherapie evtl. Blasenteilresektion mit gleichzeitiger Sanierung des Genitalbefundes.

Harn|blasen|entzündung: Zystitis*.

Harn|in|kon|tinenz f: unwillkürlicher Harnabgang, der dann Krankheitswert bekommt, wenn er ein soziales oder hygienisches Problem darstellt. **Formen: 1.** Streßinkontinenz* (auch Belastungsinkontinenz); **2.** Dranginkontinenz* (auch Urge-Inkontinenz); **3.** Reflexinkontinenz*; **4.** Überlaufinkontinenz*; **5.** extraurethrale Inkontinenz: Urinverlust aus anderen Öffnungen als der Urethra z. B. aus Blasenfisteln*, Urogenitalfisteln*. Dd Abklärung durch urodynamische Meßmethoden.

Harn|röhren|fistel f: s. Urogenitalfisteln.

Harn|röhren|karunkel f: s. Urethralpolyp.

Harn|röhren|schleimhaut|pro|laps m: im Senium auftretender Vorfall der Harnröhrenschleimhaut aus dem Meatus urethrae; häufige Ursache von unklaren Genitalblutungen bei Greisinnen (oberflächliche Exkoriationen durch Unterwäsche oder Vorlagen); Abtragung mit der elektrischen Nadel oder dem Kauter.

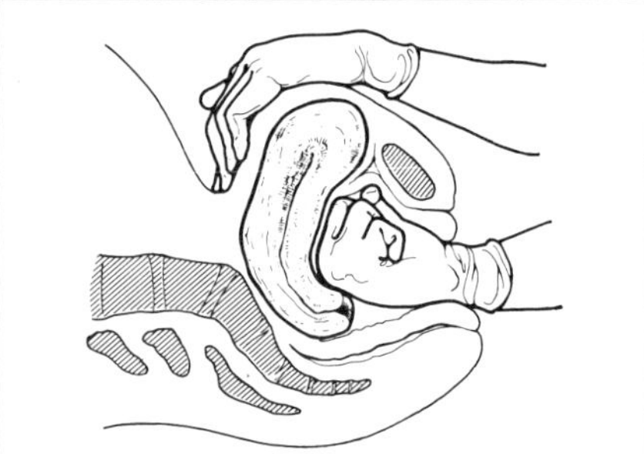
Hamilton-Handgriff

Harn|röhren|verengung: Strictura urethrae; **Urs.: 1.** angeboren (selten); meist im Bereich des Orificium externum; **2.** erworben mit traumatischer, entzündlicher Genese inf. Verätzung, Verletzung, spezifischer oder unspezifischer Entzündung sowie Obturationsstriktur durch Fremdkörper, Steine, Tumor (Kompression), Hämatom, Eiterbildung. Bei der Frau am häufigsten durch hormonmangelbedingte Schrumpfung des Meatus urethrae (Kraurose*) oder mechanisch inf. Harnröhrendivertikel. **Ther.:** Beseitigung der Ursache, symptomatisch durch Meatotomie.

Harn|verhaltung: Pat. kann trotz gefüllter Blase kein Wasser lassen; Begriff: Ischurie (Harnsperre); postrenale Anurie; **Urs.:** (gyn.) unterhalb der Harnblase lokalisierte Obstruktion (massiver Prolaps mit Quetschhahnmechanismus, große Myome) oder Detrusoratonie (nach ausgedehnten Radikaloperationen, chronische Überdehnung bei infravesikaler Obstruktion); (gebh.) protrahierte Geburtsverläufe mit Kompression der Urethra durch den vorangehenden Kindsteil.

Harn|weg|infektionen f pl: entzündliche Erkrankungen der Harnwege; wichtigstes Kennzeichen: signifikante Bakteriurie* und klinische Beschwerden wie schmerzhafte Miktion, dolentes Nierenlager, Fieber, Krankheitsgefühl. **Diagn.:** Urinkultur, Urinstatus, Urographie. **Ther.:** bei unkompliziertem Harnweginfekt genügt außerh. der SS die Einmal- oder Kurzzeittherapie mit einem harnwegsspezifischen Antibiotikum. Fehlender Therapieerfolg spricht für eine Beteiligung des oberen Harntraktes bzw. zusätzliche Komplikationen (Pyelonephritis* oder interstitielle Nephritis, Tuberkulose, Anomalien der ableitenden Harnwege) und bedarf einer weiteren Abklärung bzw. einer Langzeittherapie.

Haut|expander: s. Mammaprothese.

Haut|meta|stasen, karzinomatöse f pl: meist durch hämatogene Metastasierung eines Karzinoms entstandene harte Knoten und Knötchen in der Haut, die ulzerieren können; lymphogene k. H. treten v. a. beim Mammakarzinom* als Erysipel-ähnliche Rötung und Verdickung oder Cancer* en cuirasse auf. K. H. sind insgesamt selten und prognostisch ungünstig.

Haut|nabel: s. Nabelanomalien.

HCG: Abk. für (engl) **h**uman **c**horionic **g**onadotropine; menschliches Choriongonadotropin; Proteohormon mit einem MG von 39 000, wird in den Langhans-Zellen der Plazenta gebildet (Maximum im 2. - 3. Schwangerschaftsmonat); biol. Halbwertzeit 8 Stunden. Mischung aus Wirkstoffen, die nahezu identisch sind mit den hypophysären Gonadotropinen* FSH*, LH* und Prolaktin*; **physiol. Bedeutung:** HCG unterhält das Corpus* luteum in der Schwangerschaft und regt die Steroidhormonproduktion an, bis diese von der fetoplazentaren* Einheit übernommen wird. Der qualitative immun. **Nachweis** im Harn (und radioimmun. im Blutserum) dient als Schwangerschaftstest. Bei der (halb)quantitativen Bestimmung deuten verminderte oder abfallende HCG-Werte auf Abortus imminens, drohende Frühgeburt, missed abortion, intrauterinen Fruchttod oder eine Gestose, erhöhte HCG-Werte auf Blasenmole und Chorionepitheliom (neben den klinischen Sympt. der wichtigste diagn. Hinweis), aber auch auf eine Mehrlingsschwangerschaft hin. **Normalwerte** (Serumspiegel in mIE/ml Serum bezogen auf 1. IRP 75/537): bei Frauen in der Schwangerschaft: s. Tab.; bei Nichtschwangeren < 1, bei Frauen über 45 Jahren 5 - 10; Männer und Kinder < 1. **Therapeutische Anw.:** HCG aus Schwangerenharn wird als LH-wirksames Präparat bei primärer und sekundärer

HCG
Normalwerte im Serum in der Schwangerschaft (mIE/ml; Bezug: 1. IRP 75/537)

5. SSW	400 – 7000
6. SSW	4700 – 20000
7. SSW	27800 – 67000
8. SSW	38300 – 117400
9. SSW	34600 – 161000
10. SSW	72200 – 178200
11. SSW	47900 – 171900
12. SSW	56900 – 119800
13. SSW	68600 – 108400
14. SSW	27500 – 113900
15. SSW	20900 – 66400

hypophysärer Amenorrhoe*, beim Mann bei hypogonadotropem Hypogonadismus, Kryptorchismus und Infertilität angewendet. Vgl. Plazentahormone, Tumormarker, HCG-bildende Tumoren, Schwangerschaftsreaktionen, PMSG.

HCG-bildende Tumoren m pl: endokrin aktive Tumoren mit Bildung von HCG*; diagn. bedeutsam ist neben der HCG-Bestimmung als Tumormarker* die Möglichkeit des radioszintigraphischen und immunzytochemischen Nachweises dieser Tumoren (und Metastasen) mittels HCG- bzw. monoklonaler Antikörper.

HCS: Abk. für (engl) **h**uman **c**horionic **s**omatotropine, syn. HPL*.

HCT: Abk. für (engl) **h**uman **c**horionic **t**hyreotropin; in der Plazenta gebildetes Proteohormon (Glykoprotein) mit thyreotroper Wirkung und noch unklarer physiol. Bedeutung (Förderung der embryonalen Entwicklung der Schilddrüse?).

Hebamme: nichtärztliche Geburtshelferin; männliche nichtärztliche Geburtshelfer werden nach § 18 HebAprO als **Entbindungspfleger** bezeichnet. Berufsausbildung und Prüfung, Zulassung und Ausübung werden z. T. nach Bundes-, z. T. nach Landesrecht geregelt, eine Reform des geltenden Hebammenrechts ist begonnen worden mit dem Entwurf eines Gesetzes über den Beruf der H. und des Entbindungspflegers von 1983; wichtigste z. Z. geltende Rechtsgrundlagen sind das **Hebammengesetz (HebG)** vom 21.12.1938 nebst Durchführungsverordnung für H. sowie die Ausbildungs- und Prüfungsordnung für Hebammen (**HebAprO**) vom 3.9.1981 (BGBl. I S. 923). Die Ausbildung erfolgt an staatlichen Lehrstätten und dauert 3 Jahre; Hebammen/Entbindungspfleger sind freiberuflich, angestellt oder als Beleghebammen/Belegentbindungspfleger tätig, sie beraten und betreuen die Schwangere und leisten Hebammenhilfe*. Nach dem HebG sind sowohl die Schwangere als auch der Arzt zur Hinzuziehung einer Hebamme/eines Entbindungspflegers bei der Entbindung verpflichtet (§ 3 HebG); diese betreuen die Wöchnerin und das Neugeborene (bei Abwesenheit eines Arztes bei der Geburt darf die Hebamme/der Entbindungspfleger die erste Kinderfrüherkennungsuntersuchung durchführen) im Rahmen der nachgehenden Fürsorge.

Hebammen|hilfe: Die durch eigene Rechtsvorschrift geregelte H. als Bestandteil der Mutterschaftshilfe* umfaßt Schwangerenbetreuung, Geburtsvorbereitung und -hilfe sowie die Versorgung der Wöchnerin und des Neugeborenen durch eine Hebamme* bzw. einen Entbindungspfleger.

Heerfordt-Syn|drom (Christian F. H., Ophth., Kopenhagen, 1871-1953) **n:** syn. Febris uveoparotidea; chronische Entzündung der Parotis und der Tränendrüse mit Iridozyklitis und nicht selten Hirnnervenausfällen (insbes. Nervus facialis und Nervus oculomotorius) bei länger anhaltenden subfebrilen Temperaturen; begleitend sind chronische Entzündungen der Mamma und der Gonaden möglich. **Ätiol.:** ungeklärt, wahrscheinlich Manifestationsform der Boeck[*]-Krankheit.

Hegar-Stifte (Alfred H., Gyn., Freiburg, 1830-1914)**:** Metallstifte verschiedener Stärke mit stark konisierter Spitze zur Erweiterung des Zervikalkanals.

Hegar-Zeichen: bei Betastung des Gebärmutterhalses im 2.-3. Schwangerschaftsmonat fühlt sich der Isthmusbereich (bimanuelle Untersuchung, s. Abb.) besonders weich an u.

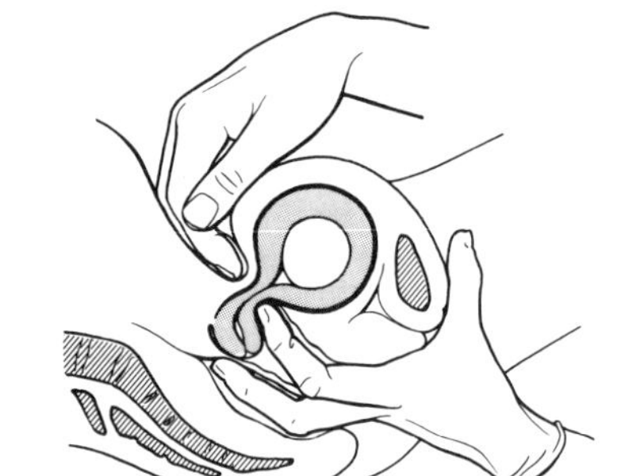

Hegar-Schwangerschaftszeichen

ist leicht zusammendrückbar; beruht auf der frühzeitigen Auflockerung dieses Zervixabschnittes. Vgl. Schwangerschaftszeichen.

He-La-Zellen: Zellen von einem bes. stark wachsenden Zervixkarzinom, die zu experimentellen Zwecken weiter gezüchtet werden; Verwendung zur Prüfung von Zytostatika und zu Stoffwechseluntersuchungen von Krebsgewebe sowie in der Virusdiagnostik.

Hellin-Regel: gibt die Häufigkeit von Mehrlingsgeburten an (s. Tab); vgl. Mehrlinge.

HELLP-Syn|drom **n:** seltene, von L. Weinstein 1982 definierte, sehr gefährliche Variante der EPH-Gestose (s. Gestose) mit Hämolyse (**h**emolysis), pathol. erhöhten Transaminasen und Bilirubinwerten (**e**nhanced **l**iverenzymes) und niedrigen Thrombozytenzahlen (**l**ow **p**latelet counts). Die **Ätiol.** ist bisher noch völlig unklar; möglicherweise spielt eine Störung im Verhältnis der vasodilatatorischen zu den vasokonstriktorischen Prostaglandinen* eine ursächliche Rolle. Die mütterliche Mortalität beträgt etwa 3,5%, die perinatale kindliche Mortalität liegt nach Angaben in der Literatur zw. 9,5 und 60%. Da eine spezifische Ther. noch nicht existiert, wird im Rahmen der Risikoüberwachung bei Schwangerschaftsgestosen zusätzlich die Kontrolle der Thrombozytenfunktion empfohlen; wegen der nach Schnittentbindung häufig beobachteten postoperativen Komplikationen (insbes. massive unstillbare Uterusblutungen) ist eine rechtzeitige vaginale Entbindung anzustreben. **DD:** Thrombotisch-thrombozytopenische Purpura, Werlhof-Krankheit, akute Hepatitis, Medikamentenintoxikation.

Hellin-Regel
Häufigkeit von Mehrlingsgeburten

Zwillinge	$1 : 85 = 1{,}18\,\%$
Drillinge	$1 : 85^2 = 0{,}013\,\%$
Vierlinge	$1 : 85^3 = 1 : 614\,125$
Fünflinge	$1 : 85^4 = 1 : 52\,200\,625$

Hepato|genitales Syn|drom **n:** Pseudopubertas* praecox im Kindesalter bei Gonadotropine bzw. gonadotropinähnliche Substanzen bildendem, primärem Leberzellkarzinom[*]; vgl. [Paraneoplastische Syndrome].

Hepato|ovarielles Syn|drom **n:** Sammelbegriff für Menstruationsstörungen inf. eines Hyperöstrogenismus bei Leberfunktionsstörungen. **Pathogenese:** gestörter Metabolismus der Östrogene* in der Leber. **Sympt.:** Manifestation im Präklimakterium oder Klimakterium mit Dysmenorrhoe oder Hypermenorrhoe, verspäteter Menopause. Veränderung der Uterusschleimhaut, insbes. in Form einer glandulär*-zystischen Hyperplasie; manifeste oder latente Leberfunktionsstörungen (anamnestisch oft Hepatitis, Cholezystopathie).

Herm|aphroditismus (gr Hermaphroditos Sohn des Hermes und der Aphrodite) **m:** Intersexus, Zwitterbildung; Bez. für die Kombination eines normalen männlichen oder weiblichen Karyotyps mit versch. Anomalien des gonadalen und genitalen Geschlechts*. Man unterscheidet den wahren H. (s. Hermaphroditismus verus) und den Pseudohermaphroditismus* (H. spurius).

Herm|aphroditismus spurius **m:** Pseudohermaphroditismus*.

Herm|aphroditismus verus **m:** sog. gonadaler, echter Hermaphroditismus; gleichzeitiges Vorhandensein von Ovar- und Testisgewebe (entweder als Ovarium **und** Testis oder als Ovotestis*, beidseits oder gemischt) bei normalem männlichem (zwei Drittel der Fälle) oder weiblichem Karyotyp bzw. Mosaik (sehr selten). Das äußere Genitale und die sekundären Geschlechtsmerkmale* sind beim H. v. intersexuell.

Herpes genitalis (gr herpes Hautgeschwür) m: s. Herpes simplex.

Herpes gestationis m: syn. Pemphigus gravidarum; seltene Schwangerschaftsdermatose, die meist in der 2. Hälfte der Schwangerschaft auftritt und sich i. d. R. innerhalb eines Monats nach der Entbindung zurückbildet; v. a. periumbilikal und an Extremitäten lokalisierte, intensiv juckende, leicht erhabene Erytheme, vielfach mit Spannungsblasen, morphol. ähnlich der Dermatitis[*] herpetiformis, von dieser jedoch immunpathol. abgrenzbar. **Urs.:** vermutlich dem bullösen Pemphigoid[*] nahestehende Autoimmunkrankheit mit Bildung von Immunkomplexen in der Basalmembranzone, evtl. durch Gestagene induziert. Bei H. g. werden vermehrt Totgeburten beobachtet, Neugeborene weisen oft gleichartige Veränderungen auf, die spontan nach wenigen Wochen abheilen. Orale Kontrazeptiva und nachfolgende Schwangerschaften können zu einem Rezidiv führen.

Herpes menstrualis m: s. Herpes simplex.

Herpes|sepsis des Neugeborenen f: schwere Viruserstinfektion mit Herpes* simplex; **Sympt.:** generalisierte Bläscheneruption, Aphthen, Konjunktivitis, Fieber, oft Ikterus; häufig tödlicher Verlauf. Virusübertragung erfolgt durch die Mutter, Ärzte, Pflegepersonal u. a.; eine genitale Herpes-simplex-Infektion der Mutter gilt heute allgemein als Ind. zur Schnittentbindung*.

Herpes simplex m: pantrope, fakultativ neurotrope Viruserkrankung durch Primärinfektion mit Herpes-simplex-Virus (HSV 1 bzw. 2), oder durch Reaktivierung von in Ganglien persistierenden Viren (Sekundärinfektion). **Primärinfektion:** Inkubationszeit 2 - 7 Tage; **Übertragung:** Nach Abklingen des mütterlichen Antikörperschutzes erfolgt die Erstinfektion meist im Kleinkindalter durch Schmier- und Tröpfcheninfektion aus Herpesläsionen oder von gesunden Dauerausscheidern; sie hinterläßt keine lebenslängliche Immunität. **Klin.:** Nur 1% aller Infektionen verlaufen (vorwiegend bei Kindern) klinisch apparent, meist unter dem Bild der Stomatitis[*] herpetica, seltener als Aphthoid[*] Popischill-Feyrter, Vulvovaginitis* herpetica, Keratoconjunctivitis[*] herpetica oder als primärer H. s.; gefürchtet sind die Herpessepsis* des Neugeborenen, Ekzema herpeticatum und Meningoencephalitis[*] herpetica. **Sekundärinfektion:** durch Irritation latent infizierter Neurone nach fiebrigen Infekten (Herpes febrilis), Insolation (Herpes solaris), Menstruation (Herpes menstrualis), Traumata (Herpes traumaticus), Magen-Darmstörungen, aber auch durch Immunsuppression, hormonelle oder psychische Faktoren kann es zum **typischen Bild des Herpes** kommen: Nach Juckreiz und Spannungsgefühl entstehen auf gerötetem Grund gruppierte Bläschen, die zu Krusten eintrocknen und nach 8 - 10 Tagen narbenlos abheilen, häufig sind regionale Lymphknoten gering geschwollen und schmerzhaft; Herpes kann in regelmäßigen Abständen wieder auftreten (H. s. recidivans); evtl. auch immer am gleichen Ort (H. s. recidivans in loco). **Lokalisation:** meist Lippen (Herpes labialis) oder Vulva bzw. Penis (Herpes genitalis), aber auch im Gesicht (v. a. Naseneingang), an Wangen, Ohrläppchen, Augenlidern, Konjunktiva, Hornhaut (H. s. cornea); nicht selten an den Glutäen (H. s. glutealis); **Diagn.:** klinisch, Virusnachweis; **DD:** Gingivostomatitis: Herpangina, Tonsillitis, Candidose; Herpessepsis: Zytomegalie; Zoster. **Ther.:** symptomatisch; ggf. Gammaglobuline, Virostatika (v. a. Aciclovir), Immunstimulanzien.

Herpes-simplex-Virus n: Abk. HSV; 90 - 150 nm großes DNA-Virus aus der Alphasubfamilie der Herpetoviridae[*]; 2 Typen: HSV 1 (sog. oraler Stamm), HSV 2 (sog. genitaler Stamm); ihre Zuordnung zu den jeweils typischen klinischen Lokalisationen ist nicht obligat. **Verbreitung:** Viren aus Speichel, Urin und Stuhl; Infektion durch Mikroläsionen in Haut und Schleimhaut (Urogenitaltrakt, Magen-Darm-Kanal, Konjunktiven); Erstinfektion meist bis zum 5. Lj., verläuft in 99% der Fälle inapparent; 85% der jungen und über 90% der älteren Erwachsenen haben Antikörper gegen HSV. **Pathogenese:** HSV penetriert als Nukleokapsid in die Nervenendigungen und gelangt mit dem axonalen Strom in die zugehörigen Ganglien; nach 1 - 2 Tagen beginnt die aktive produktive Infektion, die am 4. Tag ihren Höhepunkt erreicht und ab dem 6. Tag (wahrscheinlich durch die zelluläre Abwehr) auf ein Minimum begrenzt wird (latent persistierende Infektion); Symptome treten erst ab dem 6. Tag nach Infektion auf, Virusausscheidung hält bis zum 10. Tag an; eine Reaktivierung der Viren (symptomatisch oder asymptomatisch) hängt ab v. a. von einer Irritation latent infizierter Neurone (durch Fieber, Traumata, Strahlung), aber auch von der Abwehrlage des Organismus. **Onkogenität:** HSV können Zellen in Tieren und Zellkulturen neoplastisch transformieren; diskutiert wird ein Zusammenhang von HSV Typ 2 und der Genese von Zervixkarzinomen; gegenüber dem humanen Papillomavirus (Typ 16 und 18) allerdings wohl von untergeordneter Bedeutung. **Diagn.:** Elektronenmikroskop, Immunfluoreszenz, ELISA.

Hershberger-Test m: biol. Verfahren zur Bestimmung der anabolen Androgenaktivität (Verhältnis zw. anaboler und androgener Wirkung) an kastrierten infantilen Ratten; dabei dient das Gewicht des Musculus levator ani nach ein- oder mehrmaliger Verabfolgung der zu untersuchenden Substanz als Index für die anabole, das Gewicht der Samenblase als Index für die androgene Wirkung.

Herxheimer-Jarisch-Re|aktion f: s. Jarisch-Herxheimer-Reaktion.

Herz|aktion, kindliche f: als Nachw. des intrauterinen Lebens und der intakten Frühschwangerschaft ist die k. H. nachweisbar ab 8. SSW optisch mit dem Ultraschall-A-Bild, ab 10. SSW mit dem Ultraschall-B-Bild (mit schnellem Bildaufbau) und ab 12. SSW akustisch mit dem Ultraschall-Doppler-Verfahren. Vgl. Ultraschalldiagnostik.

Herz|fehler, angeborene: syn. konnatale Angiokardiopathie; Mißbildung an Herz- oder Gefäßsystem aufgrund einer intrauterinen Entwicklungsstörung, die endogen (Krankheitsanlage[*]), häufig aber wohl exogen bedingt ist. Die eigentliche Urs. bleibt oft unbekannt. **Häufigkeit** der a. H. etwa 1 - 2% der Kinderkrankheiten, während der ersten 4 Lebenswochen jedoch über 8%! Die **Progn.** hängt von der Art der Mißbildung ab, nur etwa 40% überleben das erste, nur etwa 30% das 10. Lebensjahr.

Einteilung der a. H. kann nach versch. Gesichtspunkten erfolgen; **Einteilung nach hämodynamischen Gesichtspunkten** (nach Bing) unter Berücksichtigung der mehr oder weniger unvollständigen Trennung des großen und kleinen Kreislaufs (Kurzschluß: Shunt). Während die **1. Gruppe** i. d. R. nur **geringgradige klinische Erscheinungen** macht, häufig sogar unbekannt bleibt oder zufällig diagnostiziert wird, steht bei den Herz- und Gefäßmißbildungen der **2. Gruppe** im klinischen Bild und auch bei orientierenden Untersuchungen (Röntgen, EKG) die unterschiedlich starke **Blutüberfüllung im Lungenkreislauf** im Vordergrund. Hierdurch kommt es früher oder später zu **Kompl.** (rezidivierende Bronchitis, Pneumonie, sekundäre Gefäßveränderungen i. S. einer Pulmonalsklerose[*]), die die Entwicklung und Prognose z. T. wesentlich beeinträchtigen. Eine solche Beeinträchtigung der Lebenserwartung mit frühzeitig einsetzender Entwicklungsstörung trifft bes. für die Herzfehler dieser 2. Gruppe mit Re-Li-Shunt und obligater Zyanose zu, weil zusätzlich eine mangelhafte O_2-Sättigung des Blutes vorliegt. Sie werden mit den Herzfehlern der 3. Gruppe als **Morbus-caeruleus-Gruppe** zusammengefaßt. Die Herzfehler der **3. Gruppe**, die durch eine **verminderte Blutdurchströmung des Lungenkreislaufs** gekennzeichnet sind, führen durch eine mangelhafte O_2-Versorgung im ganzen Körper (geringes Blutvolumen der Lungen und Durchmischung von arteriellem mit venösem Blut durch Re-Li-Shunt) meist zu frühzeitig einsetzender statischer **Entwicklungsverzögerung** und z. T. starker **Leistungsminderung** (Hocker[*]-Stellung); Trommelschlegelfinger und Uhrglasnägel. Ferner steht bei einigen dieser Herzfehler die **Überlastung des re. Herzens** (Kammer oder Vorhof) im Mittelpunkt des klinischen Bildes.

Eine sichere **Diagn.** der einzelnen Herzfehler bes. mit Abgrenzung von Mißbildungen innerh. der genannten Gruppen, kann nur mit Hilfe spez. Untersuchungsmethoden erfolgen (Herzkatheterisierung[*], Farbstoffverdünnungsmethode[*], Angiokardiographie[*], Lävokardiographie[*]). Vgl. [Herzchirurgie], Phänokopie.

Herz|töne, kindliche: sind ab 6. - 7. Monat mit bes. Stethoskop (s. Herztönerohr) an best. Stellen des Bauches zu hören; Frequenz 120 - 160/min; s. Herzaktion, kindliche.

Herz|töne|rohr: trichterförmiges Stethoskop zum Abhören der kindlichen Herztöne.

Hetero|chronie (gr heteros fremd, der andere; chronos Zeit) f: die zeitliche Verschiebung eines (physiol.) Geschehens im Vergleich zur Norm, z. B. Entstehung von Geweben oder endokriner Funktionen (bei Pubertas* praecox); vgl. [Heterogenese].

Hetero|sexualität f: Bez. für sexuelle Aktivität, Erregbarkeit und Orientierung gegenüber Partnerinnen oder Partnern des jeweils anderen Geschlechts; häufigste Form des Sexualverhaltens*; vgl. Bisexualität.

Hetero|som n: syn. Heterochromosom, Allosom; s. Geschlechtschromosomen.

Hetero|spezifische Gravidität f: liegt vor, wenn die Mutter einen gegen die Blutgruppeneigenschaft A oder B des Kindes gerichteten Ak besitzt; vgl. ABNull-Inkompatibilität.

Heultag: s. Puerperium; vgl. Wochenbettdepression.

Heuser-Membran f: s. Zytotrophoblast.

Hexen|brust: Brustschwellung beim Neugeborenen; bedingt durch mütterliche Hormoneinwirkung. Vgl. Hexenmilch.

Hexen|milch: Lac neonatorum; milchähnliche Flüssigkeit, die sich aus den Brustdrüsen Neugeborener beiderlei Geschlechts auf Druck entleeren läßt, was jedoch vermieden werden soll. **Urs.:** Wirkung mütterlicher Hormone. Vgl. Hexenbrust.

HHL: Abk. für **1.** (gebh.) **H**inter**h**aupt**l**age*; **2. H**ypophysen**h**inter**l**appen; s. Hypophyse.

HHP-Syn|drom n: erstmals von H. Weyers 1981 beschriebene Form der ektodermalen[*] Dysplasie mit einseitiger **H**ypothelie bzw. Hypomastie (bisher nur linksseitig und bei Frauen beobachtet), einer v. a. die Frontzahngruppe betreffenden **H**ypodontie sowie großflächigen und im Gegensatz zur Vitiligo auf die Rumpfhaut beschränkten **P**igmentanomalien (Hemmung der ektodermalen Melaninsynthese). Erbliches Vork. nachgewiesen, der Erbgang ist jedoch noch nicht gesichert.

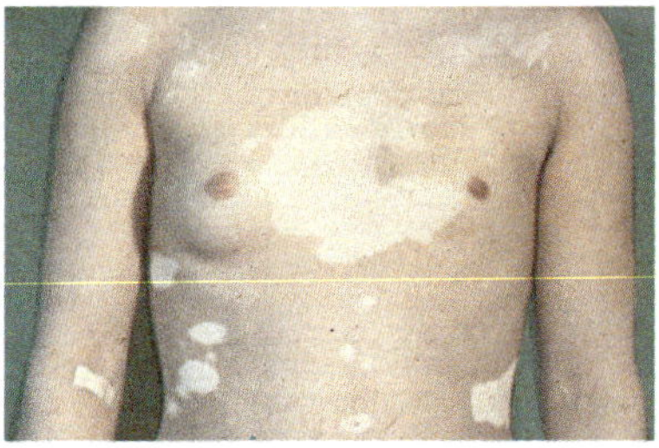

HHP-Syndrom:
Pigmentdysplasien und linksseitige Hypomastie

Hidr|adenom n: auch Hidroadenom; gutartiger epithelialer Tumor der Vulva. **Formen:** 1. klarzelliges H., leitet sich von Schweißdrüsen[*] ab und besteht aus soliden Strängen klarer Zellen. **2.** papilläres H., leitet sich histogenetisch eher von Resten akzessorischen Mammagewebes im Bereich der bis zur Vulva reichenden Milchleiste* ab und besteht aus teils schlitzförmigen, teils zystischen, drüsigen Formationen mit Papillenbildungen in die Lichtungen herein. Die Prognose beider Formen ist gut. Hist. Verwechslungen mit Karzinomen kommen vor.

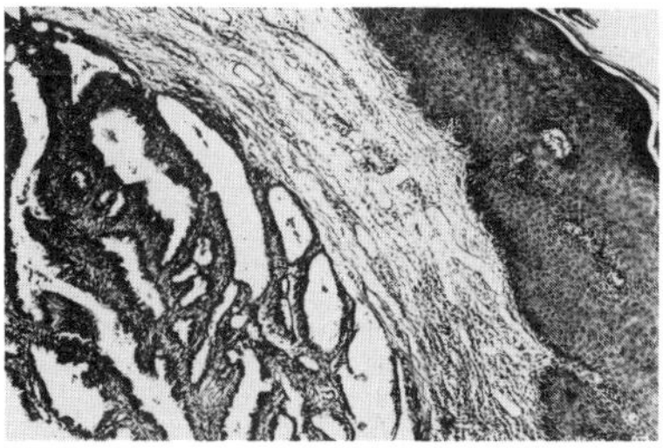

Hidradenom:
Papillärer Typ, Präparat der Vulva

High risk families (engl): Genetische* Risikofamilien.

Hilus ovarii (lat hilum kleines Ding) m: am Margo* mesovaricus gelegene Vertiefung an der Oberfläche des Ovarium*; Ein- und Austrittstelle der im Mesovar an den Eierstock herangeführten Gefäße und Nerven. Hier geht das modifizierte Peritonealepithel, das als sog. Keimepithel das intraperitoneal gelegene Ovarium überzieht, in die Bauchfellduplikatur Mesovar (eine dorsale Abfaltung des Lig. latum) über; an dieser ist das Ovarium beweglich aufgehängt.

Hilus|zellen: im Bereich des Ovarialhilus vorkommende Zellnester von der Struktur der Leydig[*]-Zwischenzellen mit schaumigem bräunlichem, zuweilen lipofuszinpigmenthaltigem Zytoplasma. Vereinzelt kommen auch Reinke[*]-Kristalle vor. Diese Nester können sich zu umschriebenen Hyperplasien oder kleinen Hiluszelltumoren weiterentwickeln.

Hilus|zell|tumor m: kleine rundliche, aus Leydig-zellähnlichen Hyperplasien im Bereich des Ovarialhilus entstehende Tumoren; klinisch meist bedeutungslose Nebenbefunde, die jedoch mit einer Androgenproduktion in Zusammenhang gebracht und gelegentlich bei Endometriumkarzinomen gefunden werden.

Hinterdamm|griff: s. Ritgen-Handgriff.

Hinterhaupt|lage: Abk. HHL; gebh. Lage, bei der der Kopf des Kindes tief gebeugt ist, so daß das Hinterhaupt die Führung übernimmt; dabei liegt das Hinterhaupt meist vorn (**vordere** oder **regelrechte** HHL) oder ist nach hinten gerichtet (**hintere** HHL, s. Abb.). Vgl. Kindslage.

Hinterscheitel|bein|einstellung: (gebh.) syn. verstärkte Litzmann-Obliquität, Form des Asynklitismus*; bei hochgradig verengtem Becken stellt sich u. U. das hintere Scheitelbein als führender Teil ein; die Pfeilnaht entfernt sich aus der Führungslinie vom Promontorium weg; bedingte Geburtsunmöglichkeit, da Scheitelbein, Schulter usw. hinter der Symphyse festhaken können.

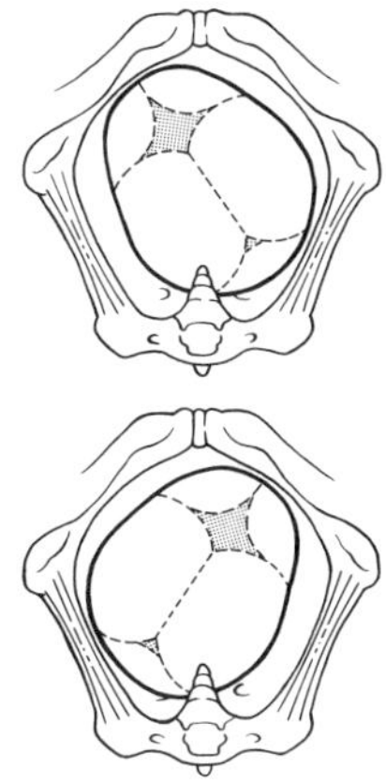

Hinterhauptlage:
I. oder linke (oben) und II. oder rechte hintere Hinterhauptlage (unten)

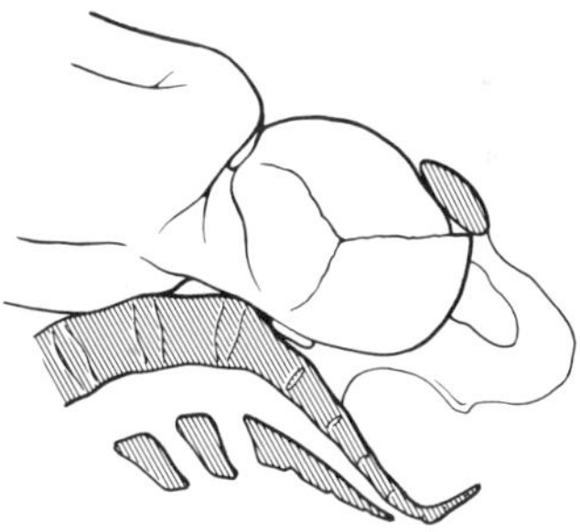

Hinterscheitelbeineinstellung, Geburtsstillstand

Hirn|blutung, geburts|traumatische: zerebrale, intrakranielle Blutung; Blutung im Schädelinnern von Neugeborenen (epidural, subdural, in den Leptomeningen oder an der Schädelbasis), die als Geburtsschaden (s. Geburtsschäden) entsteht. I. d. R. handelt es sich um Verletzungen der Falx cerebri und des Tentoriums mit Rißblutungen aus Gefäßen, wobei pränatalen Störungen (z. B. O_2-Mangel, Azidose, Gerinnungsstörungen) mit der möglichen Folge einer Minderwertigkeit der Gefäßwände eine wesentlich pathogenetische Bedeutung beigemessen werden. Prädisponiert sind insbes. Frühgeborene. **Sympt:** hängen weitgehend von der Ausdehnung und Lokalisation der Hirnblutung ab: v. a. Atemrhythmusstörungen mit Asphyxie über Schnappatmung bis zum völligen Aussetzen der Atmung; daneben Zeichen erhöhten Hirndrucks (Erbrechen, Krampfneigung, Opisthotonus). Vgl. Depressionszustand des Neugeborenen.

Hirn|schaden, frühkindlicher: Sammelbegriff für ätiol. und pathol.-anat. verschiedenartige, organische Störungen eines in der Entwicklung befindlichen ZNS (6. Schwangerschaftsmonat bis 3. - 6. Lebensjahr).

Häufige **Urs.** sind Hypoxie, Infektionen, Hirnblutungen, Traumen, Bilirubinenzephalopathie (s. Kernikterus). Sie können prä-, peri- oder postnatal einwirken. Bes. gefährdet ist das Kind in der Perinatalperiode (s. Fetal distress) und bedarf deshalb in dieser Phase einer bes. intensiven Überwachung. Die **klinische Manifestation** eines f. H. ist äußerst vielgestaltig und reicht von kaum feststellbaren leichten Abweichungen der Persönlichkeitsentwicklung (hirnorganisches psychisches Achsensyndrom[*]) bis zu möglichen tödlichen Ausgängen (schwere Hirnblutung). Von großer praktischer Bedeutung ist die möglichst frühzeitige Erkennung eines leichten, häufig hypoxisch bedingten f. H., weil durch frühe umfassende Förderungsmaßnahmen (pädagogische, orthop., psychol. usw.) in vielen Fällen eine funktionell vollwertige Entwicklung ermöglicht werden kann. Für diese Schäden ist es typisch, daß sie in den ersten Lebenswochen und Lebensmonaten klinisch erscheinungsfrei sind.

> Spätestens bis zum 6. Lebensmonat sollte die (Verdachts)diagnose eines frühkindlichen Hirnschadens gestellt werden.

Deshalb sollten alle **Risikokinder** (s. a. Risikoneugeborenes) von Geburt an in eine regelmäßige fachärztliche Überwachung genommen und etwa alle 4 Wochen ihre somatische und neuropsychol. Entwicklung überprüft werden. Schwerpunkt dieser Untersuchungen ist die **Früherfassung von Störungen** der: **1.** rechtzeitigen Rückbildung der frühkindlichen* Reflexe; **2.** somatischen Entwicklung (Gewicht, Länge, Skelett, Gebiß); **3.** statisch-motorischen Entwicklung (Drehen, Kriechen, Sitzen, Stehen, Laufen); **4.** psychischen Entwicklung (Greifen, Spielen, Sprachverständnis, Sprechen). Vgl. Kinderfrüherkennungsuntersuchungen, Zerebralparese, infantile, [Screening-Verfahren].

Hirsutismus (lat hirsutus stachelig) **m:** männlicher Behaarungstyp bei Frauen; verstärkte Pubes-, Körper- und Gesichtsbehaarung bei Frauen, evtl. Neigung zu Seborrhoe und Acne vulgaris. **Urs.: 1. symptomatisch** inf. vermehrter Androgenbildung in den Nebennierenrinden (bei Tumoren oder Hyperplasie) oder Ovarien (Stein-Leventhal-Syndrom); ferner nach Androgentherapie; **2. idiopathisch:** inf. gesteigerter Empfindlichkeit der Haarfollikel gegenüber androgenen Reizen oder verstärkter Umwandlung von Testosteron in das eigentlich wirksame Dihydrotestosteron im Bereich der Haarwurzeln.

Hitze|wallungen: s. Klimakterium.

HIV: Abk. f. (engl) **h**uman **i**mmunodefiency **v**irus; vom International Committee of Taxonomy of Viruses 1986 empfohlene einheitliche Bez. für das bisher als HTLV*-III bzw. LAV*-I bezeichnete, seit 1983 bekannte Retrovirus, das in der Ätiopathogenese von AIDS* eine wesentliche Rolle spielt. Seit 1986 ist ein weiteres AIDS-assoziiertes humanes Retrovirus bekannt: LAV-II.

HLA-Gutachten: Abk. für (engl) **h**uman **l**eucocyte **a**ntigen system (HLA-System); Gruppe genetisch determinierter Gewebsantigene des Menschen. Der ungewöhnlich große Polymorphismus des HLA-Systems verleiht diesem System besondere Eignung bei der serol. **Abstammungsbegutachtung.** Anwendung insbes. in Fällen, in denen das konservative Blutgruppengutachten* (zusammen mit den sonstigen Umständen) zu keinem für eine gerichtliche Entscheidung ausreichenden Ergebnis kam, z. B. mehr als 2 Männer nicht ausgeschlossen; für einen pos. Beweis nicht ausreichende (da zu niedrige) Vaterschaftswahrscheinlichkeit; Befunde wichtiger Beteiligter (z. B. von der Kindesmutter oder/und dem Putativvater) fehlen. Die Befunde werden biostatistisch ausgewertet. Vgl. Anthropologisches Gutachten, Fertilitätsgutachten.

HMG: Abk. für (engl) **h**uman **m**enopausal **g**onadotropine; das aus dem Harn von Frauen nach der Menopause* gewonnene Gemisch der Gonadotropine* LH* und FSH*; die Wirkung entspricht weitgehend dem FSH. **Therapeutische Anw.:** zur Ovulationsinduktion*, bei hypophysär bedingter Hodeninsuffizienz.

Hodge-Pessar (Hugh H., Gyn., Philadelphia, 1796-1873) **n:** wird zur Aufrichtung des Gebärmutterkörpers bei Retroflexio* uteri in die Scheide eingelegt.

Hohlwarze: eingezogene Brustwarze der (weiblichen) Brust; beruht auf einem Mißverhältnis zw. papillärer und areolärer Muskulatur (primäre **angeborene** H.) bzw. auf invertierenden Prozessen (sekundäre, insbes. infolge von Entzündungen, Präkanzerosen oder Mammakarzinom **erworbene** Hohlwarze). Ausgeprägte H. erschweren das Stillen*; bei primären H. ist es durch Verwendung eines Stillhütchens dennoch möglich. **Ther.:** nach Ausschluß bösartiger Prozesse op. kosmetische Korrektur mittels Mamilleneversionsplastik; ein Stillen ist anschließend jedoch nicht mehr möglich, weil bei diesem Vorgehen die Ausführungsgänge der Ductus lactiferi durchtrennt werden.

> Bei sekundären (erworbenen) Hohlwarzen muß immer ein Mammakarzinom ausgeschlossen werden!

Hohlweg-Effekt (Walter H., Endokrinologe, Wien, geb. 1902) **m:** s. Rückkopplung.

Homo|sexualität (gr homos gleich) **f:** Bez. für sexuelle Aktivität, Erregbarkeit und Orientierung gegenüber Partnerinnen oder Partnern gleichen Geschlechts. In der Pubertät kommt es oft zu sexuellem Erprobungsverhalten an Personen gleichen Geschlechts, unabhängig davon, ob später heterosexuelles Verhalten bevorzugt wird. Im Verlauf der Entdeckung eigener homosexueller Orientierung werden heftige Abwehrmechanismen beobachtet, erst im Rahmen der homosexuellen Identitätsfindung (sog. Coming-out) wird die Verleugnungsarbeit überwunden. Vorurteile gegen die sexuelle Minderheit (wegen angeblicher Unnatürlichkeit, gegen nichtreproduktives Sexualverhalten) treten auf, um unbewußte eigene latente Neigungen zu bändigen; vgl. Bisexualität. **Vorkommen bei Frauen** (sog. lesbisches Verhalten): Etwa ein Viertel hat irgendwann lesbische Erfahrungen, ein Achtel unter Einschluß eines Orgasmus. Ausschließlich lesbisches Verhalten als Quelle von Befriedigung bei weniger als 5%. Geringe Partnerfluktuation bei der Mehrheit, hohe Befriedigungsrate. **Vorkommen bei Männern:** Etwa die Hälfte hat irgendwann homosexuelle Erfahrungen, ein Drittel unter Einschluß eines Orgasmus. Ausschließlich homosexuelles Verhalten als Quelle von Befriedigung bei 5 - 15%. Hohe Promiskuitätsraten sind häufiger als bei Frauen. Päderastie: Bez. bei Männern, sofern es sich um nicht volljährige Sexualpartner handelt.

Nach § 175 StGB in der Fassung des 4. Gesetzes zur Reform des Strafrechts (4. StrRG) vom 23.11.1973 (BGBl. I S. 1725) wird ein Mann über 18 Jahre, der sexuelle Handlungen an einem Mann unter 18 Jahren vornimmt oder von einem Mann unter 18 Jahren an sich vornehmen läßt, mit Freiheitsstrafe bis zu 5 Jahren oder mit Geldstrafe bestraft, wobei das Gericht von einer Bestrafung nach dieser Vorschrift absehen kann, wenn der Täter zur Zeit der Tat noch nicht 21 Jahre alt war oder bei Berücksichtigung des Verhaltens desjenigen, gegen den sich die Tat richtet, das Unrecht der Tat gering ist. Sexuelle Handlungen i. S. dieses Gesetzes sind nur solche, die im Hinblick auf das jeweils geschützte Rechtsgut von einiger Erheblichkeit sind (§ 184c StGB in der Fassung des 4. StrRG).

Hormonale Kontra|zeption (gr horman erregen, antreiben) f: s. Kontrazeption, hormonale.

Hormone n pl: (physiol.) Wirkstoffe, die meist in anat. abgegrenzten und hist. definierten Strukturen des Organismus (sog. endokrine Organe) produziert werden, über das Blut ihre Erfolgsorgane erreichen und bereits in sehr geringen Konzentrationen deren Stoffwechsel in charakteristischer Weise beeinflussen (Informationsüberträger zw. den verschiedenen Zellarten); die spezifische Hormonwirkung wird über Hormonrezeptoren* vermittelt. Nach biochemischen Kriterien unterscheidet man im menschlichen Organismus: **1.** Steroidhormone*; **2.** Polypeptid- oder Proteohormone, v. a. die im Hypothalamus gebildeten Releasing*-Hormone, Oxytozin*, Vasopressin (ADH), die in der Hypophyse gebildeten H., Insulin und Glukagon (Pankreas), Parathormon und Kalzitonin (Glandula parathyreoidea) und die meisten Gewebshormone[*]; **3.** von Aminosäuren abgeleitete H. (Amine), z. B. Schilddrüsenhormone, Katecholamine, Azetylcholin; **4.** von ungesättigten Fettsäuren abgeleitete H., z. B. Prostaglandine*.

Hormon|entzugs|blutung: s. Abbruchblutung.

Hormon|re|zeptoren m pl: meist für ein best. Hormon spezifische Rezeptoren, die an den Membranen bzw. im Zytoplasma der jeweiligen Zielzellen lokalisiert sind und durch reversible Bindung der im Blut zirkulierenden Hormone* deren Wirkung über unterschiedliche biochemische Sekundärreaktionen in der Zelle vermitteln. Viele Hormone (z. B. Proteohormone) gehen eine Bindung mit membranständigen H. ein, was zur Aktivierung der ebenfalls membranständigen Adenylatzyklase und damit zu einem Anstieg der intrazellulären Konzentration von Zyklo-AMP (sog. second messenger) führt; als Folge kann es unter Vermittlung von Proteinkinasen zur Aktivierung oder Hemmung von Enzymen, zur Induktion oder Repression der RNA-Synthese bzw. der ribosomalen Protein(Enzym)biosynthese oder zur unmittelbaren Steigerung der Zellpermeabilität kommen. Eine ähnliche, z. T. antagonistische Wirkung besitzt Zyklo-GMP, das unter Einwirkung von Hormonen aus GTP entsteht. Steroidhormone* reagieren mit einem zytoplasmatischen H. unter Konformationsänderung; dieser „aktivierte" Steroidhormon-Rezeptor-Komplex bewirkt im Zellkern inf. Ablösung von Chromatinproteinen von der DNA ebenfalls eine Induktion oder Repression der Proteinbiosynthese.

Da das Wachstum best. bösartiger (hormonsensibler) Tumoren durch weibliche (z. B. Mammakarzinom*) oder männliche Sexualhormone* (z. B. Prostatakarzinom[*]) gefördert wird, sind v. a. **Steroidhormonrezeptoren** (Östrogen-, Progesteron- und Androgenrezeptoren) medizinisch von Bedeutung; durch Blockierung der H. mit gegengeschlechtlichen Sexualhormonen bzw. Antiöstrogenen* oder Antiandrogenen* kann therapeutisch eine Hemmung des Wachstums „rezeptorpositiver" Tumoren (und Metastasen) erzielt werden. Die Hormonrezeptoranalyse ist technisch aufwendig; wichtig ist die Bestimmung unter standardisierten Bedingungen. Vgl. Antigestagene, EGF.

HPL: Abk. für (engl) **h**uman **p**lacento **l**actogen, syn. Plazentalaktogen, human chorion somatotropin (HCS); Proteohormon, aus 191 Aminosäuren bestehendes Polypeptid, MG 21 500; die Bildung erfolgt in den Chorionzellen des Synzytiotrophoblasten der Plazenta. Die HPL-Serumkonzentration korreliert weitgehend mit dem Zuwachs der Masse des Synzytiotrophoblasten. HPL scheint vollständig an den mütterlichen Kreislauf abgegeben zu werden; es ist 12 - 30 Min. nach Ausstoßung der Plazenta nicht mehr nachzuweisen. Der Abbau erfolgt in der Leber. Über die **Funktion** in der Schwangerschaft gibt es nur Hypothesen: **1.** Mobilisierung mütterlicher Glukose, Fettsäuren und Ketokörper zur Versorgung des Fetus; **2.** Mammo- und laktotrope Effekte; **3.** Einfluß auf die plazentare Steroidhormonsynthese. **Nachweis und quant. Bestimmung:** (radio)immun. Verfahren (RIA, Immunodiffusion, Hämagglutination). HPL ist der wichtigste Laborparameter zur Kontrolle der Pla-

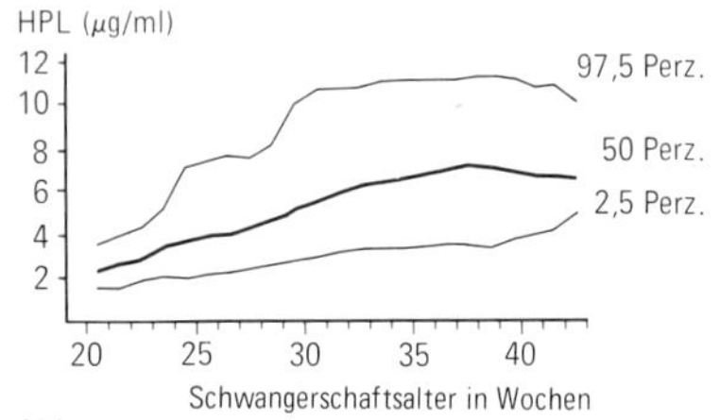

HPL:
HPL-Konzentration im Serum; gleitende 2,5., 50. und 97,5. Perzentile in einem Normalkollektiv von Schwangeren in Abhängigkeit vom Schwangerschaftsalter in Wochen

zentafunktion; erniedrigte Werte bei Plazentainsuffizienz, Gestose, intrauteriner Mangelentwicklung, im letzten Trimenon bei Wachstumsverzögerung der fetoplazentaren* Einheit.

HSG: Abk. für **H**ystero**s**alpingo**g**raphie*.

HTLV: Abk. f. (engl) **H**uman **T**-cell-**l**eucaemia-**v**irus; Bez. für humane lymphotrope Retroviren (RNA-Tumorviren; vgl. [Transkription]), die m. einer Reihe von ungewöhnlichen lymphoretikulären **T**-Lymphozyten-Neoplasien (Leukämien, maligne Lymphome) assoziiert sind. HTLV-positive Infektionen zeigen untereinander ähnliche, einige davon der Mycosis[*] fungoides vergleichbare klinische Bilder. Man unterscheidet bisher 4 Typen; das 1984 beschriebene, als HTLV-III bezeichnete Virus (R. Gallo) gehört jedoch zur Gruppe der Lentiviren (s. [Virusklassifikation]), ist wahrscheinlich identisch mit LAV*-I und steht mit unterschiedlichen AIDS-assoziierten **B**-Lymphozyten-Neoplasien im Zusammenhang; für dieses humane Retrovirus, das in der Ätiopathogenese von AIDS* eine entscheidende Rolle spielt, wird seit 1986 die einheitliche Verwendung der Bez. HIV* empfohlen.

Huhner-Test m**:** s. Sims-Huhner-Test.

Human chorionic gonadotropine (engl)**:** Abk. HCG*.

Humanes Chorion|gonado|tropin n**:** s. HCG.

Humanes Chorion|somato|tropin n**:** Abk. HCS; s. HPL.

Humanes Chorion|thyreo|tropin n**:** Abk. HCT*.

Humanes Meno|pausen|gonado|tropin n**:** s. HMG.

Humanes Plazenta|lakto|gen n**:** s. HPL.

HWG: Abk. f. **h**äufig **w**echselnder **G**eschlechtsverkehr; Begriff in der Amtssprache; vgl. Promiskuität.

Hyaline Membranen f pl**:** Auskleidung der Bronchiolen und Lungenalveolen von Neugeborenen mit hyalinen Massen (geronnenes Eiweiß und Kohlenhydratkomplexe), die den postnatalen Gasaustausch unmöglich machen; s. Membransyndrom.

H-Y-Anti|gen n**:** genetisch vom Y-Chromosom gesteuerte spezifische Antigeneigenschaft von Zelloberflächen; mit dem H-Y-Ag wurde erstmals ein an das männliche Geschlecht gebundenes Histokompatibilitätsantigen[*] entdeckt. Mit Hilfe dieser immun. Geschlechtsdifferenzierung lassen sich bei Zwittern (Hermaphroditismus*) nun auch Translokationen von Y-Chromosomenbruchstücken (mit dem H-Y-Gen) auf X-Chromosomen nachweisen (H-X-Antigen).

Hydantoin-Syn|drom n**:** syn. Phenytoin-Syndrom; angeb. komplexes Mißbildungssyndrom durch embryopathische Organentwicklungsstörungen inf. mütterlicher Einnahme hydantoinhaltiger Medikamente (Antiepileptika) in der Frühschwangerschaft. **Sympt.:** Minderwuchs, Wachstumsretardierung, komplexe kraniofaziale Dysmorphie, Hypoplasien im Handbereich, fakultativ Herzfehler, Hernien u. a. Fehlbildungen, Oligophrenie, häufig Früh- bzw. Mangelgeburt der Kinder.

Hydr|amnion (gr hydor Wasser) n**:** auch Polyhydramnion; abnorm vermehrtes Volumen der Amnionflüssigkeit (Fruchtwasser*) über 2000 ml.

Hydro|cele feminae f**:** auch Hydrocele muliebris seu feminae; Ansammlung wäßriger Flüssigkeit im distalen Teil des persistierenden Processus vaginalis peritonei der Frau; führt zur Anschwellung im oberen Teil der großen Labien.

Hydro|cele muliebris seu feminae f**:** s. Hydrocele feminae.

Hydro|per|tubation (lat pertubare durchblasen) f**:** syn. Adhäsiolyse; Durchspülung der Eileiter mit Flüssigkeit zur Therapie; **1.** postoperativ zur Aufrechterhaltung einer wiederhergestellten Eileiterdurchgängigkeit; **2.** (diagn.) Chromopertubation, z. B. während einer Pelviskopie* zur Beurteilung der Eileiterdurchgängigkeit. Vgl. Sterilität.

Hydr|ops fetalis (gr hydrops Wassersucht) m**:** auch Hydrops congenitus (universalis), Hydrops universalis (fetus); schwerste Manifestation eines Morbus* haemolyticus fetalis. Vgl. Ultraschalldiagnostik.

Hydr|ops gravidarum m**:** pathol. Steigerung der physiol. Wasserretention in der Schwangerschaft; bes. mit Labienödem auftretend, ohne Blutdruckerhöhung oder Proteinurie. Vgl. Gestose.

Hydr|ops tubae: Hydrosalpinx*; s. Salpingitis.

Hydr|ops universalis m**:** auch Hydrops universalis fetus, syn. Hydrops* fetalis.

Hydror|rhoea gravidarum f**:** zeitweiliger Abgang von seröser oder blutigseröser Flüssigkeit während der Schwangerschaft; Hydrorrhoea decidualis, aus der entzündeten Dezidua; prognostisch zweifelhaft; Hydrorrhoea amnialis, bei Zerreißung des Amnions und Chorions, aus Fruchtwasser bestehend, führt meist zum Abort.

Hydro|salpinx f**:** Sactosalpinx serosa, Hydrops tubae; s. Salpingitis.

17α-Hydroxi|pro|gesteron: Abk. 17α-OHP; 17-Hydroxipregn-4-ene-3,20-dion; $C_{21}H_{32}O_2$; MG 330,5; natürliches Gestagen, steigt innerhalb des Menstruationszyklus* gemeinsam mit LH* im Serum an und erreicht sein Maximum ebenfalls zum Zeitpunkt der Ovulation*; zeigt den Beginn der Luteinisierung (Bildung des Corpus* luteum) an; 17α-OHP entsteht durch Hydroxilierung (17α-Hydroxilase) aus Progesteron*; im Harn findet sich als Metabolit Pregnantriol. **Verw.:** 17α-OHP-Derivate werden zur oralen hormonalen Kontrazeption* verwendet. **Normalwerte** (in mg/ml Se-

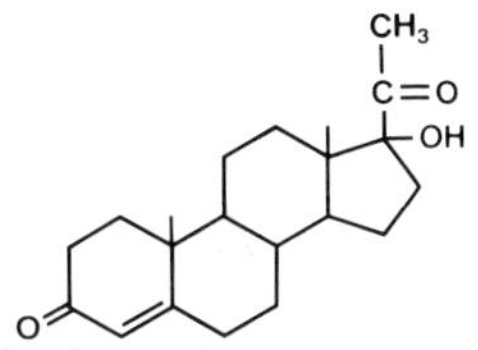

17α-Hydroxiprogesteron

rum): bei Frauen im Menstruationszyklus 0 - 0,8 (Follikelreifungsphase) bzw. 0,3 - 2,9 (Lutealphase), in der Schwangerschaft 2,0 - 12,0; bei Männern 0,3 - 2,2, bei Neugeborenen (im Plasma) < 0,7 - 2,5.

Hydro|zephalus (gr kephale Schädel) m: sog. Wasserkopf; in der Gebh. von Bedeutung, da durch das abnorme Schädelwachstum ein Mißverhältnis* zw. Kopf und Becken besteht und i. d. R. eine Schnittentbindung notwendig

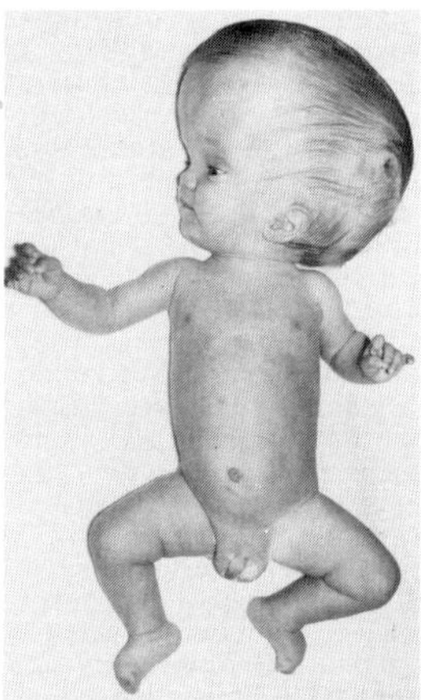
Hydrozephalus

wird. **Diagn.** (pränatal): fehlendes Eintreten des zu großen Kopfes in das Becken, Bestätigung mittels Ultraschalldiagnostik*. Bei der DD ist zu berücksichtigen, daß großer Schädel nicht gleich H. bedeutet, sondern daß die Makrozephalie des ehemaligen Frühgeborenen und die fam. gehäufte Großköpfigkeit rel. häufig sind. **Therap.** wirksam sind rechtzeitige neurochir. Liquordrainage-Eingriffe (z. B. Ventrikel-Herz-Drainage nach Spitz-Holter).

Hymen (gr Häutchen) m: Schleimhautfalte am Scheideneingang, Jungfernhäutchen; vgl. Carunculae hymenales myrtiformes.

Hymenale A|tresie f: Form der Gynatresie* mit Verschluß der Vagina durch nicht perforierten Hymen.

Hyper|androgen|ämie (gr hyper über, darüber) f: allg. Bezeichnung für erhöhte Androgenspiegel im Serum durch erhöhte Produktion in Gonaden oder Nebennierenrinde. Folge: Androgenisierung*, Pseudopubertas* praecox.

Hyper|ante|flexio uteri f: übermäßige, spitzwinklige Anteflexio* des Gebärmutterkörpers gegen die Zervix; ist oft kombiniert mit einer Hypoplasie* des Uterus (s. Abb.).

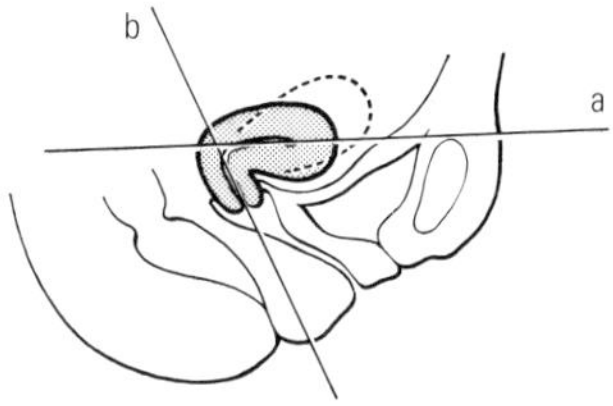

Hyperanteflexio uteri:
Verstärkte Knickung des Uterus in der Kollum-Korpusgrenze (Kollumachse b und Korpusachse a bilden einen nach vorn offenen, rechten bis spitzen Winkel); gleichzeitig besteht hier Retroversio.

Hyper|bilirubin|ämie des Neugeborenen f: ältere Bez. Icterus gravis (heute i. d. R. auf Morbus* haemolyticus neonatorum beschränkt); man sollte von Hyperbilirubinämie bei einem Serumbilirubinspiegel sprechen, der mit der Gefahr einer Bilirubinintoxikation (v. a. Kernikterus*) verbunden ist (überwiegend unkonjugiertes Bilirubin* im Serum erhöht). **Urs.:** Pathol. Ikterusformen pfropfen sich auf die besondere Situation des Bilirubinstoffwechsels beim Neugeborenen auf (s. Icterus neonatorum). Zu unterscheiden sind: **1.** Vermehrter Bilirubinanfall, z. B. Morbus* haemolyticus neonatorum, einige (seltenere) familiäre Blutkrankheiten (hereditäre Sphärozytose[*], Glukose[*]-6-Phosphat-Dehydrogenasemangel usw.), extravaskuläres Blut (Hämatome u. a. Blutungen), verstärkte Bilirubinrückresorption (intestinale Stenosen, Fasten). **2.** Verminderte Bilirubin-Glukuronid-Kopplung, z. B. bei Frühgeborenen, Kindern diabetischer Mütter, Crigler[*]-Najjar-Syndrom, Galaktosämie*, Neugeborenenhypothyreose*, Lucey*-Driscoll-Syndrom u. a. **3.** Störungen des Galleabflusses, hierbei kombinierte oder überwiegend direkte, konjugierte Hyperbilirubinämie, z. B. bei Gallengangatresie[*], zystischer[*] Fibrose, extrahepatischer Obstruktion der Gallenwege, Alpha$_1$-Antitrypsinmangelkrankheit, Gallepfropfsyndrom* u. a. **4.** Mischformen bei intrauterinen Infektionen (wie Toxoplasmose*, Zytomegalie*, Hepatitis, Syphilis* u. a.), Sepsis[*]. Maßnahmen bei Hyperbilirubinämie zur Kernikterusprophylaxe: Phototherapie*, Austauschtransfusion* und zusätzliche Maßnahmen, die die Darmpassage beschleunigen. Zur Prophylaxe einer Hyperbilirubinämie (bei vorhersehbar gefährdeten Neugeborenen) kommt eine kurz vor oder nach der Geburt eingeleitete Enzyminduktion* in Frage.

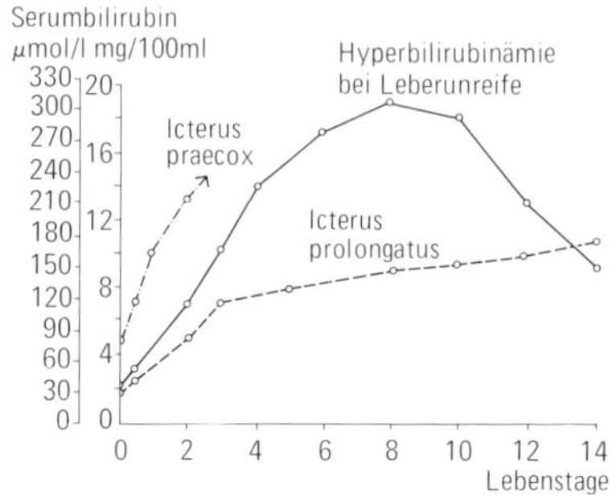

Hyperbilirubinämie des Neugeborenen: Verlauf der Serumbilirubin-Spiegel bei verschiedenen Formen

Hyper|emesis gravidarum f: übermäßiges Schwangerschaftserbrechen; über die Emesis* gravidarum hinausgehendes Erbrechen; zählte nach älterer Klassifikation zu den Frühgestosen (s. Gestose), wird heute i. d. R. als psychosomatische Erkrankung aufgefaßt. **Sympt.:** Erbrechen bis zu fünf- bis zehnmal am Tag, unabhängig davon, ob der Magen leer ist oder nicht. Brennender Durst (Wasserverlust), Schmerzen in der Magengegend, trockene Zunge, übelriechender Atem (Azeton, Foetor ex ore). Kritischer Zustand bei rascher Gewichtsabnahme, Verschlechterung des Allgemeinzustandes, Temperatursteigerung, Ikterus, ZNS-Störungen (Benommenheit, Delirien usw.).

Hyper|genitalismus m: übermäßig starke bzw. vorzeitige Entwicklung von Genitale und sek. Geschlechtsmerkmalen*; vgl. Pubertas praecox, Intersexualität.

Hyper|glyk|ämie, idio|pathische des Neugeborenen f: Krankheitsbild bei unreifen Neugeborenen, das durch Hyperglykämie, Erbrechen, Polyurie und Dehydratation gekennzeichnet ist; eine Ketoazidose tritt nicht auf. Zur Behandlung sind nur geringe Insulinmengen (bis zu 6 IE) nötig, nach einigen Monaten spontane Ausheilung.

Hyper|gonadismus m: endokrine Überfunktion der weiblichen oder männlichen Gonaden*, meist inf. hormonproduzierender Tumoren.

Hyper|mastie f: **1.** Polymastie*; **2.** abnorm groß entwickelte Brüste (Makromastie, Gigantomastie). Vgl. Milchleiste, Mammahypertrophie.

Hyper|menor|rhoe f: übermäßig starke Menstruationsblutung bei normaler Dauer;

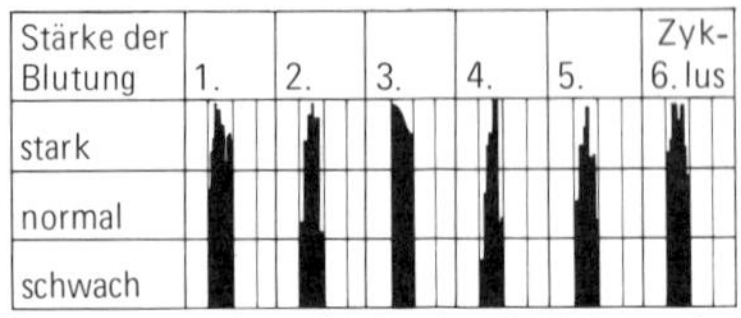

Hypermenorrhoe (Kaltenbach-Schema)

Urs.: 1. organische (über 90%): a) genital (z. B. Endometriose, Uterusmyom, Polypen, Stauungszustände im kleinen Becken, chronische Entzündungen); b) extragenital bedingt (Bluthochdruck, Herz-, Nierenkrankheiten, Blutgerinnungsstörungen u. a.); **2. funktionelle**, hormonal bedingte (nur etwa 10%), meist bei Uterushypoplasie*.

Hyper|oligo|menor|rhoe f: syn. Oligohypermenorrhoe; s. Oligomenorrhoe.

Hyper|plasie, adenomatöse f: s. Adenomatöse Hyperplasie.

Hyper|plasie, glandulär-zystische f: s. Glandulär-zystische Hyperplasie.

Hyper|prolaktin|ämie f: pathol. Erhöhung des Serumspiegels von Prolaktin* unterschiedlicher Urs., z. B. bei Prolaktinom*, medikamentös verursachter Sekretionshemmung von PIH* (z. B. durch Reserpin), funktionell bedingt bei best. Formen der Hypothyreose mit vermehrter Sekretion von TRH, bei Akromegalie; führt zur Hemmung der Sekretion von LH und zusätzlich der Wirkung der Gonadotropine auf die Gonaden (Progesteron- bzw. Testosteronbildung). **Folge:** bei der Frau Anovulation, hypogonadotrope Amenorrhoe, evtl. Galaktorrhoe, beim Mann Hypogonadismus, Impotenz. **Diagn.:** Nachweis eines erhöhten Prolaktinserumspiegels (mehrere Kontrollbestimmungen). **Ther.:** je nach Urs. chirurgisch oder medikamentös (Prolaktinhemmer*). Vgl. Galaktorrhoe-Amenorrhoe-Syndrome.

Hyper|sexualität f: bei Frauen als Nymphomanie, bei Männern als Satyriasis bzw. Don*-Juanismus bezeichnetes Sexualverhalten*; häufig beschriebenes, seltener angetroffenes Phänomen exzessiven sexuellen Appetenzverhaltens mit heftigem Drang nach sexueller Betätigung und Befriedigung. H. wird einerseits im Rahmen organischer Hirnerkrankungen oder Psychosen beobachtet, wird aber andererseits auch einer Einengung des Bewußtseins oder unausgeprägter emotionaler Selbststeuerung zugeschrieben. Letzteres ist problematisch, da sexuelle Hingabe prinzipiell eine Reduktion der Selbstkontrolle voraussetzt. Im Ggs. zur H. ist Promiskuität* ausschließlich quantitativ zu verstehen.

Hyper|thecosis ovarii f: syn. Thekomatose; erstmals von Fraenkel 1943 beschriebene, familiär auftretende, mit dem polyzystischen* Ovarialsyndrom eng verwandte Erkrankung mit Vergrößerung meist beider Ovarien durch umschriebene oder diffuse Hyperplasie von Thekazellen mit Luteinisierung unter starker Verbreiterung des ovariellen Rindenstromas und Verdrängung der Follikel. Klinisch besteht oft Virilisierung mit Hirsutismus inf. vermehrter Produktion von Androgenen und Androstendion in den luteinisierten Thekazellen, gleichzeitig besteht Infertilität. Vgl. Polyzystische Ovarien.

Hyper|thelie f: überzählige Brustwarzen; s. Polythelie, Milchleiste.

Hyper|therme Phase f: Phase der erhöhten Basaltemperatur* während der zweiten Zyklushälfte; entspricht der Corpus-luteum-Phase des weiblichen Menstruationszyklus*. Die Länge der h. Ph. ist wichtig für die Beurteilung der Fertilität* einer Frau. Vgl. Biphasischer Zyklus.

Hypo|galaktie (gr hypo unter, darunter) f: quantitativ ungenügende Milchsekretion der Wöchnerin in der Laktationsperiode*, häufiger passager nach komplizierter Schwangerschaft oder Geburt (op. Entbindung) auftretend; die funktionelle H. (u. a. infolge psychischer Faktoren wie Angst oder fehlende Bereitschaft zum Stillen*, auch unsachgemäße Stilltechnik) kann oft durch Motivierung, Erlernen der Stilltechnik und regelmäßiges Anlegen des Säuglings überwunden werden.

Hypo|gastrium n: Unterbauchgegend; nach oben begrenzt durch eine beide Spinae iliacae anteriores superiores verbindende Querlinie, nach unten durch Leistenbänder und Symphyse. Unterteilt in Regio* pubica und Regiones* inguinales.

Hypo|genitalismus m: Unterentwicklung von Genitale u. sek. Geschlechtsmerkmalen*; meist endokrine Störung, z. B. durch Hypogonadismus* od. Hypophysenvorderlappeninsuffizienz*, Nebennierenrinden-Insuffizienz.

Hypo|gonadismus m: unvollkommene oder fehlende Ausbildung bzw. sekundäre Rückbildung der primären und ggf. auch sek. Geschlechtsmerkmale* als Ausdruck einer fehlenden oder unzureichenden Funktion der Gonaden*. **Formen: 1. Primärer H.** mit kompensatorischer Erhöhung der zirkulierenden Gonadotropine* (hypergonadotroper H.) inf. angeborener Fehlanlage (Gonadenagenesie* bzw. Gonadendysgenesie*) oder erworben, z. B. inf. traumatischer Schädigung, Kastration*, Ovarektomie*, Orchitis[*], bei schwerem (doppelseitigem) Kryptorchismus[*], Castillo-Syndrom. **2. Sekundärer H.** mit Erniedrigung der Gonadotropine im Serum (hypogonadotroper H.) inf. einer dienzephal-hypophysären Störung (entzündliche, tumoröse, vaskuläre oder traumatische Veränderung von Hypothalamus/Hypophysenvorderlappen).

Die **klinischen Zeichen** sind je nach Stärke des Hormonmangels verschieden. Bei Auftreten eines H. in der Kindheit (präpuberaler H.) resultiert typischerweise Ausbleiben der Pubertät* (sexueller Infantilismus, primäre Amenorrhoe*, Eunuchismus[*], eunuchoider Hochwuchs). Gleichzeitiger Mangel an Wachstumshormon (STH[*]) kann zu hypophysär bedingtem Minderwuchs[*] führen. Im Erwachsenenalter (postpuberaler H.) können sich primäre und sek. Geschlechtsmerkmale (mehr oder weniger reversibel) zurückbilden, daneben bestehen Fertilitätsstörungen, es kommt zum sek. Nachlassen von Libido und Potenz sowie allg. Zeichen des Sexualhormonmangels (z. B. Sterilität, Zyklusstörungen der Frau). Die von den in der Nebennierenrinde gebildeten androgenen Hormonen vermittelten sek. Geschlechtsmerkmale (Axillarbehaarung, Pubesbehaarung) sind i. a. nicht betroffen. Vgl. Adrenogenitale Syndrome, Klinefelter-Syndrom, [Pasqualini-Syndrom].

Hypo|mastie f: Unterentwicklung, evtl. auch Fehlen einer Brust bzw. beider Brüste, angeborene Anomalie. Bei extrem unterentwickelter Brust spricht man von Mikromastie; vgl. Poland-Syndrom.

Hypo|menor|rhoe f: schwache Menstruationsblutung; **Urs.:** z. B. Endometrium-Tbc, nicht kunstgerecht durchgeführte Kürettage*; eine Ovarialinsuffizienz findet sich nur selten.

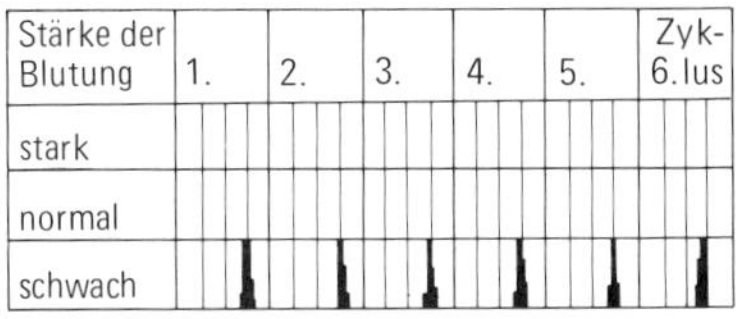

Hypomenorrhoe (Kaltenbach-Schema)

Hypo|mochlion n: Dreh(unterstützungs)-punkt eines Hebels; z. B. (gebh.) Stemmpunkt; diejenige Stelle des Kindskörpers, die sich bei der Austrittsbewegung während der Geburt* gegen den Schambogen anstemmt. Vgl. Beckenebenen.

Hypo|oligo|menor|rhoe f: syn. Oligohypomenorrhoe; s. Oligomenorrhoe.

Hypo|para|thyreoid-Biermer-Gonaden-dys|genesie-Syn|drom n: syn. H.-B.-G.-Syndrom; familiärer Hypoparathyreoidismus[*] bei jüngeren Mädchen in Kombination mit perniziöser[*] Anämie und Gonadendysgenesie*. **Sympt.:** Manifestation eines primären Hypopararthyreoidismus im Schulalter, fakultativ genitaler Infantilismus und primäre Amenorrhoe als Ausdruck einer Gonadendysgenesie, im weiteren Verlauf Entwicklung einer perniziösen Anämie mit histaminrefraktärer Achylie.

Hypo|physe f: in der Sella turcica der knöchernen Schädelbasis lokalisiertes, aus versch. Anteilen zusammengesetztes, kirschgroßes endokrines Organ; ist über den Hypophysenstiel (Infundibulum) direkt mit dem Hypothalamus verbunden und stellt mit diesem eine morphol. und funktionelle Einheit dar. **1. Hypophysenvorderlappen** (Abk. HVL): sog. Adenohypophyse; endokrine Drüse, entwickelt sich aus dem ektodermalen Epithel des Mundhöhlendachs und ist mit dem Zwischenhirn[*] über ein spezielles Gefäßsystem (Pfortadergefäße[*] der H.) verbunden; bisher wurden 6 im HVL gebildete Proteohormone nachgewiesen: Gonadotropine* (FSH* und LH*), thyreotropes Hormon (TSH[*]), adrenokortikotropes Hormon (ACTH[*]) sowie das Wachstumshormon STH[*] und Prolaktin*;

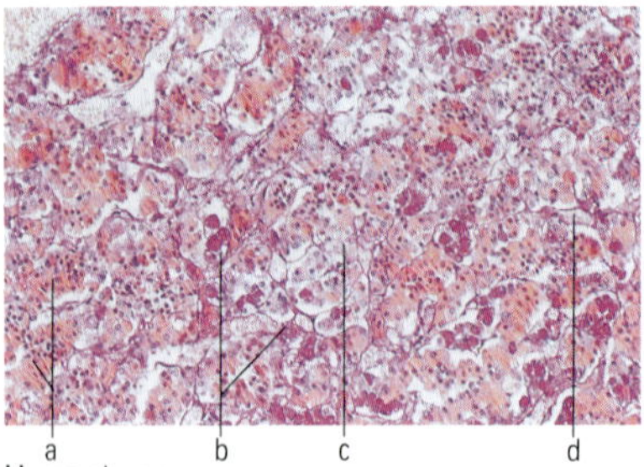

Hypophyse:
Histologischer Schnitt durch die Pars distalis des Hypophysenvorderlappens (Trichrom-PAS-Färbung). a: azidophile Zellen (orange); b: basophile Zellen (rot bis purpur); c: chromophobe Zellen (blaßblau); d: sinusoidale Kapillare

mit Ausnahme der beiden letzten direkt wirksamen Hormone handelt es sich um glandotrope Hormone, die die Funktion anderer (untergeordneter) endokriner Organe regulieren. Die Regulation der Hormonsekretion erfolgt durch die Releasing*-Hormone. **2. Hypophysenzwischenlappen** (Abk. HZL): beim Menschen nur rudimentär angelegt, wird aus der dorsalen Hälfte der Rathke-Tasche gebildet und ist beim Erwachsenen fest mit dem HHL verbunden; Bildungsort des Melanozyten-stimulierenden Hormons (MSH[*]). **3. Hypophysenhinterlappen** (Abk. HHL): sog. Neurohypophyse; entwicklungsgeschichtlich Ausstülpung des Zwischenhirnbodens, besteht aus marklosen Nervenfasern, einem Kapillarnetz und einer speziellen Gliaform (Pituizyten); steht über Nervenfasern mit den Nuclei supraoptici und paraventriculares und dem Hypothalamus in Verbindung. Die beiden im Hypothalamus gebildeten Hormone Oxytozin* und Vasopressin (ADH[*]) werden im HHL, gebunden an Polypeptide, gespeichert und durch Exozytose freigesetzt. Vgl. Hypothalamus-Hypophysen-System.

Hypo|physen|vorderlappen|in|suffizienz f: syn. Hypopituitarismus, Simmonds-Krankheit; partieller oder kompletter Ausfall der durch die Hypopyhsenvorderlappenhormone vermittelten inkretorischen Funktionen des Hypophysenvorderlappens (HVL) inf. Zerstörung oder Verdrängung von HVL-Gewebe oder dessen Abtrennung von hypothalamischen Zentren. **Urs.:** degenerative (v. a. Nekrosen, u. a. postpartal beim Sheehan*-Syndrom), autoimmune oder granulomatöse Prozesse (z. B. Sarkoidose), Entzündungen, Traumen, intra- (v. a. Hypophysenadenome) und parasellare Tumoren, nach neurochir. Eingriffen. **Klinik:** häufig schleichende Abnahme der somato-, gonado-, thyreo- und adrenokortikotropen HVL-Funktionen u. a. mit Adynamie, Oligo- und Amenorrhoe bzw. Libido- und Potenzstörungen, blasser atrophischer Haut, Pigmentschwund und Reduktion der sekundären Körperbehaarung; mit dem Leben vereinbar, da eine minimale Schilddrüsenhormon- und basale Kortikosteroidsekretion erhalten bleibt. Im präpubertären Alter kommt es bei ausreichender STH-Sekretion zu eunuchoidalem Hochwuchs, bei STH-Mangel zum Minderwuchs. Eine akute H. (selten) führt zum hypophysären Koma mit Hypothermie, Bradykardie und Hypoventilation.

Hypo|pituitarismus m: Hypophysenvorderlappeninsuffizienz*.

Hypo|thalamus m: Abk. HT; unterhalb des Thalamus[*] gelegene zentralnervöse Region, Teil des Zwischenhirns[*]; zum HT gehören Chiasma opticum, Tractus opticus, Tuber cinereum, Lamina terminalis, die Hypophyse und das paarige Corpus mamillare. Im HT finden sich dem vegetativen Nervensystem übergeordnete Zentren, welche die wichtigsten Regulationsvorgänge des Organismus wie Wärmeregulation, Wach- und Schlafrhythmus, Blutdruck- und Atmungsregulation, Fettstoffwechsel, Wasserhaushalt, Sexualfunktion und Schweißsekretion koordinieren. Die wichtigsten Kerngebiete des HT sind die Nuclei paraventriculares, supraoptici und tuberales. Im HT werden versch. endokrine Substanzen, die sog. Hypothalamushormone*, gebildet.

Hypo|thalamus|hormone n pl: die im Hypothalamus* (Nucleus supraopticus und Nucleus paraventricularis) gebildeten Neurosekrete, die über den Tractus supraopticohypophysialis auf neuralem Weg in den Hypophysenhinterlappen (Neurohypophyse) gelangen und dort gespeichert werden; es handelt sich hierbei um die beiden Proteohormone Vasopressin (ADH[*]) und Oxytozin* sowie die Releasing*-Hormone.

Hypo|thalamus-Hypo|physen-System n: (neurophysiol.) zentrales Steuer- und Regelsystem des Organismus; stellt die Verbindung zw. dem ZNS und dem Endokrinum (Hormonsystem) dar (s. Abb.); vgl. Hypothalamus, Hypophyse, Releasing-Hormone.

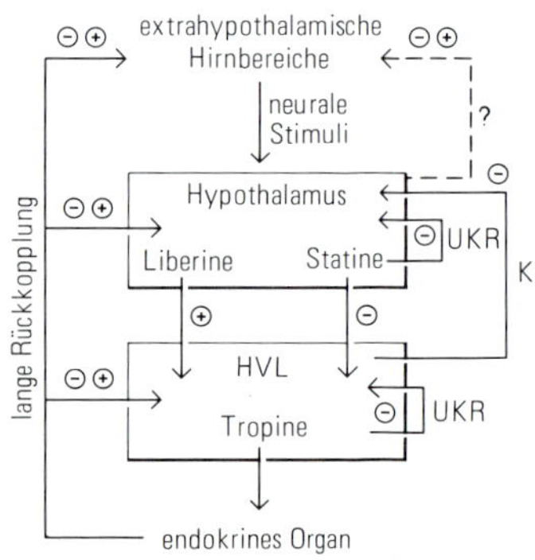

Hypothalamus-Hypophysen-System: Schema der Regulationsvorgänge. UKR: ultrakurze Rückkopplung; KR: kurze Rückkopplung

Hypo|thermie f: **1.** unternormale Körperwärme bei Kollaps, Hyperthyreose u. a., auch inf. einer noch ungenügenden Wärmeregulation evtl. postnatal auftretend (Unterkühlung*); **2.** künstliche H.: in der Herzchirurgie; in der Inneren Medizin: Organunterkühlung; bei neurochir. Eingriffen.

Hypo|thyreose f: s. Neugeborenenhypothyreose, Kretinismus.

Hypo|trophie, fetale f: s. Mangelentwicklung, intrauterine.

Hyp|oxie, kindliche f: **Formen: 1.** intrauterine Hypoxie: s. Fetal distress; **2.** intrapartale Hypoxie: s. Azidose, intrauterine primäre metabolische, Mikroblutuntersuchungen am Feten; **3.** neonatale Hypoxie: s. Depressionszustand des Neugeborenen.

Hyp|oxie|test m: diagn. Kriterium beim Sauerstoffkardiorespirogramm in der postpartalen Intensivüberwachung zur Abklärung der Beatmungsindikation beim Atemnotsyndrom* des Neugeborenen sowie zur DD angeborener Herzfehler*. Beurteilt wird das Eintreten bzw. Ausbleiben eines Anstiegs des art. Sauerstoffdrucks nach 15 - 20 Min. reiner Sauerstoffbeatmung.

Hyster|ek|tomie (gr hystera Gebärmutter) f: Entfernung der Gebärmutter; **zwei Methoden: 1.** Hysterectomia abdominalis: durch Eröffnung der Bauchhöhle; Vorteil: übersichtliches Operationsgebiet, Inspektion der Bauchhöhle und ggf. Erweiterung der Operation möglich; Nachteil: höheres Operationsrisiko als bei vaginalem Zugang. **2.** Hysterectomia vaginalis: von der Scheide her.

Hystero|pexie f: Fixierung der Gebärmutter an der vorderen Bauchwand oder an Nachbarorgane; vgl. Ventrifixatio uteri.

Hystero|salpingo|graphie f: Abk. HSG; röntg. Darstellung des Zervikalkanals, des Uteruskavums und der Tuben mit Röntgenkontrastmittel. Mit der HSG lassen sich neben der Tubendurchgängigkeit Fehlbildungen, entzündliche Prozesse, narbige und tumoröse

Asepsis wie bei einem operativen Eingriff unbedingt erforderlich.

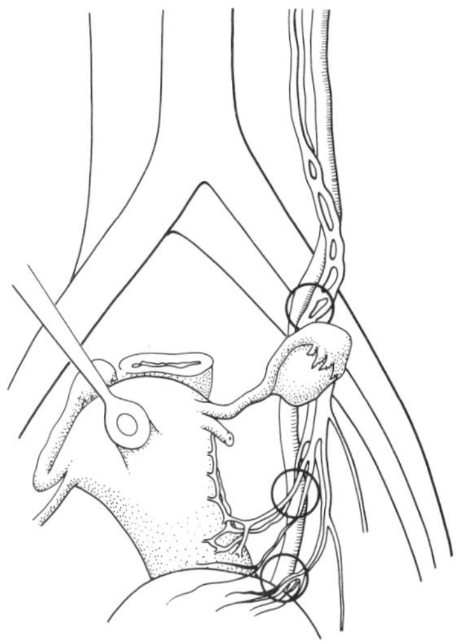

Hysterektomie:
Prädilektionsstellen für Ureterläsionen bei der abdominalen Hysterektomie

Veränderungen feststellen; Methode der Sterilitätsdiagnostik. Zeitpunkt der Untersuchung: präovulatorische Phase, also zw. dem 7. und 12. Tag nach Regelbeginn; vgl. Pertubation. **Kontraind.:** Schwangerschaft, entzündliche Prozesse im kleinen Becken und im Vaginalbereich.

Hystero|skopie f: Betrachtung der Innenwände der Gebärmutterhöhle mit einem Spezialendoskop (Hysteroskop) mit Entfalten des Cavum uteri durch Flüssigkeit (z. B. hochprozentige Dextranlösung) oder CO_2 (spezielle Insufflatoren) bzw. ohne Entfalten mit Kontaktendoskop. Vgl. Fetoskopie.

Hystero|tomie f: auch Uterotomie; Eröffnung der Gebärmutter durch Schnitt z. B. bei Schnittentbindung*, Myomenukleation*, bei chir. Schwangerschaftsabbruch*.

Morgenroth

Das Surfactantsystem der Lunge

19,3 x 26 cm. VIII, 110 Seiten. Mit 75, meist farbigen Abbildungen.
1986. Gebunden DM 98,– ISBN 3 11 011015 6

Das Surfactantsystem der Lunge umfaßt die sekretorische Leistung der Lungenalveolen. Es gewährleistet die Bereitstellung oberflächenaktiver Substanzen, ohne die eine geregelte Ventilation nicht möglich ist. Eine Vielzahl biochemischer, pathophysiologischer und histomorphologischer Befunde belegt die Bedeutung dieses Systems. Störungen der Surfactantbildung sind an der Pathogenese einer Vielzahl besonders entzündlicher Lungenerkrankungen wesentlich beteiligt.

Die Funktionsabläufe bei der Bildung der oberflächenaktiven Substanzen im Alveolarbereich und seine Funktionsstörungen sind auf der Basis der Originalbefunde in dreidimensionalen Reproduktionen zusammengefaßt, so daß die Vermittlung eines visuellen Eindruckes von der Wirkung dieses Systems möglich ist. Auf der Basis histomorphologischer Befunde wird die Wirkung der oberflächenaktiven Substanzen bei der Ventilation, den Abwehrreaktionen der Lunge und bei den bronchialen Reinigungsmechanismen dargestellt. Die krankhaften Störungen dieses Systems werden durch histomorphologische Befunde belegt und im Hinblick auf ihre klinische Bedeutung wiedergegeben.

Es wird gezeigt, daß das sekretorische System der Lungenalveolen bei der Deutung pathophysiologischer Befunde bei den Lungenerkrankungen und der Entwicklung von Therapiekonzepten besonders berücksichtigt werden muß.

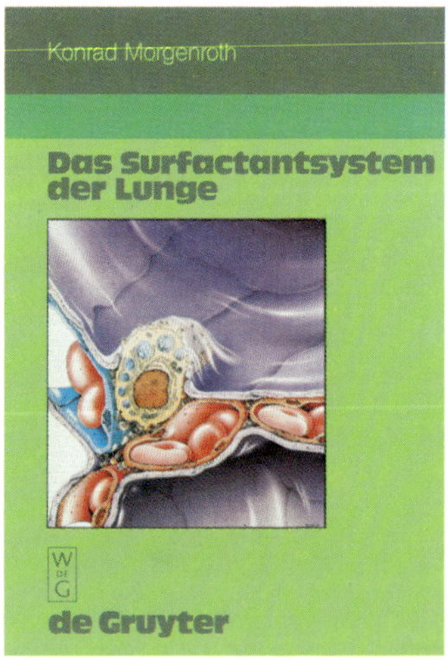

W DE G

de Gruyter

I

Ichthyosis uteri f: (hist.) flächenhafte Austapezierung des Uteruskavums mit einer ausgedehnten Plattenepithelmetaplasie des endometrialen Oberflächenepithels. Meist gutartig, oft als Begleiterscheinung einer chronischen Endometritis oder durch mechanischen Reiz entstanden. Zuweilen aber auch obere Schicht eines sich darunter verbergenden verhornenden Plattenepithelkarzinoms oder mukoepidermoiden Adenokarzinoms des Endometriums (Korpuskarzinom*).

ICSH: Abk. für (engl) **i**nterstitial **c**ell **s**timulating **h**ormone; dem LH* entspr. Gonadotropin beim Mann.

Icterus gravidarum (gr ikterus Gelbsucht) m: syn. Hepatopathia gravidarum, Schwangerschaftsgelbsucht; **Urs.: 1.** Cholestatische Hepatose[*] (toxische Schädigung der Leberzellen mit intrahepatischer Gallenstauung). Auftreten in den letzten 4 Mon. der Schwangerschaft bei vorangegangener Hyperemesis* gravidarum, schwerer Krankheitsverlauf ohne Schädigung des Feten. **2.** akute Hepatitis[*] (A oder B). **3.** Rekurrierende, in jeder Schwangerschaft sich wiederholende Hepatitis (endogene Schwangerschaftsgelbsucht). **Klin.:** Ikterus, Pruritus, guter AZ, geringe Lebervergrößerung, intrahepatische Cholestase mit hoher alkalischer Phosphatase, Hypoprothrombinämie. Nach der Geburt spontane Ausheilung, kein Schaden für Mutter und Kind.

Icterus gravis m: s. Morbus haemolyticus neonatorum.

Icterus neo|natorum m: physiol. Neugeborenengelbsucht; **Urs.:** Die physiol. Bilirubinämie des Neugeborenen beruht nur zu einem geringen Teil auf dem postnatal einsetzenden gesteigerten Hb-Abbau, sondern überwiegend auf einer transitorischen Insuffizienz (Unreife) der Transport- (u. a. Ligandin) und Kopplungssysteme (UDP-Glukuronsäuretransferase) in der Leber. Vom Feten gebildetes (nicht konjugiertes) Bilirubin* kann nicht mehr über die Plazenta ausgeschieden werden, es müssen post partum Leber, Gallenwege und Darm passiert werden. Dabei kommt es beim Neugeborenen (abweichend vom späteren Leben) zu beträchtlicher enteraler Rückresorption von wieder entkoppeltem Bilirubin (im Darm des Neugeborenen größere Mengen von β-Glukuronidase). Post partum steigt die Serumbilirubinkonzentration an, erreicht bei Reifgeborenen als Maximum 100 µmol/l entspr. 6 mg/dl (selten bis 170 µmol/l entspr. 10 md/dl) am 3.-5. Lebenstag und fällt anschließend innerhalb von 2 (bis 3) Wochen zur Norm ab. Bei Frühgeborenen werden höhere Serumbilirubinkonzentrationen erreicht, und der Ikterus bleibt länger bestehen (s. Hyperbilirubinämie des Neugeborenen). Früher häufig verwendete Begriffe wie Icterus praecox (Hautikterus schon am 1. oder 2. Tag), Icterus tardus oder Icterus prolongatus (Dauer länger als 2 Wochen) werden heute nur selten benutzt.

Icterus prae|cox m: s. Icterus neonatorum.

IFFS: Abk. für (engl) **I**nternational **F**ederation of **F**ertility **S**ocieties (Internationaler Verband der Fertilitätsvereinigungen).

IgM-FTA-ABS-Test m: genauere Bez. 19-S-IgM-FTA-ABS-Test; Methode wie FTA*-ABS-Test; im Unterschied zum FTA-ABS-Test erfolgt der Nachweis von Antikörpern gegen Treponema* pallidum nicht im Vollserum, sondern in der säulenchromatographisch isolierten IgM-Fraktion. Ein positiver Testausfall zeigt die Anwesenheit von Treponemen im Organismus und damit das Vorliegen einer behandlungsbedürftigen Syphilis* an.

IgM-Latex|test m: Bestimmung von IgM im Nabelschnur- bzw. Neugeborenenblut, als Suchmethode bei Verdacht auf eine Pränatalinfektion* (bis zum 5. Lebenstag) geeignet, da die vom Neugeborenen initial gebildeten Antikörper v. a. zur IgM-Klasse der Immunglobuline gehören und bei pränatal erworbenen Infektionen typischerweise stark erhöhte IgM-Werte im kindlichen Blut gefunden werden, außerdem mütterliche IgM-Antikörper die Plazentaschranke nicht passieren können. **Prinzip:** Anti-IgM-beladene Latexpartikel ergeben mit IgM-haltigem (kindlichem) Serum eine Antigen-Antikörper-Reaktion (Agglutination nach 2 - 3 Min.); IgM-Werte über 0,022 µmol/l (20 mg/100 ml) begründen einen Verdacht auf eine Pränatalinfektion*. Mittels immun. Verfahren (z. B. RIA, ELISA, Immunfluoreszenz) kann zusätzlich die Spezifität des IgM (z. B. Toxoplasmoseantikörper) bestimmt werden (spezifischer IgM-Test).

Im|maturität (lat immaturus unreif) f: Unreife, unvollständige Entwicklung, z. B. ein Fetus zwischen der 21. bis 28. SSW (bei Frühgeburt* unter optimaler Versorgung bedingt lebensfähig).

Im|missio penis (lat immittere hineinschicken) f: Einführen des Penis in die Vagina (Koitus*).

Im|muno|logisch bedingte hämolytische An|ämie f: s. Hämolytische Anämie, immunologisch bedingte.

Im|petigo herpeti|formis (lat impetigo Ausschlag) f: sehr seltene und schwer verlaufende Variante der Psoriasis[*] pustulosa Typ Zumbusch bei Nebenschilddrüseninsuffizienz. **Sympt.:** Hypokalzämie, Fieber, Erbrechen, Durchfälle, tonisch-klonische Krämpfe, schubweise auftretende, rasch zu Krusten eintrocknende, oft serpiginös oder zirzinär angeordnete Pusteln auf gerötetem Grund besonders in der Leistengegend und submammär. Tritt meist bei Frauen, bes. in der zweiten Schwangerschaftshälfte auf, bei erneuter Schwangerschaft oft Rezidiv, selten bei Männern und Kindern nach Strumektomie. Verlauf: Akute Todesfälle wurden beobachtet, Verlauf über Monate ist häufig. Wegen der hohen Mortalität ist evtl. Schwangerschaftsabbruch zu erwägen.

Im|plantation (lat implantare einpflanzen) f: **1.** Einnistung der befruchteten Eizelle in das

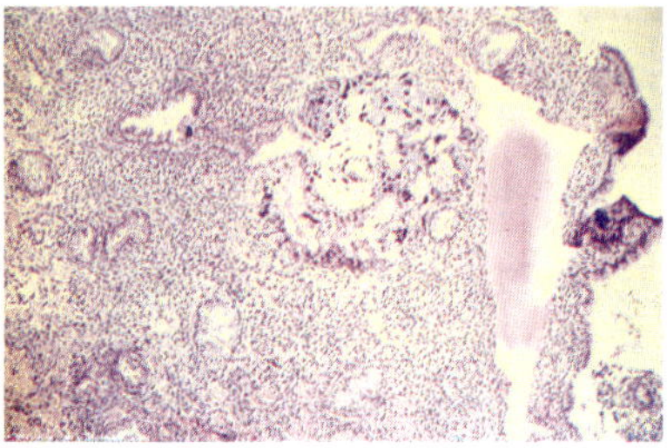

Implantation:
Wenige Tage alte, frisch implantierte Blastozyste

Endometrium; s. Nidation. **2.** Einpflanzung, Einheilung von Fremdteilen in den Körper eines Individuums.

Im|plantations|schäden: fehlerhafte Eieinnistung in das Endometrium; **Formen: 1.** falscher Implantationsort (Placenta* praevia); **2.** Störungen der Implantationstiefe (Placenta* accreta, Placenta* increta, Placenta* percreta), häufig bedingt durch Schädigung der Uterusschleimhaut (u. a. durch Kürettage, Schwangerschaftsabbruch, Schnittentbindung, Puerperalfieber); **3.** Asymmetrie der Trophoblastausbreitung (pathol. Nabelschnuransatz; s. Insertio, Formanomalien); **4.** Rückbildungsstörung des Chorion laeve (Placenta* extrachorialis, Placenta membranacea). Vgl. Plazentation.

Im|potentia con|cupiscentiae f: fehlender Drang zur sexuellen Betätigung.

Im|potentia generandi f: Fortpflanzungsunfähigkeit; **1.** (i. e. S.) **des Mannes:** syn. Sterilität*; **2.** (i. w. S.) **der Frau:** Sammelbez. für Sterilität* (Impotentia concipiendi) und Infertilität* (Impotentia gestandi).

Im|prägnation f: (gyn.) Eindringen der Samenfäden in das reife Ei; s. Befruchtung.

in|cipiens (lat incipere anfangen): beginnend; z. B. Abortus* incipiens.

In|clinatio pelvis (lat inclinare hinneigen) f: Beckenneigung; Winkel zw. der Achse des Beckeneinganges und der Waagerechten. 55° beim männlichen, 60° beim weiblichen Becken (bei aufrechtem Stehen).

In|clusio fetalis (lat includere einschließen) f: Doppelmißbildung, wobei der eine unentwickelte Fetus in einer Körperhöhle des anderen (Schädel-, Brust-, Bauchhöhle) eingeschlossen ist.

In|dikations|lösung: Freigabe des Schwangerschaftsabbruchs* bei Vorliegen best. Rechtfertigungsgründe (Indikationen) mit unterschiedlicher zeitlicher Befristung.

Inertia uteri (lat Trägheit des Uterus) f: Wehenschwäche*.

Infantile Zerebral|parese f: syn. zerebrale Kinderlähmung; s. Zerebralparese, infantile.

In|fektion, as|zendierende f: Von der Scheide aus können Keime in die Zervix, das Corpus uteri, von dort weiter auf den anatomisch präformierten Wegen in die Eileiter und die Bauchhöhle aufsteigen. Eine a. I. wird begünstigt: **1.** zur Zeit der Menstruation; **2.** nach einer Fehlgeburt; **3.** im Wochenbett; **4.** durch Intrauterinpessare, v. a. mit nichtmonofilem Faden; **5.** durch intrauterine Eingriffe (z. B. Kürettage, Pertubation); **6.** bei herabgesetzter Resistenzlage (z. B. konsumierenden Erkrankungen, Stoffwechselkrankheiten). Vgl. Perihepatitis acuta gonorrhoica, Salpingitis, Gonorrhoe.

In|fektion, intra|uterine f: s. Pränatalinfektion, Perinatalinfektion.

In|fertilität f: Impotentia gestandi der Frau; Unfähigkeit, eine Schwangerschaft bis zu einem lebensfähigen Kind auszutragen, obwohl eine Konzeption möglich ist. (Ein Absterben der Frucht vor der Implantation oder inf. von Nidationsstörungen ist klinisch von Sterilität* der Frau nicht zu unterscheiden.) Beim Vorliegen chromosomaler Störungen, die zu einem frühzeitigen Fruchttod führen, kann die Ursache auch beim Mann liegen (s. a. Abortus habitualis). Beim Mann werden die Begriffe I. und Sterilität gleichgesetzt.

Informed consent (engl): informierte Einwilligung*.

Infra|rot|ko|agulation f: Verfahren zur ambulanten und schmerzarmen Behandlung von gutartigen Veränderungen an der Portio sowie zur Stillung von Blutungen aus Portio, Vagina und Vulva. **Prinzip:** Von einer Wolframhalogenlampe erzeugtes, gebündeltes Licht ähnlich den Laserstrahlen bewirkt eine Wärmekoagulation bei ca. 100° C.

In|fundibulum tubae uterinae (lat infundibulum Trichter) n: trichterförmiger Anfangsteil der Tuba uterina am Ovarium*; seine Ränder bilden Fransen (Fimbriae tubae), in seinem Grund liegt die abdominale Tubenöffnung (Ostium abdominale tubae uterinae); vgl. Fimbria ovarica.

In|halations|an|algesie f: meist Inhalationshypalgesie; bes. in der Geburtshilfe angewandtes Verfahren der Schmerzlinderung unter Anwendung von Inhalationsnarkotika[*] wie Lachgas* oder Trichloräthylen*. Vgl. Geburtserleichterung.

In|kom|patibilität f: Unverträglichkeit; **1.** (blutgruppenserol.) Unverträglichkeit von übertragenem Blut oder von Blutbestandteilen oder eines Transplantats wegen Vorliegens von Ak beim Empfänger; weiter Unverträglichkeit zw. Mutter und Kind, weil die Mutter Ak gegen Erythrozyteneigenschaften des

Kindes besitzt (s. Morbus haemolyticus neonatorum). **2.** Bei Arzneimitteln, die nicht zusammengebracht werden dürfen, da sonst physik. (z. B. Verflüssigung, Ausfällung) oder chem. (z. B. Salzbildung) Veränderungen eintreten.

In|kubator m: klimatisierte Kleinkammer; Gerät zur Pflege des Frühgeborenen* und schwerkranken Neugeborenen*; besteht aus einem Patientenraum und einem Geräteteil; s. a. Couveuse, Unterkühlung.

In|semination f: die auf andere Weise als durch Geschlechtsverkehr erfolgende Befruchtung einer Frau. Dabei wird die juristisch unbedenkliche Befruchtung einer verheirateten Frau mit dem Samen des Ehemannes als **homologe I.** bezeichnet; das Kind ist ehelich. Die Befruchtung mit dem Samen eines anderen (anonymen) Mannes sowie die Befruchtung einer unverheirateten Frau wird als **heterologe I.** bezeichnet. Als ethisch problematisch und juristisch regelungsbedürftig (Persönlichkeitsrechte des Kindes) gilt v. a. die heterologe I.; in Schweden ist die Verwendung v. Samen anonymer Spender z. Z. gesetzlich verboten. **Technik:** Einhalten der präovulatorischen Phase, bakteriol. Untersuchung des Scheideninhalts und des Zervixsekrets, Untersuchung des Spermas. Das Sperma wird durch Masturbation gewonnen und instrumentell in die Zervix eingespritzt oder mit Hilfe einer Portiokappe vor die Portio gesetzt (bessere Erfolge). Vgl. In-vitro-Fertilisation, Embryonentransfer.

In|semination, homo|loge extra|uterine f: extrakorporale Befruchtung; s. In-vitro-Fertilisation.

In|sertio (lat Ansatzstelle) f: (gyn.) Ansatz, Anheftung der Nabelschnur; **Beispiele** (s. Abb.): Anheftung in der Mitte der Plazenta: **I. centralis**; exzentrische Anheftung: **I. lateralis**; am Rande der Plazenta: **I. marginalis**; Anheftung an den Eihäuten: **I. velamentosa**; bei letzterem kann es bei Blasensprung zu Einrissen der aberrierenden Nabelschnurgefäße kommen mit Verblutungsgefahr des Kindes. Blutung beginnt mit dem Blasensprung, während eine Blutung bei Placenta praevia mit dem Blasensprung sistiert.

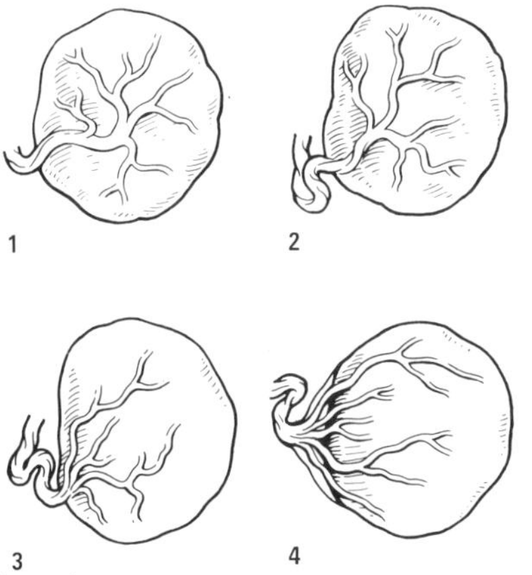

Insertio:
1 = I. centralis; 2 = I. lateralis; 3 = I. marginalis; 4 = I. velamentosa

In|stantane Herz|schlag|registrierung: Form der elektronischen Frequenzermittlung bei der apparativen Herzfrequenzregistrierung des Feten. Die Herzschlagfrequenz wird aus dem Abstand von 2 Herzaktionen (1 Herzperiode) ermittelt. Diese Art der Registrierung nennt man Schlag-zu-Schlag-(beat-to-beat-)Methode (zwei „Schläge"). Die Herzschlagfrequenz kann auch über längere Zeit als über eine Herzperiode elektronisch erfaßt werden. Die Herzaktionen werden dabei über die genannten Zeiten zusammengefaßt, und es wird aus ihnen ein Mittelwert gebildet (Mittelwertregistrierung, integrierte Herzschlagregistrierung). Dadurch ergibt sich eine Glättung der kurzzeitigen Schwankungen (Oszillationen*).

Integrierte Herz|schlag|registrierung: s. Instantane Herzschlagregistrierung.

inter|menstruell (lat inter zwischen, dazwischen): in die Zeit zw. zwei Regelblutungen (Intermenstruum) fallend, diese Zeit betreffend.

Inter|menstruum n: Zeit zwischen zwei Regelblutungen; s. Menstruationszyklus.

Inter|position f: **1.** (gyn.) s. Schauta-Wertheim-Operation; **2.** (chir.) Zwischenlagerung v. Weichteilen zw. Knochenfragmente. Einschalten eines Gefäßstücks, Sehnenstücks (auch Prothesen) b. Gefäßoperationen, Sehnenoperationen. Vgl. [Ersatzmagenbildung]; **3.** (otol.) Operationsmethode bei Otosklerose[*].

Inter|ruptio (lat interrumpere unterbrechen) f: Unterbrechung; früher häufig gebrauchte Bez. für Schwangerschaftsabbruch*.

Inter|sexualität f: i. e. S. Kombination von männlichem bzw. weiblichem Karyotyp (s. Geschlecht) mit somatischen Geschlechtsmerkmalen des jeweils anderen Geschlechts in unterschiedlicher Befundkonstellation (s. Tab. S. 122); i. w. S. werden zur I. auch Störungen der Geschlechtsausprägung ohne Widersprüche zw. Karyotyp und Phänotyp gerechnet; s. Gonadendysgenesie. I. ist begrifflich scharf von Transsexualität* zu trennen.

Inter|stitielle Schwangerschaft: Einbettung des befruchteten Eis in den Abschnitt der Tube, der in der Uteruswand verläuft. Seltene Form der Eileiterschwangerschaft; s. Tubargravidität.

Inter|villöse Räume: mit mütterlichem Blut gefüllte Räume zw. den Chorionzotten der Plazenta.

Inter|zeption f: Bez. für die Verhinderung einer Schwangerschaft nach erfolgter Konzeption*; **Methoden: 1.** Hormonale Nidationshemmung durch orale Verabreichung hoher Östrogendosen (Beginn der Einnahme innerhalb von 24 - 36 Std. post coitum); stellt eine Notfallmaßnahme bei ungeplant ungeschütztem Geschlechtsverkehr um die Zeit der Ovulation* dar (sog. Pille-danach, Postkoitalpille), kann jedoch nicht als Ersatz für die üblichen

Intersexualität

	Gonaden	Karyotyp	Geschlechts-chromatin	Phänotyp	Äußeres Genitale
Echter Hermaphroditismus	Ovotestis, Testis und/ oder Ovar	46,XX oder 46,XY	positiv oder negativ	weiblich oder männlich	intersexuell
Pseudohermaphroditismus masculinus	Testes	46,XY	negativ	vorwiegend männlich	intersexuell, vorwiegend weiblich
Pseudohermaphroditismus femininus	Ovarien	46,XX	positiv	vorwiegend weiblich	intersexuell
Reifenstein-Syndrom	Testes	46,XY	negativ	vorwiegend männlich (Gynäkomastie)	Hypospadie
Testikuläre Feminisierung	Testes	46,XY	negativ	weiblich	weiblich

Methoden der Kontrazeption* angesehen werden, da es durch die hohe Konzentration von Östrogenen* zu erheblichen Nebenwirkungen kommt. **2.** Durch Einlegen eines Intrauterinpessars* in den Tagen zwischen Konzeption und Beginn der Implantation* (sog. IUP-danach) wird die Nidation* und damit der Eintritt einer Schwangerschaft bis zu 5 Tagen nach der Konzeption verhindert (Vorteil gegenüber der hormonalen I.); Zuverlässigkeit 99%. Da der Eingriff vor der Nidation stattfindet, handelt es sich nicht um eine abortive Methode; s. a. Nidationshemmer.

intra|duktal (lat intra in, hinein)**:** innerhalb eines Ganges; z. B. die intraduktale Proliferation eines Komedokarzinoms*.

Intra|ligamentäres Myom n**:** s. Myoma uteri.

intra|mammär: in die Brustdrüse hinein, in der Brustdrüse (Mamma) gelegen; z. B. intramammärer Tumor.

intra|natal: unter, d. h. während der Geburt.

intra|ovulär: innerh. der Fruchtblase oder der Eihäute gelegen.

intra partum: während bzw. unter der Geburt.

intra|uterin: innerh. der Gebärmutter, in ihrer Höhle, in die Gebärmutter hinein.

Intra|uteriner Frucht|tod: Absterben des Feten vor Geburtsbeginn (in der 2. Hälfte der Schwangerschaft); **Häufigkeit:** etwa 1% aller Schwangerschaften. **Wichtigste Urs.: 1.** Plazentainsuffizienz bei Gestose, Übertragung, Prädiabetes, Diabetes mellitus und vorzeitiger Plazentalösung; **2.** Morbus haemolyticus fetalis; **3.** Infektionen und Mißbildungen; **4.** Nabelschnurkomplikationen. **Sympt.: 1.** fehlende kindliche Herztöne (KHT); **2.** fehlende Kindsbewegungen; **3.** fehlendes Uteruswachstum; **4.** Fundusstand sinkt (etwa 14 Tage nach dem Absterben); **5.** Leibesumfang nimmt ab inf. Abnahme der Fruchtwassermenge. **Diagn.: 1.** Ultraschalldiagnostik*; **2.** Fetalelektrokardiographie; **3.** Fruchtwasserdiagnostik*; **4.** Amnioskopie; **5.** Röntgendiagnostik; **6.** Hormonbestimmungen (Östriolausscheidung: fallende Östrogenkonzentration). **Kompl.:** Bei einer länger als 5 Wochen anhaltenden Retention einer abgestorbenen Frucht treten in 18 bis 25% der Fälle Gerinnungsstörungen auf (Dead* fetus syndrome). **Urs.:** Bei längerdauernder Retention werden proteolytische Fermente und fibrinolytische Aktivatoren freigesetzt, die in den Organismus der Mutter übergehen. Im mütterlichen Blut entwickelt sich langsam ein Fibrinogenmangel, also eine Hypo- oder Afibrinogenämie. Daher ist bei Ausbleiben einer Spontangeburt rechtzeitig eine Geburtseinleitung vorzunehmen.

Intra|uterine Trans|fusion f**:** s. Bluttransfusion, fetale.

Intra|uterin|pessare n pl**:** Abk. IUP; (engl) intrauterine contraceptive divices (IUCD); umgangssprachliche Bez. Spirale; zur Kontrazeption* i. w. S. in die Uterushöhle eingelegte Gebilde unterschiedlicher Form und Größe. **Vier Generationen: 1.** aus Metallen bestehende IUP, sog. Stiftpessare mit vaginaler Abschlußplatte (wurden bis Mitte der dreißiger Jahre angewendet) und, als Vorläufer der neueren IUP, der relativ nebenwirkungsarme Gräfenberg-Ring (Spiralring aus Silberdraht, wird heute in einer Modifikation nach Hall als Stahlring in der VR China bevorzugt verwendet); **2.** gewebefreundliche IUP aus Kunststoffen, werden seit 1960 weltweit verwendet; **3.** mit feinem Kupferdraht umwickelte IUP aus Kunststoffen (zusätzlicher kontrazeptiver Effekt, Wechsel nach 3 - 5 Jahren erforderlich), heute überwiegend im Gebrauch; **4.** gestagenhaltige IUP mit protrahierter Hormonabgabe an das Endometrium (zusätzlicher „Minipilleneffekt", Wechsel nach 1½ Jahren erforderlich). **Wirkungsweise:** nicht restlos geklärt; es werden ungünstige Bedingungen für die Nidation geschaffen (sog. Nidationshemmer*). Zuverlässigkeit relativ hoch: Pearl-Index 1,5 bis 3. 1985 trugen in der Bundesrepublik Deutschland etwa 10% der Frauen zw. 15 und 45 Jahren ein IUP (in China etwa 50%). **NW:** Entzün-

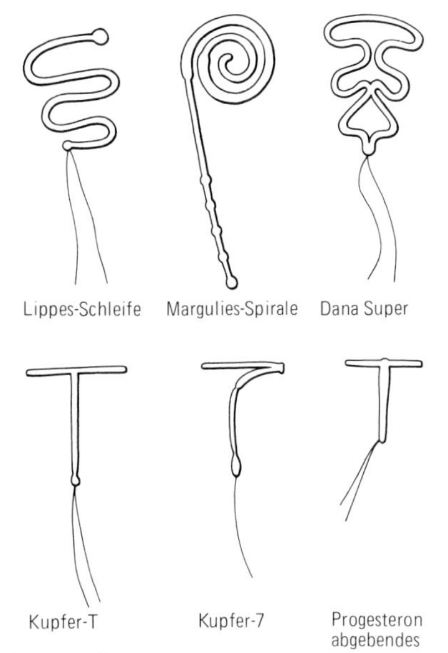

Intrauterinpessare

dungen im Adnexbereich (aszendierende Infektion*) treten etwa drei- bis siebenmal häufiger auf als bei Frauen ohne IUP, Extrauteringraviditäten etwa zehnmal häufiger; Uterusperforationen sind beschrieben. Die Quote der wegen Blutungen und Schmerzen notwendigen Entfernungen des IUP und von Spontanausstoßungen liegt bei 5 bis 25% pro Anwendungsjahr. **Cave:** Gefahr des septischen Aborts, wenn das IUP nach Eintritt einer Schwangerschaft nicht sofort entfernt wird! **Kontraind.:** junge Mädchen und Nulliparae, die sich später Kinder wünschen.

Intro|itus (lat Eintritt) m: Eingang.

In|vasions|test m: s. Penetrationstest.

In|vasive Methoden f pl: Bez. für diagn. und therap. Verfahren, bei denen ärztliches Instrumentarium (i. w. S. auch ionisierende Strahlung) in den Körper eindringt und die dadurch mit einem Risiko für die Gesundheit des Betroffenen verbunden sind, z. B. Herzkatheterisierung; nicht-invasiv: z. B. konventionelle EKG-Untersuchung. Vgl. Körperverletzung, Operation.

In|versio uteri f: Um- bzw. Einstülpung der Gebärmutter, wobei der Uteruskörper mit der Schleimhautschicht nach außen in der Scheide oder vor der Vulva liegt; s. Prolapsus uteri et vaginae.

In-vitro-Fertilisation (lat vitrum Glas) f: Abk. IVF; auch als Extrakorporale* Befruchtung bezeichnet. Die IVF mit anschließendem Embryonentransfer* gilt in geeigneten Fällen als Substitutionstherapie bei Sterilität als medizinisch und ethisch vertretbar, wenn die von den Landesärztekammern erlassenen Richtlinien befolgt werden. Kein Arzt kann gegen sein Gewissen verpflichtet werden, an einer In-vitro-Fertilisation mitzuwirken. Vgl. Insemination, Leihmutter.

In|volutions|osteo|porose f: Osteoporose* im Klimakterium.

In|volutio uteri f: Rückbildung der Gebärmutter nach der Geburt; nach 24 Std. steht der Uterus etwa 2 Querfinger unter dem Nabel, in den nächsten 10 Tagen pro Tag einen Querfinger tiefer (d. h. am 5. Wochenbettag steht der Uterus in der Mitte zw. Nabel und Symphyse, am 10. Tag p. p. etwa in Symphysenhöhe). Eine volle Blase kann einen Fundushochstand vortäuschen. Stillen* fördert durch vermehrte Oxytozinausschüttung (Uteruskontraktionen) die I. u. Vgl. Rückbildungsphase, Fundusstand (Abb.), Subinvolutio uteri.

Inzest (lat incestus unrein, unsittlich) m: sog. Blutschande; Beischlaf (Koitus*) zw. Verwandten. Nach § 173 StGB ist mit Strafe bedroht, wer mit einem leiblichen Abkömmling, mit einem Verwandten in aufsteigender Linie sowie unter leiblichen Geschwistern den Beischlaf vollzieht; für Abkömmlinge und Geschwister unter 18 Jahren ist die Tat straffrei. Vgl. Vergewaltigung.

IPPF: Abk. für **I**nternational **P**lanned **P**arenthood **F**ederation; Internationale Vereinigung für geplante Elternschaft und Fragen der Bevölkerungspolitik (Pro Familia in der Bundesrepublik Deutschland ist Mitglied der IPPF).

Iso|chromo|somen n pl: durch Quer- statt Längsteilung des Zentromerapparates entstandene Chromosomen (der kurzen und der langen Arme); z. B. beim X-Chromosom des Menschen (Iso-X-Chromosom).

Iso|dens|methode f: in der Praxis kaum noch angewandte Methode der Mammographie* unter Verwendung einer 80%igen alkoholischen Flüssigkeit, in welche die zu untersuchende Mamma eintaucht; hierdurch Kontrastausgleich zw. dem unregelmäßig konfigurierten Objekt u. d. Umgebung. Nachteil: geringes Auflösungsvermögen.

Iso|hämo|lysine n pl: Isoantikörper[*] (meist der Klasse IgM), die unter Mitwirkung von Komplement zu erhöhter Permeabilität der Erythrozytenmembran und zum Austritt von Hämoglobin führen. Sind gegen Erythrozyten der eigenen Art gerichtet. Bedeutungsvoll v. a. diejenigen der Spezifität Anti-A und Anti-B. Urs. von hämolytischen Transfusionszwischenfällen[*] und Morbus* haemolyticus neonatorum bei ABNull*-Inkompatibilität.

Isthmor|rhaphie (gr isthmos schmaler Zugang) f: s. Cerclage.

Isthmus tubae uterinae m: mediales enges Drittel des Eileiters*.

Isthmus uteri m: s. Uterus.

IUD: Abk. für **i**ntra**u**terine **d**evice (Intrauterinpessar*).

IUP: Abk. für **I**ntra**u**terin**p**essar*.

IUP-danach: (umgangssprachlich) gebräuchliche Bez. für die Interzeption* mittels Intrauterinpessar*.

IVF: Abk. für **I**n-**v**itro-**F**ertilisation; s. Embryonentransfer; vgl. Insemination.

J

Jarisch-Herxheimer-Re|aktion (Adolf J., Physiol., Innsbruck, 1891-1965; Karl H., Dermat., Frankfurt a. M., 1861-1944) **f:** Reaktion auf Toxine, die durch den Zerfall von Treponema pallidum nach der ersten Injektion eines Antibiotikums, z. B. Penizillin, frei werden; mit Temperaturerhöhungen, Verschlimmerung (oder Auftreten noch nicht sichtbar gewesener) klinischer Erscheinungen bes. bei Frühsyphilis. Ähnliche Reaktionen können bei Chemotherapie von Typhus abdominalis und Leptospirosen auftreten.

Jet lag (engl)**:** s. Dysrhythmie.

Jet-wash-Technik: Zusatzmethode zur Diagn. des symptomlosen Korpuskarzinoms*. Die Endometriumzellen werden durch Spülung der Uterushöhle gewonnen (ambulant und ohne Narkose). Die Spülflüssigkeit wird zytol. und hist. untersucht (Lavage-Zytologie). Bei Nachweis von karzinomverdächtigen Zellen muß eine diagn. Kürettage* angeschlossen werden. **Cave:** Ein negativer zytol. Befund schließt das Vorliegen eines Karzinoms nicht aus! Vgl. Zytodiagnostik.

Jod|probe: s. Schiller-Jodprobe.

Juhel-Renoy-Syn|drom n: s. Nierenrindennekrose.

Juvenile Blutungen: unregelmäßige, oft sehr starke und lang andauernde Blutungen bei jungen Mädchen aufgrund ovarieller Dysfunktion; bei fehlender Ovulation langdauernde Östrogenausschüttung aus persistierendem Follikel (s. Follikelpersistenz) mit Glandulär*-zystischer Hyperplasie der Uterusschleimhaut; bei Rückgang der Östrogenbildung im degenerierenden Follikel Blutung aus dem nicht regelrecht umgewandelten Endometrium.

K

Käse|schmiere: Vernix* caseosa.

Kaiser|schnitt: s. Schnittentbindung.

Kalender|methode f: syn. Knaus-Ogino-Methode; danach erfolgt bei der Frau die Ovulation* stets am 15. Tag (Knaus) bzw. zwischen dem 12. und 16. Tag (Ogino) vor Beginn der folgenden Menstruation*. Darauf baut die Methode der Kontrazeption* durch periodische Abstinenz auf, die mit Hilfe eines Menstruationskalenders (Kalendermethode) formelhaft die individuellen fruchtbaren Tage der Frau festlegt. **Vorteil:** frei von somatischen Nebenwirkungen; **Nachteil:** wenig zuverlässig (Pearl-Index lt. Literaturangaben zwischen 14 und 40). Bei gewünschter natürlicher Kontrazeption* sollten daher andere Methoden bevorzugt angewandt werden.

Kallmann-Syn|drom (Frank K., Psychiater, Berlin, New York, 1897-1945) n: s. Olfaktogenitales Syndrom.

Kaltenbach-Schema (Rudolf K., Gyn., Halle, 1842-1893) n: zur graphischen Aufzeichnung von Zeitpunkt, Dauer und Stärke der Menstruationsblutung sowie zur Erfassung von Zyklusstörungen* benutztes Schema (s. Abb.).

Stärke der Blutung	1.	2.	3.	4.	5.	6.	Zyklus
stark							
normal							
schwach							

Kaltenbach-Schema

Kampo|mele Dys|plasie f: Mißbildungssyndrom, dessen Ätiol. noch nicht völlig geklärt ist (autosomal rezessiver Erbgang?); **klinisch** stehen symmetrische Verbiegungen und Kürzungen der unteren Extremitäten (mit Klumpfüßen), sowie der auffällige Gesichtsausdruck (Hypertelorismus, tiefliegende Nasenwurzel, enge Lidspalten, Mikrostomie, Mikrognathie) im Vordergrund. **Progn.:** sehr ungünstig, weil Atmungs- und Ernährungsschwierigkeiten in den ersten Lebenswochen eintreten und nicht selten zum frühzeitigen Tod führen; Pränataldiagnostik (Ultraschalldiagnostik) möglich.

Kapazitation (lat capacitas Fähigkeit) f: Verschmelzung von Plasma und achrosomaler Membran der Spermien, bei der Enzyme freigesetzt werden, die ein Eindringen der Spermien in die Eizelle ermöglichen. Teil einer Reaktion, durch die Spermatozoen erst befruchtungsfähig werden.

Kapsel|fibrose f: häufige Komplikation der Mammaplastik* bei Verwendung von Silikonprothesen (s. Mammaprothese); die regelmäßig zu beobachtende bindegewebige Reaktion auf das Implantat führt u. U. zur Ausbildung einer harten bindegewebigen Kapsel und (z. T. schmerzhaften) Verformungen von Implantat und rekonstruierter Mamma. **Urs.:** nicht eindeutig geklärt; evtl. Entzündungsreaktion auf freiwerdende Silikonpartikel, Narbenreaktion, Folge eines zu engen Prothesenbetts. **Ther.:** meist manuelle (evtl. operative) Kapselsprengung.

Kardio|toko|graphie f: fortlaufende apparative Aufzeichnung (**Kardiotokogramm, CTG**) der fetalen Herzschlagfrequenz und gleichzeitig der Wehentätigkeit in der Spätschwangerschaft (antepartale K.) und während der Geburt (intrapartale K.). Hauptziel: Überwachung des Feten und frühzeitige Diagnostik der intrauterinen Hypoxie. Die antepartale K. kann bei unklaren oder suspekten Befunden (körperlich oder durch Wehenbelastung; s. Oxytozinbelastungstest) wiederholt werden. **Drei Methoden: 1.** Direkte Fetalelektrokardiographie: Ableitung der fetalen EKG-Potentiale von einem kindlichen Teil (z. B. vom fetalen Kopf nach Blaseneröffnung); indirekte Fetalelektrokardiographie: Ableitung des fetalen EKG mit am mütterlichen Abdomen befestigten Elektroden. **2.** Phonokardiographie: Aufnahme des fetalen Herzschalls zur Herzfrequenzregistrierung mit Hilfe eines Mikrophons. **3.** Dopplersonographie: Anw. der Ultraschalldiagnostik zum Nachw. der fetalen Herzwandbewegungen. **Aufnahmeformen** der Wehentätigkeit (Tokographie*): **1.** abdominale Ableittechniken; die Wehen* werden durch einen abdominalen Meßwertaufnehmer gemessen, der die Änderung des Auflagedrucks anzeigt; **2.** intrauterine Ableittechnik. Der intrauterine Druck und dessen Veränderungen werden mit Hilfe einer Druckmeßdose gemessen. Diese wird mit einem flüssigkeitsgefüllten Katheter verbunden, der transzervikal in die Amnionhöhle eingeführt wird. **Bewertungsgrößen** bei der kontinuierlichen Herzschlagregistrierung: **1.** Basalfrequenz*; **2.** Wehenreaktionstypen*; **3.** Oszillationen*. Über die klinische Bedeutung der einzelnen Bewertungsgrößen besteht keine allg. Einigkeit. Eine EDV-Analyse wird angestrebt; heute ist eine semiquantitative Bewertung (z. B. mit Hilfe des **CTG-Score**) möglich. Durch die K., die während der Geburt mit der Fetalblutanalyse (s. Mikroblutuntersuchung am Feten) kombiniert angewandt wird, ist eine intensive Überwachung des fetalen Kreislaufs möglich geworden. Die apparative kontinuierliche Herzschlag- und Wehenregistrierung gibt früh Verdachtshinweise auf eine intrauterine Gefährdung des Feten.

Karman-Methode f: auch Menstruationsregulierung; Schwangerschaftsabbruch* während der ersten zwei Wochen nach Ausbleiben der Regelblutung durch Einführen eines Plastikröhrchens in den Zervikalkanal und Absaugen der Dezidua und des implantierten Eis mit einer elektrischen Vakuumpumpe oder Spezialspritze. **Vorteil:** Komplikationen wesentlich geringer als bei einer Interruptio 4 - 6 Wochen später. **Nachteil:** bei fehlendem Schwangerschaftsnachweis erfolgt der Eingriff ohne eigentliche Notwendigkeit. Vgl. Saugkürettage.

Karyo|gramm (gr karyon Nuß, Fruchtkern) n: syn. Karyotyp, Idiogramm; Chromosomenbestand einer Zelle, eines Gewebes oder eines Individuums, definiert durch Chromosomengröße, -form und -zahl. **Methodik:** Auszählen der Chromosomen* in 30 oder mehr Metaphasen, Photographieren und Vergrößern einiger Mitosen, Ausschneiden der Chromosomen und Ordnen nach Größe und Lage des Zentromers, sog. Bandenmuster nach verschiedenen Färbemethoden (G-Banden, Q-Banden, C-Banden usw.); nach der Pariser Nomenklatur von 1971 wird der menschliche Karyotyp durch ein System international vereinbarter Symbole charakterisiert.

Karyo|pyknose|in|dex m: Zahlenverhältnis zw. Zellen mit pyknotischem Kern und Zellen mit bläschenförmigem Kern; wichtigste Bestimmungsmethode zur Beurteilung der Östrogenwirkung am Scheiden- u. Urethralepithel.

Karyo|typ m: syn. Karyogramm*.

Karzino|genese, trans|plazentare f: pränatale Auslösung (Initiation) der Entstehung von Neoplasmen, die häufig erst spät postnatal diagnostiziert werden, durch chemische Substanzen (z. B. direkt wirkende Alkylanzien[*] oder physikalische Faktoren (z. B. ionisierende[*] Strahlung). **1. Induktion durch chemische Substanzen:** Tierexperimentell sind weit über 100 Substanzen mit einem entspr. Potential bekannt; alle Substanzen sind auch beim erwachsenen Tier karzinogen. Häufig gelingt die Erzeugung von Tumoren mit Dosen, die beim Muttertier noch keine erkennbare Erhöhung der Tumorinzidenz hervorrufen; beim Menschen hat eine Exposition in utero gegenüber Diäthylstilböstrol* zum Auftreten von Klarzellkarzinomen der Scheide (Latenzzeit etwa 18 Jahre) geführt. **2. Induktion durch ionisierende Strahlung:** Die Literatur ist z. Z. noch recht kontrovers. Nach Exposition in utero gegenüber ionisierender Strahlung (z. B. medizinische Strahlenanwendungen, Atombombenopfer) ist bei Kindern in mehreren Studien eine erhöhte Häufigkeit an Neoplasmen und v. a. insbesondere an Leukämie[*]-Erkrankungen berichtet worden; bei Strahlendosen um 10 mGy (1 rd) könnte eine Verdoppelung der Spontanrate vorliegen (Verdoppelungsdosis). Die noch weitgehend offene Frage eines möglichen Kausalzusammenhangs kann nur durch weitere Studien geklärt werden.

Karzinom (gr karkinos Krebs) n: Carcinoma, Abk. Ca.; bösartiger epithelialer Tumor. **Einteilung nach Herkunft und Differenzierungsgrad** (Zelltyp): **1.** Plattenepithelkarzinom (verhornend, nichtverhornend); **2.** Adenokarzinom (tubulär, alveolär, papillär, verschleimend, Siegelringzellenkarzinom, solides Adenokarzinom; Sonderform: Adenokankroid*); **3.** undifferenziertes K. (hist. Aussagen über das Muttergewebe sind nicht möglich). **Einteilung nach dem Bindegewebsgehalt** (Volumenverhältnis zw. Epithel- und Bindegewebe): **1.** medulläres K. (Anteil des Epithelgewebes über 50%, weiche Konsistenz); **2.** einfaches K. (Carcinoma simplex; Verhältnis etwa 1:1, mittelfest); **3.** szirrhöses K. (Bindegewebsanteil über 50%, feste Konsistenz). Die **Ausbreitung** eines K. erfolgt durch lokales invasiv-destruierendes Wachstum mit Übergreifen auf benachbarte Gewebe, Organe und Organsysteme oder als Lymphangiosis* carcinomatosa (per continuitatem) sowie durch Metastasierung* (Ausbildung sog. Tochtergeschwülste, Metastasen*); vgl. Carcinoma in situ, Präkanzerose.

Karzinom|verkalkung: s. Mikroverkalkungen.

Kastration (lat castrare entmannen) f: operative Entfernung der Keimdrüsen* (Hoden bzw. Eierstöcke) oder Ausschaltung der Keimdrüsen durch Röntgenbestrahlung (Röntgenkastration*). **Folgen: 1.** im Kindesalter Kastratenstimme[*], Fehlen der sek. Geschlechtsmerkmale, verspätete Epiphysenverknöcherung und hierdurch verlängerte Extremitäten. Psychosexuelle Reifungshemmung; **2.** im Erwachsenenalter Aufhebung der Zeugungs- bzw. Empfängnisfähigkeit; neben den körperlichen Ausfallerscheinungen erhebliche psychische Alteration, oft depressive Zustandsbilder. Die Libido wird vermindert, die sexuelle Objektwahl bleibt unverändert (wichtig im Zus. mit der K. von Sexualstraftätern). Das Grundgesetz der Bundesrepublik Deutschland verbietet die zwangsweise K. Die **freiwillige K.** regelt das „Gesetz über die freiwillige Kastration und andere Behandlungsmethoden" (KastrG) von 1969, letzte Fassung 1973 (BGBl. I S. 1143); danach darf die K. bei Vorliegen best. mezinischer und rechtlicher Voraussetzungen und v. a. nur nach vorheriger Konsultation einer Gutachterstelle und nur mit Einwilligung* des Betroffenen durchgeführt werden. Das KastrG gilt nicht für Heilbehandlungen und körperliche Eingriffe anderer Art, z. B. Entfernung der Keimdrüsen wegen einer Krebsgeschwulst. Wird eine K. zwar mit Einwilligung des Betroffenen, aber ohne Vorliegen der Voraussetzungen des KastrG bzw. einer allgemeinmed. Indikation vorgenommen, z. B. zur Geschlechtsumwandlung* Transsexueller (s. Transsexualität), so kann sie dennoch strafbar sein, wenn die Einwilligung sittenwidrig ist, § 226 a StGB. Soweit neue med. Methoden der Beeinflussung des Geschlechtstriebs nicht die Funktion oder

Funktionstüchtigkeit der Keimdrüse berühren, z. B. die stereotaktische Hypothalamotomie, liegen sie außerh. des KastrG und deshalb auch außerh. seines Verbotsbereichs; es gilt § 226 a StGB. Vgl. Transsexuellengesetz.

Kastration, operative f: s. Ovarektomie, [Orchiektomie].

Kastration, pharmakologische f: s. Kontrahormonale Therapie.

Kastrations|bestrahlung: s. Röntgenkastration, Menolyse.

Katheterisierung: Einführung eines Katheters; z. B. Blasenkatheter.

Kaudal|an|ästhesie (lat cauda Schwanz) f: anästh. auch Sakralanästhesie; Form der Epiduralanästhesie[*]. **Formen: 1. Tiefe K.:** Injektion eines Lokalanästhetikums in den Sakralkanal (Hiatus canalis sacralis, ca. 2 cm oberh. der Crena ani), Anästhesie der Segmente S3 - S5 und der Nn. coccygei (betrifft äußere Geschlechtsteile, Damm, After und Umgebung). **2. Hohe K.:** wie oben, jedoch durch Hochlagerung des Beckens Ausdehnung der K. auch auf lumbale Segmente. Vorteil: keine Durapunktion, kein Blutdruckabfall, keine sensorische und motorische Blockade von Bauch und Beinen; Nachteil: schwierige Punktionstechnik (hohe Versagerquote), Anästhesieausbreitung bis Th 10 nur mit höheren Lokalanästhetikamengen als bei lumbaler Periduralanästhesie* sicher zu erreichen.

Kaudale Dys|plasie f: s. Syndrom der kaudalen Regression.

Kaufmann-Schema (Carl K., Gyn., Berlin, 1900-1980) n: zyklusgerechte Verabreichung von Östrogenen* und Gestagenen* zur Förderung des Aufbaus eines den normalen Verhältnissen im Menstruationszyklus entsprechenden Endometriums als Substitutionstherapie z. B. bei Ovarialinsuffizienz*; ist erforderlich, wenn durch eine reine Gestagen-Therapie eine Zyklus- oder Blutungsnormalisierung nicht erreicht wird. Durch zusätzliche Gabe von Östrogenen wird die gesamte vegetative Ovarialfunktion substituiert; man verabreicht z. B. Östrogene vom 5. - 25. Zyklustag, zusätzlich ab dem 16. Zyklustag ein Gestagen. Vgl. Östrogen-Gestagen-Test.

Kehr-Zeichen (Hans K., Chir., Berlin, 1862-1916): ausstrahlender Schmerz in der li. Schulter und Hauthyperästhesie; typisch für Milzruptur[*] u. Tubarruptur (s. Tubargravidität).

Keim|blätter: (embryol.) allg. Bezeichnung für die in der frühen Embryogenese* entstehenden Zellschichten Ektoderm*, Entoderm* und Mesoderm*, von denen sich sämtliche in der Organogenese* und Histogenese[*] entstehenden Strukturen des Embryos ableiten; vgl. Keimscheibe.

Keim|blase: Höhle der Blastozyste*.

Keim|dis|lokation f: syn. Choristie*.

Keim|drüsen: Gonaden; Hoden[*] und Eierstöcke (s. Ovarium).

Keim|drüsen|hormone n pl: s. Sexualhormone.

Keim|entwicklung: s. Blastogenese, Embryogenese.

Keim|leiste: s. Genitalleiste.

Keim|schädigung: Sammelbezeichnung für die Wirkung mutagener und teratogener Einflüsse auf Keimzellen, Embryo und Fetus; vgl. Embryotoxizität, Mutagenität, Teratogenität, Teratogenität, strahleninduzierte, Strahlenschäden, genetische.

Keim|scheibe: (embryol.) **1.** am 8. Entwicklungstag des Keims erreichtes Stadium der **zweiblättrigen Keimscheibe**: aus zwei Keimblättern (Ektoderm und Entoderm) bestehender Embryoblast*; **2.** in der 3. Entwicklungswoche entstehende **dreiblättrige Keimscheibe** durch Invagination von Ektodermzellen und Bildung des Mesoderm; vgl. Keimblätter.

Keim|schild: (embryol.) Bez. für die dreiblättrige Keimscheibe*.

Keim|zellen: s. Gameten, Eizelle, Spermien.

Keim|zell|tumoren m pl: s. Ovarialtumoren.

Kephal|hämatom (gr kephale Kopf) n: Kopfblutgeschwulst; Bluterguß zw. Periost und Knochen, subperiostales Hämatom; deutlich fluktuierende, tauben- bis hühnereigroße, halbkugelige pathol. Anschwellung am Schädel bei Neugeborenen. Die Geschwulst kann im Ggs. zur Geburtsgeschwulst* die Knochennähte nicht überschreiten. **Urs.:** Zerreißung von Gefäßen zw. Periost und Knochen während des Kopfdurchtritts unter der Geburt; kommt vor bei ausgiebiger Verschiebung der Weichteile an den platten Schädelknochen. Durch das Hämatom wird (im Ggs. zur Geburtsgeschwulst) das Periost vom Knochen abgehoben.

Kephalo|metrie, intra|uterine f: Größenmessung des kindlichen Kopfes in utero durch Messung eines definierten Durchmessers oder des Umfangs, meist des **biparietalen Durchmessers**. Der gemessene Wert ist ein Index für das fetale Gewicht und das Schwangerschaftsalter. Heute wird zur i. K. vor allem die Ultraschalldiagnostik* benutzt. Das Wachstum des biparietalen Durchmessers in Abhängigkeit vom Schwangerschaftsalter zeigt einen fast stufenlosen Verlauf. I. d. R. entspricht ein biparietaler Durchmesser von über 9,2 cm einem Kindesgewicht von 2500 g und mehr und einem Schwangerschaftsalter von etwa 35 Wo. und mehr. Allerdings ist die Beziehung zw. biparietalem Durchmesser und kindlichem Gewicht bes. bei Risikoschwangerschaften nicht zuverlässig. Daher ist die Einbeziehung zusätzlicher Körpermaße, z. B. Thorakometrie, zur Erkennung fetaler Wachstumsstörungen nötig; s. a. Fetalgröße (Abb.).

Keratoma climactericum n: syn. Haxthausen-Syndrom; symmetrisch an Handflächen und Fußsohlen im oder kurz nach dem Klimakterium auftretende Hyperkeratose; oft gleichzeitig Adipositas.

Kern|geschlecht: ergibt sich aus der Geschlechtschromosomenkonstellation der Körperzellen; an den Ruhekernen fast aller Gewebe kann das Geschlecht anhand folgender Kriterien festgestellt werden: **1. X-Chromatin:** Geschlechtschromatin* in 40 - 80% der Zellkerne von Individuen mit XX-Konstellation (X-Chromatin-positiv), b. Individuen mit einem X-Chromosom fehlt es (X-Chromatin-negativ). **2. Drumstick:** trommelschlegelförmiges Gebilde an den Kernen der segmentkerni-

K

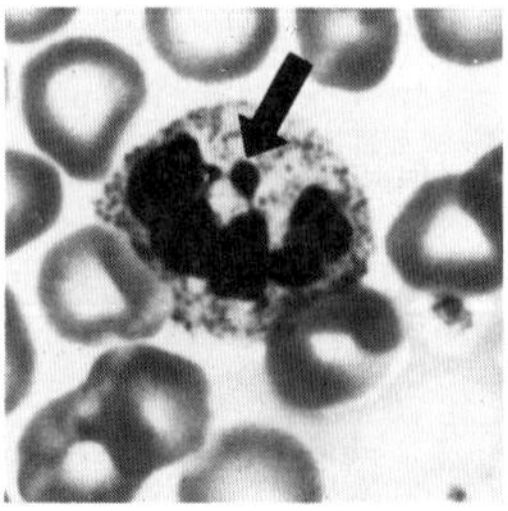

Kerngeschlecht:
Segmentkerniger neutrophiler Granulozyt mit Drumstick

gen Leukozyten b. Personen mit 2 X-Chromosomen (also i.d.R. bei Frauen) in ca. 3% (Drumstick-positiv), b. Personen mit einem X-Chromosom nicht vorhanden (Drumstick-negativ). **3. Y-Chromatin:** Y-Körper in den Ruhekernen von Personen mit einem Y-Chromo-

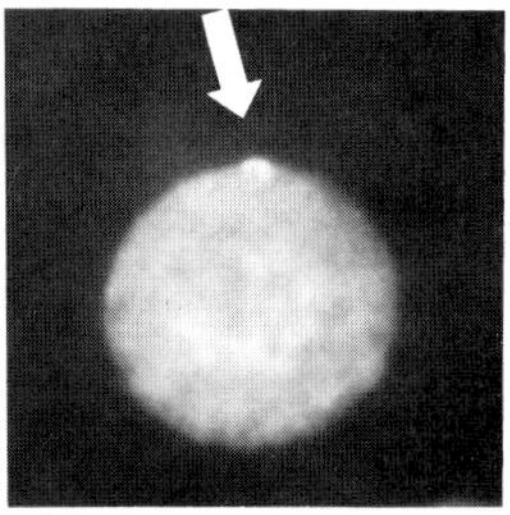

Kerngeschlecht:
Lymphozyt mit Y-Chromatin

som in 30-70% der Kerne fluoreszenzmikroskopisch nachweisbar (Y-Chromatin-positiv), bei Fehlen eines Y-Chromosoms nicht vorhanden (Y-Chromatin-negativ). Vgl. Karyogramm.

Kern|ikterus m**:** syn. Bilirubinenzephalopathie; Einlagerung von zytotoxisch wirkendem Bilirubin* in Ganglienzellen des Stammhirns bei Neugeborenen, bes. bei Morbus* haemolyticus neonatorum. Die Entwicklung eines K. hängt nicht nur von der Serumbilirubinkonzentration (bei Frühgeborenen Grenzwert ca. 170 µmol/l entspr. 10 mg/dl, bei Reifgeborenen ca. 240 µmol/l entspr. 14 mg/dl), sondern auch von anderen Faktoren wie Hypoxie, Azidose, Hypalbuminämie, Gabe von Medikamenten mit Albuminbindung (z.B. Sulfonamide), erhöhter Kapillarpermeabilität (z.B. Sepsis) ab. Die Schädigung der Nervenzellen führt **klinisch** zu zentralen **Sympt.:** Frühzeichen: uncharakteristische Zeichen wie Trinkschwäche, allg. Hypotonie der Muskulatur, Schläfrigkeit und häufiges Gähnen, die von den mehr charakteristischen Symptomen wie schrilles Schreien, Rigidität, Hyperreflexie, Krampfneigung, Opisthotonus, anfallsweise Dyspnoe bis Apnoe begleitet oder abgelöst werden können. Überlebt das Neugeborene, so entwickeln sich folgenschwere Spätschäden: Störungen im extrapyramidalen System, Choreoathetose, Zerebralparese mit mehr oder weniger ausgeprägter geistiger Retardierung und Hörstörungen. **Prophylaxe:** s. Hyperbilirubinämie des Neugeborenen.

17-Keto|steroide n pl**:** Abk. 17-KS; im Harn ausgeschiedene Metabolite von Steroidhormonen* mit einer Ketogruppe an C-Atom 17; 17-KS entstehen zum größten Teil aus NNR-Androgenen, zu einem geringen Teil beim Kortisolabbau, beim Mann außerdem zu etwa ⅓ aus den im Hoden gebildeten Androgenen*, bei der Frau in ganz geringer Menge aus ovariellen Androgenen. **Nachweis:** kolorimetrisch nach Zimmermann oder modifizierte Methode; Fraktionierung gibt etwas genaueren Aufschluß über Herkunft als Bestimmung der Gesamt-17-KS. Die Bestimmung der 17-KS im Harn ist obsolet und durch Serumhormonuntersuchungen (insbes. von Testosteron) ersetzt.

KHT: Abk. f. **K**indliche **H**erz**t**öne.

Kielland-Zange (Christian K., Gyn., Oslo, 1871-1941)**:** Form der Geburtszange* (s. Abb.)

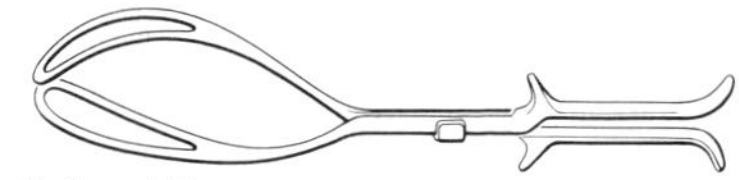

Kielland-Zange

mit universeller Anwendbarkeit; unterscheidet sich von der Naegele*-Zange durch das Gleitschloß und die fehlende Beckenkrümmung. Vgl. Zangenextraktion.

Kind|bett: Puerperium*.

Kind|bett|fieber: Puerperalfieber*.

Kinderfrüherkennungsuntersuchungen: Programm der gesetzlichen Krankenkassen in der Bundesrepublik Deutschland zur Früherkennung von körperlichen oder geistigen Störungen der Entwicklung bei Kindern bis zur Vollendung des 4. Lj. (U1 - U8). U1: Neugeborenenerstuntersuchung, erfolgt i.d.R. direkt nach der Geburt im Kreißsaal durch den Geburtshelfer (s.a. Zustandsdiagnostik des Neugeborenen); U2: Neugeborenenbasisuntersuchung zwischen dem 3. und 10. Lebenstag; U3: 3. - 6. Lebenswoche; U4: 2. - 4., U5: 6. - 7., U6: 9. - 12., U7: 20. - 24. Lebensmonat; U8: 3½ - 4. Lebensjahr. Die Untersuchungen bestehen aus einer eingehenden Anamneseerhebung und einer strukturierten, ausführlichen (kinder)-ärztlichen Untersuchung hinsichtlich altersabhängiger Kriterien der somatischen, psychomotorischen, sensorischen und psychischen Entwicklung des Kindes. Dazu gehören Tests auf angeb. Stoffwechselstörungen (Phenylketonurie[*], Hypothyreose*, Mekoniumuntersuchung auf zystische[*] Fibrose) und Beratung über Rachitis- und Impfprophylaxe. K. werden im Heft für Früherkennungsuntersuchungen* dokumentiert und seit einigen Jahren fallbezogen zusammengeführt und ausgewertet. Die Teilnahme an K. hat sich in den letzten Jahren gebessert. Sie betrug 1981 bei U1 82%, U2 100%, U8 69%. Sie weist kassen-, schicht- und nationalitätenspezifische Differenzen auf.

Kinder|lähmung, zerebrale: s. Zerebralparese, infantile.

Kinds|bewegungen: Bewegungen des Feten in utero; werden von Erstgebärenden etwa um die 20., von Mehrgebärenden zw. der 16. und 20. SSW wahrgenommen. **Nachweis:** Palpation.

Kinds|größe: Körpermaße des geborenen Kindes, die mit Hilfe von auf die Schwangerschaftsdauer bezogenen Perzentilen interpretiert werden (s. Neugeborenes, Abb.); vgl. Fetalgröße, Kopfmaße, Reifezeichen des Neugeborenen.

Kinds|lage: unter K. im engeren Sinn versteht man die Position der Frucht im Uterus; zur genauen Beschreibung der K. sind Angaben über Lage, Stellung, Haltung und Einstellung notwendig (s. Abb.). **1. Lage** bezeichnet das Verhältnis der Längsachse des Kindes zur Längsachse des Uterus: Längslage oder Geradlage (99% zum Zeitpunkt der Geburt, davon 96% Schädellagen, 3% Beckenendlagen), Querlagen und Schräglagen (zusammen 1%); s. a. Lageanomalien. **2. Stellung** bezeichnet das Verhältnis des kindlichen Rückens zur Gebärmutterinnenwand. **3. Haltung** bezeichnet die räumliche Beziehung von Kopf und Extre-

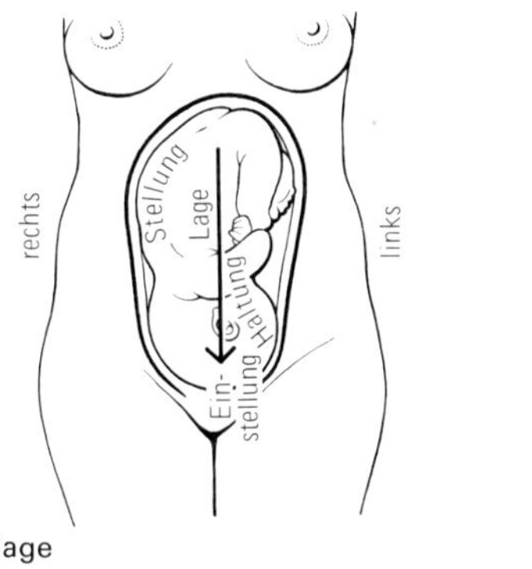

Kindslage

mitäten zum Rumpf: Flexionslagen* und Deflexionslagen*, sowie die indifferente Scheitellage; s. a. Haltungsanomalien. **4. Einstellung** bezeichnet die Beziehung des vorangehenden Kindsteils zum Geburtskanal, also den führenden Teil. Bei Kopflagen unterscheidet man Hinterhauptlage* (Flexionslage), Vorderhauptlage*, Stirnlage* und Gesichtslage* (Deflexionslagen), bei Beckenendlage* Steiß-, Steißfuß-, Knie- und Fußlagen; vgl. Einstellungsanomalien.

Ist (bei der Geradlage) der Rücken links (rechts) und seitlich, so spricht man von linker oder I. (rechter oder II.) Lage. I a (II a) bezeichnet die dorsoanteriore, I b (II b) die dorsoposteriore Lage bei Rücken links (rechts). Bei den Kopflagen ist die I. Lage doppelt so häufig wie die II. Lage. Die **regelrechte Geburtslage** ist die **vordere Hinterhauptlage**. Geht bei der Querlage* eine Schulter voran, so spricht man von Schulterlage. Nach der Lage des Rückens trennt man dorsoanteriore, -posteriore, -inferiore, -superiore Querlage sowie I. Querlage (Kopf li.) und II. Querlage (Kopf re.); s. a. Leopold-Handgriffe.

Kinds|pech: früher übliche Bezeichnung für Mekonium*.

Kinds|teile: die Körperteile des Feten in utero; große K.: Kopf, Beckenende; kleine K.: Extremitäten; erkennbar durch Palpation (s. Leopold-Handgriffe) und Ultraschalldiagnostik* oder Röntgenaufnahme. Eindeutiger Nachweis der K. ist ein sicheres Schwangerschaftszeichen*.

Kinds|tötung: nach § 217 StGB die vorsätzliche Tötung eines **nichtehelichen** Kindes durch die Mutter während oder gleich nach der Geburt*. Die Geburt i. S. dieser Vorschrift beginnt erst mit den Eröffnungswehen. Vorher gilt die Leibesfrucht juristisch nicht als „Mensch" i. S. des § 217 StGB.

Kino|statisch-hypo|tensives Syn|drom n: s. Vena-cava-inferior-Syndrom.

Kitzler: s. Klitoris.

Klimakterische Blutungen (gr klimakter Stufenleiter): im Klimakterium* auftretende Blutungen; in der Prämenopause überwiegen dysfunktionelle* Blutungen, in der Postmenopause organisch bedingte (z. B. Korpus- oder Zervixkarzinom) Blutungen. Vgl. Metrorrhagie.

Klimakterium n: Klimax, Wechseljahre der Frau; die Übergangsphase von der vollen Geschlechtsreife zum Senium der Frau, bedingt durch das Erlöschen der zyklischen Ovarialfunktion; die letzte Regel (Menopause*) fällt in diese Zeit hinein (s. Abb.). I. a. tritt die Meno-

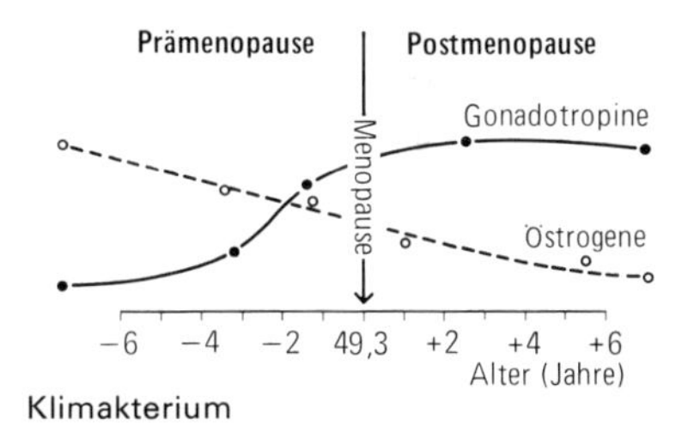

Klimakterium

pause zw. dem 48. und 52. Lebensjahr, durchschnittlich mit etwa 49 Jahren ein. **Klimakterische Beschwerden:** Ein bis zwei Drittel aller Frauen leiden im K. unter Beschwerden, die behandlungsbedürftig sind. Als Urs. der Beschwerden gilt heute die physiol. verminderte Erzeugung der Östrogene (s. Abb.), wodurch direkt oder über das Zwischenhirn Störungen im Vegetativum ausgelöst werden (Fehlregulationen). **1.** Klimakterische Beschwerden in der Prämenopause (etwa 6 Jahre vor der Menopause): Zyklusstörungen, unregelmäßige Regelblutungen, bes. kennzeichnend die sog. klimakterischen Blutungen: Dauerblutungen aufgrund von Follikelpersistenz*. Diese dysfunktionellen Blutungen kommen auch noch, in geringerem Maß, in der Postmenopause vor. Vegetativ-psychische Störungen sind in der Prämenopause selten. **2.** Klimakterische Beschwerden in der Postmenopause (etwa 6 Jahre nach der Menopause): v.a. vegetative und psychische Störungen (Ausfallerscheinungen), Hitzewallungen, Kälteschauer, Schweißausbrüche, Schwindel, Herzklopfen und pektanginöse Beschwerden, Schlaflosigkeit, Angstgefühle, Abnahme der Leistungsfähigkeit, Vergeßlichkeit, Antriebsschwäche, Stimmungslabilität, Depressionen, Reizbarkeit. Dauerblutungen finden sich auch in dieser Phase, sind aber viel seltener als in der Prämenopause. Vgl. Menopausensyndrom.

Klimakterium prae|cox n: vorzeitiges Klimakterium* inf. vorzeitiger Erschöpfung der Ovarien vor dem 43. Lebensjahr.

Klimakterium tardum n: stark verzögertes Klimakterium* mit Beginn jenseits des 50. Lebensjahrs.

Klimax (gr Leiter, Steigerung) f: **1.** Klimakterium*; **2.** Orgasmus*; **3.** Höhepunkt einer Krankheit.

Klinefelter-Syn|drom (Harry F. K., Arzt, geb. 1912) n: syn. Klinefelter-Reifenstein-Albright-Syndrom; bes. Form des männlichen primären hypergonadotropen Hypogonadismus* mit gonosomaler Aneuploidie (meist Trisomie 47,XXY, seltener auch 48,XXXY, 49,XXXXY oder XXXYY). **Häufigkeit:** etwa 1 : 590 lebendgeborene Knaben. **Ätiol.:** Die gonosomale Trisomie beruht auf Non*-disjunction und kann nicht vererbt werden, da die Patienten i. d. R. steril sind. **Sympt.:** phänotypisch männliche, Geschlechtschromatin-positive Individuen mit normal angelegtem männlichem Genitale bei Hodenhypoplasie (Tubulussklerose; mangelhafte oder fehlende Spermiogenese mit Azoo- und Oligospermie, Infertilität), Nebenhoden- und Skrotumhypoplasie und rel. häufig Gynäkomastie*; Pubertas* tarda, oft weiblicher Behaarungstyp, verzögerter Epiphysenschluß, retardiertes Knochenalter; sehr häufig Oligophrenie, auch Zeichen eines endokrin bedingten organischen Psychosyndroms. Fakultativ eunuchoidaler Hochwuchs und versch. unspezifische Dysmorphie- bzw. Dysplasiezeichen. Folge der verminderten Testosteronproduktion ist (sofern vorhanden) eine Abnahme von Libido und Potenz nach dem 35. Lj.; als Späterscheinung tritt häufig eine vorzeitige allg. Osteoporose auf. **Diagn.:** erhöhte Gonadotropin- und Östrogenausscheidung im Harn bei normaler oder leicht erniedrigter 17-Ketosteroid- und verminderter Pregnandiol-(und -triol-), Östron- und Östradiolausscheidung; Chromosomenuntersuchung. Vgl. Pseudo-Klinefelter-Syndrom, Gonadendysgenesie.

Klitorid|ek|tomie (gr kleitoris kleiner Hügel) f: **1.** op. Entfernung der von einem Tumor (z.B. Fibrom) befallenen Klitoris*; **2.** sog. weibliche Beschneidung; in einigen Gesellschaften übliche op. Entfernung der Klitoris zur Beseitigung der sexuellen Empfindungsfähigkeit der Frau. Vgl. [Zirkumzision].

Klitoris f: Kitzler; weibliches erektiles Organ, entspricht den Corpora cavernosa penis. Setzt sich zusammen aus den beiden Crura clitoridis, die zum Corpus clitoridis (mit Glans clitoris) verschmelzen. Sitz am vorderen Ende der kl. Schamlippen.

Klitoris|hyper|trophie f: penisartige Vergrößerung der Klitoris, z.B. bei adrenogenitalen* Syndromen.

Klitoris|riß: Weichteilverletzung unter der Geburt, kann zu einer starken Rißblutung führen.

Klumpke-Lähmung (Augusta Déjerine-K., Neurol., Paris, 1859-1927): untere Armplexuslähmung*.

Knaben|sterblichkeit, erhöhte: Allgemein geht man von höheren Raten der Totgeburtlichkeit und Säuglingssterblichkeit* bei Jungen gegenüber Mädchen aus. Seit einigen Jahren gilt dies in der Bundesrepublik Deutschland nur noch für untergewichtig Geborene (ca. ein Drittel höheres Risiko bei Knaben).

Knaus-Ogino-Methode (Hermann K., Gyn., Prag, Wien, 1892-1970; Kyosaku O., Gyn., Japan, 1882-1975) f: Beide haben, unabhängig voneinander, die Kalendermethode* zur Kontrazeption* auf eine wissenschaftliche Basis gestellt.

Knie|ellenbogen|lage: Stellung zu Untersuchungs- oder Behandlungs- bzw. Operationszwecken, wobei die Pat. mit Knien und Ellenbogen auf der Unterlage ruht (z.B. bei der Douglasskopie).

Knie|lage: seltene Form der Beckenendlage*.

Knips|bi|opsie f: Gewebsentnahme von der Portio uteri mit entspr. Biopsiezangen aus makroskopisch oder kolposkopisch suspekten

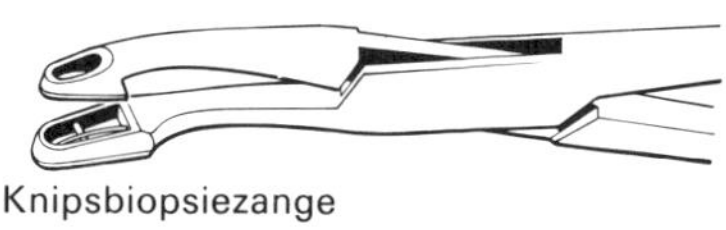

Knipsbiopsiezange

Arealen zur gezielten hist. Abklärung makroskopisch karzinomverdächtiger Befunde; v.a. dort indiziert, wo zytologische Kontrollen nicht möglich sind.

Ko|agulator m: Apparatur zur Thermotherapie der gutartigen Erythroplakie an der Portio vaginalis uteri (mit 90°C); schmerzlose Entfernung von Ovula Nabothi, Therapie der chronischen Zervizitis, Prophylaxe des Zervixkarzinoms.

Körper|verletzung: In der Bundesrepublik Deutschland gilt jeder (und damit auch jeder zu diagn. und/oder therap. Zwecken erfolgende) Eingriff in die körperliche Integrität des lebenden Menschen als K. und ist damit nach

§§ 223 ff. StGB strafbar; nach § 226 a StGB handelt nicht rechtswidrig, wer eine K. mit **Einwilligung*** des Betroffenen vornimmt (sofern die Tat nicht trotz Vorliegens einer Einwilligung gegen die guten Sitten verstößt). Grundsätzlich ist somit jeder operative, pharmak. und radiol. Eingriff zu diagn. und/oder therap. Zwecken einwilligungspflichtig. Der ärztliche Eingriff ohne Einwilligung kann jedoch gemäß § 34 StGB wegen rechtfertigenden Notstands gestattet sein, etwa wenn bei einem Notfall die Einwilligung nicht eingeholt werden kann, oder wenn eine mißbräuchliche Behandlungsweigerung durch die gesetzlichen Vertreter Schaden für das Kind besorgen läßt. Auch bei einer Operationserweiterung kann § 34 StGB anwendbar sein. Vgl. Invasive Methoden, Operation.

Kofferath-Syn|drom (Walter K., Arzt) n: angeborene oder geburtstraumatisch entstandene, einseitige Zwerchfellähmung, letztere oft in Kombination mit Ausfällen im Bereich des Plexus brachialis (Armplexuslähmung*) insbes. nach Zangenextraktion oder Entbindung bei Steißlage inf. Läsion der 3. und 4. Zervikalwurzel. **Sympt.:** Atemstörungen, Zyanose, eingefallenes Abdomen, Stuhlunregelmäßigkeiten; nach Trauma oft Schwellung der betroffenen Halsseite. **Diagn.:** (röntg.) einseitiger Zwerchfellhochstand mit paradoxen Zwerchfellbewegungen (Kienböck-Zeichen); oft Atelektasen der Lunge.

Ko|habit|arche (lat cohabitare beisammenwohnen; gr arche Anfang) f: der Zeitpunkt des ersten heterosexuellen Genitalverkehrs; s. Defloration.

Ko|habitation f: Beischlaf; syn. Koitus*.

Ko|habitations|verletzungen: Verletzungen des weiblichen Genitales bei (einvernehmlichem oder nichteinvernehmlichem) Koitus*. Man unterscheidet: **1.** Deflorationsverletzungen (v. a. erweiterte Hymenaleinrisse); **2.** Verletzungen koituserfahrener Frauen (v. a. Querrisse im hinteren Scheidengewölbe; vgl. Scheidenriß). Meist finden sich prädisponierende Faktoren wie genitales Mißverhältnis, Gewaltanwendung, Puerperium*, Postmenopause* mit Involutionserscheinungen.

Ko|itus (lat coire, coitum zusammengehen) m: syn. Kohabitation; heterosexueller Genitalverkehr mit Einführen des Penis in die Vagina.

Kollum|karzinom n: s. Zervixkarzinom.

Kolostrum n: syn. Kolostralmilch; das bereits während der Schwangerschaft (ab 6. SSW), reichlicher in den ersten (3 - 5) Tagen nach der Entbindung von der weiblichen Brustdrüse produzierte Sekret. Unterscheidet sich von der reifen Muttermilch* v. a. durch einen höheren Eiweiß-, Salz- und Vitamin-A- und -C-Gehalt bei etwa gleichem Kohlenhydrat- und etwas niedrigerem Fettgehalt; außerdem enthält es die sog. Kolostrumkörperchen (Donné-Körperchen, mit Fett beladene Leukozyten). Die gelbliche Farbe des K. beruht auf dem Karotinoidgehalt. Zusammensetzung: s. Tab.

Kolp- (gr kolpos Busen, busenartige Vertiefung): s. a. Colp-, Vaginal-.

Kolostrum
Durchschnittliche Zusammensetzung und Nährwert (pro 100 ml)

Nährwert		281 kJ (67 kcal)
Eiweiß		2,3 g (1,5–9,0)
Casein		1,0 g
Laktalbumin		0,8 g
Laktoglobulin		0,5 g
Fett		3,0 g
Kohlenhydrate		4,0 g
Asche (Salze)		0,3 g
Vitamin A	etwa	0,16 g
Vitamin C	etwa	0,007 g

Kolpitis f: syn. Vaginitis, auch Colpitis; akute oder chronische Entz. der Vagina*, klinisch (im weiteren Verlauf) häufig Vulvovaginitis*. **Pathogenese:** meist Fremdbesiedlung der Vagina inf. mangelnder Östrogenstimulierung des Vaginalepithels, Atrophie (physiol. in der Kindheit bis zur Pubertät und im Klimakterium bzw. der Postmenopause), Veränderung des sauren Scheidenmilieus in Richtung alkalischer pH oder direkter Schädigung der Scheidenflora* (v. a. durch Antibiotika, Sulfonamide); **Err.:** Trichomonas urogenitalis (s. Trichomoniasis), Candida albicans (s. Vulvovaginitis candidomycetica), selten Staphylokokken, Escherichia coli, Gardnerella vaginalis; Neisseria gonorrhoeae (als Vulvovaginitis* gonorrhoica infantum bzw. senilis); bei der unspezifischen K. findet sich im Abstrich

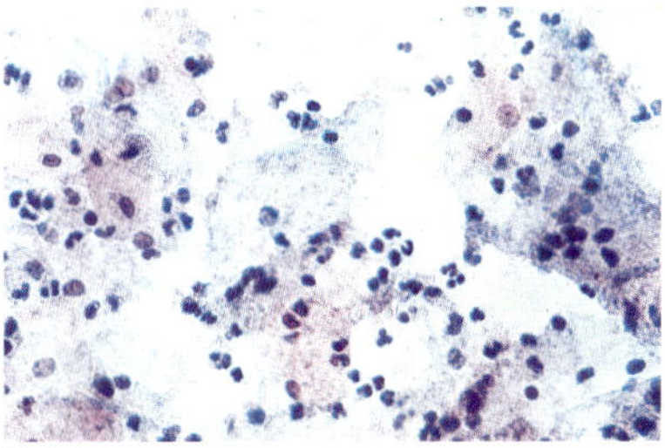

Kolpitis:
Kolpozytologischer Befund mit entzündlichem Zellbild: reichlich Bakterien, besonders auf Plattenepithelzellen, und Entzündungszellen

eine bakterielle Mischflora. **Sympt.:** Fluor* genitalis, häufig Juckreiz (Pruritus vulvae), brennende Schmerzen, evtl. Miktionsbeschwerden. **Formen: 1. Colpitis simplex:** diffuse Rötung und glatte Schwellung der Scheidenwand; **2. Colpitis granularis:** diffuse oder herdförmige Rötung mit unterschiedlich zahlreichen, stecknadelkopf- bis linsengroßen, flachen rötlichen Knötchen (Leukozyteninfiltrate), aus denen nach Abstoßung kleine Geschwüre, nach Abheilung graubraune Flekken entstehen. Sonderform: **Colpitis senilis si-**

ve vetularum: nicht selten akut verlaufende K. im Senium auf dem Boden der altersbedingten Atrophie des Vaginalepithels (Östrogenmangel) mit Verlust des Säureschutzes, meist verursacht durch Aszension hautständiger Keime; die abakterielle Entzündung ist selten. Vgl. Vaginose, bakterielle.

> Bei **jeder Kolpitis** alter Frauen ist immer auch an ein Karzinom zu denken!

Kolpo|graphie f: in der Radiologie (entspr. der Kolposkopie der Gynäkologie) üblicher Ausdruck für die Röntgendarstellung der Scheide d. Instillation von Kontrastmittel.

Kolpo|kleisis f: operativer Verschluß der Scheide.

Kolpo|perineo|plastik f: auch Kolpoperineorhaphie; op. Verengung des Beckenbodens am hinteren Scheidenumfang, Scheidendammplastik bei Descensus* uteri et vaginae.

Kolpo|poese f: Bildung einer Scheide, z. B. bei Gynatresie* oder als Maßnahme zur op. Geschlechtsumwandlung*. **1.** K. unter Verwendung von Darm z. B. als Sigmascheide; **2.** K. mit Auskleidung der Scheide durch Epidermislappen oder Peritoneum (bei Geschlechtsumwandlung meist durch Penishaut).

Kolpor|rhaphie f: Colporrhaphia; plastische Raffung und Stützung der vorderen bzw. hinteren Scheidenwand bei Scheidensenkung und Scheidenvorfall*. Vgl. Prolapsus uteri et vaginae.

Kolpor|rhexis f: Kolpaporrhexis; vollständiger oder teilweiser Abriß der Scheide vom Uterus im Scheidengewölbe, z. B. bei Geburt und (selten) als Koitusverletzung; s. a. Scheidenriß.

Kolpo|skopie f: Lupenbetrachtung der Portiooberfläche (und Scheidenhaut) in 10 - 30facher Vergrößerung mit dem **Kolposkop** zur Beurteilung des sichtbaren Epithels, insbes. im Bereich der Epithelgrenze* der Portio vaginalis, meist routinemäßig bei vaginaler* Untersuchung. Das normale, glatte, mehrreihig geschichtete (jodpositive) Plattenepithel wird als originär bezeichnet. Eine Ektopia* cervicis und offene bzw. geschlossene Umwandlungszone* ist physiologisch; unklare, eine **dd Abklärung erfordernde Befunde** sind die Portioerosion* und Erythroplakie*. Hinsichtlich ihrer Dignität **verdächtige Befunde** (sog. Matrixbezirke für ein Karzinom, jodnegativ) sind Leukoplakia* portionis, Felderung*, Grund* und eine atypische Umwandlungszone*; sie werden als fakultative Präkanzerose* für ein Zervixkarzinom* angesehen und erfordern eine Probeexzision* (diagn. Konisation*, evtl. Knipsbiopsie*) mit hist. Abklärung (Carcinoma* in situ?) sowie regelmäßige Kontrol-

> In über 90% der Fälle beginnt das Zervixkarzinom im Bereich des Plattenepithels über den untersten Drüsen der Zervixschleimhaut.

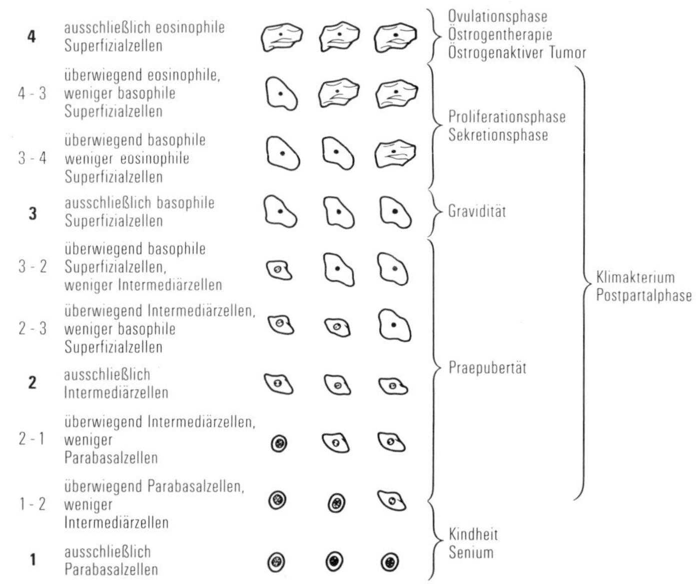

Kolpozytologie:
Funktionszytologische „Hormongrade" nach Schmidt

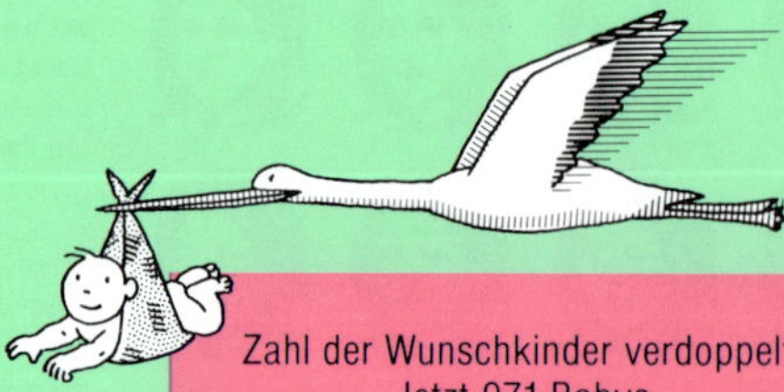

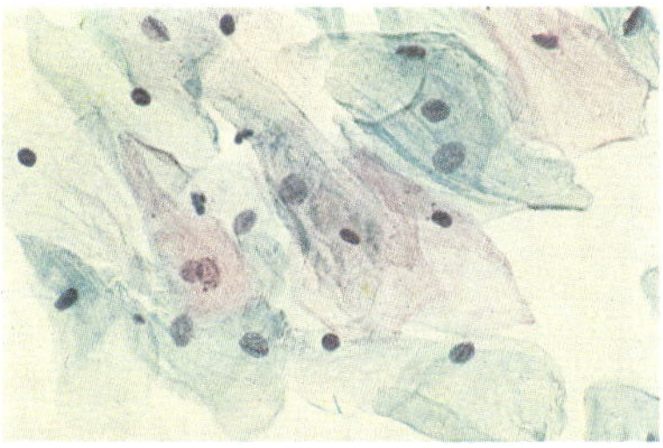

Kolpozytologie:
Normale Plattenepithelzellen der Portio uteri (Pap. I, II); Intermediärzellen (basophiles Plasma, bläschenförmige Kerne) und Superfizialzellen (eosinophiles Plasma, pyknotische Kerne)

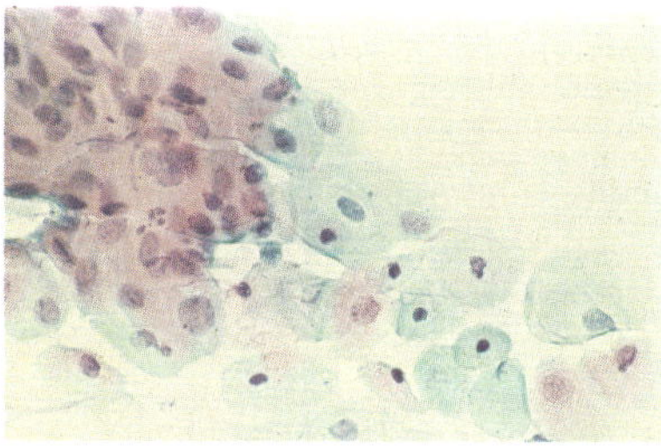

Atrophie des Vaginalepithels (Pap. II); niedriger Epithelaufbau mit Parabasalzellen und kleinen Intermediärzellen als Folge des Östrogenmangels nach der Menopause

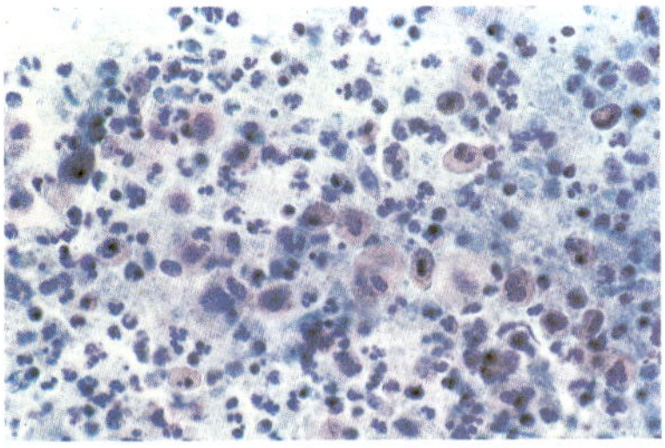

Schwerst atrophisch-entzündliches Zellbild nach der Menopause (Pap. III); endgültige Beurteilung nach Östrogenbehandlung

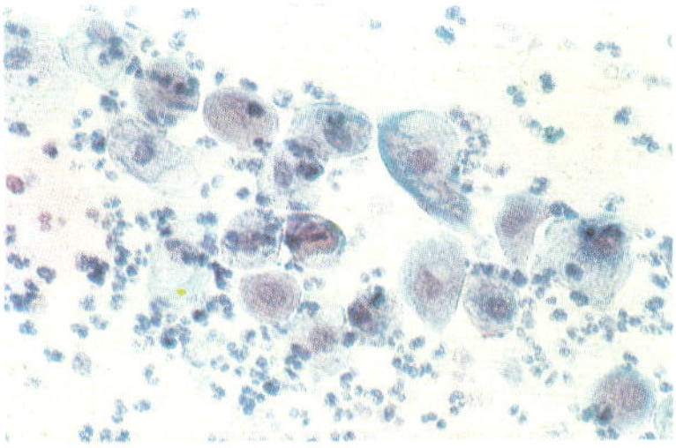

Metaplasiezellen; schaumiges Zytoplasma mit zipfeligen Ausziehungen (Pap. II)

len, u. U. eine operative Ther. Ergänzendes Verf. ist die Schiller*-Jodprobe. Vgl. Zytodiagnostik.

Kolpo|suspension f: abdominale Operationsverfahren zur Behandlung der Streßinkontinenz*, die über eine kranioventrale Elevation der Scheide indirekt eine Rückverlagerung der funktionell wichtigen Blasenhalsregion in den Abdominalraum erreichen; die Scheidenwand bzw. das Parakolpium kann entweder am Periost und dem Knorpel der Symphyse (Marshall*-Marchetti-Krantz-Operation), der Fascia obturatoria (Franz-Hirsch-Operation) oder dem Lig. iliopectineum bzw. Lig. pubicum superius (Burch-Cowan-Operation) fixiert werden. Die Kolposuspensionsverfahren haben die besten Resultate in der op. Behandlung der weiblichen Harninkontinenz.

Kolpo|tomie f: sog. Scheidenschnitt; Durchtrennung der Scheidenwand als Operationsschnitt; als partielle K. im Rahmen plastisch-operativer Eingriffe beim Descensus* uteri et vaginae (Kolporrhaphie*) oder vollständig bei vaginalen Bauchhöhleneingriffen (vordere oder hintere Kolpozöliotomie) bzw. der vaginalen Hysterektomie.

Kolpo|zele f: sog. Scheidenbruch; Heraustreten der Scheide bei Descensus* uteri et vaginae.

Kolpo|zölio|tomie f: Coeliotomia vaginalis; Eröffnung der Bauchhöhle von der Scheide aus.

Kolpo|zyto|logie f: Beurteilung der durch Abstrich von der seitlichen Scheidenwand entnommenen Epithelien; Aufbau und Abbau der Scheidenepithelien werden durch die Ovarialhormone Östrogen und Progesteron gesteuert. Im Verlauf eines Menstruationszyklus* ändern die Scheidenepithelien ihre Form und ihre Färbbarkeit. **Follikelphase:** große, einzeln liegende Epithelien mit zunächst bläschenförmigem, später kleinem pyknotischem Kern; die Epithelien färben sich vorwiegend mit sauren Farbstoffen an, sind also azidophil. **Corpus-luteum-Phase:** charakteristische Massenabschilferung der Epithelienzellen mit typischer Haufenbildung, Faltenbildung und Einrollung nimmt zu. Vorwiegend Intermediärzellen mit bläschenförmigem Kern und basophilem Zytoplasma. **Bewertung** insbes. suspekter gyn. Abstriche: s. Zytodiagnostik. Vgl. Karyopyknoseindex, Kolposkopie.

Kombinations|prä|parate n pl: s. Kontrazeption, hormonale.

Kom|edo|karzinom (lat comedo Fresser, Schlemmer) n: ausschließlich oder vorwiegend in den Milchgängen der weiblichen Brustdrüse sich ausbreitende seltene Form des Mammakarzinoms*. Die Bez. deutet an, daß sich an der Schnittfläche eines makroskopischen Präparats der Brustdrüse auf Druck gelblich-nekrotische Tumormassen aus den oft ausgeweiteten Milchgängen wie aus Komedonen ausdrücken lassen; in der Mehrzahl der Fälle handelt es sich um nicht infiltrierende Karzinome (sog. intrakanikuläre Milchgangskarzinome), die meist zentral in der Brustdrüse lokalisiert sind. **Klinische Zeichen** eines Mammakarzinoms fehlen i. d. R., kein Tastbefund; ggf. Mamillensekretion serös-weißlich, seltener blutig. Das K. wird bei der Mammographie* häufig aufgrund von Mikroverkalkungen* entdeckt. Die **Progn.** ist günstiger als die infiltrierender Mammakarzinome, daher Anw. von Verfahren der Mastektomie* mit eingeschränkter Radikalität bzw. brusterhaltende* Operationen möglich.

Komplikationen, geburtshilfliche f pl: Jeder Zustand vor und während der Geburt, der mit einer gesundheitlichen Gefährdung der Mutter und/oder des Kindes enden kann, wenn nicht adäquate Mittel zur Bekämpfung eingesetzt werden, gehört zu den g. K. (z. B. bei Dystokie, Einstellungs-, Haltungs-, Lageanomalien, Nabelschnurkomplikationen, Plazentainsuffizienz). Vgl. Risikoschwangerschaft, Risikogeburt, Fetal distress.

K

Kondom n: syn. Präservativ*.

Kon|duktor m: (genetisch) Überträger; Individuum, das eine Krankheitsanlage von der vorausgehenden Generation auf die nächstfolgende überträgt, während es selbst gesund ist. Der Begriff wird insbes. für Frauen gebraucht, die heterozygot für ein X-chromosomal rezessives Gen sind; die Hälfte ihrer Söhne zeigt dieses rezessive Merkmal z. B. bei der Hämophilie[*]. Vgl. Genetische Krankheiten.

Kondylome n pl: s. Condylomata acuminata, Condylomata lata, [Condylomata gigantea].

Kondylom|virus n: Zur Gruppe der menschlichen Papillomaviren[*] (Human Papilloma Virus Typ 6) gehöriger Erreger der Condylomata* acuminata. Übertragung durch Kontaktinfektion bei vorbestehender Hautschädigung, Inkubationszeit vermutlich 3 - 6 Monate.

kon|genital: angeboren, ererbt (und bei der Geburt manifest); i. w. S. auch syn. konnatal*.

Konisation f: syn. Portiokonisation, Zervixkonisation; Entnahme eines konusförmigen Gewebsstücks aus der Portio uteri zur hist. Untersuchung. Methode der Wahl zur endgültigen Klärung der mit den Suchmethoden (Kolposkopie* und Zytodiagnostik*) entdeckten Epithelatypien an der Portio und im Zervikalkanal (Serienschnitte). Ggf. auch als therapeutische K. bei schwersten Zellatypien und Carcinoma* in situ. Vgl. Epithelgrenze.

Kon|jugation f: **1.** (biol.) Verschmelzung des männlichen mit dem weiblichen Zellkern bei der Befruchtung (Konzeption*); **2.** (genet.) Zusammentreten homologer Geschlechtschromosomen vor der Meiose*; **3.** (chem.) benachbarte Lage von Doppelbindungen im Molekül, die durch eine Einfachbindung getrennt sind; **4.** (mikrobiol.) parasexueller Mechanismus zur Übertragung von genetischem Material.

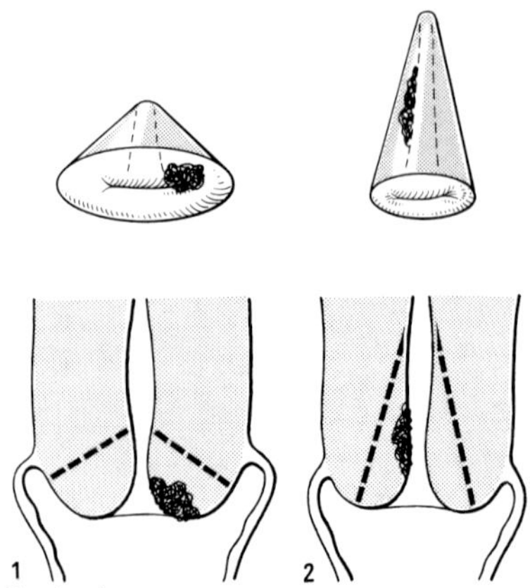

Konisation:
Technik bei jüngeren Frauen (1) und bei älteren Frauen (2)

kon|natal: angeboren, bei der Geburt vorhanden, pränatal erworben; vgl. kongenital.

Kon|natales Vorzugs|haltungs|syn|drom n: s. Prädilektionssyndrom, konnatales.

Kontakt|bestrahlung: Strahlentherapie* mit einer tumornahen Strahlenquelle, z. B. durch Implantate (Nadeln, Kapseln) oder Injektion von radionuklidhaltigen Suspensionen; vgl. Radiumtherapie, Afterloading-Verfahren.

Kontakt|blutung: durch Kohabitation oder Scheidenspülung verursachte vaginale Blutung; Leitsymptom beim Kollumkarzinom.

Kon|takt|thermo|graphie f: Verfahren der Thermographie*.

Kontra|hormonale Therapie f: Behandlung einer weiblichen Pat. mit männlichen Sexualhormonen (Androgenen) oder Antiöstrogenen* bzw. eines männlichen Pat. mit weiblichen Sexualhormonen (Östrogenen, Gestagenen) oder Antiandrogenen*, meist als zusätzliche oder palliative Behandlung bei hormonsensiblen bösartigen Tumoren (s. Hormonrezeptoren) oder zur hormonalen (pharmak.) Kastration.

Kontra|sexuelle Therapie f: s. Kontrahormonale Therapie.

Kontra|zeption (lat contra gegen; concipere, conceptum aufnehmen) **f:** Empfängnisverhütung, Antikonzeption, Konzeptionsverhütung z. Zweck der Familienplanung* bzw. Geburtenkontrolle*; versch. Methoden werden je nach geographischen, sozialen und anderen Gegebenheiten in unterschiedlichem Maß angewendet. Folgende Methoden können unterschieden werden: **1.** K. ohne Anwendung von Mitteln: Coitus* interruptus, Methoden der natürlichen Kontrazeption*; **2.** K. mittels mechanischer Methoden (sog. Barrieremethoden): Präservativ*, Okklusivpessar*, Scheidendiaphragma*; **3.** K. mit lokal wirksamen chemischen Substanzen: sog. Spermizide*; **4.**

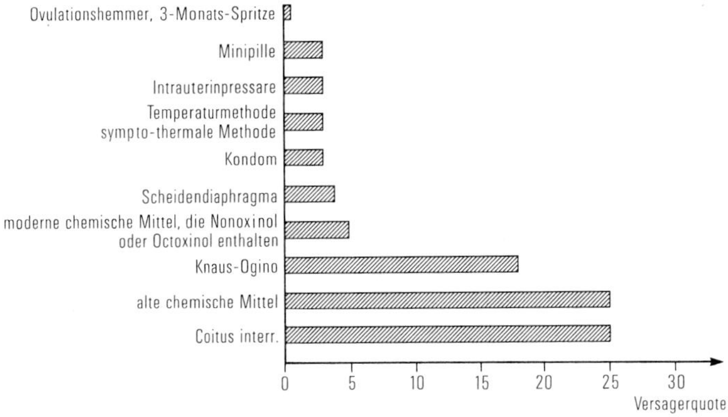

Kontrazeption:
Versagerquoten der häufigsten Methoden

hormonale Kontrazeption*; **5.** medikamentöse Spermiogenesehemmung*; **6.** operative Sterilisation* von Mann bzw. Frau. Zur Verhütung des Eintritts einer Schwangerschaft nach erfolgter Konzeption* werden Nidationshemmer* angewendet; hierbei handelt es sich nicht um Kontrazeptiva im eigentlichen Sinn. Vgl. Intrauterinpessar.

Kontra|zeption, chemische f: s. Spermizide.

Kontra|zeption, hormonale f: seit 1960 eingeführte Form der Kontrazeption* durch die Frau beruhend auf der regelmäßigen Einnahme bzw. parenteralen Applikation von Östrogen/Gestagen-haltigen bzw. reinen Gestagenpräparaten nach einem best. Schema. Die Wirkungsweise der verwendeten Steroidhormone* beruht nicht nur auf der Hemmung der Ovulation durch Gonadotropinhemmung, sondern je nach Art der Hormone und nach Dosierung auch auf Veränderungen des Zervixschleims (wodurch den Spermien die Durchwanderung erschwert oder unmöglich gemacht wird), Veränderungen des Endometriums (wodurch die Einnistung eines ggf. befruchteten Eis erschwert oder verhindert wird) und Hemmung der Tubenmotilität. Bei Unterbrechung der Hormongaben alle 21 Tage treten zyklische, menstruationsähnliche Blutungen auf (Abbruchblutung, Entzugblutung).

Formen: H. K. mit Ovulationshemmung: Es werden verschiedene Typen von Ovulationshemmern unterschieden: **1. Einphasenpille:** klassische Pille nach Pincus; 20 oder 21 Tage lang die gleiche Kombination von Östrogen und Gestagen; Östrogengehalt pro Tag 50 µg oder mehr. **2. Hormonarme Einphasenpille:** syn. **Mikropille**; Östrogengehalt pro Tag liegt unter 50 µg; Gestagengehalt entsprechend niedrig, z. B. täglich 150 µg Levonorgestrel oder 150 µg Desogestrel. Nebenwirkungen und Risiken geringer und seltener als bei den hochdosierten Pillen; haben heute einen Marktanteil von mehr als 50%. **3. Zweiphasen-**

Hormonale Kontrazeption
Übersicht über die Kontraindikationen

Absolute Kontraindikationen	Relative Kontraindikationen (individuelle Entscheidung)
Thromboembolie, Apoplexie	schwere Herz- oder Nierenleiden
zerebrale und retinale Gefäßleiden	Hyperlipidämien
Hypertonie	Epilepsie, multiple Sklerose
Diabetes (insbes. diabetische Gefäßschäden)	Otosklerose, Migräne
Hepatitis und Folgezustände	Neigung zu Hyperpigmentierung (Chloasma)
Schwangerschaft	langdauernde anovulatorische Zyklusanomalien (insbes. Oligo-Amenorrhoe)
Schwangerschaftspruritus oder -ikterus in der Anamnese	Pilzinfektionen des Genitale
Enzymopathien (Rotor-Syndrom, Dubin-Johnson-Syndrom	noch nicht abgeschlossenes Längenwachstum
Porphyriesyndrom	Stillperiode
Sichelzellanämie	
Genital- und Mammakarzinome	

pille: Während der ersten Einnahmephase wird nur Östrogen genommen und erst in der zweiten Phase die Kombination von Östrogen und Gestagen. Es gibt seltener Zyklusstörungen als bei Einphasenpillen und die Abbruchblutung unterscheidet sich nach Stärke und Dauer nicht von einer Regelblutung. **4. Zweistufenpille:** Der Unterschied gegenüber der Zweiphasenpille besteht darin, daß bereits während der ersten Phase ein kleiner Gestagenanteil eingenommen wird (sog. step up

Frauen, die die Pille einnehmen, sollen mindestens einmal im Jahr gynäkologisch untersucht werden.

pill). **5. Dreistufenpille:** Verbindet die Vorteile der hormonarmen Pillen mit den Vorteilen der Mehrstufenpräparate. In drei Phasen werden unterschiedliche Dosen an Östrogenen und Gestagenen genommen, die an die Hormonspiegel im Normalzyklus angepaßt wurden. **6. Parenterale Ovulationshemmung durch Gestagendepotinjektionen** (sog. Dreimonatsspritze)**:** Die Zuverlässigkeit ist hoch: Pearl-Index 0,5. Nachteil: häufige Zyklusstörungen*, nach einiger Zeit bleibt die Abbruchblutung völlig aus, daher für junge Mädchen und Frauen, die sich noch Kinder wünschen, ungeeignet. Hat keine weite Verbreitung gefunden. Günstige Nebenwirkungen bei Mastopathie und Endometriose; darf auch bei Mammakarzinom angewandt werden. - Ovulationshemmer bieten die größte je erreichte Sicherheit gegen eine ungewollte Empfängnis: Pearl-Index um 0,2. Anwendung in der Bundesrepublik Deutschland 1985 von 37% aller Frauen von 15 bis 45 Jahren. Grundsätzlich sollten möglichst niedrig dosierte Ovulationshemmer verwendet werden. **Cave:** Barbiturate, Rifampizin und Epileptika können die Wirkung von oralen Ovulationshemmern aufheben.

H. K. ohne Ovulationshemmung: Minipille (1965): Verabfolgt wird täglich ohne Pause eine kleine Gestagendosis, z. B. täglich 30 µg Levonorgestrel. Hauptwirkung ist die Verhinderung der Spermienaszension. Außer Zyklusstörungen keine Nebenwirkungen oder Risiken. Wichtig sind die exakt einzuhaltenden Einnahmeintervalle. Weniger zuverlässig als die Pille: Pearl-Index um 3. Hat keine weite Verbreitung gefunden.

NW: v. a. Östrogene (insbes. in höheren Dosen) begünstigen die Entstehung thromboembolischer Komplikationen (vermehrtes Auftreten von Herzinfarkten und zerebrovaskulären Störungen ist beschrieben worden). Bei langfristiger Einnahme Östrogen/Gestagenhaltiger Präparate kann es zur Erhöhung des Blutdrucks kommen; daneben mehr oder weniger häufig auftretend Gewichtszunahme, Wasserretention mit Ödemneigung, Allgemeinsymptome wie Übelkeit, Erbrechen, Kopf- und Brustschmerzen sowie Menstruationsstörungen, psychische Beeinträchtigungen u. a. Gelegentlich nützliche NW: Dysmenorrhoen verschwinden fast immer, desgleichen eine Acne vulgaris; Menorrhagien werden normalisiert. Vgl. Östrogene, Gestagene.

Kontra|zeption, natürliche f: auch sog. natürliche Familienplanung (Abk. NFP), syn. periodische Abstinenz, Rhythmusmethoden, Zeitwahlmethode, (engl) safe period; Methoden der Kontrazeption* durch Beschränkung der Kohabitationen auf die unfruchtbaren Tage im Menstruationszyklus* der Frau. Zuerst wurde um 1930 die Kalendermethode* nach Knaus und Ogino, wenig später die Temperaturmethode*, die Symptothermale* Methode und die Billings*-Ovulationsmethode eingeführt. Alle Methoden der n. K. setzen einen stabilen Menstruationszyklus der Frau und eine entspr. Disziplinbereitschaft beider Partner voraus (ggf. kann bei Kohabitationswunsch während der fruchtbaren Tage auf die relativ wenig eingreifenden mechanischen oder chemischen Methoden der Kontrazeption übergegangen werden). Alle Methoden der n. K. im engeren Sinne zeichnen sich zumindest durch ihre somatische Unschädlichkeit aus; in ihrer Zuverlässigkeit sind sie sehr unterschiedlich einzuschätzen. Die Methoden der n. K. haben in vielen Ländern weite Verbreitung gefunden, weil ihre Anwendung von der katholischen Kirche gebilligt wird.

Kontra|zeptiva n pl: empfängnisverhütende Mittel; s. Kontrazeption.

Konus|bi|opsie f: s. Konisation.

Kon|zeption f: Empfängnis; zur Befruchtung* führender Koitus*.

Kon|zeptions|optimum n: günstigste Zeit für die Befruchtung der Frau; liegt, da das Ei nur wenige Stunden befruchtbar ist und die Spermien nur etwa 2 - 3 Tage befruchtungsfähig sind, innerh. einer begrenzten Zeit um die Ovulation* (s. Abb.). Frauen mit Kinder-

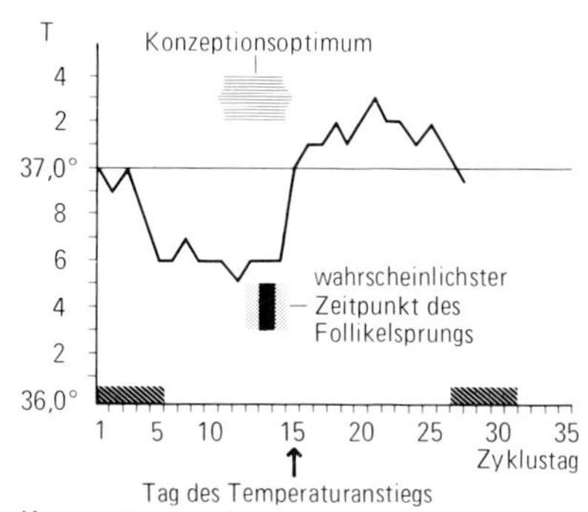

Konzeptionsoptimum im Verlauf der Basaltemperaturkurve

wunsch müssen nachdrücklich über das K. beraten werden. **Bestimmung:** Direkte, praktisch brauchbare Meth. existieren noch nicht. Die angewendeten Nachw. sind indirekte Meth., weil nicht die Ovulation, sondern der Beginn der Progesteronwirkung nachgewiesen wird. **Nachw.: 1.** Temperaturmethode*,

Messung der Basaltemperatur* (BST). Die Ovulation findet durchschnittlich 1 - 2 Tage vor dem intermenstruellen Anstieg der BST statt (Schwankungsbreite 1 - 2 Tage). Da der Ovulationstermin bei zyklusstabilen Frauen nur rel. geringe Schwankungen aufweist, sind BST-Messungen über einige Monate ausreichend, um das K. für die Praxis genügend genau festzustellen. **2.** Bestimmung des K. mit der funkt. Zervixdiagnostik (s. Cervix score), evtl. unter gleichzeitiger Auswertung der Kolpozytologie* (Vaginalsmear). **3.** Nach der symptothermalen* Methode. Vgl. Ovulationstests.

> **Konzeptionsoptimum:**
> die 4-5 Zyklustage vor dem intermenstruellen Anstieg der Basaltemperatur.

Kon|zeptions|verhütung: s. Kontrazeption.

Kopf|geschwulst: s. Geburtsgeschwulst.

Kopf|lage: syn. Schädellage; s. Kindslage.

Kopf|laus: Pediculus humanus capitis; s. Läuse.

Kopf|maße: Die K. des Fetus sind wichtige gebh. Reifezeichen und - in ihrem Verhältnis zu den Beckenmaßen* der Schwangeren - ausschlaggebend für den mechanischen Geburtsverlauf. Bez. und Größen: s. Übersicht. Vgl. Kopfumfang, Fetalgröße (Abb.), Reifezeichen des Neugeborenen.

Kopf|umfang: Der horizontale kindliche Kopfumfang über Protuberantia occipitalis ext. und Stirn (Circumferentia fronto-occipitalis) ist bei der Geburt größer als der Brustumfang (in Höhe der Mamillen) und der Bauchumfang (in Nabelhöhe); die drei Größen sind bis zum 2. Lebensjahr etwa gleich groß, während danach der Brustumfang am stärksten und der Kopfumfang am wenigsten zunimmt. Vgl. Kopfmaße, Abb.

Kopulation f: geschlechtliche Vereinigung zweier beweglicher (Gameten) oder unbeweglicher Zellen niederer Tiere oder Pflanzen zu einer Zygote bzw. Zygospore; teilweise auch syn. mit Kohabitation verwendet.

Korpus|adenom (lat corpus Körper) **n:** ältere Bez. für Korpuspolyp*.

Korpus|karzinom n: Carcinoma corporis uteri, syn. Endometriumkarzinom; vorwiegend bei Frauen in der Postmenopause vorkommendes Karzinom des Corpus uteri, bei jüngeren Frauen oft im Zusammenhang mit einem polyzystischen* Ovarialsyndrom auftretend.

> **75-80% aller Frauen mit Korpuskarzinom befinden sich im Klimakterium nach der Menopause.**

Die **Häufigkeit** hat in den letzten Jahren stark zugenommen, es ist heute ebenso häufig wie das Zervixkarzinom*. **Hist.:** meist Adenokarzinom vom endometrialen Typ (über 80%); die restlichen K. (muzinöse, klarzellige, serös-papilläre Karzinome, selten Adenokankroid*)

Kopfmaße
Ebenen, Umfänge und Durchmesser des kindlichen Kopfes

Ebene	Umfang	Durchmesser	
Planum suboccipito-bregmaticum	Circumferentia suboccipito-bregmatica: **32–33 cm**	Diameter suboccipito-bregmatica: **9,5 cm**	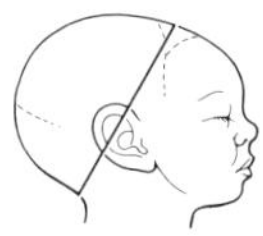
Planum fronto-occipitale	Circumferentia fronto-occipitalis: **34–35 cm**	Diameter fronto-occipitalis: **12 cm**	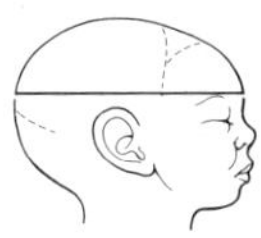
		Diameter biparietalis: **9,5 cm** Diameter bitemporalis: **8 cm**	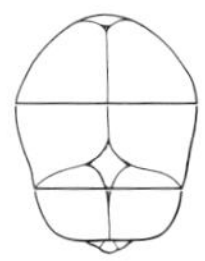
Planum mento-occipitale	Circumferentia mento-occipitalis: **35–39 cm**	Diameter mento-occipitalis: **13,5 cm**	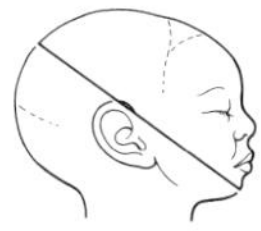

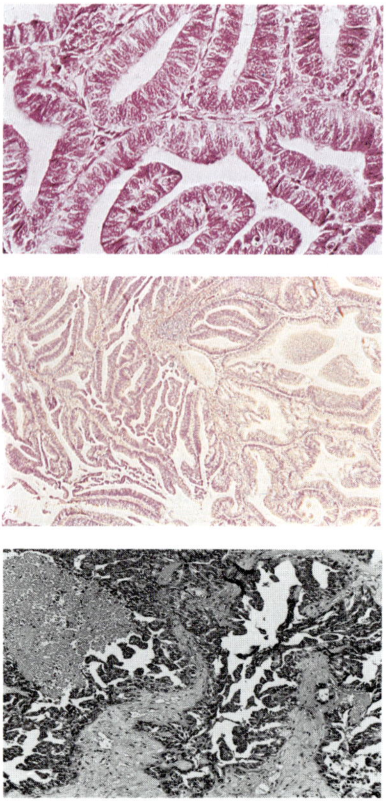

Korpuskarzinom:
Gut differenziertes Adenokarzinom (oben), gut differenziertes, papillär gebautes Adenokarzinom (Mitte) und wenig differenziertes papilläres Karzinom (unten); histologische Präparate des Korpusendometrium

Korpuskarzinom
TNM-Klassifikation u. FIGO-Stadien (Kurzfassung)

UICC		FIGO
Tis	Carcinoma in situ	0
T1	Beschränkt auf Corpus uteri	I
T1a	Cavum uteri ≦ 8 cm	Ia
T1b	Cavum uteri > 8 cm	Ib
T2	Ausdehnung auf Zervix	II
T3	Ausdehnung über Uterus hinaus, aber innerhalb des kleinen Beckens	III
T4	Ausdehnung auf Harnblase/ Rektum, über kleines Becken hinaus	IVa
M1	Befall entfernterer Organe	IVb

entstehen oft aus heterotopen Metaplasien des pluripotenten Müller-Epithels, meist in der späten Menopause und haben eine deutlich schlechtere Prognose. In der **Pathogenese** des Adenokarzinoms spielt eine zu prämalignen Veränderungen des Endometriums (v.a. adenomatöse* Hyperplasie, Dysplasie) führende östrogenbedingte Überstimulation ohne kompensatorische Gestagenaktivität eine wesentliche Rolle. **TNM-Klassifikation und FIGO-Stadien:** s. Tab. Die lymphogene **Metastasierung** erfolgt in Abhängigkeit von Lokalisation und Wachstumsrichtung in paraaortale und Beckenlymphknoten, in ca. 10% der Fälle in die Ovarien; hämatogene Metastasierung v.a. in Lunge (über Vena cava inferior), Leber, Skelettsystem u. Gehirn. **Sympt.:** intermittierende (geringe) uterine Blutungen, Menorrhagie*, Metrorrhagie*, gelegentlich wehenartige Schmerzen. **Kompl.:** v.a. Pyometra*. **Diagn.:** Aspirationskürettage*, fraktionierte Kürettage* mit hist. Untersuchung, Computertomographie. **Ther.:** operativ (Hysterektomie* und Ovarektomie* ggf. mit Entfernung eines Teils der Vagina, Wertheim*-Meigs-Operation), Strahlentherapie (auch kombiniert), Gestagene*. Vgl. Jet-wash-Technik, Ichthyosis uteri, Krebsfrüherkennungsuntersuchungen.

Korpus|polyp m: auch Korpusadenom; umschriebene, meist gutartige polypöse Hyperplasie der Gebärmutterschleimhaut, ausgehend von der Basalisschicht des Endometriums*, besteht aus proliferierendem Drüsengewebe und faserreichem Stroma, das inf. von Progesteronrezeptordefekten bei der Menstruation* nicht abgestoßen wird und daher erhebliche Größe erreichen kann. **Sympt.:** uterine Blutungen, eitriger oder blutiger

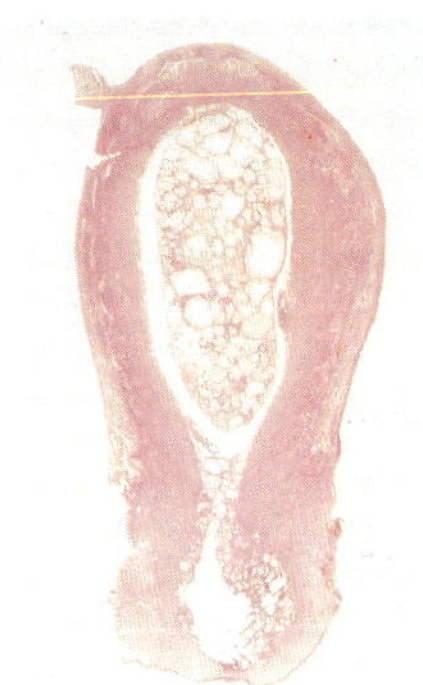

Korpuspolyp:
Histologischer Großflächenschnitt durch den Uterus mit Portio. In die ausgeweitete Korpuslichtung hängt ein zystenreicher gestielter, gutartiger Korpuspolyp des Endometriums. Die Zervixschleimhaut ist ebenfalls zystisch-hyperplastisch verändert.

Fluor* genitalis, wehenartige Schmerzen. **Ther.:** Kürettage* und hist. Untersuchung (selten Adenokarzinom). **DD:** Glandulär*-zystische Hyperplasie.

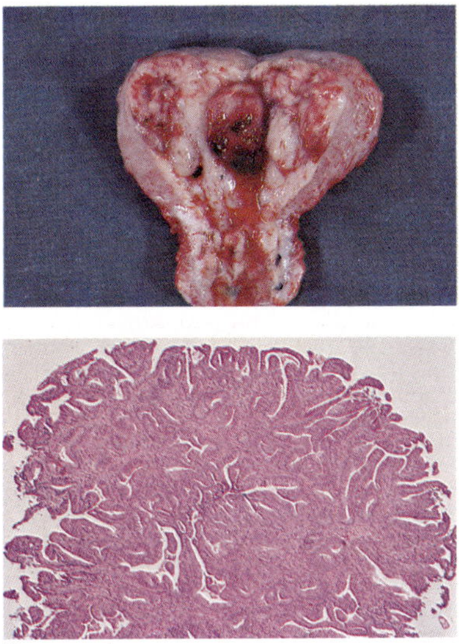

Korpuspolyp:
Makroskopischer Befund (oben) und histologischer Schnitt (unten) eines großen papillären Polypen des Korpusendometrium

Kotyledo f: s. Cotyledo.

Krampf|wehen: s. Wehen.

Kranio|tomie (gr kranion Schädel) **f:** bei abgestorbenem Kind und geburtsmechanischem Hindernis Verkleinerung des Schädels unter der Geburt mit einem Kranioklasten oder mit Hilfe des Perforatoriums.

Kraurose (gr krauros trocken, spröde) **f:** Craurosis; Schrumpfungsprozeß der Übergangsschleimhäute, atrophisch-sklerosierend; gilt als Präkanzerose*; s. [Craurosis penis], Craurosis vulvae.

Krebs|früherkennungs|untersuchungen: Früherkennungsuntersuchungen* f. Frauen und Männer z. Erkennung best. Krebserkrankungen; z. B. Zervixkarzinom*, Prostatakarzinom[*], Mammakarzinom*. Vgl. Vorsorgeuntersuchungen.

Krebs|register n: meist v. Tumorzentren geführte spezielle Krankheitsregister[*] z. Erfassung v. Krebserkrankungen in einer Bevölkerung. **3 Grundformen: 1. Epidemiologisch orientierte K.:** auf Totalerfassung einer Population ausgerichtete Register (populated based cancer registries) dienen der Forschung und Statistik, z. B. zur Gewinnung wichtiger Morbiditätszahlen wie Inzidenz[*] und Prävalenz[*]. **2. Spezielle Organregister** (pathol.-anat. Spezialregister): sammeln Informationen über best. Tumorformen. Sie dienen der Diagnosehilfe u. arbeiten an d. Standardisierung der Nomenklatur, der Klassifikation und der Stadieneinteilung. **3. Klinische Nachsorgeregister** (hospital based cancer registries): erfassen alle im Bereich eines Krankenhauses bzw. Tumorzentrums untersuchten und behandelten Pat. und sorgen f. eine optimale Nachsorge. Mischformen sind üblich. Vgl. [Epidemiologie], [Datenschutz, medizinischer].

Krebs|register|gesetz: gesetzliche Grundlage zur Führung von Krebsregistern*; z. Z. nur als Landesgesetze: **1.** Saarländisches Gesetz über das Krebsregister (SKRG) vom 17.1.1979 (ABl. S. 105); entscheidende Bestimmung ist die im § 9 Abs. 1 SKRG festgeschriebene Meldeerlaubnis der Ärzte an das Register ohne Einwilligung und Aufklärung des Betroffenen. **2.** Hamburgisches Krebsregistergesetz (HmbKrebsRG) vom 27.6.1984 (Hamb.GVBl.I, 129,170); die Meldung darf nur in zu begründenden Ausnahmefällen ohne Einwilligung des Pat. erfolgen. **3.** Krebsregistergesetz des Landes Nordrhein-Westfalen (KRG NW) vom 12.2.1985 (GV NW 1985, 125); Meldung ohne Einwilligung der Pat. ebenfalls nur in zu begründenden Ausnahmefällen. Ein „Entwurf eines Mustergesetzes über ein Krebsregister" des Bundesjustizministeriums sieht ebenfalls dieses Melderecht vor, der Pat. wird aber nach § 2 über die Meldung informiert, soweit ihm kein gesundheitlicher Nachteil dadurch entstehen kann. Vgl. Schweigepflicht, [Datenschutz, medizinischer], Selbstbestimmungsrecht.

Krebs|vorstufen: s. Präkanzerosen, Carcinoma in situ.

Kretinismus m: 1. Endemischer K.: Schädigung des kindlichen Organismus bereits im Mutterleib inf. Schilddrüsenhormonmangel des Feten, verursacht durch Jodmangel und/oder Hypothyreose[*] der Mutter; tritt überdurchschnittlich häufig in Jodmangelgebieten auf. Schilddrüsenanlage des Kindes und biochemische Ausstattung sind an sich normal; postnatal gelegentlich Euthyreose im unteren Normbereich, meist aber hypothyreote Stoffwechsellage des kindlichen Organismus; Struma* neonatorum ist nicht obligat. Folge des Schilddrüsenhormonmangels während der Fetalperiode sind weitgehend irreparable

Krebsfrüherkennungsuntersuchungen
Durchzuführende Untersuchungen nach Geschlecht und Alter

Frauen	ab 20. Lj.	Genitale
	ab 30. Lj.	Genitale, Brust, Haut
	ab 45. Lj.	Genitale, Brust, Haut Dickdarm Untersuchung auf Blut im Stuhl Zytologische Untersuchung
Männer	ab 45. Lj.	Genitale, Prostata Haut, Dickdarm Untersuchung auf Blut im Stuhl

K

intrauterine Schädigungen und Entwicklungsverzögerungen insbes. von ZNS (Oligophrenie[*] unterschiedlichen Grades), Skelett (röntg. zurückgebliebenes Knochenalter, kurze Finger, Minderwuchs[*]) u. a. Organen (u. a. trockene Haut, flache Nase, dicke Zunge, Innenohrschwerhörigkeit oder Taubheit). Heute ist frühzeitig die einfache und schnelle Diagn. mit dem Hypothyreose-Screening (TSH-Bestimmung) bei Neugeborenen möglich; Schilddrüsenhormonsubstitution verhindert zumindest weitere Schäden postnatal. **Wichtig:** Prophylaxe mit jodiertem Speisesalz in Jodmangelgebieten; seit deren Einführung ist der endemische K. sehr selten geworden.

2. Sporadischer K.: angeb. (irreversible) oder intrauterin erworbene (teilreversible bzw. reversible) Neugeborenenhypothyreose*, führt in Abhängigkeit von der Versorgung des Feten mit mütterlichen Schilddrüsenhormonen u. U. zu ähnlichen (meist aber weniger ausgeprägten) intrauterinen Entwicklungsstörungen wie der endemische K. Die frühzeitige Diagnosestellung ist äußerst wichtig, da durch postnatale Schilddrüsenhormonsubstitution weitere Entwicklungsstörungen (bzw. Schäden überhaupt) verhindert werden können; daher Hypothyreose-Screening (TSH-Bestimmung) heute regelmäßig bei Neugeborenen; ggf. Sicherung der Diagn. durch funktionelle Schilddrüsendiagnostik[*] (TSH, T_3 und T_4) und Schilddrüsenszintigraphie mit ^{123}J oder ^{99m}Tc zur Abklärung der Art der Hypothyreose. Zur **Langzeitüberwachung** (unter Hormonsubstitution): Kontrolle des Knochenalters und der Schilddrüsenhormonspiegel sowie Überwachung der körperlichen und geistigen Entwicklung der jungen Patienten.

Kreuz|bein: Os sacrum; Teil der Wirbelsäule wie des Beckenrings, auf den es die Last des Rumpfes überträgt. Es entsteht aus der Verschmelzung von fünf sich nach kaudal stark verjüngenden Kreuzwirbeln mit Rippenresten; die Nahtstellen bilden auf der konkav gekrümmten Vorderfläche (Facies pelvina) vier rauhe Querlinien (Lineae transversae). Die konvexe Rückseite (Facies dorsalis) weist als Rest der Dornfortsätze einen medianen Zakkenkamm (Crista sacralis mediana) auf. Diesen flankiert beiderseits die Reihe der verschmolzenen Gelenkfortsätze (Crista sacralis intermedia), deren oberster als Processus articularis superior mit dem fünften Lendenwirbel gelenkig verbunden ist, während der unterste zum Horn (Cornu sacrale) zurückgebildet ist. Zwischen beiden Hörnern öffnet sich als Hiatus canalis sacralis der Kreuzbeinteil des Wirbelkanals (Canalis sacralis) nach unten. Seine den Foramina intervertebralia entsprechenden seitlich abgehenden Kanäle führen zu den Foramina sacralia pelvina auf der Vorderseite des Kreuzbeins, die den Rr. ventrales der oberen vier Nn. sacrales (s. Nervi spinales) zum Austritt dienen und zu den Foramina sacralia dorsalia, durch die auf der Rückseite die Rr. dorsales austreten. Der lateral davon liegende Seitenteil (Pars lateralis) mit der ohrenförmigen Gelenkfläche (Facies auricularis) für das Iliosakralgelenk entsteht aus der Verschmelzung der Rippenrudimente und Querfortsätze; deren dorsale Ränder bilden die paarige Crista sacralis lateralis. Lateral von ihr ruft der Ansatz mächtiger Bänder die Tuberositas sacralis hervor. Im lumbosakralen Übergang sind die Verschmelzungsanomalien besonders häufig; vgl. [Lumbalisation], [Sakralisation].

Kreuz|schmerz: allgemeine Bez. für Schmerzen in der mittl. und unteren Lendengegend; tritt auf bei Überanstrengung und Ermüdung des M. erector trunci (asthenische Konstitution, Neurasthenie), **statischen Veränderungen** (Schwangerschaft*, zu hohe Absätze), Lumbago, Ischias, Varizen der Beckenvenen (Schmerzen im Liegen verschlimmert), **gyn. Krankheiten** (Verlagerung des Uterus, Parametritis*, Ovarialtumoren*), **orthop. Erkrankungen**, insbes. Wirbelsäulenkrankheiten (Spondylose, Tumoren). Einseitiger K. besonders bei Proktitis, Sigmoiditis, Dysmenorrhoe*, Parametritis posterior. Gyn. Erkrankungen sind eher selten Ursache von Kreuzschmerzen.

Kristeller-Hand|griff (Samuel K., Gyn., Berlin, 1820-1900): Handgriff z. Ersatz ungenügender Kraft der Bauchpresse bei Geburt des Kopfes, Entwicklung der Schultern und bei Beckenendlage; Hilfsperson drückt wehensynchron den oberen Pol der Fruchtwalze in Richtung Beckenachse.

Krukenberg-Tumor (Friedrich K., Pathol., Halle, 1871-1946) m: Bez. für ein metastatisch entstandenes, fast immer doppelseitiges Ovarialkarzinom (hist. mit charakteristischen, oft schleimbildenden Siegelringzellen) bei im Magen-Darm-Trakt lokalisiertem, bösartigem Primärtumor; entsteht möglicherweise durch Absinken von Tumorzellen in den Douglas-Raum (Implantationsmetastase) oder durch lymphogene/hämatogene Metastasierung.

Krypto|menor|rhoe (gr kryptos verborgen) f: auch Molimina menstrualia; inf. Gynatresie* nicht nach außen gelangende Menstruationsblutung, auch sekundär bei Zervixatresie (z. B. nach intrakavitärer Strahlentherapie), u. U. auch inf. einer weitgehenden Regression des sekretorisch transformierten Endometriums anstatt der menstruellen Abstoßung bei normalem Ablauf des Menstruationszyklus*. **DD:** Amenorrhoe*. Vgl. Hämatokolpos, Hämatometra.

Künstliche Schwangerschaft: s. Pseudograviditätskur.

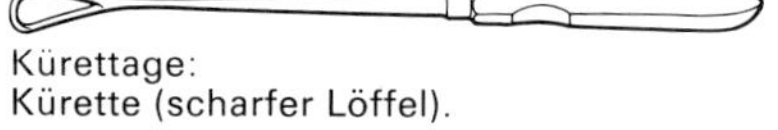

Kürettage:
Kürette (scharfer Löffel).

Kürettage f: Gewinnung bzw. Entfernung von Gewebe aus dem Uteruskavum mit einer Kürette in Form eines scharfen Löffels oder mit gefensterter scharfer oder stumpfer Kürette (s. Abb.); als **Strichkürettage*** ggf. mit Einmalkürette ohne Dilatation des Zervixkanals in der Zyklusdiagnostik oder zur mikrobiologischen Untersuchung bei Verdacht auf Genitaltuberkulose*, als **Korpuskürettage** evtl. nach Dilatation des Zervixkanals zur Schwangerschaftsunterbrechung (auch als Saugkürettage*) oder zur Entfernung von Abortresten, als fraktionierte Kürettage durch getrennte K. der Zervix und des Korpus in der Karzinomdiagnostik. Vgl. Nachkürettage.

Kürettage, fraktionierte f: zur Klärung, ob ein evtl. vorhandenes Korpuskarzinom* schon auf die Zervix übergegriffen hat bzw. ob es sich um ein Zervixkarzinom* handelt; es wird zunächst der Zervikalkanal bis zum inneren Muttermund erweitert und kürettiert. Danach erst wird der innere Muttermund erweitert und jetzt das Corpus uteri kürettiert. Zervix- und Korpusgeschabsel werden getrennt hist. untersucht.

Küster-Syn|drom (Otto K., Gyn., Breslau, 1849-1991) n: s. Rokitansky-Küster-Syndrom.

Küster-Zeichen: s. Nabelschnurzeichen.

Kuh|milch: s. die für die künstl. Säuglingsernährung bedeutsame Milch; sie unterscheidet sich v. der Muttermilch* nicht nur durch ihre Artfremdheit u. in ihrer Zusammensetzung (s. Tab.), sondern auch durch ihren Bakteriengehalt.

Kuhmilch
Durchschnittliche Zusammensetzung und Nährwert (pro 100 ml)

Nährwert		281 kJ (67 kcal)
Eiweiß		3,3 g
Casein		2,8 g
Laktalbumin		0,4 g
Laktoglobulin		0,2 g
Fett		3,7 g
Kohlenhydrate		4,8 g
Asche (Salze)		0,7 g
Vitamin A	etwa	0,03 g
Vitamin C	etwa	0,002 g

Kuldo|skopie f: s. Douglasskopie.

Kuppen|weichheit: physiol. Weichheit der kindlichen Scheitelbeine; Normalbefund bei Neugeborenen und Frühgeborenen bis zu etwa 2 - 3 Mon.; nicht mit rachitischer Kraniotabes zu verwechseln!

Kurzrok-Miller-Test (Raphael K., Gyn., New York, 1895-1961) m: gekreuzter Invasionstest in vitro; im Rahmen der Sterilitätsuntersuchung selten angewandter Test, wenn eine „Unverträglichkeit der Sekrete“ angenommen wird; Objektträgertest, der in der präovulatorischen Phase ausgeführt werden muß. **Ausführung: 1.** Zervixsekret der Pat. wird mit einem sicher fertilen Fremdsperma zusammengebracht und mikroskopisch untersucht, ob die Spermien in den Zervixschleim eindringen. **2.** Sperma des Ehemannes bzw. Partners wird mit dem Zervixschleim einer sicher fertilen Frau zusammengebracht. Dringen bei 1. die Fremdspermien in den Zervixschleim der Pat. ein, und gelingt es bei 2. den Spermien des Ehemannes bzw. Partners nicht, in den fremden Zervixschleim einzudringen, so muß die Invasionskraft des Spermas als ungenügend bezeichnet werden (negativer Ausfall). Im umgekehrten Fall (kein Eindringen des Fremdspermas, jedoch Eindringen von Spermien des Ehemannes bzw. Partners) muß ein funktionell pathol. Zervixfaktor* angenommen werden. Eine Abwandlung des K.-M.-T. stellt der **Kapillar-Sperma-Penetrationstest** dar, bei dem anstatt eines Objektträgers Hämatokritkapillaren verwendet werden, und die maximale Penetrationshöhe nach 30, 60 und 90 Min. beurteilt wird. Vgl. Penetrationstest.

Kyem (gr kyema die Frucht im Mutterleib) n: Keimling von der Konzeption bis zur Geburt; Oberbegriff für befruchtete Eizelle, Embryo und Fet.

Kyemato|pathie f: auch Kyemopathie; heute ungebräuchliche Bezeichnung für pränatale Erkrankungen oder Schädigungen (Krankheitszustände des Keimlings und seiner Anhangsgebilde). **Unterteilung** vom Keimling her: **1.** Blastopathie*; **2.** Embryopathie*; **3.** Fetopathie*. Von der Plazenta* her: **1.** Choriopathie (bis zum Sekundärzottenstadium); **2.** Plakopathie (ab Tertiärzottenstadium). Vgl. Embryotoxizität, Fetotoxizität, Plazentationsstörungen.

Kyphotisches Becken: Beckenanomalie bei Kyphose; Krümmung der Beckenhinterwand im oberen Teil stark nach hinten (Verlängerung der Conjugata vera), im unteren Teil stark nach vorn (Trichterbecken); vgl. Beckenformen.

Kyst- (gr kystis Harnblase, Beutel): s. a. Cyst-, Zyst-.

Kyst|adeno|fibrom n: s. Adenofibrom.

Kyst|adeno|karzinom n: häufigste Form des Adenokarzinoms des Ovars (s. Ovarialtumoren); entsteht unter extremer Steigerung des epithelialen Wachstums aus einem Kystadenom*, dessen Epitheldifferenzierung zumindest anfangs beibehalten bleibt. Dabei werden die ursprünglich gebildeten Zysten teilweise oder nahezu vollständig von Tumorgewebe ausgefüllt, die sekundär einbluten und nekrotisch zerfallen können. **Häufigste hist. Formen:** serös-papilläres (häufigste und bösartigste Form), muzinöses, endometriales und klarzelliges Karzinom. Ausbreitung nach Kapseldurchbruch zunächst auf dem Peritoneum (Peritonealkarzinose), oft mit Aszites-

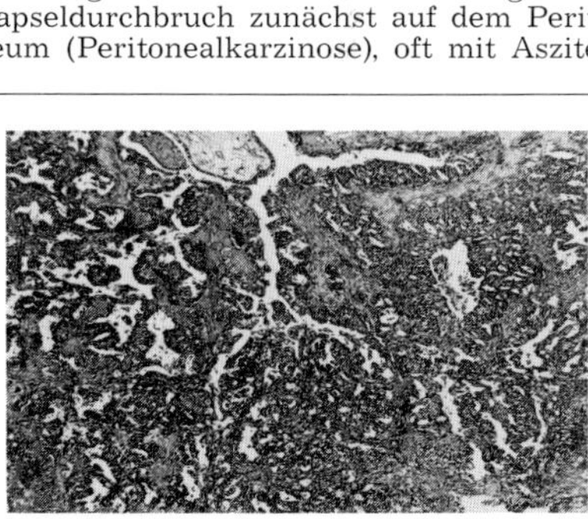

Kystadenokarzinom:
Serös-papilläres K. des Ovars

bildung; bei der muzinösen Form kann ein Pseudomyxoma* peritonei entstehen.

Kyst|adenom n: Cystadenoma, auch Adenokystom, Kystom; proliferierender drüsiger (zystischer) Tumor des Ovars (s. Ovarialtumoren) mit fortschreitender Erweiterung der Drüsenlumina. **Pathol.-anat.** unterscheidet man ein- und mehrkammerige (uni- bzw. multilokuläre) sowie einfache (glattwandige) und papilläre K., **hist.** nach Art der Epithelauskleidung seröse (serös-papilläre) und muzinöse K. Bei epithelialen Atypien ohne invasives Wachstum spricht man von einem Borderline*-Tumor. Das serös-papilläre K. neigt häufiger als das muzinöse zur karzinomatösen Entartung (Kystadenokarzinom*); aus einem geplatzten muzinösen K. entwickelt sich häufig ein Pseudomyxoma* peritonei.

Kystom n: s. Kystadenom.

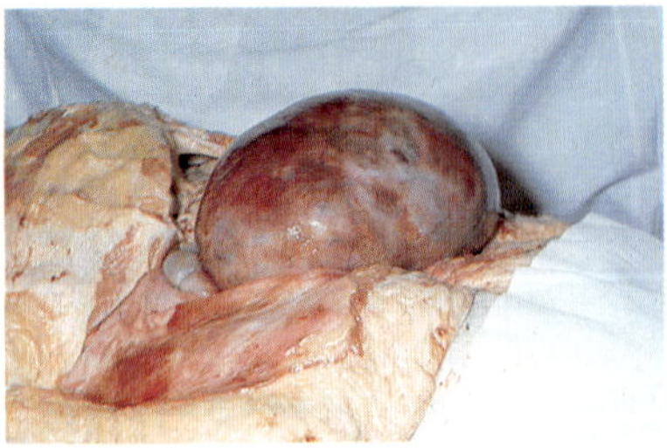

Kystadenom:
Blutgestautes Ovarialkystom mit beginnender hämorrhagischer Infarzierung infolge Stieldrehung

K

L

Labhardt-Stenose (Alfred L., Gyn., Basel, 1874-1949) **f:** ringförmige Stenose des oberen Vaginalabschnitts; Involutionserscheinung bei postmenopausalen Patientinnen.

Labhardt-Zeichen: livide Verfärbung des Introitus vulvae in der Frühschwangerschaft; vgl. Schwangerschaftszeichen.

Labia majora pudendi (lat labium Lefze, Lippe) n pl: große Schamlippen; paarige, fettreiche, außen behaarte Hautwülste. Begrenzen die Schamspalte (Rima pudendi); vereinigen sich unter dem Schamberg (Mons pubis) in der Commissura labiorum anterior und im Damm (Perineum*) in der Commissura labiorum posterior.

Labia minora pudendi n pl: sog. Nymphen, kleine Schamlippen; variabel große, schmale, unbehaarte, innen von unverhorntem mehrschichtigem Plattenepithel bedeckte, talkdrüsenreiche paarige Hautfalten. Sie umschließen den Scheidenvorhof (Vestibulum* vaginae) und treffen sich dammwärts im Frenulum* labiorum pudendi. Vorn vereinigen sie sich mit je einer äußeren Falte zum Praeputium* clitoridis und mit je einer inneren vorderen Falte zum Bändchen des Kitzlers (Frenulum* clitoridis).

Lachgas: das zur Narkose[*] benutzte Stickoxidul, N_2O; geruchloses, inexplosibles und unbrennbares Gas mit euphorisierenden Eigenschaften. Ungiftiges Narkotikum, O_2 muß jedoch in einer Konzentration von mind. 25 Vol.% der Inspirationsluft zugefügt werden. Narkotische Kraft gering, mit 80 Vol.% läßt sich keine tiefe Narkose erreichen; analgetischer Effekt stark, daher meist als Kombinationsnarkotikum mit volatilen Anästhetika und der Neuroleptanalgesie (NLA) zur Inhalationsanalgesie verwendet. Bewußtseinsverlust tritt schnell ein; beeinflußt nicht die Aktivität des Uterus und die Reaktion auf Oxytozin. **NW:** verdrängt Stickstoff aus Blut und gasgefüllten Körperhöhlen und verursacht dadurch z. B. Druckanstieg in pneumatisierten Hohlorganen (Innenohr, Darm usw.).

Lac mulierum (lat lac Milch; mulier Frau) **n:** Frauenmilch, Muttermilch*.

Lac neo|natorum n: sog. Hexenmilch*.

Lacto|bacillus acido|philus m: zur Gattung Laktobazillus gehörende grampositive, längliche, unbewegliche Stäbchenbakterien der Familie Lactobacillaceae (bilden aus Kohlenhydraten Milchsäure). L. a. kommt im Vaginalsekret physiol. als Döderlein-Stäbchen vor. **Funktion:** Milchsäurebildung (physiol. Desinfizienz) als Faktor des Selbstreinigungsmechanismus der Vagina; s. Scheidenflora.

Lacto|bacillus bi|fidus m: syn. Bifidus-Bakterien (Ähnlichkeit mit Corynebakterien); Kultur strikt anaerob. Vork.: Muttermilch, normale Darmflora der Säuglinge bei Muttermilchernährung; in geringerem Umfang auch bei künstlich ernährten Säuglingen und im Darm der Erwachsenen.

Längslage: s. Kindslage.

Läuse: med. von Bedeutung: Pediculidae, Menschenläuse, 1 - 3 mm lange, flügellose, blaßgraue Insekten mit dorsoventral abgeplattetem Körper; ♂ kleiner als ♀; blutsaugende, permanente, stationäre Ektoparasiten bei Mensch und Tier, z. T. wichtige Krankheitsüberträger; vgl. [Arthropoden]. **Entwicklung:** Eier (Nissen) werden an Haare oder in Falten

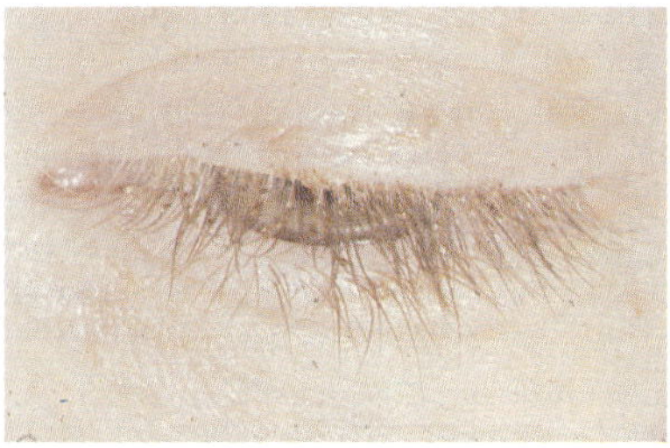

Läuse:
Nissen der Filzlaus (Phthirius pubis) in den Wimpern

der Kleidungsnähte angeklebt, Larve, Imago (Dauer 3 - 4 Wochen). **Filzlaus:** Phthirius pubis (syn. Phthirius inguinalis), Schamlaus, 0,5 - 1,5 mm lang (s. Abb.); vorwiegend an Schamhaaren, praktisch nie im Kopfhaar. Übertragung meist bei Geschlechtsverkehr; als Krankheitsüberträger ohne Bedeutung, stirbt außerh. des Menschen in 12 Stunden. **Kleiderlaus:** Pediculus vestimentorum (syn. Phthirius humani corporis, Phthirius vestimenti); ♀ bis zu 4 mm lang (s. Abb.); legt ihre Eier v. a. an rauhe Fasern, z. B. Wolle, auch an Körperhaare; wichtigster passiver Überträger von Rickettsia prowazeki, Rickettsia quintana und Borrelia recurrentis sowie von Yersinia pestis (wahrscheinlich aktiv); hungernde Läuse überleben max. 10 Tage, Eiablage bis zum 5. Tag; Eier überleben 4 Wo., ausgeschlüpfte Larven nochmals etwa 1 Wo.; somit sind abgelegte Kleider nach 40 Tagen läusefrei (jedoch ist rikkettsienhaltiger Läusekot monate- bis jahrelang infektiös). Übertragung von Mensch zu Mensch durch Kontaktinfektion. **Kopflaus:**

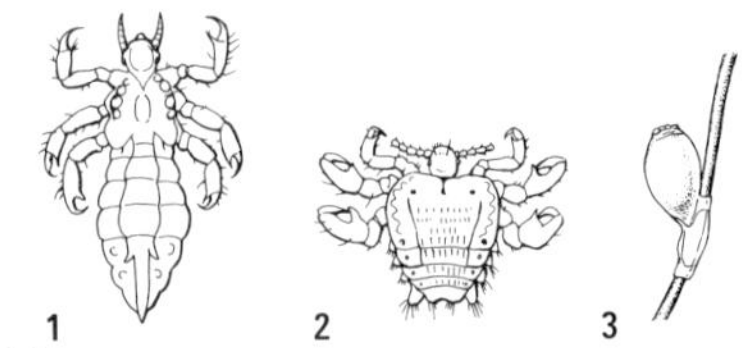

Läuse:
1: Kleiderlaus; 2: Filzlaus; 3: Nisse (Ei) einer Kopflaus an einem Kopfhaar

Pediculus humanus capitis; ♀ bis 2,7 mm lang; befestigt Nissen an Haaren; seltener Überträger obiger Krankheitserreger, ausgenommen Yersinia pestis. Übertragung auf den Menschen durch Kontaktinfektion.

Lage: 1. Geburtslage, Kindslage*; **2.** L. des Kranken im Bett, z. B. Kopftieflage bei Pat. mit Volumenmangelschock; **3.** s. [Stabile Seitenlagerung].

Lage|anomalien f pl**:** jede Lage der Frucht in situ (s. Kindslage), die von der sog. regelrechten Lage (Längslage) abweicht; insbes. Quer- und Schräglage sowie Beckenendlage, die, obwohl sie eine Form der Längslage darstellt, ebenfalls zu den regelwidrigen Lagen gerechnet wird.

Lagerungs|regel, geburtshilfliche: Man lagert die Kreißende stets auf die Seite, auf der der Teil liegt, der tiefer und in die Führungslinie treten und sich nach vorn drehen soll.

Lakt|agoga n pl**:** syn. Galaktagoga*.

Lakt|albumin n**:** Albumin der Milch, in Muttermilch* reichlicher als in Kuhmilch enthalten.

Laktation (lat lactare, lactatum Milch geben, säugen) f**:** Produktion und Sekretion von Muttermilch* durch die weibliche Brustdrüse, i. d. R. nach beendeter Geburt. Das Ingangkommen und die Aufrechterhaltung der L. ist ein noch nicht in allen Einzelheiten geklärter komplexer Vorgang; vorbereitend gehören hierzu die unter dem Einfluß der Ovarialhormone stehende, bereits in der Pubertät beginnende Entwicklung der Milchdrüsen zum funktionsfähigen Organ (**Mammogenese**) sowie die in der Schwangerschaft unter dem Einfluß der plazentaren Steroidhormone (s. Plazentahormone), von HPL* und Prolaktin* erfolgende Vorbereitung auf die Milchproduktion (**Laktogenese**; weitere Volumenzunahme und Differenzierung des Drüsenparenchyms). Die Milchsekretion (**Galaktogenese**) kommt erst nach Wegfall des hemmenden Effekts der plazentaren Steroidhormone postpartal (nach Ausstoßung der Plazenta) in Gang und wird, wie die Aufrechterhaltung der L. (**Galaktopoese**), durch den physiol. Saugreiz und daran gekoppelte neurale Faktoren, insbes. die weitere Produktion von Prolaktin im HVL und vermehrte Ausschüttung von Oxytozin* aus dem HHL, unterstützt; Oxytozin regt die Kontraktion der Myoepithelien der Alveolarwände und der kleineren Milchgänge und damit die Entleerung der Milch (**Galaktokinese**) an.

Laktations|a|menor|rhoe f**:** das Ausbleiben der Menstruation* während des Stillens*, wahrscheinlich inf. Hemmung der Wirkung von LH-RH auf die Hypophyse und/oder der Gonadotropine LH und FSH auf die Ovarien durch hohe Prolaktinspiegel; physiol. Form der Amenorrhoe*.

Laktations|a|trophie f**:** s. Chiari-Frommel-Syndrom.

Laktations|hormon n**:** s. Prolaktin.

Laktations|hyper|in|volution des Uterus f**:** übermäßig starke Involutio* uteri bei sehr langem Stillen*.

Laktations|peri|ode: Stillzeit; Zeitraum der Laktation* nach der Entbindung.

Laktations|psychose f**:** frühere Bez. für Psychose, beginnend ca. 6 Wochen nach der Geburt; heute nicht mehr üblich. Vgl. Wochenbettpsychose.

Laktos|urie f**:** Auftreten von Laktose, Milchzucker, im Harn; physiol. bei Schwangeren und Wöchnerinnen.

Lakto|tropes Hormon n**:** syn. Prolaktin*, Mammatropin; früher als luteotropes Hormon (LTH) bezeichnet.

Langhans-Zellen (Theodor L., Pathol., Berlin, 1859-1915)**: 1.** (embryol.) die unterh. der Synzytiumschicht des Trophoblasten* gelegene innere Schicht annähernd isoprismatischer, deutlich voneinander abgrenzbarer, heller Epithelzellen versch. Differenzierungsgrade (Langhans-Zellschicht, Zytotrophoblast); Synzytiotrophoblast und Zytotrophoblast entprechen unterschiedlichen Formen der Trophoblastreifung, ausgehend von undifferenzierten Langhans-Zellen. **2.** (hist.) Riesenzellen mit mehreren randständigen Kernen im Granulationsgewebe bei Tuberkulose, Lepra und Syphilis.

Laparo|skopie f**:** Bauchspiegelung; Besichtigung der Bauchhöhle mit einem Endoskop. **Verfahren:** Nach Einblasen von CO_2-Gas in die Bauchhöhle (Pneumoperitoneum*) mittels Veress[*]-Nadel wird unter aseptischen Bedingungen das Laparoskop meist in den re. Oberbauch in Lokalanästhesie eingeführt. **Ind.:** Exploration der Beckenorgane, ggf. mit Probeexzision oder -punktion und zusätzlicher Chromopertubation* der Tuben; s. Pelviskopie.

Large for date baby (engl)**:** syn. Riesenkind*; vgl. Neugeborenes.

Late deceleration (engl)**:** Spättief; s. Wehenreaktionstypen.

Latero|flexio uteri f**:** Seitwärtsverlagerung der gebeugten Gebärmutter.

Latero|positio uteri f**:** Seitwärtsverlagerung der Gebärmutter; s. Positio uteri.

Laufe-Zange: Form einer Beckenausgangszange (Divergenzzange), die die Kompression des kindlichen Kopfes weitgehend vermindern soll. Vgl. Bamberger-Zange, Zangenextraktion.

LAV: Abk. für **L**ymphadenopathie-**a**ssoziiertes **V**irus; Bez. für ein in der Ätiopathogenese von AIDS* eine entscheidende Rolle spielendes, 1983 beschriebenes humanes Retrovirus (L. Montagnier), das bisher alternativ auch als HTLV*-III bezeichnet wird. Seit 1986 wird die Umbenennung in HIV* empfohlen.

1986 wurde ein zweites AIDS-assoziiertes, als LAV-II bezeichnetes Retrovirus bei HIV-Ak-negativen Pat. aus Westafrika entdeckt (L. Montagnier), das sich hauptsächlich in den Hüllproteinen (v. a. Antigeneigenschaften) von HIV unterscheidet und dessen enge Verwandtschaft u. a. mit HTLV-IV und dem Erreger des AIDS bei Affen (STLV-III) aufgrund von Genom- und serol. Untersuchungen wahrscheinlich ist.

Lavage-Zytologie f: Methode, bei der durch Spülung mit physiol. Kochsalzlösung Zellmaterial aus Hohlräumen bzw. Hohlorganen, z. B. Douglas-Raum und Harnblase gewonnen, aufgearbeitet und bes. hinsichtlich Tumorzellen zytol. untersucht wird. Vgl. Zytodiagnostik.

Lazerations|ek|tropium n: übermäßige Vorwölbung der Muttermundlippen nach außen, so daß der Halskanal mehr oder weniger weit offensteht (Klaffen des Muttermundes) als Folge der narbigen Abheilung eines unter der Geburt entstandenen Zervixrisses*. Dabei tritt ein größerer Bezirk des Zylinderepithels aus dem Halskanal nach außen in den Scheidenbereich vor.

Lebendgeburt: In der Bundesrepublik Deutschland gilt ein Kind als lebendgeboren, wenn nach der Trennung vom Mutterleib entweder das Herz geschlagen, die natürliche Lungenatmung eingesetzt oder die Nabelschnur pulsiert hat, unabhängig von Länge oder Gewicht des Kindes oder der Dauer der Schwangerschaft. Die Weltgesundheitsorganisation empfiehlt, willkürliche Muskelkontraktionen als weiteres Lebenszeichen zu werten. In der DDR gilt ein Kind nur dann als lebendgeboren, wenn Herzschlag und Lungenatmung eingesetzt haben; s. a. Totgeburt, Abort, Frühgeborenes.

Lebens|abschnitte: Einteilung des Lebens in Phasen der nachgeburtlichen Entwicklung (bis zum Erreichen der Reife) und der Alterung bis zum Tod; die sexuelle Entwicklung wird bestimmt durch Pubertät* und Klimakterium*. Für die Bevölkerung der Industrienationen ist eine Einteilung entspr. der Tab. üblich. Durch biol. Akzeleration, verlängerte Lebenserwartung und soziale Faktoren fand im 20. Jahrhundert eine erhebliche Umstrukturierung der **L. der Frau** statt: Die Kindheit wurde durch frühere Pubertät kürzer, die generative Phase durch Verschiebung der Menopause* länger; eine geringere Kinderzahl führte zur Verkürzung der Familienphase und zu einer Verlängerung der nachelterlichen Partnerschaft; eine höhere Lebenserwartung von Frauen führt i. a. auch zu längerer Witwenschaft; vgl. [Altern].

Lebensabschnitte

Altersstufe	Bezeichnung	Phasen der sexuellen Entwicklung der Frau	
Geburt	Neugeborenes		
ab 28. Tag	Säugling		
ab 1. Lj.	Kleinkind	Ruhephase	
ab 3. Lj.	Vorschulkind		
ab 6. Lj.	Schulkind		
ab 8. Lj.		Präpubertät	
ab 12. Lj.		Pubertät	
ab 15. Lj.		Geschlechtsreife	
ab 16. Lj.	Jugendlicher		
ab 18. Lj.	Junger Erwachsener		
al 25. Lj.	Erwachsener, Leistungsphase		
ab 43. Lj.		Prämenopause	Klimakterium
ca. 49. Lj.		Menopause	Klimakterium
ab 50. Lj.		Postmenopause	Klimakterium
ab 65. Lj.	Alterung, Senium		

Lee-Hand|griff (Joseph Bolivar de L., Gyn., Chicago, 1869-1942): Der auf dem Beckenboden angekommene Kindskopf ist mit 2 Fingern seitlich einer großen Schamlippe zu tasten.

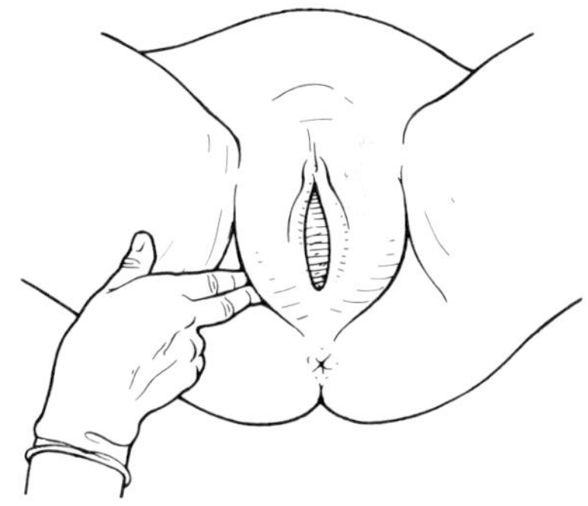

Lee-Handgriff

Leibes|frucht: Embryo*, Fetus*.

Leihmutter: syn. Ersatzmutter, Surrogatmutter; meist im Zusammenhang mit der In*-vitro-Fertilisation sowie der heterologen Insemination* gebraucht. Die L. stellt ihren Uterus (sog. reine Tragemutter) und/oder ihre Eizellen zur Verfügung. Die Überlassung des Kindes an den genetischen Vater und seine Frau ist in der Bundesrepublik Deutschland nur durch Adoption* möglich. Ein Embryonentransfer* auf eine L. wird als nicht mit der ärztlichen Berufsordnung vereinbar angesehen; eine Entlohnung der L. stellt einen Verstoß gegen die Rechts- und Sittenordnung dar. Eine gesetzliche Regelung (voraussichtlich mit einem Verbot der Leihmutterschaft) befindet sich in Vorbereitung.

Leitstelle: tiefster Punkt des vorangehenden Kindsteils in der Führungslinie des Bekkens unter der Geburt. Bei regelrechter vorderer Hinterhauptlage ist die L. die kleine Fontanelle.

Leitungs|an|ästhesie f: s. Lokalanästhesie.

LEOPARD-Syn|drom n: angeborenes Fehlbildungssyndrom mit Beteiligung von Herz, Haut und Innenohr; die abgeleitete Bez. des Syndroms ergibt sich aus den 7 Hauptmerkmalen: **l**entigines (Lentigo ohne Beteiligung der Schleimhäute), **e**lectrocardiographic conduction defects (Erregungsleitungsstörungen), **o**cular hypertelorism (Hypertelorismus), **p**ulmonary stenosis (Pulmonalstenose), **a**bnormalities of genetalia (Genitalmißbildungen: Ovarhypoplasie bzw. Hodenhypoplasie, Kryptorchismus, Hypospadie, verzögerter Pubertätseintritt, genitaler Infantilismus), **r**etardation of growth (Wachstumsverzögerungen), **d**eafness (Taubheit). Autosomal-dominanter Erbmodus mit starker Penetranz und variabler Expressivität.

Leopold-Hand|griffe (Christian L., Gyn., Leipzig, 1846-1911): **vier Handgriffe** zur manuellen Untersuchung der Schwangeren: **1.** Zur Ermittlung des Standes des Fundus uteri (s. Abb.). Die beiden Hände, die sich mit den Fingerspitzen fast berühren, werden über dem Leib oberhalb des Nabels flach ausgelegt und der Fundus unter leichtem Druck in die Tiefe gedrängt (Anhaltspunkt für den Zeitpunkt der Schwangerschaft). **2.** Zur Feststellung des Rückens und der kleinen Teile der Frucht (s. Abb.) werden die Hände seitlich flach unter leichtem Druck auf den Leib gelegt. **3.** Zur Bestimmung von Lage und Größe des vorliegenden Teils (s. Abb.) wird dieser mit einer Hand in der Symphysengegend umgriffen. **4.** (Zur Ergänzung von 3., nach Eintritt des vorausgehenden Teils in das Becken) Feststellung des Standes des vorliegenden Teils (s. Abb.): beide Hände am unteren Ende des Bauchs beiderseits flach auf die Bauchdecken legen und mit den Fingerspitzen vorsichtig in die Tiefe nach der Beckenhöhle drängen. **5.** (auch Zusatzhandgriff) s. Zangemeister-Handgriff. Vgl. Ballottement, Kindslage, Fundusstand.

Leprechaunismus-Syn|drom n: kongenitales Dysmorphiesyndrom mit endokriner Dysfunktion und Stoffwechselstörungen, selten; Gynäkotropie. Die Bezeichnung des Syndroms erfolgte nach dem charakteristischen Aussehen der Pat., das der Faungestalt der Romanfigur Leprechaun ähnelt (große weite Augen, Hypertelorismus, dysplastische lappige Ohren, Vollwangigkeit). Weitere Stigmata sind eine kongenitale Gynäkomastie, Hypertrophie der Klitoris und der Labia minora sowie Minderwuchs, psychomotorische Retardierung, Hepatosplenomegalie, gesteigerte Insulinempfindlichkeit; fakultativ polyzystische* Ovarien.

Lesbische Liebe: syn. Sapphismus, Tribadie; sexuelle Aktivität, Erregbarkeit unter Frauen; s. Homosexualität.

Letal|faktor m: (genetisch) Mutation*, die dazu führt, daß die Zygote das fortpflanzungsfähige Alter nicht erreicht; L. können schon vor dem Geburtstermin zum Absterben der Zygote führen (embryonale oder fetale L.), in

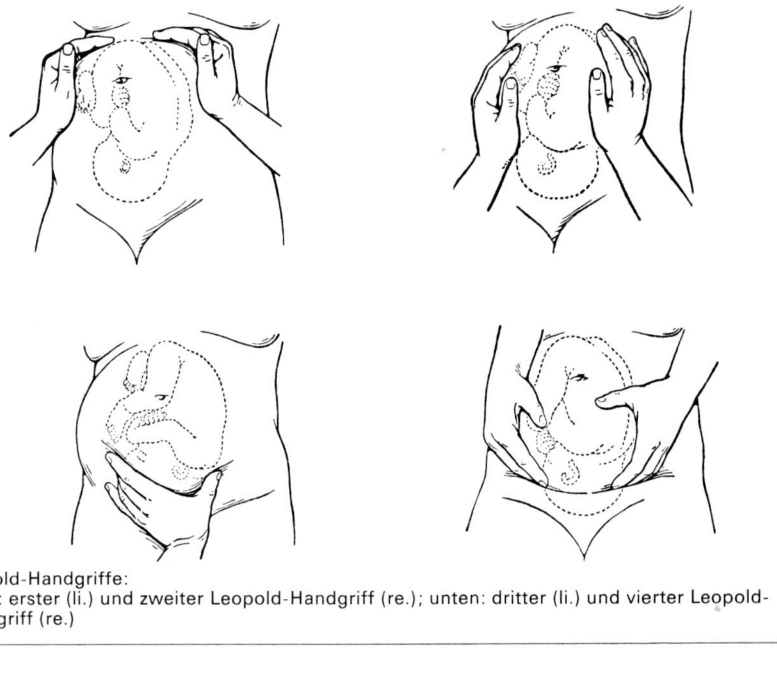

Leopold-Handgriffe:
Oben: erster (li.) und zweiter Leopold-Handgriff (re.); unten: dritter (li.) und vierter Leopold-Handgriff (re.)

seltenen Fällen kann die kritische Phase auch erst zw. der Geburt und dem Erreichen der Fortpflanzungsfähigkeit liegen (postfetale L.). L. können dominant oder rezessiv sein; sie sind z.T. Genmutationen, jedoch häufiger als andere Mutationen mit sichtbaren Chromosomen-Veränderungen, z.B. Stückverlusten, verbunden. S. [Krankheitsanlage], Chromosomen-Aberrationen.

Leuko|plakia portionis (gr leukos weiß; plax, plakos Platte) f: Leukoplakie* an der Portiooberfläche, oft multipel auftretend, jodnegativ; verdächtiger kolposkopischer Befund. Vgl. Kolposkopie.

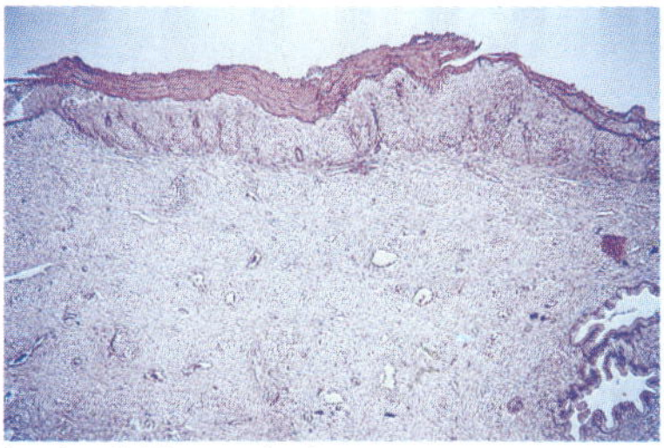

Leukoplakia portionis

Leuko|plakia vulvae f: hauptsächlich bei älteren Frauen auftretende Leukoplakie* im Bereich der Vulva*, meist von Pruritus* vulvae begleitet; entwickelt sich häufig auf dem Boden einer Craurosis* vulvae und gilt als fakultative Präkanzerose* für das Vulvakarzinom*.

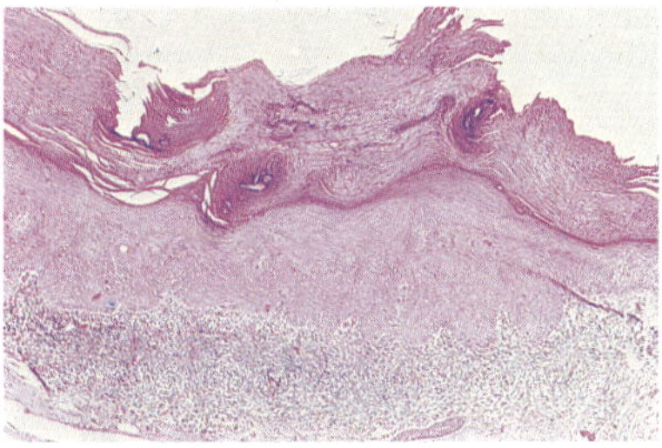

Leukoplakia vulvae:
Breite, schollige Leukoplakie

Leuko|plakie f: sog. Weißschwielenkrankheit; epitheliale Hyperplasie (Hyperkeratose) und Dysplasie (Dyskeratose, zelluläre und epitheliale Atypie, vermehrte oder atypische Mitosen) im Bereich der Mund- und Übergangsschleimhäute (Lippen, Anogenitalbereich), wird zu den Präkanzerosen* gezählt; versch. Wuchsformen (plane, papillomatös-endotypische und seltener -exophytische L.). **Ätiol./Path.:** chronische exogene Reizeinwirkung (mechanische, physik. und chemische Noxen). Die nicht abstreifbare weißliche Epitheltrübung beruht auf der Verdickung der kernlosen Hornschicht über geschichtetem Plattenepithel, meist ist darunter eine entzündliche Reaktion nachweisbar. Vgl. Parakeratose.

Leukor|rhoe f: übermäßiger Fluor* albus.

Leuko|zyt|urie f: Auftreten von Leukozyten im Urin; Zeichen einer Harnweginfektion*; bei steriler L. muß durch Anlegen von Kultur und Tierversuch eine Tuberkulose ausgeschlossen werden.

Leventhal-Syn|drom (Michael L., Gyn., Chicago, geb. 1901) n: s. Stein-Leventhal-Syndrom.

Levo|nor|gestrel (INN) n: Levonorgestrelum (INN-L), Levonorgestrel (INN-E), D-(-)-13β-Ethyl-17β-hydroxy-18,19-dinor-17α-preg-4-en-20-in-3-on (IUPAC); syn. D-Norgestrel; CAS-Nr. 797-63-7; $C_{21}H_{28}O_2$; MG 312,45; L. wirkt stark gestagen (5 - 6 mg führen zu einer sekretorischen Endometriumtransformation, 0,05 mg/Tag stellen die Ovulationshemmdosis dar). **Verw.:** in Kombination mit einem Östrogen oder allein (Minipille*) zur oralen hormonalen Kontrazeption*. Vgl. Gestagene.

Lezithin|bestimmung im Frucht|wasser: Meth. der pränatalen Lungenreifediagnostik*.

Lezithin/Sphingo|myelin-Quotient m: L*/S-Quotient.

LH: Abk. für **L**uteinisierendes **H**ormon, syn. ICSH* (beim Mann); in basophilen Zellen des Hypophysenvorderlappens gebildetes, zu den hypophysären Gonadotropinen* gehörendes Glykoprotein, MG 28 000; die Ausschüttung wird durch LH*-RH kontrolliert. LH ist aus zwei Aminosäureketten (α, β) aufgebaut. Die α-Kette besteht aus 89 Aminosäuren und ist mit den α-Ketten von HCG, FSH und TSH identisch. Die β-Kette (MG 13 000) besteht aus

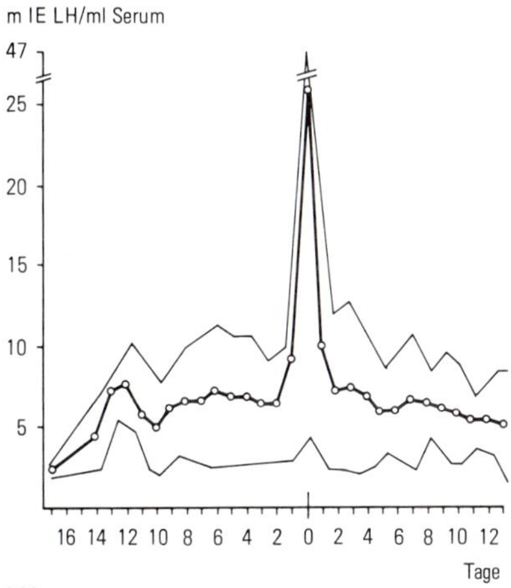

LH:
Serumspiegel im normalen biphasischen Zyklus

L

115 Aminosäuren; sie ist für die biol. Wirkung verantwortlich und wirkt immunogen. Das Molekül entfaltet seine biol. Wirkung nur in Kombination der beiden Untereinheiten. Wirkungsmechanismus: über Hormonrezeptoren* an den Interstitialzellen der Keimdrüsen. Wirkung: löst bei der Frau Follikelreifung und Ovulation* aus, bewirkt Entwicklung und Funktion des Corpus* luteum (Synthese von Östrogenen und Progesteron); regt beim Mann Wachstum der Leydig[*]-Zwischenzellen des Hodens und Androgensynthese an. **Normalwerte:** (Serumspiegel in mIE/ml Serum; Bezugsstandard: MRC 68/40): bei Frauen in der follikulären Phase des Menstruationszyklus 1,3 - 19,0, am LH-Peak 24,0 - 150,0, in der Lutealphase 1,8 - 22,0, in der Menopause 14,5 - 86,0; Männer 1,6 - 12,5. **Therapeutische Anw.** in Kombination mit FSH (oder als HCG) zur Ovulationsinduktion*.

LH-RH: Abk. für **L**uteinisierendes **H**ormon-**R**eleasing-**H**ormon, syn. Gonadotropin-Releasing-Hormon, Gonadoliberin, Gonadorelin* (INN), Luliberin; im Hypothalamus* gebildetes Dekapeptid mit einer Pyroglutaminsäure am N-terminalen Ende der Peptidkette (s. Abb.); MG 1181. LH-RH stimuliert die

Pyro – Glu – His – Trp – Ser – Tyr – Gly – Leu – Arg – Pro – Gly – NH_2

Freisetzung von LH* (und von FSH*) aus dem Hypophysenvorderlappen; seine Produktion wird durch das Hypothalamus*-Hypophysen-System gesteuert, die Sekretion in die Pfortadergefäße der Hypophyse erfolgt pulsatil. LH-RH hat eine biol. Halbwertzeit von 2 - 10 Min. und wird renal ausgeschieden. **Therapeutische Anw.** als Gonadorelin; vgl. LH-RH-Agonisten, LH-RH-Test.

LH-RH-Agonisten m pl: Substanzen, die durch hemmende Beeinflußung der hypophysären Gonadotropinrezeptoren indirekt die Produktion von Sexualhormonen* in den Gonaden reduzieren (z. B. Buserelin). **Anw.:** bei Mammakarzinom vor der Menopause, Endometriose, Mastodynie, Prostatakarzinom, Kryptorchismus.

LH-RH-Test m: syn. LH-RH-Stimulationstest; Test zur Beurteilung der gonadotropen Partialfunktion des Hypophysenvorderlappens; im Anschluß an die Bestimmung zweier Ausgangswerte für LH und FSH werden 25 - 100 µg LH-RH intravenös als Bolus injiziert. Nach 20, 30 und 40 Min. erfolgen Blutentnahmen zur Bestimmung der Serumspiegel. Ein LH-Anstieg auf das drei- bis zehnfache und ein FSH-Anstieg bis zum dreifachen des Ausgangswerts (Test positiv) spricht für eine normale funktionelle Kapazitätsreserve der Hypophyse. Die Stimulation sollte zur Kontrolle nach 2 Std. wiederholt werden. Bei schweren hypothalamischen Störungen und bei Hypophysenvorderlappeninsuffizienz ist der Test negativ (kein oder ein nur geringer Anstieg der Gonadotropine).

Libido (lat Lust) f: in der Triebtheorie S. Freuds entwickelter Grundbegriff für die jede Triebmanifestation begleitende psychische Energie, wobei neben dem Sexualtrieb* auch der Aggressionstrieb[*] beteiligt ist. Vgl. [Besetzung], [Triebe], [Triebkonflikt], [Libidofixierung].

Libido sexualis f: Drang zur Beziehungsaufnahme, zu körperlichem Kontakt und körperlicher Vereinigung und damit zur Befriedigung der sexuellen Bedürfnisse (triebverzehrende Endhandlung); vgl. [Triebe].

Libido|störungen: relativ ungenaue Bez. für Störungen des sexuellen Appentenzverhaltens, die sich als sexuelle Funktionsstörungen* oder fehlendes sexuelles Interesse äußern. Aus psychiatrischer Sicht häufig bei psychogenen Störungen und Erkrankungen (Konfliktreaktionen, neurotischen Entwicklungen, Persönlichkeitsstörungen, psychosomatischen Krankheiten), v. a. aber bei endogenen Psychosen (Schizophrenie, Depression). Besonders im Vorfeld noch unerkannter (larvierter) depressiver Zustände finden sich häufig Störungen von sexuellem Verlangen und Potenz.

Lichen sclerosus et a|trophicus vulvae m: syn. Craurosis* vulvae.

Ligamentum cardinale uteri (lat ligamentum Band) n: s. Ligamentum latum uteri, Retinacula uteri.

Ligamentum genito|inguinale n: (embryol.) kaudales Urnieren- oder Keimdrüsenband; entwicklungsgeschichtlich Anlage des Gubernaculum testis beim männlichen Geschlecht bzw. des Lig. ovarii proprium und des Lig. teres uteri beim weiblichen Geschlecht.

Ligamentum latum uteri n: breites Band des Uterus* (s. Abb.); paarige, wegen der anteflektierten Uterusstellung nach ventral geneigte Bauchfellduplikatur, die beidseits plattenartig die Seitenkante des Uterus mit der seitlichen Beckenwand verbindet. Kaudal geht es, sich zum gefäßführenden (Arteria* uterina) Lig. cardinale uteri (s. Retinacula uteri, Abb.) verbreiternd, in das subperitoneale Beckenbindegewebe (Parametrium*) über. In einer Auffaltung seiner Vorderfläche zieht das vom Uterus*-Tuben-Winkel kommende Ligamentum* teres uteri in Richtung Leistenkanal. Aus seiner Rückseite faltet sich ei-

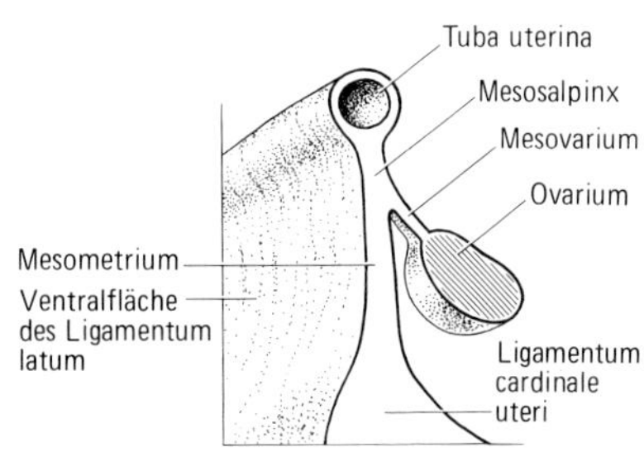

Ligamentum latum uteri

ne zum Eierstock ziehende Sekundärduplikatur, das Meso des Ovarium (Mesovarium), ab. Dessen freier, von der Extremitas uterina ovarii zum Uterus-Tuben-Winkel ziehender Rand ist zum Ligamentum* ovarii proprium verdichtet, während sein lateraler, von der Extremitas tubaria ovarii zum Infundibulum tubae uterinae verlaufender Rand die Fimbria* ovarica enthält. Der oberh. der Abfaltung des Mesovarium gelegene Teil des L. l. u. birgt in seinem freien oberen Rand die Tuba uterina, der er als Meso (Mesosalpinx) dient. Sein lateraler, tubenfreier Abschnitt zieht als Lig. suspensorium ovarii ansteigend zur seitlichen Beckenwand und führt die Arteria* ovarica und V. ovarica mit. Mesosalpinx und das dorsal gelegene Mesovarium sind also Teile des L. l. u., in die dieses sich kranial gewissermaßen gabelt; nur sein unterh. dieser Aufzweigung gelegener Abschnitt stellt das ausschließliche Meso des Uterus (Mesometrium) dar, das in dessen Bauchfellüberzug (Perimetrium) übergeht.

Ligamentum ovarii proprium n: (JNA: Chorda uteroovarica); Eierstockband, entstanden aus der kaudalen Keimdrüsenfalte. Extremitas uterina ovarii ↔ Uterus*-Tuben-Winkel; in der Hinterwand des Ligamentum* latum uteri.

Ligamentum pubicum superius n: Cooper-Band; am Oberrand der Symhyse quer verlaufend.

Ligamentum pubo|vesicale n: (beim Mann: Lig. puboprostaticum); zu den Retinacula* uteri zählende, paarige Verstärkungszüge der Fascia diaphragmatis pelvis superior von der Hinterfläche der Schambeinäste zur Blase bzw. Prostata ziehend; vgl. Fascia pelvis.

Ligamentum sacro|uterinum n: s. Douglas-Raum.

Ligamentum sus|pensorium clitoridis n: Aufhängeband der Klitoris; bindegewebig-elastisch; Symphyse ↔ Rücken der Klitoris.

Ligamentum sus|pensorium mammae n: Verstärkungszug der Fascia* pectoralis superficialis, an dem der Drüsenkörper der Brust verschieblich über der Faszie des Brustmuskels aufgehängt ist; daneben durchziehen Bindegewebsstränge (Retinacula) die Brüste von der Lederhaut bis zur Faszie und unterkammern das Fettgewebe. Die Beschaffenheit des Bindegewebsgerüsts und der Grad seiner Ausfüllung durch Fettgewebe bestimmen die Straffheit der Brust.

Ligamentum sus|pensorium ovarii n: Bauchfellfalte von der Extremitas tubaria des Eierstocks zur seitlichen Beckenwand aufsteigend; enthält die Arteria* ovarica und V. ovarica. Entwicklungsgeschichtlich aus dem kranialen Keimdrüsenband hervorgegangen. Vgl. Ligamentum latum uteri.

Ligamentum teres uteri n: (JNA: Chorda uteroinguinalis); Verlauf vom Uterus*-Tuben-Winkel in die Vorderwand des Ligamentum* latum uteri durch den Leistenkanal in das Bindegewebe der großen Schamlippen. Entwicklungsgeschichtlich aus dem kaudalen Keimdrüsenband entstanden. Vgl. Retinacula uteri (Abb.).

Ligamentum trans|versum perinei n: derbe Bindegewebsplatte, am vorderen Rand des Diaphragma urogenitale im Schambeinwinkel ausgespannt; gebildet von den vereinigten Blättern der Fascia diaphragmatis urogenitalis superior et inferior. Vgl. Beckenboden.

Liley-Zonen: s. Fruchtwasser-Spektrophotometrie.

Linea arcuata (lat linea Linie) f: auch Linea arcuata Douglasi; unterer, nach kranial konvexer, bogenförmiger Rand des hinteren Blattes der Aponeurose des Musculus[*] obliquus internus abdominis, etwa fünf Zentimeter unterhalb des Nabels. Meist nicht scharf begrenzt: Area arcuata (Lanz). Hier geht auch die Aponeurose des Musculus[*] transversus abdominis, die kranial das hintere Blatt der Rektusscheide[*] mitbildet, in das vordere Blatt der Rektusscheide über. Somit ist die Hinterfläche des Musculus[*] rectus abdominis kaudal von der L. a. nur noch durch die Fascia[*] transversalis und das Peritoneum[*] von der Bauchhöhle getrennt.

Linea arcuata ossis ilii f: schräg von hinten oben nach vorn unten verlaufende Linie am Darmbein an der Grenze zw. großem und kleinem Becken; s. Becken.

Linea fusca f: **1.** in der Schwangerschaft stark pigmentierter Hautbereich über der Linea alba; **2.** streifenförmige bräunliche Verfärbung der Stirn parallel zur Haargrenze bes. bei Epilepsie, nach Enzephalitis.

Linea glutaea anterior sive inferior sive posterior f: flache Knochenleisten zw. den Ursprungsfeldern der Mm. glutaei an der Außenfläche (Facies glutaea) der Darmbeinschaufel.

Linea semi|circularis f: (BNA, JNA); s. Linea arcuata.

Linea terminalis f: s. Becken.

Liquor amnii m: Fruchtwasser*.

Listeria (Joseph Lister, Chir., London) f: Gattung grampositiver, peritrich begeißelter, beweglicher Stäbchenbakterien der Fam. Corynebacteriaceae; von bes. medizinischem Interesse ist L. monocytogenes.

Listeria|agglutination f: serologische Reaktion zum Nachweis von Agglutininen im Patientenserum bei Verdacht auf Listeriose* (Widal[*]-Reaktion, Titer über 1 : 320 verdächtig) bzw. zur Identifizierung verdächtiger Bakterienkolonien mit spezifischen agglutinierenden Immunseren (Gruber-Reaktion).

Listeria mono|cyto|genes f: früher Listerella oder Corynebact. infantisepticum; einzige für den Menschen pathogene Spezies der Gattung Listeria (versch. Serotypen). **Morphol.:** s. Listeria. **Inf.** des Menschen kann sich in unterschiedlichen Krankheitsbildern manifestieren; s. Listeriose.

Listeriose f: syn. Granulomatosis infantiseptica; Zoonose (Rind, Schaf, Ziege, Schwein; Hühner; Nager), selten auf Menschen übertragen. **Err.:** Listeria* monocytogenes. **Klin.: 1.** Bei Erwachsenen oft nur als stumme Infektion; bei bes. Disposition (Rekonvaleszenz, Schwangerschaft) Krankheitsmanifestation unter dem klinischen Bild einer Grippe, leichter Meningoenzephalitis, Monozytenangina,

lokal als Keratokonjunktivitis oder bei Schwangeren relativ häufig als Zystopyelitis oder Metritis verlaufend. **2.** Sehr viel häufiger und gefährlicher ist der diaplazentare Übertritt der Erreger von infizierten Schwangeren auf das Kind in den letzten Graviditätswochen mit der Folge einer Fetopathie* mit hämatogener Streuung der Erreger im gesamten kindlichen Organismus (Sepsis), die nicht selten zu Totgeburt oder Frühgeburt führt. Lebende Neugeborene zeigen inf. der Überschwemmung des Körpers mit Erregern und granulomatösen Gewebsreaktionen in Haut und inneren Organen (Bakterienembolien; sog. Granulomatosis infantiseptica) folgende **Sympt.:** papulöse Effloreszenzen der Haut, Meningoenzephalitis mit meningitischen Zeichen (Krämpfe, Erbrechen, Benommenheit, Atemstörung bis zum Atemstillstand; Liquorbefund), Hepatosplenomegalie evtl. mit Icterus gravis prolongatus. **Diagn.:** Bakteriennachweis im Stuhl, Urin, Nasen-, Rachenabstrich, Blut, Liquor des Kindes; evtl. in Fruchtwasser (schmutzig gefärbt), Urin, Blut, Lochialsekret oder Abrasionsmaterial bei der Mutter. Eine klinische Verdachtsdiagnose kann durch serol. Untersuchung (Agglutination, KBR) gestützt werden. Hohe Letalität (etwa 50%), häufig Spätschäden (geistige Entwicklungsstörungen).

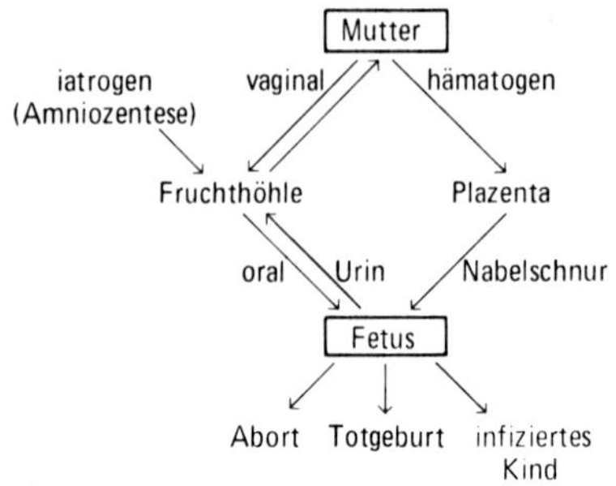

Listeriose:
Mögliche Infektionswege der konnatalen Listeriose

Lisurid n: 3-(10,10a-Didehydro-7-methyl-9α-ergolinyl)-1,1-diethylharnstoff; $C_{20}H_{26}N_4O$; MG 338,46; Dopaminagonist, der durch Bindung an Dopaminrezeptoren in der Hypophyse die Prolaktinfreisetzung hemmt (Prolaktinhemmer*); besitzt außerdem eine hohe Affinität zu Serotoninrezeptoren. **Therapeutische Anw.:** zum Abstillen, bei Milchstau, Mastitis, Galaktorrhoe, prolaktinbedingter Amenorrhoe und Infertilität, bei Mikroprolaktinom, Akromegalie (reduziert die STH-Sekretion aus Hypophysentumoren), Parkinson-Syndrom.

Litzmann-Ob|liquität (Karl L., Gyn., Kiel, 1815-1890) f: (gebh.) leichter Grad einer Hinterscheitelbeineinstellung, seltene Form des Asynklitismus*; Gefahr der verzögerten Eröffnung, Einklemmung der Muttermundlippe u. a; s. a. Naegele-Obliquität.

Lobus glandulae mammariae m: Drüsenlappen der weiblichen Brust; 15 - 20 in jeder Mamma, zusammengesetzt aus größeren und kleineren Drüsenläppchen (Lobuli glandulae mammariae); vgl. Ductus lactiferi.

Lochien (gr locheia Reinigung der Wöchnerin nach der Geburt) f pl: Wochenfluß; in den ersten 3 - 4 Tagen blutig (Lochia cruenta oder rubra), dann eine Reihe von Tagen bräunlich (Lochia fuscia), danach gelblich (Lochia flava), nach 3 Wochen p. p. weißlich (Lochia alba); bis zur 6. Woche p. p. ist die Wundheilung i. a. abgeschlossen.

Lochio|metra f: Stauung des Wochenflusses in der Gebärmutter; dabei sind die Lochien fötid, d. h. übelriechend, stinkend; Folge einer (meist gutartigen) Infektion.

Löffel, scharfer: chir. Instrument, löffelartig mit scharfen Rändern, zum Auskratzen von Wucherungen usw. Wird in der Gyn. zur Kürettage* verwandt.

Lösungs|blutung: Blutung während und nach der Plazentalösung* mit einem Blutverlust von ca. 300 ml; liegt der Blutverlust höher, so handelt es sich um eine **verstärkte L.; Urs.:** vor Ausstoßen der Plazenta: Plazentalösungsstörungen*; nach Ausstoßen der Plazenta: v. a. Uterusatonie, verbliebene Plazentareste, Fibrinogenmangel. Vgl. Nachblutung, Nachgeburtsblutung.

Lövset-Arm|lösung: Methode der Armlösung bei Beckenendlage*; **Vorgehen: 1.** Erfassen des Kindes am Beckenende, nach unten ziehen und dabei gleichzeitig um 180° über vorn drehen. Der nach vorn gebrachte Arm fällt dann meist von selbst heraus (Abb. rechts 2: Endstellung nach Ausführung des ersten Schrittes). **2.** Wird das Kind mit dem gleichen Handgriff schraubenförmig über genau denselben Weg um 180° zurückgedreht. Dabei fällt der nach hinten gebrachte Arm meist von selbst heraus. Anschließend wird der Veit*-Smellie-Handgriff zur Entwicklung des Kopfes durchgeführt.

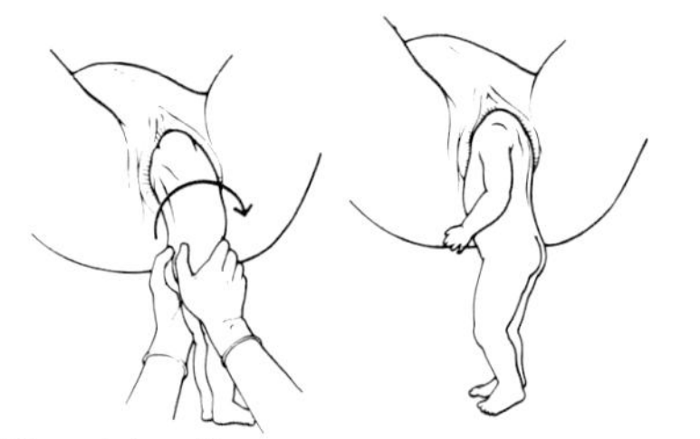

Lövset-Armlösung:
Erster Akt (links); Zweiter Akt (rechts)

Lokal|an|ästhesie f: syn. Regionalanästhesie; Betäubung, lokale Schmerzausschaltung durch reversible Unterbrechung der Nervenleitung. **Formen: 1. Leitungsanästhesie:** örtliche Betäubung eines Gewebebezirks mittels

Leitungsblockade durch Umspritzen (perineurale L.) des zugehörigen Nervs mit einem Lokalanästhetikum; in der Gynäkologie und Geburtshilfe zur Geburtserleichterung* gebräuchliche Methoden: lumbale Periduralanästhesie*, Spinalanästhesie*, Sakralanästhesie* und Pudendus*-Anästhesie, Parazervikalblockade*. **2. Infiltrationsanästhesie:** Umspritzung des Operationsgebiets zwecks Ausschaltung der sensiblen Nervenendigungen (z. B. bei Wundversorgung) mit 0,05 - 1%igen Lösungen. **3. Oberflächenanästhesie:** Betäubung von Schleimhäuten im Nasen-, Rachen- und Mundbereich (z. B. mit Teracain 2%; Lidocain 4%) zur Ausschaltung der Tracheal-und Rachenreflexe vor der Intubation. **Komplikationen** der L. sind Ausdruck eines toxischen Plasmaspiegels der verwendeten Lokalanästhetika[*] (abhängig v. der applizierten Menge, Verteilung im Gewebe, Resorption und Elimination); zentrale Erregung bis zu epileptiformen Krämpfen, hemmende Wirkungen am Herzen bis zum Herzstillstand, Hemmung des bulbären Atemzentrums bis zur Atemlähmung. **Therapie:** Die zentrale Erregung wird durch Thiopental oder Antikonvulsiva aus der Benzodiazepin-Reihe behandelt, kardiodepressive Effekte werden durch Adrenalin i. v. bekämpft, Atemlähmung durch Beatmung[*] (nicht durch Analeptika). Vgl. [Akupunkturanalgesie].

Lordosierung: 1. Eine normale L. tritt kompensatorisch bei Schwangeren auf, um die durch das Kind verursachte Verlagerung des Schwerpunkts nach vorn auszugleichen. **2.** (therap.) Künstliche Einwirkung in Richtung einer Lordose der Wirbelsäule zur Beseitigung eines Gibbus.

Low birth weight infant (engl): untergewichtiges* Neugeborenes.

Low-dose-Heparinisierung: s. c.-Injektion von Heparin in niedriger Dosierung (i. d. R. 3 · 5000 IE pro 24 Std.) zur Thromboseprophylaxe (z. B. Frischoperierter, Wöchnerinnen).

L/S-Quotient m: Abk. für **L**ezithin/**S**phingomyelin-Quotient im Fruchtwasser; Methode der pränatalen Lungenreifediagnostik*. Test für die Lungenreife beim Neugeborenen.

LTH: Abk. für **l**uteo**t**ropes **H**ormon, ältere Bez. für laktotropes Hormon, syn. Prolaktin*.

Lubchenco-Schema n: s. Neugeborenes (Abb.).

Lubricatio de|ficiens (lat fehlende Schlüpfrigkeit) f: nicht ausreichende Lubrikation* der Vagina; vgl. Funktionsstörungen, sexuelle.

Lubrikation f: Transsudation* einer mukoiden Substanz (sog. Gleitsubstanz) durch die Scheidenhaut während der Erregungsphase des Geschlechtsverkehrs*; vgl. Reaktionszyklus, sexueller.

Lucey-Driscoll-Syn|drom n: syn. passagere familiäre Neugeborenenhyperbilirubinämie; bes. Form des Icterus* neonatorum, die auf der Anwesenheit eines Inhibitors (Steroid?) des Glukuronyltransferasesystems im mütterlichen und kindlichen Blut zurückzuführen ist. Ein schwerer Ikterus entwickelt sich bei den Neugeborenen innerhalb der ersten 48 Std. (ohne Hinweis auf Hämolyse).

Lues f: syn. Syphilis*.

Lunar|monat: Mondmonat; Monat mit 28 Tagen; die Schwangerschaft wird (vom 1. Tag der letzten Regel aus gerechnet) in 10 Lunarmonate (280 Tage), d. h. rund 9 Kalendermonate eingeteilt.

Lungen|em|bolie f: thrombembolischer Verschluß der arteriellen Lungenstrombahn durch Einschwemmung eines Thrombus[*] aus der Peripherie, meist aus (Unter)Schenkel- bzw. Beckenvenen (oder dem Plexus venosus prostaticus), seltener aus dem Einzugsbereich der V. cava sup. stammend. Das **klinische Bild** wird weitgehend von der Größe des verschleppten Blutgerinnsels bestimmt. Massive L. (bei Verlegung von mehr als der Hälfte der Lungenstrombahn, ca. 5 - 10% aller L.) zeigen i. d. R. das Vollbild mit Bedrohungsgefühl, plötzlicher Dyspnoe, Tachypnoe, Hypoxämie und Zyanose, präkordialen Schmerzen, Rechtsherzinsuffizienz und -dilatation, Tachykardie, Hypotonie, u. U. Schock. Vorbestehende pulmonale und kardiale Erkrankungen modifizieren das klinische Bild (z. B. Lungenödem bei Linksherzinsuffizienz). Der weitere **Verlauf** ist davon abhängig, ob sich der Thrombus wieder auflöst (Restitutio ad integrum) oder das Gefäß verschlossen bleibt (Lungeninfarkt[*] in ca. 10 - 15% der Fälle). Mitunter werden auch massive L. gut toleriert, während nichtmassive L., die meist relativ uncharakteristisch verlaufen, in einzelnen Fällen schwere Allgemeinsymptome hervorrufen können. **Diagn.:** bei der körperlichen Untersuchung i. d. R. keine pathol. Lungenbefunde, auskultatorisch oft gespaltener zweiter Herzton bei akzentuiertem Pulmonalton (s. [Herztöne]), Galopprhythmus[*], Halsvenenstauung, Lebervergrößerung; EKG-Veränderungen i. S. einer Rechtsherzüberlastung (akutes Cor pulmonale) sind häufig, jedoch wegen ihrer Variabilität diagnostisch nicht beweisend! Im Röntgenthorax evtl. Zwerchfellhochstand und Plattenatelektasen, bei massiver L. Erweiterung der Pulmonalarterien und der perfundierten Lungengefäße bei erhöhter Transparenz nichtperfundierter Areale; diagn. wertvoll: Lungenszintigraphie, u. U. Pulmonalarteriographie.

> Die Lungenembolie ist eine der gefährlichsten Komplikationen nach Operationen und Entbindungen.

Cave: Um Rezidiven vorzubeugen, ist die Erfassung peripherer Thrombosen wichtig! **Ther.:** sofortige i. v.-Gabe von Heparin, ggf. Umstellung auf Cumarine (bei Dauertherapie); Methode der Wahl bei massiver L.: Thrombolyse[*] mittels best. Fibrinolytika*, evtl. chir. direkte Embolektomie[*]. **DD:** Herzinfarkt, Pneumothorax. Vgl. Beckenvenenthrombose, Varicosis in graviditate, [Mikroembolien der Lunge, rezidivierende].

Lungen|reife|dia|gnostik, prä|natale f: Verfahren der intrauterinen Reifebestim-

L

mung* zur Bestimmung der Lungenreife aus dem Fruchtwasser; **1.** Chemische Methoden der Phospholipidbestimmung; **Methoden:** Bestimmung des Quotienten aus Lezithin- und Sphingomyelin-Konzentration im Fruchtwasser (sog. L/S-Ratio) und die Lezithin-Bestimmung. L/S-Ratio-Werte über 2,0 und Lezithinwerte über 4,4 µmol/l (3,0 mg/100 ml) zeigen eine ausreichende Lungenreife an. **2.** Physik. **Methode** zur Bestimmung der Oberflächenspannung ist der Schaumtest (Clements-Test): Bildung von stabilem Schaum auf der Fruchtwasseroberfläche nach Schütteln in Gegenwart von Äthanol bei versch. Fruchtwasserverdünnungsstufen. **Ind.:** drohende Frühgeburt; vor Geburtseinleitung wegen Gefährdung von Mutter und Kind bzw. vor Beendigung einer Langzeittokolyse wegen vorzeitiger Wehentätigkeit. Vgl. Membransyndrom, Lungenreifeförderung, medikamentöse.

Lungen|reife|förderung, medikamentöse: pränatale Medikamentengabe an die Mutter zur Stimulierung der Synthese von Surfactant* in der fetalen Lunge bei zu erwartender Lungenunreife (s. Lungenreifediagnostik, pränatale); wichtigste Medikamente: Glukokortikoide, z. B. Dexamethason (systemisch verabreicht).

Lungen|reifung, fetale: Entwicklung des Lungengewebes von den sich aufzweigenden Bronchialknospen (6. - 14. SSW) über Zwischenstadien bis zum alveolären Lungentyp (etwa ab 25. - 27. Woche) mit Lungenbläschen; neben dieser Gewebereifung gehört zur f. L. die Differenzierung der Gewebezellen in sehr verschiedenartige Zellen (Bronchialepithelzellen, Pneumozyten Typ I und II) und die biochemische Reifung (Produktion oberflächenaktiver Substanzen, Surfactant*, Anti-Atelektase-Faktor); s. a. Lungenreifediagnostik, pränatale.

Lungen|schwimmprobe: (pathol.) Prüfung der Schwimmfähigkeit der Lunge, um festzustellen, ob das verstorbene Neugeborene geatmet hat; beruht auf dem Gehalt an Minimalluft. Vgl. Magen-Darm-Schwimmprobe.

Luteal|phase (lat luteus goldgelb) **f:** Corpus-luteum-Phase des Menstruationszyklus*.

Luteinisierendes Hormon n: Abk. LH*.

Lutein|zyste f: mit Granulosaluteinzellen* ausgekleidete Follikelzyste*, entwickelt sich aus einem atretischen „nicht gesprungenen" Follikel; häufig bei Blasenmole*, malignem Chorionepitheliom*, auch nach längerer hochdosierter Anw. von Gonadotropinen*. S. Ovarialzysten.

Luteo|hormon n: s. Progesteron, Gestagene.

Luteom n: aus luteinisierten Granulosazellen bzw. Thekazellen im Ovarium* bestehende tumorartige Wucherung; kann als echter Tumor v. a. in der Postmenopause auftreten und zu endokrinen Störungen führen oder als vorübergehende tumorartige Proliferation während einer Schwangerschaft entstehen; eine maligne Entartung ist extrem selten. S. Granulosazelltumor, Thekazelltumor.

Luteo|tropes Hormon n: Abk. LTH; syn. Prolaktin*.

Lyell-Syn|drom n: Epidermolysis acuta toxica, Epidermolysis acuta combustiformis, Syndrom der verbrühten Haut; ausgedehnte, blasige Ablösung (Nekrolyse) der Epidermis, die dann grauweiß, wie verbrüht aussieht. **Sympt.:** schmerzende Erosionen; oft postläsionale Hyperpigmentierungen. Auch Mund-, Nasen-, Genitalschleimhaut und Konjunktiven (Erblindungsgefahr) können befallen sein. Ätiol. werden unterschieden: **1. Medikamentös induziertes L.-S.:** Allergisch-toxische Reaktion auf Medikamenteneinnahme, v. a. bei Erwachsenen, selten bei Kindern. Subepidermale Blasenbildung mit Nekrose (Nikolski[*]-Phänomen negativ). Therap. werden Kortikoide in hohen Dosen eingestzt. **2. Staphylogenes L.-S.:** Toxische Wirkung eines von Staphylococcus aureus der Phagengruppe II produzierten Exotoxins (Epidermolysin, Exfoliatin), die fast ausschließlich bei Kleinkindern beobachtet wird. Intraepidermale Blasenbildung ohne Nekrose (Nikolski-Phänomen positiv). Anamnestisch oder als Begleitbefund liegt meist ein eitriger Infekt (Otitis media, Rhinitis, Pharyngitis) vor. Bei frühzeitiger Therapie mit Betalaktamasefesten Antibiotika ist die Prognose günstig. Das staphylogene L.-S. bei Neugeborenen und Säuglingen entspricht der Dermatitis* exfoliativa neonatorum (Ritter von Rittershain).

Lymph|angiosis carcinomatosa f: die kontinuierliche Ausbreitung eines Karzinoms in den Lymphgefäßen, makroskopisch als feines, dem Lymphgefäßverlauf entsprechendes weißliches Netz erkennbar (z. B. in der Pleura).

Lymph|drainage f: Form der Streichmassage, um Lymphstauungen (z. B. Armödem nach Mastektomie bei Mammakarzinom*) zu beseitigen; man streicht mit den Fingerkuppen auf der Haut in Richtung der Lymphbahnen.

Lymph|ödem n: durch Verlegung des Lymphabflusses hervorgerufene blasse, teigige, nur z. T. eindrückbare, nicht schmerzhafte Schwellung, in der Gyn. als Armödem früher häufige Komplikation nach radikaler Mastektomie bei Mammakarzinom*. Therap. Beeinflussung des Armödems ist schwierig und langwierig, eingesetzt wird manuelle Lymphdrainage*, unterstützt durch Kompressionsverbände. Vgl. Stewart-Treves-Syndrom.

Lympho|granuloma inguinale n: syn. Lymphopathia venerea, auch Lymphogranuloma venereum; Durand-Nicolas-Favre-Krankheit, Vierte Geschlechtskrankheit; erst seit 1913 ihrem Wesen nach bekannte, auf der ganzen Erde, bes. aber in den Tropen verbreitete, wenn auch meist nur spärlich vorkommende Geschlechtskrankheit, die unter dem Bild charakteristischer Lymphknotenerkrankungen verläuft. **Inkubationszeit:** 2 - 6 Wo., zuweilen bis Mon. nach dem infektiösen Geschlechtsverkehr. **Err.:** Chlamydia* trachomatis (Serovar L_1 - L_3). **Sympt.: 1. Lokale: a) Primärläsion:** zunächst kleines Bläschen (oder Papel), das späterhin oberflächlich erodiert oder ulzeriert, mit rotem, glattem, feuchtem Grund und scharf begrenzten Rändern; Umgebung nicht infiltriert. **Hauptsitz** bei der

Frau Innenseite der Labien, Introitus, hintere Kommissur; beim Mann Sulcus coronarius, inneres Präputialblatt. Meist schnelles Abklingen der Primärläsion (10 - 14 Tage). Eine genaue Zeitspanne zw. dem Auftreten der Primärläsion und der Lymphknotenschwellung läßt sich nicht angeben; oft gleichzeitiges Auftreten von Primärläsion und Lymphknotenschwellung, sogar nachträgliches Auftreten der ersteren ist beobachtet worden. Wegen der Geringfügigkeit der Sympt. und der geringen Schmerzempfindlichkeit wird die Primärläsion sehr häufig übersehen, und erst die Lymphknotensymptomatik führt die Pat. zum Arzt. **b) Lymphknotenerkrankung:** meist einseitige Affektion der Leistenlymphknoten. Beginn in Form eines kleinen, verschieblichen Tumors (Bubo), der schnell an Größe und Schmerzhaftigkeit zunimmt, bis zu Hühnerei- und Faustgröße; weitere, zunächst einzeln abtastbare Knoten verbacken und beziehen die bedeckende Haut ein, schmelzen ein (Fluktuation!) und sezernieren unter schlecht heilender Fistelbildung zähen Eiter, der dann häufig Ekzeme und Pyodermien hervorruft. Die Ausheilung erfolgt nach Wo. unter Bildung charakteristischer kleiner eingezogener Narben. Der gleiche Vorgang ist auch an den Lymphknoten des Beckeninnern möglich. In etwa der Hälfte der Fälle werden die vergrößerten Iliakalknoten an der Innenseite der Beckenschaufel durch die Bauchdecken palpabel, manchmal auch die anorektalen Lymphknoten seitlich und hinten in der Ampullenwand tastbar. Die Beteiligung dieser im Beckeninnern gelegenen Lymphknoten ist für die Folgeerkrankung des Lymphogranuloma, die Elephantiasis[*] genitoanorectalis, von entscheidender Wichtigkeit. **2. Allgemeinerscheinungen:** von leichtesten und unbedeutenden Symptomen bis zu schweren septischen Zuständen. Hauterscheinungen: Erythema exsudativum und Erythema nodosum. **Diagn.:** Ausgangsmaterial: Bläscheninhalt der Primärläsion, Lymphknotenpunktat, Buboneneiter; Durchführung der Nachweismethoden: s. Chlamydia trachomatis; Antikörper-Nachweis im Patientenserum mittels KBR und Immunfluoreszenztest (IFT). **DD:** v. a. abzugrenzen gegen Syphilis, Ulcus molle, Pest, Tularämie, Tuberkulose, Mykosen, Malignome (einschl. Lymphogranulomatose). **Ther.:** Tetrazykline oder Sulfonamide.

Lympho|pathia venerea f: syn. Lymphogranuloma* inguinale.

Lynestrenol (INN): Lynestrenolum (INN-L), Lynestrenol (INN-E), 17α-Ethinyl-4-estren-17β-ol (IUPAC); CAS-Nr. 52-76-6; $C_{20}H_{28}O$; MG 284,42; Progestagen, das sich vom 19-Nortestosteron ableitet. **Verw.:** in Kombination mit einem Östrogen oder allein (Minipille*) zur hormonalen Kontrazeption*, therapeutisch bei Endometriose, Dysmenorrhoe, dysfunktionellen Blutungen. Vgl. Gestagene.

L-Zystin-Amino|peptidase f: syn. Oxytozinase*.

M

Macula gonor|rhoica f: Rötung der Ostien der Bartholin*-Drüsen und anderer Drüsen des Vestibulum vaginae in späten Stadien einer akuten Gonorrhoe*.

Magen-Darm-Schwimmprobe: (pathol.) Magen und Darm v. verstorbenen Neugeborenen, die geatmet haben, schwimmen auf Wasser, wenn der Ösophagus durchgängig war. Vgl. Lungenschwimmprobe.

Magersucht: Kachexie; Fettschwund mit Untergewicht. Die Urs. sind sehr vielgestaltig. Die **exogenen** (Unterernährung, Resorptionsstörungen, Appetitlosigkeit; s. Anorexie) werden von den **endogenen** Faktoren abgegrenzt; hier kommen neben **konstitutionellen** (Asthenie) und neuropathischen bzw. **psychogenen** Faktoren (Anorexia* nervosa, Pubertätsmagersucht) bes. die **endokrinen** Erkrankungen in Betracht (dienzephal-hypophysäre Insuffizienz Simmonds; s. Eßstörungen, psychogene, Hypophysenvorderlappeninsuffizienz, [Nebennierenrindeninsuffizienz], [Addison-Krankheit], [Hyperthyreose]).

Mamilla (lat Brustwarze, Brust) f: Brustwarze*, Mamille; vgl. Mamma.

Mamillar|re|flex m: Erektion der Brustwarze* (Mamilla) bei Reizung des Warzenhofs (Areola mammae) durch Berührung.

Mamillen|plastik f: op. Verfahren zur Erhaltung oder Wiederherstellung von Areola mammae und Mamille, z. B. nach Mastektomie*. Neben mamillenerhaltenden **Operationsverfahren** (u. U. mit vorübergehender Autotransplantation von Mamille und Areola mammae in die Leistengegend und späterer Replantation) werden angewandt: **1.** Übertragung von Teilen der kontralateralen Brustwarze (evtl. auch von Teilen des Warzenhofs); **2.** Übertragung stärker pigmentierter Haut von anderen Körperstellen: Entnahme von der Oberschenkelinnenseite, den Augenlidern oder den großen Labien für die Areola mammae; Transplantate von den kleinen Labien oder dem Ohrläppchen für die Rekonstruktion der Mamille (s. Abb.). Pigmentunterschiede zur Gegenseite können durch Tätowierung ausgeglichen werden; mit einer erheblichen Verminderung der Sensibilität ist zu rechnen.

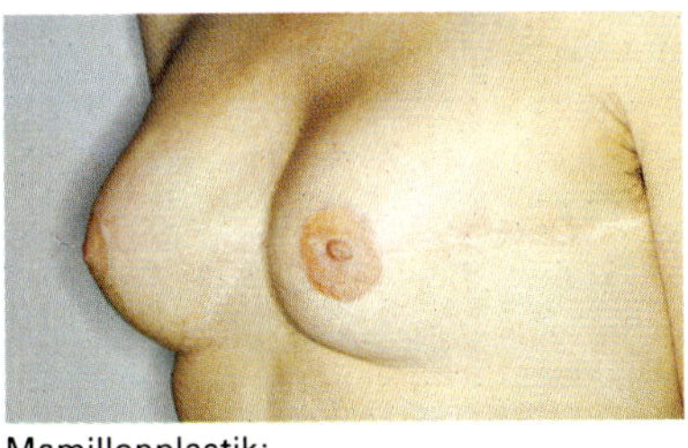

Mamillenplastik:
Ergebnis der Rekonstruktion von Areola mammae und Mamille

Mamille, se|zernierende (lat secernere absondern) f: (engl) secretory disease; Entleerung von wäßrig-milchigem Sekret aus der (weiblichen) Brustwarze; u. U. Frühsymptom eines Mammakarzinoms* (oft überbewertet). Häufigere Urs. sind die fibrozystische Mastopathie* und Milchgangektasien, u. U. auch ein Prolaktinom*; dd Abklärung v. a. mittels Galaktographie, zytol. Untersuchung der Absonderungen, Mammographie, ggf. Bestimmung des Serumspiegels von Prolaktin. Vgl. Mammazytologie, Mamma, blutende.

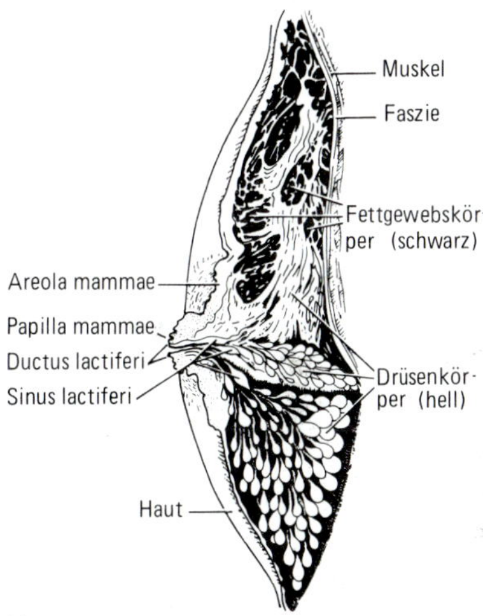

Mamma

Mamma (lat weibliche Brust) f: weibliche Brustdrüse, Glandula lactifera; sekundäres Geschlechtsmerkmal der Frau. Die M. besteht aus Drüsengewebe, Bindegewebszügen und einem individuell verschieden großen Anteil Fettgewebe; Drüsengewebe in Ruhe mit azinösen Endstücken, bei Laktation* stets alveolär mit apokriner Sekretion (s. [Drüsen]). Stadien

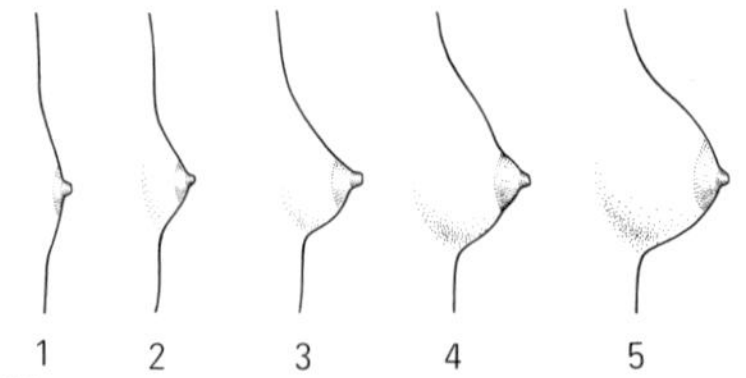

Mamma:
Stadien der Entwicklung (1-5)

der Brustentwicklung (Tanner*-Stadien): s. Abb. Östrogene* und Progesteron* induzieren zyklusabhängige Veränderungen des Drüsengewebes mit z. T. schmerzhaften Schwellungen und Knotenbildungen, die gegen Ende des Menstruationszyklus* ihren Höhepunkt erreichen; vgl. Brustwarze.

> Günstigster Zeitpunkt zur Untersuchung der Mamma ist die Woche nach Ende der Menstruation.

Mamma, ab|errierende (lat aberrare abirren) **f:** s. Aberrierende Mamma.

Mamma|adenom n: meist Fibroadenom*.

Mamma, ak|zessorische ab|errierende (lat accedere, accessum hinzutreten) **f:** s. Akzessorische Mamma.

Mamma|an|omalien f pl: **1.** kongenitale M.: Aberrierende* Mamma, Akzessorische* Mamma (Polymastie), Polythelie*, Pseudomamma*, Amastie*, Hypomastie*; **2.** erworbene M.: Mammahypertrophie*, Mastoptose*; **3.** Asymmetrien: die kongenitale Anisomastie und die erworbene Deformation (posttraumatisch oder postoperativ); **4.** Gynäkomastie*.

Mamma|a|plasie f: syn. Amastie*.

Mamma|augmentation f: s. Mammaplastik.

Mamma|bi|opsie f: s. Punktionszytologie.

Mamma, blutende f: (tropfenweise) Entleerung von Blut bzw. bluthaltiger Flüssigkeit aus der Brustwarze; klinisches Symptom, das versch. Ursachen haben kann, v. a. zystische Mastopathie, Milchgangpapillom, nicht selten Mammakarzinom. Daher sorgfältige diagn. Abklärung durch Palpation, zytol. Untersuchung der Absonderungen, Mammographie, Galaktographie. Vgl. Mammazytologie, Mamille, sezernierende.

Mamma|fett|nekrose f: s. Fettgewebsnekrose.

Mamma|fibromatose f: s. Fibromatose.

Mamma|hyper|trophie f: abnorm groß entwickelte Mamma als erworbene Anomalie der Brustdrüse inf. eines überschießenden Wachstums aller Organbestandteile (Drüsenkörper, Binde- und Fettgewebe), häufig mit Mastoptose*; **1. Pubertätshypertrophie:** mit der Menarche einsetzende ein- oder doppelseitige M., macht u. U. eine operative Verkleinerung (Reduktionsplastik) erforderlich; **2. Graviditätshypertrophie:** meist reversible M. in der Schwangerschaft; **3. M. in der Geschlechtsreife** (Ätiol. unbekannt). Vgl. Mammaplastik, Gynäkomastie.

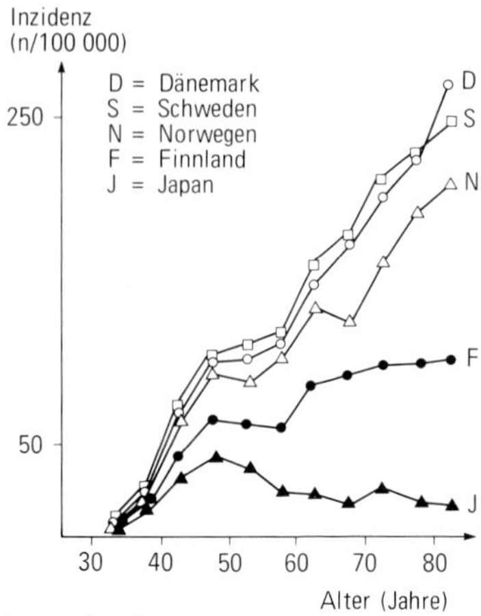

Mammakarzinom:
Altersspezifische Inzidenz in verschiedenen Ländern

Mamma|karzinom n: Brustkrebs, Carcinoma mammae; heute häufigste bösartige Geschwulst der Frau. Tritt bevorzugt zw. dem 45.

> **Etwa jede 16. Frau (6%) erkrankt an einem Mammakarzinom.**

und 70. Lj. auf. **Sympt.:** schmerzloser, derber Knoten (ca. 75%), schmerzender Knoten (ca. 10%), sezernierende Mamille* (ca. 10%), lokales Ödem (ca. 4%), Einziehung der Brustwarze (ca. 3%). **Leitsymptom:** Knoten in der Brust.

> **Hochverdächtig auf ein Mammakarzinom ist jeder einseitige Knoten in der Brust, besonders wenn er sich derb und höckrig anfühlt. Der Knoten ist häufig mit der Haut verwachsen.**

Alle genannten Sympt. sind keine Frühsympt., sondern Erstsympt. eines schon fortgeschrittenen Karzinoms. Frühsympt., die die Frau selbst feststellen könnte, gibt es beim M. nicht (Selbstuntersuchung: s. Abb.). Weitere klinische Zeichen eines M. sind Einziehung der Haut oder Unverschieblichkeit über einer Verhärtung, Grobporigkeit (Orangenschalenhaut, Folge eines Lymphödems), Plateauphänomen*, offene Ulzerationen; ferner Paget-Krebs (von der Brustwarze ausgehendes ekzemartiges oder geschwüriges Karzinom; s.

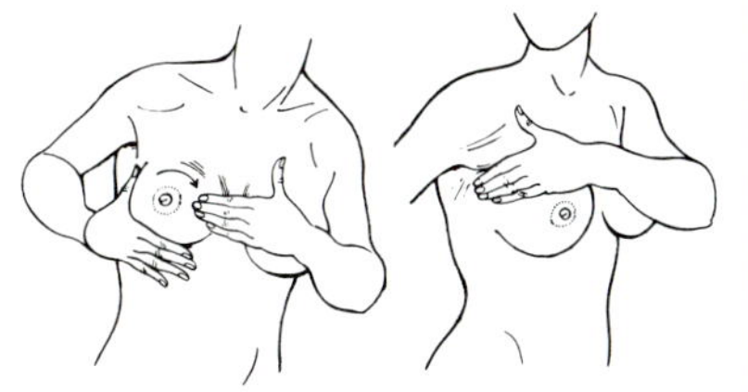

Mammakarzinom:
Selbstuntersuchung: Abtasten von Brust und Achselhöhle

Paget-Krankheit). **Verlauf:** Der Entwicklungsweg des M. hängt vom Sitz in der Brustdrüse ab. Entstehung entw. in den Drüsenazini oder in den Milchgängen (intraduktal; s. Komedokarzinom). Best. Formen der Mastopathie* werden als potentielle Vorstadien eines M. angesehen. **Metastasierung:** lymphogen in die regionären Lymphknoten. Lymphabfluß aus dem oberen äußeren Quadranten hauptsächlich in die Achsellymphknoten*, aus dem oberen inneren Quadranten in die supraklavikulären und aus den unteren Quadranten in die retrosternalen Lymphknoten. M. bis max. 2 cm ∅ haben in der Axilla in bis zu 60% der Fälle bereits hist. nachweisbare Lymphknotenmetastasen! Fernmetastasen: Wirbelsäule, Becken, Leber, Lunge, Pleura, Ovarien. **Hist. Klassifizierung:** s. Tab. 1. **Diagn.** (auch zur

Mammakarzinom Tab.1
Histologische Klassifikation

Nicht-invasive Karzinome
intraduktales Carcinoma in situ
lobuläres Carcinoma in situ
Invasive Karzinome
invasive duktale Karzinome
invasive lobuläre Karzinome
muzinöse Karzinome
medulläre Karzinome
papilläre Karzinome
tubuläre Karzinome
adenoid-zystische Karzinome
sekretorische Karzinome
apokrine Karzinome
Mischformen

Mammavorsorgeuntersuchung): **1.** Inspektion; **2.** Palpation: Abtastung aller Quadranten (Resistenzen!), Achselhöhlen, Supraklavikulargruben (vergrößerte Lymphknoten). Hauptsitz ist der obere äußere Quadrant (s. Abb.); **3.** Ultraschalldiagnostik; **4.** Röntgendiagnostik: Mammographie* insbes. zur Klärung eines suspekten Palpationsbefundes. Gibt

Lokalisation zu 50–60% im oberen äußeren Quadranten.

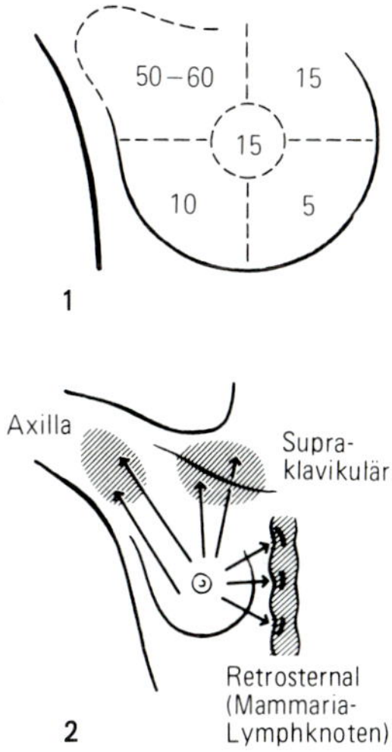

Mammakarzinom:
1: Lokalisationshäufigkeit in den verschiedenen Quadranten; 2: Metastasierungswege

hauptsächlich Aufschluß über Größe und Lokalisation eines M. (vgl. Mikroverkalkungen); ggf. Xeromammographie*, Galaktographie*; **5.** Thermographie* (Plattenthermographie); **6.** Mammazytologie* (Sekretzytologie, Punktionszytologie bzw. Aspirationszytologie, Kontaktzytologie).

Stadieneinteilung: TNM-Klassifikation (s. Tab. 2, S. 158), Steinthal*-Stadien und **Columbia-Schema: Stadium A:** Geschwulst, die nicht mit der Brustwand verwachsen ist; keine klinisch nachweisbaren Lymphknotenmetasta-

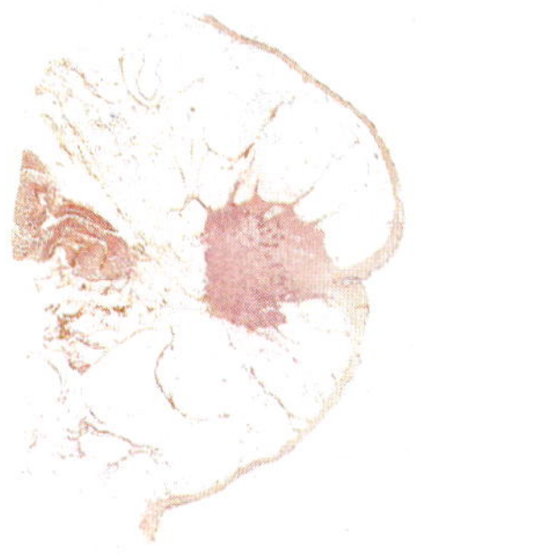

Mammakarzinom:
Histologischer Großflächenschnitt durch die Mamma in sagittaler Richtung. Man erkennt ein derbes Szirrhuskarzinom in der Tiefe unter der eingezogenen Mamille.

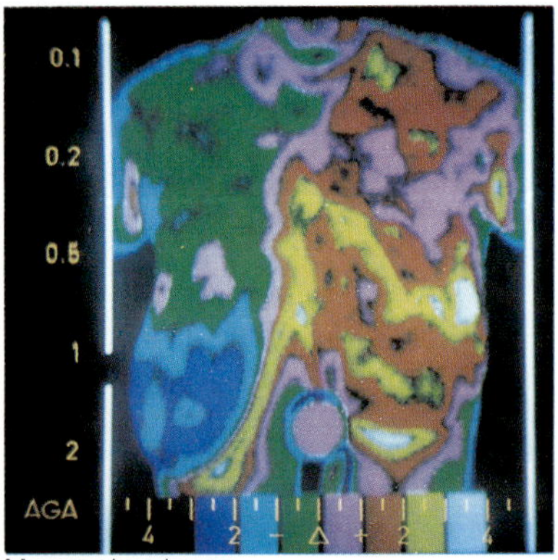

Mammakarzinom:
Farb-Infrarot-Thermographie eines szirrhösen Mammakarzinoms links. Die Skalierung der Farben ist unten im Bild angegeben. Zwei benachbarte Farben bilden jeweils eine Temperaturdifferenz von ca. 1°C ab.

Mammakarzinom Tab. 2
TNM-Klassifikation (Kurzfassung)

T1	≦2 cm	a) ohne Fixation an Faszie/Muskel b) mit Fixation an Faszie/Muskel
T2	>2 cm – 5 cm	
T3	>5 cm	
T4	Infiltration in Brustwand/Haut a) Brustwand b) Hautödem/Infiltration oder Ulzeration c) beides	
N1	Beweglich axillär a) nicht als befallen betrachtet b) als befallen betrachtet	
N2	Fixiert axillär	
N3	Supraklavikulär/Armödem	

sen; kein Hautödem. **Stadium B:** es sind axilläre Lymphknoten befallen, die noch nicht am umgebenden Gewebe fixiert sind und die einen Durchmesser von höchstens 2,5 cm haben. **Stadium C:** zusätzlich eines der folgenden Zeichen: 1. ausgedehntes Ödem der Brustdrüsenhaut; 2. Hautulzerationen; 3. Verwachsung des Tumors mit der Brustwand; 4. Befall der axillären Lymphknoten (Ø > 2,5 cm); 5. Fixierung der Lymphknoten an das umgebende Gewebe der Axilla. **Stadium D:** noch weiter fortgeschrittenes Karzinom, u. a. charakterisiert durch: 1. zwei und mehr Zeichen des Stadiums C; 2. intrakutane Metastasen; 3. entzündliche Form des Karzinoms; 4. klinisch nachweisbare supraklavikuläre Metastasen; 5. parasternale Metastasen; 6. Ödem des Arms; 7. Fernmetastasen.

Ther.: Radikaloperation nach Halsted (s. Halsted-Operation) wurde abgelöst durch die

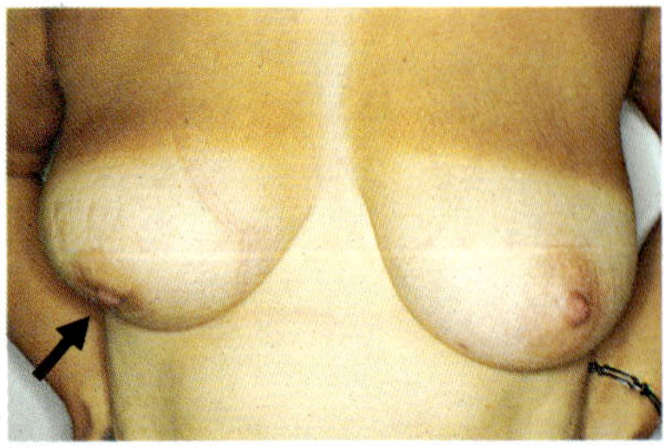

Mammakarzinom:
Deutliche Einziehung der Brustwarze (Pfeil) infolge eines Karzinoms von 3,5 cm Durchmesser

modifizierte radikale Mastektomie* (vergleichbare 10-Jahre-Überlebensrate) und ggf. brusterhaltende* Operationen. Eine postoperative Röntgenbestrahlung wird heute nur noch bei hist. Nachweis von Karzinomzellen in den entfernten regionalen Lymphknoten ausgeführt. Die Heilungsergebnisse lassen sich nach klinischer Erfahrung mit der generellen prä- bzw. postoperativen Bestrahlung nicht verbessern. Die op. Entfernung der Brust bedeutet für die Frau nicht nur physisch, sondern auch psychisch einen äußerst schwerwiegenden Eingriff, der eine behutsame menschliche und psychologische Begleitung erfordert, in die auch der Lebenspartner einbezogen werden sollte. Äußerst wichtig sind Informationen über Selbsthilfegruppen[*] und kosmetische Hilfsmittel (Prothetik). **Chemotherapie** nur bei nachweisbarer Metastasierung: 1. Verabreichung von Steroidhormonen (Östrogene, Progesteron und Prolaktin) oder Antiöstrogenen (z. B. Tamoxifen) zwecks Änderung des hormonellen Milieus (**additive Hormontherapie**); nur in etwa 30 - 40% der Fälle wirksam. Voraussetzung: Vorhandensein spezifischer Hormonrezeptoren*. Bei neg. Steroidrezeptorbefund (immunzytochem. Bestimmung) Hormonbehandlung zwecklos; **ablative Hormontherapie:** s. [Hypophysenausschaltung], Ovarektomie. **2. Zytostatika** (bei Fortschreiten des M.): als Polychemotherapie (vorübergehend) erfolgversprechend in etwa 60% der Fälle, aber unangenehme Nebenwirkungen. **Progn.:** entscheidend ist das Steinthal-Stadium, in dem sich die Pat. bei Behandlungsbeginn befindet. Fünf Jahre rezidivfreies Überleben: Stadium I bis zu 90%, II 40 - 50%, III bis 10%. Die mögliche **Vorstufe** bzw. ein **frühes**

Die Bezeichnung **„Frühfall"** ist nach derzeitigem Wissen gerechtfertigt bei
1. Nicht-infiltrierenden Karzinomen: lobuläres Carcinoma in situ, duktales Carcinoma in situ.
2. Infiltrierenden Karzinomen: bis zu einem anatomischen Durchmesser von 0,5 cm.

Stadium (sog. Frühfall) des M. (minimal cancer, early cancer, Carcinoma lobulare in situ, präinvasives Karzinom $T_1N_0M_0$; Begriffsdefinition noch nicht befriedigend) kann unter best. Voraussetzungen mit einer brusterhaltenden* Operation behandelt werden. **Nachsorge:** Die meisten Lokalrezidive und Fernmetastasen treten postoperativ in den ersten 3 Jahren auf, deshalb während dieser Zeit vierteljährliche Kontrollen (Röntgenthorax, Knochenszintigramm, Mammographie der erhaltenen Brust, gyn. Untersuchung). Vgl. Tumormarker (CEA), Lymphödem, EGF, Cancer en cuirasse, Vorsorgeuntersuchungen.

> Die Unterweisung aller Patientinnen in der regelmäßigen Selbstuntersuchung ist unerläßlicher Bestandteil der Beratung im Rahmen von Vorsorgeuntersuchungen.

Mamma pendulans (lat pendere hängen, schweben) **f:** Mastoptose*, Hängebrust.

Mamma|plastik f: op. Verfahren zur Herstellung einer natürlichen Brustform (Eumastie*), als wiederherstellende Op. bzw. aus ästhetischer Indikation; viele **Methoden: 1. M.**

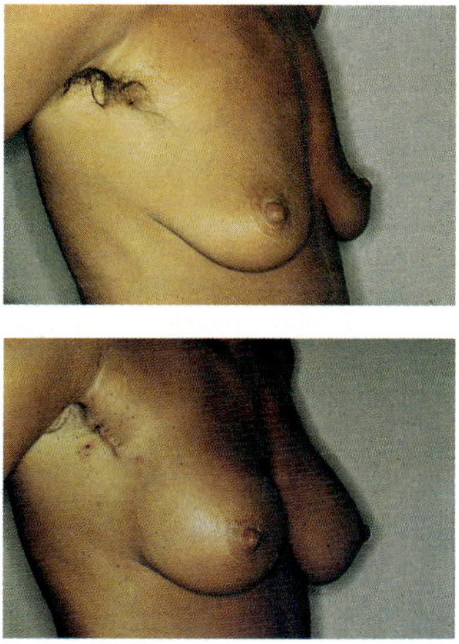

Mammaplastik:
Ästhetische Augmentationsplastik durch präpektorale Protheseneinlage über einen Achselhöhlenschnitt

ohne Implantate: z.B. Mastopexie bei Mastoptose*; Reduktionsplastik bei Hypermastie*; Transplantation von körpereigenem Fettgewebe zur Bildung einer sog. kleinen Fettbrust; verschiedene Verschiebelappen- und Schwenklappenverfahren (z.B. Lappen von Bauchdecke oder Rücken und Bildung einer neuen submammären Hautfalte) als rekonstruierende Maßnahme. **2. M. unter Verwendung von Implantaten:** zur Rekonstruktion nach Mastektomie*, auch zur Mammaaugmentation bei Hypomastie*; heute am gängigsten ist die Implantation einer Silikonprothese (s. Abb.), evtl. eines sog. Hautexpanders; vgl. Mammaprothese. Die M. wird ergänzt um Verfahren zur Rekonstruktion von Brustwarze und Warzenhof; s. Mamillenplastik.

Mamma|pro|these f: unterschieden werden: **1.** Büstenhalterprothesen zur Erstversorgung nach Mastektomie* und zur Dauerversorgung als Epithesen[*] aus Baumwolle oder Silikon; **2.** implantierte Prothesen zur Dauerversorgung nach Mammaplastik*, wobei hauptsächlich Silikonprothesen (mit Gelkern und mehreren Hüllen, s. Abb.) verwendet werden. Häufige Komplikation: Kapselfibrose*. Der Implantation einer M. geht u. U. die Schaffung einer hinreichend großen Prothesentasche mittels vorübergehend implantiertem Hautexpander voraus, der über ein subkutan gelegenes Ventil nach und nach bis zur gewünschten Größe gefüllt wird.

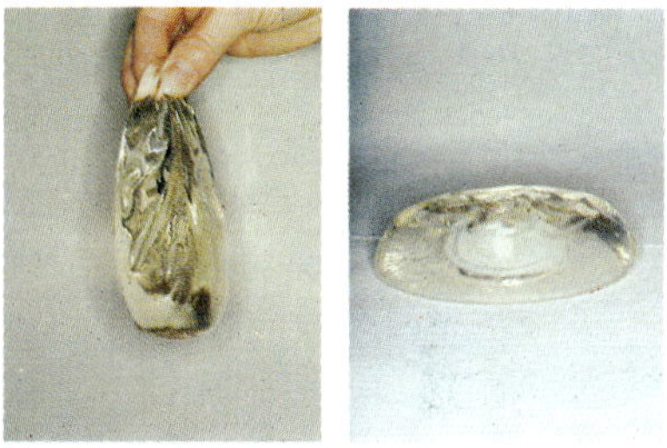

Mammaprothese:
Implantierbare Silikonprothesen passen sich durch fließende Massenverlagerung der jeweiligen Stellung an.

Mamma|zyto|logie f: zytol. Untersuchung insbes. von Absonderungen aus der Brustwarze (Exfoliativzytologie*), Zystenpunktat (ggf. zusätzlich Pneumozystographie*) oder aus Solitärknoten aspirierten Zellen (Punktionszytologie*); die Aspirations- oder Feinnadelbiopsie[*] wird auch bei einem Mammakarzinom* im Hinblick auf eine hämatogene Streuung als unbedenklich angesehen. **Ind.:** v. a. bei (pathol.) Sekretion der Mamma außerhalb der Laktation* (sezernierende Mamille*, blutende Mamma*), zur Abklärung zystischer Mammaveränderungen (z. B. bei Mastopathie*) sowie fragliche Tastbefunde bei negativem Röntgenbefund bzw. zweifelhafter röntg. Befunde, in der Diagn. von Krankheitsbildern, bei denen ein chir. Vorgehen kontraindiziert ist (z. B. Differentialdiagnose zwischen Mastitis* und einem inflammatorischen Mammakarzinom, zur Bestimmung des Karzinomtyps bei Inoperabilität vor Strahlentherapie). Vgl. Zytodiagnostik.

Mammo|graphie (gr graphein schreiben) f: (röntg.) Nativaufnahme der weiblichen Brust mit einer bes. Technik (meist Rastertechnik), insbes. zur Objektivierung und Lokalisation eines pathol. Tastbefundes, bei sezernierender Mamille oder blutender Mamma und zur Überwachung von Risikopatienten bzw. zum Screening gesunder Kollektive. **Ziel:** Erkennung der obligaten Präkanzerosen, der atypischen proliferierenden Mastopathie* und des okkulten Mammakarzinoms*. Aufnahmetechnik: kraniokaudale Aufnahme und Profilaufnahme (mediolateral) der Mamma, Spezialaufnahme der Axilla; es müssen immer beide Seiten untersucht werden, da individuelle Variationen in der physiol. Gewebestruktur sehr groß sind. Mammographische Zeichen für ein Karzinom sind u. a. Tumorkernschatten, peritumoröser Hof, Mikroverkalkungen*, Spiculae, Gefäßabbrüche und Gefäßkaliberschwankungen, Mamilleneinziehung, Hautverdikkung und Formunterschiede der Brust im Rechts-Links-Vergleich. **Cave:** Bei weichen (medullären oder tubulären) Karzinomen kann die M. unauffällig sein. Mitunter ist eine sichere Unterscheidung zw. benignen und malignen Veränderungen nicht möglich (hist. Abklärung dringend erforderlich!). Vgl. Xeromammographie, Galaktographie, Isodensmethode; Thermographie.

Regelmäßig (etwa einmal jährlich) müssen zur Mammographie gehen:
Alle Frauen, die ein **bekannt hohes Risiko haben,** nämlich
1. Frauen, die an Brustkrebs erkrankten und geheilt sind,
2. Frauen mit Brustkrebs in der Familie,
3. Frauen mit Mastopathie.

Die Untersuchungstechnik hat den Wert einer **Suchmethode. Zielsetzung:** Erfassung des okkulten Mammakarzinoms.

Mammo|renale Syn|drome n pl: Sammelbegriff für verschiedene kongenitale Syndrome mit Anomalien von Mamma oder Brustwarze und der Nieren; die überzufällige Kombination von Mamillen- und Mammaanomalien mit Nierendysplasie deutet auf eine gemeinsame Entwicklungsstörung hin, deren Genese jedoch nicht näher bekannt ist. Nach der Anzahl der Mamillen (medial oder im Bereich der Medioklavikularlinie lokalisiert) und deren Abstand voneinander lassen sich die m. S. wie folgt systematisieren: **1.** Syndrom der mammorenalen Überzahl: doppel- oder einseitige Polythelie* oder Polymastie* mit homo- oder bilateralen Doppelnieren; **2.** überweiter Mamillenabstand und doppelseitige Nierenhypoplasie (Fleischer*-Syndrom); **3.** einseitige Mamillenaplasie und homolaterale Nierenhypoplasie oder Nierenaplasie (Poland*-Syndrom); **4.** mammorenale Dysplasie bei verschiedenen Chromosomopathiesyndromen (z. B. bei Turner*-Syndrom: Kombination von überweitem Mamillenabstand und Hufeisennieren möglich).

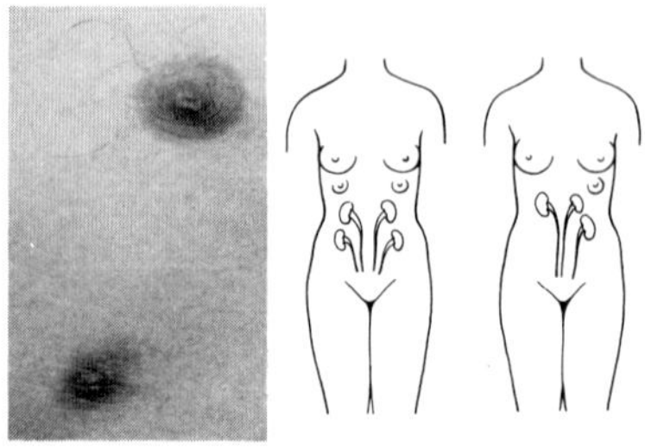

Mammorenale Syndrome:
Asymmetrisches Auftreten von Polythelie oder Polymastie läßt Rückschlüsse auf die Seitenlokalisation der Nierenmißbildung zu

Mangel|entwicklung, intra|uterine: Abk. IUM, pränatale Dystrophie, auch fetale Hypotrophie; verzögertes Gedeihen während des pränatalen Lebens; führt zum Mangelgeborenen*, d. h. das Geburtsgewicht, bezogen auf Konzeptionsalter (s. Schwangerschaftsdauer) und Reifegrad (s. Reifezeichen des Neugeborenen), liegt unter der 10. Perzentile. **Formen: 1.** harmonische Hypotrophie: Gewicht und Länge unter der 10. Perzentile; **2.** disharmonische Hypotrophie: Gewicht unter der 10. Perzentile, Länge normal (meist erst in den letzten SSW entstandene Dystrophie). Eine IUM kann Frühgeborene und Reifgeborene betreffen, bei Übertragung* ist fast regelmäßig mit einer Dystrophie und regressiven Veränderungen zu rechnen (s. Clifford-Syndrom). **Urs.: 1.** ungenügendes intrauterines Nahrungsangebot (z. B. bei Plazentainsuffizienz, Gestose, Mehrlingen, Raucherinnen) oder ungenügende Verwertung; **2.** Erkrankungen von Kind und Plazenta (z. B. bei pränatalen Infektionen); **3.** genetisch oder konstitutionell bedingte Wachstumsretardierung. Wegen der erhöhten Spätmorbidität (neurol. Auffälligkeiten) kommt der Erkennung von Risikofaktoren (s. Prämaturität-Dysmaturität-Präventionsprogramm) für eine IUM bes. Bedeutung zu. Vgl. Fetalgröße.

Mangelgeborenes: syn. hypotrophes Neugeborenes*, (engl) light (small) for date baby; unter der 10. Perzentile der Standardgewichtskurve liegendes Neugeborenes. **Formen: 1.** hypotrophes Reifgeborenes; **2.** hypotrophes Frühgeborenes* (sog. Frühmangelgeborenes). **Urs.:** intrauterine Mangelentwicklung* untersch. Genese (z. B. bei Raucherinnen; s. a. Nikotin, Tab.). Ein M. gilt als Risikoneugeborenes*, ist akut bes. durch Hypoglykämie gefährdet. Vgl. Untergewichtiges Neugeborenes.

Manual|hilfe: halbe Extraktion; gebh. Handgriffe zur Entwicklung von Beckenendlagekindern (s. Beckenendlage), die bis zum unteren Schulterblattwinkel geboren sind. **Vorgehen:** einzeitig durch Armlösung und Kopfentwicklung nach Bracht (s. Bracht-Handgriff); falls erfolglos zweizeitige Entwicklung: 1. von Schultern und Armen (Müller*-Handgriff bzw. Lövset*-Armlösung oder klassische Armlösung*); 2. des nachfolgenden Kopfs (Veit*-Smellie-Handgriff). Vgl. Manuelle Extraktion.

Manuelle Ex|traktion f: ganze Extraktion; gebh. Handgriffe zur Kindsentwicklung bei Beckenendlage*, wenn der Rumpf noch nicht (bis zum Schultergürtel) geboren ist. Heute nur noch in Notfällen oder nach innerer Wendung von Querlage üblich, da sie die gefährlichste Operation für das Kind ist. Vgl. Manualhilfe.

Manuelle Plazenta|lösung: s. Plazentalösung.

Margo liber ovarii (lat margo Rand, Grenze) m: freier, dem Anheftungsrand des Mesovarium, Margo* mesovaricus, gegenüberliegender Rand des Ovars.

Margo meso|varicus m: dem freien Rand des (intraperitoneal gelegenen) Ovarium* gegenüberliegender Anheftungsrand des Mesovarium*; vgl. Hilus ovarii.

Marisquen (frz große Feigen, Feigwarzen) f pl: Analfalten; nicht reponierbare Hautfalten außen am Anus, harmloser Restzustand einer abgeheilten Hämorrhoidalthrombose (s. Abb).

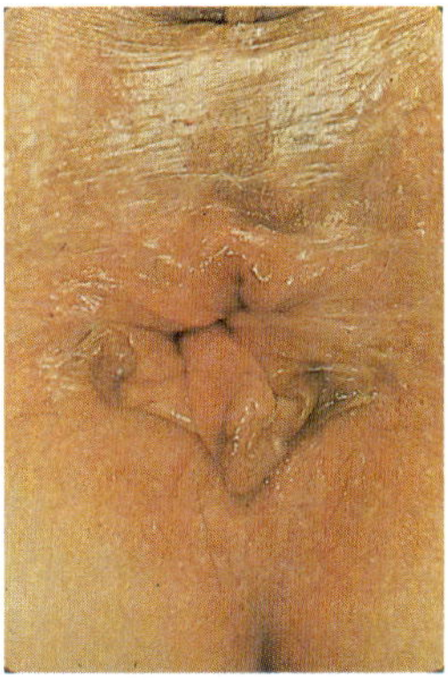

Marisquen

Sie füllen sich im Unterschied zu Hämorrhoiden bei Betätigung der Bauchpresse nicht. Größere M. können ein chronisches Analekzem* unterhalten, sie werden mit der elektrischen Schlinge abgetragen.

Marshall-Bonney-Test m: s. Bonney-Probe.

Marshall-Marchetti-Krantz-Operation f: 1949 beschriebenes Verfahren einer Kolposuspension* zur Behebung der weiblichen Streßinkontinenz: Elevation und Fixation der Urethra durch Verankerung des paraurethralen bzw. vaginalen Gewebes am Periost der Symphyse. **Kompl.:** Periostitis ossis pubis; Modifikation nach Symmonds (sog. offener Marshall-Marchetti-Krantz): Einengung der Blasenhalsregion unter Sicht durch kleine Vesikotomie.

Marsupialisation (lat marsupium Geldsäckchen, Beutel) f: Einnähen von Zysten nach Eröffnung, Entleerung und Drainage in die Körperoberfläche. Gelegentlich angewandt zur Behandlung der Bartholin-(Pseudo)Zyste; nach Inzision des Zystenbalgs wird dieser nicht entfernt, sondern seine Ränder an die Schleimhaut des Vestibulum vaginae genäht. Analog auch die M. von Zysten innerer Organe (z. B. Pankreaszyste) mit Bildung einer Fistel zum Verdauungstrakt.

Maskulinisierung: Virilisierung*.

Masochismus (Leopold von Sacher-Masoch, Schriftsteller, 1835-1895) m: abweichendes Sexualverhalten*, bei dem sexuelle Erregung und Befriedigung allein durch psychische Demütigung, Unterwerfung oder körperliche Mißhandlung, Züchtigung erreichbar ist. Auf dem Hintergrund sadomasochistischer Partnerbeziehungen können sich hochspezialisierte Ausformungen sexueller Rituale herausbilden. In der Spielbreite alltäglicher sexueller Erlebnisformen kommen Verschmelzungen von Schmerz und Lust bei Mann und Frau regelmäßig vor. Ggs.: Sadismus*; vgl. Sadomasochismus.

Mast|algie (gr mastos Brust; algos Schmerz) f: syn. Mastodynie*.

Mast|darm-Scheiden|fistel f: Fistel zw. Rektum und Vagina; s. Darmfisteln.

Mast|ek|tomie (gr ektemnein herausschneiden) f: Ablatio mammae, Mammaamputation; op. Entfernung der weiblichen Brust; **1.** einfache M.: Entfernung der Mamma mit retromammärem Fettgewebe und der Faszie des großen Brustmuskels ohne Lymphknotenentfernung; **2.** modifizierte radikale M.: Standardverfahren zur op. Behandlung des Mammakarzinoms (Modifizierung der Halsted*-Operation nach Patey) mit Entfernung des regionalen und intrapektoralen, intraklavikulären und axillären Lymphknotengewebes und

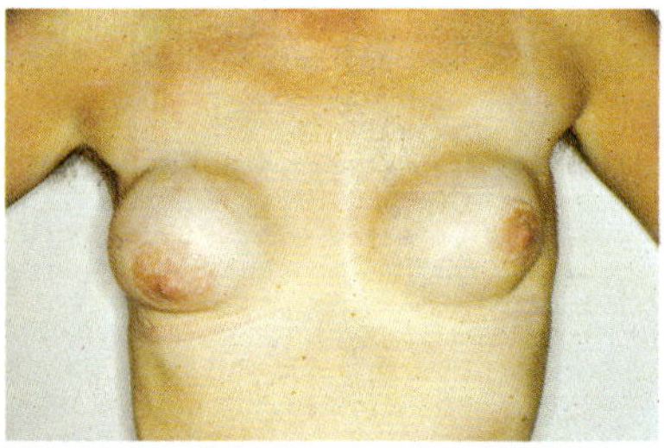

Mastektomie:
Kapselfibrose beidseits nach subkutaner Mastektomie

Belassen der beiden Brustmuskel. Vorteile: verkürzte Operationsdauer, besseres kosmetisches Ergebnis, weniger häufig Lymphödeme des gleichseitigen Armes, bessere Oberarm-Schulter-Beweglichkeit, günstigere Ausgangsbedingungen für eine spätere Mammarekonstruktion (s. Mammaplastik); **3.** radikale M.: s.

Halsted-Operation. Vgl. Brusterhaltende Operationen.

Mast|ek|tomie, sub|kutane f: zu den brusterhaltenden* Operationen gehörendes Verfahren bei Mammakarzinom*, bei dem der gesamte Drüsenkörper (unter Erhaltung der Haut mit Mamille und Areola mammae) entfernt wird. Voraussetzung ist ein isolierter Tumorbefund von maximal 2 cm Durchmesser, die gleichzeitige Entfernung der axillären Lymphknoten und eine evtl. Nachbestrahlung. Der Wiederaufbau der Brust findet (meist durch Einlegen eines Hautexpanders; s. Mammaplastik) i. d. R. simultan statt.

Masters-Allen-Syn|drom n: s. Allen-Masters-Syndrom.

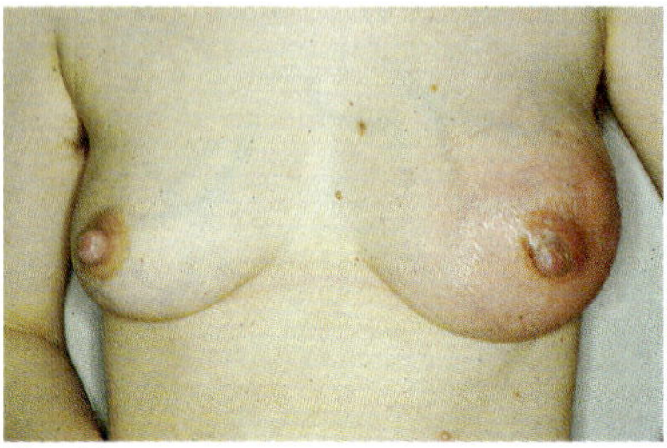

Mastitis:
Fortgeschrittene Mastitis mit Abszeßbildung

Mastitis f: Entzündung der weiblichen Brustdrüse (Mastadenitis); **Sympt.:** Schmerzen, Fieber, Rötung, Infiltration, später u. U. Fluktuation als Zeichen der Gewebseinschmelzung. Vgl. Mastopathie.

Mastitis, chronische f: meist bei älteren Frauen auftretende Mastitis* ohne Fieber bei geringem Druckschmerz und derber Konsistenz der Brust; zum Ausschluß eines Mammakarzinoms ist die hist. Gewebeuntersuchung notwendig.

Mastitis, granulomatöse f: unspezifische Mastitis*, eigenständiges Krankheitsbild; destruierender granulomatöser Prozeß.

Mastitis, inter|stitielle f: auf lymphogenem oder hämatogenem Weg sich diffus im Bindegewebe der weiblichen Brust ausbreitende (phlegmonöse) Entzündung mit nachfolgender Gewebseinschmelzung; Form der Mastitis* nach Eindringen von Keimen (meist Staphylococcus aureus) v. a. durch Gewebsdefekte im Bereich der Brustwarze. Gewebseinschmelzung dicht unterhalb der Mamille führt zum subareolären Abszeß, im Bereich der Pektoralisfaszie zum sub- oder retromammären Abszeß (häufig kommunizierend).

Mastitis neo|natorum f: Mastitis der durch die Plazentahormone stimulierten fetalen Brustdrüse (evtl. mit Abszeßbildung), meist am 4. - 6. Tag nach der Geburt bei beiden Geschlechtern vorkommend; wird begünstigt durch Ausdrücken der sog. Hexenmilch*.

Mastitis, par|en|chymatöse f: intrakanalikulär sich ausbreitende Entzündung der weiblichen Brustdrüse; Mastitis* nach Eindringen von Keimen (meist Staphylococcus aureus) in die Milchgänge, insbes. bei Milchstau, auch bei Gewebsdefekten oder Entzündungen im Bereich der Brustwarze.

Mastitis puerperalis f: Mastitis der stillenden Wöchnerin, meist in der 2. - 4. Woche nach Entbindung auftretend; häufigste Form, meist interstitiell; s. Mastitis, interstitielle. **Err.:** in über 90% der Fälle Staphylococcus aureus. Die Übertragung erfolgt v. a. beim Stillen* vom Kind auf die Mutter.

In rd. **90%** aller Fälle ist die **Brustwarze** der Mutter **nach dem Stillen** mit Staphylokokken besiedelt.

Mast|odynie f: häufiger prämenstruell als kontinuierlich empfundenes Spannungs- und Schwellungsgefühl meist mit diffusen oder umschriebenen Schmerzen in den Brüsten (Mastalgie); klinische Sympt. mit vielfältigen Ursachen, u. a. endokrin-vaskulär ausgelöstes Ödem, Mastopathie, u. U. Mammakarzinom, häufig auch unklar. Der Begriff wurde früher für eine Hauptform (leichteste Form) der Mastopathie verwendet (veraltete Klassifikation).

Masto|pathie f: in der Geschlechtsreife, v. a. bei Frauen zw. dem 35. und 50. Lj. sehr häufig auftretende degenerative oder proliferative Umbauprozesse der Brustdrüse; **Sympt.:** knotige Verhärtungen, Schmerzen (Mastodynie*), seltener pathol. Sekretion (sezernierende Mamille*, blutende Mamma*); charakteristisch ist die prämenstruelle Verstärkung der Symptome. Als **Urs.** wird ein hormonelles Ungleichgewicht zw. Östrogenen und Progesteron diskutiert. Aus diagn. und progn. Gründen unterscheidet man (nach Prechtel): **1.** Einfache M. (I) mit Zunahme des Bindegewebes, Umbau des Läppchensystems und Erweiterung der Milchgänge bis zur Ausbildung von Zysten (Mastopathia cystica fibrosa); es

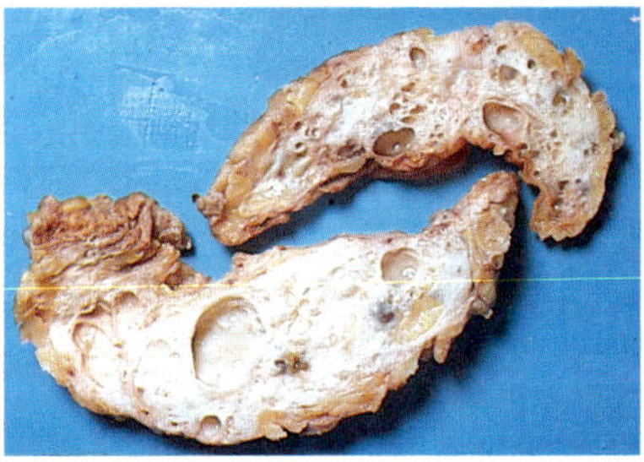

Mastopathie:
Fibrozystische Mastopathie der weiblichen Brust mit schwieligen und großzystischen Veränderungen des Gewebes in der Schnittfläche

fehlen intraduktale Epithelproliferationen. Die ausgeprägteste Form der zystischen M. ist die Reclus-Krankheit (Mastopathia fibrosa chronica cystica). Bei solitären Zysten Pneumozystographie*. **2.** Gering proliferierende M. (II) mit regulären intraduktalen soliden, adenoiden oder papillären Wucherungen des Milchgangepithels; Sonderform: sklerosierende Adenose (Schimmelbusch) mit läppchengebundener Proliferation und Hyperplasie der Epithelien der Drüsenazini und kleinen Ausführungsgänge, u. U. knotigen Konfluationen (sog. Tumoradenosis); gutartig, dd Abgrenzung gegen szirrhöses Mammakarzinom* jedoch mitunter schwierig. **3.** Atypische proliferierende M. (III) mit intraduktalen, intraazinosen und intrapapillären Epithelproliferationen bei zellulären und Kernatypien und vermehrten Mitosen; die dd Abgrenzung präinvasiver maligner Prozesse im Bereich der Milchgänge ist nur hist. möglich (Probeexzission*!) und oft schwierig.

Beziehungen zw. M. und Mammakarzinom: Die einfache M. wird nicht als Präkanzerose angesehen. Bei der M. II und III besteht ein erhöhtes Risiko, später an einem Mammakarzinom zu erkranken; regelmäßige Kontrolle; u. U. besteht Ind. zur (bilateralen) subkutanen Mastektomie*.

Masto|ptose (gr ptosis Fall) **f:** Mamma pendulans, sog. Hängebrust; als hypertrophische, fettreiche Form v. a. bei Mehrgebärenden, insbes. im klimakterischen Alter durch zunehmende Adipositas oder als atrophische Form vorwiegend bei älteren Frauen mit Bindegewebsschwäche. **Sympt.:** u. U. diffuse Brustschmerzen. **Ther.:** möglichst konservatives Vorgehen mit stützenden Miedern, bei jüngeren Frauen evtl. Mammaplastik*.

Masturbation f: sexuelle Selbstbefriedigung bei beiden Geschlechtern; frühe und häufig zum Orgasmus führende (meist manuelle) Selbstreizung im Genitalbereich, begleitet von (u. U. sexualpsychologisch aufschlußreichen) Masturbationsphantasien. Vorkommen: bei 75% der Frauen und bei 90% der Männer. Durchschnittliche Häufigkeit bei ledigen jüngeren Frauen etwa einmal wöchentlich, bei Männern zweimal wöchentlich. Als gegenseitige (mutuelle) M. auch Form des Geschlechtsverkehrs.

matutinus (lat)**:** morgendlich; z. B. Vomitus matutinus: morgendliches Erbrechen (der Schwangeren: s. Emesis gravidarum).

Mayer-Rokitansky-Küster-Syn|drom n: syn. Rokitansky*-Küster-Syndrom.

McCune-Albright-Syn|drom (Fuller A., Arzt, Boston, geb. 1900) **n:** syn. Albright-McCune-Sternberg-Syndrom, Albright-Syndrom; Kombination von mono- oder polyostotischer fibröser Dysplasie, landkartenförmig angeordneten milchkaffeefarbenen Hautpigmentationen (z. T. im Bereich der fibrös veränderten Knochen) und bei Mädchen Pubertas* praecox (Menarche u. U. bereits zw. dem 5. und 8. Lj.); Gynäkotropie. Bei Jungen verläuft die Sexualentwicklung normal. Fakultativ Diplopie (inf. Augenmuskellähmung durch Knochenbeteiligung im Orbitabereich), Katarakt, Pupillenanomalien. **Ätiol./Path.:** nicht erbliche konstitutionelle Entwicklungsstörung unbekannter Natur; anamnestisch oft Angaben über einen besonders ausgeprägten Neugeborenenikterus. **Diagn.:** (laborchem.) Erhöhung der Serumphosphatase; die Werte für Kalzium und Phosphat im Serum sowie die Hormonausscheidungsprodukte im Harn sind i. d. R. normal. Eine Komb. des M.-A.-S. mit Hyperthyreose, Exophthalmus und Phosphatdiabetes wurde beobachtet. Vgl. [Osteodystrophia fibrosa disseminata].

McDonald-Operation f: s. Cerclage.

Meadows-Syn|drom n: Entwicklung einer Kardiomyopathie[*] während einer Schwangerschaft oder postpartal.

Medroxi|pro|gesteron|acetat n: Abk. MPA; 6α-Methyl-17-hydroxy-4-pregnen-3,20-dion-17-acetat; $C_{24}H_{34}O_4$; androgenes Gestagen, wurde ursprünglich zur Erhaltung von Risikoschwangerschaften eingesetzt, zeigte jedoch androgene Nebenwirkungen (Virilisierung weiblicher Feten). **Therapeutische Anw.:** zur oralen, hormonalen Kontrazeption*, bei Hirsutismus*, anovulatorischem* Zyklus, Mamma- und Korpuskarzinom. Vgl. Gestagene.

Mehrfach|malignome, primäre n pl: gleichzeitiges Vorkommen versch. (primärer) bösartiger Tumoren, z. B. von Ovarial- oder Mammakarzinom bei Pat. mit Korpuskarzinom (in ca. 10% der Fälle beschrieben).

Mehrlinge: zwei oder mehr Individuen, die einer synchronen intrauterinen Entwicklung unterliegen: Zwillinge*, Drillinge, Vierlinge usw. Während der Schwangerschaft (Mehrlingsschwangerschaft) sind sie gegenüber dem Einzelkind im Nachteil; das intrauterine Wachstum verlangsamt sich frühzeitig, und zwar bei Zwillingen von der 34./35., bei Drillingen, Vierlingen schon von der 28. SSW ab (Mangelgeborene, sog. small for date babies). Perinatal besteht für diese Kinder ein überdurchschnittliches Risiko; ihre Morbiditäts- und Mortalitätsraten liegen höher als normal; vgl. Risikoneugeborenes, Hellin-Regel.

Meigs-Syn|drom (Joe M., Gyn., Boston, 1892-1966) **n:** Auftreten von Aszites* und (meist rechtsseitigem) Hydrothorax im Zusammenhang mit gutartigen Ovarialtumoren* (meist Ovarialfibrom*), vorwiegend bei älteren Frauen. Nach op. Tumorentfernung kommt es zur raschen Rückbildung der Ergüsse. Die Pathogenese ist ungeklärt. Das Pseudo-Meigs-Syndrom bezeichnet die gleiche Symptomatik, jedoch im Zusammenhang mit malignen Tumoren (Ovarialkarzinom).

Meiose (gr meiosis Verringern, Verkleinern) **f:** syn. Reduktionsteilung; genetischer Grundvorgang aller sexuellen Vermehrungsvorgänge, ohne den sich der Chromosomensatz einer Art ständig verdoppeln würde. Die Zellen höherer Organismen haben einen diploiden Satz, eine Kombination aus väterlichen und mütterlichen Erbanlagen. Urkeimzellen unterscheiden sich darin nicht von anderen Körperzellen. Durch die M. erhalten Gameten (Keimzellen) einen haploiden Satz; bei der Befruchtung verschmelzen zwei Gameten wieder zu einer diploiden Zelle, der **Zygote**, aus der das neue Individuum hervorgeht.

Die M. ist ein komplexer Vorgang, der durch **Chromosomenpaarung** eingeleitet wird: Jedes Chromosom verbindet sich mit dem homologen, das vom anderen Elter stammt. Hierbei kann durch Bruch und überkreuzte Wiedervereinigung, das sog. Crossing[*]-over, ein

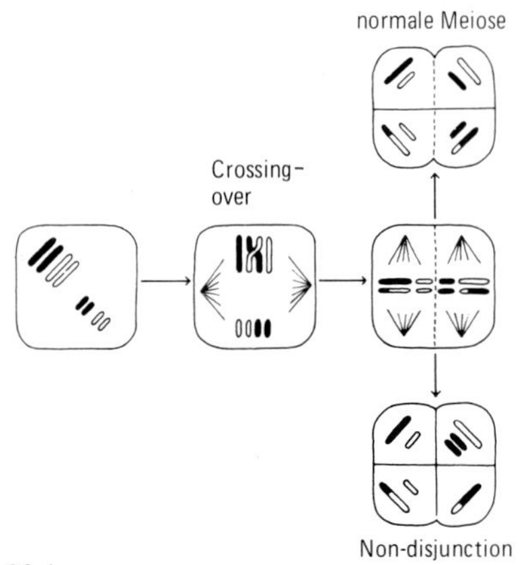

Meiose

Austausch gleichlanger Abschnitte zw. homologen Chromosomen stattfinden. Sodann folgt über **Spindelbildung** eine zweimalige Trennung der gepaarten gespaltenen Chromosomen mit dem Endresultat von vier jeweils homologen Zellen.

Durch Non*-disjunction homologer Chromosomen, kommt es zu Gameten mit über- bzw. unterzähligem Chromosomensatz. Nach Befruchtung entstehen daraus Organismen, die häufig schwere Defekte (z. B. Klinefelter*-Syndrom, Down*-Syndrom) aufweisen. Vgl. Chromosomen-Aberrationen, Mitose.

Mekonium (gr Mohnsaft) n: Kindspech; der während der Intrauterinzeit gebildete Stuhl des Kindes, der aufgrund seines großen Biliverdingehalts schwärzlich-grünlich aussieht und normalerweise erst post partum abgesetzt wird; mekoniumhaltiges Fruchtwasser bedeutet intrauteriner (passagerer) Notfall; vgl. Amnioskopie, Risikogeburt.

Mekonium|ileus m: Obturationsileus bei Neugeborenen; Darmausstopfung mit zähklebrigem Mekonium; oft bei zystischer Pankreasfibrose[*]. Kann zur **Mekoniumperitonitis** führen. Vgl. [Ileus].

Mekonium|test m: Schnelltest z. Früherkennung der Mukoviszidose durch Nachw. eines erhöhten Albumingehalts im Mekonium. Screening-Test bei Neugeborenen.

Melaena neo|natorum (gr melas, melaina schwarz) f: s. Hämostasestörungen des Neugeborenen.

Membrana ob|turatoria (lat membrana zarte, dünne Haut) f: verschließt das Foramen obturatum des Hüftbeins unvollständig; eine kraniomediale Lücke wird von einer Rinne an der Unterfläche des oberen Schambeinastes (Sulcus obturatorius) zum Canalis* obturatorius ergänzt.

Membran|syn|drom n: auch Krankheit der hyalinen Membranen (KHM), idiopathisches Atemnotsyndrom; Lungenfunktionsstörung des Neugeborenen, **pathol.-anat.** durch intraalveoläre hyaline Membranen (Mukopolysaccharide und Muko- bzw. Glykoproteine aus dem Blutplasma) und **klinisch** durch eine zunehmende Atemnot mit inspiratorischen Einziehungen der Interkostalräume gekennzeichnet. **Pathogenetisch** ist die Entfaltungsstörung der Mehrzahl der Alveolen inf. eines Mangels an Surfactant* bedeutsam. Dieser resultiert aus einer mangelnden fetalen Lungenreifung* (z. B. bei Frühgeborenen) oder durch eine Zellschädigung bei pulmonaler Minderdurchblutung (z. B. als Folge von Hypoxie und Azidose). **Prävention** durch pränatale Lungenreifediagnostik*, medikamentöse Lungenreifeförderung* und Intensivüberwachung des Feten in der Schwangerschaft und unter der Geburt (s. Pränataldiagnostik, Mikroblutuntersuchung am Feten).

Men|arche (gr men, menos Monat; arche Anfang) f: Zeitpunkt des ersten Auftretens der Menstruation* im Rahmen der Pubertät*; in Mitteleuropa setzt die M. (aufgrund der Akzeleration* ca. 1 - 2 Jahre eher als im 19. Jahrhundert) im Alter von 13 - 13¾ Jahren ein. Der Zeitpunkt ist abhängig von ethnischen, klimatischen und konstitutionellen Faktoren (bei Eskimos etwa im 23. Lj., in Südeuropa zw. dem 10. und 12. Lj.).

Meno|lyse f: Ausschaltung hormonal bedingter Gebärmutterblutungen durch Röntgenbestrahlung der Ovarien (Kastrationsbestrahlung); heute meist kontrahormonale* Therapie.

Meno|pause (gr pauein beendigen): Die M. entspricht der letzten Menstruation*, der retrospektiv ein Jahr lang keine weitere vom Ovar gesteuerte uterine Blutung folgt; am häufigsten zwischen dem 45. und 50. Lebensjahr. Eine frühe Menarche geht häufig mit einer späten M. einher und umgekehrt; eine Verschiebung der M. ins höhere Lebensalter konnte in den letzten Jahrzehnten beobachtet werden; s. a. Klimakterium. Vgl. Geschlechtsreife.

Meno|pausen|syn|drom n: auch vegetativ-klimakterisches Syndrom mit der typischen Trias Hitzewallungen, Schwindel, Schweißausbrüche; kann aber bereits in der Prämenopause auftreten, v. a. bei operativer Kastration* jüngerer Frauen. Zu dem Syndromenkomplex gehören neben den häufigen neurovegetativen Störungen auch psychonervöse (Reizbarkeit, Lustlosigkeit, Leistungsabfall, Schlafstörungen usw.) und somatische (Atrophie der Genitalorgane und Mammae, Adipositas, Osteoporose).

Menor|rhagie f: verlängerte Regelblutung; vgl. Menstruationszyklus.

Menses (lat Monate) m pl: monatliche Regelblutung; s. Menstruation.

Mensinga-Pessar (Wilhelm M., Gyn.,

Flensburg, 1836-1910) n: syn. Scheidendiaphragma*.

Menstruation (lat menstruum Monatsfluß) f: auch Menses, monatliche Regelblutung, Periode; mit Blutung einhergehende Abstoßung der Gebärmutterschleimhaut während der Zeit der Fortpflanzungsfähigkeit; äußerlich sichtbar werdende Erscheinung der komplizierten Vorgänge an den inneren Geschlechtsorganen während des Menstruationszyklus*. Eine echte M. liegt nur dann vor, wenn im vorangegangenen Zyklus ein Corpus* luteum gebildet wurde, also eine Ovulation* stattfand. Vgl. Eumenorrhoe, Menarche, Menopause, Ovarialzyklus.

Menstruations|hygiene (gr hygieinos heilsam, gesund) f: zum Auffangen des bei der Menstruation* austretenden Blutes werden Menstruationsbinden oder -tampons in verschiedenen Größen verwendet; bei mind. dreimal täglichem Wechsel haben Tampons aus Baum- oder Zellwolle keine gesundheitlichen Nachteile; wird der zuletzt eingelegte Tampon vergessen, kann er eine akute Kolpitis mit starkem und übelriechendem Ausfluß hervorrufen. Vgl. Genitalhygiene.

Menstruations|störungen: s. Zyklusstörungen.

Menstruations|verschiebung: Hinausschieben oder Vorverlegen der Menstruation durch orale Gabe von Gestagen-Östrogen-Kombinationen, z. B. bei vorhersehbaren psychischen und/oder physischen Belastungssituationen.

Menstruations|zyklus m: Zeit vom ersten Tag der Menstruation* bis zum letzten Tag vor der nächsten Regelblutung und der dabei sich abspielenden regelhaften Veränderungen; Dauer des M. durchschnittlich 29,5 Tage m. großen, im Normbereich liegenden Schwankungen bei gewisser individueller Konstanz. **Einteilung: 1.** Menstruation (1. - 4. Tag); **2.** Postmenstruum (5. - 12. Tag); **3.** Intervall oder Intermenstruum (12. - 17. Tag); **4.** Prämenstruum (17. - 28. Tag).

Charakteristische zyklische Veränderungen

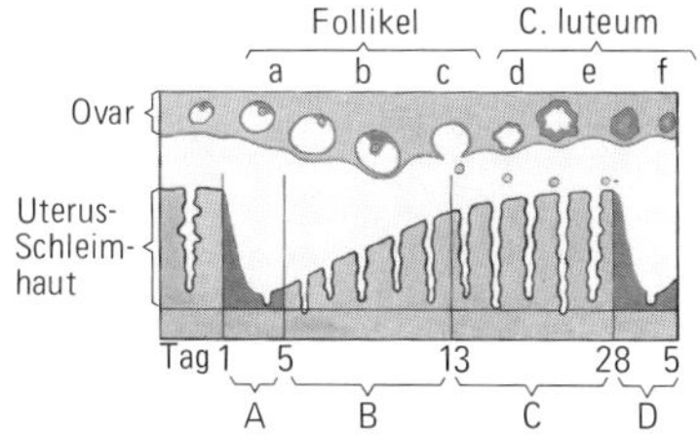

Menstruationszyklus:
Veränderungen der Uterusschleimhaut und des Ovarium:
a: wachsend; b: sprungreif; c: gesprungen; d: Bildung; e: Blütestadium; f: Rückbildung
A: Desquamation; B: Proliferation; C: Sekretion; D: Desquamation

im Gesamtorganismus, am ganzen Genitaltrakt und speziell am Endometrium werden im normalen biphasischen (zweiphasischen) Zyklus durch die Ovarialhormone bedingt, die ihrerseits mit dem Hypothalamus*-Hypophysen-System in Wechselbeziehung stehen. In der ersten Zyklusphase bewirkt die durch FSH* und LH* induzierte Östrogenbildung im reifen Follikel (**Follikelreifungsphase**) des Ovars die Proliferation der Uterusschleimhaut; der **Follikelsprung (Ovulation)** erfolgt b. Anstieg von FSH und LH in bestimmtem Mischungsverhältnis etwa am 12. Zyklustag, kann aber auch wesentlich früher oder später auftreten; die Zykluslänge (s. o.) wird v. a. durch die Dauer der Proliferationsphase bestimmt; durch das vom Corpus* luteum unter LH-Einfluß, später LTH*-Einfluß abgesonderte Progesteron (**Corpus-luteum-Phase** oder **Lutealphase**) wird die Uterusschleimhaut in das prägravide **Sekretionsstadium** transformiert; Dauer der Sekretions- oder Trans-

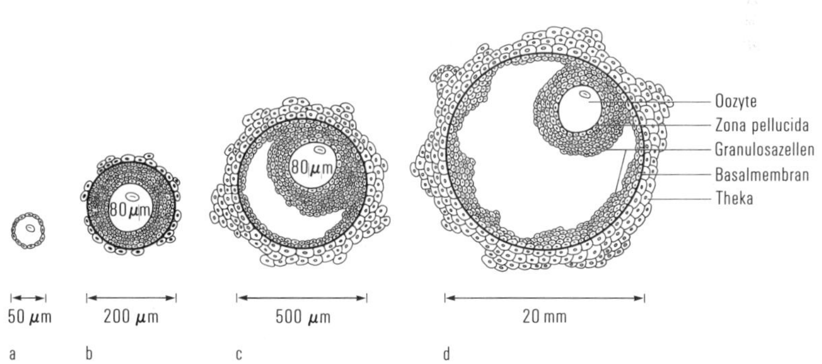

Menstruationszyklus:
Follikelentwicklung im Ovar im Verlauf des Zyklus; a: Primärfollikel; b: Sekundärfollikel; c: Tertiärfollikel; d: sprungreifer Graaf-Follikel

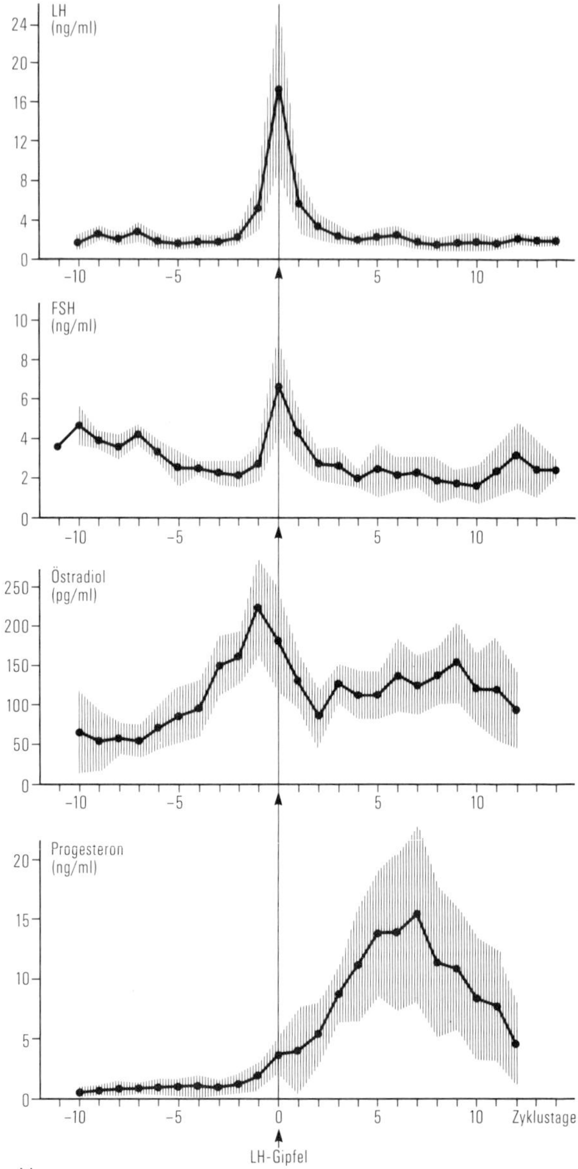

Menstruationszyklus:
Normalwerte für LH, FSH, Östradiol und Progesteron im Serum im Verlauf eines ovulatorischen Zyklus (radioimmunologische Bestimmungsverfahren; Mittelwerte und Standardabweichung)

formationsphase ziemlich konstant 14 Tage. Wenn keine Befruchtung und Nidation stattgefunden haben, sinkt die Produktion der Ovarialhormone im degenerierenden Corpus luteum, die Voraussetzungen für die Erhaltung der Uterusschleimhaut entfallen, das Endometrium wird abgestoßen (**Desquamationsphase:** Menstruation). Weitere zyklische Veränderungen: s. Basaltemperatur, Kolpozytologie, Zervixschleim. Vgl. Prämenstruelles Syndrom, Zyklusstörungen, Anovulatorischer Zyklus, präovulatorische Phase.

Menstruatio prae|cox f: verfrühtes Auftreten der Menstruation* (vor dem 11. Lj.).

Menstruatio tarda f: verspätetes Auftreten der Menstruation*; vgl. Pubertas tarda.

mento|anterior: s. Gesichtslage.

mento|posterior: s. Gesichtslage.

Meso|derm n: (embryol.) mittleres der drei embryonalen Keimblätter*, das sich ab dem Stadium der dreiblättrigen Keimscheibe* (ca. 17. Tag) komplex differenziert und sich zu Skelett, Bindegewebe, Muskeln, Urogenitaltrakt, Milz, Blutgefäßen, Herz, Blutzellen u. a. Strukturen entwickelt.

Meso|salpinx f: Bauchfellduplikatur; Gekröse des Eileiters; s. Ligamentum latum uteri.

Mes|ovarium n: Gekröse des Eierstocks; Bauchfellduplikator; s. Ligamentum latum uteri.

Mesterolon (INN) n: Mesterolonum (INN-L), Mesteronone (INN-E), 1α-Methyl-17β-hydroxy-5α-androstan-3-on (IUPAC); CAS-Nr. 1424-00-6; $C_{20}H_{32}O_2$; MG 304,46; oral wirksames Androgen ohne Beeinflussung der Gonadotropinausschüttung. **Anw.:** zur Androgensubstitution bei Hypogonadismus, Oligozoospermie. Vgl. Androgene.

Mestranol (INN) n: Mestranolum (INN-L), Mestranol (INN-E), Ethinylestradiol-3-methylether (IUPAC); CAS-Nr. 72-33-3; $C_{21}H_{26}O_2$; MG 310,42; 3-Methyläther des Äthinylöstradiol*. **Verw.:** besonders zur oralen Anw. geeignetes synthetisches Östrogen, insbes. in Kombination mit einem Gestagen zur hormonalen Kontrazeption*. Vgl. Östrogene.

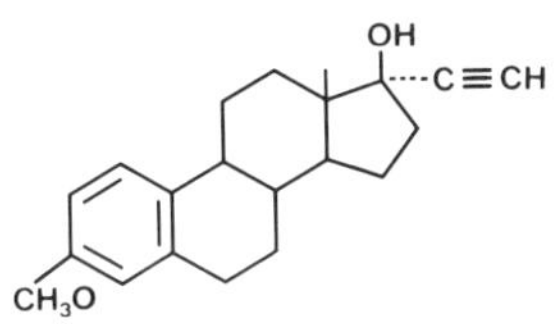

Mestranol

Met|albumin n: syn. Pseudomuzin*.

Meta|stase (gr metastasis Veränderung, Wanderung) f: (allg.) als Folge der Verschleppung best. Faktoren aus einem lokalen (primären) Krankheitsprozeß an anderer Stelle im Organismus entstandener sekundärer Krankheitsherd („Absiedlung"), i. e. S. Geschwulstmetastase insbes. bösartiger Tumoren (Karzinom, Sarkom u. a.) durch Verschleppung von Tumorzellen (sog. Tochtergeschwulst); dabei unterscheidet man **lokale** (in der Umgebung des Primärtumors), **regionäre** (in der nächsten im Lymphabflußgebiet liegenden Lymphknotengruppe) und **Fernmetastasen**, nach der Art der Ausbreitung (Metastasierung*) **hämatogene** (Verschleppung über die Blutbahn nach Einbruch in das Gefäßsystem), **lymphogene** (Verschleppung von Tumorzellen über Lymphgefäße und Durchsetzung der regionären Lymphknoten mit Tumorgewebe), **Implantationsmetastasen** (Implantation von Tumorzellen in serösen Häuten, v. a. Pleura und Peritoneum), **Abklatschmetastasen** (durch Berührung mit einem gegenüberliegenden Tumor entstandene M.) und **Impfmetastasen** (z. B. in Stichkanälen und Wunden nach op. Eingriffen).

Meta|stasierung: Filialisierung; allg. Bez. für Krankheitsprozesse, bei denen e. Absiedelung v. Teilen des erkrankten Gewebes (Geschwulstzellen, Teile thrombotischer Pfröpfe, bakterienhaltige Gewebsteile) fern von ihrem ursprünglichen Entstehungsort über den Blut- oder Lymphweg stattfindet. Vgl. Metastase.

Methyl|ergometrin (INN) n: Methylergometrinum (INN-L), Methylergometrine (INN-E), N-(1-Hydroxymethylpropyl)-lysergamid (IUPAC); CAS-Nr. 113-42-8; $C_{20}H_{25}N_3O_2$; MG 339,44; Sekalealkaloid mit direkter erregender Wirkung auf die glatte Uterusmuskulatur, dabei ohne Gefäßwirkung. **Therapeutische Anw.:** insbes. (gebh.) zur Stillung einer Nachgeburtsblutung*. Vgl. Ergotamine.

Metritis (gr metra Gebärmutter) f: syn. Myometritis*.

Metro|pathia haemor|rhagica f: veraltete Bez. für e. Dauerblutung inf. glandulär*-zystischer Hyperplasie; vgl. Follikelpersistenz.

Metro|plastik f: plastische Operation am Uterus zur Beseitigung von kongenitalen oder erworbenen Uterusmißbildungen* (z. B. Strassmann*-Operation bei Uterus septus bzw. subseptus oder Uterus arcuatus oder bei Uterus myomatosus und noch bestehendem Kinderwunsch (s. Myoma uteri).

Metror|rhagie f: länger als 7 Tage andauernde Uterusblutung außerh. der Menstruation*. **Urs.: 1.** hormonal (azyklische dysfunktionelle* Blutungen): z. B. infolge Störungen der Follikelreifung mit Auftreten einer Durchbruchblutung*. Das Versagen einer Hormontherapie weist auf eine organische Ursache hin. **2.** organisch (Karzinom, Endometritis, submuköses Myom, Polyp u. a.): die diagn. Abrasio ist in der Postmenopause sofort, in der Prämenopause dann erforderlich, wenn die Blutung über 3 Wochen bestand bzw. wenn keine organische Ursache angenommen wurde, die Hormonbehandlung jedoch die M. nicht innerh. von 2 - 3 Tagen zum Stehen brachte. Bei juvenilen* Blutungen wird, wenn irgend möglich, auf die Kürettage verzichtet (Ausschluß einer hämorrhagischen

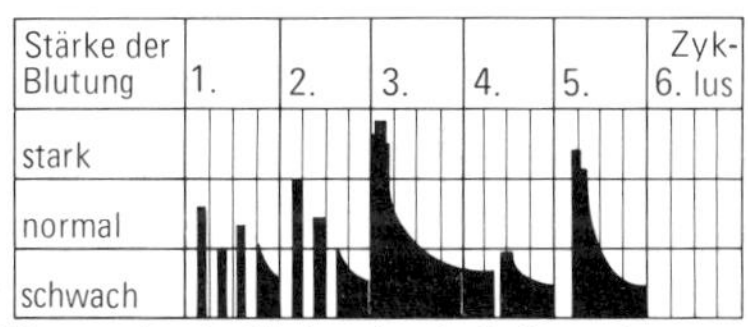

Metrorrhagie (Kaltenbach-Schema)

Diathese im Rahmen einer internistischen Erkrankung bei Versagen der Hormontherapie). Die M. neigt zu Rezidiven (zu erkennen am monophasischen Verlauf der Basaltemperaturkurve).

Michaelis-Raute (Gustav M., Gyn., Kiel, 1798-1848): rautenförmige Fläche zw. dem Dornfortsatz des letzten Lendenwirbels, den Spinae iliacae dorsales craniales (iliacae post. sup.) und dem Verbindungspunkt der Nates, wichtig für die Beurteilung von Beckenverformungen (Asymmetrien, Abflachungen); ein regelrecht gestaltetes Becken hat eine quadratische Raute. Bei jeder Abweichung davon ist ein enges* Becken anzunehmen.

Mife|pristone n: 17β-hydroxy-11β-(4-dimethylamino-phenyl)-17α-(1-propynyl)estra-4,9-dien-3-on; $C_{29}H_{39}O_2N$; auch RU 486; Antigestagen mit fünfmal stärkerer Affinität zu Progesteronrezeptoren als Progesteron* und einer dreimal stärkeren zu Glukokortikoidrezeptoren als Dexamethason[*]. M. wurde bisher versuchsweise angewendet zur Induktion der Menstruation, zum Schwangerschaftsabbruch und zur Geburtseinleitung; seine hohe Affinität zu Progesteronrezeptoren könnte in der Behandlung rezeptorpositiver Mammakarzinome zukünftig möglicherweise eine Rolle spielen.

Mikro|blut|untersuchung am Feten (gr mikros klein): Abk. **MBU**; Verfahren zur verbesserten Überwachung des Kindes unter der Geburt zur frühestmöglichen Erfassung einer Ansäuerung des Fetalblutes (Präazidose) bzw. einer Azidose (s. Tab.). Bei Verdacht auf Gefährdung des Kindes Entnahme einiger Tropfen Blut aus der Haut des vorangehenden kindlichen Teils und Schnellanalyse zur Feststellung des pH-Wertes des fetalen Blutes. Vgl. Risikogeburt.

Mikroblutuntersuchung am Feten

	pH-Wert	Krankheitsbild	Indikation zur Geburtseinleitung
physiol. Bereich	bis 7,25	–	–
präpathol. Bereich	7,24 bis 7,20	Präazidose	operative Entbindung diskutieren
pathol. Bereich	unter 7,20	Azidose	operative Entbindung durchführen

Mikro|kalzi|fikationen f pl: s. Mikroverkalkungen.

Mikro|karzinom n: echtes, invasiv wachsendes Karzinom* von sehr geringer Ausdehnung, nur histologisch erfaßbar. Vgl. Carcinoma in situ.

Mikro|pille: gebräuchliche Bez. für hormonarme Einphasenpillen mit einer Tagesdosis von weniger als 50 μg Östrogen zur hormonalen Kontrazeption*.

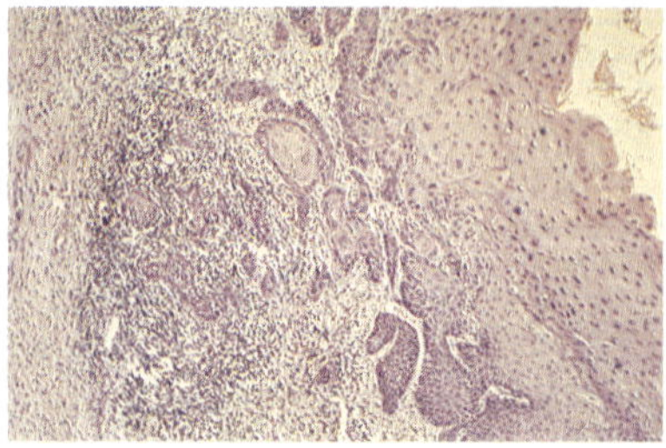

Mikrokarzinom:
Histologisches Präparat der Portio mit netziger Infiltration des Stromas

Mikro|trans|fusion f: Übertritt fetaler Erythrozyten aus der Plazenta in den mütterlichen Kreislauf; kommt in der Eröffnungs-, Austreibungs- und bes. in der Nachgeburtsperiode vor. Ist von großer Bedeutung für die Pathogenese des Morbus* haemolyticus fetalis (neonatorum). Nachw. mit der Elutions- und Färbemethode nach Kleihauer und Bethke in Kombination mit der spez. Zählmethode von Schneider und Ludwig. S.a. Fetomaternale Transfusion.

Mikro|verkalkungen: (gyn.) bei einer Mammographie* nachgewiesene Kalkablagerungen in der Mamma; gelten als karzinomtypisch, wenn sie kristallin aussehen, feinkörnig in einer Gruppe bzw. in einem radiär zur Mamille ausgerichteten Segment liegen oder diffus das gesamte Mammaparenchym durchsetzen.

Grundsatz: Alle nicht eindeutig gutartigen Mikroverkalkungen sind durch eine gezielte Probeexzision zu entfernen, da in manchen Fällen ihre Dignität aufgrund einer Mammographie nicht sicher zu beurteilen ist.

Mikro|zephalie f: pathol. Verkleinerung von Umfang und Inhalt des Schädels im Vergleich zu den altersmäßigen Größenverhältnissen der übrigen Körperteile; sog. Vogelkopf oder Aztekentypus. Häufig ist die M. mit versch. Deformierungen des Schädels (Dyskranie) verbunden. Einteilung nach den **Urs.: 1. primäre** M. ohne erkennbare Urs. als fam., einfache M. oder bei versch. Dysostosen[*]; **2. sekundäre** M. inf. pränataler* Erkrankungen (Embryopathia* rubeolosa, Toxoplasmose*), die häufig auch zu einem Hydrozephalus* führen (Hydromikrozephalie). Vgl. [Normozephalie].

Milch|drüse: Brustdrüse; s. Mamma.

Milch|einschuß: s. Muttermilch.

Milch|fistel f: Entleerung von Muttermilch über eine mit einem Milchgang in Verbindung stehende Fistel; bei Mastitis* puerperalis inf. Gewebseinschmelzung, meist Spontanheilung nach der Stillzeit.

Milch|fluß: s. Galaktorrhoe.

Milch|gänge: Ductus* lactiferi.

Milch|gang|karzinom n: s. Komedokarzinom.

Milch|gang|papillom n: isoliert oder multipel auftretende, feinzottige papillomatöse Wucherung in den Milchgängen zentral unter der Brustwarze, meist in zystischen Erweiterungen; tritt vorwiegend bei Frauen um die Menopause auf und kann sich (bei Zotteneinriß) klinisch unter dem Bild der blutenden Mamma* manifestieren. Der Übergang des meist gutartigen M. in ein Karzinom ist möglich!

Milch|leiste: Rest einer streifenförmigen Verdickung der Epidermis, die beim 2 Monate

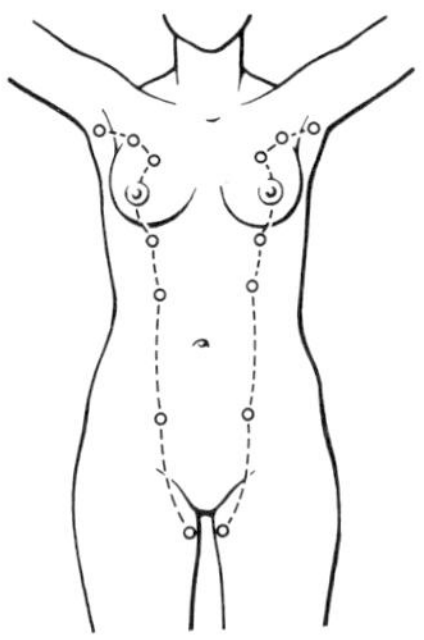

Milchleiste:
Die Punkte markieren das mögliche Vorkommen akzessorischer Mammae.

alten Embryo auf bd. Seiten des Körpers entsteht; der größte Teil der M. verschwindet, ein kleiner Teil bleibt in der mittl. Thoraxregion bestehen und wird zur Brustdrüse. An jeder Stelle der M. können aber akzessorische Brustwarzen (Polythelie) oder auch vollständige überzählige Brustdrüsen (Polymastie) entstehen.

Milch|mangel: Hypogalaktie*.

Milch|poren: s. Brustwarze, Ductus lactiferi.

Milch|stau: Galaktostase; Verhaltung der Muttermilch* im Drüsen- und Gangsystem der Brust einer Stillenden inf. Abflußbehinderung oder unzureichenden Entleerung mit Gefahr der Entwicklung einer parenchymatösen Mastitis* und der Zystenbildung, früher häufige Urs. von Fieber im Wochenbett.

Milch|zisternen f pl: spindelförmige Erweiterungen der radiär verlaufenden Ausführungsgänge der Brustdrüse.

Miller-Kurzrok-Test m: s. Kurzrok-Miller-Test.

Mini|pille: gebräuchliche Bez. für ausschließlich Gestagene* (Norethisteron*, Levonorgestrel* oder Lynestrenol*) enthaltende Hormonpräparate, die zur hormonalen Kontrazeption* ohne Ovulationshemmung verwendet werden.

Mißbildung, kon|genitale: sollte heute besser als kongenitale Fehlbildung oder als kongenitale, grob-strukturelle Abnormität bezeichnet werden; persistente Abnormität einzelner oder mehrerer Organe, die auf eine Störung der intrauterinen Entwicklung (während der Organogenese) zurückzuführen ist. Ein Teil (möglicherweise die überwiegende Zahl) solcher Fehlentwicklungen hat offenbar endogene Ursachen (spontane Entgleisungen der Entwicklung, spontane Mutation* in den beteiligten Keimzellen oder Keimzellmutation in vorhergehenden Generationen), ein weiterer (wahrscheinlich geringer) Teil ist auf exogene Ursachen (Medikamente, chemische Substanzen, Virusinfektionen, ionisierende Strahlung) zurückzuführen (vgl. Embryotoxizität, Thalidomid-Embryopathie, Embryopathia rubeolosa, [Mikrozephalie, strahleninduzierte]). Die genetisch bedingten Fehlbildungen sind von den exogen verursachten (s. Phänokopie) oft nicht zu unterscheiden. Defekte an inneren Organen (angeb. Herzfehler, Nierenmißbildungen usw.) sind nur bei ausge-

Kongenitale Mißbildungen
Häufigkeit (Daten aus verschiedenen Ländern)

Art der Mißbildung	Häufigkeit
Insgesamt	1,0–4,0 %
Anenzephalie	0,6–4,6 ‰
Spina bifida	0,2–4,1 ‰
Hydrozephalus	0,5–1,8 ‰
Herzfehler	1,0–9,0 ‰
Klumpfuß	0,6–3,95 ‰
Polydaktylie	0,6–2,4 ‰
Hüftgelenksluxation	0,7–3,4 ‰
Spaltbildung (Lippe, Gaumen)	0,8–3,0 ‰

Die angegebenen Raten weisen erhebliche Streuungen auf, die z. T. auf ethnische und andere Unterschiede der tatsächlichen Inzidenz zurückgeführt werden können. Zum Teil spiegeln sie aber auch Mängel der Dokumentation wider, die die Notwendigkeit einer systematischen Basisdokumentation verdeutlichen.

prägter funktioneller Konsequenz bereits bei der Geburt zu erkennen. Häufig treten kongenitale Fehlbildungen in charakteristischen Kombinationen an versch. Organsystemen auf (sog. Mißbildungssyndrome). Vgl. [Spontanrate].

Mißbildungs|syn|drome n pl: syn. Polyphänie; häufig bereits im frühen Säuglingsalter erkennbare, charakteristische Kombinationen kongenitaler Fehlbildungen an versch. Organsystemen; s. Mißbildung, kongenitale; vgl. Genetische Krankheiten.

Missed abortion (engl): verhaltener Abort*; wochen- bis monatelange Retention einer abgestorbenen unreifen Frucht in der Gebärmutter; kann zum Dead* fetus syndrome führen. Vgl. Intrauteriner Fruchttod.

Missed labour (engl): fehlende Wehen und damit Retention einer abgestorbenen Frucht (s. Intrauteriner Fruchttod) über die normale Tragzeit hinaus; s. a. Dead fetus syndrome.

Mißverhältnis: (gebh.) Mißverhältnis zw. mütterlichem Becken (s. Beckenmaße) und Kopfdurchmesser des zu gebärenden Kindes (s. Kopfmaße). **Formen: 1.** relatives M., d. h. funktionelle Geburtskomplikation z. B. bei Einstellungsanomalien* im Geburtsverlauf nach Blasensprengung mit protrahiertem Geburtsverlauf (evtl. sekundäre Schnittentbindung* erforderlich); **2.** absolutes M., anat. begründete Komplikation, die nicht mit einer Geburt via naturalis vereinbar ist (z. B. bei platt-rachitischem Becken, primäre Schnittentbindung indiziert).

Mitose (gr mitos Faden) **f:** mitotische Teilung, indirekte Kernteilung, Äquatorialteilung; identische Reduplikation des genetischen Materials und Verteilung je eines vollständigen Chromosomensatzes auf die Tochterzellen. Die M. umfaßt damit drei normalerweise

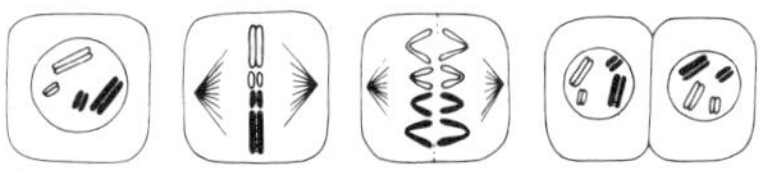

1 2 3 4
Mitose

miteinander verknüpfte Vorgänge: **1.** Die **identische DNA-Reduplikation**, die als Längsspaltung und Verdopplung der Chromosomen sichtbar wird. **2.** Die **Karyokinese**, die regelmäßige Verteilung der Tochterchromosomen auf die neuen Tochterkerne. **3.** Die **Zytokinese**, die Zuordnung eines Zytoplasmabereiches zu jedem Kern durch Zellteilung oder Furchung. Gewöhnlich wird die M. in vier Phasen aufgeteilt: Prophase, Metaphase, Anaphase und Telophase. **Prophase:** Die bereits längsgespaltenen Chromosomen* werden sichtbar, die Kernhülle löst sich auf. **Metaphase:** Die Chromosomen ordnen sich in der Äquatorialebene an. **Anaphase:** Die Spalthälften der Chromosomen werden durch die Spindelfasern auseinandergezogen. **Telophase:** Die Chromosomen werden erneut längsgespalten und von einer Kernmembran umgeben, die beiden Tochterzellen gehen in die Interphase (Arbeitsphase) über.

Mittel|blutung: s. Ovulationsblutung.

Mittel|schmerz: Unterleibsschmerz, etwa in der Mitte zw. zwei Menstruationen; beruht auf der durch das Platzen des Follikels (s. Follikelsprung) entstandenen Bauchfellreizung.

MM: (gebh.) Abk. für Muttermund.

Mole (lat mola verunstalteter Embryo) **f:** entartete Frucht; nach der Beschaffenheit werden Blasenmole*, Blutmole* und Fleischmole unterschieden; vgl. Breus-Mole.

Molen|ei: syn. Abortivei*.

Molimina (lat anstrengende Bemühungen) **f pl:** allgemeine Bez. für Schmerzen, Beschwerden; (gyn.) M. menstrualia: Beschwerden in Zusammenhang mit der Menstruation* bei Kryptomenorrhoe*; Sonderform: M. menstruationis sine menstruatione: menstruelle Beschwerden bei hysterektomierten Frauen (möglicherweise psychovegetative Ursache).

Mono|choriate (gr monos allein, einzeln)**:** Zwillinge* mit nur einem Chorion*.

Mono|phasischer Zyklus m: syn. Anovulatorischer* Zyklus.

Mono|somie f: das nur einfache Vorliegen eines best. Chromsoms im (sonst) diploiden Chromosomensatz (Genommutation), z. B. inf. Non*-disjunction oder Chromsomenverlust bei der Kernteilung; beim Menschen ist nur die M. 45, XO (Turner*-Syndrom) bekannt. Als partielle M. wird der Verlust eines Chromosomenstückes (Deletion) bezeichnet (z. B. beim Cri[*]-du-Chat-Syndrom).

Mono|zygote Zwillinge: syn. ident(isch)e oder eineiige Zwillinge; aus **einer** befruchteten Eizelle hervorgehende Zwillinge*, in allen Merkmalen (z. B. Blutformel) identisch.

Mons pubis (lat Schamberg) **m:** Mons veneris; Venusberg, Schamberg, Fettpolster der vorderen Schamgegend mit charakteristischem Schamhaardreieck bei der Frau; zum Pudendum* femininum zählend; s. Genitale.

Monstrositas (lat) **f:** Mißgeburt, Mißbildung; Mißgeburt mit Fehlen von Körperteilen (M. per defectum), mit örtlicher Fehlbildung (M. per fabricam alienam), mit überzähligen oder übermäßigen Fehlbildungen (M. per excessum); Doppelmißbildung (M. duplex).

Montevideo-Einheit: Maß für die Wehentätigkeit; definiert als Produkt aus Wehenstärke und Wehenhäufigkeit in 10 Min.; vgl. Tokographie, Wehen.

Montgomery-Drüsen (William M., Gyn., Dublin, 1797-1859)**:** Glandulae areolares (mammae); s. Areola mammae.

Morbus haemo|lyticus fetalis m: syn. fetale Erythroblastose; bei Rh-Inkompatibilität (s. Rhesussystem) vorkommende, hämolytische Anämie des Feten mit Erythroblastämie inf. überstürzter Erythrozytenregeneration; Gelbfärbung des Fruchtwassers. Für die Vorhersage des zu erwartenden Schweregrades des M. h. f. genügt die alleinige Kontrolle des Antikörpertiters im Serum der Mutter nicht. Eine Zustandsbeurteilung des Feten mittels Fruchtwasser*-Spektrophotometrie ist häufig erforderlich (zumindest, wenn bereits Geschwister erkrankt waren). Beim Vorliegen einer sog. Anaemia gravis (bevor sich Höhlenergüsse und Ödeme gebildet haben) ist eine fetale Bluttransfusion*, u. U. vorzeitige Schnittentbindung* indiziert und lebensrettend. Die schwerste Ausprägung des M. h. f. stellt der **Hydrops fetalis** dar, dessen Therapie in utero schwierig ist, da in die Bauchhöhle des Feten transfundiertes Blut bei bestehendem Aszites nicht mehr in die Zirkulation aufgenommen wird. Die Gefahr der Entwicklung eines Kernikterus* besteht erst postnatal. Vgl. Morbus haemolyticus neonatorum, Mikrotransfusion, Risikoschwangerschaft.

Morbus haemo|lyticus neo|natorum m: syn. Neugeborenenerythroblastose, hämolytische Neugeborenenkrankheit; **Urs.:** Bei der Mutter kommt es zu einer Sensibilisierung gegen Blutgruppen- oder Blutfaktoreneigenschaften, die der Fet vom Vater geerbt hat. Verantwortlich sein können neben den Gruppen

A oder B die Rhesusfaktoren (D, C, E, c, e, C^w) und weitere Faktoren wie Kell, Duffy, Kidd usw. Bis vor einigen Jahren wurden etwa ⅔ der Erkrankungen an M. h. n. durch ABNull*-Inkompatibilität und ⅓ durch Rh-Inkompatibilität (überwiegend durch D oder C + D) ausgelöst, nur 1 - 2% durch andere Antigene. Seit der Einführung der Anti*-D-Prophylaxe bei den Rh-negativen Müttern hat die Frequenz der D-bedingten Erkrankungen deutlich abgenommen (bisher ist immun. Prophylaxe nur gegen Anti-D möglich). **Vork.:** Bei ABNull-Inkompatibilität ist i. d. R. bereits durch Bildung von mütterlichen Immun-Ak nach transplazentarer Erythrozytendiapedese (s. a. Anti-A) das erste Kind der Familie, das das kritische Antigen an seinen Erythrozyten besitzt, betroffen, bei den Blutfaktoren dagegen erst das zweite (falls bei der Mutter nicht unverträgliche Transfusionen vorangegangen sind). Man kann daraus schließen, daß i. d. R. der primäre relevante Kontakt der Mutter mit den ihr fremden Blutfaktoren durch Einschwemmung fetaler Erythrozyten in der Zeit der ersten Geburt zustande kommt (s. Mikrotransfusion). Die nach dieser Sensibilisierung von der Mutter gebildeten irregulären IgG-Antikörper erreichen diaplazentar den Feten und verkürzen die Lebensdauer seiner Erythrozyten. Bei Blutfaktorenunverträglichkeit nimmt die Schwere der Krankheit i. d. R. in der Geschwisterreihe (Booster-Wirkung) zu, nicht so bei ABNull-Inkompatibilität. **Drei Schweregrade** werden unterschieden: **1. Anaemia neonatorum:** in der klassischen Form postnatal zunehmende Anämie ohne vorangegangene Hyperbilirubinämie* des Neugeborenen (relativ selten). Die Anämie verstärkt sich bis in die 4. (bis 6.) Lebenswoche und kann ein lebensbedrohliches Ausmaß erreichen. Bei der Auswahl von Blutspendern für eine Austauschtransfusion* sind die irregulären mütterlichen Antikörper zu berücksichtigen (s. Antigramm); sie persistieren im Säugling bis zu 6 Wochen. **2. Icterus gravis:** manifestiert sich rasch (innerh. von Stunden) nach der Geburt. Das bereits vom Feten vermehrt gebildete Bilirubin wird, solange keine Passagestörung an der Plazenta vorliegt, über die Plazenta eliminiert. Beim Neugeborenen muß mit hohen Serumbilirubinkonzentrationen gerechnet werden. Die Gefahr der Entwicklung eines Kernikterus* ist groß. Neben dem Ikterus besteht i. d. R. eine Anämie und Erythroblastose (als Zeichen überstürzter Blutneubildung). Ther.: Austauschtransfusion und Phototherapie*. **3. Hydrops fetalis:** schwerste Form, kommt nicht bei ABNull-Erythroblastose vor; betrifft bereits den Feten mit erheblicher Anämie und Störungen an den Kapillarmembranen und Leberzellen. Folgen: Hypoproteinämie, generalisierte Ödeme, Anasarka, Ergüsse in Körperhöhlen, Lungenödem (verstärkt durch extramedulläre Blutbildungsherde in der Lunge), Herzinsuffizienz, Hypoxie. Therapeutisch sind meist zusätzlich intensivmed. Methoden (Beatmung, Unterstützung v. Herz- u. Kreislauffunktionen, Aszitespunktion u. a.) einzusetzen.

Morbus haemor|rhagicus neo|natorum m: syn. Melaena neonatorum vera; hämorrhagische Diathese des Neugeborenen; s. Hämostasestörungen des Neugeborenen.

Morcellement (frz): Zerstückelung; z. B. von großen Myomen des Uterus bei vaginaler Hysterektomie.

Morgen|temperatur f: syn. Basaltemperatur*.

Mortalität, kindliche (lat mortalitas Sterblichkeit) f: s. Säuglingssterblichkeit.

Mortalität, mütterliche f: s. Müttersterblichkeit.

Mortalität, peri|natale f: s. Säuglingssterblichkeit.

Mortalität, prä|natale f: s. Abort, Totgeburt.

Morula (Dim. von lat morum Maulbeere) f: solide kugelige Ansammlung von Blastomeren*; Ergebnis der Furchung* am 3. - 4. Tag nach Befruchtung. Weiterentwicklung zur Blastozyste*.

MPA: Abk. für **M**edroxi**p**rogesteron**a**cetat*.

Müller-Arm|lösung: s. Müller-Handgriff.

Müller-Epithelzyste f: aus versprengten Resten der Müller-Gänge entstehende Epithelzyste, meist von einreihigem hochzylindrischem, schleimbildendem Epithel ausgekleidet; **Vork.:** im Bereich des gesamten weiblichen Genitale, vorwiegend jedoch im Uterus und in der Vagina (75% aller Vaginalzysten), meist an der Hinterwand lokalisiert; kann Walnußgröße erreichen und auch gestielt in die Vaginallichtung vorragen. Klinisch gutartig.

Müller-Gang (Johannes M., Physiol., Berlin, 1801-1858): embryonaler Geschlechtsgang; entwickelt sich beim weiblichen Geschlecht durch kaudale Verschmelzung mit dem kontralateralen M.-G. zu Tube, Uterus und oberer Vagina; beim männlichen Geschlecht zur gestielten Hydatide (Appendix testis) und evtl. zum Prostataschlauch (Utriculus prostaticus). Vgl. Müller-Epithelzyste, Müller-Mischtumor.

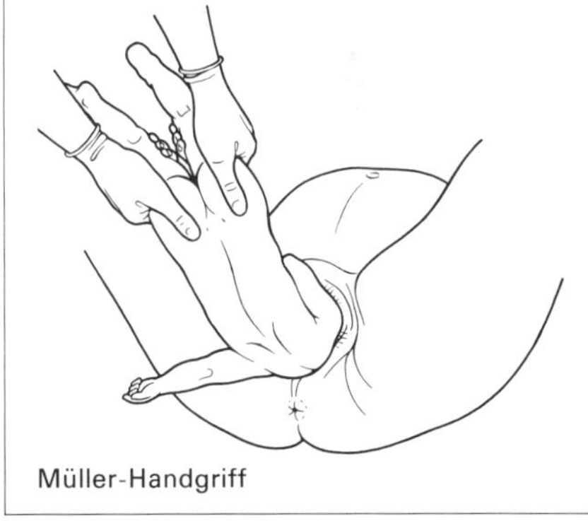

Müller-Handgriff

Müller-Hand|griff (Arthur M., Gyn., München, 1863-1926): Schulter- und Armlösung bei Beckenendlage*; Entwicklung der vorderen Schulter durch starken Zug abwärts, der hin-

M

teren Schulter durch starken Zug nach oben; muß vom Veit*-Smellie-Handgriff gefolgt werden; vgl. Manualhilfe.

Müller-Misch|tumor m: besteht aus mehreren epithelialen und mesenchymalen Komponenten des noch pluripotenten Epithels der Müller-Gänge. **Vork.**: meist im Bereich des Uterus, aber auch im Ovar, in der Tube und sehr selten in der Vagina. Benigne M.-M. sind extrem selten, der maligne M.-M. ist weitaus häufiger (s. Uterussarkome).

Mütter|sterblichkeit: Sterbefälle von Frauen an den Folgen von Komplikationen der Schwangerschaft, der Entbindung und des Wochenbetts; Berechnung i.d. R. auf 100 000 Lebendgeborene; sie betrug in der Bundesrepublik Deutschland im Jahr 1985 10,7. (Vgl. dazu: 1956: 139,2; 1966: 65,1; 1976: 36,3; 1980: 20,6.). Vgl. Narkoserisiko.

Multi|gravida (lat multus viel) f: Frau, die sechsmal und häufiger schwanger war; vgl. Anamnese, geburtshilfliche.

Multi|para (lat parere gebären) f: Mehrgebärende; Frau, die mehrmals geboren hat, spez. mehr als 5 Kinder; vgl. Anamnese, geburtshilfliche.

Musculus bulbo|spongiosus (lat musculus Mäuschen, Muskel) m: Centrum tendineum perinei, mediane Raphe an der Unterfläche des Bulbus und des Corpus spongiosum penis, Sphincter ani ext. ←---→ Seitenflächen des Corpus cavernosum penis, Fascia diaphragmatis urogenitalis inf., Penisrücken (umgreift bei der Frau den Bulbus vestibuli); I: N. pudendus; F: Kompression und Verkürzung der Harnröhre, stoßweise Entleerung bei der Ejakulation. Vgl. Beckenboden.

Musculus coccygeus m: Steißbeinmuskel; Spina ischiadica ←---→ Seitenfläche des Os coccygis und Os sacrum; an der Innenfläche des Lig. sacrospinale; I: N. pudendus; baut das Diaphragma* pelvis in seinem dorsalen Anteil mit auf; s. Beckenboden.

Musculus de|trusor vesicae m: Wandmuskulatur (Tunica muscularis) der Harnblase; sie bildet ein komplexes Gefüge von Bündeln glatter Muskelfasern, an dem nur undeutlich eine mittlere Zirkulär- von einer inneren und äußeren Längsfaserschicht unterschieden werden kann. F: unterstützt die Bauchpresse bei der Blasenentleerung.

Musculus ischio|cavernosus m: Sitzbein-Schwellkörpermuskel; R. ossis ischii ←---→ Tunica albuginea corporis cavernosi penis (clitoridis). Die paarigen Muskeln umgeben als Crura penis bzw. clitoridis die paarigen, an den unteren Schambeinästen angehefteten Schwellkörper; I: Nn. perinei; F: unterstützt Erektion und beim Mann die Ejakulation.

Musculus levator ani m: Mm. beider Seiten bilden eine trichterförmige Platte, die den Beckenausgang verschließen hilft (Diaphragma pelvis). Vorderste Muskelbündel beiderseits (Levatorschenkel) lassen zwischen sich eine Lücke zum Durchtritt von Rektum, (Vagina), Harnröhre: Levatortor (Porta levatoria). Unterabteilungen: M. pubococcygeus: Os pubis ←---→ Centrum tendineum perinei, Rektum, Sphincter ani ext., Os coccygis, Os sacrum; M. pubovaginalis (M. levator prostatae): in die Vaginalwand (Prostatafaszie) einstrahlende Fasern der vorigen; M. puborectalis: Os pubis ←---→ schlingenförmig um die Flexura perinealis recti; M. ileococcygeus: Arcus tendineus musculi levatoris ani ←---→ Lig. anococcygeum, Os coccygis; I: Plexus sacralis; F: Trag- und Haltefunktion für die Beckeneingeweide, Unterstützung des M. sphincter ani externus. S. Beckenboden, Fossa ischiorectalis.

Musculus sphincter ani externus m: äußerer quergestreifter Afterschließmuskel; Pars subcutanea: Unterhautbindegewebe hinter dem Anus ←---→ Haut vor dem Anus, Faszie und Raphe des M. bulbocavernosus; Pars superficialis: Steißbein, Ligamentum anococcygeum ←---→ Centrum tendineum perinei; Pars profunda: vom Centrum tendineum ausgehend schlingenförmig um den Canalis analis des Mastdarms. I: Nn. perinei; F: Verschluß des Canalis analis. Vgl. Beckenboden.

Musculus sphincter urethrae m: sog. Rhabdosphinkter, quergestreift; Ringfasern des Musculus* transversus perinei profundus um die Pars membranacea der Harnröhre; I: Nn. perinei; F: Verschluß der Harnröhre. Vgl. Beckenboden.

Musculus sphincter vesicae m: sog. Lissosphinkter; glattmuskulärer, unwillkürlicher Schließmuskel der Harnblase am Blasenausgang (Ostium urethrae internum).

Musculus trans|versus perinei pro|fundus m: tiefer querer Dammuskel, Diaphragma urogenitale; trapezförmige Muskelplatte zw. den beiderseitigen Sitzbein- und unteren Schambeinästen; I: Nn. perinei; F: Verschluß des ventrokaudalen Bereichs des Beckenausgangs, baut hauptsächlich das Diaphragma urogenitale auf; vgl. Beckenboden, Fossa ischiorectalis.

Musculus trans|versus perinei super|ficialis m: oberflächlicher querer Dammuskel, variabel; R. ossis ischii ←---→ Centrum tendineum perinei entlang dem Hintergrund des Musculus* transversus perinei profundus; I: Nn. perinei; s. Beckenboden.

Muta|gene (lat mutare verändern; gr -genes verursachend) n pl: Mutationen auslösende Agenzien, z.B. ionisierende Strahlung (Alphastrahlung stärker als Betastrahlung und Gammastrahlung), Ultraviolettstrahlung (Maximum um 260 nm, dem Absorptionsmaximum der DNA[*]), bestimmte chemische Substanzen, Viren; auch versch. Arzneimittel können mutagen wirken (s. Tab.). Entsprechende mutagene Effekte sind experimentell an Mikroorganismen, Zellkulturen oder in Tierversuchen nachgewiesen worden, exogen ausgelöste Mutationen auch beim Menschen. Somatische Mutationen werden heute als eine mögliche Ursache der Karzinogenese[*] angesehen. Vererbbare Veränderungen inf. exogen ausgelöster (induzierter) Mutationen sind beim Menschen bisher nicht nachgewiesen worden; vgl. Mutation, [Prozesse, stochastische], [Reparatursysteme].

Muta|genese f: Vorgang der Auslösung einer Mutation*.

Mutagene
Mutagene Pharmaka

I. Zytostatika
   Alkylierende Verbindungen (z. B. Chlorambucil, Cyclophosphamid, Busulfan, Melphalan)
   Antimetaboliten (z. B. Fluorouracil, Propylthiouracil, Cytosinarabinosid, 6-Mercaptopurin, Folsäureantagonisten)
   Zytostatisch wirksame Antibiotika (z. B. Adriamycin, Bleomycin, Daunomycin, Mitomycin C, Streptonigrin)
   Procarbazin

II. Alkaloide
   Colchicin, Vincristin, Vinblastin

III. Antibiotika, Bakteriostatika, Antiparasitika (z. B. Actinomycin D, Griseofulvin, Hycanthon, Hydroxychinolin, INH, Lucanthon, Nitrofuran)

IV. Immunsuppressiva (z. B.Azathioprin)

Muta|genität f: Potential eines Agens, eine Mutation* auszulösen.

Mutante f: Individuum, in dessen Genom mindestens ein Gen inf. Mutation verändert wurde.

Mutation f: **I.** Erbliche Veränderung des genetischen Materials, die nicht auf Rekombination[*] oder Segregation[*] beruht. M. ohne erkennbare Ursache werden als Spontanmutationen bezeichnet (vgl. [Spontanrate]). Somatische M. betreffen nicht die (Ur)Keimzellen, d. h. sie werden nicht weitervererbt. Induzierte (exogen erzeugte) M. werden durch Mutagene* ausgelöst. Man unterscheidet: **1.** Genommutationen[*] (numerische Änderungen des Chromosomensatzes); **2.** Chromosomen*-Aberrationen (strukturelle Chromosomen-Veränderungen, z. B. Brüche); **3.** Genmutationen (Veränderungen in der Basensequenz der DNA[*] eines einzelnen Gens): **a)** Punktmutationen: Austausch einer Purinbase gegen eine andere Purin- (Transition) oder Pyrimidinbase (Transversion); **b)** Deletionsmutationen: Verlust von mehr als einer Base, wodurch ein größerer Ausfall an genetischer Information entsteht; **c)** Insertionsmutationen: Änderung der Basensequenzen durch Einbau von DNA; **d)** Rastermutationen: bei Einbau von Molekülen bestimmter Stoffe, die eine den Nukleinsäurebasen ähnliche Größe und Struktur aufweisen (z. B. Akridin[*]-Farbstoffe), in die Nukleotidkette. Durch entsprechende Verschiebung der Nukleotidsequenz kommt es zur Synthese eines veränderten Genprodukts (Protein). Werden nacheinander 3 Moleküle eingebaut, dann ergibt sich wieder die ursprüngliche Triplettordnung. **II.** Bez. für den Stimmwechsel (Stimmbruch) in der Pubertät.

Mutation, kon|ditional-letale f: Mutation*, die eine solche Veränderung eines Gens bewirkt, daß sich die dadurch bedingte Veränderung des Genprodukts nur unter best. Wachstumsbedingungen als letaler Effekt bemerkbar macht; vgl. [Temperatursensitive Mutanten], Letalfaktor.

Mutation, letale f: Mutation*, die mit dem Leben des Organismus nicht vereinbar ist; s. Letalfaktor.

Mutations|rate: syn. Mutationswahrscheinlichkeit; Anzahl der spontanen oder induzierten Mutationen, die sich in einer Zellenstichprobe während einer best. Zeitspanne ereignen; s. Mutation.

Mutter|band: 1. breites M.: Ligamentum* latum uteri; 2. rundes M.: Ligamentum* teres uteri.

Mutter|kuchen: Plazenta*.

Mutter|milch: das während der Laktationsperiode von der weiblichen Brustdrüse abgesonderte Sekret, enthält u. a. die Inhibine Lysozym, Laktoferrin, Neuraminsäure und spezifische Immunglobuline (v. a. IgA), daher geringe Anfälligkeit gestillter Kinder gegenüber Infektionen und Allergenen; durchschnittliche Zusammensetzung: s. Tab. 1.

Muttermilch Tab. 1

Bestandteil	durchschnittliche Menge in g/100 ml	Schwankungsbreite in g/100 ml
Eiweiß	1,5	0,7–2,0
Casein	0,4	
Laktalbumin	0,4	
Laktoglobulin (Immun-Antikörper)	0,7	
Fett	4,5	1,3–8,2
Kohlenhydrate	7,0	4,5–9,5
Asche (Salze)	0,2	
Vitamin A	ca. 0,04	
Vitamin C	ca. 0,005	

Der **Nährwert** der Muttermilch schwankt zwischen 188 kJ (≙ 45 kcal) und 502 kJ (≙ 120 kcal), der Durchschnittswert liegt bei 314 kJ (≙ 75 kcal) pro 100 ml.

Während der Schwangerschaft kommt es unter dem Einfluß plazentarer Hormone (Östrogene, Progesteron, HPL*) und von Prolaktin* zum Wachstum des Drüsenparenchyms, die Drüsenzellen enthalten zunehmend Fetttröpfchen. Die Laktation* (Milchabsonderung) kommt jedoch erst nach Wegfall der von den plazentaren Hormonen ausgehenden Hemmung (Lösung der Plazenta) in Gang. In den ersten Tagen nach der Geburt wird das Kolostrum*, nach einer Übergangsperiode (transitorische M., Übergangsmilch) vom 10. - 15. (selten 21.) Tag die reife M. produziert. Der eigentliche „Milcheinschuß" (ab dem 3. - 4. Wochenbettag) erfolgt unter dem Einfluß von Oxytozin*. Der physiol. Reiz für das Ingangbleiben der Milchsekretion ist der Saugreiz bei möglichst völliger Entleerung der Milchdrüsen. In die M. können Schadstoffe (Ge-

M

nuß- und Umweltgifte) und Medikamente (s. Tab. 2) übergehen; ihre **Milchgängigkeit** ist u. a. abhängig von Löslichkeit, Proteinbindung, Lipophilie, Ionisationsgrad der Substanz. Bei Arzneimitteln liegen die in der M. auftretenden Konzentrationen durchschnittlich um das zehnfache niedriger als deren therap. Spiegel; solche Konzentrationen sind i. d. R. für den Säugling ungefährlich, u. U. besteht jedoch die Gefahr der Kumulation. Die Verordnung von

Muttermilch Tab. 2
Medikamente während Schwangerschaft und Stillzeit

Medikament	Wirkungen auf den Embryo bzw. Säugling, Hinweise für die Medikation
Chemotherapeutika	
Sulfonamide	Risiko der Hyperbilirubinämie
Nitrofurantoin, Nalidixinsäure	Gefahr der akuten Hämolyse bei Glukose-6-Phosphat-Dehydrogenase-Mangel (selten!)
Metronidazol	Hohe Milchspiegel – während Kurzzeitbehandlung Stillen unterbrechen
Antibiotika	
Penizillin G, Ampicillin	Sensibilisierung, Keimverschiebung, Entwicklung resistenter Keime
Tetrazykline	Bildung von Kalziumkomplexen führt zu Verfärbung der Nägel und später des Milch- u. bleibenden Gebisses, reversible Wachstumshemmung
Chloramphenicol	„Graue Babys"
Aminoglykoside	in höheren Dosen Ototoxizität
Hormone	
Orale Kontrazeptiva	Gynäkomastie bei Knaben und Vaginalepithelproliferation bei Mädchen möglich
Kortison	nur bei zwingender Indikation verabreichen
Psychopharmaka, Hypnotika	Sedierung, hypnotische Zustände
Sedativa	Muskelhypotonie
Antikonvulsiva	
Phenytoin, Phenobarbital	geringer Übergang in die Milch – erlaubt
Valproinsäure	leicht milchgängig – vermeiden
Carbamazepin	noch nicht genügend abgeklärt
Diuretika	lange Halbwertzeit – Gefahr der Kumulation Hypokaliämie, Thrombozytopenie Bradykardie, Blutdruckabfall
Antihypertensiva	
Reserpin	Hypersekretion der Nasenschleimhaut, Störung der Wärmeregulation, Lethargie, Depression
Antikoagulanzien	
Kumarine	Blutungsgefahr
Heparin	erlaubt, da nicht milchgängig
Analgetika, Antipyretika, Antirheumatika	
Pethidin, Opiate	vereinzelte Applikationen erlaubt
Salizylate	dosisabhängige Gerinnungsstörungen
Ergotamin	Erbrechen, Diarrhoe
Methylergometrin	erlaubt
Thyreostatika	Gefahr der Kropfentwicklung
Abführmittel	resorbierbare Laxanzien vermeiden
Vitamin-D-haltige Präparate	bei gleichzeitiger Rachitis-Prophylaxe Gefahr der Hypokalzämie

Medikamenten während der Stillzeit an die Mutter sollte deshalb mit dem Kinderarzt abgesprochen werden; ggf. ist das Stillen zu unterbrechen; vgl. Abstillen.

Mutter|milch|ikterus m: Neuerdings werden klar zwei Formen abgegrenzt: **1.** Die schon seit längerer Zeit akzeptierte familiäre, spät einsetzende Form: nach sog. physiologischem Ikterus (s. Icterus neonatorum) weiterer Anstieg des Serumbilirubins bis zum 10. - 15. Tag (Icterus prolongatus). Urs.: noch nicht sicher definierte Besonderheiten in der Zusammensetzung der individuellen Muttermilch*. Wirkung: Hemmung der UDP-Glukuronsäuretransferase und/oder spezifische Begünstigung enteraler Bilirubinrückresorption. Häufigkeit: früher mit wenigen Prozent, in einzelnen neueren Studien in bis zu 30% der gestillten Kinder angegeben. **2.** Früh einsetzende Form: mäßige Hyperbilirubinämie in den ersten 3 - 5 Tagen. Urs.: unspezifisch vermehrte enterale Bilirubinrückresorption. Häufigkeit: bei bis zu 25% der gestillten Kinder. Empfehlung: Abstillen ist bei beiden Formen nicht erforderlich, notwendig sind aber häufige Bilirubinkontrollen. Bei der frühen Form: sehr häufiges Anlegen ratsam: mehr als achtmal in 24 Stunden. Dies führt unabhängig von der gesaugten Milchmenge zur Anregung der Darmmotilität und damit zu Bilirubinausscheidung mit dem Mekonium. Werden (v. a. bei der spät einsetzenden Form) kritische Serumbilirubinkonzentrationen erreicht, empfiehlt es sich, das Stillen für 48 Std. zu reduzieren oder zu unterbrechen. Dadurch kommt es, falls tatsächlich ein M. vorliegt, zu einem Abfall des Serumbilirubins (diagnostisch verwertbar). Während der Stillpause Laktation* durch Abpumpen erhalten! Nach Wiederaufnahme des Stillens bleibt die Serumbilirubinkonzentration (bei der Spätform) meist längere Zeit auf einem Plateau. Beim Morbus* haemolyticus neonatorum kann auch die Muttermilch irreguläre Antikörper enthalten (kein Hinderungsgrund für das Stillen*, da die Antikörper nicht aus dem Darm resorbiert werden).

Mutter|mund: Abk. MM; Veränderungen des MM in der Vorphase der Geburt und zu Geburtsbeginn; s. Zervixreifung, Cervix score.

Mutter|mund, äußerer: Ostium uteri (Orificium uteri externum); s. Uterus.

Mutter|mund, innerer: Orificium internum canalis isthmi (Orificium uteri internum); s. Uterus.

Mutter|mund|in|zision (lat incidere, incisum einschneiden) f: op. Eröffnung des noch nicht vollständig erweiterten Muttermundes unter der Geburt durch Y-förmige Schnittführung, heute nur noch selten angewandt. Vgl. Zervixreifung.

Muttermund|spasmus (gr spasmos Krampf) m: s. Zervixdystokie.

Mutter|paß: bei der Schwangeren verbleibendes Dokument, in das administrative und med. Basisinformationen über die Mutter (insbes. anamnestische und aktuelle Risiken), den Schwangerschaftsverlauf, die Ergebnisse der Vorsorgeuntersuchungen nach den Mutterschaftsrichtlinien*, den Ablauf der Geburt* und Angaben zum Neugeborenen* eingetragen werden. Vgl. Schwangerenvorsorge.

Mutterschaft: Begriff für die Schwangerschaft* und die Zeit nach der Entbindung; vgl. Schwangerenvorsorge, Mutterschaftsurlaub, Mutterschutzgesetz, Mutterschaftsrichtlinien, Mutterschaftshilfe.

Mutterschafts|geld: In der Bundesrepublik Deutschland erhalten in der Gesetzlichen Krankenversicherung (GKV) versicherte Frauen M. für die Zeit der im Mutterschutzgesetz* geregelten Schutzfrist* sowie für die Zeit des Mutterschaftsurlaubs (§§ 200 und 200a RVO, §§ 13 und 14 Mutterschutzgesetz). Das M. beträgt mindestens DM 3,50 und höchstens DM 25 pro Kalendertag und wird durch die Krankenkasse geleistet. Bei nicht in der GKV versicherten Frauen wird das M. aus Bundesmitteln gezahlt, höchstens jedoch insgesamt DM 400. Den Unterschiedsbetrag zwischen dem M. und dem um die gesetzlichen Abzüge verminderten durchschnittlichen kalendertäglichen Arbeitsentgelt trägt für den Zeitraum der gesetzlichen Schutzfristen der Arbeitgeber. Bei Frauen, deren Arbeitsverhältnis während der Mutterschutzfristen endet oder zulässig aufgelöst wird, wird der Zuschuß aus Bundesmitteln getragen.

Mutterschafts|hilfe: Leistungen der Gesetzlichen Krankenversicherung in der Schwangerschaft und nach der Entbindung nach §§ 195 - 200d sowie 205 (Familienhilfe*) der RVO oder analogen Gesetzen. Sie umfaßt u. a. ärztliche Betreuung (entspr. den Mutterschaftsrichtlinien*) und Hebammenhilfe*, Arznei-, Verbands- und sonstige Heilmittel, einen Pauschalbetrag (derzeit DM 100) bei ausreichender Inanspruchnahme der Schwangerenvorsorgeuntersuchungen, Pflege in einer Kranken- oder Entbindungsanstalt (im Normalfall bis 6 Tage nach der Entbindung), Betreuung durch Hauspflegerinnen (Kosten werden bis zur Hälfte vom Mutterschaftsgeld abgezogen) sowie ein während der Schutzfrist* und während des Mutterschaftsurlaubs* gezahltes Mutterschaftsgeld*.

Mutterschafts|richtlinien: Richtlinien des Bundesausschusses der Ärzte und Krankenkassen über die ärztliche Betreuung während der Schwangerschaft (s. Schwangerenvorsorge) und nach der Entbindung. Nach den M. in der Fassung von 1985 umfaßt die ärztliche Betreuung in der Schwangerschaft als Regelleistung der GKV (§ 368p und § 196 RVO): **1.** Feststellung der Schwangerschaft, Untersuchungen (u. a. gynäkologische Untersuchung, insbes. Feststellung von Fundusstand* und Kindslage*, Messung von Blutdruck und Körpergewicht, Urinuntersuchung, Hämoglobinbestimmung, Ultraschalldiagnostik*) und Beratungen (Ernährungshinweise einschließlich Hinweis auf mögliche Gefährdung des Feten durch Alkohol und Nikotin sowie bestimmte Medikamente, ggf. genetische* Beratung, psychoprophylaktische Geburtsvorbereitung* usw.) im Abstand von vier, in den letzten beiden Schwangerschaftsmonaten von zwei Wochen. **2.** Erkennung und Überwachung einer Risikoschwangerschaft* bzw. Ri-

M

sikogeburt. **3.** Serologische Untersuchungen: Abklärung pränataler Infektionen (Syphilis, Röteln, im Verdachtsfall weitere Infektionen), Bestimmung von Blutgruppe (ABNull*-Inkompatibilität?) und Rhesusfaktor (Morbus* hämolyticus fetalis?), Antikörpersuchtest (s. Antigramm) **4.** Blutgruppenserologische Untersuchungen nach Geburt oder Fehlgeburt und ggf. Anti*-D-Prophylaxe. **5.** Untersuchungen und Beratungen der Wöchnerin (bis acht Wochen nach der Entbindung). **6.** Verordnung von Medikamenten, Verbands- und Heilmitteln. **7.** Ausstellen eines Mutterpasses*. Vgl. Kinderfrüherkennungsuntersuchungen, Mutterschutzgesetz.

Mutterschafts|urlaub: Nach Abschnitt 2a des Mutterschutzgesetzes* haben Mütter Anspruch auf M. im Anschluß an die Schutzfrist* bis zu dem Tag, an dem das Kind sechs Monate alt wird. Voraussetzung ist, daß in den letzten 12 Monaten vor der Entbindung für mind. 9 (bei Frühgeburten mind. 7) Monate ein Arbeitsverhältnis oder ein Anspruch auf Arbeitslosengeld, Arbeitslosenhilfe oder Unterhaltsgeld nach dem Arbeitsförderungsgesetz bestanden hat. Für die Zeit des M. erhält die Frau Mutterschaftsgeld*. Sie muß den M. spätestens 4 Wochen vor Ablauf der Schutzfrist verlangen. Mit Zustimmung des Arbeitgebers kann der M. vorzeitig beendet werden. Der Anspruch auf M. kann nicht durch Vertrag ausgeschlossen oder beschränkt werden. Während des M. sowie bis zum Ablauf von 2 Monaten danach besteht Kündigungsschutz. Der Arbeitgeber kann den Erholungsurlaub der Mutter für jeden vollen Kalendermonat des M. um ein Zwölftel kürzen.

Mutterschafts|vorsorge: s. Schwangerenvorsorge.

Mutterschafts|wahrscheinlichkeit: anhand von Blutgruppenbefunden beim Kind und seiner angeblichen Mutter errechnet; zusammen mit dem Befund beim Vater: Elternschaftswahrscheinlichkeit. Vgl. Blutgruppengutachten, Tragzeitgutachten.

Mutterschutz|gesetz: Das „Gesetz zum Schutze der erwerbstätigen Mutter (Mutterschutzgesetz)“ von 1968 (letzte Ergänzung: 1985) sichert in der Bundesrepublik Deutschland den arbeitsrechtlichen Schutz von berufstätigen Frauen in der Schwangerschaft und nach der Entbindung. Es gilt für Arbeiterinnen, Angestellte, Heimarbeiterinnen und Auszubildende. Für Beamtinnen bestehen durch Bundes- und Ländergesetze analoge Regelungen. Das M. enthält Schutzfristen, in denen ein Beschäftigungsverbot vor und nach der Entbindung besteht. Weitere Beschäftigungsverbote bei Schwangeren oder Stillenden betreffen Arbeiten, die mit besonderen körperlichen Belastungen (schwer heben oder tragen, häufig stehen, ungünstige Körperhaltung, Akkord usw.) oder mit schädlichen Einwirkungen (gesundheitsgefährdende Stoffe, Strahlen, Staub, Hitze, Kälte, Erschütterungen usw.) verbunden sind. Das M. regelt Fragen der Arbeitsplatzgestaltung, der Arbeitszeiten, ein Kündigungsverbot während der Schwangerschaft und bis zum Ablauf von 4 Monaten nach der Entbindung (bzw. 2 Monate nach dem Ende des Mutterschaftsurlaubs) sowie die Verpflichtung zur frühzeitigen Mitteilung der Schwangerschaft an den Arbeitgeber. Im Anschluß an den Mutterschutz nach der Entbindung besteht ein Anspruch auf Mutterschaftsurlaub*. In der Gesetzlichen Krankenversicherung versicherte Frauen erhalten Leistungen der Mutterschaftshilfe*. Sie sind zur Durchführung notwendiger Untersuchungen (Schwangerenvorsorge*) sowie zum Stillen (Stillzeit*) von der Arbeit freizustellen. Während der Schutzfrist* sowie des Mutterschaftsurlaubs wird ein Mutterschaftsgeld* gezahlt.

Myco|plasma hominis (gr mykes Pilz; plasma das Gebildete; lat homo Mensch) n**:** s. Mykoplasmen.

Myko|plasmen n pl: frühere Bez. PPLO (**P**leuro-**p**neumonia-**l**ike **o**rganisms); zellwandlose, bakterienähnliche Mikroben der Fam. Mycoplasmataceae. Häufiges Vorkommen der Arten Mykoplasma hominis und Ureaplasma urealyticum als Kommensalen im Genitalbereich; fakultativ pathogen: **Mycoplasma hominis** kann Entzündungen des kleinen Beckens (engl PID = pelvic inflammatory disease), Fieber post partum bzw. post abortum, **Ureaplasma urealyticum** Urethritis und wahrscheinlich Prostatitis verursachen. **Morphol.:** aufgrund fehlender Zellwand variable Form und geringe Affinität zu Farbstoffen. **Kultur:** Nachweis durch Anzüchtung auf proteinreichen (Pferdeserum) Nährböden (z. B. Shepard A7); Beurteilung der winzigen Kolonien mit dem Mikroskop: Mycoplasma hominis-Kolonien weisen typische Spiegeleiform auf. Ureaplasma-urealyticum-Kolonien wachsen ohne Hof, Bestätigung durch Nachweis der (für den Keim typischen) Harnstoffspaltung mittels Indikator. **Serol.:** bei urogenitalen Infektionen ohne klinische Relevanz.

Myoma uteri (gr mys, myos Maus, Muskel) n**:** Uterusmyom; nur selten solitäre, gutartige Muskelgeschwulst (Leiomyom, Fibromyom, auch Adenomyom) des Uterus* (häufigste Lokalisation des Myoms[*]), bei etwa 20% aller Frauen nach dem 30. Lebensjahr. Das Myomwachstum ist deutlich östrogenabhängig (wird durch Antiöstrogene* gehemmt); nach dem Klimakterium kommt es meist zu einer langsamen Rückbildung. Wegen des häufigen multiplen Auftretens der Uterusmyome spricht man auch von einem Uterus myomatosus.

Klinische Einteilung: 1. Lokalisation: Korpusmyom, selten Zervixmyom; **2.** Wachstumsrichtung: **a)** intramural (innerh. der Muskelwand); **b)** submukös (in Richtung Uterushöhle); **c)** subserös (außen unter der Serosa); **d)** intraligamentär (außen zw. den beiden Blättern des Ligamentum* latum uteri). Das M. u. macht nur z. T. **Symptome:** verlängerte oder verstärkte Menstruation*, u. U. Metrorrhagie* (Folge: sekundäre Anämie), Dysmenorrhoe*, Drucksymptome im Bereich der Nachbarorgane (u. a. Miktionsbeschwerden, Pollakisurie, Obstipation, selten Ileus), Schmerzen (insbes. beim submukösen Myom). Symptomfreie Pat. sollten in jedem Fall regelmäßig untersucht werden.

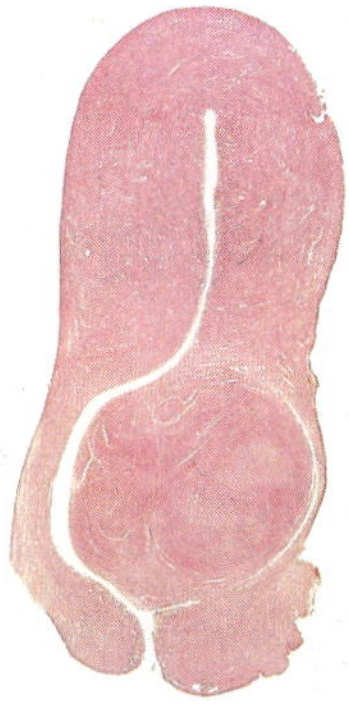

Myoma uteri:
Histologischer Großflächenschnitt durch den ganzen Uterus und die Portio; in der Zervix erkennt man einen kugelförmigen Leiomyomknoten, der die Zervixlichtung seitlich komprimiert und verdrängt.

In der **Schwangerschaft** kommt es häufig zu einer vorübergehenden Größenzunahme des Myoms mit erhöhter Neigung zu regressiven Veränderungen; erhöhte Abortgefahr, u. U. Geburtshindernis. **Diagn.:** bimanuelle* Untersuchung, Ultraschalldiagnostik. **Sekundäre gutartige Veränderungen** des Myomgewebes (in ca. 30%)**:** Erweichung (Durchsetzung mit kavernösen Bluträumen, ödematöse und myxomatöse Veränderungen, fettige Degeneration, Nekrose), seltener Verhärtung (Verkalkung, Fibrosierung). **Ther.:** vorwiegend operativ (Myomenukleation*, Hysterektomie*), auch medikamentös oder hormonal. **Kompl.:** Stieldrehung* (bei subserösem Myom), septische Nekrose mit Fieber und eitrigem Fluor* genitalis (bei submukösem Myom), Übergang in Sarkom (selten); gehäuftes Auftreten des Korpuskarzinoms* bei Myoma uteri (DD).

Myom|e|nukleation f**:** „konservative Myomoperation"; Ausschneidung bzw. Ausschälung eines oder mehrerer Uterusmyomknoten unter Belassung des Uterus.

Myo|metritis f**:** kurz auch Metritis; Entz. der Gebärmuttermuskulatur; kommt isoliert nicht vor, sondern nur im Rahmen einer Endomyometritis (s. Endometritis).

Myo|sarkom (gr sarkoma Fleischgeschwulst) n**:** maligner mesenchymaler Tumor (Sarkom[*]) des quergestreiften bzw. glatten Muskelgewebes; **1.** das äußerst seltene (juvenile oder adulte) **Rhabdomyosarkom**; **2.** das meist primär maligne **Leiomyosarkom** (kann jedoch aus maligne entarteten Leiomyomen hervorgehen); vgl. [Myom].

N

Nabel: Umbo, Umbilicus; rundliche Vertiefung, in deren Grund der Rest des Nabelschnuransatzes als eine kleine Papille zu erkennen ist; liegt in einer ausgesparten Lücke der Linea[*] alba, dem Anulus umbilicalis.

Nabel|an|omalien f pl: angeb. Störungen im Bereich des Nabels; meist harmlos, da sie i. d. R. den Nabelverschluß nicht verhindern. Beim **Hautnabel** umfaßt die Bauchhaut röhrenförmig den Anfang der Nabelschnur, so daß nach ihrem Abfall die Wunde auf der Höhe eines Stumpfes liegt. Beim **Amnionnabel** greift die Amnionhülle der Nabelschnur auf die Bauchhaut über, so daß nach Abfall des Nabelschnurrestes ein runder Hautdefekt auf dem Bauch entsteht, der durch Granulationen abheilen muß.

Nabel|blutung: Omphalorrhagie; Blutung aus den Nabelgefäßen inf. Lockerung der Unterbindung oder Blutung aus dem Nabelgrund bzw. Nabelgranulom* nach Abfall des Strangrestes, meist unbedeutend. Stärkere N. bei hämorrhagischer Diathese, Sepsis, konnataler Syphilis; Prognose zweifelhaft.

Nabel|diphtherie f: Diphterieinfektion bei Neugeborenen; fibrinöser Belag auf der Nabelwunde, Rötung; vgl. [Diphtherie].

Nabel|entzündung: Omphalitis; Entzündung des Nabels und der Umgebung, u. U. mit Ulzeration (Ulcus umbilici) und Gangrän mit geschwürigem Zerfall der benachbarten Bauchdeckenpartien. Bei der Gangrän entsteht an Stelle des Nabels eine große, mißfarbige Geschwürfläche.

Nabel|fistel f: Fistula umbilicalis; entweder angeboren (s. Ductus omphaloentericus, Abb.) oder erworben nach Nabelentzündung* und evtl. bei Peritonitis.

Nabel|granulom n: Fungus umbilicalis; pilz- oder knopfförmige, etwa erbsengroße Wucherung von Granulationsgewebe am Nabel des Neugeborenen nach Abstoßung des Nabels; Infektionsgefahr.

Nabel|schnur: Funiculus umbilicalis, Nabelstrang; geht hervor aus dem Haftstrang oder Bauchstiel, führt vom Nabel des Kindes zur fetalen Seite der Plazenta; etwa 50 bis 60 cm lang, fast stets spiralig gedreht, außen vom Amnion überzogen. Die N. enthält **3 Gefäße** (Abb.): die bd. Arteriae umbilicales (Fortsetzungen der Äste der Aa. iliacae internae, bringen kindliches Blut durch die N. zur Plazenta) und eine Vena umbilicalis (führt das Blut von der Plazenta zum Kind; die zweite, rechte Vene bildet sich bereits im ersten Embryonalmonat zurück). Die Gefäße sind eingebettet in die Wharton*-Sulze. Die N. enthält ferner die Reste zweier embryonaler Gebilde, der Allantois

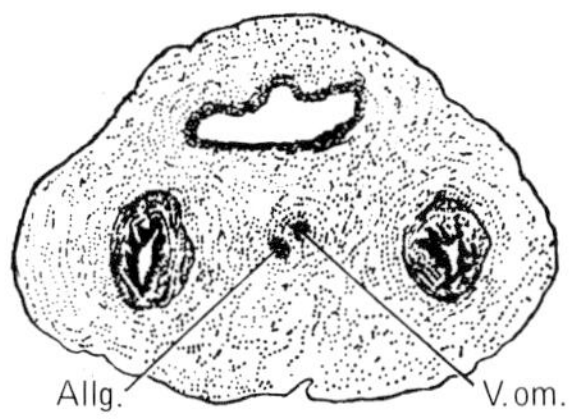

Nabelschnur:
Allg.: obliterierter Allantoisgang; V. om.: Rest des Vas omphalomesentericum

und des Dotterganges; bei der reifen N. kann man (bei Lupenbetrachtung) den Überrest der Allantois noch als einen feinen, obliterierten Kanal erkennen. Vgl. Insertio.

Nabel|schnur|bruch: syn. Omphalozele, Exomphalos, Hernia funiculi umbilicalis; Bruch der Nabelschnur, dessen Sack aus Peri-

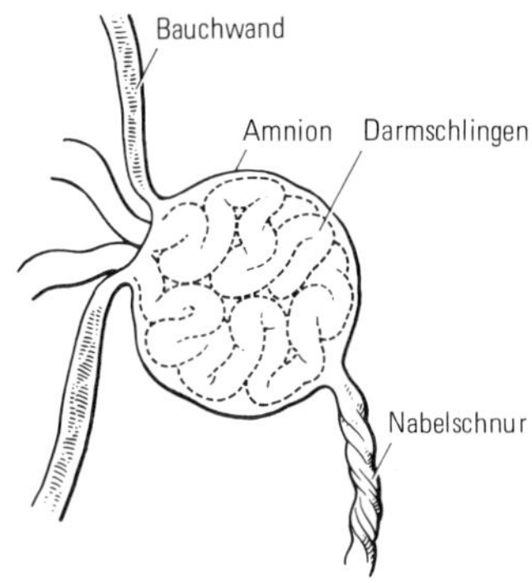

Nabelschnurbruch:
Schema der anatomischen Verhältnisse

toneum, Amnionepithel und Wharton*-Sulze besteht und dessen Inhalt Bauchorgane darstellen. Lebensgefahr, da es bei der Mumifikation des Nabelschnurrestes zur Peritonitis kommt; meist mit anderen Mißbildungen kombiniert.

Nabel|schnur|geräusch: zischendes Geräusch, synchron mit den kindlichen Herztönen; entsteht durch eine Erschwerung der Blutströmung in den Nabelschnurgefäßen, bei

Nabelschnurumschlingung* und Nabelschnurknoten*.

Nabel|schnur|knoten: Formen: **1. Wahre N.:** meist nicht sehr feste Knoten, die durch echte Schlingenbildung entstehen, meist bei zu langer Nabelschnur* oder bei Hydramnion*; unter der Geburt u. U. eine Gefahr für das kindliche Leben. **2. Falsche N.:** entstehen durch knäuelförmige Schlingenbildung der Gefäße oder (seltener) durch umschriebene Verdickungen der Wharton*-Sulze.

Nabel|schnur|komplikationen f pl: hierzu zählen: **1.** Nabelschnurvorliegen*; **2.** Nabelschnurvorfall*; **3.** Nabelschnurumschlingung* des Feten, u. U. mit Bildung wahrer Nabelschnurknoten*; **4.** Anomalien des Nabelschnuransatzes an der Plazenta wie z. B. Insertio velamentosa (s. Insertio). Alle N. können mit Durchblutungsstörungen einhergehen und damit zur intrauterinen Hypoxie und Azidose des Feten (Fetal* distress) führen; daher Zustandsüberwachung des Feten mittels Kardiotokographie* bei Verdacht auf N., bei kritischem Zustand ggf. intrauterine Reanimation* bzw. operative* Entbindung.

Nabel|schnur|umschlingung: häufig vorkommende Umschlingung der Frucht (Hals, Arme, Schultern, Beine) durch die Nabelschnur, meist bei zu langer Nabelschnur* oder Hydramnion* (Abb.); inf. Zuziehens einer sol-

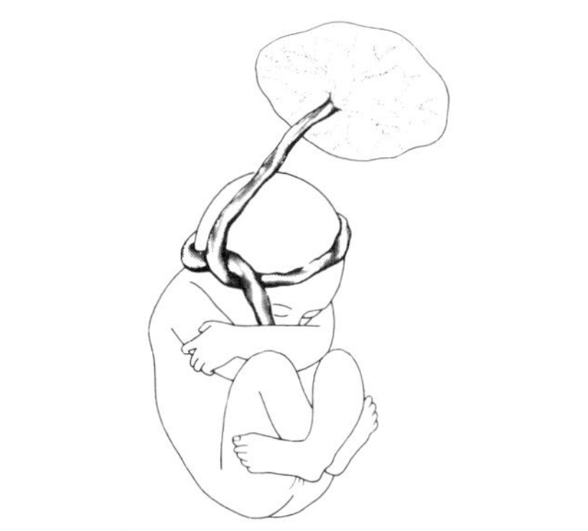
Nabelschnurumschlingung

chen Schlinge kann es zu Entwicklungsstörungen oder Erdrosselung des Kindes kommen.

Nabel|schnur|vorfall: gefährliche Nabelschnurkomplikation, wobei eine oder mehrere Nabelschnurschlingen nach dem Blasensprung vor dem vorangehenden Teil des Kindes festgestellt werden (Abb.); **Urs.:** mangelhafter Abschluß des unteren Uterinsegmentes durch den vorliegenden Teil (enges Becken, Fußlage, Querlage u. a.). Begünstigend wirken reichliches Fruchtwasser, lange Nabelschnur, tiefer Sitz der Plazenta u. a. Vgl. Nabelschnurvorliegen.

Nabel|schnur|vorliegen: bei erhaltener Fruchtblase vor oder neben dem vorliegenden

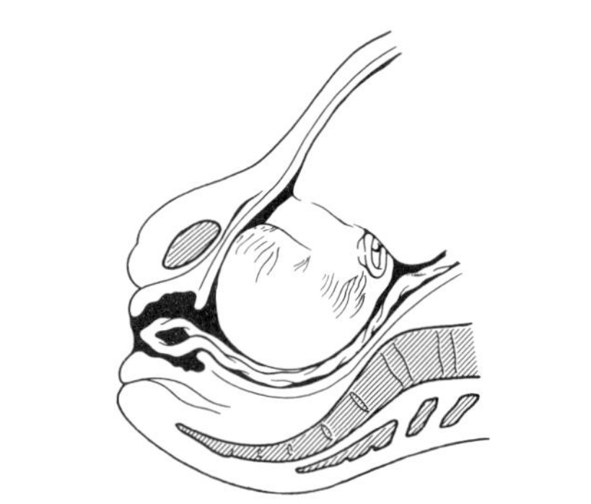
Nabelschnurvorfall

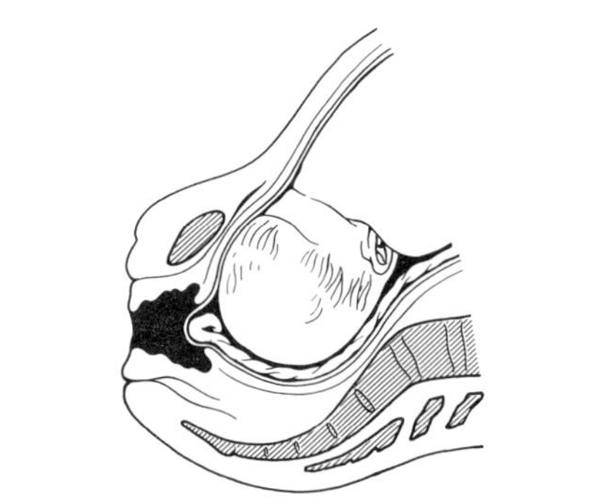
Nabelschnurvorliegen

Teil zu tastende Nabelschnurschlinge (Abb.), geht nach Blasensprung leicht über in Nabelschnurvorfall*.

Nabel|schnur|zeichen: für den Nachw. der Plazentalösung*; **1. Ahlfeld-N.:** Vorrücken des an der Grenze der Vulva angelegten Nabelschnurbandes mit fortschreitender Lösung der Plazenta. Die Plazenta ist gelöst, wenn die Entfernung zw. Vulva und Bändchen etwa 10 cm beträgt (Abb.). **2. Küstner-N.:** Bei tiefem Eindrücken oberh. der Symphyse zieht sich die Nabelschnur vaginalwärts zurück, wenn die Plazenta noch nicht gelöst ist (Abb.). **3. Strassmann-N.:** sog. Telegraphenzeichen, bei noch festsitzender Plazenta übertragen sich leichte rhythmische Klopfbewegungen, die man auf den Fundus ausübt, über das fetale Blut auf die Nabelschnur; vgl. Schröder-Zeichen.

Naboth-Eier (Martin N., Anat., Leipzig, 1675-1721): syn. Ovula* Nabothi.

Nachblutung: 1. (gebh.) Nach Geburt oder Abort über die normale Nachgeburtsblutung* hinausgehende Blutung, als Frühblutung inf. Atonia* uteri oder Plazentaresten*, als Spätblutung bei zurückgebliebenen Plazentateilen und Entzündung. Als Notmaßnahme bei atonischer N. werden verschiedene gebh. Handgriffe (s. Fritsch-Handgriff, Hamilton-Handgriff, Zweifel-Handgriff) empfohlen. **2.** (gyn.) postmenstruelle* Blutung. **3.** Nach kunstgerechter Versorgung einer Wunde noch auftretende Blutung; kann als Frühblutung (Lösung von Fäden oder Thromben sowie durch ansteigenden Blutdruck postop.) oder Spätblutung (Entzündung oder Fremdkörper) nach 14 bis 21 Tagen auftreten.

Nachgeburt: Plazenta*.

Nachgeburts|blutung: normal etwa 250 - 500 ml, bei stärkeren Blutverlusten spricht man von einer verstärkten N.; **Urs.:** verstärkte Lösungsblutung*; abzugrenzen ist eine Rißblutung*. Eine gezielte Prophylaxe durch Gabe von Wehenmitteln* kann die Gefahr z. T. lebensbedrohlicher N. senken.

Nachgeburts|periode f: auch Plazentarperiode; Zeit von der Ausstoßung der Frucht bis 2 Std. nach Ausstoßung der Plazenta; vgl. Nachgeburtsblutung, Nachblutung.

Nachgeburts|wehen: Wehen* zur Lösung und Austreibung der Plazenta*.

Nachkürettage: instrumentelle Nachtastung zur Gewinnung von Abortmaterial oder Plazentaresten aus dem Uterus; mit einer großen, stumpfen Metallkürette wird das Cavum uteri systematisch ausgeschabt. Vgl. Abortus incompletus.

Nachwehen: schmerzhafte Kontraktionen der Gebärmutter in den ersten 2 - 3 Tagen des Wochenbetts; bes. bei Mehrgebärenden, verstärkt beim Stillen (Oxytozin*-bedingt); unterstützen die Blutstillung sowie die Involutio* uteri; vgl. Wehen.

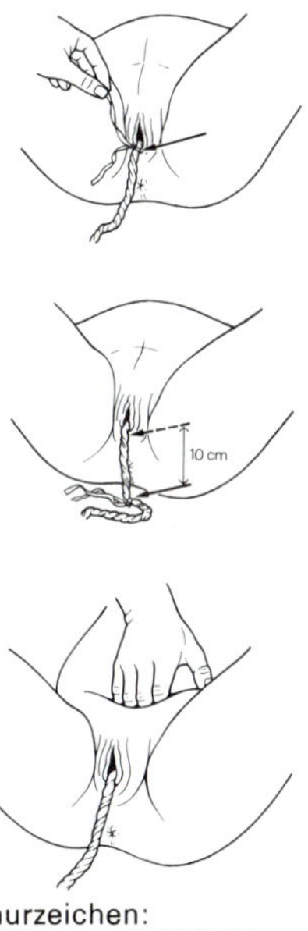

Nabelschnurzeichen:
Oben und Mitte: nach Ahlfeld; unten: nach Küstner

Naegele-Becken (Franz N., Gyn., Heidelberg, 1777-1851): im schrägen Durchmesser durch Fehlen eines Kreuzbeinflügels verengtes Becken; vgl. Beckenformen.

Naegele-Ob|liquität (lat obliquus schräg) f: leichter Grad der vorderen Scheitelbeineinstellung, regelrechter vorderer Asynklitismus*; bei Mehrgebärenden häufig.

Naegele-Regel: dient der klinischen Bestimmung des voraussichtlichen Geburtstermins*: ausgehend vom 1. Tag der letzten normalen Menstruation* werden 3 Mon. zurück- und 7 Tage zugerechnet.

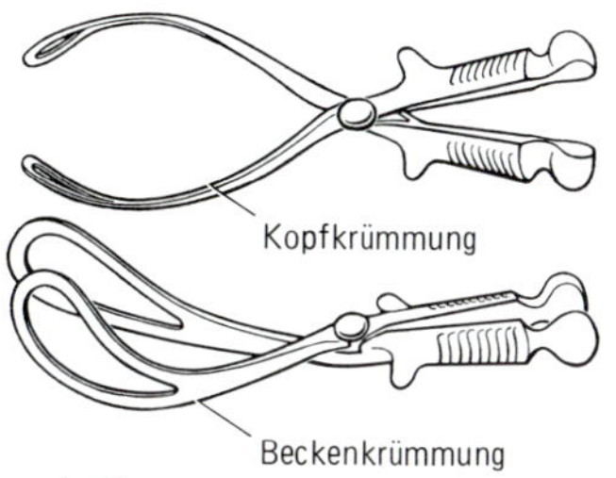

Naegele-Zange

Naegele-Zange: Geburtszange bestehend aus 2 Löffeln, mit Beckenkrümmung; vgl. Zangenextraktion, Kielland-Zange.

Naevus araneus (lat spinngewebsförmiges Mal) m: syn. Sternnävus, Spinnennävus; meist bei Kindern oder Frauen auftretende arterielle Gefäßneubildung mit zentralem stecknadelkopfgroßem, evtl. pulsierendem Gefäßknötchen und davon ausstrahlenden radiären feinen Gefäßreisern. Solitäre Naevi aranei sind meist im Gesicht lokalisiert und haben keine pathol. Bedeutung. Gehäuftes Auftreten wird bei chronischen Lebererkrankungen beobachtet. Während der Schwangerschaft auftretende **eruptive Naevi aranei** bilden sich i. d. R. nach der Entbindung zurück.

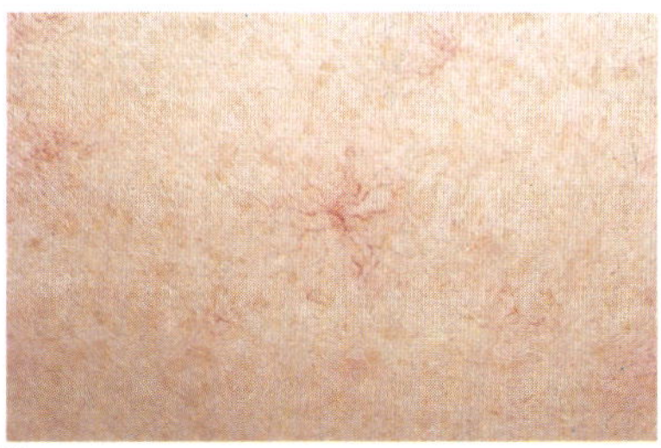

Naevus araneus

Narkose|risiko n: in der Geburtshilfe sind von Bedeutung: **1. Fetales N.:** ist abhängig von der Plazentapassage der zur Prämedikation und Narkose verwandten Pharmaka bei operativer Geburtsbeendigung; häufig Atemdepression des Neugeborenen durch Opiate (s. Depressionszustand des Neugeborenen); auch Lokalanästhetika können zu Intoxikationserscheinungen beim Neugeborenen führen. Vgl. Säuglingssterblichkeit. **2. Mütterliches N.:** ist abhängig insbes. von bestehenden anämischen, kardiovaskulären und bronchopulmonalen Erkrankungen; erheblich erhöht bei Schnittentbindung* durch die Gefahr der Aspiration* und durch lagerungsbedingte Kompression der Vena cava inferior (Vena*-cava-inferior-Syndrom). Vgl. Müttersterblichkeit.

Natalität (lat natalis zur Geburt gehörend) **f:** Geburtlichkeit, allgemeine Geburtenziffer; Zahl der Lebendgeborenen (s. Lebendgeburt) auf 1000 Einwohner.

Nebeneier|stock: s. Parovarium.

Neben|plazenta **f:** Placenta* succenturiata.

Neben|tuben: meist von der Tuba uterina ausgehende Äste, auch als akzessorische Fimbrienenden vorkommend; Wandbeschaffenheit und Epithelauskleidung gleichen der Haupttube. Bei Abschnürungen von N. können Zysten entstehen. Meist harmloser Nebenbefund, gelegentlich in der Infertilitätsdiagnostik von Bedeutung.

Neisseria (nach dem Erstbeschreiber Albert Neisser, Breslau, 1855-1916) **f:** Gattung gramnegativer unbeweglicher Mikrokokken der Fam. Neisseriaceae; Oxidase-positiv. Med. von bes. Interesse: N. gonorrhoeae und N. meningitidis; vgl. [Bakterienklassifizierung].

Neisseria gonor|rhoeae **f:** syn. Gonokokken, Gonococcus neisseri, Micrococcus gonorrhoeae; Erreger der Gonorrhoe*. **Morphol.:** gramnegative Diplokokken in Semmel- oder Kaffeebohnenform; im Abstrichpräparat meist intrazellulär im Protoplasma der Leukozyten, färbbar mit Methylenblau. **Cave:** Verwechslung mit Pseudogonokokken*. Vorgeschädigte Keime (Antibiotikabehandlung) können gramlabil sein. Nachweis von N. g. im Abstrichpräparat auch durch Enzymimmunoassay (EIA) möglich. **Kultur:** Gonokokken stellen hohe Nährbodenansprüche; sie wachsen auf eiweißhaltigen Nährböden (Serum-, Aszites- und Kochblutagar; besser Thayer[*]-Martin-Medium), die eine feuchte Oberfläche haben müssen. Empfindlich gegen Kälte und bes. Luftsauerstoff; spezielle Transportmedien erforderlich; mikroaerophil[*], CO_2-Spannung 5 - 10%; Temperaturoptimum 37°C; Wachstum nach 24 - 72 Std.; zarte, runde, durchscheinende Kolonien (tautropfenähnlich). Von Ausnahmen abgesehen wird heute die Anzüchtung der Erreger zur korrekten Diagn. gefordert, das Grampräparat allein genügt nicht. **Differenzierung:** biochemisch; Zuckerspaltung auf Nährboden nach Lingelsheim; Oxidase-positiv. **Serol.:** positive KBR bei chronischen Fällen möglich. **Epidemiologie:** Erregerreservoir ist der Mensch, Übertragung meist direkt durch Kontaktinfektion (Geschlechtsverkehr), selten indirekt.

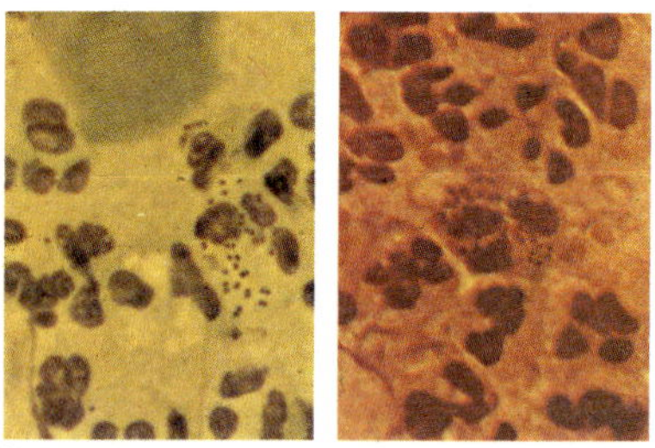

Neisseria gonorrhoeae:
Eiterausstriche in Methylenblaufärbung (links) und Gramfärbung (rechts)

Neo|plasie (gr neos neu; plasma Gebilde) **f:** Neubildung von Gewebe, i. e. S. autonomes Überschußwachstum; im klinischen Sprachgebrauch versteht man unter N. i. d. R. ein bösartiges Geschehen; **1. homologe N.:** Aufbau der Neubildung dem Gewebe des Mutterbodens ähnlich; **2. heterologe N.:** Mutterboden unähnlich. Weitere Einteilung der N. nach Histomorphologie und -genese sowie nach Dignität (z. B. International Histological Classification of Tumors, WHO).

Nephro|pathia gravidarum **f:** s. Schwangerschaftsniere.

Nervus pelvicus **m:** s. Nervi splanchnici pelvini.

Nervus pudendus **m:** S(2)3 - S4, * Plexus pudendus; ---→ durch das Foramen infrapiriforme, um die Spina ischiadica, durch das Foramen ischiadicum minus in die Fossa ischiorectalis, im Alcock-Kanal; -→ Nn. rectales inff., perineales (-→ Nn. labiales - scrotales - posteriores), N. dorsalis clitoridis (penis); V: Haut der Analgegend, des Damms, der großen Schamlippen (des Hodensacks), des Penis, M. sphincter ani ext., ischiocavernosus, bulbospongiosus, transversus perinei superficialis und prof., Schwellkörper, vorderer Bereich der Urethra. Vgl. Pudendus-Anästhesie.

Nervi rectales inferiores **m pl:** (PNA); nach der Vereinigung von Anteilen des Plexus sacralis mit den Nervi splanchnici pelvini zum Plexus pudendalis davon abgehende Nerven zum unteren Rektum und zur Analgegend.

Nervi spinales **m pl:** Rückenmarksnerven; i. d. R. 31 Paare: beiderseits 8 Halsnerven (Nervi cervicales), 12 Brustnerven (Nervi thoracici), 5 Lendennerven (Nervi lumbales), 5 Kreuznerven (Nervi sacrales), 1 Steißnerv (Nervus coccygeus). Sie entstehen durch Vereinigung der (sensiblen) Hinterwurzel (Radix dorsalis), in die das Spinalganglion eingebaut ist, mit der (motorischen) Vorderwurzel (Radix ventralis), die in den Segmenten C8 - L2/3 auch vegetative (sympathische) Fasern führt. Die nur kurzen Stämme der gemischten Nn. sp. verlassen den Wirbelkanal durch die Zwischenwirbellöcher (Foramina intervertebralia), in deren Bereich sie sich bereits in 4 Äste aufteilen: Ramus meningeus, Ramus ventralis, dorsalis und communicans. Bei den Halsnerven tritt der erste zwischen Schädel und Atlas, die folgenden sechs jeweils über dem zugehörigen Halswirbel, der achte zwischen siebtem Hals- und erstem Brustwirbel aus dem Wirbelkanal aus, die übrigen Spinalnerven jeweils unterhalb des zugehörigen Wirbels.

Nervi splanchnici pelvini m pl: (PNA); syn. Nervi erigentes, Nervi pelvici; sakrale Parasympathikusanteile zum Plexus hygogastricus inferior und zum Plexus uterovaginalis.

Nervi vaginales m pl: Äste des Plexus[*] uterovaginalis zur Vagina; V: Vagina.

Neugeborenen|hyper|bili|rubin|ämie f: s. Hyperbilirubinämie des Neugeborenen.

Neugeborenen|hypo|thyreose f: Unterfunktion der Schilddrüse[*] (Hypothyreose[*]) und unzureichende Versorgung der Körperzellen mit Schilddrüsenhormonen beim Neugeborenen; nach Empfehlung der „Sektion Schilddrüse" der „Deutschen Gesellschaft für Endokrinologie" werden folgende **Formen** unterschieden: **1.** Angeborene N. (irreversibel): a) bei Schilddrüsenaplasie (Athyreose[*]); b) bei Schilddrüsenhypo- bzw. -dysplasie (orthotop, d. h. bei normaler Lokalisation oder ektop, z. B. als Zungengrundstruma[*]); c) bei Jodfehlverwertung[*] (Hormonsynthesestörungen, bisher 6 Typen bekannt); d) bei peripherer Schilddrüsenhormonresistenz (sog. Endorganresistenz); e) bei Mangel an THS[*]. **2.** Intrauterin erworbene N.: (teilreversibel bzw. reversibel), z. B. infolge Jodmangels bzw. Jodexzeß der Mutter, Einfluß strumigener Substanzen oder immunogen bedingt. **Sympt:** respiratorische Insuffizienz, Zyanose, Icterus praecox umbilicalis, Kretinismus*, muskuläre Hypotonie und psychomotorische Behinderung. Bei den angeb. Formen treten die ersten Sympt. nicht sofort nach der Geburt auf, da das mütterliche Schilddrüsenhormon das Neugeborene noch ca. 4 - 12 Wochen versorgt (dabei treten bei der Athyreose die klinischen Erscheinungen rascher und schwerer auf als bei der N.); allerdings oft schon frühzeitig Trinkfaulheit bei guter Gewichtszunahme und Neigung zu Obstipation. Auffällig ist häufig auch eine weite Fontanelle. **Diagn.:** Hypothyreose-Screening (radioimmun. TSH-Filterpapierbestimmung am 5. Tag postpartal im Fersenblut). **Ther.:** Substitution mit Schilddrüsenhormonpräparaten (alle Formen).

Neugeborenen|ikterus m: Icterus* neonatorum.

Neugeborenen|pemphigoid (gr pemphix Blase auf der Haut, Brandblase) n: Pemphigus* acutus neonatorum.

Neugeborenen|peri|ode f: Zeit vom ersten Atemzug (Lebendgeburt) bis zum Alter von 7 Tagen (WHO) bzw. aus funkt. Sicht 4 Wochen; vgl. Neugeborenes.

Neugeborenen|re|flexe m pl: s. Frühkindliche Reflexe.

Neugeborenen|sterblichkeit: s. Säuglingssterblichkeit.

Neugeborenen|struma f: Struma* neonatorum.

Neugeborenen|tetanie f: Schwankungen des Kalzium- und Phosphatspiegels im Blut von Neugeborenen, können durch die funkt. Niereninsuffizienz oder durch eine Epithelkörpercheninsuffizienz (Blutungen?) ausgelöst werden (Hypokalzämie, Hyperphosphatämie). Hierdurch kann es zu einer neuromuskulären Labilität mit Krampfbereitschaft einschließlich der Atemmuskulatur bis zu manifesten Krämpfen (selten als typische Karpopedalspasmen) und apnoischen Anfällen kommen. Vgl. [Tetanie].

Neugeborenen|thrombo|penie f: Thrombopenie bei Neugeborenen inf. eines pathol. Thrombozytenabbaus; tritt v. a. auf, wenn die Mutter während der Schwangerschaft an einer thrombopenischen Purpura erkrankte und beruht wahrscheinlich auf dem Vorhandensein mütterlicher Thrombozytenautoantikörper im kindlichen Blut. Eine Ther. ist meist nicht erforderlich, da sich der Zustand innerh. von 2 - 3 Mon. spontan normalisiert. DD: schwere Infektionen (Fetopathia rubeolosa, Zytomegalie*, Sepsis).

Neugeborenes: lebendgeborenes Kind (s. Lebendgeburt) in der Zeit vom ersten Atemzug (Schrei) bis zum Alter von vier Wochen; unter Berücksichtigung der **Schwangerschaftsdauer*** lassen sich die N. nach dem Geburtstermin* in versch. Gruppen einteilen: **1.** vor dem Termin geboren (präterm, prämatur, frühgeboren): Schwangerschaftsdauer weniger als 37 abgeschlossene Wochen p. m. (weniger als 259 Tage); **2.** am Termin geboren (term, matur, reifgeboren): Schwangerschaftsdauer mehr als 37 bis 42 abgeschlossene Wochen (259 - 293 Tage); **3.** nach dem Termin geboren (postterm, postmatur, übertragen): Schwangerschaftsdauer 42 abgeschlossene Wochen und länger (294 Tage und länger). Unter Berücksichtigung des **Geburtsgewichts*** werden unterschieden: **1.** untergewichtiges N. (Geburtsgewicht weniger als 2500 g); **2.** normalgewichtiges N. (Geburtsgewicht 2500 - 4500 g); **3.** übergewichtiges N. (Geburtsgewicht mehr als 4500 g). Nach Schwangerschaftsdauer und Geburtsgewicht

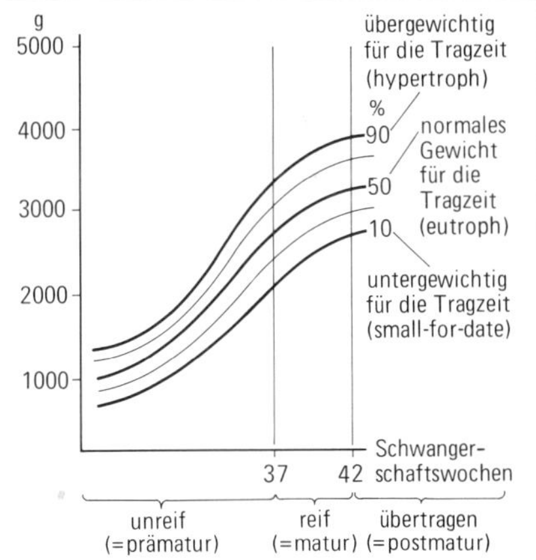

Neugeborenes:
Klassifikation nach Gestationsalter und Geburtsgewicht

wird der **Entwicklungsstand** des N. anhand von Standardgewichtskurven (s. Abb.) beurteilt. Liegt das Gewicht für eine best. Schwangerschaftsdauer innerh. der 10. bis 90. Perzentile, so wird das N. als eutroph bezeichnet. Liegt das Gewicht unterh. der 10. Perzentile, so handelt es sich um ein Mangelgeborenes* (small for date, hypotroph). Im anderen Fall (Gewicht über 90. Perzentile) spricht man von einem Riesenkind* (large for date, hypertroph).

Das intrauterine Leben mit parenteraler Ernährung und plazentarer Atmung endet mit der Nabelschnurdurchtrennung. Unter der Geburt kann es zu Geburtsschäden* kommen. Die **Neugeborenenperiode*** ist gekennzeichnet durch den Übergang vom intra- zum extrauterinen Leben. Die kindliche Adaptation* mit der plötzlichen Übernahme der Plazentafunktion durch die funktionell noch unreifen Organe (Haut, Lungen, Leber, Nieren, Magen, Darm, ZNS), sowie mit der Umstellung des Kreislaufs charakterisiert die **physiol. Besonderheiten** dieser Periode: die physiol. **Gewichtsabnahme**, die in den ersten 3 - 5 Lebenstagen bis zu 10% des Geburtsgewichts betragen darf; die **Temperaturschwankungen** inf. der noch nicht voll funktionsfähigen Wärmeregulation[*]; die oberflächliche und z. T. sogar unregelmäßige **Atmung** bis zur endgültigen Ausreifung des bulbären Atemzentrums und Ausbildung der Lungenfunktion (s. [Atemfrequenz]); der physiol. **Icterus* neonatorum** inf. der funkt. Leberunreife; die Ödembereitschaft und Neigung zur Azidose durch herabgesetzte Leistungsfähigkeit der Nieren; die allmähliche **Anpassung des Magen-Darm-Trakts** (Fassungsvermögen, Verdauungsenzyme, Resorption) an die orale Nahrungsaufnahme; frühkindliche* Reflexe durch Fehlen der Großhirn- und Pyramidenbahnfunktionen als Zeichen der ZNS-Unreife; **Umstellung des Herz- und Kreislaufsystems** (Blutkreislauf*) auf die Erwachsenenverhältnisse; Neugeborenenglukosurie*.

Entspr. diesen belastenden Faktoren ist das N. für best. Erkrankungen bes. prädisponiert. Sog. Anpassungsstörungen stellen Kompl. der Anpassungs- und Umstellungsvorgänge in der Neugeborenenperiode dar (z. B. Exsikkose[*], Hyperbilirubinämie* des Neugeborenen, Morbus* haemorrhagicus neonatorum, Ödeme, Neugeborenentetanie*, Ernährungsstörungen[*] des Säuglings). Ferner gehören Nabel(schnur)erkrankungen und die bereits in dieser Zeit erkennbaren Mißbildungssyndrome* dazu; daneben tritt eine Reihe von Infektionen speziell bei N. auf (Pemphigus* acutus neonatorum, Dermatitis* exfoliativa neonatorum, Gonoblennorrhoe*, Einschlußkonjunktivitis*, Sepsis des N., Herpessepsis* des Neugeborenen). Vgl. Zustandsdiagnostik des Neugeborenen.

Neuro|lipomatosis dolorosa f: s. Dercum-Krankheit.

Nicotin n: (engl) Nicotine, (S)-3-(1-Methyl-2-pyrrolidinyl)pyridin (IUPAC); CAS-Nr. 54-11-5; $C_{10}H_{14}N_2$; MG 162,23; syn. Nikotin*. **Verw.:** zur Nikotinentwöhnung.

Nidation (lat nidus Nest) f: Einnistung des befruchteten Eis in der Schleimhaut des Uterus (oder der Tube); vgl. Implantation.

Nidations|hemmer: Mittel, die nicht die Konzeption*, sondern die Nidation* verhindern. **Anw.: 1.** als prophylaktische Maßnahme zur Empfängnisverhütung i. S. der Kontrazeption* (s. Intrauterinpessare); **2.** als Notfallmaßnahme bei vermuteter ungewollt eingetretener Konzeption (sog. Interzeption*). N. sind keine Abortiva, weil nach § 218 StGB (s. Schwangerschaftsabbruch) Maßnahmen, die vor dem Ende der Nidation eingreifen, nicht von Strafvorschriften betroffen sind.

Nieren|rinden|nekrose f: Juhel-Renoy-Syndrom; ausgedehnte, meist doppelseitige Nekrose im Bereich der Rinde beider Nieren bis auf eine schmale subkapsuläre Zone. Das Nierenmark ist kaum betroffen. Charakteristisch ist die Thrombosierung der Aa. corticales radiatae und der Vasa afferentia. **Pathogenese:** multiple Gefäßverschlüsse durch intravasale Blutgerinnung. **Klinik:** in zwei Drittel der Fälle im Verlauf einer Schwangerschaft oder des Wochenbetts beginnend, oft im Rahmen einer Eklampsie* oder Präeklampsie (s. Gestose) bzw. eines Couvelaire*-Syndroms (uteroplazentare Apoplexie), dem meist ein intrauteriner* Fruchttod vorausgeht; daneben auch bei anderen Formen des akuten Nierenversagens[*] (bei fehlender oder unvollständiger Rückbildung) zu beobachten. Häufig Ausbildung von Schrumpfnieren mit Übergang in eine terminale Niereninsuffizienz (Urämie[*]) mit Dialysepflichtigkeit.

Nikotin n: als Alkaloid in der Tabakpflanze (Nicotiana tabacum; s. a. Tabak); wirkt an der postsynaptischen Membran der Ganglien in kleinen Konzentrationen erregend, in größeren lähmend (Ganglienblocker); tödliche Dosis etwa 1 mg/kg KG, in 3 - 5 Zigaretten enthalten.

Nikotin
Anteil der Mangelgeburten nach den Rauchgewohnheiten der Mütter

Kollektive	Erfaßte Geburten	Anteil der Mangelgeburten
Nichtraucherinnen	4235	8,5 %
Raucherinnen		
Gelegentlich	789	7,9 %
bis 5 Zigaretten/Tag	420	10,9 %
6 – 10 Zigaretten/Tag	347	14,1 %
über 10 Zigaretten/Tag	245	16,7 %

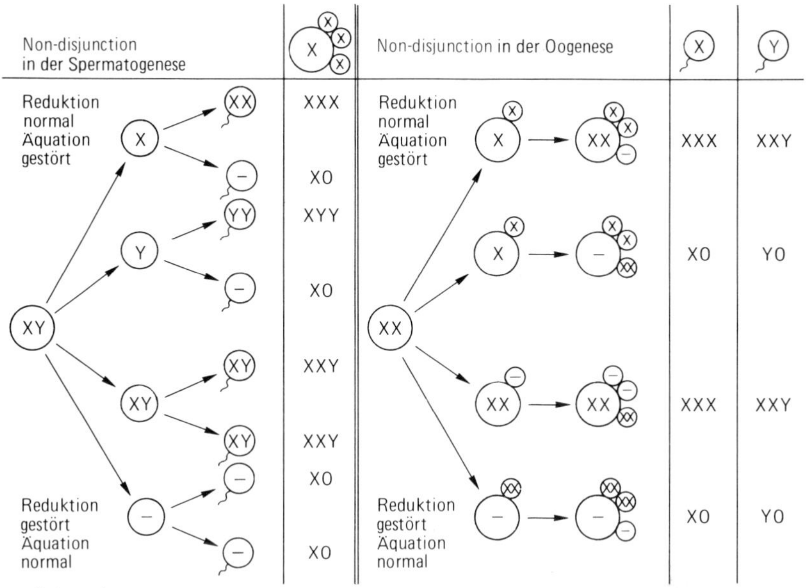

Non-disjunction:
Mögliche gonosomale Kombinationen nach einfacher Non-disjunction

Davon gelangen 30% in den Rauch, wovon resorbiert werden: 5% bei Mundrauchen von Zigaretten, 70% bei mäßigem Inhalieren, 95% bei kräftigem Inhalieren und 60% beim Mundrauchen von Zigarren. N. wird im Organismus schnell abgebaut (Halbwertzeit 2 Std.). Bei wiederholter Zufuhr Gewöhnung (Raucher zweibis dreimal weniger empfindlich als Nichtraucher); Resorption auch über die Haut möglich. Bei **akuter Vergiftung** Kreislaufkollaps, Erbrechen, Durchfälle, Krämpfe, Atemlähmung. Bei **chronischer Vergiftung** (Rauchen) obliterierende Gefäßerkrankung (Raucherbein), Förderung von Arteriosklerose und Koronarerkrankungen, Magen- und Darmstörungen. In der SS nachweislicher Zusammenhang zw. Nikotinaufnahme der Mutter und Häufigkeit von Mangelgeburten (s. Tab.). N. geht in die Muttermilch* über. Vgl. Nicotin.

Noble-Zeichen (George H. N., Gyn., Atlanta, 1860-1932)**:** ab der 13. SSW nachweisbares Schwangerschaftszeichen* mit Verkleinerung des seitlichen Scheidengewölbes durch Einbeziehung des unteren Uterinsegments in die Fruchthöhle.

Nodi lymphatici m pl**:** Abk. Nll., Lymphknoten. In der Gyn. von Bedeutung sind insbes. Brust- (Nll. pectorales) und Achsellymphknoten* (Nll. axillares) sowie Beckenlymphknoten*. Vgl. Sorgius-Lymphknotengruppe.

No effect level (engl)**:** s. No observed effect level.

NOEL-Wert: Abk. für (engl) **N**o* **o**bserved **e**ffect **l**evel.

Non-disjunction (engl)**:** Fehlverteilung homologer Chromosomen bei der Meiose* (Non-disjunction i. e. S.) und Mitose* (sog. Non-separation), bei der zwei homologe Chromosomen, die normalerweise zu entgegengesetzten Polen der Kernspindel wandern sollen, zusammenbleiben. In der Meiose entstehen dadurch Keimzellen mit Chromosomenüber- oder -unterzahl; falls eine Befruchtung stattfindet, weist die Zygote eine Genommutation auf. Vgl. Klinefelter-Syndrom, Turner-Syndrom, Down-Syndrom.

Nonne-Milroy-Meige-Syn|drom (Max N., Neurol., Hamburg, 1861-1959; William F. M., Int., Omaha, 1855-1942; Henry M., Arzt, Paris, 1866-1940) **n:** s. Trophödem.

Non|oxinol 9 (INN) **n:** Nonoxinolum (INN-L), Nonoxinol (INN-E), 4-Nonylphenoxypolyethylenglycol (IUPAC); CAS-Nr. 9016-45-9; $C_{33}H_{60}O_{10}$; MG 616,83; **Verw.:** als Wirksubstanz in lokal angewandten chemischen Kontrazeptionsmitteln; s. Spermizide.

No observed effect level (engl)**:** NOEL-Wert, tierexperimentell festgelegte Dosis[*] oder Konzentration, bei der kein schädigender Effekt mehr nachweisbar ist; dient, unter Benutzung eines Sicherheitsfaktors (meist 10 oder 100), zur Festlegung einer tolerierbaren Exposition für den Menschen, wenn keine direkten Daten für den Menschen verfügbar sind.

Noonan-Syn|drom (Jacqueline N., Kardiol., Iowa) **n:** syn. Pseudo-Ullrich-Turner-Syndrom, XX-Turner-Phänotypus, XY-Turner-

Phänotypus; komplexes familiäres Fehlbildungssyndrom, das klinisch dem Turner*-Syndrom weitgehend gleicht, wobei jedoch Chromosomen-Aberrationen nicht nachweisbar und beide Geschlechter betroffen sind. Vermutlich relativ häufig (Schätzung: 1 auf 1000 Lebendgeborene). **Ätiol.:** unbekannt, Heredität ist anzunehmen. **Sympt.** ähnlich dem Turner-Syndrom, wobei jedoch folgende Unterschiede bestehen: geringer ausgeprägter, nicht obligater Minderwuchs, häufiger auftretende und ausgeprägtere angeborene Herzfehler* (insbes. Pulmonalklappen- und Pulmonalarterienstenose), häufiger leichte geistige Retardierung; bei Jungen Kryptorchismus oder Hodenaplasie (große Variabilität der Gonadenfunktion von normaler Funktion mit Fertilität bis zum vollständigen Agonadismus), bei Mädchen regelrechte, jedoch zum Teil verspätete Menarche.

Nor|ethisteron (INN) n: Norethisteronum (INN-L), Norethisterone (INN-E), 17α-Ethinyl-19-nor-testosteron (IUPAC); CAS-Nr.

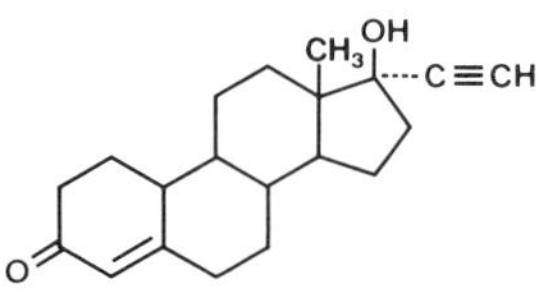

Norethisteron

68-22-4; $C_{20}H_{26}O_2$; MG 298,43; synthetisches Gestagen. **Verw.:** zur oralen hormonalen Kontrazeption* allein (Minipille) oder in Kombination mit Östrogenen, als Norethisteronenanthat zur parenteralen Ovulationshemmung; **therapeutische Anw.:** oral als N. oder Norethisteronacetat zur Endometriumtransformation, bei Endometriose, Mastopathie, prämenstruellem Syndrom, dysfunktionellen Blutungen.

Nor|ethy|nodrel n: 17-Hydroxy-19-nor-17α-pregn-5(10)-en-20-in-3-on; $C_{20}H_{26}O_2$; MG 298,41; Progestagen, das sich vom 19-Nortestosteron ableitet und schnell zu Norethisteron* metabolisiert wird. Vgl. Gestagene.

Nor|gestimat n: synthetisches Gestagen, das sich vom 19-Nortestosteron ableitet und in oralen Kontrazeptiva zur hormonalen Kontrazeption* verwendet wird.

Nor|gestrel (INN) n: Norgestrelum (INN-L), Norgestrel (INN-E), (±)18-Methyl-norethisteron (IUPAC); CAS-Nr. 6533-00-2; $C_{21}H_{28}O_2$; MG 312,44; synthetisches Gestagen. **Verw.:** als Gestagenkomponente in Zweiphasenpräparaten zur hormonalen Kontrazeption* und zur Behandlung von klimakterischen Beschwerden,

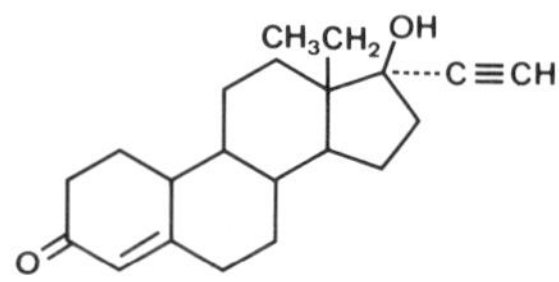

Norgestrel

Zyklusstörungen, Endometriose, Dysmenorrhoe. Vgl. Gestagene.

Notstands|a|menor|rhoe f: Ausbleiben der Menstruation* inf. akuter, psychisch stark belastender Ereignisse; Form der zentral bedingten Amenorrhoe*.

Null|durchgang: Begriff aus der Kardiotokographie*; bezeichnet das Überschneiden von Basalfrequenz* und Oszillationen* der Herzfrequenz. Die Anzahl der N. sollte über 6/min liegen; vgl. CTG-Score.

Nulli|gravida (lat nullus kein; gravidus schwanger) f: Frau, die bisher noch nicht schwanger war; vgl. Anamnese, geburtshilfliche.

Nulli|para (lat parere gebären) f: Frau, die noch nicht entbunden hat; vgl. Anamnese, geburtshilfliche.

Nympho|manie (gr nymphe Braut; mania Wahnsinn) f: Bez. für Hypersexualität* bei Frauen.

O

Obliquität (lat obliquus schräg) f: s. Asynklitismus.

Ödem (gr oidema Geschwulst) n: syn. Oedema, Hydrops, Wassersucht; schmerzlose, nicht gerötete Schwellungen inf. Ansammlung wäßriger (seröser) Flüssigkeit in den Gewebsspalten, z. B. der Haut (Anasarka) und Schleimhäute; s. a. [Hirnödem]. **Ätiol./Pathol.: 1.** erhöhter hydrostatischer Druck, z. B. durch venöse Thrombose, Herzinsuffizienz, Natrium- oder Wasserretention (Schwangerschafts- oder prämenstruelle Ödeme; Steroidwirkung bei Cushing-Syndrom, Hyperaldosteronismus, Kortikoidtherapie); **2.** verminderter onkotischer Druck (Hypoproteinämie), z. B. bei nephrotischem Syndrom, enteralem Eiweißverlust, Leberparenchymschäden, Hunger; **3.** Kapillarwandschäden, z. B. bei Glomerulonephritis, entzündlichem, allergischem oder ischämischem Ö.; **4.** Störungen des Lymphabflusses als prim. (A- oder Hypoplasie der Lymphgefäße) oder als sek. Lymphödem* (Entzündung, Tumoren, Filariosen u. a.). **Formen: 1. Stauungsödem:** a) allg. kardiales Ö. mit Zyanose und Dyspnoe bei dekompensierten Herzkrankheiten, beginnt an den Knöcheln; b) örtlich, z. B. Ö. eines Beines inf. Lymph- oder Blutstauung bei Thrombose, Kompression (Tumoren), Stenose usw. **2. Renales Ö.:** hydrämisches Ö. bei Nierenleiden (mit Albuminurie), tritt zuerst im Gesicht bes. in der Gegend der Lider auf. **3. Hepatogenes Ö.:** v. a. bei Leberzirrhose inf. sinkenden kolloidosmotischen Druckes und Pfortaderstauung, meist erst nach Entwicklung von Aszites. **4. Entzündliches Ö.:** s. [Entzündung]. **5. Kachektisches Ö.:** marantisches Ö. ohne Dyspnoe, Zyanose und Albuminurie, insbes. bei konsumierenden Erkrankungen, auch bei Hungerdystrophie. **6. Angioneurotisches Ö.** (syn. Quincke-Ö.)**:** Ö. bei Polyneuritis, im hysterischem Anfall (œdème bleu, Charcot), nach Intoxikationen, Seruminjektion usw.; vgl. Trophödem. **7. Endokrines Ö.:** Myxödem[*]. **8. Idiopathisches Ö.:** generalisierte Wasserretention und -einlagerung bisher unklarer Genese, v. a. bei Frauen mit oder ohne zeitliche Zus. mit dem Menstruationszyklus. **9. Prämenstruelles Ö.:** meist im Rahmen eines prämenstruellen* Syndroms, lokal insbes. im Gesicht, an Händen und Brüsten (oft verbunden mit Mastodynie*) oder generalisiert auftretend. Vgl. [Lipödem].

Ösophagusatresie f: angeb. Verschluß der Speiseröhre; meist in Höhe der Bifurcatio tracheae, wobei fast regelmäßig eine Ösophagotrachealfistel besteht. Nachw.: i. d. R. postnatal routinemäßige Sondierung bzw. bei Verdacht röntgenologische Kontrastdarstellung: Frühoperation vor der ersten Milchmahlzeit zur Vermeidung einer Aspiration lebensrettend.

Östradiol (gr oistros Stachel, Leidenschaft) n: syn. Estradiol* (E_2); stärkstes natürliches Östrogen; Hauptbildungsort: Granulosa- und Thekazellen im Ovarium; Ö. geht unter Wir-

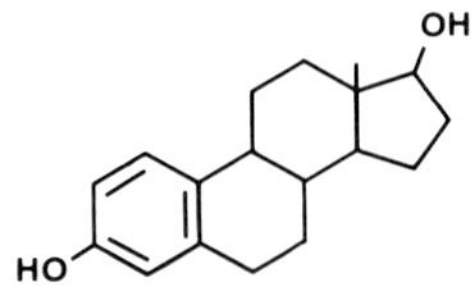

Östradiol

kung einer spezifischen Dehydrogenase leicht in Östron* über (und umgekehrt) und hat gemeinsam mit Progesteron eine zentrale Funktion im Menstruationszyklus*. **Normalwerte** (Serumspiegel in pg/ml Serum)**:** bei Frauen in der follikulären Phase des Menstruationszyklus 50 - 100, am Peak 120 - 400, in der Lutealphase 90 - 220, in der Postmenopause 0 - 55; Männer 0 - 90, Kinder in der Präpubertät 0 - 25. **Therapeutische Anw.:** in Kombination mit Gestagenen* zur Hormonsubstitution, Behandlung von Zyklusstörungen und klimakterischen Beschwerden; weitere in der Ther. verwendete Derivate: Östradiolbenzoat, -valerat und -undecylat. Vgl. Östrogene.

Östriol (INN)**:** Estriol (INN-E), 1,3,5(10)-Estratrien-3,16α,17β-triol (IUPAC); CAS-Nr. 50-27-1; $C_{18}H_{24}O_3$; MG 288,37; Abk. E_3; quant.

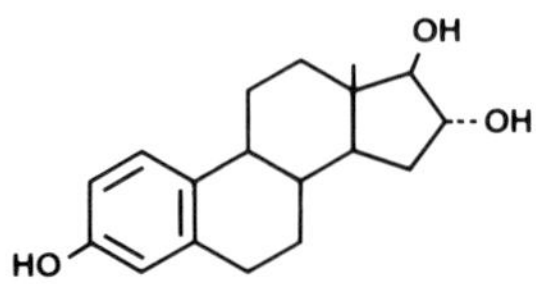

Östriol

wichtigstes Stoffwechsel- und Ausscheidungsprodukt von Östradiol* und Östron* mit schwacher Östrogenwirkung (dabei bes. ausgeprägte Effekte v. a. auf Zervix, Vagina und Vulva, geringe auf Endo- und Myometrium); wird in der Plazenta direkt oder aus vom Feten synthetisierten Vorstufen gebildet. Die Östriolbestimmung in der Schwangerschaft erlaubt eine Zustandsdiagnostik der fetoplazentaren* Einheit. Ö. ist oral nur schwach wirksam. **Therapeutische Anw.:** zur Substitution bei klimakterischen Beschwerden, lokal bei östrogenmangelbedingten Veränderungen

Östriol
Normalwerte im Serum (pg/ml)

18. SSW	2,4– 7,0	30. SSW	5,5–15,8
19. SSW	2,7– 8,0	31. SSW	5,9–17,1
20. SSW	3,0– 9,0	32. SSW	6,3–19,1
21. SSW	3,4–10,0	33. SSW	6,9–20,8
22. SSW	3,8–11,0	34. SSW	7,4–22,1
23. SSW	4,2–12,5	35. SSW	8,0–24,0
24. SSW	4,4–13,2	36. SSW	9,0–28,0
25. SSW	4,4–13,3	37. SSW	10,0–30,0
26. SSW	4,4–13,5	38. SSW	11,5–35,0
27. SSW	4,6–13,5	39. SSW	13,0–40,5
28. SSW	4,8–13,5	40. SSW	14,3–43,0
29. SSW	5,0–14,2	41./42. SSW	15,0–44,0

am Genitale, vor und nach vaginalen Operationen, auch zur Aufhellung zytologischer Abstriche u. a.

Östro|gen|ausscheidung in der Schwangerschaft: Messung der Östrogenmenge, die eine Schwangere in einer best. Zeit, z. B. in 24 Std., im Urin ausscheidet. Die Bestimmung der Harnöstrogenausscheidung gibt Auskunft über die Funktion der fetoplazentaren* Einheit (zur Überwachung einer Risikoschwangerschaft*, v. a. bei Plazentarinsuffizienz, Gestose und Diabetes mellitus). Vgl. Plazentahormone.

Östro|gene n pl: Steroidhormone* mit 18 Kohlenstoffatomen und einem ungesättigten (aromatischen) A-Ring (Steran-Ring; s. [Steroide, Abb.]). Sie werden in den Ovarien (v. a. in den Follikeln) gebildet (daher auch die frühere Bez. **Follikelhormone**), während einer Schwangerschaft auch in der Plazenta, in geringen Mengen außerdem in der Nebennierenrinde und in den Hoden. Halbwertzeit der natürlichen Ö.: etwa 60 - 90 Min. Die wichtigsten physiologischen Ö. sind **Östradiol***, **Östron*** und **Östriol***. Die biol. Aktivität nimmt in der genannten Reihenfolge um jeweils etwa den Faktor 3 ab. Ö. werden vorwiegend über die Nieren als Glukuronide ausgeschieden. Oral stark wirksam sind die **synthetischen Ö.** Äthinylöstradiol und der 3-Methyläther des Äthinylöstradiols (Mestranol). Alle Vorgänge der weiblichen Reproduktion werden durch Ö. und Gestagene gesteuert, wobei i. a. zunächst Ö. wirksam werden (Östrogen-Priming); Beispiele hierfür sind die Follikelreifung, die Auslösung der ovulatorischen Ausschüttung von LH* (positive Rückkopplung*, sog. Hohlweg-Effekt), der Eitransport, die Proliferation des Endometriums in der ersten Zyklushälfte, die Zusammensetzung der Sekrete von Uterus und Zervix und die Beschaffenheit des Vaginalepithels (vgl. Karyopyknoseindex). Ö. besitzen auch extragenitale Wirkungen (s. Tab.). **Klinische Anw.:** v. a. als Bestandteil in oralen Kontrazeptiva zur hormonalen Kontrazep-

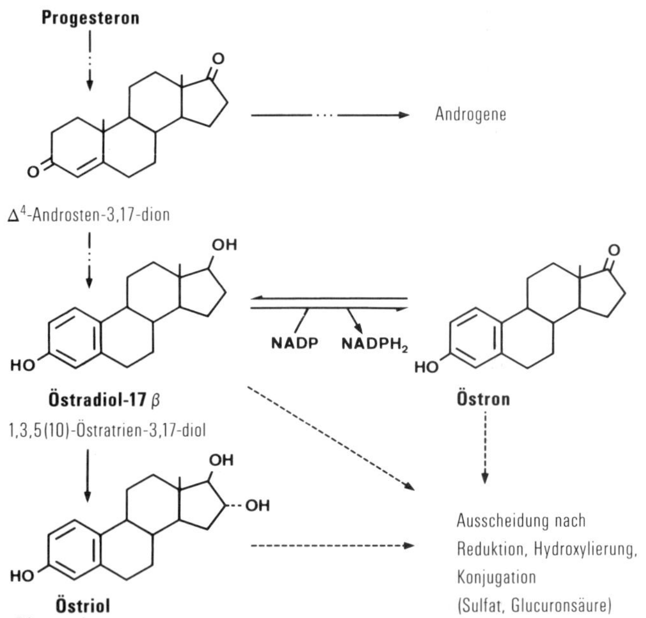

Östrogene, Biosynthese

Östrogene
Übersicht über die physiologischen Wirkungen

Funktion, Organ	Wirkung
Zentralnervensystem	Wirkung auf Hypothalamus und Hypophyse: Steigerung der LH/FSH-Sekretion, Hemmung der Sekretion von Gonadotropin-releasing-Hormon
Vagina	Vermehrung der Oberflächenzellen, Glykogeneinlagerung, Zunahme des Karyopyknose-Index
Zervix	Weitstellung von Muttermund und Zervikalkanal (Schleim: vermehrt, klar, spinnbar, Farnkrautphänomen)
Endometrium	Proliferation
Myometrium	Erhöhung von Kontraktilität und Ansprechbarkeit auf Oxytozin
Tuben	Erhöhung von Motilität und Sekretion
Ovarien	Sensibilisierung auf Gonadotropine
Mammae	Förderung des Wachstums
Stoffwechsel	Allgemein: Steigerung von Durchblutung und Zellpermeabilität, Natrium- und Wasserretention, verstärktes Wachstum, Stimulation der Proteinsynthese, Senkung der Körpertemperatur Kohlenhydrate: geringe Wirkung (Wirkung hängt von der gleichzeitigen Gabe von Gestagenen ab) Fette: Anstieg von Triglyzeriden (vermehrter VLDL-Metabolismus), Cholesterin, High-density- und Low-density-Lipoproteinen
Blutgerinnung	Anstieg der Faktoren I und VIII

tion* und in der Ther. klimakterischer Beschwerden. Vgl. Hormonrezeptoren.

Östro|gene, kon|jugierte n pl: (physiol.) die mit Schwefel- und Glukuronsäure gekoppelten und dadurch wasserlöslichen Östrogene* (wichtig für Transport und Ausscheidung); (pharmak.) die aus Stutenharn gewonnenen Gemische von Östrogenen, die zur Behandlung klimakterischer Beschwerden angewendet werden (oral wirksam).

Östro|gen-Gestagen-Test m: Verfahren zur hormonellen Diagnostik bei Amenorrhoe*, meist im Anschluß an einen negativen Gestagentest*. **Prinzip:** zyklusgerechte Verabreichung (s. Menstruationszyklus) von Östrogenen* und Gestagenen*, z. B. mittels sog. Zweiphasenpräparate. **Beurteilung:** Bei positivem Ergebnis (Abbruchblutung) ist ein reaktionsfähiges Endometrium vorhanden, die endogene Östrogenproduktion ist jedoch unzureichend; als Ursachen kommen eine zentral bedingte oder ovarielle Amenorrhoe in Frage (dd Abklärung v. a. mittels Bestimmung der Gonadotropinausscheidung, von Prolaktin*, Östrogenen, Clomiphentest*, Gonadotropintest* u. a. Stimulationstests, evtl. Chromosomenanalyse). Bei negativem Testergebnis ist das Vorliegen einer uterinen Amenorrhoe oder distalen Gynatresie* (Kryptomenorrhoe*) wahrscheinlich.

Östro|gen-Priming (engl priming Vorbereitung): s. Östrogene.

Östro|gen|re|zeptoren m pl: s. Hormonrezeptoren.

Östro|gen|test m: Verfahren zur hormonellen Diagnostik bei Amenorrhoe*, wird erst nach negativem Ausfall des Gestagentests* und Ausschluß einer Schwangerschaft durchgeführt. **Prinzip:** Nach oraler Gabe von Östrogenen* (z. B. 0,06 mg Äthinylöstradiol über 10 Tage) erfolgt nur dann eine Hormonentzugsblutung, wenn ein zur Proliferation fähiges Endometrium vorhanden ist. **Beurteilung:** Bei positivem Ergebnis (Abbruchblutung) muß geklärt werden, ob eine ovarielle Amenorrhoe (Östrogenmangel?) od. eine Störung im Hypothalamus-Hypophysen-System vorliegt (Gonadotropintest* bzw. Gonadotropinbestimmung). Bei negativem Ö. ist eine uterine Amenorrhoe (bzw. distale Gynatresie) wahrscheinlich; s. Östrogen-Gestagen-Test.

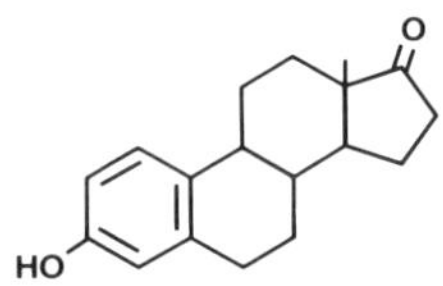

Östron

Östron (INN) n: Estronum (INN-L), Estrone (INN-E), 3-Hydroxy-1,3,5(10)-estratrien-17-on (IUPAC); CAS-Nr. 53-16-7; $C_{18}H_{22}O_2$; MG 270,36; Abk. E_1; neben Östradiol* primär im tierischen Organismus gebildetes Östrogen. Ö. und

Östron
Normalwerte im Serum (pg/ml;
Bezugsmethode: Massenspektrometrie)

Schwangere:	
1. Trimenon	350 – 2740
2. Trimenon	1820 – 7100
3. Trimenon	2100 – 12800
Nichtschwangere Frauen:	
Follikelreifungsphase	30 – 120
Lutealphase	100 – 275
Menopause	20 – 50
Männer:	20 – 55

Östradiol gehen leicht ineinander über; dabei entfaltet Östradiol eine stärkere Wirkung. Vgl. Östrogene.

Offenbarungs|pflicht: In gesetzlich bestimmten Fällen ist der Arzt verpflichtet, geheimnisgeschützte Patientendaten (unter Einhaltung der Grenzen des jeweils unbedingt Erforderlichen) Dritten zu offenbaren: Neben Auskünften im Rahmen der Sozialversicherung zur Prüfung der Leistungspflicht und zur Leistungsabrechnung und neben den im Interesse der Verbrechensverhinderung statuierten Anzeigepflichten (§§ 138, 139 StGB) gehören hierzu z. B. die aus gesundheitspolizeilichen Gründen zur Seuchenbekämpfung erlassenen Meldepflichten nach dem Bundesseuchengesetz[*], das u. a. eine Liste von meldepflichtigen Verdachts-, Erkrankungs- und/oder Todesfällen für best. Krankheiten enthält, sowie nach dem Geschlechtskrankheitengesetz, das für Erkrankungsfälle an best. Geschlechtskrankheiten* eine generelle Meldepflicht ohne Namensnennung, in besonderen Fällen jedoch eine namentliche Meldung begründet; ferner bestehen Meldepflichten nach dem Personenstandsgesetz, dem Berufskrankheitengesetz u. a. Vgl. [Anzeigerecht], [Betäubungsmittelrezept].

Ok|klusiv|pessar (lat occludere, occlusum verschließen) **n:** syn. Portiokappe; feste Kunststoffkappe, die (meist durch den Arzt) postmenstruell auf die Portio gesetzt wird, sich dort festsaugt und so ein Eindringen der Spermien aus der Vagina in den Uterus verhindert; wird vor der Menstruation wieder entfernt. Diese Methode der Kontrazeption* hat keine größere Verbreitung gefunden. Pearl-Index (aus der älteren Literatur): 7.

Olfakto|genitales Syn|drom n: syn. Morsier-Syndrom, Gauthier-Syndrom; dysraphische olfakto-ethmoido-hypothalamische Fehlbildung; es bestehen **Sympt.** des hypogonadotropen Hypogonadismus inf. Gonadotropinmangels: bei Männern eunuchoidaler, bei Frauen infantiler Habitus und primäre Amenorrhoe, genitaler Infantilismus, fehlende oder geringfügige Entwicklung der sekundären Geschlechtsmerkmale; Anosmie inf. Aplasie des Bulbus olfactorius, Schädeldysplasie, Epilepsie, Oligophrenie. Keine Geschlechtsdisposition; das Kallmann-Syndrom steht dem o. S. sehr nahe oder ist mit ihm identisch, wurde jedoch bislang nur bei männlichen Individuen beschrieben. **Diagn.:** verminderte 17-Ketosteroid- und fehlende Gonadotropinausscheidung im Urin.

Olig|amnion (gr oligos wenig, gering) **n:** auch Oligohydramnion; Verminderung des Volumens der Amnionflüssigkeit (Fruchtwasser*) unter 100 ml.

Oligo|hydr|amnie f: zu wenig Fruchtwasser; s. Oligamnion.

Oligo|menor|rhoe f: zu seltene Menstruationsblutung von normaler Dauer und Stärke mit einem Zyklusintervall von mehr als 35 Tagen. **Formen:** Die primäre O. besteht seit der Menarche, die sekundäre O. tritt später auf; bei der **Oligohypomenorrhoe** fällt die Regelblutung schwächer, bei der **Oligohypermenorrhoe** stärker als die normale Regelblutung aus. **Urs.:** verlängerte Follikelreifungsphase bei einer Corpus-luteum-Phase von meist normaler Dauer; auch anovulatorische O. kommen vor (Übergang zur hypothalamischen Amenorrhoe* möglich). **Diagnose:** u. a. Basaltemperaturmessung, Vaginalzytologie, Ausschluß begleitender endokriner Erkrankungen (z. B. Polyzystisches* Ovarialsyndrom), Psychoanamnese. **Therapie:** nicht obligat, die Hormontherapie richtet sich nach Ursache und Indikation (z. B. Kinderwunsch, symptomatische Zyklusregulierung).

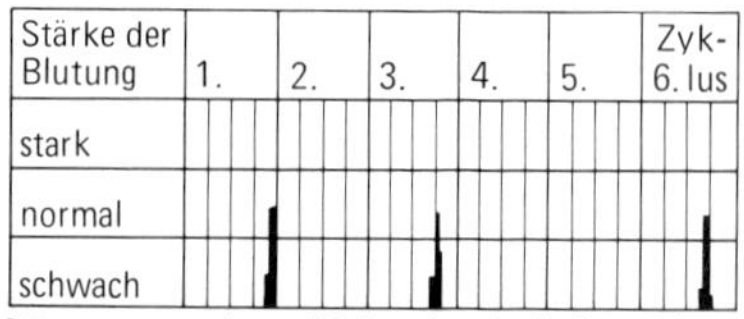

Oligomenorrhoe (Kaltenbach-Schema)

Omphalitis (gr omphalos Nabel) **f:** Nabelentzündung* der Neugeborenen.

Omphalo|pro|ptosis f: Nabelschnurvorfall* bei der Geburt.

Omphalor|rhagie f: Nabelblutung* bei Neugeborenen.

Omphalo|zele f: s. Nabelschnurbruch.

Onanie f: s. Masturbation.

Onko|gene Gene (gr onkos Geschwulst) **n pl:** geschwulsterzeugende Gene; Gene mit onkogener Potenz gehören zum Bestand der normalen somatischen Zellen und spielen wahrscheinlich eine entscheidende Rolle bei der normalen Wachstumskontrolle. Sie haben frühembryonal bes. Aufgaben, z. B. im Trophoblasten der Plazenta* für die Nidation* des Eis, die Ernährung des Feten, für die endokrine und immun. Umstimmung des mütterlichen Organismus während der Gravidität. Postnatal werden diese Funktionen durch Repression[*] der entspr. Gene aufgegeben, treten in Tumorzellen[*] aber nach der **onkologischen Genregulationstheorie** aufgrund von veränderten Regulationsmechanismen zw. Operator- und Regulatorgenen bzw. nach der **Mutationstheorie** durch direkte Veränderungen am Operatorgen[*] wieder auf. Die **Onkogenhypothese** besagt, daß diese in den Zellen vorhandene Information, die deren maligne Entartung bewirken kann, durch onkogene* Viren und andere exogene (chemische oder physik.) Karzinogene, aber auch durch versch. endogene Faktoren (z. B. Altern, Hormone) reaktiviert werden kann.

Onko|gene Viren n pl: Viren mit der Fähigkeit, in vivo oder in vitro menschliche und tierische Zellen neoplastisch zu transformieren. Onkogene Eigenschaften der Viren wurden erstmals 1911 beim Rous-Sarkom des Huhnes nachgewiesen. Bisher sind über 100 versch. Viren mit onkogenem Potential bekannt; sie sind alle Mitglieder der Virusfamilien mit doppelsträngiger DNA oder der Retroviridae (vgl.

[Virusklassifikation]). Neoplasien durch Viren entstehen nur bei immun-inkompetenten Organismen; die Transformation erfolgt möglicherweise durch Dysregulation zellulärer onkogener* Gene oder durch Einschleusung fremder Onkogene in die Zelle. Mit der menschlichen Tumorpathogenese werden u. a. folgende Viren in Verbindung gebracht: Herpes-simplex-Virus Typ 2 (Zervixkarzinom), Zytomegalievirus (Karzinome des Urogenitaltrakts, Kaposi-Sarkom), humane Papillomaviren (Zervixkarzinom), Retroviren (HLV 1,2; Humane T-Zell-Lymphome).

Onko|logie (gr logos Lehre) f: Lehre v. den Geschwulstkrankheiten.

Onko|logische Nachsorge|register n pl: s. Krebsregister.

Oo|genese (gr oon Ei; genesis Entstehen, Werden) f: auch Ovogenese, Entwicklung der Eizelle*; Urkeimzellen (s. Gametogenese) differenzieren sich beim weiblichen Embryo in der 5. Woche zu **Oogonien** und vermehren sich mitotisch bis zum 5. Monat, wo sie ihre maximale Anzahl (ca. 6 Mill.) erreichen. Die Mehrzahl der Oogonien gehen bis zur Geburt zugrunde, etwa 700 000 bis 2 Mill. Oogonien differenzieren sich zw. dem 3. und 7. Monat zu **primären Oozyten**, die sich bei der Geburt in einem Ruhestadium zw. Prophase und Metaphase der ersten Reifungsteilung befinden (sog. Diktyotänstadium) und, von Epithelzellen umgeben, Primärfollikel im Ovarium bilden. Bis zu Beginn der Pubertät vermindert sich die Anzahl primärer Oozyten auf ca. 40 000, von denen im Lauf der folgenden Jahre bis zur Menopause etwa 400 nach Follikelreifung* im Rahmen des Ovarialzyklus* die erste Reifeteilung vollenden, wobei eine **sekundäre Oozyte** und ein erstes **Polkörperchen** entstehen. Die zweite Reifeteilung beginnt unmittelbar danach und wird nur abgeschlossen, wenn die Eizelle befruchtet wird; vgl. Befruchtung.

Oo|gonien (gr gone Erzeugung) n pl: Ureier; s. Oogenese.

Oo|lemma (gr lemma Hülle) n: syn. Membrana pellucida, Zona pellucida, Eihülle; Membran aus extrazellulären Glykoproteinen, die von Follikelzellen des Ovars gebildet wird und die Eizelle* umgibt; vgl. Follikelreifung.

Oo|phoritis f: Eierstockentzündung; selten isoliert, meist zusammen mit einer Salpingitis* als sekundäre Erkrankung, fast nie primär auftretend. **Ätiol.:** aszendierende Infektion oder lymphogen bzw. hämatogen (z. B. bei Sepsis), ferner bei Peritonitis. **Formen: 1.** meist parenchymatöse Form (z. B. infolge Erkrankung des Follikelapparats, Ausbildung von Follikel- und Corpus-luteum-Abszessen oder entzündlicher Atrophie); **2.** exsudativ-interstitielle Form (serös, eitrig, hämorrhagisch); **Sympt.:** wie bei Salpingitis.

Oo|phoron (gr oophoros Eier tragend) n: Eierstock, Ovarium*, Ovar.

Oo|zyten m pl: syn. Ovozyten; s. Eizelle.

Operation f: Abk. Op.; zu diagn. und/oder therap. Zwecken durchgeführter chir. (daher meist blutiger) Eingriff in den lebenden menschlichen Organismus und damit in die körperliche Integrität des Betroffenen. Die O. gilt rechtlich als Körperverletzung*; ein operierender Arzt bedarf zu seiner Rechtfertigung daher grundsätzlich der Einwilligung* des Betroffenen zu einem Eingriff. Vgl. Aufklärungspflicht.

Operative Entbindung: Die Notwendigkeit einer operativen Geburtsbeendigung, d. h. einer künstlichen Entbindung, kann sich aus kindlicher oder mütterlicher Indikation ergeben und umfaßt neben dem Einsatz versch. Hilfsmittel zur Entwicklung des Kindes (Geburtszange*, Vakuumextraktor*) auch Wendungsmanöver (s. Wendung) mit nachfolgender Extraktion und chir. Eingriffe (Episiotomie*, Schnittentbindung*; s. Tab.).

Oral|verkehr: orogenitaler Geschlechtsverkehr mit oraler Stimulation der Vulva (Cunnilingus*) oder des Penis (Fellatio*).

Orangen|schalen|haut: Apfelsinenschalenhaut, (frz) peau d'orange; im Rahmen der Zellulitis* auftretende Veränderung des subkutanen Fettgewebes, v. a. in der Glutäal- und Oberschenkelregion bei adipösen jüngeren Frauen: Die Haut wirkt beim Zusammenziehen induriert, die Follikelöffnungen sind vergrößert; vgl. Mammakarzinom.

Organo|genese (gr organon Werkzeug; genesis Entstehung) f: (embryol.) Wachstum und Differenzierung der Zellen der dreiblättrigen Keimscheibe* zu embryonalen Organanlagen in den ersten 12 Lebenswochen (s. Abb. S. 192).

Orgasmus (gr orgaein schwellen, strotzen) m: Höhepunkt und (meist) Befriedigung sexueller Erregung, i. d. R. beim Geschlechtsverkehr* oder bei der Masturbation*; **physiol. Reaktionen:** Beim O. kommt es zu unwillkürlichen Muskelkontraktionen insbes. im Genitalbereich, aber auch im übrigen Körper; daneben Steigerung der Herzfrequenz, Blutdruckanstieg, Zunahme v. Atemfrequenz und -tiefe sowie versch. ausgeprägte Bewußtseinsveränderungen, bei Männern gefolgt von einer Refraktärperiode mit geringer sexueller Erre-

Operative Entbindung
Methodenwahl bei gegebener Indikation in Abhängigkeit vom Stand der Leitstelle

Methode	Leitstelle Beckeneingang	Beckenmitte	Beckenboden
Schnittentbindung	●	●	
Zangenextraktion		●	●
Vakuumextraktion		●	●
Große Episiotomie			●

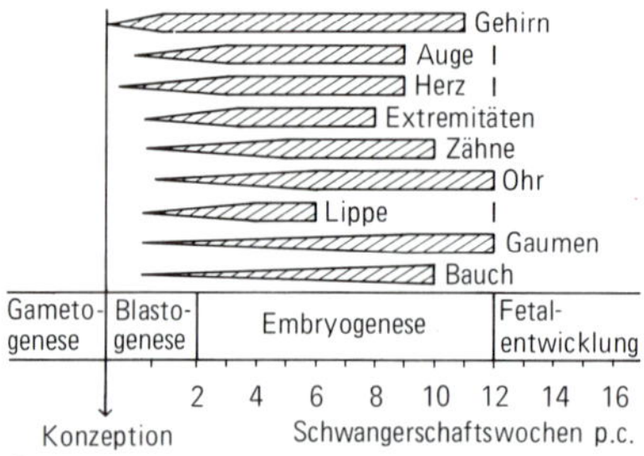

Organogenese:
Zeitlicher Ablauf der Entstehung ausgewählter Organanlagen

gungsempfindlichkeit (s. Reaktionszyklus, sexueller). Beim männlichen Geschlecht sind Orgasmen mit Eintritt der Geschlechtsreife generell von einer Ejakulation* begleitet; beim weiblichen Geschlecht wird z. T. eine Sekretion paraurethraler Drüsen beobachtet (s. Gräfenberg-Zone). Vgl. Anorgasmie, Funktionsstörungen, sexuelle.

Orgasmus|phase f: s. Reaktionszyklus, sexueller (Tab.).

Orgasmus|störungen: s. Funktionsstörungen, sexuelle.

originär: Bez. für das glatte Epithel der normalen, unveränderten Portioschleimhaut; s. Kolposkopie.

Os coccygis (gr os, ossis Knochen) n: s. Steißbein.

Osiander-Zeichen (Johann F. O., Gyn., Göttingen, 1787-1855): Schwangerschaftszeichen*; deutlich fühlbare Pulsation am Zervixrand im ersten und zweiten Schwangerschaftsmonat.

Os pubis n: Schambein; Teil des Os coxae. Teile: Corpus, Ramus inferior und superior.

Os sacrum n: s. Kreuzbein.

Ossi|fikations|kern: Knochenkern, von dem die enchondrale Ossifikation ausgeht, z. B. in der Epiphyse der langen Röhrenknochen (Biclard-Knochenkern in der distalen Femurepiphyse). Forensisch wichtig zur Altersbestimmung von Feten und Kindesleichen.

Osteo|porose (gr poros Loch) f: quant. Verminderung des Knochengewebes bei erhaltener Knochenstruktur durch gesteigerten Knochenabbau und/oder verminderten -anbau, begleitet von vermehrtem Auftreten heparinhaltiger Mastzellen im Knochenmark; abzugrenzen von der altersentsprechenden Osteopenie. **Ätiol.:** weitgehend ungeklärt. **Kalziumtheorie:** primäre Kalzium- oder Knochenstoffwechselstörung; nach Kalziumgaben konnte bisher jedoch keine Reossifizierung eines osteoporotischen Knochens nachgewiesen werden. **Östrogenmangeltheorie:** Mit Eintreten der Menopause und abnehmender Östrogenproduktion kann bei individueller Disposition eine O. auftreten (Involutionsosteoporose). **Einteilung** nach pathogenetischen Aspekten: **1. Primäre O.** mit Überwiegen der Osteoklastentätigkeit und Störung der neg. Rückkopplung* zw. Serumkalziumspiegel (↑) und Parathormonsezernierung (↓), beteiligt meist gleichmäßig das ganze Skelett; **a)** juvenile Form (v. a. in der Schwangerschaft); **b)** senile Form (klinische Manifestation bei etwa 25% aller Frauen im Klimakterium). **2. Sekundäre O.**, beginnt meist am Stammskelett und schreitet zentrifugal fort; häufig Spontan- oder Klopfschmerz der betroffenen Knochen, diffuse Rückenschmerzen, Wirbelkörperkompressionsfrakturen mit BWS-Kyphose und Bauchfalten durch Körperverkürzung, pathol. Frakturen (insbes. Schenkelhalsfrakturen). **Diagn.:** (röntg.) allg. Rarefizierung der Kom-

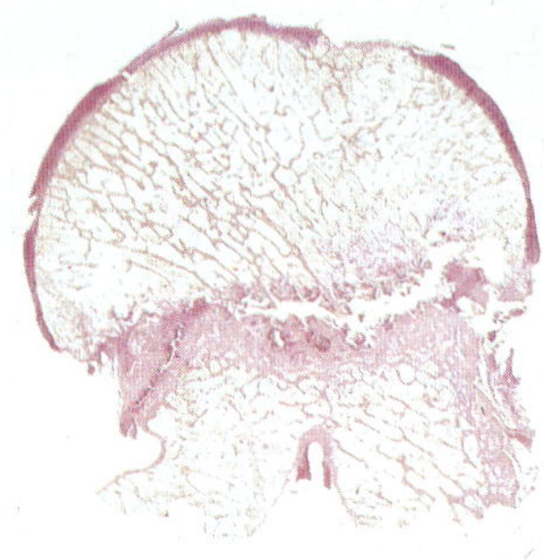

Osteoporose:
Histologischer Schnitt durch einen subkapital gebrochenen Oberschenkelkopf bei fein- und grobmaschiger Auflockerung der Knochenbälkchenstruktur

pakta vom Markraum her (Längsstreifung), Strukturatrophie im Spongiosabereich (Aufhellungen, erst bei 30 - 50% Kalkverlust sichtbar), oft Wirbeldeckplatteneinbrüche (Fischwirbelbildung[*]). Frühdiagn. nicht möglich. **Labor:** Kalzium, Phosphor, alkalische Phosphatase im Serum normal; evtl. Beckenkammbiopsie (hist. Untersuchung). **Prophylaxe:** Östrogensubstitution bei gefährdeten Frauen in der Postmenopause. Problematisch ist die Früherkennung einer O. bei Frauen mit erhöhtem Kalksalzverlust (Risikogruppe). **Ther.:** bei manifester O. mit Knochenschmerzen wird die Anw. von Fluorid empfohlen, ggf. zusätzlich Analgetika. **DD:** primärer Hyperparathyreoidismus[*], Osteomalazie[*], Osteogenesis[*] imperfecta, diffuse Metastasierung* in das Skelettsystem bei bösartigen Erkrankungen.

Ostium abdominale tubae uterinae (lat ostium Eingang) n: Öffnung des Eileiters* in die Bauchhöhle; s. a. Infundibulum tubae uterinae.

Ostium ureteris n: schlitzförmige Einmündungsstelle eines Harnleiters in die

Harnblase; durch die Plica interureterica mit demjenigen der Gegenseite verbunden. Die beiden Ostien bilden mit dem Beginn der Harnröhre (Ostium urethrae internum) Eckpunkte des Blasendreiecks (Trigonum vesicae; s. [Harnblase]).

Ostium urethrae externum et internum n: äußere und innere Öffnung der Harnröhre; s. Urethra.

Ostium uteri n: äußerer Muttermund; s. Uterus.

Ostium uterinum tubae uterinae n: Öffnung des Eileiters in die Uterushöhle.

Ostium vaginae n: die in den Scheidenvorhof (Vestibulum* vaginae) mündende Scheidenöffnung.

Oszillationen f pl: auch Fluktuationen; bei der instantanen* Herzschlagregistrierung des Feten auftretende, wehenunabhängige, **kurzfristige** Schwankungen der fetalen Herzschlagfrequenz; nach dem Ausmaß dieser Schwankungen (Bandbreite, Amplitude der Frequenzschwankungen) werden versch. Oszillationstypen unterschieden, die zur Erkennung intrauteriner Notsituationen geeignet sind, s. Übersicht. Weitere Unterteilung nach der Häufigkeit der O. (Zahl der Umkehrpunkte/Min.). Vgl. Kardiotokographie.

Ovar (lat ovum Ei) n: Oophoron, Eierstock, Ovarium*.

Ovar|ek|tomie f: op. Entfernung eines (sog. Semikastration) oder beider Eierstöcke (Kastration*).

Ovarial|abszeß m: eitrige Einschmelzung des Ovarialgewebes durch hämatogene oder direkte (u. a. aszendierende oder „übergeleitete") Infektion, z. B. bei Salpingitis, Pelveoperitonitis, Appendizitis.

Ovarial|bi|opsie f: Probeexzision aus dem Ovarium* (v. a. als Stanzbiopsie unter laparoskopischer Sicht oder als Keilexzision durch Laparotomie), z. B. zur hist. Klärung bei Verdacht auf Ovarialhypoplasie.

Ovarial|fibrom m: gutartiger, vorwiegend einseitig auftretender mesenchymaler Tumor des Ovars (s. Ovarialtumoren), geht von den Stromazellen aus und besteht vorwiegend aus faserreichem Bindegewebe; **Vork.:** bevorzugt bei Frauen nach der Menopause. Das O. wächst langsam, kann Kindskopfgröße erreichen und ist meist gestielt; größere Tumoren neigen zu Erweichung und Ausbildung zystischer Hohlräume. Bei etwa einem Viertel der Pat. entwickelt sich ein Meigs*-Syndrom. **Ther.:** Entfernung des betroffenen Ovars. Vgl. Adenofibrom.

Ovarial|gravidität f: Extrauteringravidität* im Ovar; meist intrafollikulär; nach entzündlichen oder endometriotischen Veränderungen evtl. oberflächlich; es kommt meist bis zur 6. - 7. Woche zur Ruptur unter dem klinischen Bild des akuten* Abdomens.

Ovarial|hormone n pl: Bez. für die im Eierstock gebildeten Hormone, v. a. Östrogene* und Gestagene*, aber auch Androgene*; vgl. Menstruationszyklus.

Ovarial|hypo|plasie f: seltene Form der primären Ovarialinsuffizienz* mit kleinen, par-

Oszillationen
Schwankungstypen der fetalen Herzfrequenz (FHF) im Kardiotokogramm

Oszillationstyp	Bezeichnung	Oszillationsamplitude (Δ FHF; Schläge/Min.)	Oszillationsfrequenz (Änderungen der FHF/Min.) < 2 (langsam)	≥ 2–< 6 (mittel)	≥ 6 (schnell)	Bewertung
III	saltatorisch	≥ 25	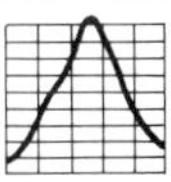 IIIa	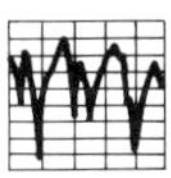 IIIb	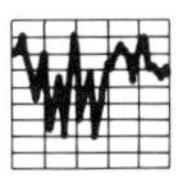 IIIc	normaler Zustand
II	undulatorisch	≥ 10–< 25	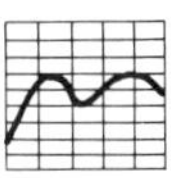 IIa	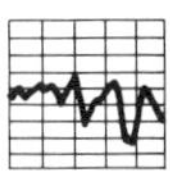 IIb	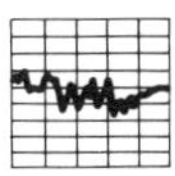 IIc	evtl. Nabelschnursymptom
I	eingeschränkt undulatorisch	≥ 5–< 10	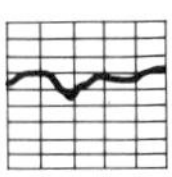 Ia	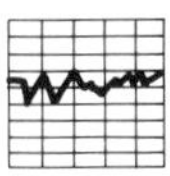 Ib	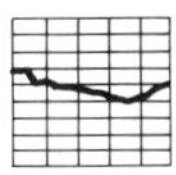 Ic	Weckversuch positiv: Medikamentenwirkung; Schlafzustand des Feten
0	silent	< 5	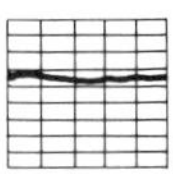 0a	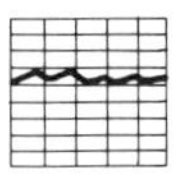 0b	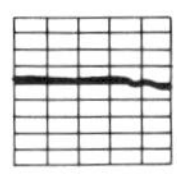 0c	Weckversuch negativ: fetale Hypoxie

enchymarmen Ovarien und Verminderung oder völligem Fehlen des Keimepithels; vorhandene Primärfollikel sprechen auf Gonadotropine nicht an, es werden keine oder nur geringe Mengen an Östrogenen* gebildet. **Folge:** Unterentwicklung des Genitale und der sekundären Geschlechtsmerkmale, hypergonadotrope Amenorrhoe*, Sterilität*.

Ovarial|in|suffizienz f: primäre (z. B. inf. Ovarialhypoplasie*) oder sekundäre (hypophysär-hypothalamisch, auch psychogen bedingte) Funktionsschwäche (Unterfunktion) der Ovarien; daneben Unterscheidung in: **1. generative O.:** Fehlen der generativen Funktion des Eierstocks (Ausbleiben von Follikelreifung, Follikelsprung, Ovulation und Bildung des Corpus luteum); **2. vegetative O.:** Fehlen der vegetativen Funktion des Eierstocks, d. h. Ruhen jeglicher inkretorischer Leistung (Synthese weiblicher Sexualhormone), höchster Grad der O.; Folge: Atrophie von Uterus, Vagina, Vulva und Mamma. Vgl. Ovarialzyklus, Amenorrhoe, Hypophysenvorderlappeninsuffizienz, Hyperprolaktinämie, Hypogonadismus, Sterilität.

Ovarial|karzinom n: s. Ovarialtumoren.

Ovarial|kystom n: Cystoma ovarii; s. Kystadenom.

Ovarial|tumoren m pl: echte Geschwülste (Blastome) des Eierstocks (Ovarium*), sind dd abzugrenzen von den Ovarialzysten*; **Einteilung: 1.** primäre epitheliale O. (über 70%): seröse, muzinöse, endometrioide und klarzellige, sowohl gutartige als auch (potentiell) bösartige Tumoren, v. a. Kystadenom*, Kystadenokarzinom*, Brenner*-Tumor. Eine bes. Gruppe bilden die undifferenzierten Ovarialkarzinome, deren Zellen hist. keinem best. Muttergewebe zuzuordnen sind; **2.** primäre mesenchymale O.: v. a. Ovarialfibrom*; vgl. Adenofibrom; **3.** Sex-cord-Tumoren, leiten sich von den Keimleisten ab; man unterscheidet weibliche (Granulosazelltumor*, Thekazelltumor*), männliche (Androblastom*) und Mischformen (Gynandroblastom*); **4.** Keimzelltumoren, bestehen entweder aus unreifen Keimzellen (Dysgerminom*, Gynandroblastom*) oder aus embryonalen (Teratom*, Dermoid*, Struma* ovarii, Embryonalkarzinom*, Polyembryom*) bzw. extraembryonalen Zellen (endodermaler* Sinustumor, malignes Chorionepitheliom*); **5.** metastatisch entstandene sekundäre O., v. a. bei Mammakarzinom, Karzinomen des Gastrointestinaltraktes (Krukenberg*-Tumor), Korpuskarzinom.

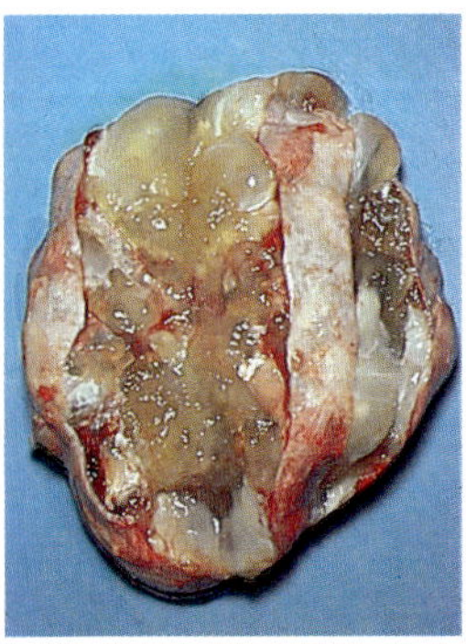

Ovarialtumoren:
Von zäh-gallertigem Schleim gefülltes, multilokuläres muzinöses Kystadenom

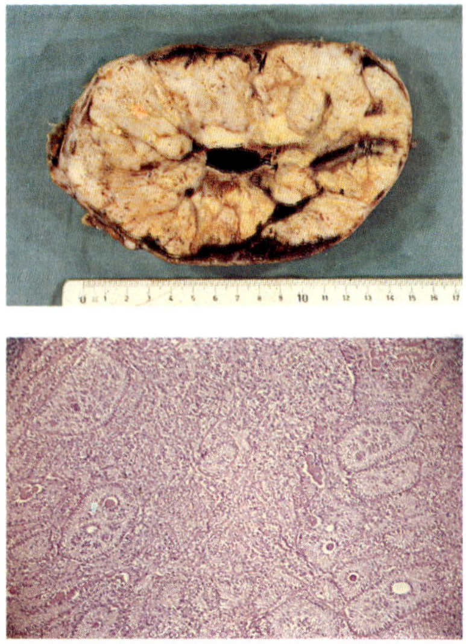

Ovarialtumoren:
Sex-cord-Tumor des Ovars, makroskopisches Präparat (oben) und histologischer Schnitt (unten)

Jeder dritte Ovarialtumor ist oder wird ein Karzinom!

O. verursachen zu Beginn ihrer Entwicklung unabhängig von ihrer Dignität keine charakteristischen Frühsymptome! Faßbare **Sympt.** treten erst relativ spät auf; hierbei handelt es sich v. a. um Zyklusstörungen*, Dysmenorrhoe* bzw. Blutungen in der Postmenopause (Leitsymptome bei hormonbildenden O.), unklare diffuse Unterleibsbeschwerden, eine Zunahme des Leibesumfangs und Beeinträchtigungen des Allgemeinbefindens. **Diagn.:** bimanuelle* Untersuchung, Douglas-Lavage (Lavage*-Zytologie), Ultraschalldiagnostik, Laparoskopie, Probelaparotomie, Computertomographie. **DD:** v. a. Uterusmyom, intrauterine und Extrauteringravidität, Darmtumoren. **Kompl.:** Stieldrehung*, Ruptur (u. U. Peritonealkarzinose*, Pseudomyxoma* peritonei). **Ther.:** Jeder klinisch nachgewiesene Ovarialtumor muß operativ entfernt und hist. beurteilt werden! Das Ausmaß des Eingriffs wird v. a. von der Art des Tumors bestimmt (u. U. Zweitoperation mit Entfernung beider Adnexe, Hysterektomie u. a.); ggf. adjuvante Ther. mit Zytostatika*. Vgl. Second look operation, Regad-Syndrom, Rosenfeld-Syndrom.

Ovarial|zyklus m: v. a. unter dem Einfluß von Gonadotropinen* im Ovarium stattfindender Prozeß der Follikelreifung* (Östrogenproduktion), Ovulation* und Bildung des Corpus* luteum (Progesteronproduktion); vgl. Menstruationszyklus.

Ovarial|zysten f pl: im Ovarium* lokalisierte funktionelle bzw. Retentionszysten* unterschiedlicher Urs., insbes. Follikelzyste*, Corpus*-luteum-Zyste, Luteinzyste* und Teerzyste*; die klinische Sympt. ähnelt der bei echten zystischen Ovarialtumoren*, von denen sie dd abzugrenzen sind; vgl. Parovarialzysten, Polyzystische Ovarien.

Ovarien, große, graue n pl: s. Polyzystisches Ovarialsyndrom.

Ovario|lyse f: Form der Sterilitätsoperation: Durchtrennung von Verwachsungen am Eierstock.

Ovario|tomie f: Ovaritomie, „Eierstockschnitt"; op. Entfernung von Eierstockgewebe.

Ovarium n: Oophoron, Eierstock, weibliche Keimdrüse; pflaumengroßes Organ, paarig aufgehängt unterh. der Tube in einer schmalen Bauchfellduplikatur (Mesovarium) zw. Uterusfundus und seitlicher Beckenwand, besteht aus einer peripheren Rindenschicht (mit den

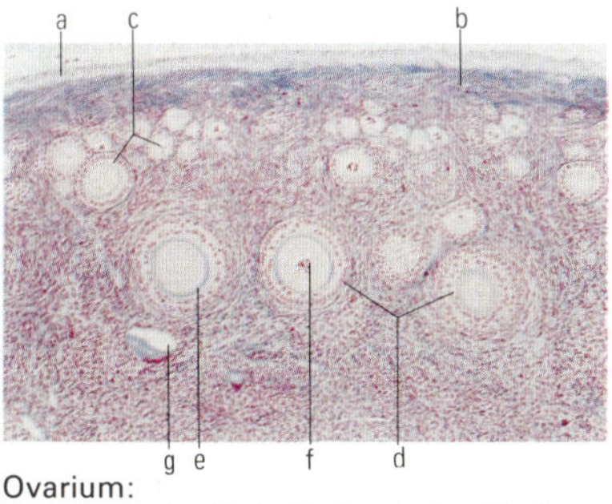

Ovarium:
Histologischer Schnitt durch das Rindengebiet eines Ovars (Azan-Färbung); a: Oberflächenepithel; b: Tunica albuginea; c: Primärfollikel in verschiedenen Wachstumsphasen; d: Sekundärfollikel; e: Zona pellucida einer Eizelle; f: Kern einer Eizelle; g: atretischer Follikel

Eifollikeln, kleinen, kugeligen bis erbsengroßen Gebilden) und der zentralen Markschicht. Es ist zu unterscheiden zw. der generativen und der vegetativen Funktion des Ovarium. **Generative Funktion:** Produktion von befruchtungsfähigen Eiern (Follikelreifung, Follikelsprung, Ovulation, Gelbkörperbildung). **Vegetative Funktion:** Hormonbildung; Bildung der Östrogene* und Gestagene* (Progesteron) sowie geringer Mengen von Androstendion. Vgl. Eizelle, Ovarialinsuffizienz.

Oversuppression syndrome (engl): auch (engl) post pill amenorrhoea; über 6 Monate andauernde Amenorrhoe* nach Beendigung einer hormonalen Kontrazeption*, wurde v. a. bei Anwendung gestagenbetonter Ovulationshemmer (häufig nach mehrmaliger Injektion einer sog. Dreimonatsspritze) und bei Frauen mit bes. Prädisposition (anamnestisch späte Menarche, Oligomenorrhoe, anovulatorische Zyklen) beobachtet; die Existenz eines O. s. (zu starke bzw. langdauernde Suppression der Ovarialfunktionen als Folge der Kontrazeption) ist umstritten, da es nach neueren Untersuchungen nicht häufiger vorkommen soll als sekundäre Amenorrhoen aus anderer Urs.

Ovo|gonien n pl: syn. Oogonien*, Ureier.

Ovo|testis m: syn. Testovar; Gonadenanlage der echten Zwitter (s. Hermaphroditismus verus), weibliche und männliche Keimzellen in unausgereiften Vorstadien; intraabdominale Lokalisation auf der Bahn des Descensus testis, u. U. nur einseitig (andere Seite mit Ovar oder Hoden); vgl. Intersexualität.

Ovo|zyten m pl: syn. Oozyten; s. Eizelle.

Ovula Nabothi n pl: Retentionszysten* auf der Portiooberfläche; entstehen durch Überwachsen von Drüsenausführungsgängen ektropionierter Zervixschleimhaut.

Ovulation f: die bei der geschlechtsreifen Frau mit einem 28tägigen Menstruationszyklus* normalerweise etwa am 15. Tag nach Einsetzen der Menses erfolgende Ausstoßung einer reifen Eizelle* aus dem Graaf*-Follikel des Ovarium* nach Follikelsprung*; vgl. Ovulationstests, Ovulationsinduktion, Präovulatorische Phase, Konzeptionsoptimum.

Ovulations|auslöser: s. Ovulationsinduktion.

Ovulations|blutung: syn. Mittelblutung; Sonderform der zyklischen Zwischenblutungen*; nicht selten zu beobachtende geringe Blutung aus dem Endometrium zum Zeitpunkt der Ovulation häufig in Verbindung mit einem

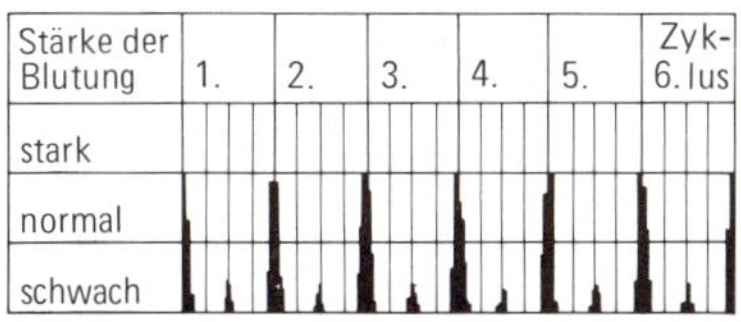

Ovulationsblutung (Kaltenbach-Schema)

Mittelschmerz*; Folge eines verstärkten Östrogenabfalls zu dieser Zeit.

Ovulations|hemmer: umgangssprachlich auch Antibabypille; s. Kontrazeption, hormonale.

Ovulations|in|duktion f: (gyn.) Verfahren zur medikamentös-hormonalen Auslösung einer Ovulation* (z. B. einmalige Applikation von 5000 I. E. HCG nach Stimulierung der Follikelreifung mit Clomiphen und/oder HMG, Cyclofenil oder Epimestrol); **Anw.:** v. a. bei weiblicher Sterilität* inf. Anovulation und bestehendem Kinderwunsch; führt bei Erfolg gehäuft zu einer Mehrlingsschwangerschaft (Risikoschwangerschaft). Die O. ist heute auch bei der In*-vitro-Fertilisation von Bedeutung.

Ovulations|methode f: syn. Zervixschleimmethode; s. Billings-Ovulationsmethode.

Ovulations|termin m: s. Ovulation, Ovulationstests, Menstruationszyklus.

Ovulations|tests m pl: Untersuchungen und klinische Beobachtungen, die es erlauben, eine Ovulation* nachzuweisen, z. B. Beobachtung von Basaltemperatur*, Zervixschleim*, Muttermundweite und Hormonbestimmungen, u. a. Nachweis eines LH-Peaks, eines Progesteronanstiegs im Serum synchron mit dem Anstieg der Basaltemperatur und Plateaus bis kurz vor Menstruation*, einer erhöhten Pre-

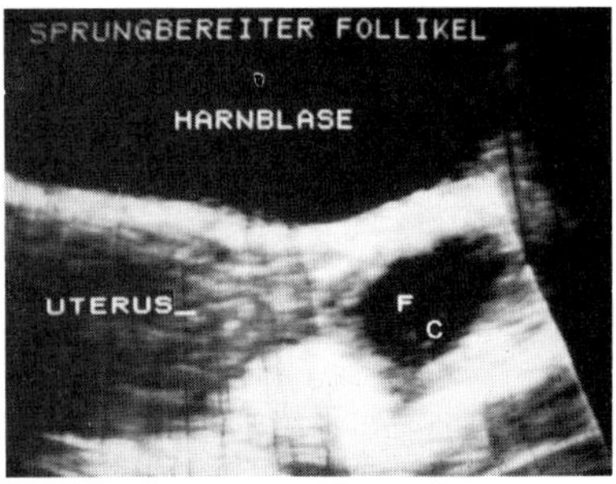

Ovulationstests:
Nachweis der Ovulation durch Ultraschall; Längsschnitt durch einen Follikel mit 2,1 cm Durchmesser (F); C: Cumulus oophorus

gnandiolausscheidung im Harn zw. 22. und 24. Zyklustag; bedingt verwertbar ist der Östrogenspiegel im Serum mit deutlichen Peaks in der Follikel- und Corpus-luteum-Phase des Menstruationszyklus*. Als sicherer Nachweis gilt nur die direkte Beobachtung der Ovulation unter Laparoskopie bzw. indirekt mittels Ultraschalldiagnostik.

Ovulations|zentrum n: im vorderen Hypothalamus lokalisiert; soll verantwortlich sein für den Rhythmus der zyklischen Gonadenfunktion durch die rhythmische Freisetzung des LH-Gipfels zum Zeitpunkt der Ovulation*.

Ovulum (Dim. von lat ovum Ei) n: kleines Ei; s. Ovula Nabothi.

Ovum (lat Ei) n: Ei; s. Eizelle.

Oxy|tocin (INN) n: Oxytocinum (INN-L), Oxytocin (INN-E); Hypophysenhinterlappenhormon; CAS-Nr. 50-56-6; $C_{43}H_{66}N_{12}O_{12}S_2$; MG 1007,23; syn. Oxytozin*.

Oxy|tozin n: syn. Oxytocin* (INN); Nonapeptid bekannter Struktur, MG 1007; wird im Nucleus supraopticus und Nucleus paraventricularis des Hypothalamus gebildet und im Hypophysenhinterlappen (HHL) gespeichert. Die Ausschüttung wird durch Reizung der Genitalorgane, deren Dehnung bei der Geburt, den Saugakt sowie visuelle und olfaktorische Reize stimuliert. **Wirkung:** Milchejektion; Kontraktion der myoepithelialen Elemente in den Ausführungsgängen der Milchdrüsen (Mamma); Myometriumkontraktion (Uterus); während Östrogene* die Uterusempfindlichkeit gegenüber O. erhöhen, wird sie durch Progesteron (Gestagene) gesenkt. Während einer Schwangerschaft ist die Uterusempfindlichkeit gegenüber O. sehr gering, kurz vor, während und nach der Geburt dagegen sehr hoch (Laktation*); Abbau durch Oxytozinase*.

Oxy|tozinase f: L-Zystin-Aminopeptidase; wahrscheinlich in der Plazenta, während der Schwangerschaft in steigenden Mengen gebildetes, Oxytozin* abbauendes Enzym; das Verhältnis von O. zu Oxytozin im Organismus hat physiol. Bedeutung für das Ingangkommen der Wehen. O. gilt als biochemischer Parameter zur Prüfung der Plazentafunktion; verminderte Aktivität im mütterlichen Serum bei intrauteriner Mangelentwicklung*, erhöhte bei Schwangerschaftsdiabetes* und Rhesusinkompatibilität.

Oxy|tozin|belastungs|test m: Abk. OBT; Methode zur Früherkennung eines Sauerstoffmangels inf. chronischer Plazentainsuffizienz in der Spätschwangerschaft. **Prinzip:** mittels Kardiotokographie* nachgewiesene Veränderungen der fetalen Herzfrequenz in Form von Spättiefs (s. Wehenreaktionstypen) während Oxytozin-induzierter Uteruskontraktionen weisen auf einen drohenden O_2-Mangel hin.

P

PA: Abk. f. **1.** **P**rimär**a**ffekt der Syphilis*; **2.** Perniziöse[*] **A**nämie; **3.** **P**eridural**a**nästhesie*.

Paar|therapie f: s. Sexualtherapie.

PAG: Abk. für (engl) **p**regnancy **a**ssociated **g**lycoproteine, schwangerschaftsassoziiertes α_2-Glykoprotein; s. Schwangerschaftsproteine.

Paget-Krankheit (James P., Chir., London, 1814-1899): **1.** Osteodystrophia[*] deformans; **2.** sog. Krebsekzem der Brust, Paget-Krebs: sehr seltene, meist einseitig auftretende, langsam progrediente ekzemähnliche Veränderung der (weiblichen) Brustwarze und des Warzenhofs durch intraepidermale Ausbreitung von Zellen eines Adenokarzinoms der Milchdrüsenausführungsgänge (Paget-Zellen). Bei Männern extrem selten. Initial scharf begrenzter, rundlicher Herd mit geröteter, schuppender, nässender, evtl. krustöser Oberfläche, bei längerem Bestand sinkt die Brustwarze ein. In einem Teil der Fälle findet sich gleichzeitig ein Mammakarzinom durch Einwachsen in den Milchdrüsenkörper, gelegentlich Metastasierung in regionale Lymphknoten. Die Prognose ist wegen des langsamen Wachstums bei rechtzeitiger (chir.) Therapie günstiger als beim Mammakarzinom. Seltene **Sonderform: Extramammäre Paget-Krankheit**, sog. bowenoide Papulose, sehr seltenes Karzinom der Ausführungsgänge apokriner Schweiß-

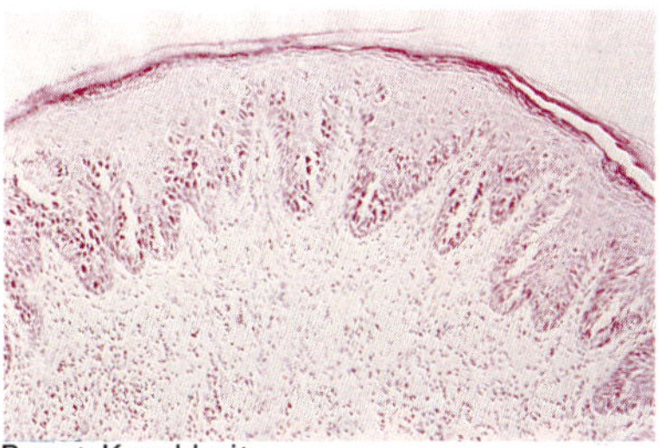

Paget-Krankheit:
Extramammäre Lokalisation, sog. bowenoide Papulose; histologisches Präparat eines Befundes an der Vulva

drüsen im Anogenitalbereich, in den Achselhöhlen und periumbilikal. Bei anogenitaler Lokalisation sind nicht selten Genital- oder Intestinaltumoren gleichzeitig vorhanden. **DD:** Ekzem (zeigt papulo-vesikulöse Herde in der Umgebung und tritt i. d. R. beidseits auf), Skabies, Bowen-Krankheit.

Paget-Zellen: für die Paget*-Krankheit typische, große Zellen mit großem Zellkern und hellem, glykogenhaltigem Zytoplasma; wachsen und wandern zunächst ausschließlich im Stratum germinativum der Epidermis[*] und durchbrechen erst spät die Basalmembran.

Palpation (lat palpare tasten) f: Untersuchung durch Betasten; z. B. der weiblichen Brust (Krebsvorsorge).

Panzer|krebs: Cancer* en cuirasse.

Pap.: Abk. f. Papanicolaou-Färbung; s. Zytodiagnostik.

Papanicolaou-Abstrich (George P., Anat., New York, 1883-1962): zytologischer Abstrich mittels Watteträger von Portiooberfläche und Zervikalkanal mit anschließender Spezialfärbung (s. Papanicolaou-Färbung). Technik und Auswertung der so angefertigten Ausstriche: s. Zytodiagnostik.

Papanicolaou-Färbung: Spezialfärbemethode für die Zytodiagnostik*. Die 1942 von Papanicolaou angegebene Methode wird auch heute noch routinemäßig benutzt. Nach Fixation der Abstriche in 96%igem Äthyl- oder 99%igem Isopropylalkohol erfolgt eine Kernfärbung mit Hämatoxylin (Haris), gefolgt von einer kombinierten Plasmafärbung mit Orange G6 und Polychromfarbstoff. Die Kernfärbung ermöglicht die Beurteilung der Kernstrukturen (Größe, Form und Chromatingehalt) zur Festlegung des Karyopyknoseindex* (Kernreifung) und zur Krebsdiagnostik, die Plasmafärbung die Bestimmung des Reifegrades des Zytoplasmas (Eosinophilieindex) aufgrund des Farbumschlags von blaugrün nach rot.

Papilla mammae (lat Brustwarze) **f:** s. Brustwarze.

Papilloma|virus n: syn. Warzenvirus; Genus von zur Familie der Papovaviridae[*] gehörenden DNA-Tumorviren (∅ 55 nm, MG $5 \cdot 10^6$, 2 Strukturproteine). **Unterteilung:** 26 humane Papillomavirustypen (HPV 1 - 26), tierpathogene Typen (z. B. Shope-Papillomavirus des Kaninchens, BVP 1,2 beim Rind); **Verbreitung:** Papillomaviren sind streng auf eine Wirtsspezies beschränkt und können nur Epithelzellen infizieren; **Übertragung:** Kontaktinfektion der Basalzellen der Epidermis nach Mikrotraumata. **Klin.:** Die durch humane Papillomaviren verursachten gutartigen Tumoren der Haut und Schleimhaut entstehen erst mehrere Monate nach Infektion und verschwinden häufig spontan; Zuordnung best. HPV-Typen zu unterschiedlichen Tumorformen: Durch HPV 1 induzierte Warzen entsprechen dem Bild der Verruca[*] plantaris, durch

HPV 2 induzierte dem der Verruca vulgaris; HPV 3 und 10 induzieren Verruca plana; Condylomata* acuminata werden meist durch HPV 6 und 11 hervorgerufen, an Anal- und Genitalschleimhaut aber auch durch HPV 1, 2 und 3.

Neben Warzen werden in letzter Zeit auch Präkanzerosen mit spezifischen HPV-Typen assoziiert: HPV 6, 11 und 16 mit Dysplasien der

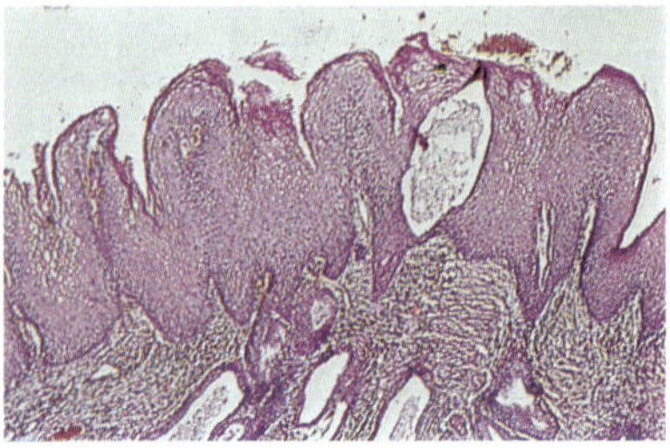

Papillomaviren:
Histologischer Befund bei Papillomatose der Portio

Cervix uteri und der bowenoiden Papulose*; HPV 6 und 11 mit Larynx- und Konjunktivalpapillom; HPV 16 bzw. 18 konnten in über 60% aller Zervixkarzinome nachgewiesen werden; HPV 5 bzw. 8 in spinozellulären Karzinomen bei der Epidermodysplasia[*] verruciformis. Eine Progression durch Papillomaviren induzierter benigner Tumoren zu Karzinomen ist nach langer Persistenz der Papillome möglich und kann durch chemische Karzinogene[*] beschleunigt werden. Vgl. [Virusklassifikation], [Viren].

Papulöse Schwangerschafts|dermatose (lat papula Bläschen) f: Auftreten jeweils weniger, stark juckender, nach einigen Tagen wieder abheilender Papeln am ganzen Integument während der gesamten Dauer der Schwangerschaft. Klingt nach Entbindung spontan ab, ist aber mit einem hohen Abortrisiko verbunden. **Ätiol.:** nicht geklärt, möglicherweise unbekanntes Plazentaantigen. Evtl. Sonderform der Prurigo* simplex subacuta; vgl. Prurigo gestationis.

Papulose, bowenoide f: heute unüblich gewordene Bez. für die extramammäre (v. a. anogenital lokalisierte) Form der Paget-Krankheit; s. Paget-Krankheit (Abb.).

Para|doxe Hormon|therapie f: s. Kontrahormonale Therapie.

Para|keratose (gr para bei, entlang, neben; keras keratos Horn) f: (hist.) keratotische Umwandlung und Verbreiterung der oberen Schichten des geschichteten Plattenepithels, v. a. im Bereich der Portio (s. Abb.) und der Vagina. Im Unterschied zur Leukoplakie* enthalten die Parakeratosezellen noch Kerne.

Par|albumin n: syn. Pseudomuzin*.

Parallel|zangen: Formen der Geburtszange*, z. B. Shute*-Zange.

Para|lysis infantum (gr paralysis Lähmung; lat infans, infantis kleines Kind) f: s. Zerebralparese, infantile.

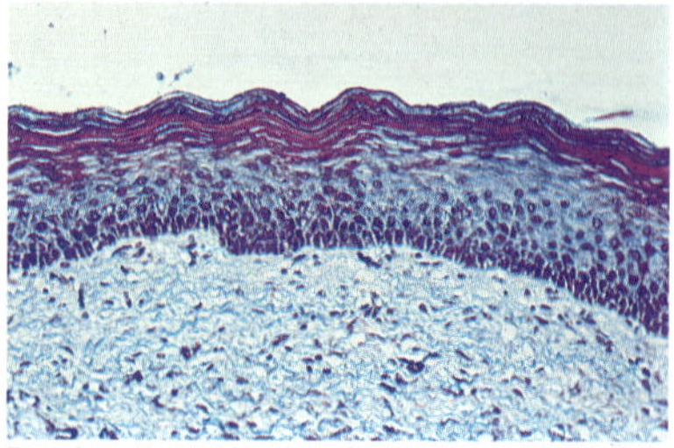

Parakeratose der Portio

Para|metritis f: durch Infektion entstandene Entzündung des extraperitoneal gelegenen Beckenbindegewebes um den Gebärmutterhals herum, meist im Rahmen einer Endometritis*; es bildet sich entw. ein Exsudat (zellig-seröse Flüssigkeit) oder eine Phlegmone (Infiltration des Bindegewebes), die zur eitrigen Einschmelzung und Abszeßbildung führen kann. Je nach Ausbreitung unterscheidet man eine Parametritis i. e. S., nämlich **P. dextra** (re.) bzw. **P. sinistra** (li. von der Gebärmutter gelegen) sowie eine Parametritis i. w. S.: **P. anterior** (vordere P.) bzw. **P. posterior** (hintere P.); s. a. Perimetritis.

Para|metritis puerperalis f: Parametritis* im Wochenbett (Puerperium*).

Para|metrium n: Der Teil des im Spatium pelvis subperitoneale (unter dem Peritoneum) gelegenen Bindegewebsraumes, der die Cervix* uteri seitlich umgibt, einschließlich des bindegewebigen Inhalts des Ligamentum* latum uteri; enthält unter anderem die Ureteren, zahlreiche Lymph- und Blutgefäße mit Venengeflechten sowie glatte Muskulatur, die sich stellenweise gemeinsam mit strafferen Bindegewebszügen zu den Retinacula* uteri formiert. Das Parametrium wird manchmal auch in seiner Gesamtheit als Retinaculum uteri bezeichnet.

Para|metro|pathia spastica f: (engl) pelvic congestion, Pelvipathia vegetativa; spastische Kontraktionen in den hinteren Teilen des Retinaculum uteri (s. Parametrium), also bes. im Bereich der Ligg. sacrouterina. **Urs.:** v. a. vegetativ-nervöse Fehlsteuerungen. **Sympt.:** Unterleibsschmerzen, Kreuzschmerzen und oft spastische Darmbeschwerden. Vgl. Dysmenorrhoe.

Para|neo|plastische Syn|drome n pl: syn. Paraneoplasien; Funktionsstörungen und Krankheitszustände, die weder metastatisch noch durch direkte Tumorinvasion zustande kommen; können dem klinisch faßbaren Tumor vorausgehen. **Ätiol.:** noch wenig geklärt. Eine wichtige Untergruppe stellen die **paraendokrinen Syndrome** dar: Tumore vermögen Stoffe ins Blut abzugeben, welche mannigfaltige Wirkungen zur Folge haben können. Diese Stoffe können: **1.** Antigencharakter (Alphafetoprotein*, karzinoembryona-

Paraneoplastische Syndrome
Ektop gebildete Hormone

Substanz	Tumorart bzw. -lokalisation[1]
ACTH	Bronchialkarzinom (50%), Thymuskarzinom (10%), Pankreaskarzinom (10%), Tumoren des sympathischen Grenzstranges
MSH	wahrscheinlich ähnliche Verteilung wie ACTH
Gonadotropine	Chorionkarzinom, Chorionadenome, Blasenmole (90%), Bronchialkarzinom (9%), Teratome (1%)
Vasopressin	hauptsächlich Bronchialkarzinom
Parathormon	Bronchialkarzinom (35%), Nierenkarzinom (24%), Ovarialkarzinom (8%) u. a.
Hypoglykämie-produzierender Faktor	Mesenchymale Tumoren[2] (65%), Lebertumoren (20%), NNR-Karzinome (6%) u. a.
Erythropoetin	Nierenkarzinom (46%), zerebellare Hämangioblastome (21%), Uterusfibrome (6%) u. a.[3]
TSH	Chorionkarzinom, Blasenmole (90%), testikuläre Teratome

Weitere ektop gebildete humorale Faktoren wurden beschrieben: CRF, HGH, Prolaktin, Gastrin, Kinine, Prostaglandine, Sekretin, Glukagon, hypophosphatämieproduzierender Faktor

[1] Die Werte in Klammern geben die relative Häufigkeit an.
[2] Fibrosarkome, Mesotheliome, Neurofibrome, Neurosarkome, Spindelzellsarkome u. a.
[3] Bei Hydronephrose und Nierenzysten wird ebenfalls Erythropoetin gebildet.

les Antigen-CEA) oder **2.** Hormoncharakter haben (s. Tab.); **3.** als Noxe Störungen des Nervensystems (Fieber, Myopathien, degenerative Störungen), der Haut (Dermatomyositis, Acanthosis nigricans), des Blutes (aplastische Anämie, Betaglobulinsynthesestörungen) u. der Kreislauforgane (Thrombophlebitis, abakterielle Endokarditis) auslösen. Vgl. [Lambert-Eaton-Rooke-Syndrom], [ADH-Sekretion, Syndrom der inadäquaten].

Para|urethral|drüsen: s. Gräfenberg-Zone, Skene-Gänge, Ejakulation.

Para|zervikal|blockade f: Abk. PZB; Ausschaltung des Plexus pelvicus durch Inj. oder Dauerinfusion (**kontinuierliche P.**) eines Lokalanästhetikums in das parazervikale Gewebe. **Ind.:** Schmerzverminderung während der Eröffnungsperiode, in Verbindung mit der Pudendus*-Anästhesie auch in der Austreibungsperiode der Geburt. **Kompl.: 1.** Bradykardie und Azidose des Feten; **2.** allergische und toxische Reaktionen der Mutter; **3.** Hemmung der Wehentätigkeit.

Par|en|chym|em|bolie f: Verschleppung und Einkeilung von körpereigenen Zellen in Blutgefäßen; z. B. von Plazentazellen, meist des Synzytiums, aber auch ganzer Zotten, während der Schwangerschaft, nach der Geburt, bes. häufig b. Eklampsie. Vgl. [Embolie].

Par|oo|phoron n: plattrundlicher, bräunlicher Körper, findet sich im kindlichen Alter neben der Extremitas tubaria des Ovariums innerh. der Plica lata, kaudal von der Ansatzstelle des Mesovariums; Reste des kaudalen Abschnittes der Urniere, enthält Kanälchen und Glomerula.

Par|orexie (gr orexis Verlangen) f: Bez. für sonderbare Eßgelüste bei Schwangeren; vgl. [Pica-Syndrom].

Par|ovarial|zysten f pl: dysontogenetische Zysten (Retentionszysten*), die vom Parovarium*, u. U. auch von heterotopem Ovarialgewebe ausgehen und immer innerh. des Ligamentum* latum uteri liegen; können auch gestielt wachsen. Vgl. Ovarialzysten.

Par|ovarium n: Nebeneierstock, Epoophoron; Rest des kranialen Wolff*-Gangs beim weiblichen Geschlecht; liegt unterh. der Tube zw. den beiden Blättern der Mesosalpinx (Teile des Ligamentum* latum). Entspricht entwicklungsgeschichtlich beim männlichen Geschlecht dem Nebenhoden.

Pars uterina tubae f: kurzer, innerh. der Uteruswand gelegener Tubenabschnitt, der mit dem Ostium* uterinum tubae uterinae in das Cavum uteri mündet.

Partial|pro|laps m: s. Prolapsus uteri et vaginae.

Parto|gramm n: graphische Darstellung des Geburtsverlaufs anhand der Wehenmeßdaten, der kindlichen Herztöne, der Weite des Muttermundes u. a. Aufzeichnungen.

Partus (lat) m: Geburt, Entbindung; post partum: (Abk. p. p.) nach der Geburt; sub partu: unter (während) der Geburt.

Partus prae|cipitatus m: überstürzte Geburt, sehr schnell verlaufende Geburt; nicht zu verwechseln mit Sturzgeburt*.

Partus prae|maturus m: s. Frühgeburt.

Partus serotinus m: Spätgeburt; überlange Dauer der Schwangerschaft, d. h. mehr als 295 Tage p. m.; s. a. Übertragung.

Patau-Syn|drom (Klaus P., Päd., Medison, Wisconsin) n: syn. Trisomie 13 - 15; komplexes Fehlbildungssyndrom auf der Grundlage einer numerischen Chromosomen-Aberration, die die D-Gruppe (Chromosomen 13, 14 oder 15) betrifft. **Sympt.:** Arrhinenzephalie, Mikrophthalmie, Polydaktylie, Gesichtsspalten, Iriskolobom, Ohrmuscheldeformitäten, Herzfehler, kapilläre Hämangiome, atypisches Papillarleistenmuster. **Progn.:** infaust, Lebensdauer meist nur wenige Wochen.

p.c.: Abk. für **p**ost **c**onceptionem, nach der Befruchtung*.

P

PDP-Pro|gramm n: Abk. für **P**rämaturität*-**D**ysmaturität-**P**räventionsprogramm.

PE: Abk. f. **P**robe**e**xzision*.

Pearl-In|dex m: Abk. PI; Beurteilungsmaß für die Zuverlässigkeit von Methoden der Kontrazeption*: Zahl der ungewollten Schwangerschaften auf 1200 Anwendungsmonate (d. h. 100 sog. Frauenjahre: 100 Frauen wenden die Methode 1 Jahr lang an).

Peau d'orange (frz): syn. Orangenschalenhaut*.

Peli|pathia vegetativa (gr pellis Schüssel) f: syn. Parametropathia* spastica.

Pelveo|peri|tonitis f: auch Pelviperitonitis, Beckenbauchfellentzündung; auf das kleine Becken beschränkte Peritonitis, kommt z. B. vor bei akuter Salpingitis*.

Pelvi|ek|tomie f: auch pelvine Viszerektomie; totale Ausweidung des Beckens bei malignen Tumoren der Beckenorgane; s. Exenteration.

Pelvis (lat Schüssel) f: s. Becken.

Pelvis angusta (lat) f: enges* Becken.

Pelvi|skopie f: endoskopische Untersuchung des Beckenraumes mittels Laparoskopie*, als diagn. Verfahren (z. B. Biopsie) oder zu therapeutischen Zwecken (z. B. zur Lösung von Verwachsungen, Fimbriolyse*, Ovariolyse*, Salpingostomatoplastik* ggf. in Kombination mit Chromopertubation*, Salpingektomie oder Salpingotomie z. B. bei Extrauteringravidität, Koagulation von Endometrioseherden u. a.). Während der P. (durchgeführt in Beckenhochlagerung) wird die Gebärmutter mit einer starren Vakuumportiokappe (Vakuumintrauterinsonde) mobilisiert. Vgl. [Veress-Nadel], Douglasskopie.

Pemphigoid des Neugeborenen (gr pemphix Blase auf der Haut, Brandblase) n: s. Pemphigus acutus neonatorum.

Pemphigus acutus neo|natorum m: syn. staphylogenes Pemphigoid der Neugeborenen, sog. Schälblasenausschlag; v. a. bei Neugeborenen und jüngeren Säuglingen durch Infektion der intakten Haut mit Staphylokokken verursachte rasche Bildung von subepidermalen vulnerablen und leicht abstreifbaren Blasen bis Walnußgröße insbes. an Abdomen, Hals- und Achselfalten und Genitalregion mit Tendenz zu Generalisation und Übergang in die Dermatitis* exfoliativa neonatorum; vgl. Lyell-Syndrom.

Penetranz (lat penetrare durchdringen) f: die Manifestationshäufigkeit oder -wahrscheinlichkeit eines Gens. Zur Festlegung der P. wird der Anteil der Merkmalträger auf die Gesamtzahl der Genträger bezogen, die nach ihrer genetischen Konstitution das betreffende Merkmal zeigen könnten. Eine P. von 100% nennt man auch **vollständig**, einen darunter liegenden Wert **unvollständig**. Unvollständige P. ist gerade bei dominanten Erbanomalien des Menschen sehr häufig. Vgl. Genetische Krankheiten.

Penetration (lat penetrare hineindringen) f: Eindringen; i. e. S. Koitus*.

Penetrations|test m: syn. (Spermien)Invasionstest; Test zur diagn. Abklärung einer Sterilität*. **Formen: 1.** Sims*-Huhner-Test (in vivo); **2.** Kurzrok*-Miller-Test, auch sog. gekreuzter Invasionstest (in vitro); **3.** Kapillar-Sperma-Penetrationstest (Abwandlung des Kurzrok-Miller-Tests); **4.** Sperma-Zervikal-Mukus-Kontakttest (SZMK). Mittels dieser Tests können die Fertilität des Mannes, ein pathol. Zervixfaktor der Frau oder eine sog. Unverträglichkeit der Sekrete (immun. bedingte Sterilität) näher abgeklärt werden.

Per|foration f: Durchbruch, Durchbohren; Eröffnung einer geschlossenen Körperhöhle oder Struktur, traumatisch (auch iatrogen) oder spontan inf. nekrotisch-entzündlicher Gewebeschädigung; meist von Hohlorganen ausgehend (z. B. P. eines Ulcus ventriculi, iatrogene P. des Uterus bei Ausräumung eines Abortes).

Perfusion toulousaine (frz): s. Schnellentbindung, medikamentöse.

Peri|dural|an|ästhesie (gr peri um-, herum, unter) f: Abk. PDA; Form der Epiduralanästhesie mit Punktion des Epiduralraumes im thorakalen oder lumbalen Bereich. Einsatz u. a. bei zahlreichen chirurgischen Eingriffen, zur Geburtserleichterung* (auch bei protrahiertem Geburtsverlauf, vaginalen Eingriffen und abdomineller Schnittentbindung) sowie zur Behandlung akuter und chronischer Schmerzzustände. Anw.: **1. Einzelinjektionstechnik** (sog. single shot): Einzelinjektionen eines Lokalanästhetikums in den Periduralraum; **2. Kathetertechnik:** fraktionierte Injektion oder kontinuierliche Zufuhr eines Lokalanästhetikums oder Opiats (sog. kontinuierliche lumbale PDA) über einen Katheter in den Periduralraum; heute wegen besserer Steuerbarkeit in der Geburtshilfe bevorzugte Methode. Cave: Dosisbedarf bei Schwangeren ca. ein Drittel geringer als bei Nichtschwangeren! NW: Gefäßerweiterung mit Blutdruckabfall im Anästhesiebereich. Kontraindikationen: u. a. Erkrankungen des ZNS, anat. und neurol. Veränderungen, Infektionen an der Punktionsstelle, Gerinnungsstörungen, schwere Hypotonie, Allergie gegen Lokalanästhetika; vgl. Lokalanästhesie.

Peri|hepatitis acuta gonor|rhoica f: syn. Fitz-Hugh-Curtis-Syndrom, Stajano-Syndrom; seltene gonorrhoische Entz. der Leberkapsel, gekennzeichnet durch ein umschriebenes peritonitisches Bild mit heftigen rechtsseitigen Oberbauchschmerzen, Fieber evtl. mit Schüttelfrost, u. U. auch Ikterus; frühe Kompl. oder Spätfolge einer (nicht ausreichend behandelten) Gonorrhoe* insbes. bei akuter Salpingitis gonorrhoica jüngerer Frauen. **Diagn.:** Nachweis von Neisseria gonorrhoeae im Urogenitalsekret. **DD:** ein sehr ähnliches klinisches Syndrom kann durch Inf. mit Chlamydia* trachomatis ausgelöst werden (Diagn. serologisch).

Peri|metritis f: Entzündung des Perimetriums*; durch anschließende intraperitoneale Verwachsungen kann es zu Verlagerungen des Uterus kommen. Vgl. Parametritis.

Peri|metrium n: der Bauchfellüberzug der Gebärmutter; s. Uterus, Douglas-Raum.

Peri|natale Sterblichkeit: s. Säuglingssterblichkeit.

P

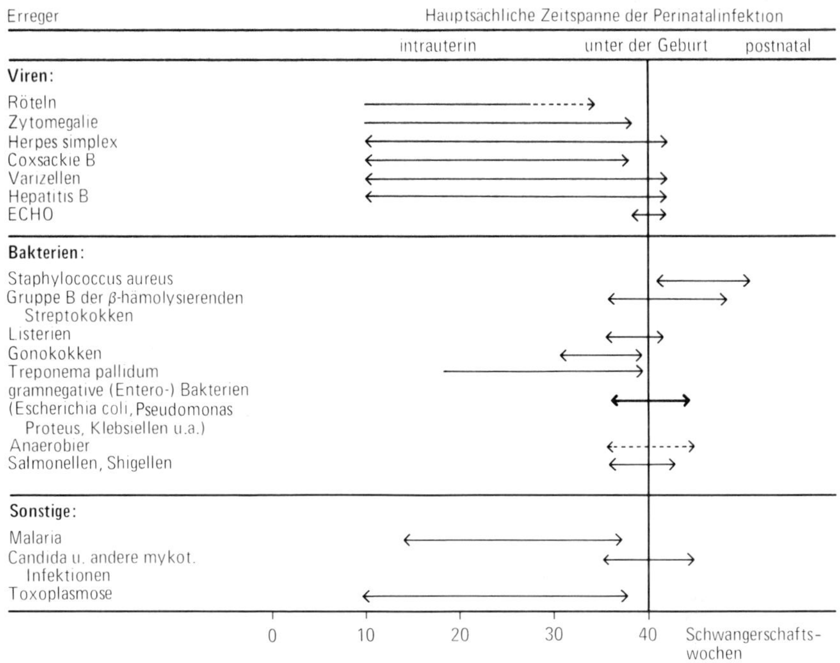

Perinatalinfektionen:
Besonders gefährdete Perioden

Peri|natal|in|fektion f: Infektion des Kindes während der Perinatalperiode* (s. Abb.); vgl. Pränatalinfektion.

Peri|natal|medizin f: interdisziplinäre Fachrichtung der Medizin, die auf Mutter und insbes. das Kind und, in zeitlicher Hinsicht, v.a. auf die Perinatalperiode* bezogene Aspekte der Geburtshilfe, Neonatologie und Kinderheilkunde umfaßt; die Aufgaben der P. umfassen die klinische Erfassung, Diagnostik und Therapie fetaler und neonataler Störungen bzw. Erkrankungen sowie die Grundlagenforschung der fetalen und neonatalen Kindsentwicklung und auf diesen Zeitraum bezogene Probleme der menschlichen Reproduktion.

Peri|natal|patho|logie f: Teilgebiet der speziellen Pathologie; Lehre von den Krankheiten des Kyems* (Kyematopathologie) und des Neugeborenen (Neonatalpathologie).

Peri|natal|peri|ode f: Zeitraum zw. dem Ende der 28. SSW und dem 7. Lebenstag nach der Geburt (einschließlich).

peri|neal: die Dammgegend betreffend, im Bereich des Damms liegend.

Peri|neo|plastik (gr plassein bilden) f: syn. Perineorrhaphie; künstliche Dammbildung. Naht eines Dammrisses*.

Perineum (lat) n: Damm*; die Gegend zw. After und äußeren Geschlechtsteilen; vgl. Regio perinealis.

Peri|ode (gr periodos) f: Umlauf, Kreislauf, Zeitabschnitt; i. e. S. Menstruation*.

Peri|odische Ab|stinenz (lat abstinere sich enthalten) f: syn. Rhythmusmethode, (engl) safe period; s. Kontrazeption, natürliche.

Peri|oo|phoritis f: Entzündung des Eierstockbauchfellüberzugs (z. B. bei einer Adnexitis*), meist mit ausgedehnten Verwachsungen in der Bauchhöhle einhergehend.

peri|partal: während der Schwangerschaft, unter der Geburt und im Wochenbett auftretend.

Peri|salpingitis f: Entzündung des Bauchfellüberzugs des Eileiters, i. d. R. im Rahmen einer Salpingitis*; neigt zur Bildung ausgedehnter Verwachsungen.

Peri|toneal|karzinose (gr peritonaion Bauchfell) f: Streuung von Karzinommetastasen im Bereich des gesamten Peritoneums.

Peri|tonitis f: lokale oder diffuse, septische oder aseptische, akut oder chronische verlaufende Bauchfellentzündung; als **primäre P.** wird die meist im Säuglingsalter auftretende, monobakterielle, hämatogen fortgeleitete Entz. bezeichnet; **sekundäre P.** entsteht i. a. durch Perforation von Bauchorganen. **Formen: 1. P. libera** seu **diffusa:** aseptische P. inf. mechanisch-physik. oder chemischer Agenzien, infektiöse P. durch pathogene Mikroorganismen inf. penetrierender, selten stumpfer Bauchverletzung, hämatogen fortgeleitet, in

P

der Reihe der Häufigkeit meist aus Magen-Darm-Kanal, weiblichem Genitale, Leber- und Gallenwegen, Pankreas, Milz, Mesenteriallymphknoten, Urogenitalsystem, Bauchwand, Pleura, Perikard und fortgeleitete P. von Organen des Bauchraumes. **2. P. circumscripta:** örtlich umschriebene Bauchfellentzündung, Entstehung wie unter 1. mit perityphlitischem, pericholezystischem oder subphrenischem Abszeß; Douglas*-Abszeß (im Douglas-Raum lokalisiert, meist nach Appendizitis, Pyosalpinx, Peritonitis; Ther. ist transvaginale oder transrektale Eröffnung und Drainage), Pelveoperitonitis*, chronische Adnexitis*, Geschwür- oder Geschwulstbildung des Intestinums, Epiploritis. **3. Gonokokkenperitonitis:** inf. Aszension von Gonokokken beim weiblichen Geschlecht post menstruationem. **4. P. chronica exsudativa:** (Polyserositis) mit schwieliger Umwandlung der Serosa in Kombination mit Befall anderer seröser Häute (Perikard, Pleura), bei Allgemeininfektion ohne einheitliche Ätiol., sog. Zuckergußorgane. **5. P. tuberculosa:** meist sek., fortgeleitet oder hämatogen, häufiger bei Jugendlichen, 5% aller tuberkulösen Erkr. mit exsudativ-seröser, adhäsiv-fibrinöser, käsig-eitriger Verlaufsform, chronisch mit akutem Schub. Vgl. Genitaltuberkulose. **6. P. actinomycotica:** v. a. vom Zökum ausgehende Aktinomykose[*].

Diagn.: 1. subjektive Sympt.: heftige, bohrende oder schneidende Leibschmerzen (zunächst am Ursprungsort der P., dann diffus im ganzen Leib), die kolikartiges An- und Abschwellen vermissen lassen. Verstärkung der Schmerzen bei Husten, tiefer Inspiration, Aufrichten usw. Bei der Perforationsperitonitis: plötzlicher Beginn (Schock). 2. Allgemeine Sympt.: Erbrechen, Stuhlverhaltung; bei später auftretendem paralytischem Ileus evtl. fäkulentes Erbrechen. Aufhören des Erbrechens bei Abgrenzung des entzündlichen Prozesses. Bei Miterkrankung des diaphragmalen Peritoneums: Singultus. Facies abdominalis: tiefliegende, halonierte Augen; spitze, kalte Nase; livide Verfärbung des Gesichts. Blasse, kalte Extremitäten. Puls: frequent, klein, weich. Körpertemperatur uncharakteristisch. Zunge: belegt, in leichten Fällen feucht, in schweren dagegen trocken. Harn: hochgestellt, Indikan +, evtl. Albuminurie, Blutbild: Leukozytose, stets starke Linksverschiebung (auch bei Fehlen der Leukozytose!). 3. Lokaler Befund: Druckschmerz. Fehlen der Bauchdekkenreflexe. Deutliche Abwehrspannung (défense musculaire). Zunächst eingezogener, dann jedoch inf. Erlahmens der Peristaltik meteorisch aufgetriebener Leib; auskultatorisch: Fehlen von Darmgeräuschen. Evtl. Exsudat (zuerst Dämpfung in den Flanken) bzw. Gas (Magen- oder Darmperforationen) in der Bauchhöhle. **Ther.:** i. d. R. operativ (Beseitigung der Peritonitisursache, ein- bzw. zweizeitig), Spülung und Drainage. **Progn.:** ohne Behandlung infaust; vgl. Akutes Abdomen.

Peri|tonitis carcinomatosa f: nicht korrekte Bez. für Peritonealkarzinose*.

Peri|tonitis purulenta (lat purulentus eitrig) f: eitrige Peritonitis*.

Peri|vitelliner Raum: der spaltförmige Raum, der im Augenblick des Eindringens des Spermiums in die Eizelle zw. Ovum und umgebender Zona pellucida entsteht.

Persönlichkeits|krisen f pl: in kritischen Lebensphasen (Trotzalter, Pubertät, Klimakterium, Lebensmitte) interindividuell ähnlich erlebte Bewältigungskonflikte (Identitätssuche, Ende der Reproduktionsfähigkeit), die aufgrund multifaktorieller Bedingungen entwicklungspsychologisch charakteristische Reaktionen hervorrufen; im Unterschied zur neurotischen Persönlichkeit ist das Verhalten der Person in der Krise nicht abweichend, sondern typisch.

Per|tubation (lat pertubare durchblasen) f: Insufflation, Tubenperflation, Flüssigkeitsdurchspülung (Hydropertubation*); Durchblasung zur Feststellung des Eileiterdurchgängigkeitsgrades. Vgl. Hysterosalpingographie, Chromopertubation.

> Wegen der Gefahr einer tödlichen Luftembolie darf niemals mit Luft (z. B. Tubendurchblasung), sondern nur mit Kohlendioxid-Gas insuffliert werden!

Per|version (lat perversus verdreht, verkehrt) f: ursprünglich religiöser Begriff für Ketzerei; im 19. Jahrhundert auf „falsches" oder als schädlich angesehenes Sexualverhalten verwendet, heute noch in der Umgangssprache extrem wertend verstanden. Die Sexualmedizin lehnt einen dichotomisierten Verhaltenskodex als wissenschaftlich nicht haltbar ab, weil eine solche Sprachregelung die Existenz eines natürlich vorkommenden, sozial erwünschten „richtigen" Sexualverhaltens voraussetzt. In der Psychopathologie wurde die sexuelle P. (auch forensisch-psychiatrisch) beschränkt auf suchtähnlich eingeschränkte, spezialisierte Sexualpraktiken, unter der zusätzlichen Bedingung, daß sexuelle Befriedigung und/oder Orgasmus ausschließlich auf diesem Wege erlangt werden können. In der Psychoanalyse wird der Begriff P. im Rahmen der Freudschen Gesamttheorie i. S. einer Fehlgeleitetheit oder Eingeengtheit der Triebziele verwendet. Vgl. Sexualverhalten, abweichendes.

Pessar (gr pessos Stein im Brettspiel) n: **1.** Ring oder Schale aus Hartgummi oder Kunststoff zur Pessarbehandlung*; **2.** syn. Okklusivpessar*; **3.** s. Intrauterinpessare.

Pessar|behandlung: 1. Korrektur zur symptomatischen Behandlung von Lageanomalien des inneren Genitale (Prolapsus* uteri et vaginae) mit ring- oder schalenförmigen Metall-, Gummi- oder Kunststoffkörpern, die in die Scheide eingelegt werden. Bei Harninkontinenz* zur Reposition der Blasenhalsregion (s. Streßinkontinenz) spezielle Urethrapessare z. B. nach Arabin. **2.** Kontrazeption* mittels Okklusivpessar* oder Scheidendiaphragma*.

Petrussa-Index m: Index zur Reifebestimmung des Neugeborenen* (s. Tab.); s. Reifezeichen des Neugeborenen.

Petrussa-Index
Bestimmung des Gestationsalters von Neugeborenen

Kriterium	0 Punkte	1 Punkt	2 Punkte
Haut	rot, dünn + Ödem	rot oder Ödem	rosig
Ohr	formlos, weich	Helix nur oben umgeschlagen	fest, voll ausgeformt (Helix voll umgeschlagen)
Brust	Punkt	Warzenhof $\leqslant$ 5mm	Warzenhof > 5 mm
Testes	inguinal	hoch im Skrotum	voll deszendiert
Labia majora	< Labia minora	= Labia minora	> Labia minora
Sohlenfalten	distal nur 1 - 2	distale Hälfte	ganze Sohle

Gestationsalter in Wochen = 30 + erreichte Punktsumme

Petting (engl): wechselseitige Reizung der Geschlechtsteile ohne Koitus* bis zum Orgasmus.

Pfählungs|verletzungen: tief penetrierende Weichteilverletzungen im Bereich der Genitale und der Dammregion durch Aufspießung z.B. auf einen Pfahl, Deichsel (Roller) usw., häufig mit Begleitverletzungen des Harntraktes (Harnröhrenabriß, Blasenläsion) und des Rektosigmoids und anderer Beckenorgane und -eingeweide; vgl. Kohabitationsverletzungen.

Pfannenstiel-Querschnitt (Johann P., Gyn., Breslau, 1862-1909): sog. Faszienquerschnitt; Haut, Unterhautzellgewebe und Faszie werden aus kosmetischen Gründen quer durchschnitten (2 - 3 Fingerbreit oberh. der Schoßfuge).

Pfeil|naht: Sagittalnaht; in der Mittellinie zw. bd. Scheitelbeinen.

Pfropf|gestose f: s. Gestose.

PG: Abk. f. **P**rostaglandine*.

Phäno|kopie (gr phainomai erscheinen): eine durch Außenfaktoren, im Zusammenspiel mit den speziellen Erbanlagen bewirkte Veränderung in der Merkmalbildung (Phänogenese) eines Genotyps, die zur Nachbildung des Manifestationsmusters eines anderen Genotyps führt. Die entstehenden phänotypischen Modifikationen sind nicht erblich, d. h. der Genotyp selbst bleibt unbeeinflußt (s. a. Genetische Krankheiten). Exogene Faktoren können während der Schwangerschaft zu intrauterinen Entwicklungsstörungen versch. kindlicher Organe oder Organsysteme führen, wenn sie vor Ablauf der Determinationszeit einwirken, z.B. Katarakt (durch rezessiven Erbgang bedingt oder durch Rötelninfektion bzw. Strahlenexposition in der Frühgravidität), Warfarin-Embryopathie (klinisch identisch mit der genetisch bedingten Chondrodysplasia punctata). Vgl. Pränatale Erkrankungen.

Phäno|typus m: Merkmalsbild, Erscheinungsbild (im Ggs. zum Genotypus*, Erb- oder Anlagenbild). Summe aller an einem Einzelwesen vorhandenen Merkmale (Phäne), sein äußeres Bild, seine äußere Erscheinungsform und seine funktionellen Eigenschaften, die durch den Genotypus im Zusammenwirken mit Umwelteinflüssen verschiedener Art geprägt wird. Der Grad der phänotypischen Ausprägung wird durch die Expressivität* beschrieben.

Phlegmasia alba dolens f: Becken- und Oberschenkelvenenthrombose, meist nach Parametritis puerperalis; Schwellung des ganzen Beines mit hochgradiger Druckschmerzhaftigkeit und reflektorischer Blässe; Fieber. Vgl. Parametritis.

Photo|therapie (gr phos, photos Licht) f: Lichttherapie zur Behandlung einer Hyperbilirubinämie* des Neugeborenen. Die Wirkung beruht auf Interaktion von (sichtbarem) Licht im Spektralbereich zw. 410 und 530 nm mit Bilirubinmolekülen in der Haut ikterischer Neugeborener; aus wasserunlöslichem indirektem Bilirubin* entsteht durch Isomerisierung wasserlösliches, leicht ausscheidbares Photobilirubin. Bisher wurde blaues Licht als optimal wirksam angesehen; neuere Untersuchungen sprechen für die Überlegenheit grünen Lichts (auch wegen der in Zellkulturen beobachteten mutagenen Effekte blauen Lichts weniger bedenklich). **Ind.:** mittelschwere Hyperbilirubinämie[*]; die Urs. muß möglichst geklärt werden. Faustregel: Beginn der Ph. bei Serumbilirubinkonzentration von ca. $\frac{1}{10}$ des Körpergewichtes in µmol/l - aber nicht mehr als 280 µmol/l; bei Hinweisen auf Hypoxie, Azidose, Sepsis usw. schon bei niedrigerem Serumbilirubin. Die Anw. ist nur bei bereits vorhandenem Hautikterus wirksam (keine prophylaktische Anwendung). Es sollte dabei ein möglichst großer Teil der Körperoberfläche bestrahlt (u.U. gleichzeitig von oben und unten, sog. doppelseitige Ph.) werden; dabei geringen Abstand zur Lichtquelle wählen (Temperaturkontrolle und vermehrte Flüssigkeitszufuhr wegen erhöhter Perspiratio insensibilis). Sorgfältige Überwachung des Neugeborenen (auch mit Monitor). Bei deutlichem Abfall der Serumbilirubinkonzentration Übergang auf intermittierende Ph. Durch Anwendung der Ph. kann die Anzahl notwendiger Austauschtransfusionen gesenkt werden. **Cave:** Keine Ph. bei direkter Hyperbilirubinämie; Gefahr der Entwicklung eines sog. Bronzebabysyndroms (Grauverfärbung der Haut).

Phthirus pubis (gr phteir Laus) m: syn. Phthirus inguinalis, Filzlaus; s. Läuse.

Physo|metra (gr physa Blähung) f: syn. Tympania uteri; Gasbildung in der Gebärmutter inf. eingedrungener Fäulniserreger bei

P

akuter, meist tödlicher Intoxikation, z. B. bei verschleppter Querlage* (extrem selten!).

Pl: Abk. für **P**earl*-**I**ndex.

PIH: Abk. für (engl) **P**rolactin **i**nhibiting **h**ormone, Prolactostatin; möglicherweise mit Dopamin identisches, aus dem Hypothalamus stammendes Peptid unbekannter Struktur, hemmt die Ausschüttung von Prolaktin* aus dem Hypophysenvorderlappen; vgl. Releasing-Hormone.

Pille-danach: (umgangssprachlich) gebräuchliche Bez. für die hormonale Interzeption*.

Pille für den Mann: s. Spermiogenesehemmung.

Pillen|pause: um längerwährende Zyklusstörungen* nach dem Absetzen der Pille zu erkennen (Oversuppression* syndrome), wurde früher nach 6 bis 12monatiger Anwendung hormonaler Kontrazeptiva (s. Kontrazeption, hormonale) eine P. gefordert; gilt heute als überflüssig, da die Häufigkeit sekundärer Amenorrhoen nach dem Absetzen der Pille nicht höher als sonst auch ist, außerdem in der P. viele Frauen ungewollt schwanger geworden sind und bei Anwendung der heute bevorzugten hormonarmen Kontrazeptiva sich Hormonproduktion und Menstruationszyklus meistens sofort nach dem Absetzen normalisieren.

Pinard-Zeichen (Adolphe P., Gyn., Paris, 1844-1934)**:** Schwangerschaftszeichen*, i. d. R. nicht vor der 16. SSW nachweisbar: typische passive Bewegung des Feten im Fruchtwasser, nachdem dem Uterus vom inneren Finger bei der bimanuellen Untersuchung ein sanfter Stoß versetzt worden ist.

Piskaček-Ausladung (Ludwig P., Gyn., Wien, 1854-1932)**:** asymmetrische Formveränderungen des Uterus in der Schwangerschaft (s. Schwangerschaftszeichen): Die Tubenecke, in der das Ei sitzt, ist stärker vorgewölbt; beruht auf der hormonal bedingten Hyperämie dieser Gegend.

Placenta (lat Kuchen) **f:** Nachgeburt, Plazenta*.

Placenta ac|creta f: Plazenta*, deren Chorionzotten mit der Uterusmuskulatur fest

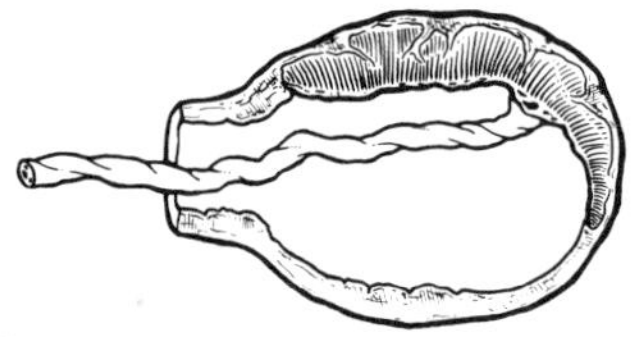

Placenta accreta

verwachsen sind (s. Abb.); s. Implantationsschäden.

Placenta ad|haerens f: anhaftende Plazenta, die sich aus funkt. Gründen nicht löst (Abb.); vgl. Plazentalösungsstörungen.

Placenta anularis f: Ring- oder Gürtelplazenta; die mittl. Partien der Plazenta sind als

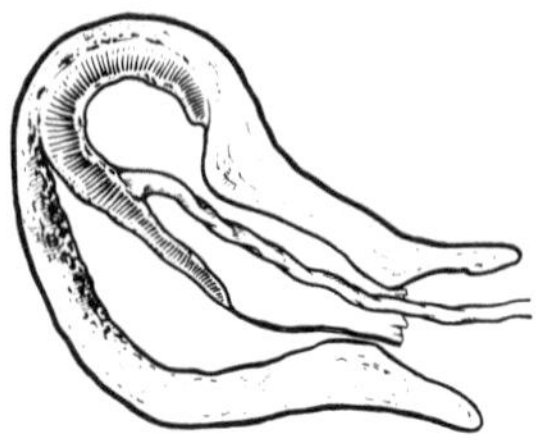

Placenta adhaerens

Folge des Fehlens der Decidua spongiosa und der Decidua compacta verödet.

Placenta bi|lobata f: auch Placenta bipartita, Lappenplazenta; Formanomalie, entsteht dadurch, daß sich das Ei im Bereich einer Uteruskante einnistet, die Plazenta auf der Vorder- und Hinterwand des Uterus wächst und dadurch zwei (oder drei, sog. Placenta triloba-ta, oder mehrere zusammenhängende Lappen, sog. Placenta multilobata) entstehen.

Placenta bi|partita f: syn. Placenta* bilobata.

Placenta cervicalis f: s. Zervixplazenta.

Placenta circum|vallata f: höherer Grad von Placenta* marginata, mit zirkulärer Taschenbildung der Eihäute und aufgeworfenem Plazentarand.

Placenta extra|chorialis f: Placenta marginata. Entwicklungsanomalie der Plazenta*, bei der die Zotten außerhalb des Bereiches der Chorionplatte um den Plazentarand herumgewachsen sind. Die Eihäute* setzen nicht am Rand der Plazenta, sondern weiter nabelschnurwärts an.

Placenta fenestrata f: Formanomalie der Plazenta, die kein erhöhtes fetales Risiko bedeutet.

Placenta in|carcerata f: Einklemmung der gelösten Plazenta inf. eines Muttermundkrampfes; vgl. Zervixdystokie.

Placenta in|creta f: Plazenta*, deren Chorionzotten in die Muskulatur hineinwachsen; s. Implantationsschäden.

Placental-site-Tumor m: s. Chorionepitheliom, malignes.

Placenta marginata f: Placenta* extrachorialis mit ringförmig verlaufendem, dem Ansatz entsprechenden weißlichen Fibrinstreifen; die fetale Fläche ist kleiner als die mütterliche.

Placenta membranacea f: Bauanomalie der Plazenta*; die Plazentadicke ist sehr gering, so daß die intrauterine Versorgung des Fetus mangelhaft sein kann.

Placenta multi|lobata f: s. Placenta bilobata.

Placenta per|creta f: Plazenta*, deren Chorionzotten bis zur Uterusserosa eingewachsen sind; s. Implantationsschäden.

Placenta prae|via f: atypische Lokalisation der Plazenta*; dabei bedeckt ein mehr oder weniger großer Teil der Plazentafläche die Innenwand des unteren Uterinsegments. Man unterscheidet **4 Grade**, wobei sich die Diagnose definitionsgemäß bei einem 3 cm eröffneten Muttermund (MM) stellen läßt: **1. P. p. totalis:** der innere MM ist vollständig bedeckt. Liegt hierbei die Mitte der Plazenta über dem MM, so handelt es sich um eine P. p. centralis; **2. P. p. partialis:** der innere MM ist von der Plazenta nur teilweise bedeckt; **3. P. p. marginalis:** der untere Rand der Plazenta erreicht den inneren MM oder überragt ihn mit einem kleinen Segment; **4. tiefer Sitz der Plazenta:** der im unteren Uterinsegment sitzende Teil der Plazenta rückt nicht an den inneren MM heran.

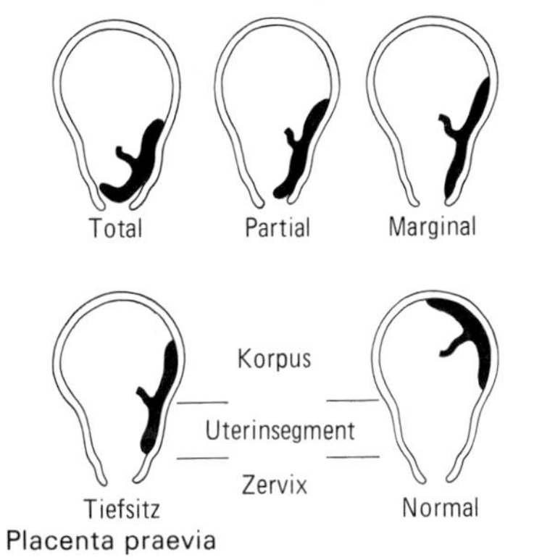

Vork.: bei Mehr- und Vielgebärenden, bes. bei schnell aufeinanderfolgenden Geburten bzw. Kürettagen. **Sympt.:** Blutungen sind das Kardinalsymptom, ab 7. Schwangerschaftsmonat als sog. Warn- oder Ansageblutung, unter der Geburt bedrohliche Blutung von Mutter (mütterliche Blutung aus den eröffneten intervillösen Räumen) und/oder Kind (Zerreißung von Zottengefäßen im kindlichen Teil der Plazenta). **DD:** u. a. vorzeitige Plazentalösung*, Zervixkarzinom, Zervixpolyp.

Gefahren der P. p.: 1. für die Mutter: schwere Blutung bis zum Verbluten, Infektion mit Gefahr der Sepsis, Luftembolie (tödlich, selten!); **2. für das Kind:** Hypoxie, posthämorrhagischer Schock, Verblutungstod. Vgl. Zervixplazenta.

Die Diagnose Placenta praevia bedeutet größte Gefahr des Verblutungstodes für Mutter und Kind!

Placenta suc|centuriata f: Nebenplazenta, eine zweite abgezweigte Plazenta, entstanden durch Teilung der Plazenta; vgl. Eihäute.

Plako|pathie f: Endzustand einer Reifungsstörung der Plazenta, z. B. bei Diabetes mellitus, Morbus* haemolyticus fetalis, Syphilis connata.

Planum (lat planus flach) n: Fläche; (gebh.) Durchtrittsebene des Kopfes bei der Geburt; s. Kopfmaße.

Plateau|phänomen n: wichtiges Zeichen, das auf einen bösartigen Prozeß in der weiblichen Brust hinweist; durch Infiltration der Retinacula cutis kommt es zu einer Entrundung der Mamma (Plateaubildung). Im Anfangsstadium eines Mammakarzinoms* kann durch konzentrisches Zusammenschieben der Haut über dem tastbaren Knoten häufig eine plateauartige Einziehung sichtbar gemacht werden (diagnostischer Test nach Jackson).

Plateau|phase f: s. Reaktionszyklus, sexueller (Tab.).

Platten|thermo|graphie f: Verfahren der Thermographie*.

Playfair-Sonde (Wilhelm P., Arzt, London, 1835-1905): Uterussonde.

Plazenta f: Placenta, Mutterkuchen, Nachgeburt (weil sie nach der Geburt der Frucht ausgestoßen wird); scheibenförmiges Organ von 15 - 20 cm Durchmesser, 2 - 4 cm Dicke und etwa 500 g Gewicht. **Lokalisation:** normalerweise hoch im Fundus an der Vorder- oder Hinterwand im Uteruskörper. **Aufbau:** Die Grundlage des kindlichen Teils (**Pars fetalis**) ist die Chorionplatte, die an der fetalen Seite von dem spiegelnd glatten Amnion überzogen wird. Ansatzstelle der Nabelschnur. Die von der uterinen Seite der Chorionplatte abgehenden, in zahlreiche Chorionzotten verästelten Zottenstämme verbinden sich mit dem mütterlichen Teil (**Pars materna** oder **uterina**), der Basalplatte (Abkömmling der Decidua basalis, an der Gebärmutterwand haftend). Von der Basalplatte gehen die Plazentarsepten aus, die das Organ in 15 - 20 höckerige Felder (Kotyledonen) unterteilen. Der Raum zw. den Zotten (intervillöser Raum) ist von mütterlichem Blut durchströmt: **Placenta haemochorialis**, d. h. die fetalen Chorionzotten (mit den kindlichen Blutgefäßen) tauchen in das Blut der Mutter ein, jedoch keine direkte Kommunikation zw. mütterlichem und kindlichem Kreislauf (Plazentaschranke*). **Funktion der P.:** Ernährung des Feten (die P. ist das Organ des Austausches von Stoffwechselprodukten und Gasen zw. mütterlichem und fetalem Blut), endokrine Drüse (s. Plazentahormone). Vgl. Plazenton, Fetoplazentare Einheit, Plazentainsuffizienz, Plazentationsstörungen.

Plazenta|dicken|messung, intra|uterine: Messung der Dicke der Plazenta mittels Ultraschalldiagnostik*; pathol. Verdickung v. a. bei schweren Fällen von Morbus* haemolyticus fetalis, dabei schnelle Dickenzunahme bei sich entwickelndem Hydrops fetalis und drohendem intrauterinem* Fruchttod (Alarmzeichen und Ind. zur fetalen Bluttransfusion bzw. Geburtseinleitung).

Plazenta|hormone n pl: in der Plazenta* gebildete, hauptsächlich an den mütterlichen Kreislauf abgegebene Hormone mit schwangerschaftserhaltenden Funktionen; **1.** Proteohormone: Choriongonadotropin (HCG*) und Plazentalaktogen (HPL*); **2.** Steroidhormone: Östrogene* und Progesteron*. Die Steroidhormonsynthese ist in der Plazenta nur bei Anlieferung best. Hormonvorstufen von seiten des Feten und der Mutter möglich; s. Fetoplazentare Einheit.

Plazentainsuffizienz

Klinik	Gestörte Funktion in der Plazenta	Häufiges morphologisches Substrat
Akute respiratorische Plazentainsuffizienz	Diffusion u. Perfusion	Akute Durchblutungsstörung; Plazentationsstörung mit unreifen Zottenstrukturen
Subakute Plazenta-insuffizienz	Diffusion (u. Perfusion)	Subaktute u. chron. Durchblutungsstörungen; Plazentationsstörung mit unreifen Zottenstrukturen
Chron. respiratorische Plazentainsuffizienz	Diffusion	Plazentationsstörung mit unreifen Zottenstrukturen
Chron. nutritive Plazentainsuffizienz	Perfusion (u. Diffusion)	Chron. Durchblutungsstörung, unreife Zottenstrukturen u. Plazentauntergewicht

Plazenta|in|suffizienz f: Grenzsituation der Plazentafunktion inf. beeinträchtigter Diffusion und/oder Perfusion mit Störungen der fetoplazentaren* Einheit; **klin. Formen:** s. Tab. Je nach Grad der P. kann es zur intrauterinen Mangelentwicklung* oder zum intrauterinen* Fruchttod kommen. Hinweise auf eine P. gibt die Bestimmung der Plazentahormone*.

Plazenta|lakto|gen n: s. HPL.

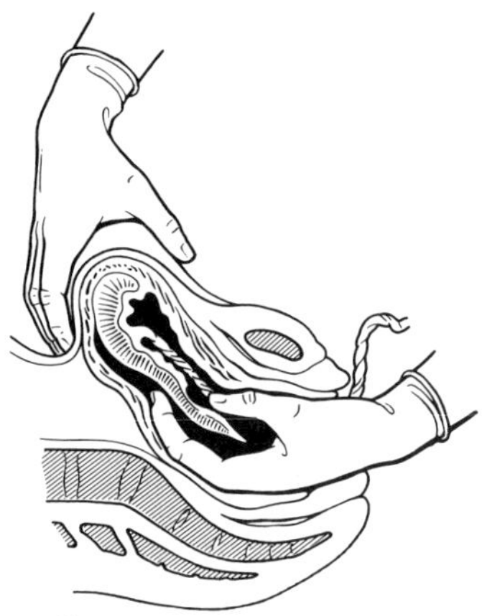

Plazentalösung:
Ablösung der sich nicht spontan lösenden Plazenta mit der Hand

Plazenta|lösung: physiol. Ablösung der Plazenta durch Kontraktion und Retraktion des Uterus nach Geburt des Kindes (Nachgeburtswehen) nach dem Schultze*-Modus bzw. Duncan*-Modus der P.; vgl. Retroplazentares Hämatom.

> Die größte Gefahr bei der **vorzeitigen Plazentalösung** besteht darin, daß sie nicht selten von Blutgerinnungsstörungen begleitet ist: Verminderung des Fibrinogens bis zum völligen Fehlen (Hypo- bzw. Afibrinogenämie).

Plazenta|lösung, manuelle: wird b. Vorliegen von Plazentalösungsstörungen* vorgenommen (s. Abb.); vgl. Credé-Handgriff.

Plazenta|lösungs|störungen: Während der Ablösung der Plazenta können verschiedenartige Regelwidrigkeiten auftreten, die zu einer Verlängerung der Nachgeburtsperiode (Retentio* placentae) oder zu einer sog. verstärkten Lösungsblutung* führen. Eine verzögerte Plazentalösung liegt vor, wenn nach 30 Min. keine Lösungszeichen (s. Nabelschnurzeichen) vorliegen. **Urs.:** funktionell (Uterusatonie mit Placenta* adhaerens); anat.-pathol. (Verwachsung der Plazenta mit der Haftstelle; s. Implantationsschäden). **DD:** Placenta* incarcerata bei Zervixspasmus. **Ther.:** Wehenmittel, Blasenentleerung, evtl. Credé-Handgriff oder manuelle Plazentalösung.

Plazenta|lösungs|zeichen: s. Schröder-Zeichen, Nabelschnurzeichen.

Plazenta|lösung, vorzeitige: Abk. VL; syn. Ablatio placentae, Abruptio placentae. Teilweise oder vollständige Ablösung der normal sitzenden Plazenta von ihrer Haftfläche vor der Geburt des Kindes. Die VL tritt entw. während der letzten Monate der Schwangerschaft oder unter der Geburt (meist in der Eröffnungszeit) auf, wodurch es zu Blutungen aus mütterlichen und nicht selten auch aus kindlichen Gefäßen im Bereich der Haftfläche und damit zur Bildung eines retroplazentaren* Hämatoms kommt. **Urs.:** in einem hohen Prozentsatz der Fälle (50 - 70%) nicht zu klären, in den restlichen Fällen meist Gestose*. **Sympt.:** plötzlich auftretender Schmerz im Unterbauch, allg. Unwohlsein, Angstgefühl, Schwindelerscheinungen, Atemnot; die Schwangere fühlt oft keine Kindsbewegungen mehr; meist nur geringe Blutung nach außen, evtl. Schock, Gerinnungsstörungen. **Progn.:** schon bei Ablösung eines Viertels der Plazentafläche kann es zu Sauerstoffmangel des Fetus und intrauterinem* Fruchttod, bei Ablösung der Hälfte und mehr zu lebensbedrohlichen Blutverlusten von Mutter und Kind kommen. **DD:** Placenta* praevia, Uterusruptur*. Vgl. Couvelaire-Syndrom.

Plazenta|lokalisation f: Feststellung des

Plazentasitzes an der Uteruswand; zwei Verfahren: **1.** Ultraschalldiagnostik, Methode der Wahl; Durchführung am schnellsten und mit geringstem Risiko; sie ist sowohl mit der A-Bild-Methode als auch mit der Schnittbildmethode möglich. Sitz, Ausdehnung und Dicke der Plazenta lassen sich feststellen. **2.** früher Plazentaszintigraphie*. **Ind.: 1.** Blutungen in der 2. Schwangerschaftshälfte (Verdacht auf tiefen Sitz der Plazenta, auf Placenta* praevia oder vorzeitige Plazentalösung*); **2.** vor Amniozentese*. Vgl. Plazentadickenmessung, intrauterine.

Plazenta|reste: nach Ausstoßung der Plazenta in der Gebärmutterhöhle zurückgebliebene Plazentateile; Gefahr der Nachblutung* und der Infektion sowie der Entwicklung eines malignen Chorionepithelioms*. Hinweis auf verbliebene P. ist eine nicht vollständige oder abgerissene Plazenta (z. B. bei Nebenplazenta). In Zweifelsfällen ist eine Nachtastung notwendig. Vgl. Plazentarpolyp.

Plazentar|in|farkt (lat infarcire, infartum hineinstopfen) m: Abbauerscheinungen der Plazenta, u. a. mit Fibrin- und Fibrinoidablagerungen in nekrotischen Bezirken der Plazenta. Die so entstehenden **Fibrinknoten** sind als weißlich-gelbe (**weiße Infarkte**), flache Bezirke zu erkennen. Die seltenen sog. **roten Infarkte** entstehen durch Thrombosierungen im intervillösen Raum. Die Infarzierungen können so umfangreich sein, daß sie zum intrauerinen* Fruchttod führen.

Plazentar|polyp m: nach unvollständiger Ausstoßung der Plazenta zurückgebliebener Plazentarest, um den sich ein Mantel von Blutgerinnseln gebildet hat. Folge: Endometritis, Blutung, evtl. Laktationshemmung. Vgl. Plazentareste.

Plazentar|re|tention f: verzögerte Ausstoßung der Nachgeburt; vgl. Plazentalösungsstörungen, Placenta incarcerata.

Plazenta|schranke: biol. Barriere für korpuskuläre und großmolekuläre Teilchen zw. mütterlichem und fetalem Blut; die diaplazentare Passage hängt u. a. ab von der Molekülgröße der Teilchen ihrer Eiweißbindung, Lipidlöslichkeit, dem Dissoziationsgrad und der elektrischen Ladung. Neben der Diffusion existieren auch aktive Transportmechanismen.

Plazenta|szinti|graphie f: ein früher gebräuchliches Verfahren zur Plazentalokalisation* nach parenteraler Applikation kurzlebiger Radionuklide durch Messung der Aktivitätsdifferenzen über dem Abdomen der Schwangeren.

Plazentation f: Bildung und Einnisten der Plazenta*; orthologische Entw. der Plazentazotten, des Intervillosum und der fetomaternen Kreislaufbeziehung. **Zwei Phasen: 1.** Formierung der Chorionzotten bis zu sog. Sekundärzotten; **2.** Reifung der sog. Tertiärzotten (Ersatz des Mesenchyms durch Zottenkapillaren). Selten kann es zum Einwachsen der Zotten bis zum Myometrium (**Placenta* accreta**), in die Muskularis hinein (**Placenta* increta**) oder bis zur Uterusserosa (**Placenta* percreta**) kommen. **Urs.:** häufig Schädigung der Uterusschleimhaut mit folgender Atrophie des Endometriums (anamnestisch gehäuft v. a. Kürettage, Schwangerschaftsabbruch, Schnittentbindung, Puerperalfieber). **Sympt.:** Plazentalösungsstörungen*. Erfolgt die P. im unteren Abschnitt des Uterus, resultiert eine Placenta* praevia.

Plazentations|störungen: qualitative und zeitliche Abweichungen in der Ausbildung und Reifung der Plazentazotten; **Formen: 1.** Reifungsarretierung: durchgreifende Reifungshemmung (z. T. mit Fehldifferenzierung) im 1. Trimenon. Sonderform: Chorangiomatosis placentae (Mesenchymfehldifferenzierung: Gefäßproliferation). **2.** Reifungsretardierung: Reifungsverzögerung aller Zottenstrukturen im 2. Trimenon. **3.** Dissoziierte Zottenreifungsstörungen: z. T. verzögerte, z. T. beschleunigte Reifung der Zotten in versch. Verzweigungsabschnitten. **4.** Kompensatorische Reifungsabweichungen: arealweise beschleunigte (vorzeitige oder überschießende) Zottenreifung. **Teratogenetischer Aspekt:** Vergleich zw. terminationskritischer Phase einer spez. Mißbildung und zugehöriger Plazentationsstörung. **1. Harmonische Kyematopathie:** Synchronie der Plazentareifungsarretierung und eines Vitium primae formationis (z. B. Persistenz embryonaler Zottenstrukturen und dorsale Dysraphie). **2. Disharmonische Kyematopathie:** vorgeschaltete Plazentareifungsstörung und nachfolgende fetale Mißbildung (bei diabetischen Müttern; z. B. Persistenz embryonaler Zottenstrukturen und Gliedmaßen-Digestionstraktmißbildungen). **3. Primäre Embryopathie:** lediglich fetal manifestierte (diaplazentare) Entwicklungsstörungen (z. B. Rötelnembryopathie). **4. Komplexe Mißbildungssyndrome:** z. T. vor-, z. T. nachgeschaltete Plazentationsstörungen und Kombination mit primären und sekundären Entwicklungsstörungen der Frucht (z. B. Dysmeliesyndrom).

Plazenton n: Bez. für plazentare Funktionseinheit (funktionelle Strömungseinheit des maternen Blutstroms) bestehend aus Lobuli (fetaler Anteil) mit zugehöriger Spiralarterie und der sie umgebenden Dezidua. Vgl. Plazenta.

Plexus mes|entericus inferior m: (PNA); Nervengeflecht, das die Äste der A. mesenterica inferior mit sympathischen Nervenfasern aus dem Plexus aorticus abdominalis und Anteilen des sakralen Parasympathikus begleitet.

Plexus mesentericus superior m: (PNA); Nervengeflecht entlang der Äste der A. mesenterica superior mit sympathischen Nervenfasern aus dem Plexus coeliacus und parasympathischen Anteilen des N. vagus.

Plexus rectalis inferior m: vegetatives Nervengeflecht; --→ entlang der Verzweigungen der A. rectalis inferior beiderseits bis zum Anus.

Plexus rectalis medius m: Fortsetzung der Nervenfasern des Plexus hypogastricus inferior (Plexus pelvinus); --→ mit den Aufzweigungen der Aa. rectales medii zu beiden Seiten des Rektum.

Plexus rectalis superior m: Nervengeflecht

P

mit sympathischen Fasern aus dem Plexus mesentericus inferior kommend unter Aufnahme sakraler parasympathischer Anteile zur Versorgung des Rektum.

Plicae recto|uterinae (lat plica Falte) f pl: Bauchfellfalten zw. Rektum und Uterus; seitliche Begrenzung des Douglas*-Raums.

Plicae tubariae f pl: stark verzweigte Längsfalten der Schleimhaut des Eileiters*.

Pluri|gravida (lat plus, pluris größer, zahlreicher) f: Frau, die wiederholt (2- bis 5mal) schwanger war; vgl. Anamnese, geburtshilfliche.

Pluri|para f: Mehrgebärende; Frau, die 2 bis 5 Kinder geboren hat; vgl. Anamnese, geburtshilfliche.

p. m.: Abk. f. **1.** **p**ost **m**ortem: nach dem Tode; **2.** **p**unctum **m**aximum: Punkt bzw. Stelle der größten auskultatorischen Lautstärke; **3.** **p**ost **m**enstruationem: nach (Eintritt) der Menstruation.

PMSG: Abk. für (engl) pregnant mare's serum gonadotropine, syn. Serumgonadotropin; aus dem Serum trächtiger Stuten gewonnenes gonadotropes Hormon (Serumgonadotrophin*) plazentaren Ursprungs mit FSH- und LH-Wirkung. Vgl. Gonadotropine.

Pneumo|peri|toneum (gr pneuma Hauch, Lebensatem) n: Gasansammlung im Peritonealraum; 1. pathologisches P. z. B. durch traumatischen Lufterguß in die Bauchhöhle oder durch Inf. mit gasbildenden Bakt., nach Magen- oder Darmperforationen, Tubendurchblasung. **2.** Insufflation von Gas in die Bauchhöhle zum Abheben der Bauchdecken als Vorbereitung für eine diagn. oder chir.-therap. Laparoskopie* bzw. Pelviskopie*.

Pneumo|zysto|graphie f: **1.** Pneumographie[*] von Zysten, z. B. in der Niere oder Mamma, insbes. zur Unterscheidung von einer soliden Geschwulst, ferner zur Beurteilung der Wand der Zyste; die Zyste wird punktiert und mit einem Gas gefüllt. Zysten der Mamma kollabieren nach Gasfüllung und verkleben (therapeutischer Effekt). **2.** Pneumographie der Harnblase, z. B. zur Beurteilung von Blasensteinen (heute nicht mehr gebräuchlich).

Poland-Syn|drom (Alfred P., Chir., London, 1820-1872) n: komplexe Fehlbildung aus dem Formenkreis der Brachydaktylie- und mammorenalen Syndrome; **Ätiol.:** vermutlich hereditär, Erbmodus jedoch noch nicht geklärt. **Sympt.:** einseitige Anomalie der Hand (Syndaktylie, Synbrachydaktylie), homolaterale Aplasie des M. pectoralis und fakultativ einseitige Hypo- oder Aplasie der Mamille oder Mamma, in diesem Fall häufig mit Hypo- oder Aplasie der homolateralen Niere assoziiert.

Pollutiones feminae f pl: Sekretion der Bartholin*-Drüsen bei sexueller Erregung der Frau in der späten Erregungsphase (s. Reaktionszyklus, sexueller); nicht identisch mit der sog. weiblichen Ejakulation beim Orgasmus (vgl. Gräfenberg-Zone).

Poly|embryom (gr polys viel, zahlreich) n: sehr seltener Keimzelltumor des Ovars bei jungen Frauen; stammt von pluripotenten malignen Embryonalzellen ab, die sich teratogen zu kleinen Embryonen differenzieren. Enthält hist. zahlreiche Embryonalanlagen mit Embryonalscheibe, kleiner Amnionhöhle und Dottersack. Auch teratogene Strukturen kommen vor. Der Tumor ist hochgradig maligne, die Prognose infaust. S. Ovarialtumoren.

Poly|globulie des Neugeborenen f: Ein gesundes Neugeborenes* zeigt im Vergleich zum älteren Kind und Erwachsenen eine höhere Erythrozytenzahl (5,5 Millionen pro µl) und einen höheren Hämatokritwert (bis 60 Vol.%). Unter best. Bedingungen (intrauterine Dehydratation bei Übertragung, reaktive Blutvermehrung inf. Plazentainsuffizienz, übermäßige Plazentanachtransfusion bei Spätabnabelung oder maternofetale Transfusion) kann es zu einer **pathol.** P. d. N. auf Hämatokritwerte über 70 Vol.% und Hämoglobinwerte über 230 g/l (23 g/100 ml) mit lebensgefährlichen hämodynamischen Störungen sowie inf. der rel. Plasmavolumenabnahme zu Hypokalzämie, Hypoglykämie oder ähnlichen Zuständen kommen.

Poly|hydr|amnie f: syn. Hydramnion*.

Poly|mastie f: entspricht nach heutigem klinischem Sprachgebrauch der aberrierenden* Mamma; vgl. Polythelie.

Poly|menor|rhoe f: zu häufige Regelblutung von normaler Stärke und Dauer; das Zyklusintervall ist auf weniger als 25 Tage verkürzt. **Formen: Typ I:** biphasischer Zyklus mit verkürzter Follikelreifungsphase; **Typ II:** biphasischer Zyklus mit verkürzter Corpus-luteum-Phase; **Typ III:** anovulatorischer* Zyklus (monophasisch-hypotherm), die Blutung entspricht einer Follikelabbruchblutung. **Diagnose:** u. a. Basaltemperaturmessung, Vaginalzytologie, Beurteilung des Zervixschleims, evtl. Hormonbestimmung. **Therapie:** substituierende Hormontherapie, besonders bei Anämie (inf. der häufigen Blutungen) und Kinderwunsch bei Vorliegen einer durch die P. bedingten funktionellen Sterilität*.

Poly|thelie f: Vorhandensein überzähliger Brustwarzen ohne darunterliegendes Drüsenparenchym im Bereich der (doppelseitigen)

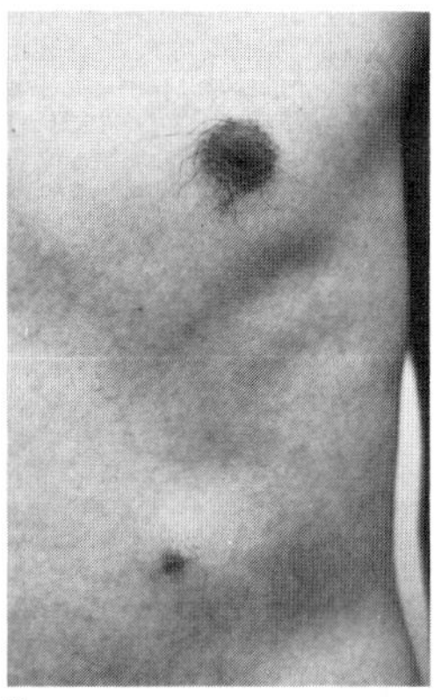

Polythelie

Milchleiste* oder auch etwas weiter außerhalb (s. Abb.); kongenitale Anomalie, Atavismus. Vgl. Aberrierende Mamma.

Poly|trichie f: syn. Hypertrichosis; abnorm starker Haarwuchs aus versch. Ursachen, z. B. bei Hirsutismus*.

Poly|zystische Ovarien n pl: syn. kleinzystische Degeneration der Ovarien; doppelseitige Vergrößerung des Ovarium* auf das Zwei- bis Dreifache (bis etwa Hühnereigröße durch zahlreiche, kirschkern- bis walnußgroße Zysten); weißlich graue Oberfläche, Kapselverdickung. **Vork.:** bei Genitalprozessen, die mit Hyperämie einhergehen sowie bei verschiedenen Typen adrenaler Hyperplasie (z. B. beim Cushing-Syndrom). Das Zusammentreffen von p. O. mit Amenorrhoe, Sterilität und maskulinem Typ bezeichnet man als Polyzystisches* Ovarialsyndrom. Vgl. Ovarialtumoren.

Poly|zystisches Ovarial|syn|drom n: auch PCO-Syndrom, früher als Stein-Leventhal-Syndrom bezeichnet; die Diagn. ergibt sich aus der Trias: **1.** doppelseitig oder einseitig **polyzystische Ovarien**; wird oft erst durch Laparotomie und hist. Untersuchung festgestellt. Die Ovarien sind manchmal drei- bis viermal so groß wie ein normales Ovar, die Oberfläche ist weiß bis grau. In der Rinde finden sich zahlreiche Follikel; die Kapsel (Tunica albuginea) ist verdickt, das Ovarialmark hyperplastisch. **2.** (anovulatorische) **Amenorrhoe** oder Oligomenorrhoe; es kommen auch andere Zyklusstörungen vor (dysfunktionelle Blutungen u. a.). **3. Sterilität**. Regelmäßig findet sich eine Erhöhung des LH/FSH-Quotienten. Die meist nur geringfügig vermehrten Androgene sind ovarieller oder adrenaler Herkunft (oft auch kombiniert). Neben Störungen des Östrogen-Androgen-Gleichgewichts mit Androgenisierungserscheinungen (v. a. Hirsutismus) treten häufig sexuelle Störungen, Fettsucht und eine Genitalhypoplasie auf. Die **Ätiol.** ist bisher ungeklärt. Neben einem normalen Karyotyp wurden bei den Pat. auch unterschiedliche Chromosomen-Aberrationen beobachtet (XX/XY-Mosaik, XXX). **Cave:** Langfristig besteht für die Pat. ein erhöhtes Erkrankungsrisiko an Endometriumkarzinom (Östrogenstimulation). **Ther.: 1. Hormonell** durch Suppression der LH- und Androgenbildung (z. B. mit Cyproteronacetat); b. Kinderwunsch Ovulationsinduktion*, evtl. Kortikoide. **2. Chir.** Keilexzision der Ovarien; zusätzlich (wenn möglich) Gewichtsreduktion; vgl. Hyperthecosis ovarii.

Poly|zystisches Syn|drom n: syn. Potter-Syndrom; viele Zysten in Niere, Leber und Pankreas bei Neugeborenen, angeb. Hyperplasie; Ätiol. unbekannt, oft in Kombination mit anderen Mißbildungen.

Portio (lat) f: Teil, Anteil; i. e. S. **P. vaginalis cervicis** (bzw. **uteri**), in die Vagina* hineinragender Teil des Gebärmutterhalses; s. Cervix uteri.

Portio|ad|apter m: atraumatisch flexibles Instrument zur Abdichtung des Zervikalkanals unter Vakuum zur Pertubation, Hysterosalpingographie, Insemination, Menstrualblutgewinnung (z. B. zur Diagnose einer Genitaltuberkulose) und Hydropertubation.

Portio|e|rosion f: syn. Erosio vera, Erosio simplex; Bez. für einen oberflächlichen Epitheldefekt an der Portio; unklarer kolposkopischer Befund, gilt bei regelmäßigem Verlauf der Kapillaren im freiliegenden Bindegewebe als unverdächtig (traumatisch oder entzündlich bedingt), begründet bei unregelmäßiger oder vermehrter Gefäßzeichnung jedoch den Verdacht auf ein beginnendes Zervixkarzinom* (Probeexzision!). Vgl. Kolposkopie.

Portio|kappe: syn. Okklusivpessar*.

Portio|karzinom n: Karzinom der Ektozervix; s. Zervixkarzinom.

Portio|konisation f: s. Konisation.

Portio|polyp m: s. Zervixpolyp.

Portio supra|vaginalis f: oberh. der Scheide gelegener Abschnitt der Cervix uteri; vgl. Uterus.

Positio uteri f: Stellung der Gebärmutter im Beckenraum; wird definiert durch das Verhältnis der Portiokuppe zu den drei Dimensionen des Raumes. Abweichungen in allen drei

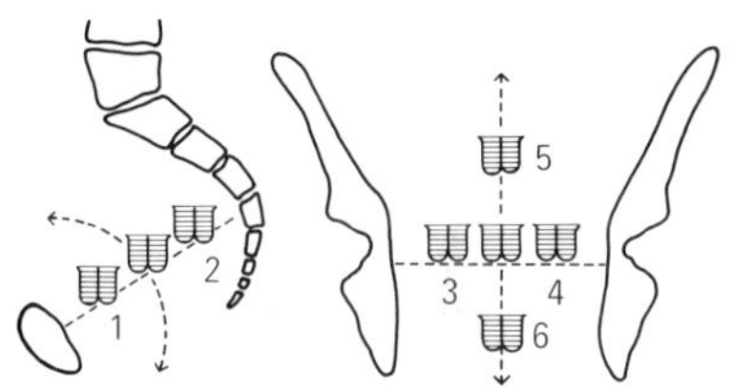

Positio uteri:
1: Antepositio; 2: Retropositio; 3: Dextropositio; 4: Sinistropositio; 5: Elevatio; 6: Descensus uteri

Dimensionen möglich: in der Sagittalen (gerader Durchmesser der Beckenmitte) nach vorn: **Antepositio** oder nach hinten: **Retropositio**; in der Horizontalen (Interspinallinie) nach den beiden Seiten: **Latero-** bzw. **Dextro-** und **Sinistropositio**; in der Vertikalen (Führungslinie) nach oben: **Elevatio* uteri**, nach unten: **Descensus* uteri et vaginae**. Vgl. Uteruslagen.

Post|koitale Kontra|zeption (lat post später, danach) f: ungenaue, aber gebräuchliche Bez. für die postkonzeptionelle Schwangerschaftsverhütung (sog. Interzeption*); s. a. Nidationshemmer.

Post|koital|test m: s. Sims-Huhner-Test.

Post|meno|pause: Abschnitt des Klimakteriums* nach der Menopause*.

Post|menstruelle Blutung: Nachblutung nach der eigentlichen Regelblutung; leichtere und auch stärkere Blutungen im Anschluß an die Menstruation*. **Urs.: 1. hormonal:** verspätete Rückbildung des Corpus* luteum (d. h. Störung prämenstruell); **2. organisch:** z. B. bei Korpuskarzinom, Polypen, submukösem Uterusmyom, Endometritis, Endometriosis interna; ferner mangelhafte Regeneration des Endometriums (z. B. nach wiederholter Kürettage und bei Multiparae); s. Abb. S. 210. Vgl. Zyklusstörungen.

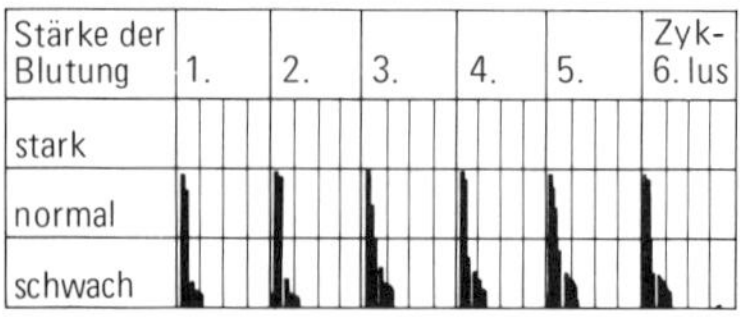

Postmenstruelle Blutung (Kaltenbach-Schema)

Post|menstruum n: s. Menstruationszyklus.

post|natal: nach der Geburt.

post|partal: korrekt: postpartual; (Zeitraum) nach der Geburt; vgl. Amenorrhoe, postpartale.

post partum: Abk. p. p.; nach der Geburt.

Potentia con|cipiendi f: Empfängnisfähigkeit.

Potter-Syn|drom n: s. Polyzystisches Syndrom.

p.p.: Abk. für **p**ost **p**artum, nach der Geburt.

Prä|di|lektions|syn|drom, kon|natales (lat prae vor, davor; diligere, dilectum schätzen, lieben) n: syn. konnatales Vorzugshaltungssyndrom; eigentlich Prädilektionshaltungssyndrom; Oberbegriff für durch intrauterine Zwangshaltung (sog. Vorzugshaltung - Prädilektion) verursachte Verformungen an Kopf, Gesicht, Kiefern und Füßen mit Lagebelastungen und meist einseitigen Impressionen an Weichteilen und Knochen, vielfach inf. hochgeschlagener Beine und Fußimpressionen. Sekundär mitbetroffen ist auch die Wirbelsäule (Skoliosen und atypische Torsionen, Abb.). Die **Deformitäten** veranlassen das Kind, best. Lieblingshaltungen einzunehmen, wobei m. der Kopfhaltung auch Hirn- und Gesichtsschädelbildung beeinflußt werden. So tritt b. rechtskonvexer Wirbelsäulentorsion eine linkskonkave Gesichtsskoliose mit Linksneigung und Rechtsdrehung des Kopfes auf und umgekehrt. In unterschiedlich ausgeprägter Form wird das k. P. bei 15 - 20% der Neugeborenen registriert. In der Neonatalperiode sind die Prädilektionshaltungen reversibel und durch entspr. Lagerung entgegen der Lieblingshaltung zu beeinflussen. **DD:** Hemihypertrophien des Gesichts, partieller Gigantismus (Curtius*-Syndrom I), Romberg-Syndrom (Hemiatrophia[*] faciei progressiva) und orofaziale Hemikranien, aber auch muskuläre Dysplasien wie der angeb. Schiefhals.

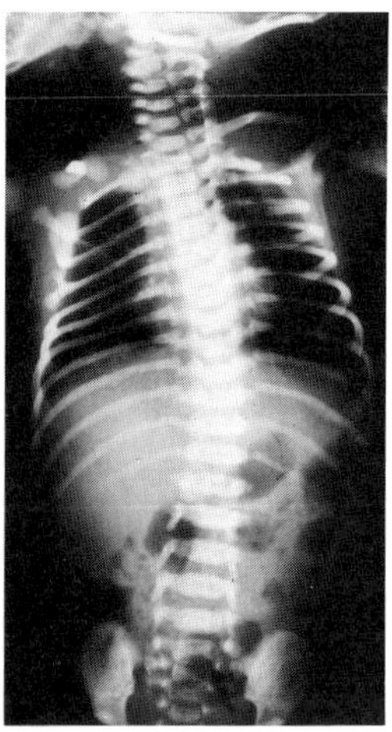

Prädilektionssyndrom:
Röntgenaufnahme der Wirbelsäule eines Säuglings mit deutlicher Torsion

Prä|ek|lampsie f: s. Gestose.

Prä|kanzerose (lat cancer Krebs) f: klinisch morphologisch (z. B. Leukoplakie, proliferierende Mastopathie) bzw. durch hist. Kriterien (zelluläre und epitheliale Atypie, epitheliale Dysplasie u. a.) definierte potentielle Vorstadien eines Karzinoms*. Nach der statistischen Wahrscheinlichkeit, mit der eine P. in einen bösartigen Tumor übergeht, werden **fakultative** (niedrige Entartungsfrequenz) und **obligate** P. (Veränderungen mit hohem Entartungsrisiko in relativ kurzem Zeitintervall) unterschieden; vgl. Carcinoma in situ.

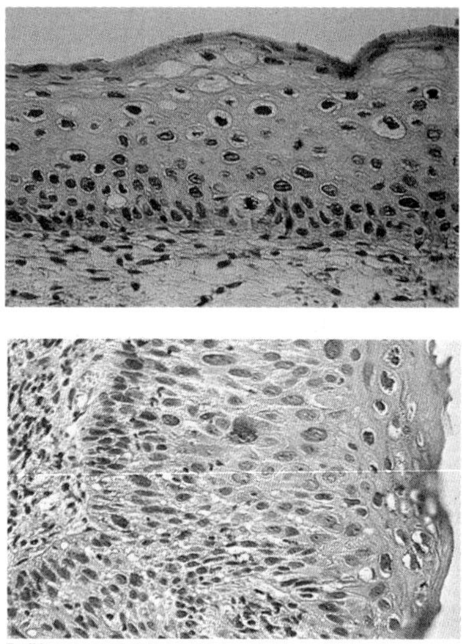

Präkanzerosen:
Leichte (oben) und schwere Dysplasie der Portio (unten)

Prä|maturität-Dys|maturität-Prä|ven-tions|programm n: Abk. PDP-Programm; Punkteschema zur Selektion und Intensivüberwachung potentiell frühgeburtgefährdeter Schwangerer mit dem Ziel, die Häufigkeit von Frühgeburten* und Mangelgeborenen* durch frühzeitige Diagn. (Selektion aus der Routineschwangerenberatung) und ambulante und stationäre Intensivbetreuung der potentiell frühgeburtgefährdeten Schwangeren zu vermindern. Vgl. Risikoschwangerschaft.

prae|maturus: vorzeitig, vor der Reife.

Prä|men|arche f: Entwicklungsabschnitt der Pubertät* vor Eintritt der Menarche* beim Mädchen, charakteristiert durch die Wirkung ovarialer Östrogene mit Auftreten sekundärer Geschlechtsmerkmale*. Die nicht selten reichliche Menge an Scheidenflüssigkeit verführt u. U. zu der Annahme, die Mädchen hätten einen pathol. Ausfluß.

Prä|meno|pause: Abschnitt des Klimakteriums* vor der Menopause.

Prä|menstruelle Blutung: Vorblutung; einige Tage (bis zu 10 Tagen) vor Beginn der eigentlichen Menstruationsblutung einsetzende, meist leichte Blutung (Schmierblutung) aus den Spiralarterien des Endometriums. **Urs.:** In den meisten Fällen handelt es sich um eine Corpus*-luteum-Insuffizienz im Prämenstruum, also um eine zu frühe Abnahme der Östrogen- und Progesteronproduktion. Die Nidationsverhältnisse sind daher unzureichend, oft besteht Sterilität*. Bei geringstem Verdacht auf eine organische Ursache ist eine fraktionierte Kürettage* durchzuführen. Vgl. Zyklusstörungen.

Prä|menstruelles Syn|drom n: Abk. PMS; charakteristische körperliche und psychische Veränderungen von individuell unterschiedlicher Intensität, die ca. 7 - 10 Tage vor der Menstruation* eintreten und mit ihrem Beginn verschwinden. **Sympt.:** Nervosität, Affektlabilität, (auch unkontrollierte Affekthandlungen), seelische Verstimmung, Depression, schmerzhafte Spannungen und Schwellungen der Brust, Völlegefühl und Verdauungsbeschwerden, Kopf- und Rückenschmerzen, Hautveränderungen und Hitzewallungen, Gewichtzunahme und Gelenkschwellungen. **Urs.:** weitgehend ungeklärt; es werden psychodynamische und endokrine Faktoren vermutet.

Prä|menstruum n: s. Menstruationszyklus.

prä|natal: vor der Geburt; vgl. präpartal.

Prä|natal|dia|gnostik f: Untersuchung des werdenden Kindes vor der Geburt; **versch. Methoden und Ind.: 1.** Ultraschalldiagnostik*; Routineverfahren, wird i. d. R. mindestens zweimal während jeder Schwangerschaft genutzt. Sie gestattet neben dem Nachweis einer Schwangerschaft die Lokalisation der Plazenta, Bestimmung der Kindsgröße und -form einschl. von Mehrlingen sowie in gewissen Grenzen auch die Beurteilung von einzelnen Organen (Fehlbildungen). **2.** Besichtigung des Fruchtwassers* mittels Amnioskopie* bzw. Gewinnung von Amnionflüssigkeit und kindlichen Zellen im Fruchtwasser mittels Amniozentese* zur Fruchtwasserdiagnostik mit folgenden Hauptindikationen in der Frühschwangerschaft: Vorliegen eines genetischen Defektes bei den Eltern bzw. deren Verwandten; frühere Geburt eines Kindes mit Chromosomenanomalie, Erbleiden oder schweren angeb. Stoffwechselanomalien[*], denen ein in allen Zellen nachweisbarer Enzymdefekt zugrunde liegt; mütterliches Alter über 35 Jahre, väterliches Alter über 50 Jahre; zumindest müssen Eltern mit höherem Alter auf das erhöhte Risiko (s. Chromosomen-Aberrationen, Tab.) und die Möglichkeit der P. hingewiesen werden; es gibt auch Forderungen, eine P. bereits bei väterlichem Alter über 41 Jahre durchzuführen. In der Spätschwangerschaft: Ausschluß eines Morbus* haemolyticus fetalis, Verdacht auf Plazentainsuffizienz*. **3.** Chorionbiopsie*: entspricht der Amniozentese in der Frühschwangerschaft, kann jedoch früher durchgeführt werden. Weitere Methoden zur Überwachung des fetalen Zustands stellen dar: **4.** Hormonanalysen (z. B. Bestimmung von Östriol); **5.** antepartale Kardiotokographie* mit und ohne Belastung; bei drohender Frühgeburt oder vorzeitiger Entbindung die **6.** Lungenreifediagnostik. Unter der Geburt stehen außerdem die Mikroblutuntersuchung* am Feten zur Verfügung. Vgl. Genetische Beratung, Risikoschwangerschaft, Reifebestimmung, intrauterine.

Prä|natale Dys|trophie f: syn. intrauterine Mangelentwicklung*.

Prä|natale Erkrankungen: Bez. für Erkrankungen des ungeborenen Kindes, führen zu Störungen der normalen intrauterinen Entwicklung bis zum intrauterinen* Fruchttod. Die Art der Schädigung ist v. a. von Zeitpunkt und Intensität, weniger von der auslösenden Ursache abhängig. Nach dem Zeitpunkt des Beginns der intrauterinen Entwicklungsstörung unterscheidet man Blastopathie*, Gametopathie*, Embryopathie*, Fetopathie*. Eine Abgrenzung der durch exogene Schädigung (Phänokopie*) hervorgerufenen p. E. von ausschließlich genetisch bedingten Mißbildungen ist nicht immer möglich; vgl. Pränatalinfektion, Perinatalinfektion, Mißbildung, kongenitale, Kyematopathie.

Prä|natale Geschlechts|bestimmung: s. Geschlechtsdiagnostik, pränatale, Geschlechtsdeterminierung, chromosomale.

Prä|natal|in|fektion f: intrauterine Infektion der Frucht mit Viren, Bakterien bzw. Protozoen; **Infektionswege:** aszendierend (meist nach Blasensprung), hämatogen (über die Plazenta) oder deszendierend (aus den Eileitern). Die Manifestation (prä- oder postnatal, u. U. sich erst in der Kindheit manifestierende Spätfolgen) und die Art der Fruchtschädigung (Embryopathie, Fetopathie, angeborene Mißbildungen) wird in der Frühschwangerschaft v. a. durch den Infektionstermin, ab der Fetalperiode auch von der Erregerart bestimmt. Die wichtigsten P. sind unter dem Begriff TORCH*-Komplex zusammengefaßt; vgl. Perinatalinfektion (Abb.), IgM-Latex-Test.

Prä|natal|peri|ode f: gesamte Phase der vorgeburtlichen Entwicklung von der Befruchtung bis zur Geburt; vgl. Embryonalperiode, Fetalperiode.

Prä|natal|toxiko|logie f: Bereich der Reproduktionstoxikologie*, in dem exogen ausgelöste pränatale Entwicklungsstörungen d. chem. od. physik. Noxen erforscht werden.

P

Prä|ovulatorische Phase f: die letzten 3 - 4 Tage vor der Ovulation; sehr wichtige Phase des Menstruationszyklus*, weil nur während dieser Zeit die charakteristischen Veränderungen am Zervixschleim vor sich gehen, die den Spermien die Durchwanderung des Zervikalkanals gestatten; vgl. Konzeptionsoptimum.

prä|partal: korrekt: präpartual; vor der Entbindung; vgl. pränatal.

prä|puberal: vor der Pubertät*.

Prä|pubertät f: Zeitraum vor dem Auftreten der Schambehaarung (Pubarche); vgl. Pubertät.

Prä|putium (lat) n: Vorhaut von Penis[*] oder Klitoris*.

Prae|putium clitoridis n: Vorhaut der Klitoris*; Vereinigung der jeweiligen äußeren vorderen Falte der kleinen Schamlippen (Labia* minora pudendi) über der Klitoris.

Prä|servativ (lat servare, servatum erhalten, erretten) n: syn. Kondom; mechanisches Mittel zur Kontrazeption* aus dünnem Kautschuk (Latex), das zum Geschlechtsverkehr über den Penis gestreift wird, oft mit Gleitmitteln oder Spermiziden* versehen. Ein Vorteil der P. ist ein gewisser Schutz gegen die Übertragung von Geschlechtskrankheiten*, heute insbes. auch von AIDS*. Nach neueren Statistiken, v. a. aus England (wo 30% aller Paare das P. anwenden), ist die Zuverlässigkeit bei Verwendung von Markenpräservativen vor Erreichen des Verfalldatums und bei korrekter Handhabung relativ hoch; Pearl-Index: um 3. Bei Latexallergie kann ein Kontaktekzem entstehen.

Pregnandiol n: 3α,20α-Dihydroxy-5β-pregnan; $C_{21}H_{36}O_2$; durch Reduktion entstandenes Stoffwechsel- und Hauptausscheidungsprodukt von Progesteron*; P. ist biol. weitgehend unwirksam und auch im Harn von Männern nachzuweisen. Die Bestimmung dient v. a. dem Nachweis ovulatorischer (biphasischer) Zyklen und zur Kontrolle bei der Behandlung der Sterilität.

Pregnandiol|ausscheidung in der Schwangerschaft: Bestimmung der täglich im Harn einer Schwangeren ausgeschiedenen Menge von Pregnandiol*; gilt als (indirekter) biochemischer Parameter für die plazentare Funktion, da Pregnandiol das Hauptausscheidungsprodukt (15 -30%) von Progesteron* und der Fetus an der Progesteronsynthese nicht beteiligt ist (daher nicht geeignet zur Erkennung fetaler Gefahrenzustände!). Eine Abnahme in der Frühschwangerschaft deutet auf einen sich entwickelnden Fehlgeburtsprozeß hin. Vgl. Fetoplazentare Einheit.

Pregnenolon n: 3-Hydroxypregn-5-en-20-on; $C_{21}H_{32}O_2$; MG 316,47; P. ist gemeinsames Zwischenprodukt in der Biosynthese aller Steroidhormone*.

Preßwehen: Wehen* unter Mitwirkung der Bauchpresse, vom Beginn der Austreibungsperiode an; dienen zur Überwindung der äußeren Weichteile unter Erreichen eines Mehrfachen des intrauterinen Drucks (ca. 200 mmHg) von Austreibungswehen*.

PRH: Abk. für **P**rolactin **r**eleasing **h**ormone, Prolactoliberin; postuliertes hypothalamisches Peptid unbekannter Struktur, fördert die Ausschüttung von Prolaktin* aus dem Hypophysenvorderlappen; vgl. Releasing-Hormone.

Primär|af|fekt (lat primarius zu den Ersten gehörend) m: Abk. PA; bei Syphilis*.

Primär|follikel m: Eifollikel des Ovars, die aus der Eizelle* und dem umgebenden einschichtigen Follikelepithel bestehen.

Primi|gravida f: Frau, die zum ersten Mal schwanger ist (ist während der SS als Nullipara* zu bezeichnen); vgl. Anamnese, geburtshilfliche.

Primi|para f: Erstgebärende; vgl. Anamnese, geburtshilfliche.

Prim|ordial|follikel m: s. Primärfollikel.

Probe|ab|rasion f: Probeausschabung der Gebärmutter zu diagn. Zwecken, insbes. zur hist. Untersuchung des Gewebematerials meist als fraktionierte Kürettage*.

Probe|ex|zision f: Abk. PE; Entnahme eines (Geschwulst)Gewebestückchens zur (hist.) Untersuchung; s. [Biopsie].

Probe|laparo|tomie f: Eröffnung der Bauchhöhle zu diagn. Zwecken (Sicherung der Diagn., Klärung unklarer Befunde, z. B. der Operabilität eines malignen Prozesses).

Probe|punktion f: Punktion[*] von Körperhöhlen (Brustfellraum, Bauchhöhle, Douglas-Raum) und Abszessen mit Injektionsspritze, Trokar oder bes. Kanüle zur Entnahme von Flüssigkeit zur Diagnosestellung. Vgl. Douglas-Punktion.

Pro|gesteron (INN) n: Progesteronum (INN-L), Progesterone (INN-E), 4-Pregnen-3,20-dion (IUPAC); CAS-Nr. 57-83-0; $C_{21}H_{30}O_2$;

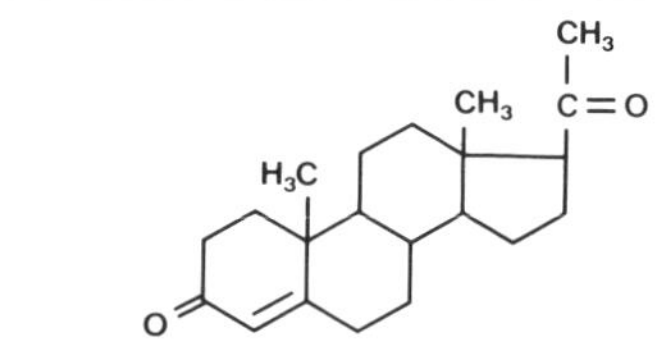

Progesteron (INN)

MG 314,51; physiol. Gelbkörperhormon, wichtigstes natürliches Gestagen, wird vorwiegend im Corpus* luteum und in der Plazenta (daneben auch in der Nebenniere) gebildet; wichtiger Vorläufer der Steroidhormone*, biol. Halbwertzeit ca. 20 Min. Der Hauptstoffwechselmetabolit Pregnandiol wird renal als Glukuronid ausgeschieden (wurde früher zur Feststellung einer Schwangerschaft bzw. Diagnose eines anovulatorischen Zyklus im Urin bestimmt). P. ist im Zusammenwirken mit bzw. nach vorheriger Einwirkung von Östrogenen* auf die Fortpflanzungsorgane an der Regulation nahezu aller weiblichen Reproduktionsfunktionen beteiligt, es bestimmt die Besonderheiten in der Lutealphase des Menstruationszyklus*, bereitet den Organismus auf eine Schwangerschaft vor, schafft wichtige Voraussetzungen für die Konzeption und Nidation, hat schwangerschaftserhaltende Wirkung und induziert u. a. typische Veränderungen in der Zusammensetzung und Beschaffenheit des Zervixsekrets und am Vaginalepithel. P. besitzt unabhängig von Östrogenen einen thermogenetischen Effekt (Erhöhung der Körpertemperatur um ca. 0,4 - 0,6° C; s. Basaltemperatur). **Normalwerte** (in pg/ml Serum; Bezugsstandard: Massenspektrometrie): bei Frauen in der Follikelreifungsphase des Menstruationszyklus 1500, in der Lutealphase 3000 - 20 000, in der Schwangerschaft 15 000 - 50 000 (1. Trimenon) bzw. 50 000 - 200 000 (3. Trimenon); Männer unter 1000.

Pro|gesteron|test m: s. Gestagentest.

Pro|lactin (lat lac, lactis Milch) n: syn. Prolaktin*; CAS-Nr. 9002-62-4.

Pro|laktin n: syn. Prolactin*, früher auch als luteotropes Hormon (LTH) bezeichnet; einkettiges laktotropes Proteohormon aus 198 Aminosäuren, wird in azidophilen Zellen des Hypophysenvorderlappens (HVL) gebildet; MG etwa 23 000, daneben kommen in der Hypophyse und im Serum auch höhermolekulare Formen (sog. big prolactin bzw. big big prolactin) vor, deren physiol. Bedeutung noch nicht bekannt ist. P. stimuliert das Brustdrüsenwachstum und setzt (unter Anwesenheit von Kortisol) nach vorheriger Einwirkung von Östrogenen und Progesteron auf die Brustdrüse die Milchproduktion (Laktation*) in Gang. Die Ausschüttung von P. aus dem HVL wird durch PIH gehemmt, durch PRH und TRH, mechanische Brustwarzenreizung (Saugreiz) sowie durch Streß, op. Eingriffe und Hunger gefördert. Die Prolaktinbestimmung im Serum erfolgt radioimmunologisch. Vgl. Hyperprolaktinämie, Prolaktinom.

Pro|laktin|hemmer: (pharmak.) Substanzen, die sowohl die physiol. (postpartale) Laktation als auch die pathol. Galaktorrhoe hemmen; als physiologischer P. wirkt Dopamin über spezifische Rezeptoren in den prolaktinbildenden Zellen der Hypophyse*. Die Dopaminagonisten Bromocriptin* und Lisurid* dürften darüber hinaus auch noch einen hypothalamischen Angriffspunkt besitzen. **Therapeutische Anw.:** bei prolaktinbedingten Fertilitätsstörungen, prämenstruellem Syndrom, Mastitis und zum primären und sekundären Abstillen; bei Mikroprolaktinom, Akromegalie und Parkinson-Syndrom.

Pro|laktin|hemmungs|faktor m: s. PIH.

Pro|laktin|in|hibitor m: s. Prolaktinhemmer; vgl. PIH.

Pro|laktinom n: seltenes Makro- oder Mikroadenom des Hypophysenvorderlappens mit autonomer Sekretion von Prolaktin* (Hyperprolaktinämie*) und entsprechenden **Sympt.**, v. a. Amenorrhoe*, Galaktorrhoe*, Libido-und Potenzstörungen; kann bei lokaler Raumforderung zu (partieller) Hypophysenvorderlappeninsuffizienz*, Sehstörungen (Chiasma optici) und Kopfschmerzen führen. **Diagn.:** (Computer)Tomographie der Sella turcica, Prolaktinbestimmung im Serum (über 200 µg/l beweisend). **Ther.:** Prolaktinhemmer*, op. Entfernung (transsphenoidal bzw. -frontal), Strahlentherapie.

Pro|lapsus uteri et vaginae m: Vorfall, stärkerer Grad der Senkung des Uterus (und der Scheide); die Genitalorgane oder ein Teil von ihnen treten aus der Vulva hervor.

1. Partialprolaps: Nur ein Teil des Uterus (z. B. nur die Portio) bzw. des Uterus und der Scheide liegt außerhalb der Vulva.

2. Totalprolaps: Das ganze Scheidenrohr ist umgestülpt und liegt vor der Vulva. Der tiefergetretene Uterus verkürzt die Scheide (Senkung), wodurch es zur Aussackung der vorderen oder hinteren Scheidenwand kommt: **Descensus vaginae anterior et posterior**. Da die Scheidenwand durch das perivesikuläre Gewebe mit der Blasenwand fest verbunden ist, führt jede Senkung der vorderen Scheidenwand zur **Zystozele** (Senkung des Blasenbodens). Die inf. Senkung der hinteren Scheidenwand auftretende **Rektozele** (Senkung der Mastdarmvorderwand) ist wegen der schwächeren bindegewebigen Verbindung mit dem Rektum oft weniger stark ausgeprägt. Häufige Begleiterscheinung von Deszensus und Prolaps ist die **Elongatio colli** (Ausziehung des Halsteils der Gebärmutter). **Urs.:** Beckenbodeninsuffizienz (z. B. durch Geburten bedingt), Erschlaffung des Band- und Haftapparates, Hängeleib. **Sympt.:** Schwere- und Druckgefühl, Rückenschmerzen, Blasenbeschwerden (rel. Harninkontinenz als sog. Streßinkontinenz*); Pollakisurie (bei schwerem Deszensus über einen sog. Quetschhahnmechanismus häufig obstruktiv bedingte Miktionsbeschwerden bis zur Harnverhaltung); häufig Zystitis, Fluor* genitalis; gelegentlich bildet sich beim Prolaps ein **Dekubitalgeschwür**, aus dem es erheblich bluten kann. **Therapie:** meist operative Scheidenplastik (s. Kolporrhaphie), u. U. vaginale Hysterektomie; bei Operationshindernissen Pessarbehandlung*. Vgl. Descensus uteri et vaginae.

Aus dem **Dekubitalgeschwür** entwickelt sich nicht selten ein bösartiges Geschwür **(Karzinom)!** Bei geringstem Verdacht **Probeexzision!**

Pro|liferations|dosis (lat proles Nachkomme; ferre tragen, bringen) f: syn. Aufbaudosis; Gesamtdosis an Östrogenen*, die die ruhende Funktionalis (s. Endometrium) soweit zur Proliferation stimuliert, daß anschließend eine sekretorische Umwandlung durch Gestagene* möglich ist; s. Transformationsdosis.

Proli|ferations|phase f: auch Follikelreifungsphase; s. Menstruationszyklus.

Pro|miskuität (lat promiscuus gemischt) f: durch häufigen Partnerwechsel gekennzeichnetes Sexualverhalten. Im Amtssprachgebrauch werden solche Personen oftmals als HWG-Personen (Abk. für Personen mit **h**äufig **w**echselndem **G**eschlechtsverkehr) bezeichnet; vgl. Hypersexualität.

Pro|montorium n: der nach ventral in das Becken ragende Vorsprung der Wirbelsäule an ihrem lumbosakralen Übergang; hervorgerufen durch die deutliche Abwinkelung der

Lendenwirbelsäule gegen das Kreuzbein* (Angulus lumbosacralis); es wird sowohl der Scheitel dieses Winkels als auch der am weitesten nach ventral vorspringende Punkt des Kreuzbeins, meist jedoch der ventrale Rand der den fünften Lendenwirbel mit dem Kreuzbein verbindenden Bandscheibe[*] als P. bezeichnet. Vgl. Beckenmaße.

Prosta|glandine n pl: Abk. PG; Sammelbegriff für zahlreiche natürliche (oder teilsynthetisch hergestellte) hormonähnliche Substanzen (Gewebshormone bzw. Mediatorstoffe), die in ihrer Struktur geringfügig variieren, chemisch Derivate der Prostansäure; wurden erstmals in der Samenflüssigkeit und den Keimdrüsen, später in fast allen Organen nachgewiesen. Eine Vorstufe ist u. a. die Ara-

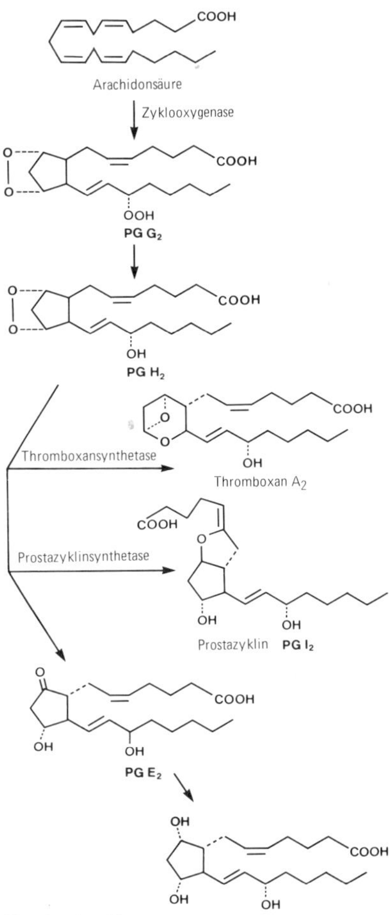

PG $F_{2\alpha}$

Prostaglandine:
Schema der Biosynthese

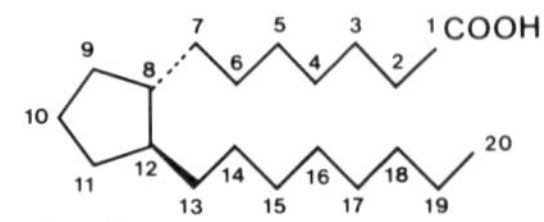

Prostaglandine:
Prostansäure

chidonsäure, die durch Phospholipasen aus Membranlipiden freigesetzt wird. Bisher sind mind. 5 Gruppen mit zahlreichen Untergruppen bekannt; physiol. wichtige PG sind PGE_2, $PGF_{2\alpha}$ und PGI_2 (Prostazyklin). **Wirkungen:** vielfältige, z. T. gegensätzliche Effekte u. a. auf die Wirkung der Katecholamine, den Tonus der glatten Muskulatur und das kardiovaskuläre System (blutdrucksenkende bzw. -steigernde Effekte), Hemmung der Thrombozytenaggregation, Drosselung der Magensaftsekretion, Steigerung der Synthese und Freisetzung best. Gewebshormone und der Hormonsekretion versch. endokriner Organe (Schilddrüse, Nebenschilddrüse, Nebennierenrinde, Ovarium), zytoprotektive Effekte. PG spielen eine pathophysiol. Rolle bei der Entstehung von Fieber, Schmerzen und Entzündungsprozessen. Die Prostaglandinsynthese wird durch viele physiol. Substanzen gefördert, die z. T. ihrerseits durch PG vermehrt freigesetzt werden (z. B. Gewebshormone); zu den Hemmstoffen gehören u. a. die nichtsteroidalen Antiphlogistika. **Therapeutische Anw.** (bzw. Anwendungsmöglichkeiten)**:** bei Asthma bronchiale, Magengeschwüren (Sekretionshemmung und Schleimhautschutz), Kreislauferkrankungen; (gebh.) zur Geburtseinleitung, als Abortivum, bei Uterusatonie (atonische Nachblutungen). **NW:** u. a. Übelkeit, kolikartige Schmerzen, Durchfälle.

Pro|stitution f: gewerbsmäßiges Sichanbieten (Frau oder Mann) zum Geschlechtsverkehr.

Prurigo gestationis (lat prurire, pruritum jucken) f: meist im zweiten Trimenon auftretende Prurigo* simplex subacuta, die nach der Entbindung verschwindet; vgl. Pruritus gravidarum.

Prurigo simplex sub|acuta f: syn. Prurigo temporanea Tomasoli, Lichen urticatus, Urticaria papulosa chronica; schubweise auftretende, stark juckende, etwa 5 mm große hellrote, urtikarielle Papeln, die rasch aufgekratzt werden und braunrote Krusten hinterlassen. **Sitz:** bes. Streckseiten der Extremitäten. **Urs.:** Magen-, Darm-, Leber-, Wurmerkrankungen, hormonelle Störungen, Schwangerschaft (als Prurigo* gestationis), Leukämie, Lymphogranulomatose, Diabetes mellitus, Urämie u. a.

Pruritus ani m: Afterjucken; **Urs.:** u. a. Hämorrhoiden, Analekzem, Pilzinfektionen, bei Analprolaps, Anitis, Proktitis, Analfistel, Nahrungsmittelallergie, Enterobiasis, Kontaktallergie (z. B. Waschmittel).

Pruritus gravidarum f: im letzten Trimenon der Schwangerschaft auftretender generalisierter Juckreiz, der auf Cholestase bei

Prädisposition zurückgeführt wird, u. U. mit cholestatischem Ikterus einhergeht und in wenigen Tagen nach der Entbindung verschwindet; vgl. Prurigo gestationis.

Pruritus vulvae m: meist starker Juckreiz im Bereich der Vulva*, insbes. nachts inf. Kapillarerweiterung (Bettwärme); als **primärer** (essentieller, idiopathischer) P. v., vermutlich psychosomatisch bedingt, oder **sekundär** als Symptom u. a. bei Diabetes mellitus, Östrogenmangel (Klimakterium, Postmenopause), Craurosis* vulvae, Leukoplakia* vulvae, inf. Fluor* genitalis, Enterobiasis, Parasitosen (Filzläuse, Scabies), mangelnder oder übertriebener Hygiene.

Pseudo|elephantiasis neuro|arthritica f: s. Trophödem.

Pseudo|gono|kokken m pl: gramneg. Diplokokken der Neisseria*-Gruppe oder gramneg. kokkoide Stäbchen des Tribus Mimeae[*]; morphol. und in ihrem Gramverhalten sehr leicht mit Neisseria* gonorrhoeae zu verwechseln. Nur biochem. und serol. Meth. führen zur sicheren Abgrenzung. P. gelten als fakultativ pathogen und können Urethritis non gonorrhoica verursachen; vgl. Gonorrhoe.

Pseudo|gravidität f: Scheinschwangerschaft*.

Pseudo|graviditäts|kur: Prinzip der Hormontherapie mit Verabreichung von Östrogen-Gestagen-Kombinationen in hohen Dosen über 8 - 12 Wochen. **Ind.:** u. a. genitale Hypoplasie, Sheehan-Syndrom (s. Hypophysenvorderlappeninsuffizienz), (hypothalamische) Amenorrhoe* (Induktion von Spontanzyklen über einen reaktiven Rebound*-Effekt), Endometriose* (steigende Dosierung zur Unterdrükkung der Menstruationsblutung). Vgl. Scheinschwangerschaft.

Pseudo|herm|aphroditismus m: Vorhandensein der Gonaden des einen und der Genitalien und sek. Geschlechtsmerkmale des anderen Geschlechts, b. Übereinstimmung zw. gonadalem und chromosomalem Geschlecht; beim **P. femininus** (Karyotyp 46,XX; Ovarien) ist der äußere Habitus vorwiegend männlich, z. B. bei kongenitalem oder erworbenem adrenogenitalem Syndrom oder inf. Androgeneinwirkung in der Schwangerschaft (Hormonbehandlung, hormonproduzierender Tumor der Mutter); beim **P. masculinus** (Karyotyp 46,XY; Testes) sind äußeres Genitale und sek. Geschlechtsmerkmale vorwiegend weiblich, u. a. bei testikulärer Feminisierung, Reifenstein-Syndrom, Swyer-Syndrom und kongenitalem adrenogenitalem Syndrom; s. Intersexualität (Tab.).

Pseudo-Klinefelter-Syn|drom n: Entwicklung eines hypergonadotropen Hypogonadismus* inf. sklerosierender Hodenveränderungen mit Manifestationen im 3. bis 4. Lebensjahrzehnt, Verlust von Libido und Potenz sowie Aspermie. Die Urs. der Tubulussklerose mit Verlust androgenbildender Zellen ist unbekannt; die klinische Sympt. ähnelt in dieser Hinsicht der des Klinefelter*-Syndroms. Der Karyotyp der Pat. ist normal (46, XY).

Pseudo|kyesis f: syn. Scheinschwangerschaft*.

Pseudo|mamma f: Vorhandensein einer überzähligen Brustanlage mit Brustwarze und Areola mammae, jedoch Fettgewebe anstelle von Drüsenparenchym; kongenitale Anomalie.

Pseudo-Meigs-Syn|drom n: s. Meigs-Syndrom.

Pseudo|menstruation f: menstruationsähnliche Blutung, die durch Östrogenabfall bzw. relativen Östrogenmangel in einem anovulatorischen* Zyklus zustande kommt; vgl. Abbruchblutung.

Pseudo|muzin n: syn. Metalbumin, Paralbumin; in muzinösen Kystadenomen* bzw. Kystadenokarzinomen* vorkommendes, durch Essigsäure nicht fällbares Mukoid.

Pseudo|myx|oma peritonei n: sog. Gallertbauch; Ansammlung gallertiger Massen (Pseudomuzin*) in der Bauchhöhle mit Auftreibung des Leibes und evtl. Störungen der Darmfunktion, meist nach Ruptur muzinöser Kystadenome* bzw. Kystadenokarzinome* des Ovars inf. Implantation schleimproduzierender Tumorzellen auf dem gesamten Peritoneum; führt (auch bei gutartigem Tumor und wiederholten operativen Entleerungen der Bauchhöhle) oft nach jahrelangem Verlauf inf. fortschreitender Kachexie zum Tode.

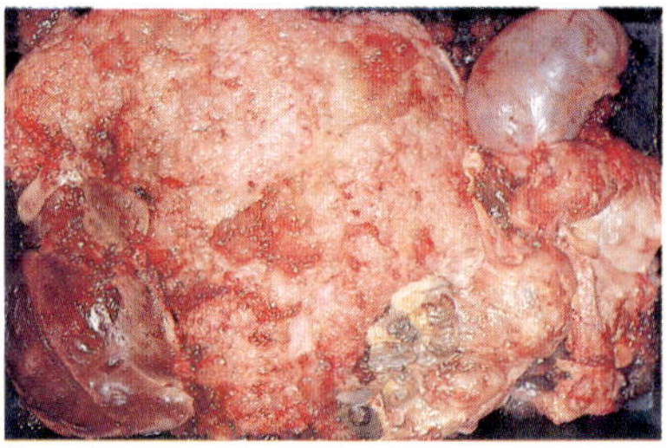

Pseudomyxoma peritonei:
Massen von Schleim und wuchernden Zysten aus einem Cystadenoma pseudomucinosum des Ovars füllen die eröffnete Bauchhöhle gänzlich aus.

Pseudo|pubertas praecox f: auch als periphere Form einer Pubertas* praecox bezeichnet, iso- oder heterosexuelle Frühentwicklung; **Urs.:** liegt nicht im Bereich der Hypophyse, sondern in anderen hormonproduzierenden Organen (Keimdrüsen, NNR). Hierbei kommt es im Unterschied zur echten Pubertas praecox nicht zu einer Ovulation bzw. Spermatogenese; vgl. Granulosazelltumor, Adrenogenitale Syndrome.

Psycho|gene A|menor|rhoe f: häufigste Form der zentral bedingten Amenorrhoe*.

Psycho|somatische Geburts|hilfe: s. Geburtshilfe, psychosomatische.

Psycho|somatische Gynäko|logie f: s. Gynäkologie, psychosomatische.

Ptyalismus gravidarum (gr ptyalon Speichel) m: syn. Hypersalivation; vermehrter Speichelfluß in der Schwangerschaft (meist im 2. - 4. Mon.), hängt wahrscheinlich mit einer

P

verstärkten Parasympathikuswirkung zusammen. Nach älterer Klassifikation Form der Frühgestose; s. Gestose.

Pub|arche (lat pubes Mannbarkeit; gr arche Anfang) **f:** Beginn des Wachstums der Schamhaare (Androgenwirkung) im Rahmen der Pubertät*.

Pubeo|tomie f: syn. Hebetomie, Hebotomie; Durchsägung der Schambeinknochen neben der Symphyse; früher geübtes Verfahren bei protrahierten Geburtsverläufen, heute obsolet.

Pubertät (lat pubertas Geschlechtsreife) **f:** Entwicklungsperiode eines jungen Menschen vom Beginn der Ausbildung der sekundären Geschlechtsmerkmale (s. a. Thelarche, Pubarche, Menarche) bis zum Erwerb der Geschlechtsreife. Die geschlechtliche Reifung geht mit tiefgreifenden Veränderungen im körperlichen, seelischen und sozialen Bereich einher. **Zeitliche Entwicklung** in zwei Phasen: 1. Phase (in Europa) bei Mädchen zw. 10½ und 13½ Jahren und bei Knaben zw. 12 und 15 Jahren; 2. Phase bei Mädchen zw. 13½ und 15½ Jahren und bei Knaben zw. 15 und 17 Jahren. Gipfel der P. ist b. Mädchen die Menarche. Die **körperliche Entwicklung** ist neben der Herausbildung der sek. Geschlechtsmerkmale* durch einen Wachstumsschub charakterisiert, der b. Mädchen im 12. und bei Knaben im 14. Lj. liegt. Häufig tritt eine Acne* vulgaris auf. Die **seelische Entwicklung** ist durch Unsicherheitsgefühle bis zu Suizidtendenzen gekennzeichnet. Wesentlichen Einfluß auf die seelische Entwicklung haben Milieufaktoren. Vgl. Tanner-Stadien, Lebensabschnitte.

Pubertät
Zeitlicher Verlauf der körperlichen Entwicklung von Mädchen in der Pubertät

Alter	Merkmale	Tanner-Stadien
bis 8 J.	Infantiler Zustand	B 1, P 1
10 – 11 J.	Thelarche Zunahme des Längenwachstums Reifung der Vaginalschleimhaut	B 2, P 1
11 J.	Pubarche 1. Daumensesambein	B 2, P 2
11 – 12 J.	Stärkstes Längenwachstum	B 3, P 3
13 J.	Menarche unregelmäßige, anovulatorische Zyklen Axillarbehaarung	B 4, P 4
14 – 15 J.	Regelmäßige, ovulatorische Zyklen Schwangerschaft schon möglich	B 5, P 5
16 – 17 J.	Epiphysenschluß Beendigung des Wachstums	

Pubertäts|fett|sucht: meist exogen bedingte Fettsucht[*] bei Knaben und Mädchen in der Zeit vor und während der Pubertät; wahrscheinlich spielen auch konstitutionelle Faktoren eine Rolle (Adiposogigantismus[*]). Endokrine Erkr. als Urs. sind sehr selten. Vgl. [Pseudo-Fröhlich-Syndrom].

Pubertäts|krise f: s. Persönlichkeitskrisen.

Pubertäts|magersucht: Anorexia* nervosa.

Pubertas prae|cox f: vorzeitige Geschlechtsentwicklung mit Auftreten von Zeichen der sexuellen Reife, bei Mädchen vor dem 8., bei Knaben vor dem 10. Lebensjahr. Zentrale Form (P. p. vera hypothalamica) mit isosexueller Frühentwicklung bei org. Prozessen im Zwischenhirn (z. B. Pinealom[*]) oder idiopathisch (hypothalamische Fehlsteuerung); Konzeption ist möglich. Die periphere Form wird heute meist als Pseudopubertas* praecox bezeichnet. Neben Beratung und Aufklärung ist eine medikamentöse Hemmung der vorzeitigen Geschlechtsentwicklung durch Gabe von Gestagenen oder dem antiandrogenen Wirkstoff Cyproteronacetat mit begrenztem Erfolg angewandt worden. Vgl. McCune-Albright-Syndrom.

Pubertas tarda f: verspätete Pubertät (2 - 3 Jahre nach Altersmediane) mit umstrittenem Krankheitswert; **Urs.: 1.** idiopathische Reifungsverzögerung; **2.** Unterernährung, Allgemeinerkrankungen; **3.** ovarielle Ursachen (Hypogonadismus, Gonadendysgenesie, Ovarialhypoplasie, Tumoren, Zysten, Stieldrehung); **4.** zentrale Ursachen (hypothalamische Tumoren, Entzündungen, Traumen). Das Knochenalter ist durch den fehlenden Einfluß der Sexualhormone auf die Knochenreifung um 2 1/2 Jahre und mehr gegenüber dem Altersdurchschnitt verzögert. **Diagn.:** Fehlen beim Mädchen bis zum Ende des 14. Lj. Brust-, Genitalentwicklung und Achselbehaarung, kann nach Ausschluß pathol. Formen kurzfristig abgewartet oder eine zyklusgerechte Östrogen-Gestagen-Behandlung durchgeführt werden.

Pubes f: **1.** Schamhaare; **2.** Schamgegend.

Pudendum femininum (lat pudere sich schämen) **n:** weibliche Scham; die äußeren weiblichen Geschlechtsorgane; s. Genitale.

pudendus: zur Schamgegend gehörend, die Schamgegend betreffend.

Pudendus-An|ästhesie f: lokale Ausschaltung des N. pudendus (Segmente S2 - S3) in der Gegend der Spina ischiadica für vaginale, geburtshilflich-gynäkologische Eingriffe. Früher transperinealer, heute überwiegend transvaginaler Zugang unter Verwendung einer Spezialnadel nach Saling als Führungsschiene. Anwendung z. B. zur Geburtserleichterung* während der Austreibungsphase bei Spontangeburt sowie bei Zangen- und Vakuumentbindung, Episiotomie* und Dammnaht. Der technisch einfachen Anwendung steht die oft ungenügende Analgesie bei hohen Mengen an erforderlichen Lokalanästhetika (20 -25 ml) mit entsprechender Toxizität entgegen; außerdem muß der N. genitofemoralis, der das vordere Drittel der Labia majora versorgt, durch

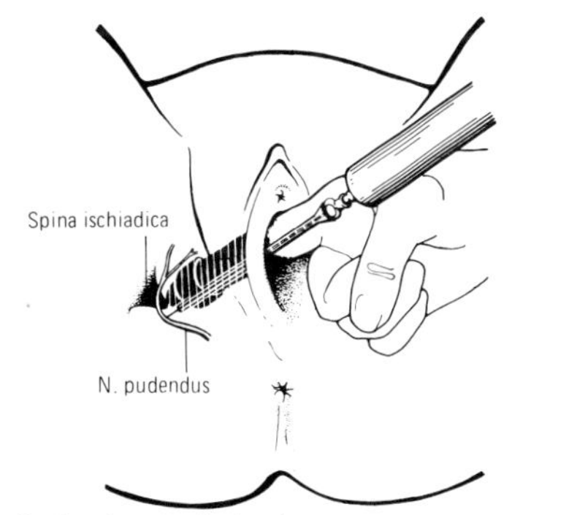

Pudendus-Anästhesie

lokale Infiltration zusätzlich ausgeschaltet werden.

Pudendus-Neur|algie f: Bez. für umschriebenen Schmerzzustand im Bereich der Schamgegend.

Puerperal|fieber: Kindbettfieber, Wochenbettfieber, kann sowohl nach Geburt als auch nach Abort auftreten; v. a. durch die moderne Geburtsleitung und Beachtung der Asepsis heute selten. Unter P. versteht man jeden fieberhaften Krankheitsprozeß, der durch Eindringen von pathogenen Bakterien in eine der Geburtswunden (Höhlenwunde des Uterus, Verletzungen des Weichteilschlauchs, Halskanal, Scheide, Vulva) entsteht. Die Inf. erfolgt meist unter der Geburt durch Hände oder Instrumente des Geburtshelfers. **Ausbreitung: 1.** lokal begrenzte Inf. (z. B. Endometritis puerperalis); **2.** von der infizierten Wunde (meist Plazentahaftstelle) aus v. a. hämatogen (septisches P., Puerperalsepsis). **Sympt.:** hohes, meist remittierendes Fieber mit Schüttelfrost, stark beschleunigter, weicher Puls, Tachypnoe, hochgradige Anämie mit Leukozytose und Linksverschiebung; Benommenheit wechselnd mit Euphorie. Bei ungünstigem Verlauf Kreislaufversagen und Tod im septischen Schock (vgl. [Sepsis]). **Err.:** Streptokokken (bei weitem am häufigsten), Staphylokokken, Escherichia coli, Gonokokken, Anaerobier, Saprophyten (putride Inf.); s. a. Endometritis.

Puerperal|psychose f: s. Wochenbettpsychose.

Puerperal|sepsis f: s. Puerperalfieber.

Puerperium (lat puerpera Wöchnerin) n: Kindbett, Wochenbett; Zeitraum von der Entbindung bis zur Rückbildung der Schwangerschafts- und Geburtsveränderungen bei der Mutter (s. Rückbildungsphase); Dauer: 6 - 8 Wochen (Frühwochenbett: die ersten 7 Tage des Wochenbetts). Bei Stillbereitschaft beginnt das Stillen*. **Psychische Reaktionen:** Bei etwa der Hälfte der Wöchnerinnen tritt um den dritten Tag p. p. der sog. Heultag (auch Wochenbett-Blues, Syndrom des dritten Tages) auf; Dauer: einige Stunden bis wenige Tage. **Sympt.:** Energielosigkeit, Konzentrationsschwäche, Überempfindlichkeit sowie depressive Stimmungslage mit Weinerlichkeit. **Urs.:** Umstellung des Hormonhaushaltes, insbes. rapider Abfall der Östrogene und des Progesterons. **Ther.:** stützende Psychotherapie.

Pulmonales Syn|drom des Neugeborenen n: s. Membransyndrom, Atemnotsyndrom des Neugeborenen.

Punktions|zyto|logie f: nach Feinnadelbiopsie[*] wird der auf einen Objektträger ausgespritzte Nadelinhalt zytol. auf karzinomverdächtige Zellen untersucht. Diagn. Routinemethode, wenig belastender Eingriff; wird angewandt bei der Leber-, Lungen-, Lymphknoten-, Nieren-, Drüsen-, Prostata-, Mamma-, Knochenbiopsie, bei Ovarialzysten und Ergüssen, z. B. im Douglas-Raum, und kann ambulant ausgeführt werden. Vgl. Zytodiagnostik, Mammazytologie.

Puppen|augen|phänomen n: bei passiver Drehung des Kopfes bleibt die ursprüngliche vorherige Stellung der Augen; physiol. beim Säugling bis zum 10. Tag, danach Sympt. einer zerebralen Schädigung.

PUPPP-Syn|drom n: Abk. f. **p**ruritic **u**rticarial **p**apules and **p**laques of **p**regnancy; dermat. Krankheitsbild m. juckendem Exanthem ungeklärter Ätiol. im letzten Schwangerschaftsdrittel.

Pyelitis (gr pyon Eiter) f: Nierenbeckenentzündung; bakt. Infektion des Nierenbeckens. Da isolierte P. ohne Mitbeteiligung des interstitiellen Nierengewebes wohl nicht vorkommt, besser Pyelonephritis* bzw. interstitielle Nephritis. **Formen:** P. acuta, P. chronica, Schwangerschaftspyelitis (s. Pyelonephritis gravidarum) bei Hypotonie von Ureter und Nierenbecken oder Ureterkompression, Rückstauungspyelitis inf. Abflußbehinderung der ableitenden Harnwege.

Pyelo|nephritis (gr nephros Niere) f: Abk. PN; Sonderform der interstitiellen Nephritis; eine durch Bakt. verursachte Entz. des Niereninterstitiums und Nierenbeckenkelchsystems (Pyelitis) bei fakultativem, sek. Befall der Tubuli, Gefäße und Glomeruli. **Err.** (nach Häufigkeit geordnet): E. coli (25 - 60%), Enterokokken (5 - 30%), Proteus (10 - 20%), Staphylokokken (3 - 15%), Pseudomonas (1 - 5%), Klebsiella (1 - 5%). **Disposition: 1.** mechanische Obstruktion der Harnwege oder Mißbildungen mit Harnstauung; **2.** hämatogene Infektion im Rahmen anderer entzündlicher Prozesse; **3.** prädisponierende Faktoren wie Schwangerschaft, Stoffwechselkrankheiten (Diabetes mellitus, Gicht, Phenazetinabusus) oder funkt. Störungen (vesikoureteraler Reflux, Querschnittslähmung). Die häufige PN im Säuglingsalter wird durch die (aszendierende) Kotschmierinfektion während der Windelperiode erklärt. Frauen erkranken doppelt so häufig wie Männer, und zwar meist während einer Schwangerschaft (Pyelone-

> Die Pyelonephritis ist die häufigste Erkrankung der Nieren.

P

phritis* gravidarum). Knaben bzw. Männer erkranken an einer PN fast stets inf. obstruktiver o. a. disponierender Faktoren. Als **primäre PN** wird die Erkr. ohne Obstruktion o. a. lokale Faktoren, als **sekundäre PN** inf. Obstruktion u. a. lokaler Faktoren bezeichnet.

> Auffällige Häufung der Pyelonephritis bei Kindern bis zu 3 Jahren (Mädchen dreimal häufiger als Knaben).

Sympt.: akute PN ist durch Fieber (evtl. Schüttelfrost) und entlang dem Harnleiterverlauf in die Genitalgegend ausstrahlende Schmerzen in einer oder beiden Flanken gekennzeichnet; häufig bestehen Abgeschlagenheit und Durstgefühl, bisweilen Übelkeit, Erbrechen. Die **chronische PN** ist oft symptomarm bis symptomlos (uncharakteristische Allgemeinsymptome wie Krankheitsgefühl, Appetitlosigkeit, Kopfschmerzen); subfebrile Temperaturen in etwa 25% der Fälle, evtl. Blässe, Durst und Polyurie.

Diagn.: 1. Urin: a) orientierender Harnstatus: Eiweiß (Proteinurie), Zucker (Glukosurie), Nitrit (Bakteriurie), Erythrozyten (Hämaturie) und pH-Bestimmung mittels Teststreifen; spezifisches Gewicht; b) Nachweis einer signifikanten Bakteriurie* und mikroskopische Harnuntersuchung (Sediment auf Leukozyten, Erythrozyten, Epithelien, Zylinder); c) erweiterte Harndiagnostik: quant. Zellzahlbestimmung für Leukozyten und Erythrozyten, Epithelien, Zylinder. Bakteriol. Bestimmung von Keimart, Keimzahl und Antibiogramm. **2.** Standardlaboruntersuchungen; **3.** Ultraschalldiagnostik: Nachweis einer Harnstauung (Hydronephrose, Restharnbildung), Beurteilung von Normabweichungen der Nieren. **4.** (röntg.)

> Ausdruck der **Mitbeteiligung des Nierenparenchyms an der Infektion** der oberen Harnwege sind folgende **röntgenologischen Symptome:**
> 1. Die Größenänderung des Gesamtorgans sowie seines Hohlraumsystems;
> 2. Veränderungen der Endkelche und der Papillen;
> 3. Auflockerung der pyelorenalen Sperre in Form gehäufter und vermehrter pyelorenaler Rückflüsse;
> 4. bei chronischer Pyelonephritis und pyelonephritischer Schrumpfniere aortographisch durch die Reduktion des Nierenparenchyms und die verminderte Durchblutung des Organs.

nach Abklingen der akuten Phase Urographie[*]; bei Verdacht auf pyelonephritische Veränderungen im i. v.-Urogramm (Deformierungen des Nierenbeckenkelchsystems, Parenchymschwund) Miktionszystographie (vesikoureteralen Reflux?); **5.** bei überwiegender Beteiligung der harnableitenden Wege Zystoskopie; **6.** bei Verdacht auf Funktionseinschränkung Nierendiagnostik.

> Einen **krankheitsspezifischen** Befund kann die Röntgenuntersuchung in **keinem Fall** erbringen.

Ther. bei der akuten PN: reichlich Flüssigkeit, gezielte antibiotische Ther. möglichst nach Resistenzbestimmung der Erreger (während der Schwangerschaft nur Chemotherapeutika, die keine Embryonal- oder Fetalschäden verursachen). Bei der chronischen PN operative Beseitigung disponierender Faktoren (Obstruktionen, Mißbildungen, Reflux u. a.); gezielte antibiotische Ther., v. a. mit hohen Antibiotikadosen im Wechsel mit gut verträglichen Langzeittherapeutika (intermittierende Stoßtherapie).

Progn.: Neigung zu Rezidiven, insbes. bei sekundärer PN; die primäre akute PN hat bei rechtzeitiger Diagn. und richtiger Ther. eine gute Progn.; eine erst im Spätstadium erkannte (chronische) PN neigt zum Übergang in die Niereninsuffizienz[*].

Pyelo|nephritis gravidarum f: auch Pyelitis gravidarum; Schwangerschaftspyelonephritis, häufige Kompl. in der zweiten Hälfte der Schwangerschaft. **Urs.:** Exazerbation einer asymptomatischen Bakteriuria* in graviditate durch: **1.** mechanische Kompression der ableitenden Harnwege durch den sich vergrößernden Uterus; **2.** progesteronbedingte Ureteratonie und verminderte -peristaltik; **3.** Kompression des Ureters durch den Plexus der V. ovarica; **4.** raschere Vermehrung von Bakterien im Schwangerenharn durch Verschiebung des pH-Wertes und den höheren Gehalt v. a. an Aminosäuren, Kreatinin, Glukose, Laktose.

Pyknose|in|dex (gr pyknos dicht, fest) m: s. Karyopyknoseindex.

Pyo|metra f: Eiteransammlung im Cavum uteri; u. a. bei Korpus- und Zervixkarzinom, intrazervikaler Radiumbehandlung, nach Endometritis und Kolpitis senilis, bei Endometriumtuberkulose; **Ther.:** Dilatation des Zervikalkanals und Einlage einer Drainage; vgl. Hämatometra.

Pyo|salpinx f: s. Salpingitis.

Py|ovar n: Vereiterung des Eierstocks; s. Ovarialabszeß, Oophoritis.

Py|urie f: sog. Eiterharn; Eiterbeimischung zum Harn mit makroskopisch schlieriger Trübung bei eitrigen Entz. im Urogenitaltrakt oder der Nachbarschaft. Zweigläserprobe[*]: **initiale P.** mit trüber erster und fast klarer zweiter Harnportion weist auf Urethra; **terminale P.** mit klarer erster und trüber zweiter Portion weist beim Mann auf Prostata und Samenblasen; **totale P.** weist auf Blase, Ureter, Niere. Vgl. Leukozyturie, Bakteriurie, Pyelonephritis.

Q

Quadranten|re|sektion f: sog. Mailänder-Mammaoperation; eingeschränkte Radikaloperation nach Veronesi zur op. Behandlung des kleinen Mammakarzinoms*. **Technik:** auf mind. Quadrantenausdehnung erweiterte Tylektomie* unter Mitnahme des zugehörigen Mamillensegments mit axillärer Lymphknotenausräumung und anschließender Bestrahlung des Restdrüsenkörpers. Vorteil gegenüber der Mastektomie* ist die Erhaltung der Mamma; Nachteil: Risiko der Ausbildung von Lokalrezidiven bei multizentrischem Wachstum des Karzinoms.

Querbett|lagerung: für zu Operierende und Gebärende: Steiß am Bettrand, Beine gespreizt auf Haltern.

Querlage: Lage des Kindes in der Gebärmutter (bei etwa 1% aller Geburten); bei der die Hauptachse des Kindes mit der Hauptachse des mütterlichen Körpers einen spitzen (Schräglage) oder rechten Winkel bildet (Abb.). **Vorkommen:** überwiegend bei Mehrgebärenden, u. a. bei Frühgeburt*, engem* Bekken. Eine der gebärunfähigen Lagen, daher lebensgefährlich für Mutter und Kind, wenn nicht rechtzeitig Kunsthilfe wie z. B. Wendung*, Schnittentbindung angewandt wird; **verschleppte oder eingekeilte Qu.** mit der Gefahr der Uterusruptur*. Sehr selten kann es zu einer Selbstwendung* oder Selbstentwicklung kommen. Vgl. Kindslage.

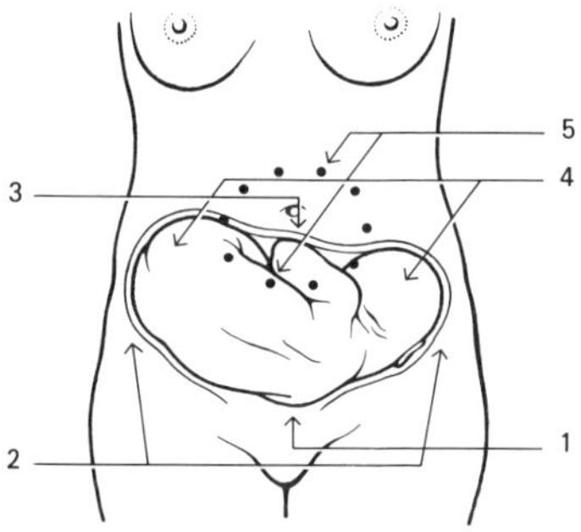

Querlage:
Die 5 Kennzeichen der Querlage bei der äußeren Untersuchung: 1: vorangehender Teil fehlt; 2. Abdomen mehr quer als längs ausgedehnt; 3: Fundus steht auffallend tief; 4: große Teile auf den Seiten, auf der einen Seite der Kopf, auf der anderen der Steiß; 5: Herztöne am deutlichsten in der nächsten Umgebung des Nabels.

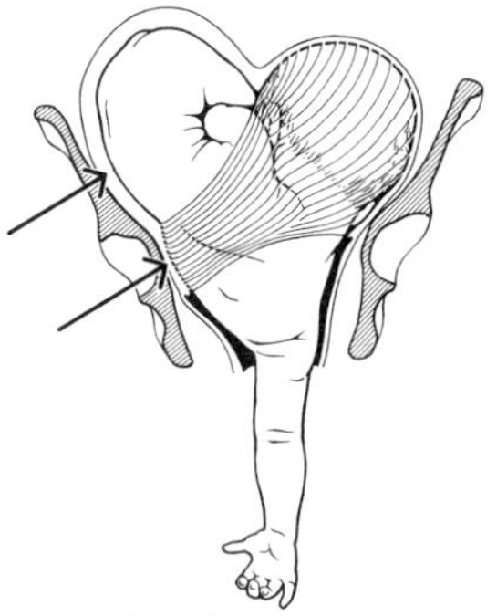

Verschleppte Querlage:
Die Schulter hat sich in das kleine Becken eingesenkt (mit oder ohne Armvorfall). Überdehnung des unteren Uterinsegmentes, Wehenkraft (Dauer, Amplitude) verstärkt sich. Die Ruptur droht.

Querstand, tiefer: Form der Einstellungsanomalien*; regelwidrige Kindsentwicklung unter der Geburt*, bei der die Pfeilnaht des auf

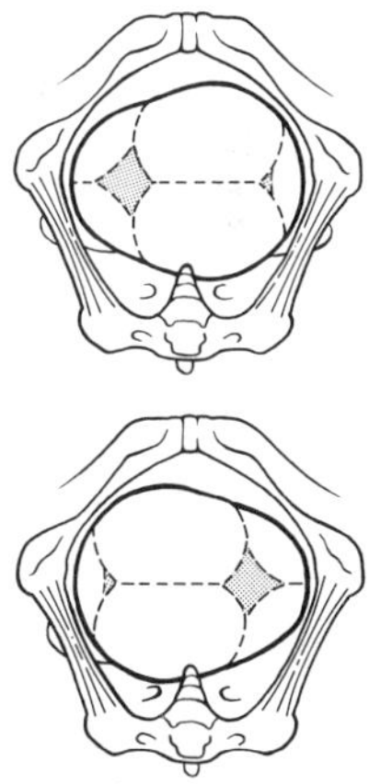

Tiefer Querstand:
I. oder linker (oben) und II. oder rechter tiefer Querstand (unten)

dem Beckenboden stehenden Kopfes quer verläuft (Abb.) und dieser Zustand längere Zeit besteht, so daß durch die fehlende Beugung und Rotation des Kopfes der Geburtsverlauf verzögert wird. **Urs.:** Beckenanomalien.

Quinestrol (INN) n: Quinestrolum (INN-L), Quinestrol (INN-E), 3-Cyclopentyloxy-17α-ethinyl-estra-1,3,5(10)-trien-17β-ol (IUPAC); CAS-Nr. 152-43-2; $C_{25}H_{32}O_2$; MG 364,57; synthetisches Östrogen. Vgl. Östrogene.

R

Rachitis f: englische Krankheit; nach der therap. (bzw. prophylaktischen) Wirkung von Vitamin[*] D unterscheidet man Vitamin-D-Mangel-R. und Vitamin-D-resistente R.

1. Die **Vitamin-D-Mangel-R.** wird durch einen Mangel an Ultraviolettstrahlen verursacht (Anaktinose): Die photochemisch wirksamen Dornostrahlen (280 - 310 nm) führen das in der Epidermis angereicherte, vom Organismus synthetisierte 7-Dehydrocholesterin durch Ringsprengung in Vitamin D_3 über. Der eigentliche Wirkstoff scheint nach neueren Untersuchungen ein Oxidationsprodukt des Vit. D zu sein (25-Hydroxicholecalciferol). Vitamin-D-Mangel (insbes. in den Wintermonaten) vermindert u. a. die Kalziumresorption aus dem Darm und den Kalziumaustausch zw. Blut und Skelettsystem und führt inf. der dadurch entstehenden Hypokalzämie zum sekundären Hyperparathyreoidismus mit verstärkter Kalkmobilisation aus dem Knochen und gesteigerter Phosphatausscheidung durch die Nieren. **Klinisch** stehen die Skelettsymptome im Vordergrund und werden selten vor dem 3. Lebensmonat, meist im 2. Lebenshalbjahr beobachtet, ausnahmsweise bei älteren Kindern (als **R. tarda**). Nach allg. Unruhe,

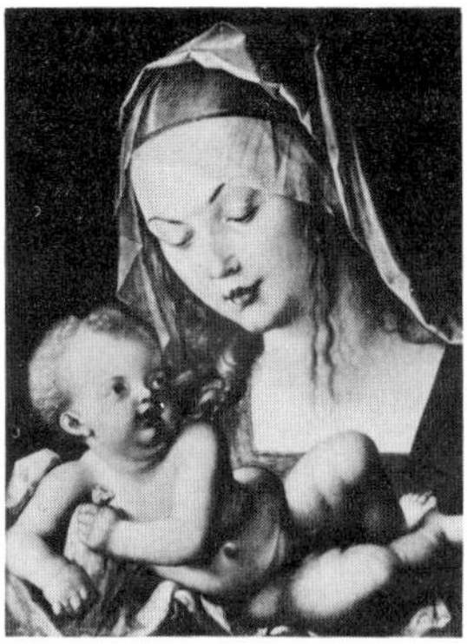
Rachitis:
Das Bild Albrecht Dürers „Maria mit dem Kinde" (1512, Kunsthistorisches Museum Wien) zeigt ein Vollbild der Vitamin-D-Mangel-Rachitis mit Caput quadratum, Thoraxdeformation, schlaffer Bauchdecke und Auftreibung der Epiphysen (Doppelhöcker) an Hand- und Fußgelenken.

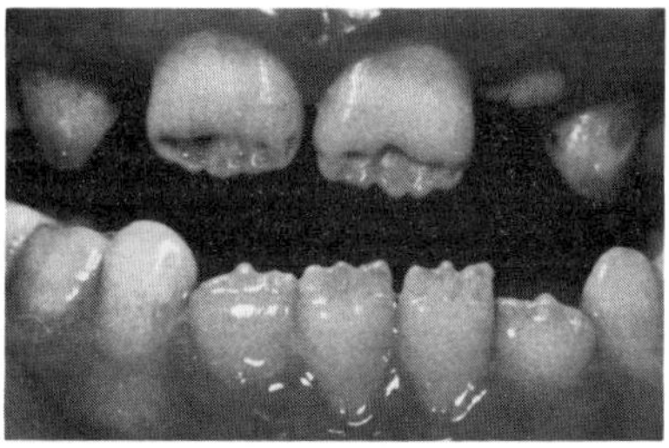
Rachitis:
Schmelzhypoplasien als Spätfolge der Vitamin-D-Mangel-Rachitis

Reizbarkeit, Schlafstörungen, Kopfschweiß entwickelt sich eine zunehmende Muskelhypotonie. Als erstes Skelettsymptom wird eine Kraniotabes beobachtet. Die metaphysären Wachstumszonen der Röhrenknochen sind durch Störung des Knorpelabbaus und Anlagerung von nicht verkalkendem Osteoid aufgetrieben, z. B. an den Knorpelknochengrenzen der Rippen als sog. rachitischer Rosenkranz, an den distalen Enden der Röhrenknochen becherförmige Erweiterungen (an den Fingern Perlschnurfinger, am Handgelenk, an den Knöcheln: Marfan-Zeichen), am Schädel an den Protuberantien der Stirn- und Scheitelbeine im Zus. mit der kraniotaben Abplattung des Hinterkopfes viereckige Verformung (Caput quadratum), an den übrigen Skelettanteilen Verformungen und Verkrümmungen (Kyphose, Glockenthorax, Beckenverengung

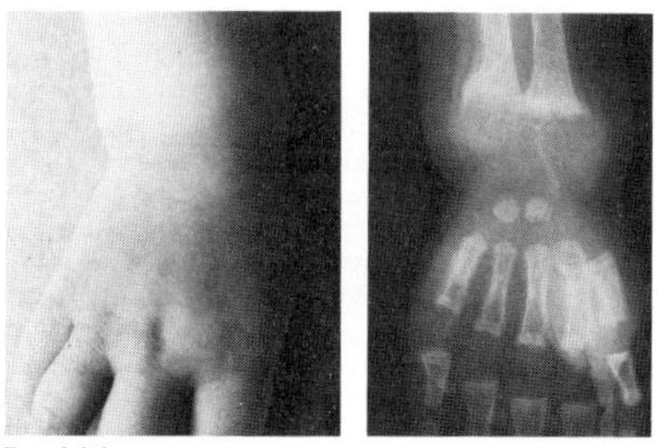
Rachitis:
Typische Veränderungen des Handskeletts mit Doppelhöckerbildung (Zwiewuchs) an den distalen Enden von Ulna und Radius

usw.). Die Skelettreifung bei rachitischem Säugling ist verzögert, auch der Milchzahndurchbruch ist verspätet und unregelmäßig. **Ther.:** orale (nur bei Resorptionsstörungen parenterale) Zufuhr von Vitamin D; Kontrolle der (röntg.) Knochen- und Laborbefunde. Durch systematische **Vitamin-D-Prophylaxe** kann eine Vitamin-D-Mangel-R. verhindert werden. Den physiol. Erfordernissen entspricht am ehesten die protrahierte Gabe von täglich 400 - 1000 IE von der 2. Lebenswoche an. Frühgeborene sind durch das zusätzlich vermehrte relative Wachstum mit höherem Mineralbedarf bes. für R. prädisponiert. Unkontrollierte Vitamin-D-Gaben gefährden die Kinder durch Vitamin-D-Intoxikation (Nephrokalzinose). **2.** Eine **Vitamin-D-resistente R.** spricht auf Vitamin-D-Zufuhr in therap. Dosen nicht an.

Radiär|schnitt: (chir.) radiäre Schnittführung (s. Abb.), z. B. zur Entfernung einer Geschwulst der Mamma.

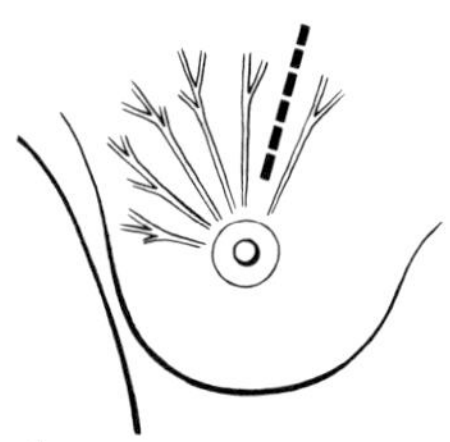
Radiärschnitt

Radikal|operation des Mamma|karzinoms f: s. Halsted-Operation.

Radio|osteo|nekrose f: syn. Osteoradionekrose; nach externer Bestrahlung in Abhängigkeit von der absorbierten Dosis der ionisierenden[*] Strahlung auftretende Knochennekrose inf. Schädigung der zellulären Elemente des Knochengewebes sowie der Bindegewebszellen der den Knochen versorgenden Blutgefäße; röntg. Veränderungen (Demineralisation, Strukturauflockerungen) sind oft erst nach Monaten bis Jahren erkennbar. Das pathol. veränderte Knochengewebe ist funktionell minderwertig u. statisch weniger belastbar (Spontanfrakturen!). **Vork.:** bekannt u. a. im Beckenbereich nach gyn. Bestrahlungen bei weiblichem Genitalkarzinom, evtl. mit konsekutiver Schenkelhalsfraktur (relativ gute Heilungstendenz).

Radium|therapie f: Strahlentherapie unter Verwendung von Radium-226 in Form von Radiumnadeln. Diese Nadeln werden in unmittelbaren Kontakt mit dem Tumorgewebe gebracht (Kontaktbestrahlung*), so daß eine hohe Dosis im Herd erreicht wird. Hauptanwendungsgebiet: Bestrahlung von Tumoren des weiblichen Genitale, oft in Kombination mit perkutaner Telecurietherapie*.

Ramus dorsalis (lat ramus Ast, Zweig) m: hinterer schwächerer Ast eines selbst ganz kurzen Spinalnervs (s. Nervi spinales); innerviert Rückenhaut und autochthone[*] Rükkenmuskulatur; führt sensible, motorische und vegetative Fasern, teilt sich in R. medialis und R. lateralis. Vgl. [Spinales Segment].

Ramus ovaricus m: *A. uterina; - - - → entlang dem Lig. ovarii proprium zum Ovarium; bildet mit dem R. tubarius (*A. uterina) die als Eierstockarkade bezeichnete Anastomose zur A. ovarica (*Aorta abdominalis).

Ramus tubarius m: *A. uterina; - - - → in der Mesosalpinx; Anastomose mit der A. ovarica (*Aorta abdominalis).

Ramus ventralis m: vorderer stärkerer Ast eines Spinalnervs (s. Nervi spinales); bildet im zervikalen und lumbosakralen Bereich mit benachbarten Rr. ventrales Geflechte (Plexus cervicalis, brachialis, lumbalis, sacralis), an deren Bildung also nicht der gesamte Stamm des eigentlichen Spinalnervs teil hat; im Thoraxbereich verlaufen die Rr. ventrales ohne Geflechtbildung als Interkostalnerven. Vgl. [Spinales Segment].

RDS: Abk. für (engl) **r**espiratory **d**istress **s**yndrome; s. Atemnotsyndrom des Neugeborenen.

Read-Verfahren (Grantley Dick-R., Gyn., London, 1890-1950): zur Erzielung einer schmerzarmen Geburt. Dieses Ziel wird mit mehr oder weniger Erfolg durch eine systematische Vorbereitung der Schwangeren erreicht, die in einer Kombination von Aufklärung über die Geburtsvorgänge, Gymnastik, Atmungs- und Entspannungsübungen besteht. Vgl. Geburtsvorbereitung, psychoprophylaktische.

Re|aktions|zyklus, sexueller m: physiol. Veränderungen bei Geschlechtsverkehr* und Masturbation*, die als Abfolge von Phasen eines Zyklus beschrieben werden (s. Tab.). Frauen und Männer durchlaufen trotz grundsätzlicher Gleichartigkeit des phasenhaften Ablaufs den s. R. im Geschlechtsverkehr nicht notwendig synchron; viele sexuelle Funktionsstörungen* werden daher heute als Defizite im Umgang mit diesen physiol. Unterschieden interpretiert. Trotz relativer Konstanz des physiol. Prozesses variiert die Erlebnisqualität und die erreichte Befriedigung intra- und interindividuell in Abhängigkeit von psychischen Faktoren erheblich.

Re|animation, intra|uterine (lat animare beseelen) f: Behandlung einer fetalen Hypoxie während der Geburt durch medikamentöse Wehenhemmung (s. Tokolyse) und Lageveränderung (Seitenlagerung, Beckenhochlagerung) zur Vermeidung bzw. Zeitüberbrückung bis zu einer gebh. Notoperation.

Re|animation, primäre f: (gebh.) Maßnahmen zur Wiederbelebung bei Depressionszustand* des Neugeborenen unmittelbar nach der Geburt; z. B. Absaugen von Mund- und Rachenraum, Trachea, Magen, Intubation und Beatmung (z. B. Zweiphasenmethode nach Semm und Kriess: 1. Entfaltung der asphyktischen Lunge durch konstanten Überdruck, 5 - 20 Sek., evtl. mehrfach; 2. rhythmische Wechseldruckbeatmung), Puffertherapie, Schockbehandlung, Verhinderung von Wärmeverlust; vgl. Zustandsdiagnostik des Neugeborenen.

Sexueller Reaktionszyklus
Körperliche Veränderungen bei Frauen und Männern

Phase	Beide Geschlechter	Frauen	Männer
Erregungsphase	Zeichen beginnender körperlicher Erregung: Zunahme von Herzfrequenz, Blutdruck, Atemfrequenz und -tiefe	Lubrikation der Scheide Hyperämie der Beckenorgane Verlängerung und Erweiterung der Scheide Höhertreten der Zervix Umfangszunahme der Klitoris Vergrößerung und Öffnung der Labien Erektion der Mamillen Hautrötung (sog. Sex flush)	Erektion des Penis Elevation der Hoden Erweiterung des Orificium urethrae evtl. Erektion der Mamillen und Hautrötung (sog. Sex flush)
Plateauphase	Zeichen verstärkter körperlicher Erregung: erhöhter Muskeltonus zunehmender Kontrollverlust	Ausdehnung der Vagina (Zeltphänomen) Zurücktreten der Klitoris unter das Präputium Größenzunahme und hellrote Verfärbung der Labia minora (sog. Sex skin) Verengerung und Hyperämie des Scheideneingangs (Ausbildung der sog. orgastischen Manschette) Vergrößerung der Mamillen Sekretion der Bartholin-Drüsen	Vergrößerung und Rötung der Glans penis Sekretion der Cowper-Drüsen Vergrößerung und Rotation der Hoden Erweiterung der Pars prostatica der Urethra
Orgasmusphase	Höhepunkt der körperlichen Erregung: generalisierte Muskelkontraktionen verschieden ausgeprägte Bewußtseinsveränderungen	Rhythmische Kontraktionen der orgastischen Manschette, des Uterus und der Beckenmuskulatur evtl. Ejakulation aus paraurethralen Drüsen	Ejakulation mit rhythmischen Kontraktionen der Beckenmuskulatur
Rückbildungsphase	Verminderung von Herzfrequenz, Blutdruck, Atemfrequenz und Muskeltonus Rückbildung der Hautrötung	Verkleinerung von Klitoris und Labien Herabsinken von Scheidendach und Uterus, dabei Eintauchen der Zervix in einen u.U. vorhandenen Spermapool	Rückbildung der Erektion des Penis Verkleinerung und Herabsinken der Hoden
Refraktärperiode		(bei Frauen nicht ausgeprägt; unmittelbarer Eintritt in erneute Erregungs- oder Plateauphase möglich)	Individuell verschieden lang andauernd verminderte sexuelle Reizempfindlichkeit

Rebound-Ef|fekt m: Rückpralleffekt; hormonaler Regulationsmechanismus, auch als **Bremseffekt** (Bremstherapie) bezeichnet. Beispiel: Durch Verabreichung von Steroidhormonen in best. Dosierung über längere Zeit kann die Ausschüttung der entspr. Releasing*-Hormone aus dem Hypophysenvorderlappen inf. negativer Rückkopplung* gehemmt werden; setzt man die Steroidhormone plötzlich ab, so kommt es zu einer überschießenden Ausschüttung der Releasing-Hormone, wodurch die Erfolgsorgane (Keimdrüsen, Nebennierenrinde) zu einer stärkeren Hormonsynthese angeregt werden können, als sie vor der Hormonverabreichung war.

Reclus-Krankheit (Paul R., Chir., Paris, 1847-1914): Morbus Reclus; s. Mastopathie.

Re|duktions|mast|ektomie f: syn. Reduktionsplastik; s. Mammaplastik.

Re|fertilisierung f: auch Refertilisation; Bez. für Operationsverfahren, mit denen eine durch Op. erzielte Sterilität wieder rückgängig gemacht wird (Sterilitätsoperation*); bei Anwendung mikrochirurgischer Techniken bei der Eileiterrekonstruktion Erfolgsraten von über 50% bei allerdings deutlich erhöhtem Risiko der Extrauteringravidität*; beim Mann sind bei Anwendung moderner Operationsmethoden die Chancen einer Rekanalisation nach Vasoresektion wesentlich größer als bisher angenommen, wobei möglich ist, daß das beobachtete Auftreten von Spermaautoantikörpern die Wiederherstellung der Fertilität* beeinträchtigen könnte.

Re|flex|in|kontinenz f: Harnverlust inf. pathol. spinaler Reflexaktivität (sog. neurogene Blase), z. B. bei kongenitalen Fehlbildungen des Rückenmarks oder nach Querschnittslähmung.

Re|fraktär|peri|ode f: s. Reaktionszyklus, sexueller (Tab.).

Regad-Syn|drom n: akut oder protrahiert auftretende, meist einseitige Stieldrehung* des Eileiters, i. d. R. in Zusammenhang mit einem Ovarialtumor oder einer Ovarialzyste. Variable klinische **Sympt.** als Ausdruck der peritonealen Reizung bis hin zum peritonealen Schock, wobei ein druckdolenter Adnextumor palpapel ist. **Progn.**: bei Frühoperation (Acht-Stunden-Grenze) günstig.

Regel|an|omalien f pl: s. Zyklusstörungen.

Regel|blutung: umgangssprachliche Bez. für die funktionelle, physiologische Uterusblutung im Rahmen der Menstruation*.

Regel|kreis: Vorgang, bei dem der vorgegebene und der gemessene Wert einer Größe und damit die evtl. Abweichung dieser beiden voneinander festgestellt und durch Gegenaktionen die Konstanz des vorgegebenen Wertes aufrechterhalten wird. Prinzip der selbständigen Regelung durch einen R.: Der jeweilige Wert (Istwert) einer konstant zu haltenden Größe (Regelgröße) wird durch ein Meßgerät (Fühler) festgestellt und an ein regulierendes Zentrum (Regler) gemeldet. Stellt dieses eine Differenz (Regelabweichung) zw. Sollwert und Istwert der Regelgröße fest, so beantwortet es diese durch Steuersignale (Stellgrößen) an einen Korrekturmechanismus (Stellglied). Die Stellgröße hat funktional meist das umgekehrte Vorzeichen wie die Regelabweichung (negative Rückkopplung*). Die Steuerung durch R. ist ein Urprinzip der Lebensvorgänge, z. B. Aufrechterhaltung des mittl. Blutdrucks, des mittl. Blutzuckerspiegels, der Kernkörpertemperatur, Atmungsregelung, Regelung der Hormonfunktionen. Vgl. [Kybernetik].

Regio (lat) f: Gegend; (anat.) Körpergegend.

Regio analis f: der hinter der Verbindungslinie zwischen beiden Sitzbeinhöckern gelegene Bereich der Dammgegend (Teil der Regio perinealis).

Regio glutaea f: Gesäßgegend, paarig; Gebiet über den Glutäalmuskeln.

Regiones inguinales f pl: laterale Abschnitte des Hypogastrium*; außerhalb der Medioklavikularlinien, oberhalb der Leistenbänder und unterhalb einer beide Spinae iliacae anteriores superiores verbindenden Querlinie gelegen.

Regiones laterales f pl: in Höhe der Regio umbilicalis, lateral der diese begrenzenden Medioklavikularlinien gelegene Felder der Bauchwand.

Regio perinealis f: Dammgegend; zwischen Symphyse, Steißbein und den Sitzbeinhökkern; durch die Verbindungslinie zwischen den letzteren geteilt in Regio* analis hinten und Regio* urogenitalis vorn.

Regio pubica f: mittlerer Abschnitt des Hypogastrium[*]; innerhalb der Medioklavikularlinien, oberhalb von Leistenbändern und Symphyse sowie unterhalb einer beide Spinae iliacae anteriores superiores verbindenden Querlinie (Interspinallinie) gelegen.

Regio sacralis f: Kreuzraute, Gebiet über dem Os sacrum; begrenzt vom Processus spinosus des 5. Lendenwirbels, dem Ende des Kreuzbeins und zwei seitlichen Grübchen (Fossulae lumbales) über den oberen hinteren Darmbeinstacheln (Spinae iliacae posteriores superiores). Vgl. Michaelis-Raute.

Regio umbilicalis f: Gebiet um den Nabel; begrenzt seitlich von den Medioklavikularlinien, nach unten von der Interspinallinie* (zwischen den oberen vorderen Darmbeinstacheln) und nach oben von einer durch den tiefsten Punkt der Rippenbögen gelegten Ebene.

Regio urogenitalis f: der vor der Verbindungslinie zwischen beiden Sitzbeinhöckern gelegene Bereich der Dammgegend (Teil der Regio perinealis).

Reife: Zustand der Vollendung und Festigung der körperlichen und psychischen Differenzierung und Integrierung der Lebensanforderungen. Die körperliche R. als Abschluß der körperlichen Entwicklung wird in Mitteleuropa von Frauen im Durchschnitt mit dem 17. Lj., von Männern mit dem 21. Lj. erreicht. Das Erreichen der psychischen und sozialen R. ist demgegenüber ein zeitlich nicht eingrenzbarer, i. d. R. wesentlich länger andauernder, individueller Entwicklungsprozeß.

Reife|bestimmung, intra|uterine: Methoden zur Reifebestimmung des ungeborenen Kindes, heute v. a. der pränatalen Lungenreifediagnostik*, daneben aber auch der Bestimmung der Fetalgröße* mittels Ultraschalldiagnostik*; vgl. Kephalometrie, intrauterine.

Reife|teilung der Geschlechts|zellen: Teilung der Spermatozyten und der Eizelle vor der Befruchtung, wobei die entstehenden Spermatiden und die Oozyte II. Ordnung nur noch den einfachen (haploiden) Chromosomensatz enthalten; s. Meiose, Mitose, Chromosomen.

Reife|zeichen des Neugeborenen: Körperlänge mind. 48 cm, Körpergewicht mind. 2500 g, Schulterumfang größer als Kopfumfang (Frank-Zeichen), rel. Kopfhöhe 25 cm (Stratz), rel. Brustumfang 33 bis 35 cm (von Jaschke), subkutane Fettpolster prall, guter Hautturgor, Farbe rosig (nicht rot!), Kopfhaare mind. 2 cm, Lanugobehaarung nur noch an Schultern, Oberarmen und oberem Rücken, Nägel bedekken oder überragen die Fingerkuppen, große Labien bedecken die kleinen, Hoden im Skrotum, Nasen- und Ohrenknorpel fest. Zur Beurteilung der Gestationswoche stehen versch. Schemata zur Verfügung, z. B. als Farr*- oder Petrussa*-Index (Tab.). Analog zu den genannten morphol. Reifezeichen ist eine Schätzung des Gestationsalter nach dem neurol. Entwicklungsstatus (s. Frühkindliche Reflexe) möglich. Vgl. Haase-Formel, Runge-Zeichen, Ossifikationskern.

Reinheits|grade: s. Scheidenflora.

Reiz|blase: sehr unscharfer Begriff für einen v. a. bei Frauen vorkommenden, chronischen Reizzustand des unteren Harntraktes mit vielen anderen Bez.: (engl) irritable bladder, Zystalgie, Neuralgia vesicae, Blasenneurose, Urethralsyndrom[*]. **Sympt.:** Dysurie[*], imperativer Harndrang, Pollakisurie[*], suprapubische Schmerzen und diffuse Beschwerden beim Sitzen. Es besteht häufig eine ausgeprägte Diskrepanz zw. den heftigen Klagen der Pat. und den objektiven Befunden. DD: Harnweginfektionen* und Veränderungen des unteren Harntraktes, Erkrankungen benachbarter Beckenorgane, ZNS- und Rückenmarkerkrankungen (z. B. Multiple Sklerose). Häufigste **Urs.:** Störungen des psychovegetativen oder endokrinen Systems (sog. neuro-hormonale Reizblase). **Ther.:** neben der lokalen und systemischen Östrogentherapie Versuch der Beeinflussung der allg. psychovegetativen Regulationsstörung.

In jedem Falle ist die Reizblase nur ein Symptom, keine für sich bestehende Krankheit!

Reiz|serum n: zum mikroskopischen Nachweis (Dunkelfelduntersuchung*) von Treponema* pallidum bei Syphilis* verwendetes Exsudat[*], das nach Reiben von Primäraffekten austritt.

Rektal|fisteln f pl: s. Analfistel.

Rektal|temperatur f: die im Rektum (rektal) gemessene Körpertemperatur; normal 37,0 - 37,4° C; vgl. Basaltemperatur.

Rekto|skopie f: endoskopische Untersuchung des Rektums und evtl. des Colon sigmoideum (Rekto-Sigmoidoskopie) mit dem röhrenförmigen starren (oder flexiblen) **Rektoskop** unter Gasfüllung des Mastdarms in Steinschnittlage, Knieellenbogen- oder Seitenlage; wichtigste Untersuchungsmethode zur Früherkennung des Rektumkarzinoms* (nach vorheriger digitaler Untersuchung), daneben v. a. in der Diagn. weiblicher Genitalkarzinome zum Ausschluß eines Tumoreinbruchs (z. B. bei Kollumkarzinom, Vaginalkarzinom) obligat.

Rekto|vaginal|fistel f: Mastdarm-Scheiden-Fistel; s. Darmfisteln.

Rekto|zele f: Aussackung der hinteren Scheidenwand kurz oberh. des Introitus vaginae inf. Schwäche des Septum rectovaginale; häufig kombiniert mit einer Aussackung des Douglas-Raums mit Herniation von Darmschlingen (Douglasozele, Enterozele). Vgl. Prolapsus uteri et vaginae.

Rektum (lat) n: Mastdarm; 15 - 20 cm langer Abschnitt des Enddarms, der am kranialen Rand des 3. Sakralwirbels aus dem Sigmoid hervorgeht. Beim Menschen 2 konstante Krümmungen in der Sagittalebene: Flexura sacralis, nach hinten konvex, legt sich der Kreuzbeinkrümmung an, Flexura perinealis, nach vorn konvex. Oberh. der Kohlrausch[*]-Falte ist das R. vorn und an bd. Seiten von Bauchfell überzogen (retroperitoneal), unterh. des Bauchfellumschlags liegt es extraperitoneal. Vgl. [Darm].

Rektum|karzinom n: Mastdarmkrebs; Form des Kolonkarzinoms[*]. 70 - 90% aller kolorektalen Karzinome kommen im distalen Kolon[*] und Rektum* vor. Das R. kommt bei beiden Geschlechtern am häufigsten zw. dem 50. und 70. Lebensjahr vor. **Ätiol.:** entwickelt sich häufig aus adenomatösen oder villösen Darmpolypen; einige Formen d. Dickdarm[*]-Polypose gelten als Präkanzerose*. **Hist.:** Adenokarzinom (ca 90%), Gallertkarzinom (ca. 10%), selten Plattenepithelkarzinom (im Analbereich) u. a. Die lymphogene **Metastasierung** erfolgt relativ spät und ist abhängig von der Höhenlokalisation: im oberen Rektumdrittel in die mesenterialen, im mittleren Drittel zusätzlich in die Beckenlymphknoten, im unteren Drittel auch inguinal. Die hämatogene Metastasierung erfolgt über den Pfortaderkreislauf zuerst in die Leber (später Lungen, Skelett); tief sitzende R. metastasieren primär über Äste der Vena cava inferior in die Lungen. **Stadieneinteilung:** s. [Dukes-Klassifikation]. **Sympt.:** Blut- und Schleimabgang, Stuhlunregelmäßigkeiten (Obstipation, Diarrhoe), Meteorismus, Flatulenz, Druckgefühl im Dammbereich, später Anämie, Gewichtsabnahme. Neben okkulten können auch massive Blutungen auftreten. Das R. kann in Blase und Vagina einbrechen (Fistelbildung). **Diagn.:** Nachweis von okkultem[*] Blut im Stuhl, rektale Untersuchung (etwa ein Drittel kann getastet werden), Rektoskopie* (Rekto-Sigmoidoskopie) mit Biopsie[*], Röntgenkon-

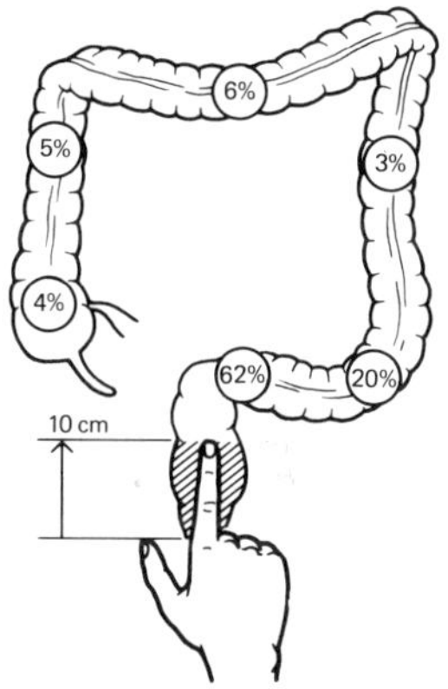

Rektumkarzinom:
Knapp zwei Drittel aller Dickdarmkarzinome sind im Rekto-Sigmoid-Bereich zu finden; etwa ein Drittel der Rektumkarzinome sind der digitalen Austastung zugänglich.

trasteinlauf. **Ther.:** (chir.) En-bloc-Resektion einschließlich der organdrainierenden regionären Lymphknoten unter Einhaltung eines Sicherheitsabstandes von 5 cm, möglichst als kontinenzerhaltende Op. (Dixon[*]-Operation); im distalen Drittel abdomino-perineale Rektumamputation mit Anlage eines endständigen Anus praeternaturalis im Sigmoidbereich (Miles[*]-Operation), bei kleinen R. evtl. Lokalexzision, palliativ Elektroresektion, kryochirurgische Entfernung oder Laserchirurgie; evtl. Vor- oder Nachbestrahlung.

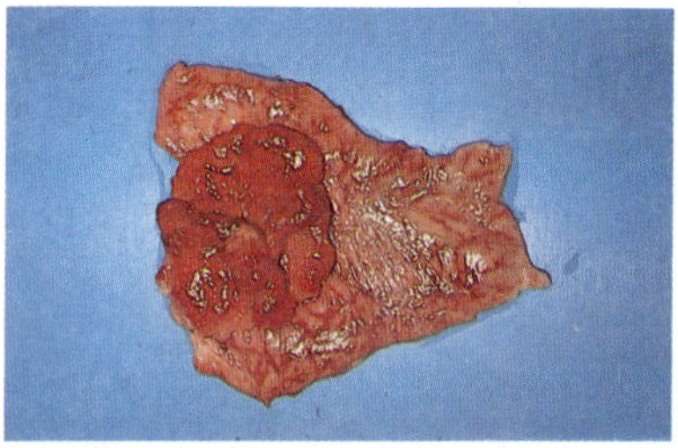

Polypöses, breitbasiges Rektumkarzinom: Die meisten Rektumkarzinome sind digital zu tasten, ihre Malignität ist allerdings infolge ihres Tiefenwachstums oft erst in histologischen Stufenschnitten zu sichern; oberflächliche Knipsbiopsien sind unzureichend.

Rektum|pro|laps m: s. Analprolaps.

Rektus|dia|stase f: Auseinanderweichen der geraden Bauchmuskeln (Mm. recti abdominis) als Dauerzustand; tritt auf nach häufigen Geburten, Bauchoperationen.

Release inhibiting factors (engl): auch als Release inhibiting hormones (IH) sowie als **Statine** bezeichnete, im Hypothalamus* gebildete Neurosekrete (Releasing*-Hormone), die die Freisetzung der im Hypophysenvorderlappen gebildeten Hormone hemmen.

Releasing factors (engl): auch als Releasing hormones (RH) sowie als **Liberine** bezeichnete, im Hypothalamus gebildete Neurosekrete (Releasing*-Hormone), die die Freisetzung der im Hypophysenvorderlappen gebildeten Hormone fördern.

Releasing-Hormone n pl: Bez. für die im Hypothalamus* zur Steuerung der Hypophysenvorderlappenhormone gebildeten, freisetzenden (Liberine) und hemmenden Hormone (Statine), s. Tab.; kurzkettige niedermolekulare Peptide, werden in versch. hypothalamischen Kernregionen (Nucleus ventromedialis, Nucleus prämamillaris, Area praeoptica und suprachiasmatica) synthetisiert (s. [Neurosekretion]). Die höchsten Konzentrationen finden sich im Hypophysenstiel, wo die RH über die neurovaskuläre[*] Kette an das Pfortadersystem[*] der Hypophyse abgegeben werden. Die Wirkungen auf den Vorderlappen der Hypophyse* werden über Hormonrezeptoren vermittelt; RH stimulieren dort auch die Hormonsynthese.

Renaler Dia|betes m: s. Glukosurie, renale.

Re|pro|duktions|toxiko|logie f: Bereich der Toxikologie, in dem der Einfluß chemischer und physik. Noxen auf die Reproduktion (männliche und weibliche Fertilität, pränatale Entwicklung, postnatale Entwicklung der Reproduktionsorgane) erforscht wird; s.a. Pränataltoxikologie, [Toxikologie].

Re|sectio f: erneute Schnittentbindung*.

Reserve|zell|hyper|plasie f: von den Reservezellen des zylindrischen Drüsen- und Oberflächenepithels ausgehende doppelreihige bis mehrschichtige Hyperplasie; **Vork.:** hauptsächlich im Bereich der Zervixschleimhaut, hier insbes. unter gestagener Stimulation entstehend. Die R. ist gutartig, kann sich aber

Releasing-Hormone

Hypothalamische Releasing-Hormone (1)	Hormone des Hypophysenvorderlappens	Wirkung
Somatotrope Hormone		
SRH / SIH	Somatotropin (STH)	Knochenwachstum; Mobilisierung der Fett- und Glykogen-Reserven
MRH	Melanozytenstimulierendes Hormon (MSH)	Ausbreitung der Melanozyten
(PRH) / PIH	Prolaktin	Milchbildung; bei Tieren Brunst
Glandotrope Hormone		
Gonadotrope Hormone		
LH (FSH)-RH	Luteinisierendes und zwischenzellstimulierendes Hormon (LH / ICSH)	Bildung der Sexualhormone in Eierstock und Hoden
	Follikelstimulierendes Hormon (FSH)	Entwicklung und Reifung der Geschlechtszellen
Metabolotrope Hormone		
TRH	Thyreotropes Hormon (TSH)	Bildung von Schilddrüsenhormonen
CRH	Adrenokortikotropes Hormon (ACTH)	Bildung von Rindenhormonen in der Nebenniere

(1) Die Releasing-Hormone (RH) und Release-Inhibiting-Hormone (IH) tragen Kurzbezeichnungen, die von den Namen der zugehörigen Vorderlappenhormone abgeleitet sind.

gelegentlich zu einem Carcinoma* in situ vom Reservezelltyp weiterentwickeln.

Rest|harn: syn. Residualharn; diejenige Harnmenge, die nach spontaner Blasenentleerung in der Harnblase zurückbleibt. **Urs.:** Harnabflußbehinderungen unterschiedlicher Ätiol.; bei Frauen als häufige Komplikation nach operativen Eingriffen zur Behandlung einer Harninkontinenz* und nach Radikaleingriffen im Bereich der Geschlechtsorgane (z. B. Wertheim*-Meigs-Operation); bei Männern v. a. infolge Prostataadenom, Sphinktersklerose, Harnröhrenstriktur sowie bei neurogenen Blasenstörungen. **Bestimmung: 1.** Blasenkatheterisierung (< 15% der Blasenkapazität sind normal); **2.** Ultraschalldiagnostik; **3.** (röntg.) Ausscheidungsurographie, Zystographie; **4.** nuklearmed. Bestimmung. Die Menge des R. ist von bes. Bedeutung für das weitere Vorgehen: ein R. von bis zu 100 ml gilt allg. als Grenzwert, bis zu dem mit invasiven Methoden abgewartet werden kann, wenn keine Rückstauungserscheinungen an Blase (Pseudodivertikelbildung) und Niere (Hydronephrose) oder andere Komplikationen (z. B. Harnweginfektionen) vorliegen. Werte über 100 ml stellen eine Indikation zur Einmalkatheterisierung (am besten durch die Pat. selbst) bzw. bei längerfristig notwendiger Blasendrainage zur Anlage einer suprapubischen Blasenfistel oder zur operativen Beseitigung der Abflußbehinderung dar.

Re|tentions|zysten (lat retinere, retentum zurückhalten) f pl: durch Sekretverhaltung von Drüsen oder Drüsenteilen entstandene (unechte) Zysten; z. B. Atherom, Mukozele, Ranula, Schleimzysten, Milchgangszyste, Ovarialzysten; s. [Zyste].

Re|tentio placentae f: verzögerte Ausstoßung der Plazenta nach der Geburt; vgl. Plazentalösungsstörungen.

Re|tentio urinae f: Harnverhaltung*.

Rete ovarii n: Netz solider oder hohler Epithelstränge am Hilus des Eierstocks (s. Ovarium); entwicklungsgeschichtlich Homologon des Rete testis.

Retinacula uteri n pl: Haltebänder des Uterus* (s. Abb.); die den Gebärmutterhals umgebenden, im subperitonealen Beckenbindegewebe (Parametrium*) verlaufenden, glatte Muskulatur enthaltenden, strafferen Bindegewebszüge; setzen vorzugsweise an der Cervix* uteri an, um so die Gebärmutter flexibel zu verankern. Als wichtige paarige Zügel ziehen das Lig. cardinale uteri (s. Ligamentum latum uteri) fächerförmig zur seitlichen Beckenwand, das Ligamentum* pubovesicale nach vorn und die Plica recto-uterina (s. Douglas-Raum) nach hinten. Auch das nicht zu den eigentlichen parametranen R. u. zählende Ligamentum* teres uteri trägt zur Fixierung der Gebärmutter bei, indem es den Fundus nach vorn hält. Beim Geburtsvorgang verhindern die R. u. ein Ausweichen des Uterus während der Wehe nach oben.

Retorten|baby: umgangssprachliche Bez. für Befruchtung im Reagenzglas (Extrakorporale* Befruchtung); s. Embryonentransfer, In-vitro-Fertilisation.

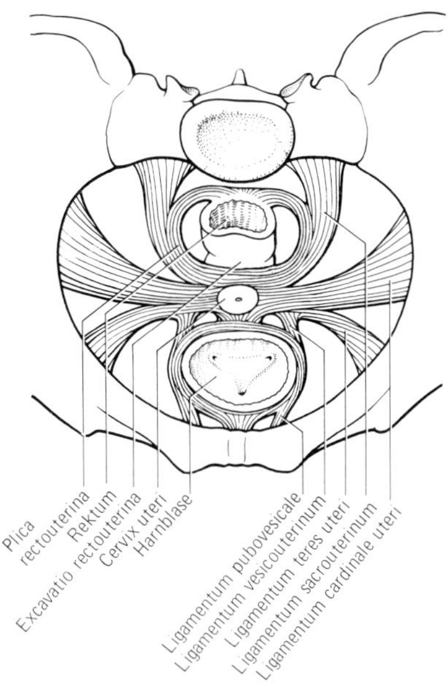

Retinacula uteri

Retro|flexio uteri f: Abknickung des Gebärmutterkörpers gegen die Zervix nach hinten. **Formen: 1.** R. u. mobilis (kann bei der Untersuchung aufgerichtet werden); **2.** R. u. fixata (läßt sich aufgrund von Verwachsungen mit

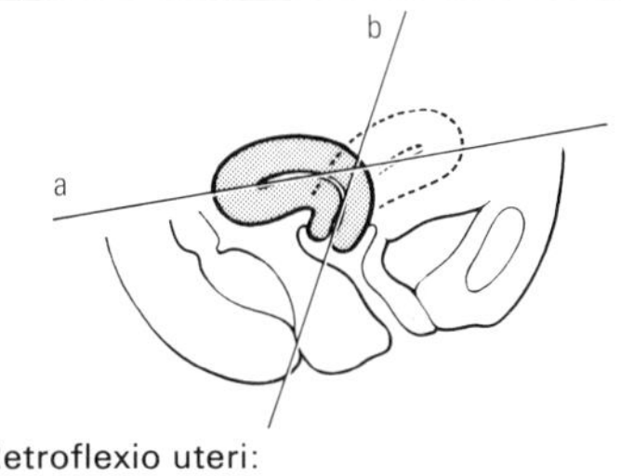

Retroflexio uteri:
Hier bei normaler Anteversiostellung des Uterus; a: Korpusachse; b: Kollumachse

Nachbarorganen nicht aufrichten); **Urs.:** a) vorausgegangene Entzündungen; b) Endometriose*. Eine Operationsindikation ist nur bei entspr. Beschwerden gegeben (s. a. Ventrifixatio uteri); vgl. Flexio uteri, Versio uteri, Positio uteri.

Retro|flexio uteri fixata f: Fixation des bei Retroflexio* uteri abgeknickten Gebärmutterkörpers durch Verwachsungen.

Retro|flexio uteri gravidi f: bei Vorliegen einer Retroflexio* uteri kann in seltenen Fällen nach Eintritt einer SS die Aufrichtung des

Uterus ausbleiben und zu Einklemmungserscheinungen führen (sog. R. u. g. incarcerata). **Folge:** Kompression der Urethra mit Ischuria[*] paradoxa, unbehandelt Abort.

Retro|lentale Fibro|plasie f: zur Erblindung führende Augenerkrankung mit Bildung einer gefäßreichen Bindegewebsplatte hinter der Linse; fast ausschließlich bei unreifen Frühgeborenen* mit einem Geburtsgewicht unter 1500 g. Weitere Risikofaktoren sind intrakranielle Blutungen, Sepsis und therap. Sauerstoffzufuhr. **Verlauf:** anfangs noch weitgehend rückbildungsfähige Dilatation und vermehrte Schlängelung der Netzhautgefäße, dann Blutungen und Gefäßneubildungen, Netzhautödem und Ablatio retinae, u. U. Entwicklung eines Glaukoms und Schrumpfung des Auges. **Prophylaxe:** Wichtig sind sorgfältige Dosierung von Sauerstoff bei Frühgeborenen, Vermeidung von Blutungen, niedrigem Hämatokrit und Entstehung einer Sepsis. Orale Vitamin-E-Gaben (täglich ca. 100 mg/kg KG) können den Schweregrad der r. F. herabsetzen. Angezeigt ist die generelle ophth. Untersuchung von Risikokindern zw. der 7. und 9. Lebenswoche.

Retro|mammärer Ab|szeß m: hinter der Brustdrüse zw. den Blättern der Fascia superficialis und profunda lokalisierter Abszeß; vgl. Mastitis.

retro|plazentar: hinter der Plazenta, d. h. zw. Plazenta und Uteruswand gelegen.

Retro|plazentares Hämatom n: das bei der Plazentalösung* zw. Plazenta und Uteruswand sich sammelnde mütterliche Blut; stammt aus zerreißenden Uteroplazentargefäßen; Nachweis mittels Ultraschalldiagnostik.

Retro|positio uteri f: Verlagerung des ganzen Uterus nach hinten; s. Positio uteri.

retro|pubisch: hinter der Symphyse gelegen.

Retro|versio (lat Rückwendung) f: s. Versio uteri.

Re|zeptoren, hormonale m pl: s. Hormonrezeptoren.

Rh-: s. a. Rhesus-.

Rhesus|de|sensibilisierung: s. Anti-D-Prophylaxe.

Rhesus|erythro|blastose f: s. Morbus haemolyticus neonatorum, Morbus haemolyticus fetalis.

Rhesus|in|kompatibilität f: blutgruppenserologische Unverträglichkeit im Rhesussystem*; in der Gebh. von Bedeutung bei der Konstellation Rh-neg. Mutter und Rh-pos. Vater; bei Rh-pos. Feten und vorausgegangener Sensibilisierung der Mutter besteht die Gefahr eines Morbus* haemolyticus fetalis; vgl. Mikrotransfusion.

Rhesus|system n: syn. Rh-System, Rh-Blutgruppen, Rh-Faktoren; erbliche Blutgruppeneigenschaften an der Erythrozytenoberfläche von Menschen. Die versch. **Rh-Antigene** (z. B. C, C^w, c, D, E, e) sind hitzelabil (wahrscheinlich Proteine). Sie werden unter Verwendung menschlicher Antiseren im Hämagglutinations- oder Konglutinationstest nachgewiesen; insgesamt sind über 40 Rhesusantigene bekannt. Die **Vererbung** ist autosomal kodominant. Praktische Bedeutung hat das Rh-System bei der Blutgruppenbestimmung und Kreuzprobe[*] vor Transfusionen (mögliche Urs. eines Transfusionszwischenfalls oder eines Morbus* haemolyticus neonatorum bzw. fetalis), bei der Vaterschaftsfeststellung*, in der Gerichtsmedizin sowie bei autoimmunhämolytischen Anämien (Rh-Ak als Auto-Ak).

Rhythmus|methode f: s. Kontrazeption, natürliche.

Riesen|kind: (engl) large for date baby; Neugeborenes*, dessen Geburtsgewicht über der 90. Perzentile d. Standardgewichtskurve liegt; typischer Befund bei Schwangerschaftsdiabetes*; vgl. Mangelgeborenes.

Rima ani (lat rima Spalt, Ritze) f: Gesäßfalte.

Rima pudendi f: Schamspalte; zwischen den großen Schamlippen (Labia* majora pudendi).

Risiko|familien, genetische: s. Genetische Risikofamilien.

Risiko|geburt: Geburt mit Sympt., die auf eine erhöhte Gefährdung des Feten und/oder der Mutter hinweisen; **1.** nach Risikoschwangerschaft*; **2.** die Risikosymptome treten erst während der Geburt auf, z. B. mekoniumhaltiges Fruchtwasser, abnorme fetale Herzfrequenz, Blutdruckerhöhung der Kreißenden, Blutung, protrahierter Geburtsverlauf. Vgl. Risikoneugeborenes, Fetal distress.

Risiko|neugeborenes: Neugeborenes mit Sympt. bzw. Risikofaktoren, die auf eine erhöhte Gefährdung hinweisen; **1.** Neugeborene nach intrauteriner primär metabolischer Azidose*; **2.** Neugeborene im Depressionszustand (APGAR-Schema ≤6 Punkte, Saling-Hauptschema ≤6 Punkte); **3.** Mangelgeborenes*, Riesenkind*; **4.** Neugeborene von Müttern mit einer mittelgradigen oder schweren Gestose* oder Übertragung* (Clifford*-Syndrom); **5.** Neugeborene nach Geburt durch Schnittentbindung*, operative* Entbindung oder schwierige Entwicklung aus Beckenendlage; **6.** Morbus* haemolyticus fetalis (Neugeborene mit Icterus praecox); **7.** Placenta* praevia, vorzeitige Plazentalösung*; **8.** Mehrlinge*; **9.** Neugeborene diabetischer Mütter; **10.** Neugeborene bei Amnioninfektionssyndrom*.

Risiko|schwangerschaft: Schwangerschaft, bei der eine Gefährdung des Feten oder der Mutter besteht; Häufigkeit: etwa 30% aller Schwangerschaften. Risikofaktoren in der Schwangerschaft sind: **1.** Gestose*; **2.** Übertragung*; **3.** Morbus* haemolyticus fetalis; **4.** Diabetes* mellitus (manifest oder latent); **5.** drohende oder in Gang befindliche Frühgeburt* (einschließlich Zervixverschlußinsuffizienz); **6.** anamnestisch vorausgegangene Früh- oder Totgeburten, Zustand nach Schnittentbindung oder schwierigen vaginalen op. Entbindungen; **7.** alte Erst- (ab 30 J.) oder Mehrgebärende (ab 40 J.), junge Erstgebärende (unter 20 J.); **8.** organische Erkrankungen; **9.** schwere Schwangerschaftsanämie* (Hb unter 80 g/l); **10.** Lageanomalien* (Beckenendlage, Querlage), Mißverhältnis zw. kindlichem Kopf und Becken, Mehrlingsschwangerschaft, Beckenanomalien; **11.** Adipositas; **12.** Infektionskrankheiten; **13.** Mißverhältnis zw. Größenzunahme des Uterus und Schwangerschaftsdauer; **14.** Blutungen in der zweiten Schwangerschaftshälfte.

Riß|blutung: Blutung aus zerrissenen Weichteilen in der Nachgeburtsperiode*; **Urs.:** Zervixriß*, Scheidenriß*, Dammriß*, Klitorisriß*. **Ther.:** sofortige chirurgische Versorgung. Vgl. Lösungsblutung.

Ritgen-Hand|griff (Ferdinand von R., Gyn., Gießen, 1787-1867): syn. Hinterdammgriff (s. Abb.); der Geburtshelfer beschleunigt den

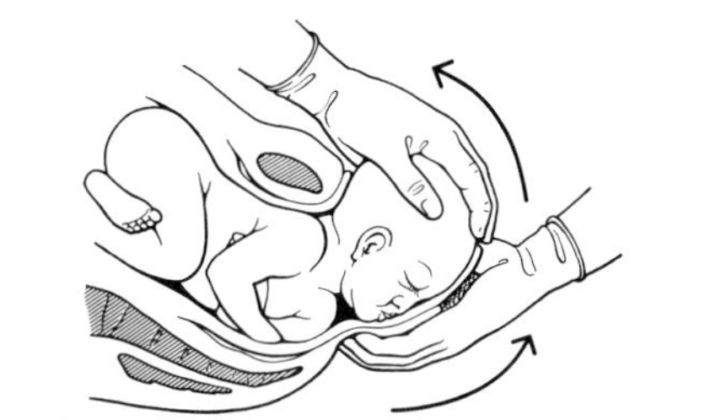

Ritgen-Handgriff

Kopfaustritt dadurch, daß er zw. Anus und Steißbeinspitze auf den durchschneidenden Kopf drückt.

Robin-Syn|drom (Pierre R., Zahnarzt, Paris, 1867-1950) **n:** angeb. Entwicklungsstörung unbekannter Ätiol. mit Mikrogenie, Glossoptose sowie evtl. Mikroglossie und Gaumenspalte, häufig mit weiteren Organmißbildungen kombiniert; durch die Atmungsbehinderung hohe Sterblichkeit im Säuglingsalter. Die Soforttherapie besteht in intermittierender Drahtextension des Unterkiefers mittels Drahtumschlingung in der Kiefermitte.

Roederer-Kopf|einstellung (Johann R., Geburtshelfer, Göttingen, 1727-1773)**:** bei allg. verengtem Becken (s. Enges Becken) max.

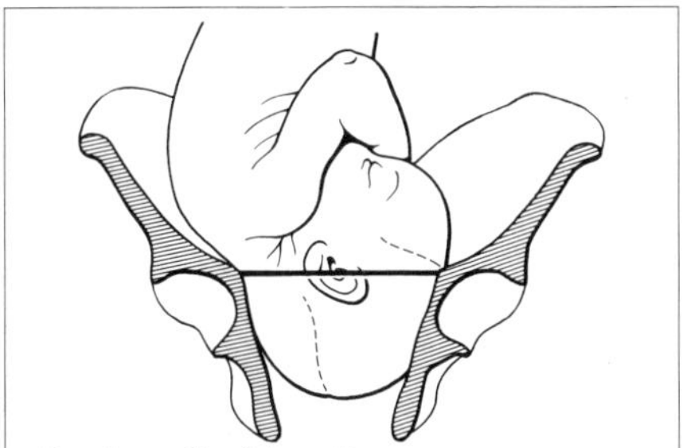

Roederer-Kopfeinstellung

Verkleinerung des kindlichen Kopfes durch extreme Beugung des Kopfes, so daß die kleine Fontanelle schon im Beckeneingang in der Führungslinie steht.

Roederer-Selbst|entwicklung: s. Conduplicatio-corpore-Geburt, Selbstentwicklung.

Röhren|spekulum n: Spekulum* zur Betrachtung der Portio.

Röntgen|dia|gnostik, geburts|hilfliche f: i. e. S. röntg. Pelvimetrie; wird heute in der laufenden SS kaum noch angewandt, da die Conjugata vera (s. Beckenmaße) mittels Ultraschalldiagnostik bestimmt werden kann. Hauptind.: vaginale Geburt aus Beckenendlage* (Ausschluß von Rotationshindernissen für den Kopf im kleinen Becken). Überblick über die Strahlenbelastung von Embryo und Fetus bei röntgendiagnostischen Maßnahmen: s. Tab.

Geburtshilfliche Röntgendiagnostik
Geschätzte mittlere Dosis für den Embryo oder Fetus bei röntgendiagnostischen Maßnahmen in der Schwangerschaft

Diagnostisch belastete Körperregion der Mutter	Dosis für Embryo oder Feten in mSv	(mrem)
Schädel	0,04	(4)
Halswirbelsäule	0,02	(2)
Obere/untere Extremität	0,01	(1)
Brustwirbelsäule	0,09	(9)
Lendenwirbelsäule	2,75	(275)
Becken (Übersicht)	4,40	(440)
Hüftgelenk	3,00	(300)
Lungen		
Durchleuchtung	0,70	(70)
Aufnahme	0,08	(8)
Photofluorographie	0,08	(8)
Abdomen (Übersicht)	2,90	(290)
Oberer Gastrointestinaltrakt		
Durchleuchtung	2,00	(200)
Aufnahme	3,60	(360)
Insgesamt	5,60	(560)
Intestinaltrakt (Barium-Kontrastdarstellung)		
Durchleuchtung	3,60	(360)
Aufnahme	4,40	(440)
Insgesamt	8,00	(800)
Gallenblase	2,00	(200)
Pyelogramm (i.v. oder retrogr.)	4,00	(400)
Schwangerschaftsaufnahme	7,23	(723)

Röntgen|kastration f: (radiol.) Kastrationsbestrahlung; Ausschaltung der Funktion der Gonaden* durch Bestrahlung mit Röntgenstrahlung[*]; heute **obsolet**! Vgl. Menolyse.

Rössle-Syn|drom (Robert R., Pathol., Berlin, 1876-1956) **n:** Gonadendysgenesie-Syndrom phänotypisch weiblicher Individuen mit Minderwuchs oder sonstigen Anomalien bei unterschiedlichem Karyotypus (X0-, XX/X0- oder XY/X0-Konstellation möglich). Die **Sympt.** der ausbleibenden Sexualentwicklung entsprechen dem Swyer*-Syndrom, unterscheiden sich hiervon jedoch durch den zusätzlichen Minderwuchs mit überlangen Extremitäten und den Karyotypus. **Diagn.:** (röntg.) verzögerte Knochenkernentwicklung; vgl. Gonadendysgenesie.

Röteln: syn. Rubeola, (engl) german measles; abgesehen von der hohen Gefährdung der Frucht in utero insbes. während der ersten 3 Schwangerschaftsmonate bei Erkrankung der Mutter (s. Embryopathia rubeolosa) i. d. R. harmlose Virusinfektion; **Err.:** Rötelnvirus*. Übertragung durch Tröpfcheninfektion. **Verbreitung:** größte Erkrankungshäufung bei Kindern zw. dem 3. und 10. Lj.; die Kontagiosität beginnt bereits wenige (2 - 4) Tage vor Ausbruch des typischen Exanthems und dauert maximal bis zum Ende des Exanthemstadiums. Der Kontagiositätsindex[*] ist relativ gering. **Inkubationszeit:** ca. 12 - 21 Tage. **Klinik:** nach kurzem (inkonstantem) fieberhaftem Prodromalstadium (ca. 2 Tage) mit leichten katarrhalischen Symptomen im Bereich der oberen Luftwege Auftreten schmerzloser Lymphknotenschwellungen (erbs- bis bohnengroß, zunächst v. a. nuchal und retroaurikulär, später generalisiert), gleichzeitig oder kurz darauf Auftreten eines Exanthems (zuerst im Gesicht, dann auf den Rumpf übergehend) in Form etwa linsengroßer, wenig erhabener und nicht konfluierender rosaroter Flekken, u. U. mit hellem anämischem Hof, das nach 2 - 3 Tagen abblaßt. Im Rachen besteht währenddessen ein mittelfleckiges Exanthem. Fieber meist nur um 38°C über wenige Tage, in der Hälfte der Fälle Splenomegalie; keine bes. Beeinträchtigung des Allgemeinbefindens. Der Verlauf ist bei Kindern fast immer komplikationslos; vereinzelt sind Enzephalitiden und Arthralgien mehrerer Gelenke (v. a. bei Jugendlichen und Erwachsenen) beobachtet worden. Spätschäden und Todesfälle sind sehr selten. Die **Diagn.** kann durch das Blutbild (prodromal Leukozytose, in der klinischen Phase Leukopenie mit rel. Lymphozytose insbes. mit Vermehrung der Plasmazellen) gestützt werden. **Rötelnprophylaxe:** seit 1981 wird die **aktive Immunisierung** bei allen Kindern ungeachtet des Geschlechts gemeinsam mit der Masern-Mumps-Schutzimpfung (s. [Impfkalender]) empfohlen; im 10. - 14. Lj. Wiederholung der Rötelnimpfung. Vor einer geplanten Schwangerschaft sollte bei Frauen in jedem Fall eine Kontrolle des Rötelnantikörpertiters (im Hämagglutinationstest 1:32 oder mehr) erfolgen. Bei Fehlen von Rötelnantikörpern im Serum schwangerer Frauen ist (z. B. nach Kontakt mit einer an Röteln erkrankten Person) eine **passive Immunisierung** innerh. der ersten 4 Tage der Inkubationsphase mit einem speziellen Rötelnhyperimmunglobulin möglich, das bei Infektion vor der 6. Schwangerschaftswoche nach 6 Wochen nochmals verabreicht werden muß. Vgl. [Schutzimpfung].

Röteln|em|bryo|pathie f: Embryopathia* rubeolosa.

Röteln|virus n: RNA-Virus aus der Fam. der Togaviren[*], Größe ca. 60 nm, ikosaedrische Struktur, besitzt eine Virushülle (Envelope), äthersensibel; **Err.** der Röteln*. **Übertragung:** wahrscheinlich Tröpfcheninfektion. **Züchtung:** in der Eikultur[*] (Chorioallantois), erstmals durch Anderson (Melbourne, 1955) gelungen. **Serol.:** lebenslänglich, von Masern und Scharlach unabhängige Immunität. Im Tierversuch übertragbar auf Affen.

Rohr-Fibrinoid (Karl R., Gyn., Bern, 1863-1930) n: oberer Fibrinstreifen der Plazenta; grenzt an den intervillösen Raum.

Rokitansky-Küster-Syn|drom (Carl von R., Pathol., Wien, 1804-1878; Hermann K., Gyn.) n: syn. Mayer-Rokitansky-Küster-Hauser-Syndrom; kongenitale Anomalie des weiblichen Genitale inf. einer Hemmungsmißbildung der Müller-Gänge (zweiter Embryonalmonat); unklare Ätiologie. **Sympt.:** Hypoplasie des äußeren Genitale, Vaginalaplasie bzw. -atresie, zweigeteilter rudimentärer Uterus (Uterus bicornis), der i.d.R. nur aus einem dünnen Gewebstrang (Uterusleiste) besteht und keinen Hohlraum aufweist, hochstehende Ovarien (Abb.); hieraus erklären sich eine primäre Amenorrhoe, die Unfähigkeit zur normalen Kohabitation und primäre Sterilität. Da die Ovarialfunktion nicht gestört ist, sind die sekundären Geschlechtsmerkmale normal entwickelt. Fakultative Begleitfehlbildungen betreffen die Nieren (dystope Einzelnieren, Nierenaplasie) und Harnwege. Normaler XX-Karyotypus.

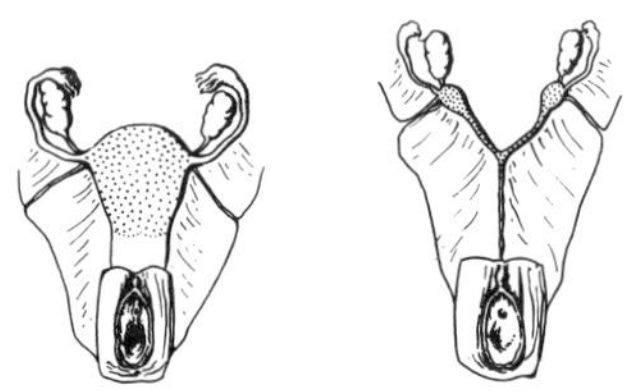

Rokitansky-Küster-Syndrom:
li: normale Verhältnisse; re: Rokitansky-Küster-Syndrom

Rooming in (engl): Unterbringung von Neugeborenem und Mutter im selben Raum; ständiger Kontakt bereits in frühester Kindheit hat elementare Bedeutung für eine vertrauensvolle Mutter-Kind-Bindung. Auch der Kindesvater sollte oft anwesend sein können. In der gebh. Praxis sollten entspr. Möglichkeiten angeboten werden.

Rosenfeld-Syn|drom (Eugene D. R., Arzt, New York) n: paraneoplastisches Syndrom mit hochgradiger, paroxysmaler Hypoglykämie bei Pseudomyxomen des Ovars, der Appendix oder des Peritoneums, meist mit Aszites einhergehend; die Insulinkonzentration im Blut ist normal. Die Urs. des R.-S. sind ungeklärt.

Rosenmüller-Organ n: syn. Epoophoron*.

Roter Fleck: s. Erythroplakie.

Rotor-Syn|drom n: klinisch weitgehend dem Dubin*-Johnson-Syndrom entsprechende, jedoch geringer ausgeprägte (autosomal-dominant erbliche?) Exkretionsstörung von Bilirubin* (u. a. keine Pigmentablagerungen in der Leber). **Diagn.:** pathol. Bromsulphtalein[*]-Test; bei der oralen Cholezystographie stellt sich die Gallenblase dar. Eine hormonale Kontrazeption* ist kontraindiziert!

Rotter-Halsted-Operation f: s. Halsted-Operation.

Rubella f: syn. Rubeola, Röteln*.

Rubeola (lat ruber rot) f: syn. Rubella, Röteln*.

Rubeolen|em|bryo|pathie f: Embryopathia* rubeolosa.

Rückbildungs|phase f: **1.** (sexualmed.) syn. Resolutionsphase; s. Reaktionszyklus, sexueller (Tab.). **2.** (gebh.) Bezeichnung des Zeitraums, in dem sich die während der SS und der Geburt erfolgten Veränderungen der mütterlichen Organe zurückbilden; der erreichbare Rückbildungszustand entspricht in anat. und funktioneller Hinsicht nicht in jedem Fall den Verhältnissen vor der SS. Neben den genitalen Rückbildungsvorgängen (Involutio* uteri, Verkürzung der Parametrien, Verengung des Vaginalrohrs, Verschluß des inneren MM um den 8. Tag post partum u. a.) gehört zur R. die Normalisierung der schwangerschaftsbedingten (s. Adaptation, mütterliche in graviditate) extragenitalen Veränderungen; das Auftreten der Lochien* entspricht dem Heilungsverlauf der uterinen Wunde. Förderlich ist eine Wochenbettgymnastik mit Atemübungen, Übungen zur Anregung der Blutzirkulation sowie für Beckenboden-, Bauch- und Rückenmuskulatur. Psychische Reaktionen: s. Puerperium.

Rücken|lage-Schock-Syn|drom n: s. Vena-cava-inferior-Syndrom.

Rückkopplung: (engl) feedback, bio-feedback; aus der Regelungstechnik übernommener Begriff zur Beschreibung eines wesentlichen physiol. Selbstregulationsmechanismus. Die Selbstregulierung durch R. ist ein Grundprinzip aller lebenden Systeme; Voraussetzung ist ein in sich geschlossener Regelkreis*.

Bei der **negativen R.**, der die meisten Regulationsvorgänge im Organismus unterliegen, wird das auslösende Signal, z. B. die Ausschüttung hypophysärer Gonadotropine* in die Blutbahn, durch die Antwort des Signalempfängers, also die gesteigerte Sexualhormonsynthese in den Keimdrüsen, wieder verringert, da als Folge der erhöhten Hormonkonzentration im Blut die Synthese und Sekretion der entsprechenden, die Gonadotropinfreisetzung fördernden hypothalamischen Releasing*-Hormone vermindert wird.

Bei der **positiven R.** verstärkt die Antwort des Signalempfängers dagegen das ursprünglich auslösende Signal, was zu einer weiteren Verstärkung der Antwort führt; so können z. B. die von den weiblichen Keimzellen gebildeten Östrogene und Gestagene unter best. Voraussetzungen die Ausschüttung von LH* aus dem Hypophysenvorderlappen induzieren - ein für die Auslösung der Ovulation* entscheidender Mechanismus (sog. Hohlweg-Effekt), der bei manchen Formen weiblicher Sterilität therapeutisch zur Ovulationsinduktion* ausgenutzt werden kann. Vgl. Rebound-Effekt.

Rugae vaginales f pl: querverlaufende Schleimhautfalten an Vorder- und Hinterwand der Vagina; verstärken sich jeweils in ihrem mittleren Anteil zu zwei nahezu in der Mittellinie kranialwärts verlaufenden Leisten, Columna rugarum anterior et posterior. Erstere wird in ihrem kaudalen Abschnitt von der Harnröhre verstärkt zum Harnröhrenwulst (Carina urethralis vaginae) vorgebuckelt. Nach Geburten verstreichen die Falten.

Runge-Zeichen (Hans R., Gyn., Heidelberg, 1892-1964): (gebh.) objektive **Übertragungszeichen** des Kindes: **1.** Gelbverfärbung der Körperhaut, der Eihäute oder der Nabelschnur; **2.** Waschfrauenhände; **3.** Abschälung oder Abschilferung der Epidermis; **4.** Rötung der Labien oder des Skrotums; **5.** fehlende Vernix caseosa; **6.** Dystrophie. Vgl. Übertragung, Überreifesyndrom.

R

S

Sadismus m: abweichendes Sexualverhalten*, bei dem sexuelle Erregung und Befriedigung allein durch psychische Demütigung, Unterwerfung oder körperliche Mißhandlung, Züchtigung des Partners oder der Partnerin erreichbar ist. Ggs.: Masochismus*; vgl. Sadomasochismus. Man muß unterscheiden zwischen S. im gegenseitigen Einvernehmen und S. gegen den Willen des Partners i. S. einer Vergewaltigung* oder Körperverletzung*.

Sado|masochismus m: Oberbegriff für Sadismus* und Masochismus*; er verdeutlicht, daß zw. beiden Verhaltensweisen nicht eigentlich ein unüberbrückbarer Gegensatz, sondern Komplementarität besteht. Einvernehmliche Sadomasochisten wechseln daher oft zw. beiden Rollen.

Säugling: Kind nach der Geburt bis zur Vollendung des ersten Lebensjahres; die körperliche (statomotorische) und geistige (psychische) Entw. des S. folgt innerh. gewisser normaler Schwankungsbreiten best. Altersregeln.

Säuglings|sterblichkeit: Zahl der im ersten Lebensjahr gestorbenen Kinder bezogen auf 1000 Lebendgeborene; Bezugsgröße sind grundsätzlich die Lebendgeborenen des Sterbejahres, unabhängig vom Geburtsjahr des gestorbenen Säuglings. Korrekturmethoden berücksichtigen jahrweise ansteigende oder fallende absolute Zahlen von Lebendgeborenen. Die perinatale Sterblichkeit (auch perinatale Mortalität) faßt Totgeborene (s. Totgeburt) und in den ersten 7 Lebenstagen Gestorbene, die fetoinfantile Sterblichkeit Totgeborene und im ersten Lebensjahr Gestorbene zusammen. Beide Ziffern werden je 1000 Lebend- und Totgeborene berechnet. Die Neugeborenensterblichkeit bezieht sich auf die ersten 24 Stunden, die Frühsterblichkeit auf die ersten 7 Tage, die Spätsterblichkeit auf die Zeit nach der ersten Lebenswoche, die Neonatalsterblichkeit auf die ersten vier Wochen und die Nachsterblichkeit auf die Zeit nach der vierten Lebenswoche. Früh- und Spätsterblichkeit sowie Neonatal- und Nachsterblichkeit ergänzen sich jeweils zur Säuglingssterblichkeit (vgl. Tab. 1).

Säuglingssterblichkeit Tab. 1
Terminologische Übersicht

Sterblichkeit im Zeitraum	Bezeichnung
1. Tag (0–24 Std.)	Neugeborenensterblichkeit
1.– 7. Tag	Frühsterblichkeit
8.–365. Tag	Spätsterblichkeit
1.– 28. Tag	Neonatalsterblichkeit
29.–365. Tag	Nachsterblichkeit

Die S. zeigte in den letzten Jahrzehnten eine absinkende Tendenz und betrug 1985 in der Bundesrepublik Deutschland 9,0‰, die perinatale Sterblichkeit 7,9‰. Sie liegt über der S. vergleichbarer Industrienationen, weist regionale Differenzen auf und ist in Großstädten höher als auf dem Land (1985: Baden-Württemberg 7,2‰, Nordrhein-Westfalen 10,2‰; Berlin (West) 10,6‰). Jungen haben eine höhere S. als Mädchen (1985: 10,0‰ gegenüber 7,8‰; s. a. Knabensterblichkeit, erhöhte). Die S. Frühgeborener ist extrem erhöht (1981: s. Tab. 2; 1984: Frühgeborene 83,7‰, Normalgewichtige 5,2‰). **Risikogruppen** mit erhöhter S. sind Kinder nicht verheirateter Frauen, sehr junger Mütter oder ausländischer Arbeitsmigrantinnen. Die wichtigsten **Todesursachen**

Säuglingssterblichkeit Tab. 2
Säuglingssterblichkeit 1981 in der Bundesrepublik Deutschland nach Alter und Geburtsgewicht pro 1000 Lebendgeborene

Alter	Sterbefälle[1] pro 1000	unter 1000 g	1000 bis 1500 g	1500 bis 2000 g	2000 bis 2500 g	unter 2500 g	2500 g und mehr
unter 24 Stunden	3,3	489,1	113,9	34,1	8,6	44,5	0,8
0– 6 Tage	5,4	646,9	197,9	57,8	15,0	67,9	1,6
0–27 Tage	7,0	739,3	264,8	75,8	18,4	83,7	2,2
28 Tage bis unter 1 Jahr	4,6	46,2	42,3	18,4	11,4	17,0	2,7
unter 1 Jahr	11,6	785,4	307,1	94,2	29,7	100,7	4,9

[1] Einschließlich der Fälle ohne Angabe des Geburtsgewichtes

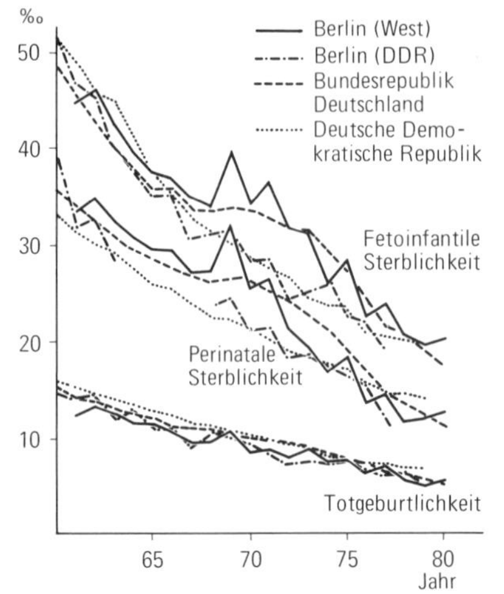

Säuglingssterblichkeit: Totgeburtlichkeit, perinatale und fetoinfantile Sterblichkeit in der Bundesrepublik Deutschland, der DDR und beiden Teilen von Berlin (die perinatale Sterblichkeit wurde für die DDR und Berlin (DDR) bis 1967 bis zum 10. Lebenstag berechnet).

bei der Frühsterblichkeit sind Folgen von Komplikationen in der Schwangerschaft und unter der Geburt sowie von verkürzter Schwangerschaftsdauer und/oder Untergewicht (Frühmangel- bzw. Mangelgeborene) und Fehlbildungen. Bei der Spätsterblichkeit stehen außer den Folgen von Schwangerschafts- und Geburtskomplikationen angeborene Mißbildungen, infektiöse Erkrankungen, plötzlicher Kindstod und Unfälle im Vordergrund. Die perinatale Sterblichkeit könnte durch ausreichende Schwangerenvorsorge*, insbes. die frühzeitige Erkennung und intensive Überwachung einer Risikoschwangerschaft* sowie durch verstärkte Zusammenarbeit mit neonatologischen Zentren, die späte Sterblichkeit durch regelmäßige Inanspruchnahme der Kinderfrüherkennungsuntersuchungen* wirksam gesenkt werden. Vgl. [Tod, plötzlicher im Kindesalter].

Sakral|an|ästhesie f: **1.** (neurol.) Unempfindlichkeit im Gebiet der Sakralnerven; vgl. [Kauda-Syndrom]; **2.** (anästh.) syn. Kaudalanästhesie*; Form der Periduralanästhesie*.

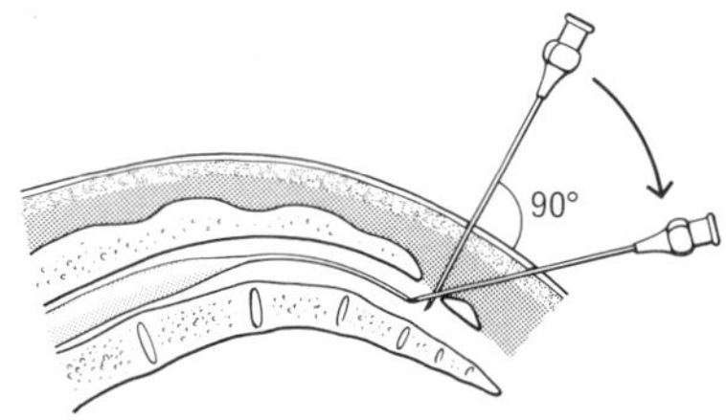

Sakralanästhesie

Sakto|salpinx f: s. Salpingitis.

Saling-Schema (Erich S., Gyn., Berlin, geb. 1925) n: Punkteschema für die Zustandsdiagnostik des Neugeborenen*. Das sog. Hauptschema dient der Einfachstbeurteilung des Kindes sofort nach der Geburt, das sog. Nebenschema der Befundung der wichtigsten Adaptationsmerkmale nach der Geburt (s. Tab.). Auswertung: Hauptschema/Nebenschema-Punkte; optimal lebensfrisches Kind = 10/4.

Saling-Schema
Haupt- und Nebenschema

Hauptschema: Beim optimal lebensfrischen Kind 12 Punkte

Kriterium	Beurteilung 2 Pkt.	1 Pkt.	0 Pkt.
Nabelschnur	prall	mittelgradig gefüllt	schlaff
Hautfarbe am Stamm	rosig	blau	blaß
Tonus und Bewegungen	gut	herabgesetzt	fehlen
Atmung	ungestört	gestört	fehlt
Herzschlagfrequenz	über 100	unter 100	fehlt
Reaktion auf Reize	gut	herabgesetzt	fehlt

Nebenschema: Beim optimal lebensfrischen Kind 4 Punkte

Kriterium	Beurteilung 1 Pkt.	0 Pkt.
Erster Atemzug	nach max. 20 Sek.	später
Erster Schrei	nach max. 1 1/4 Min.	später
Regelmäßige Atmung	nach max. 1 1/2 Min.	später
Hautrötung	nach max. 5 1/4 Min.	später

Zuverlässigste Version dieses Zahlenstatus unter Einbeziehung von Blut-pH-Werten (Nabelschnurblut) in die Beurteilung des Kindes; auf diese Weise ist die Differenzierung möglich, ob ein Depressionszustand* des Neugeborenen durch eine Hypoxie verursacht ist (keine Hypoxie ohne Azidose!) oder ob andere Noxen, z. B. Narkotika, schwerer op. Eingriff u. a., eine Rolle spielen; vgl. Azidose, intrauterine primäre metabolische, APGAR-Schema.

Salivation f: Speichelfluß; krankhafte Vermehrung des Speichels, so daß er aus dem Mund herausfließt; bei örtlicher Reizung, nervösen Störungen, Schwangerschaft u. a.; vgl. Ptyalismus gravidarum, [Sialorrhoe].

Salping|ek|tomie f: op. Entfernung eines Eileiters.

Salpingitis f: Eileiterentzündung; **Ätiol./Path.:** meist aszendierende Infektion* aus den darunter liegenden Abschnitten des Genitale, fast ausschließlich im geschlechtsreifen Alter, insbes. zur Zeit der Menstruation* (inf. geöffneten Zervikalkanals und Veränderung des Scheidenmilieus) und post partum (bei weit geöffnetem Zervikalkanal und infizierten Lochien, Endometritis puerperalis) auftretend. Die S. nach intrauterinen Eingriffen (z. B. Abrasio, Hysterosalpingographie, Einlage von Intrauterinpessaren, Schwangerschaftsabbruch) wird durch mangelnde Asepsis und Verschleppen von Keimen verursacht. **Err.:** Neisseria gonorrhoeae, aerobe und anaerobe Bakterien (Mischinfektionen), Mykoplasmen, Chlamydien, selten (hämatogen) Mycobacterium tuberculosis (Salpingitis tuberculosa). **Pathol.-Anat.:** zunächst klinisch stumm verlaufende Infektion der Tubenschleimhaut (Endosalpingitis), die folgenlos ausheilen kann; bei Epitheldefekten und Ulzerationen sind fibrinöse Verklebungen möglich (Eitransportstörungen, Begünstigung einer Tubargravidität*). Bei Übergreifen der Entzündung auf die Muskulatur (Salpingitis i. e. S.) kommt es zu Hyperämie, leukozytärer Infiltration und Anschwellung der Tubenwand, u. U. Verschluß der Tube (Saktosalpinx) und Retention des serös-fibrinösen (Hydrosalpinx) oder eitrigen Exsudats (Pyosalpinx), evtl. mit Einblutung (Hämatosalpinx). Bei Chronifizierung kommt es zur weiteren Ausbreitung (Adnexitis). Die knotige Verdickung des Eileiters im isthmischen Anteil (vermutlich als Folge mehr oder weniger abgeheilter Entzündungen) ist Kennzeichen der **S. isthmica nodosa. Klinik:** bei akuter S. Fieber, Schmerzen im Unterbauch, peritoneale Reizerscheinungen, umschriebene Abwehrspannung; palpatorisch typischer Portioschiebeschmerz, ggf. prallelastische druckdolente Resistenzen im Adnexbereich; labordiagn. Entzündungszeichen. Die chronische S. entwickelt sich nach einem durch abnehmende Beschwerden gekennzeichneten subakuten Stadium; es kommt zur bindegewebigen Organisation der Fibrinablagerungen und Verklebungen (Defektheilung) häufig mit regionalen Adhäsionen und Verwachsungen (z. B. Tuboovarialzyste), Fixierung der Tube und Einschränkung der Uterusbeweglichkeit (Retroflexio* uteri fixata); typische Sympt. sind Dysmenorrhoe, Algopareunie und Schmerzen bei körperlicher Betätigung und Defäkation. Bei dd Schwierigkeiten sollte eine Laparoskopie erfolgen! **Ther.:** zunächst konservativ mit Breitbandantibiotika, Glukokortikoiden, Antiphlogistika und resorptionsfördenden physik. Maßnahmen; u. U. Salpingektomie. **Cave:** Nur bei frühzeitiger Behandlung ist mit einer vollständigen Restitution und Erhaltung der Tubenfunktion zu rechnen! **Kompl.:** v. a. Oophoritis, Pelveoperitonitis, Douglas-Abszeß. **Progn.:** Sterilität in 20-30% der Fälle.

Salpingitis pro|fluens f: Salpingitis* mit zeitweiser (massiver) Entleerung des in einer Saktosalpinx gestauten Sekrets über eine Ventilstenose des uterinen Eileitersegments in den Uterus.

Salpingitis tuberculosa f: Inf. meist beider Eileiter durch (v. a. hämatogene) Streuung von Mycobacterium tuberculosis aus tuberkulösen Prozessen an Pleura oder Lunge; Befall v. a. der Schleimhaut (s. Abb.) und Übergang in Endometritis* tuberculosa. **Kompl.:** häufig Sterilität*, bei Konzeption oft Extrauteringravidität*; vgl. Genitaltuberkulose.

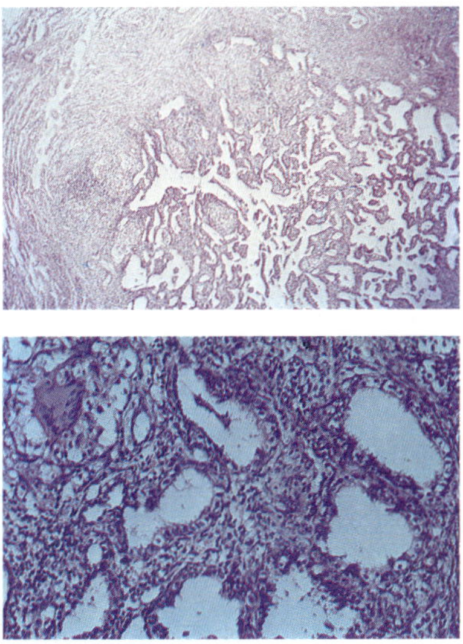

Salpingitis tuberculosa: Histologische Übersicht (oben) und Nahaufnahme (unten)

Salpingo|graphie f: s. Hysterosalpingographie.

Salpingo|lysis f: op. Lösung von Verklebungen und Verwachsungen des Eileiters mit seiner Umgebung bei Sterilität*.

Salpingo|ophor|ek|tomie f: op. Entfernung eines Eileiters mit dem zugehörigen Eierstock.

Salpingo|stomato|plastik f: syn. Salpingostomie, Tubenplastik, Eileiterplastik; nach

S

Entfernung des verschlossenen oder veränderten Tubenendes wird eine mikrochirurgische End-zu-End-Anastomose oder eine Fimbrioplastik (s. Fimbriolyse) durchgeführt.

Salpingo|tomie f: Eröffnung der Tubenwand, z. B. bei der konservativen Operation einer Tubargravidität*, früher bei Tubenverschlüssen (heute besser Resektion des Segments mit anschließender End-zu-End-Anastomose).

Salpinx (gr Trompete) f: **1.** Muttertrompete (Eileiter*, Tube), nur in Zusammensetzungen gebraucht (vgl. Salping-). **2.** Ohrtrompete (Tuba auditiva), in Zusammensetzungen, z. B. Plica salpingopharyngea.

Samen: s. Sperma.

Samen|bank: Labor, in dem Ejakulat kryokonserviert wird; s. Insemination; vgl. [Kryobank].

Samen|spender, an|onymer: s. Insemination.

Sarkoma botryoides n: bei Mädchen vorkommende, von der Cervix uteri oder Vagina traubenförmig ausgehende, maligne mesodermale Mischgeschwulst (hist. ein embryonales Rhabdomyosarkom, juvenile Variante des malignen Müller*-Mischtumors); frühzeitige lymphogene und hämatogene Metastasierung. Progn. infaust.

Sattel|block: spezielle Form der Spinalanästhesie*, bei der mittels spinaler Applikation eines hyperbar gelösten Lokalanästhetikums (s. [Lokalanästhetika]) in sitzender Position nur die sakralen Spinalnerven (Segmente S2 - S5) blockiert werden. Das Ausbreitungsgebiet ist sattelförmig und daher für Eingriffe im Dammbereich geeignet. Eine dem S. entsprechende Blockierung sakraler Spinalnerven ist sonst nur mit der Sakralanästhesie* möglich.

Satyriasis (gr Satyr mythologische Gestalt) f: Bez. für Hypersexualität* bei Männern; vgl. Don-Juanismus.

Saug|glocke: s. Vakuumextraktor.

Saug|kürettage f: syn. Vakuumkürettage; intermittierende Entleerung der Gebärmutterhöhle mit einem elektrischen Absauggerät; wird benutzt zum Schwangerschaftsabbruch* bis Ende der 13. SSW, ferner bei Blasenmole* und zur Entfernung von Resten bei Abortus* incompletus; schonender als die Kürettage*.

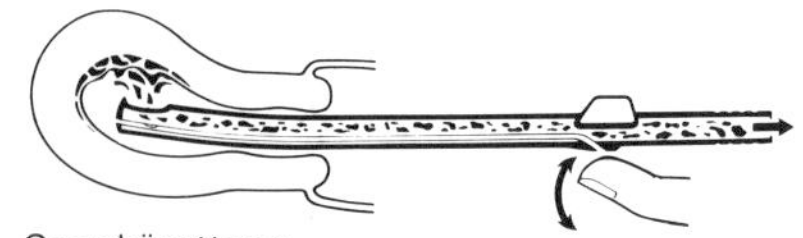
Saugkürettage

Gefahren: Luftembolie, wenn es durch einen technischen Fehler zum Einströmen von Luft kommt. Vgl. Aspirationskürettage, Karman-Methode.

Saug|schwäche: mangelhafte Ausbildung des Saugreflexes, z. B. bei einem Frühgeborenen*, bei perinatal erworbener zerebraler Schädigung (z.B. intrakranielle Blutung, Kernikterus), Infektionen; kann auch Folge einer Medikamenteneinnahme der stillenden Mutter sein.

Scanzoni-Manöver (Friedrich S., Gyn., Würzburg, 1821-1891): Zangenextraktion* mit zweimaligem Anlegen der Zange; dient zur Entwicklung einer hinteren Hinterhauptlage.

Schädel|durchmesser, bi|parietaler: s. Biparietaler Durchmesser, Kephalometrie, intrauterine.

Schädel|in|dex m: Angabe, wieviel Prozent der größten Schädellänge die größte Schädelbreite ausmacht; s. a. [Index].

Schädel|lage: Kopflage; s. Kindslage.

Scham|bein: Os* pubis.

Scham|berg: Mons pubis, bei Frauen Mons veneris; die behaarte Gegend oberh. der vorderen Kommissur der großen Labien bzw. des Penis.

Scham|bogen|weite: Weite des Schambogens (Winkel der unteren Schambogenäste normalerweise ca. 90°); von Bedeutung in der gebh. Beckendiagnostik. Ein spitzer Schambogenwinkel (bei allg. verengtem Becken) spricht für eine Verengung des Beckenausgangs. Vgl. Enges Becken.

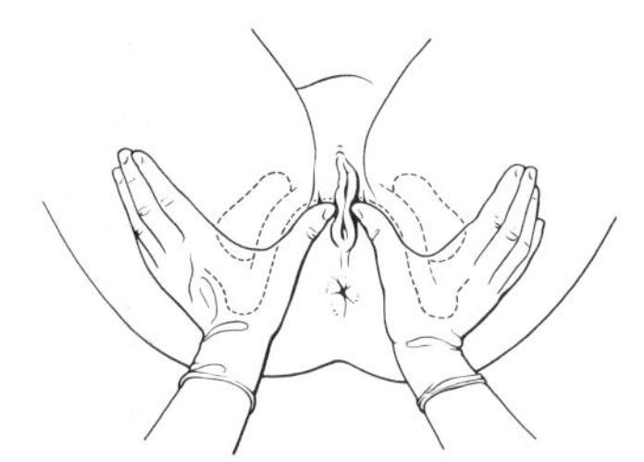
Schambogenweite:
Abformung des Schambogenwinkels

Scham|fuge: Symphysis pubica, Symphyse*.

Scham|gegend: Regio pubica; Gegend der äußeren Geschlechtsteile.

Scham|haare: Pubes; Behaarung des Schambergs.

Scham|lippen: große und kleine Sch.; Labia* majora pudendi und Labia* minora pudendi. Paarige Hautfalten, welche die Schamspalte begrenzen (große Sch.) bzw. den Scheidenvorhof umgeben (kleine Sch.). Vgl. Genitale.

Schanker m: Geschwür bei Geschlechtskrankheiten. Harter Sch.: s. Syphilis. Weicher Sch.: s. Ulcus molle.

Schaudinn-Krankheit (Fritz R. Sch., Zool., Hamburg, 1871-1906): nicht mehr verwendete Bez. für Syphilis*.

Schaum|ovulum n: s. Spermizide.

Schaum|spray: s. Spermizide.

Schauta-Stoeckel-Operation (Friedrich Sch., Gyn., Wien, 1849-1919) f: syn. Schauta-Amreich-Operation; vaginale Radikalexstirpation des Uterus bei Zervixkarzinom* unter weitestgehender Mitnahme des parametranen Gewebes; wegen der fehlenden Möglichkeit

S

zur Ausräumung des Lymphknotenfettgewebes aus dem kleinen Becken und der Senkung des Operationsrisikos bei Laparotomie heute weitgehend zugunsten der Wertheim*-Meigs-Operation verlassen.

Schauta-Wertheim-Operation f: Uterusprolapsoperation; vgl. Prolapsus uteri et vaginae.

Scheide: s. Vagina.

Scheiden-: vgl. Kolp-, Vaginal-.

Scheiden|abstrich: s. Vaginalsmear.

Scheiden|bakterien f pl: s. Lactobacillus acidophilus, Scheidenflora.

Scheiden-Damm-Becken|boden-Schnitt: s. Schuchardt-Schnitt.

Scheiden|damm|riß: s. Dammriß.

Scheiden|dia|phragma n: syn. Mensinga-Pessar, Scheidenpessar; wiederverwendbares mechanisches Mittel zur Kontrazeption*; besteht aus einem Gummidiaphragma mit federndem Außenring, das im Ggs. zur Portiokappe (Okklusivpessar*) 10 Min. bis zu 6 Std. vor dem Geschlechtsverkehr eingeführt wird; meist wird vorher ein spermizides Gel (s. Spermizide) aufgetragen; nach dem Geschlechtsverkehr sollte das Sch. noch mindestens 6 - 8 Std. in situ verbleiben. Wurde vor Einführung der hormonalen Kontrazeption* in vielen Ländern bevorzugt angewendet; in letzter Zeit nimmt die Anwendung wieder zu; keine Nebenwirkungen bekannt; relativ zuverlässig; Pearl-Index: 2 - 4.

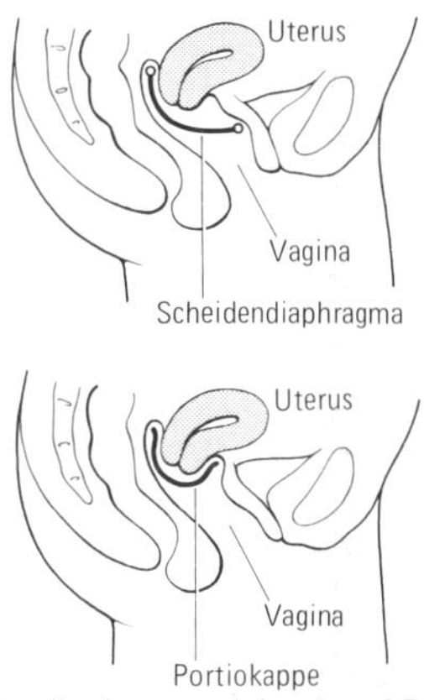

Scheidendiaphragma (oben) und Portiokappe (unten) in situ

Scheiden|eingang: Ostium* (Orificium) vaginae.

Scheiden|entzündung: s. Kolpitis.

Scheiden|flora f: weitgehend vom hormonell gesteuerten Glykogengehalt des Scheidenepithels abhängige natürliche mikrobielle Besiedlung (Flora) der Vagina; bis zur Pubertät überwiegen Staphylo- und Streptokokken (alkalisches Milieu), mit **Pubertätsbeginn** bis in die **Postmenopause** (bei saurem Milieu und Glykogenablagerung auf der Vaginaloberfläche) v. a. Lactobacillus* acidophilus (Döderlein-Flora) als sog. Schutzkeim. Daneben werden apathogene (Staphylococcus epidermis u. a. Staphylokokken, Korynebakterien), fraglich pathogene (Streptococcus viridans, nichthämolysierende und mikroaerophile Streptokokken) sowie fakultativ-pathogene Mikroorganismen (Enterokokken, Escherichia coli, Proteus, Bacteroides, Mykoplasmen, Chlamydien) mit verschiedener Häufigkeit nachgewiesen; je nach Zusammensetzung der Sch. und der vorhandenen Zellart unterscheidet man in der Vagina der erwachsenen Frau 4 **Reinheitsgrade**; Reinheitsgrad **I**: fast nur (grampos.) Döderlein-Stäbchen, abgestoßene Epithelien; Reinheitsgrad **II**: wie I, jedoch vereinzelt auch andere Bakt. und Leukozyten; Reinheitsgrad **III**: erhebliche Vermehrung der Leukozyten, gramneg. Stäbchenbakterien, Staphylo- und Streptokokken; Reinheitsgrad **IV**: reichlich Leukozyten und grampos./gramneg. Bakterien.

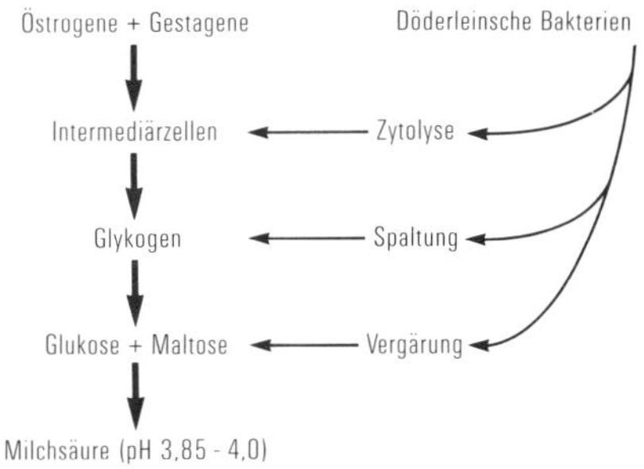

Scheidenflora: Selbstreinigungsmechanismus der Vagina

Scheiden|gewölbe: Fornix* vaginae.

Scheiden|haut: Tunica mucosa vaginae; sog. Scheidenschleimhaut, obwohl sie keine Schleimdrüsen besitzt; besteht aus mehrschichtigem, unverhorntem, glykogenreichem Plattenepithel und einer an elastischen Fasern und weitlumigen Venen reichen Lamina propria. S. Vagina.

Scheiden|karzinom n: syn. Vaginalkarzinom*.

Scheiden|krampf: s. Vaginismus.

Scheiden|pessar n: syn. Scheidendiaphragma*.

Scheiden|plastik f: plastische Op. mit Raffung des Blasenbodens zur Hebung des Blasenhalses (vordere Sch.) und Raffung der Beckenbodenmuskulatur (hintere Sch.) zur Verstärkung des Dammes bei Descensus* uteri et vaginae, Prolapsus* uteri et vaginae und Harninkontinenz*.

Scheiden|riß: Kolporrhexis; Zerreißung der Scheidenhaut unter der Geburt, bei Koitus od. Abtreibung; vgl. Kohabitationsverletzungen.

Scheiden|schnitt: s. Episiotomie.

Scheiden|senkung: s. Descensus uteri et vaginae; vgl. Scheidenvorfall.

Scheiden|spekulum n: s. Spekulum.

Scheiden|spülung: Spülung der Vagina zu therapeutischen Zwecken od. unmittelbar nach dem Geschlechtsverkehr zum Zweck der Kontrazeption*; hohe Versagerquote (Pearl-Index um 30).

Scheiden|vorfall: Prolapsus vaginae, wobei die Scheide vor die Vulva tritt; meist verbunden mit Aussackung der Blase (Zystozele) oder des Mastdarms (Rektozele; s. Prolapsus uteri et vaginae). Haben sich die Scheidenwände nur gesenkt, ohne vor die Vulva zu treten, spricht man von **Scheidensenkung**; s. Descensus uteri et vaginae.

Scheiden|vorhof: s. Vestibulum vaginae.

Schein|schwangerschaft: auch Pseudogravidität; Bez. für: **1. eingebildete Schwangerschaft**, Graviditas imaginata, (frz) grossesse nerveuse; psychogen bedingte Wunschneurose mit schwangerschaftsähnlichen Symptomen (Ausbleiben der Menstruation, Auftreibung des Leibes); **2.** sog. **künstliche Schwangerschaft**; s. Pseudograviditätskur.

Scheitel|bein|einstellung: Vorder- und Hinterscheitelbeineinstellung*; s. Asynklitismus.

Scheitel|lage: (gebh.) Haltungsanomalie; führender Teil ist die Scheitelgegend; indifferente Kopfhaltung zw. Flexion und Deflexion, bes. bei Turmschädel[*]; s. Kindslage.

Schiller-Jod|probe (Walter Sch., Gyn., Pathol., Wien, 1887-1960)**:** Methode zum Nachweis und zur Lokalisation verdächtiger Epithelbezirke im Bereich der Portio vaginalis durch Betupfen mit 3 - 5%iger Lugol[*]-Lösung; ermöglicht die Unterscheidung von normalem glykogenhaltigem Plattenepithel (tiefbraune Färbung) und glykogenarmen bzw. -freiem, nicht ausgereiftem Epithel (hellbraun bis okkerfarben, „jodnegativ") und wird meist in Ergänzung zur Kolposkopie* und Kolpozytologie* sowie zur gezielten Probeexzision* angewendet.

Schimmelbusch-Krankheit: sog. sklerosierende Adenose; s. Mastopathie.

Schleim|pfropf: aus Zervixschleim* bestehender Verschluß des Zervikalkanals.

Schlingen|operation f: Op. zur Beseitung der Harninkontinenz* der Frau; Ziel ist eine Rückverlagerung der funktionell wichtigen Blasenhalsregion in eine intraabdominale Position zur Verbesserung der Druckübertragung auf die Urethra unter Belastungsbedingungen (Streßinkontinenz*). **Kompl.:** Überkorrekturen mit resultierenden obstruktiven Miktionsbeschwerden und Dranginkontinenz*.

Schlupf|warze: syn. Hohlwarze*.

Schmier|blutung: auch (engl) spotting; schwache genitale Blutung bei der Frau. **Urs.:** bei zyklischem Auftreten häufig org. Veränderungen am Genitale (Uterusmyom, Polypen u. a.), aber auch Störungen der Blutgerinnung; prä- und postmenstruelle Sch. und eine Ovulationsblutung* sprechen für eine endokrine Störung (z. B. Corpus-luteum-Insuffizienz). Vom Menstruationszyklus* unabhängige azyklische Sch. treten oft im Zusammenhang mit einer gestörten Schwangerschaft (drohender Abort, Extrauteringravidität) sowie bei bösartigen Veränderungen am Genitale (Karzinom) auf. Als mechanische Urs. kommen u. a. Intrauterinpessare und Kohabitationstraumen (Kontaktblutung) in Betracht. Bei hormonaler Kontrazeption treten Sch. insbes. zu Beginn der Hormonzufuhr auf.

Schnellentbindung, medikamentöse: (frz) perfusion toulousaine; umstrittene gebh. Methode zur beschleunigten Entspannung und Erweiterung der Zervix in der Eröffnungsperiode durch ein i. v. injiziertes Narkotikum, wobei die Wehentätigkeit durch Infusion von Oxytozin reguliert wird. Der Muttermund ist in kurzer Zeit so erschlafft, daß er mit den Fingern leicht auf Vollständigkeit gedehnt und die Geburt z. B. mit Hilfe der Vakuumextraktion schnell beendet werden kann.

Schnellschnitt|dia|gnostik f: hist. Untersuchung von Gewebeproben unmittelbar nach Entnahme noch während einer Op.; das op. Vorgehen wird vom hist. Befund abhängig gemacht und nicht von der unsicheren makroskopischen Beurteilung; s. [Gefrierschnitt].

Schnitt|entbindung: abdominale Sch., Sectio caesarea, Kaiserschnitt; op. Beendigung der Schwangerschaft oder der Geburt unter op. Eröffnung des Uterus bei hohem mütterlichem und kindlichem Risiko. **Formen: Primäre Sch.:** vor Geburtsbeginn; **Ind.:** u. a. absolutes Mißverhältnis*, Plazenta* praevia, vorzeitige* Plazentalösung, Risikoschwangerschaft* mit erheblicher fetaler Gefährdung, Zustand nach Hysterotomie (frühere Sch.), Querlage*. **Sekundäre Sch.:** unter der Geburt notwendig werdende Sch., z. B. bei Fetal* distress, relativem Mißverhältnis, protrahiertem Geburtsverlauf, drohender Uterusruptur. Die Sch. wird in Inhalationsnarkose oder mit Periduralanästhesie in leichter Linkslagerung (Vermeidung eines Vena*-cava-inferior-Syndroms) ausgeführt. **Op. Verfahren: 1.** intraperitoneale suprazervikale Sch. meist mit Uteruseröffnung durch bogenförmigen Querschnitt im unteren Uterinsegment oder (als sog. klassische Sch.) durch Längsschnitt (erhöhte Rupturgefahr bei erneuter Gravidität); **2.** extraperitoneale (abdominale) Sch.: Eröffnung des unteren Uterinsegments nach Ablösung vom Peritoneum; **3.** Sch. nach Porro: Uteruseröffnung mittels Längsschnitt, Entwicklung des Kindes, supravaginale Uterusamputation unter Belassung der Plazenta (z. B. bei Uterusruptur).

Eine Sch. kann bei erneuter Schwangerschaft ggf. wiederholt (Resectio) und u. U. mit einer Sterilisation* kombiniert werden; ein Schwangerschaftsabbruch* unter Anw. von Verfahren der abdominalen Sch. wird nur noch selten durchgeführt. Ein durch Sch. entwickeltes Kind gilt als Risikoneugeborenes*. Vgl. Sektiosyndrom, Narkoserisiko.

Schnürfurchen: s. Amniotische Stränge.

Schock, bakterieller: s. Endotoxinschock.

Schock, septisch-toxischer: s. Endotoxinschock, Syndrom des toxischen Schocks.

Schokoladen|zyste f: s. Teerzyste.

Schräg|lage: Form der Querlage*.

Schröder-Zeichen (Karl Sch., Gyn., Berlin,

S

1838-1887): Zeichen der Plazentalösung*; Hochsteigen des Fundus uteri über den Nabel hinaus (meist rechts), wobei der Fundus schmal und kantig wird.

Schrot|kugel|brust: Bez. für eine meist beidseitige Mastopathie* mit ausgeprägten zystisch-knotigen Verhärtungen.

Schuchardt-Schnitt (Karl Sch., Chir., Stettin, 1856-1901): Scheiden-Damm-Beckenboden-Schnitt durch Scheide, Vulvaring und

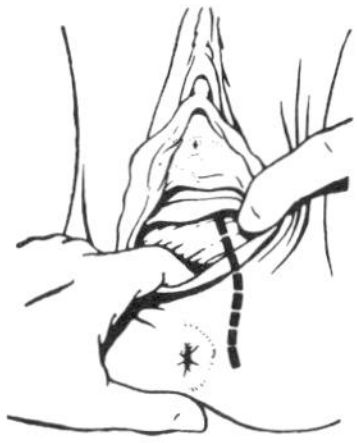

Schuchardt-Schnitt

Damm, der so tief geführt wird, daß auch die tiefe Beckenbodenmuskulatur mit gespalten wird; Hilfsschnitt bei großen gebh. Eingriffen (s. Abb.). Vgl. Episiotomie.

Schüttel|test m: s. Clements-Test.

Schulter|dys|tokie f: gestörter Geburtsverlauf, bei dem nach Geburt des kindlichen Kopfes die vordere Schulter über der Symphyse hängen bleibt. **Urs.:** häufig sog. Riesenkind*. **Vorgehen:** Hochschlagen der Beine (Hüftbeugung), evtl. Kristeller*-Handgriff, evtl. mit eingeführten Fingern die Drehung der Schulter unterstützen.

Schulter|lage: Form der Querlage*.

Schultze-Modus (Bernhard Sch., Gyn., Jena, 1827-1919) m: Ablösung der Plazenta in ihrer Mitte; Austritt becherartig mit der fetalen Seite voran; häufigere Form der Plazentalösung* als der Duncan*-Modus.

Schutz|frist: im Mutterschutzgesetz* festgelegte Fristen für Beschäftigungsverbote berufstätiger Frauen vor und nach der Entbindung*. Die Sch. beträgt 6 Wochen vor der Entbindung bis 8 Wochen, bei Früh- und Mehrlingsgeburten 12 Wochen nach der Entbindung. Schwangere können in den letzten 6 Wochen vor der Entbindung beschäftigt werden, wenn sie sich zur Arbeitsleistung ausdrücklich bereit erklärt haben; diese Erklärung kann jederzeit widerrufen werden. Das Beschäftigungsverbot nach der Entbindung gilt ohne Ausnahmen.

Schwangeren|gymnastik f: s. Read-Verfahren; vgl. Geburtsvorbereitung, psychoprophylaktische.

Schwangeren|untersuchung: Untersuchungen der Schwangeren während der SS zur Erkennung von krankhaften Veränderungen sowohl der Schwangeren als auch des Feten, insbes. einer Risikoschwangerschaft*.

Schwangeren|vorsorge: Beratung der Schwangeren und Überwachung der Schwangerschaft durch Arzt und Hebamme mit dem Ziel, Abweichungen vom normalen Schwangerschaftsverlauf (s. Risikoschwangerschaft) früh zu erkennen und Dauerschäden während oder nach der Schwangerschaft vorzubeugen. Bei ausreichender Inanspruchnahme der Sch. werden an die Schwangere als Aufwendungsersatz z. Z. DM 100 gezahlt; vgl. Mutterschaftsrichtlinien, Mutterschutzgesetz.

Schwangeren|vorsorge|untersuchung, serologische: s. Mutterschaftsrichtlinien; vgl. Antigramm.

Schwangerschaft: Graviditas, Gravidität; Zustand der Frau von der Konzeption bis zum Eintritt der Geburt*. Veränderungen von Uterusschleimhaut und Ovarium in der Frühschwangerschaft: s. Abb. S. 240.

Schwangerschaft, eingebildete: s. Scheinschwangerschaft.

Schwangerschaft, ek|tope: s. Extrauteringravidität.

Schwangerschaft, inter|stitielle: s. Interstitielle Schwangerschaft.

Schwangerschafts|abbruch: Abtreibung; absichtlich herbeigeführte Beendigung einer Schwangerschaft vor Erreichen der extrauterinen Lebensfähigkeit von Embryo oder Fetus. **Methoden: 1. Instrumentelle Verfahren:** Dilatation des Gebärmutterhalskanals, anschließend Saugkürettage*, Kürettage* oder Kombination der beiden Verfahren, Sch. nach der Karman*-Methode; **2. Pharmak. Methoden:** zur Wehenerzeugung mit Spontanausstoßung der Frucht, führen zumindest zur Öffnung des

S

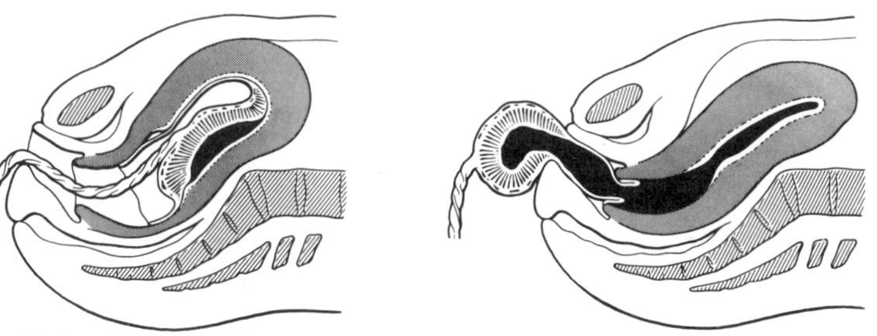

Schultze-Modus der Plazentalösung

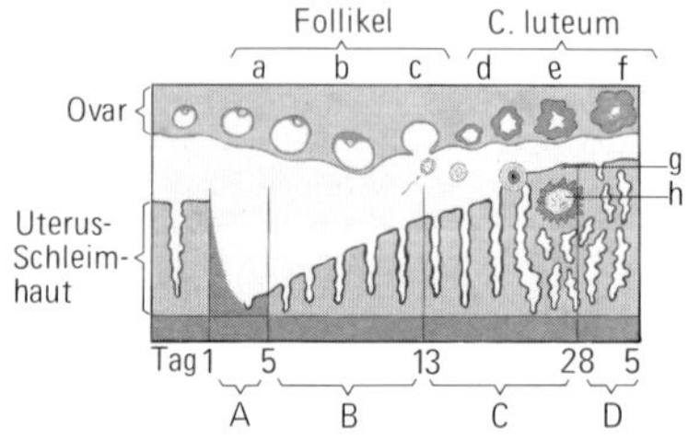

Schwangerschaft:
Veränderungen der Uterusschleimhaut und des Eierstocks bei Eintritt einer Schwangerschaft:
a: wachsend; b: sprungreif; c: gesprungen; d: Bildung; e: Blütestadium; f: Corpus luteum graviditatis; g: Verschlußpfropf; h: Keimling
A: Desquamation; B: Proliferation, C: Sekretion; D: Schwangerschaft

Zervikalkanals; zur Anw. kommen v. a. Prostaglandine* (je nach Schwangerschaftsalter intravaginale, intrazervikale, retroamniale oder intraamniale Applikation); zahlreiche Kompl. (zurückbleibende Reste, Uterusverletzungen und -entzündungen, Sterilität; Todesfälle sind beschrieben); **3. Chir. Verfahren:** analog der Schnittentbindung* (Sectio* parva abdominalis); selten, z. B. bei Sch. jenseits der 16. SSW und gleichzeitiger Indikation zur Sterilisation oder Hysterektomie (z. B. bei Uterusmyom). Die Anw. der einzelnen Methoden richtet sich v. a. nach dem Schwangerschaftsalter und dem Alter der Schwangeren.

Rechtslage: Der Sch. ist nach § 218 StGB nach wie vor grundsätzlich strafbar. Nach § 218a StGB ist er zulässig, „wenn 1. die Schwangere einwilligt und 2. der Abbruch der Schwangerschaft unter Berücksichtigung der gegenwärtigen und zukünftigen Lebensverhältnisse der Schwangeren nach ärztlicher Erkenntnis angezeigt ist, um eine Gefahr für das Leben oder die Gefahr einer schwerwiegenden Beeinträchtigung des körperlichen oder seelischen Gesundheitszustandes der Schwangeren abzuwenden, und die Gefahr nicht auf eine andere für sie zumutbare Weise abgewendet werden kann" (sog. Indikationslösung). Bei Vorliegen der embryopathischen, kriminologischen und der Notlagenindikation gilt der sozialmedizinische Tatbestand als erfüllt, sie bleiben aber - u. a. im Hinblick auf die Fristen - selbständig zu prüfen; in den Fällen der embryopathischen Indikation dürfen seit der Empfängnis nicht mehr als 22 Wochen, bei der kriminologischen und der Notlagenindikation nicht mehr als 12 Wochen verstrichen sein. Ein rechtmäßiger Sch. erfordert nach §§ 219, 219a StGB die schriftliche **Feststellung über die Indikationsvoraussetzungen** durch einen anderen als den den Eingriff vornehmenden Arzt sowie nach § 218b StGB eine **medizinische und soziale Beratung der Schwangeren** durch einen Arzt bzw. eine anerkannte Beratungsstelle. Die sog. Freistellungsklausel stellt dem einzelnen Arzt die Teilnahme an einem Sch. aus sozialmedizinischer Indikation frei.

Schwangerschafts|an|ämie f: multifaktorielle Anämie während der zweiten Hälfte der Schwangerschaft; bedingt durch Hydrämie, Eisen- und/oder Folsäuremangel; s. Eisenmangelanämie, [Folsäuremangelanämie].

Schwangerschafts|dauer: Tragzeit; **1. post conceptionem**: tatsächliche oder echte Sch.; Zeit von der Konzeption* bis zum Geburtstermin*: 263 - 273 Tage (durchschnittlich 266 Tage = 38 Wochen = 9½ Lunarmonate zu 28 Tagen); **2. post menstruationem**: Zeit vom ersten Tag der letzten Regel bis zum Tag der Geburt, etwa 280 Tage (40 Wochen, 10 Lunarmonate).

Abweichungen: zu kurze Sch.: **1.** Abort* (Frühabort bzw. Spätabort); **2.** Frühgeburt*; zu lange Sch.: **3.** Übertragung*, bei Überschreitung des Geburtstermins um 7 Tage und mehr. Vgl. Tragzeitgutachten.

Schwangerschafts|de|pression f: während einer Schwangerschaft auftretende Depression* meist als reaktive Depression zu interpretieren (s. Depressionen, psychogene). Die Beteiligung somatischer (z. B. endokriner) Faktoren bei der Genese ist meist nicht ausreichend zu sichern.

Schwangerschafts|dermatosen f pl: durch die Schwangerschaft bedingte Hautveränderungen. **Physiol.** werden Hyperpigmentierungen, v. a. der Mamillen und des Genitale, Hypertrichose und Gefäßveränderungen (Palmarerythem, Naevi aranei) beobachtet. **Pathol.** finden sich einerseits Verschlechterungen bestehender Hauterkrankungen u. a. bei malignem Melanom, Erythematodes, Neurofibromatose, Porphyria cutanea tarda, andererseits Schwangerschaftsdermatosen i. e. S.: Pruritus* gravidarum, Herpes* gestationis, Impetigo* herpetiformis, Prurigo* gestationis, Autoimmunprogesterondermatitis* in der Schwangerschaft, pruritische urtikarielle Papeln und Plaques in der Schwangerschaft (PUPPP*-Syndrom), Papulöse* Schwangerschaftsdermatose (PDP).

Schwangerschafts|dia|betes m: Manifestation eines bisher latenten Diabetes* mellitus (pathol. Glukosetoleranz in Belastungssituationen) oder Verschlechterung eines klinisch-manifesten Diabetes mellitus während der SS. **Pathophysiol.:** schwangerschaftsbedingte verminderte Insulinwirkung durch die Produktion insulinantagonisierender Plazentahormone, den verstärkten Insulinabbau in der Plazenta sowie einen Anstieg der Serumkortisolkonzentration. **Klinische Sympt.:** ausgeprägte Stoffwechsellabilität mit Neigung zu Azidose, Hypoglykämie und Koma, bes. im ersten und letzten Trimenon. **Ther.:** konsequente Stoffwechseleinstellung i. d. R. mit Insulin (Einstellung stationär, Selbstkontrollen) und engmaschigen Verlaufsbeobachtungen (Risikoschwangerschaft*), insbes. im letzten Trimenon unter Zustandskontrolle des Feten (Ultraschalldiagnostik*, Hormonbestimmungen,

Kardiotokographie*). **Cave:** Je stärker fortgeschritten der Diabetes mellitus und je schlechter die Stoffwechseleinstellung der Mutter, desto geringer ist die fetale Überlebenserwartung (s. White-Schema). **Kompl.:** Entwicklung eines Hydramnions*, Spätgestose (s. Gestose), Harnweginfektionen*. Bei guter Stoffwechseleinstellung Abwarten bis zur Nähe des Geburtstermins und Abwägung einer vaginalen Entbindung bei großzügiger Indikation zur Schnittentbindung* (Risikogeburt*). **DD:** physiol. Schwangerschaftsglukosurie. Vgl. Embryo-Fetopathia diabetica.

Schwangerschafts|dia|gnose f: s. Schwangerschaftsreaktionen.

Schwangerschafts|erbrechen: s. Hyperemesis gravidarum.

Schwangerschafts|gingivitis f: Hyperämie des Koriums der Zahnzwischenräume (vermehrtes Zahnfleischbluten) mit Neigung zu entzündlichen Veränderungen des Zahnfleisches in Form einer Gingivitis hypotrophicans während der SS.

Schwangerschafts|glukos|urie f: s. Glukosurie, renale.

Schwangerschafts|gymnastik f: gehört zu jeder Geburtsvorbereitung, um die körperliche Leistungsfähigkeit zu unterstützen, Fehlhaltungen zu korrigieren und in Verbindung mit Entspannungsübungen auf die Eröffnungs- und Austreibungsperiode vorzubereiten; vgl. Read-Verfahren.

Schwangerschafts|ikterus m: s. Icterus gravidarum.

Schwangerschafts|nachweis: s. Schwangerschaftsreaktionen.

Schwangerschafts|niere: bes. durch mangelhafte Blut- und Sauerstoffversorgung bedingte Funktionsstörung der Niere mit Albuminurie und Zylindrurie; meist erst in der zweiten Hälfte der Schwangerschaft. Vgl. Gestose.

Schwangerschafts|pigmentierung: Melaninablagerung im Gesicht (s. Chloasma gravidarum), an den Brustwarzen und der Linea alba, an Vulva und Anus. Vgl. Striae gravidarum.

Schwangerschafts|proteine n pl: nur während einer Schwangerschaft im mütterlichen Organismus oder in der Plazenta gebildete Proteine; z. B. ein nur im mütterlichen Serum nachweisbares schwangerschaftsassoziiertes α_2-Glykoprotein (PAG*) und ein aus der Plazenta isoliertes β_1-Glykoprotein (SP-1), dessen Konzentration im mütterlichen Serum und Urin während der Schwangerschaft ansteigt; erniedrigte Werte in der Frühschwangerschaft deuten auf einen drohenden Abort hin. SP-1 kommt möglicherweise auch eine Bedeutung als Tumormarker* bei männlichen Pat. mit malignen Hodentumoren zu.

Schwangerschafts|psychose f: syn. Gestationspsychose; Psychose, die während der Schwangerschaft auftritt, häufig in Form endogener Depressionen*. **Vork.:** seltenes Krankheitsbild; psychische Störungen treten i. a. häufiger nach der Entbindung auf (vgl. Wochenbettpsychose), da Schwangerschaft (bes. im zweiten Trimenon) psychisch eher stabilisierend zu wirken scheint. Sch. haben u. U. einen langen Verlauf mit zweifelhafter Prognose. **Ther.:** je nach Krankheitsbild Neuroleptika und/oder Antidepressiva unter Beachtung von Kontraindikationen (diaplazentare Passage!).

Schwangerschafts|pyelitis f: s. Pyelonephritis gravidarum.

Schwangerschafts|re|aktionen f pl: immun. Verfahren zum Nachweis einer Schwangerschaft (Antigen-Antikörper-Reaktionen); Zuverlässigkeit $\geq$ 95%. **1.** Hämagglutinationshemmtest; Prinzip: Im Harn von schwangeren Frauen enthaltenes HCG* wird von Anti-HCG (enthalten in einem durch Sensibilisierung von Kaninchen gegenüber menschlichem HCG gewonnenen Antiserum) gebunden. Daher erfolgt anschließend keine Ag-Ak-Reaktion mit zugefügten HCG-beladenen Hammelerythrozyten; sie sinken im Röhrchen zu Boden und bilden einen scharf begrenzten dunklen Ring (positives Ergebnis, frühestens ca. 10 - 14 Tage nach Ausbleiben der Menstruation). Bei Untersuchung HCG-freien Urins reagiert das im ersten Reaktionsansatz dagegen noch vorhandene Anti-HCG mit den später zugefügten Erythrozyten, sie bleiben in Suspension (Ergebnis negativ). **2.** Latexagglutinationshemmtest; beruht auf dem gleichen Prinzip, es werden jedoch anstelle von Erythrozyten mit HCG-beladene Latexpartikel verwendet. Erfolgt keine Reaktion zw. ihnen und Anti-HCG (HCG-haltiger Schwangerenurin), so bleibt der Reaktionsansatz trübe (positiv); bei HCG-freiem Urin reagiert das noch vorhandene Anti-HCG mit den Latexpartikeln, es kommt zu einer sichtbaren körneligen Agglutination auf dem Objektträger (negativ). **3.** radioimmun. Nachweis von β-HCG (bereits vor Ausbleiben der Menstruation).

Schwangerschafts|streifen: Striae* gravidarum.

Schwangerschafts|tests m pl: s. Schwangerschaftsreaktionen.

Schwangerschafts|toxikose f: s. Gestose.

Schwangerschafts|unterbrechung: s. Schwangerschaftsabbruch.

Schwangerschafts|verhütung: s. Kontrazeption, Interzeption.

Schwangerschafts|wehen: Wehen* während der gesamten Schwangerschaft (schmerzlose Kontraktionen); physiol. Sch. sind Alvarez-Wellen und Braxton-Hicks-Kontraktionen; s. Abb. S. 242.

Schwangerschafts|zeichen: **1. Sichere Sch.:** a) kindliche Herztöne; b) sichere Wahrnehmung der Kindsbewegungen; c) sicheres Fühlen von Kindsteilen; d) Nachweis des Embryos mittels Ultraschalldiagnostik* ab der 6. - 8. Woche; e) Nachweis v. HCG* im Schwangerenurin (s. Schwangerschaftsreaktionen); f) röntg. Nachweis kindl. Skeletteile; **2. Wahrscheinliche Sch.:** a) livide Verfärbung des Introitus und der Vagina; b) Aufrauhung und Auflockerung der Scheide; c) die Scheide ist weiter und dehnbarer; d) Vergrößerung des Corpus uteri (s. Fundusstand, Abb.); e) Auflokkerung des Korpus; f) sog. Schwangerschafts-

S

wehen*; g) Piskaček*-Ausladung; h) Hegar*-Zeichen; i) Gauss*-Zeichen; j) Stock*-Tuch-Zeichen; k) Osiander*-Zeichen; l) Schwellung der Brüste, Bildung von Kolostrum. **3. Unsichere Sch.:** Zunahme des Leibesumfanges; Striae; Pigmentablagerung im Gesicht, in der

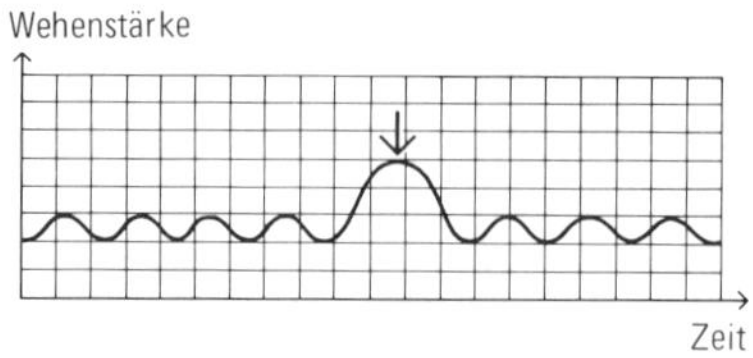

Schwangerschaftswehen: Externes Tokogramm in der Schwangerschaft mit Alvarez-Wellen und einer Braxton-Hicks-Kontraktion (Pfeil)

Linea alba, an den äußeren Genitalien (s. Schwangerschaftspigmentierung); Erbrechen; Pollakisurie; Kollapsneigung; nervöse Störungen.

Schwarzenbach-Hand|griff: Der auf dem Beckenboden befindliche Kindskopf ist zw. Steißbeinspitze und Anus zu tasten.

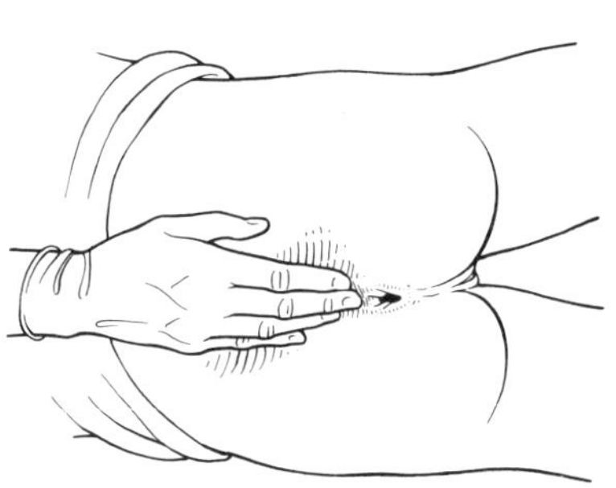

Schwarzenbach-Handgriff

Schweigepflicht: ethische und rechtliche (Berufsgeheimnis §§ 203, 204 StGB) Pflicht des Arztes, Verschwiegenheit über alles (auch nichtmedizinische Sachverhalte) zu wahren, was ihm bei Ausübung seines Berufes bekannt wird. Schon die Tatsache des Arztbesuches fällt unter die Schweigepflicht. Die Sch. ist die Grundlage des Vertrauens zw. Pat. und Arzt; sie gilt auch gegenüber selbst Schweigepflichtigen und nach dem Tod des Geheimgeschützten; sie kann durchbrochen werden bei Vorliegen einer Offenbarungspflicht* oder eines Anzeigerechts[*] oder bei Entbindung des Arztes von der Sch. durch den Patienten. Nach § 203 StGB gilt die Sch. für den Arzt, Zahnarzt, Apotheker oder Angehörigen eines anderen Heilberufs, der eine staatlich geregelte Ausbildung erfordert, also z. B. auch für Krankenschwestern und -pfleger, Hebammen und Entbindungpfleger, Masseure, Krankengymnasten, Angehörige medizinisch-technischer Assistenzberufe, medizinische Dokumentare und Informatiker. Eine Verletzung der Sch. und die unbefugte Verwertung von Geheimnissen werden mit Freiheits- und/oder Geldstrafe bestraft.

Second look operation: wiederholte Op. etwa 6 Mon. nach der Primäroperation von Magen-, Kolon- und v. a. Ovarialkarzinomen; dabei werden möglichst sämtliche neuen Karzinomherde (insbes. Lymphknotenmetastasen) aus dem gesamten Bauchraum entfernt. **Bedeutung:** erlaubt z. B. bei makroskopischer Rezidivfreiheit die Beendigung einer zusätzlichen Ther. mit Zytostatika; u. U. Erhöhung der Überlebensrate. Bei späteren klinischen Rezidiverscheinungen kann nach einem vergleichbaren Zeitraum ggf. eine sog. third look operation durchgeführt werden.

Sectio caesarea (lat secare, sectum schneiden; caesarius kaiserlich) **f:** Kaiserschnitt, bessere Bez. Schnittentbindung*.

Sectio parva ab|dominalis f: abdominale Hysterotomie* zum Schwangerschaftsabbruch*.

Secundi|para f: Zweitgebärende.

Seifen|abort m: Abort, bei dem Seife als Abortivum benutzt wird; kann zu schwersten allg. Krankheitserscheinungen mit Todesfolge führen. Nach Neuregelung des § 218 StGB (s. Schwangerschaftsabbruch) absolute Rarität, früher häufiger.

Sekretions|phase f: auch Corpus-luteum-Phase oder Lutealphase; s. Menstruationszyklus.

Sektio|syn|drom n: Auffälligkeiten und Störungen beim Neugeborenen*, die in zeitlichem und offensichtlich ursächlichem Zusammenhang mit einer Schnittentbindung* stehen; z. B. gehäuftes Auftreten von Saugschwäche*, Membransyndrom*, Wet* lung syndrome.

Sekundär|follikel m: s. Eizelle.

Selbstbestimmungs|recht: Im Arzt-Patient-Verhältnis umfaßt das S. des Patienten z. B. das Recht auf freie Arzt- und Therapiewahl und das Recht, zu diagn. oder therap. Eingriffen, zu Transplantatentnahmen (s. [Explantation]) und ggf. zu einer nicht gesetzlich angeordneten Sektion[*] seine Einwilligung* zu geben bzw. zu verweigern. Das S. bildet Rechtsgrund und Maßstab der ärztlichen Aufklärungspflicht*; die ärztliche Schweigepflicht*, das Einsichtsrecht* und der datenschutzrechtliche Auskunftsanspruch* sichern das informationelle Selbstbestimmungsrecht. Vgl. [Patiententestament], [Organspendeausweis], [Zwangsbehandlung].

Selbst|entwicklung: Spontangeburt einer Querlage* bei bes. günstigen Raumverhältnissen, sehr kräftigen Wehen und unreifem Kind, indem sich Teile des abnorm verformten und stark abgeknickten Kindskörpers an anderen, schon im kleinen Becken befindlichen Teilen vorbeischieben; selten; 3 Arten: **1.** Douglas*-Selbstentwicklung; **2.** Denman*-Selbstentwicklung; **3.** Roederer-Selbstentwicklung (s. Conduplicatio-corpore-Geburt).

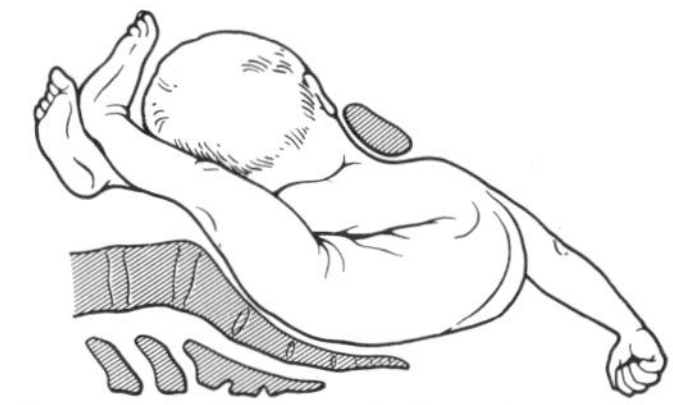

Selbstentwicklung nach Douglas

Selbst|untersuchung: s. Mammakarzinom (Abb.).

Selbst|wendung: spontane Umwandlung einer Querlage* in Längslage; s. Selbstentwicklung.

Self demand feeding (engl): Stillen* nach Bedarf, auch Stillen auf Verlangen; Brusternährung des Säuglings nach dessen Bedürfnissen, d. h. ohne Bindung an feste Anlegezeiten; aus psychosomatischer Sicht günstig zur Vermeidung diffuser Ängste beim Neugeborenen durch schnelle Befriedigung von Triebbedürfnissen (Hunger).

Semi|kastration f: einseitige op. Entfernung der Gonaden*.

Seminom (lat semen Samen) n: vom Keimgewebe ausgehender bösartiger Hodentumor (Germinom); s. [Hodentumoren]; wegen der weitgehenden hist. Ähnlichkeit auch Bezeichnung für das Dysgerminom* der Frau.

Semmelweis-Verfahren (Ignaz S., Gyn., Wien, 1818-1865): Händedesinfektion (ursprünglich mit Chlorkalk) vor Untersuchung der Gebärenden zur Prophylaxe des Puerperalfiebers*.

Senium (lat) n: Senilitas, Greisenalter; Alterungsvorgänge finden während des gesamten Lebens statt, überwiegen mit fortschreitendem Alter gegenüber Wachstums- und Erneuerungsvorgängen und betreffen v. a. Veränderungen in der Gewebszusammensetzung (Elastizitätsverlust an Haut, Kreislauf- und Bewegungsorganen; Involution der inneren Organe) und eine Abnahme der Körperleistung. Genetische Faktoren, Umwelteinflüsse, Risikofaktoren (Genußmittel, Stoffwechselstörungen, Hypertonie, Streß) und die psychosoziale Situation beeinflussen den Alterungsprozeß. Das S. wird durch das vermehrte Auftreten altersbedingter Erkrankungen und eine verminderte Kompensationsfähigkeit der Organsysteme geprägt, sein Beginn hat sich in den Industrienationen auf den Lebensabschnitt jenseits des 70. - 80. Lj. verschoben; vgl. [Altern], Lebensabschnitte.

Senk|wehen: Wehen*, die das Kind in den Beckeneingang verlagern und damit die Senkung des Leibes (Tiefertreten des Fundus uteri) verursachen; vgl. Fundusstand.

Septum corporum cavernosorum (lat septum Scheidewand) n: s. Corpus cavernosum clitoridis.

Septum recto|vaginale n: Bindegewebsplatte zw. Rektum und hinterer Scheidenwand.

Septum urethro|vaginale n: s. Septum vesicovaginale.

Septum vesico|vaginale n: Bindegewebsschicht zw. Harnblase und vorderer Scheidenwand; geht im unteren Teil in das straffe Septum urethrovaginale über, das die Harnröhrenwand fest mit der vorderen Scheidenwand verbindet. Vgl. Rugae vaginales.

Sequential|methode (lat sequentia Folge) f: auch Sequenzmethode; s. Kontrazeption, hormonale.

Sertoli-Leydig-Zell|tumor m: syn. Androblastom*.

Serum|gonado|trophin (INN) n: Gonadotrophinum sericum (INN-L), Serum Gonadotrophin (INN-E), syn. pregnant mare's serum gonadotropin (PMSG); aus dem Serum trächtiger Stuten gewonnenes Gonadotropin mit FSH- und LH-Wirkung. Die Anw. ist wegen immunologischer NW (Antikörperbildung) heute obsolet.

Serum|gonado|tropin n: syn. PMSG*, Serumgonadotrophin* (INN); auch Sammelbez. für Gonadotropine* im Serum.

Sex-cord-Tumoren m pl: s. Ovarialtumoren.

Sexual|hormone (lat sexus Geschlecht) n pl: Geschlechtshormone; Hormone, die der Geschlechtsfunktion (Fortpflanzung) dienen

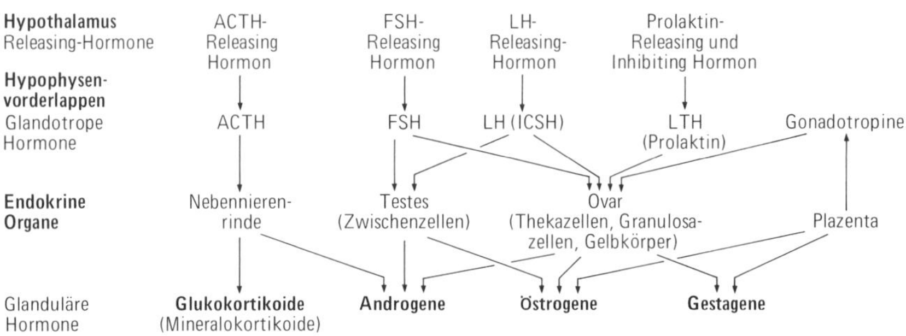

Sexualhormone: Schema der Steuerung der Biosynthese

und für die Ausbildung der männlichen und weiblichen Geschlechtsmerkmale* verantwortlich sind. **Weibliche S.** (Steroidhormone): Östrogene und Progesteron (Gestagene); sie werden im Ovarium, in der Plazenta und in geringen Mengen auch in der Nebennierenrinde sowie in der fetoplazentaren Einheit gebildet. **Männliche S.** (Steroidhormone): Androgene, insbes. das Testosteron; sie werden in den Leydig-Zwischenzellen der Hoden, in geringem Maß auch im Ovarium und in der Nebennierenrinde gebildet. Die S. unterliegen der Selbststeuerung durch das Hypothalamus*-Hypophysen-System (s. Abb. S. 243). Zu den S. gehören i. w. S. auch die Gonadotropine* und Releasing*-Hormone. Vgl. Hormonrezeptoren, Rückkopplung, Regelkreis.

Sexual|steroide n pl: s. Sexualhormone.

Sexual|störungen: s. Funktionsstörungen, sexuelle.

Sexual|therapie f: gegenstandsbezogene Sammelbezeichnung für psychologisch-therapeutische oder auch nur beratende Maßnahmen zur Modifikation sexueller Funktionsstörungen*, soweit diese von Betroffenen oder Partnern als behandlungsbedürftig erlebt werden. Typische psychotherap. Techniken: Bearbeitung des Körperselbstbildes, selbsterkundende Masturbation, systematische Desensibilisierung von (komplementären) Ängsten in der Partnerschaft, affektives Kommunikationstraining, zeitweises Koitusverbot, Trennungshilfen; vgl. [Psychotherapie], [Verhaltenstherapie]. Da sich in vielen Fällen die zugrundeliegende Konfliktlage nicht auf ein Individuum beschränkt, sondern sich eine Beziehungsstörung herausgebildet hat, wird S. häufig in Form der **Paartherapie** durchzuführen sein.

Sexual|trieb: Geschlechtstrieb, Nisus sexualis, Libido sexualis; ethologisch der Fortpflanzung, der Arterhaltung dienendes primäres Triebgeschehen; stark von kulturellen und sozialen (d. h. sekundären) Bedürfnissen (Eros) überformt; wegen der prinzipiellen Bisexualität* des Menschen nicht notwendig gegengeschlechtlich orientiert. Vgl. [Triebe].

Sexual|verhalten: Begriff zur Beschreibung der sexuellen Aktivität von Menschen nach unterschiedlichen (früher oft wertenden, heute zunehmend rein deskriptiven) Kriterien: **1.** nach der Ausrichtung am Objekt des sexuellen Interesses (z. B. als Heterosexualität*, Homosexualität*, Fetischismus*); **2.** nach der Art der gewählten Aktivität (s. Geschlechtsverkehr, Masturbation, Exhibitionismus, Voyeurismus); **3.** nach dem Prozeß der sexuellen Einzelhandlung (s. Reaktionszyklus, sexueller, Funktionsstörungen, sexuelle); **4.** nach dem Auftreten sexueller Aktivität (Frequenz; kumulatives Vorkommen in der sexuellen Biographie; vgl. Promiskuität); **5.** nach der individuellen Variationsbreite sexueller Möglichkeiten (s. Perversion); **6.** nach der Intensität sexueller Bedürfnisse (Sexualtrieb, Alibidinie, Hypersexualität). **7.** nach dem Grad der erreichten sexuellen Befriedigung (s. Funktionsstörungen, sexuelle).

Ausgehend von einer statistisch definierten Norm des S. werden best. Abweichungen von dieser Norm als psychopathologisch relevant angesehen (s. Sexualverhalten, abweichendes).

Sexual|verhalten, abweichendes: Während früher in Medizin und Sexualwissenschaften normabweichendes Sexualverhalten häufig als psychopathologisch relevant und daher therapiebedürftig betrachtet oder mit wertenden und moralisierenden Begriffen definiert wurde (s. Perversion), wird a. S. heute als eine praktizierte Sexualität verstanden, in der Befriedigung (ausschließlich) auf hochspezialisierten Wegen zustande kommt und gängige sexuelle Signale ihre erregende Wirkung weitgehend verlieren. Dies gilt z. B. für die Bevorzugung von sexuellem Verkehr mit Tieren oder sexuelle Befriedigung ausschließlich unter Schmerz, Qual oder Demütigung (Masochismus*). Demgegenüber wird die auf Partner gleichen Geschlechts spezialisierte Homosexualität* auch deshalb nicht mehr als a. S. gedeutet, weil kein Therapiebedürfnis besteht. A. S. stellt im Unterschied zur sexuellen Funktionsstörung eine funktionierende, lediglich im Triebziel eingeengte Form der Sexualität dar. Vgl. Funktionsstörungen, sexuelle, [Kontaktstörungen].

Sexual|zentrum n: im Hypothalamus* gelegenes, für die Steuerung der Sexualfunktionen bedeutungsvolles hypophysennahes Gebiet des Tuber cinereum; seine Nervenendigungen haben Kontakt mit dem Pfortadersystem der Hypophyse und erhalten steuernde Signale u. a. aus dem übergeordneten limbischen System; Bildungsort von Releasing*-Hormonen, die die Gonadotropine steuern. Vgl. Genitalzentren.

Sexuell übertragbare Krankheiten: s. STD.

SHBG: Abk. für (engl) **s**ex **h**ormone **b**inding **g**lobuline (sexualhormonbindendes Globulin); in der Leber gebildetes Betaglobulin mit einem MG von 52 000, bindet ca. 70 - 80% der im Blut zirkulierenden Sexualhormone*, dabei mit sehr hoher Affinität u. a. Dihydrotestosteron (DHT), Testosteron, Östradiol, Dehydroepiandrosteron, mit geringerer Affintät Androstendion und Östron. **Normalwerte** (Serumspiegel in µg/100ml; Bezugsstandard: 1 mol DHT entspricht 1 mol SHBG): Frauen 1,1 - 3,38, in der Schwangerschaft 5,81 - 11,05; Männer 0,31 - 2,39.

Sheehan-Syn|drom n: syn. Simmonds-Sheehan-Syndrom; postpartale Hypophysenvorderlappeninsuffizienz*.

Shirodkar-Operation f: s. Cerclage.

Shute-Zange: gebh. Zangenmodell; sog. Parallelzange, zeichnet sich durch leichte Anpassung an jede Form und Größe des Kopfes sowie durch verminderten biparietalen Druck aus. Vgl. Zangenextraktion.

Sieb|haut: s. Dezidua.

Silvestrini-Corda-Syn|drom n: Oberbegriff für Störungen der endokrinen und geschlechtsspezifischen Funktionen inf. eines gestörten Metabolismus der Östrogene und Androgene bei Leberzirrhose, die bei der Frau zum hepatoovariellen* Syndrom, beim Mann zum hepatotestikulären Syndrom führen.

Simonart-Bänder (Pierre-J. S., Gyn., Brüssel, 1817-1884): s. Amniotische Stränge.

Sims-Huhner-Test (Harry M. S., Gyn., Boston; Max H., Urol., New York, 1873-1947) m: syn. Postkoitaltest, Form des Penetrationstests*; dient zur groben Beurteilung der männlichen Zeugungsfähigkeit. Der Test darf nur in der präovulatorischen Phase durchgeführt werden. **Ausführung:** Es wird 2, 4 und 6 Std. nach der Kohabitation Schleim aus dem Zervikalkanal entnommen und auf das Vorhandensein und die Anzahl beweglicher Spermien untersucht. **Beurteilung:** bei reichlich beweglichen normalen Spermien im Zervixschleim ist der Test als **positiv** zu bewerten, d. h. das Sperma des Mannes ist wahrscheinlich als fertil anzusehen. Fällt der S.-H.-T. in der präovulatorischen Phase **mehrfach negativ** aus, so kann eine sog. Unverträglichkeit der Sekrete (bei normalem Spermiogramm und ungestörter Ovarialfunktion) vorliegen; weitere Klärung mit Hilfe des gekreuzten Invasionstests in vitro (Kurzrok*-Miller-Test) möglich.

Sims-Spekulum (James S., Gyn., New York, 1813-1883) n: ein Doppelspekulum für die vaginale Untersuchung.

Sims-Uterus|sonde f: Sonde mit Graduierung zur Messung der Länge des Uterus.

Sinistro|positio f: s. Positio uteri.

Sinistro|versio f: s. Versio uteri.

Sinus lacti|feri m: s. Ductus lactiferi.

Sinus mammarium m: Busen; die individuell verschieden weite Rinne zwischen beiden Brüsten.

Sinus uro|genitalis m: vorderer Abschnitt der embryonalen Kloake; gliedert sich in einen oberen Abschnitt (Weiterentwicklung zur Harnblase), einen Beckenabschnitt (Weiterentwicklung zur Urethra beim weiblichen Geschlecht, zu den inneren Anteilen der Urethra beim männlichen Geschlecht) und einen äußeren Abschnitt (Weiterentwicklung zum Vestibulum vaginae beim weiblichen Geschlecht bzw. zu den äußeren Anteilen der Urethra beim männlichen Geschlecht).

Skene-Gänge (Alexander S., Gyn., Brooklyn, 1838-1900): die der Prostata des Mannes bei der Frau entspr. drüsigen Ausstülpungen des ursprünglichen Sinus urogenitalis; hinter der äußeren Harnröhrenmündung gelegen.

Skin expander (engl): s. Mammaprothese.

Skirrhus (gr skirrhos hart) m: Szirrhus, szirrhöses Karzinom*.

Sklerema adiposum neonatorum (gr skleros trocken) n: syn. Fettsklerem des Neugeborenen; sehr seltene, in den ersten 10 Lebenstagen auftretende, meist von Oberschenkeln und Gesäß ausgehende Verhärtung von Haut und Unterhaut mit schwerem Verlauf und schlechter Prognose. Prädisponiert sind Frühgeborene und Kinder mit schweren Grundkrankheiten. Pathogenese unklar.

Slow starter (engl): Form der primären Wehenschwäche*: die Kreißende zeigt über 24 Std. im Wechsel regelmäßige, spontane Wehentätigkeit mit Perioden uteriner Inaktivität ohne nennenswerten Geburtsfortschritt (in 2 - 3% aller Geburten).

Small for date baby (engl): syn. Mangelgeborenes*.

Smear (engl): s. Vaginalsmear.

Smegma (gr Schmiere) n: die Absonderungen der Eichel- und Vorhautdrüsen beim Mann; ähnliche Ansammlung von Sekreten im Bereich der Klitoris und der kleinen Schamlippen bei der Frau; kann bei mangelnder Genitalhygiene zu Entzündungen führen.

Smegma embryonum n: Vernix* caseosa.

Sonnen|untergangs|phänomen n: (päd.) teilweises „Versinken" unterer Kornea-Anteile hinter das Unterlid (Abb.); physiol. bei Frühgeborenen mit Megazephalus, pathol. Frühzeichen bei kindlichem Hydrozephalus*.

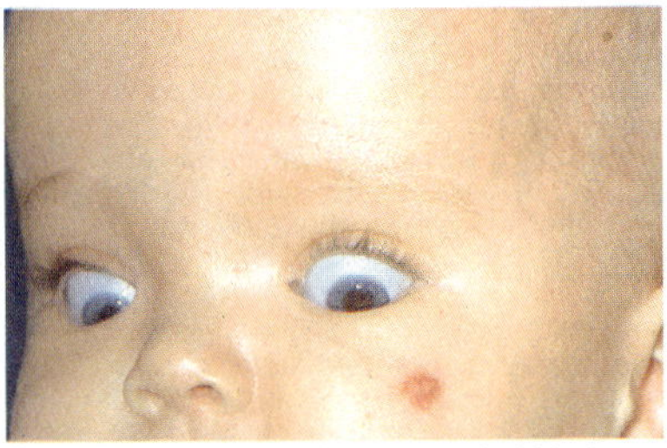

Sonnenuntergangsphänomen bei Hydrozephalus (auf der linken Wange ein Hämangiom)

Soor|kolpitis f: s. Vulvovaginitis candidomycetica.

Soor|vulvitis f: s. Vulvovaginitis candidomycetica.

Sorgius-Lymph|knoten|gruppe: die Nodi lymphatici pectorales am freien Rand des M. pectoralis major (s. Achsellymphknoten, Abb.); nehmen v. a. die Lymphe der Brustdrüse auf. Bei Mammakarzinom* frühzeitig Metastasierung in diese Lymphknoten.

SP-1: schwangerschaftsspezifisches β_1-Glykoprotein; s. Schwangerschaftsproteine.

Spät|abnabelung: s. Abnabelung.

Spät|ab|ort m: Abort* nach der 16. SSW; verläuft meist als Abortus* incompletus; lebt die Frucht, handelt es sich um eine Frühgeburt*.

Spät|de|zeleration f: Spättief; s. Wehenreaktionstypen.

Spät|gestose f: s. Gestose.

Spät|tief: s. Wehenreaktionstypen.

Spät|toxikose f: s. Gestose.

Spatium retro|pubicum n: PNA; auch Spatium praevesicale, Cavum Retzii; mit lockerem Bindegewebe angefüllter extraperitonealer Verschiebespalt zw. Harnblase und vorderer Bauchwand, durch den bei der klassischen Sectio alta die Blase extraperitoneal eröffnet werden kann.

Spector-Syn|drom n: s. Atemnotsyndrom des Neugeborenen.

Speculum (lat Spiegel) n: s. Spekulum.

Spekulum n: trichter- oder röhrenförmiges Instrument, das in die natürlichen Öffnungen des Körpers zur Untersuchung eingeführt wird; z. B. Scheidenspekulum.

Speichel|drüsen|virus|krankheit: s. Zytomegalie.

Sperma (gr Samen, Keim) n: Samen, Samenflüssigkeit, Semen; alle Bestandteile des Ejakulats des Mannes (Spermien* und Sekrete von Samenblasen, Prostata und Nebenhoden); weißliche opaleszierende Flüssigkeit von zähklebriger Konsistenz und charakteristischem Geruch, pH 7,0 - 8,0; Dichte: 1,027 - 1,045 g/cm³. Es sind einige Millionen Spermien pro ml Sp. vorhanden, i. a. werden 3 - 5 ml Sp. ejakuliert. Weitere Bestandteile (s. Tab.): 90% Wasser, Eiweißkörper, Fett, die Amine Spermin und Spermidin, Cholesterin, KH (bes. Fruktose[*], deren Anteil für Beweglichkeit und Lebensfähigkeit der Spermien wichtig ist), Schleim, Chloride, Phosphate, ferner Spermatogonien, Spermatozyten, Sertoli-Zellen; s. Spermiogenese. Vgl. Sperma-Untersuchung.

Sperma
Zusammensetzung beim Menschen

Spermien	etwa 20% des Gesamtvolumens; durchschnittlich 100 Mill./ml mit weniger als 20% abnormen Formen
Sekret der Samenblasen	etwa 60% des Gesamtvolumens; bestehend aus Fruktose (1,5–6,5 mg/ml), Phosphorylcholin, Ergothionin, Ascorbinsäure
Sekret der Prostata	etwa 20% des Gesamtvolumens; bestehend aus Spermin, Zitronensäure, Cholesterin, Phospholipiden, Fibrinolysin, Fibrinogenase
Weitere Bestandteile	Phosphat und Bikarbonat als Puffer, Prostaglandine, Hyaluronidase

Sperma-Anti|gene n pl: s. Spermienantigene.

Sperma-Untersuchung: Das nach mehrtägiger Karenz durch Masturbation gewonnene Ejakulat wird im Hinblick auf die Befruchtungsfähigkeit unter folgenden Aspekten untersucht: **Ejakulatmenge:** Normospermie (2 - 6 ml), Hypospermie (weniger als 2 ml), Hyperspermie (mehr als 6 ml); **Aspekt:** milchig-weiß bis leicht gelblich. **Geruch:** kastanienblütenartig. **pH:** 7,0 - 8,0 (Veränderung des Wertes z. B. bei Prostatitis). **Spermienzahl:** Normozoospermie (40 - 250 Mill./ml), Polyzoospermie (mehr als 250 Mill./ml), Oligozoospermie (weniger als 40 Mill./ml), Azoospermie (keine Spermien). **Beweglichkeitsbestimmung:** sofort und nach 30, 60, 120 und 240 Minuten. Normalerweise sind anfangs 40% sehr gut beweglich. Nach 2 Std. soll der Beweglichkeitsverlust 20% nicht überschreiten. **Test mit Eosin** (0,5%): dient zur Unterscheidung lebender (bleiben ungefärbt) und abgestorbener (färben sich an) Spermien. Bei **Nekrospermie** sind alle Spermien angefärbt. **Teratozoospermie:** mehr als 40% pathol. Formen (Riesen-, Mikro-, Rundköpfe, Mittelstück- und Schwanzmißbildungen u. a.) bei einer Spermatozoendichte von über 40 Mill./ml. **Bestimmung des Fruktosegehalts:** Werte unter 1200 µg/ml weisen auf eine Insuffizienz der Leydig-Zwischenzellen hin. Eine **Hodenbiopsie** (stets bds.) ist bei Azoospermie und Oligospermie (unter 10 Mill. Spermatozoen/ml) angezeigt. Bei Verdacht auf bakt. Entzündung im Genitalbereich bakteriol. Ejakulatuntersuchung; zusätzlich evtl. endokrinologische, genetische und urol. Untersuchungen. Vgl. Spermiogramm.

Sperma-Zervikal-Mukus-Kontakt|test m: Form des Penetrationstest*; dient zum Nachweis von Spermatozoenantikörpern im Sperma oder Zervikalsekret.

Spermien n pl: reife Samenfäden, Spermatozoen (Abb.); die im keimbildenden Epithel der Hodenkanälchen entstehenden männlichen Samenzellen; Länge ca. 60 µm. 20% der Sp. eines normalen Ejakulats sind unreif und unbeweglich. Zeigt mehr als ein Viertel der Sp. Veränderungen am Kopfteil, ist die Spermiogenese* gestört. **Normalwerte:** s. Sperma-Untersuchung. Vgl. Spermiogramm.

Spermien|anti|gene n pl: Im menschlichen Sperma* finden sich zahlreiche Ag, von denen sieben an den Spermien selbst identifiziert wurden; dagegen gebildete Ak zeigen sehr versch. Wirkungsarten (präzipitierende, agglutinierende, immobilisierende, komplementfixierende, lysierende und lokal destruktive Typen) und können bei der Sterilität* eine Rolle spielen, indem sie die Spermien verklumpen und dadurch ihre Beweglichkeit einschränken oder sie direkt immobilisieren; vgl. Sims-Huhner-Test.

Spermien|anti|körper: s. Spermienantigene.

Spermien|in|vasions|test m: s. Penetrationstest.

Spermien|in|vasions|test, gekreuzter m: s. Kurzrok-Miller-Test.

Spermien|motilität f: Bewegungsfähigkeit der Spermien*; der Anteil beweglicher Spermien und eine hinreichende Zeitdauer der Beweglichkeit sind Hauptkriterien für die **Befruchtungsfähigkeit** des Spermas*; vgl. Sperma-Untersuchung.

Spermin n: Diaminopropylputreszin, $C_{10}H_{24}N_4$; ein in der Prostata gebildetes Polyamin im Sperma*, wirkt strukturstabilisierend auf DNA, hat einen charakteristischen Geruch.

Spermio|genese f: syn. Spermatogenese; Entwicklung der Spermien*; Urkeimzellen (s. Gametogenese) wandeln sich beim männlichen Geschlecht erst zu Beginn der Pubertät in Spermatogonien (Ursamenzellen) und von diesen aus lebenslang im Keimepithel der Tubuli contorti der Hoden durch mitotische Teilung in **primäre Spermatozyten** um. Nach einer ersten Reifeteilung werden diese zu **sekundären Spermatozyten** (Präspermatiden), aus denen sich durch eine zweite Reifeteilung zwei **Spermatiden** mit einfachem Chromosomensatz entwickeln. Anschließend erfolgt die

S

Differenzierung zum reifen Spermatozoon (s. Spermien). Dauer der Spermiogenese beim Menschen: 61 Tage.

Spermio|genese|hemmung: Unterdrückung der Spermiogenese mittels verschiedener Substanzen (sog. Pille für den Mann), z. B. durch Langzeitanwendung von Östrogenen und Gestagenen möglich; dabei ist jedoch mit negativen Effekten auf Potenz und Libido neben anderen steroidhormonbedingten Nebenwirkungen zu rechnen. Auch bisher bekannte, nicht-hormonale Hemmstoffe der Spermiogenese (z. B. Gossypol*) sind wegen starker Nebenwirkungen zur Kontrazeption* durch den Mann nicht geeignet.

Spermio|gramm n: Summe aller bei Untersuchung des Ejakulats erhobenen Befunde (v. a. Spermienanzahl, -motilität und -morphologie, s. Tab.); vgl. Sperma-Untersuchung.

Spermi|zide n pl: Spermien abtötende Mittel; Methode zur Kontrazeption*, bei der chemische Verhütungsmittel in Form von Vaginaltabletten, -zäpfchen, -ovula, -cremes und -sprays angewandt werden. **Wirkungsweise:** Neben der raschen Inaktivierung der Spermien spielt möglicherweise ein mechanischer Verschluß des Muttermundes eine zusätzliche Rolle. Die Mehrzahl der im Handel befindlichen Mittel enthalten Nonoxinol* 9, eine stark oberflächenaktive Substanz; gilt als unschädlich; auch in Kombination mit mechanischen Mitteln anwendbar; Zuverlässigkeit im mittleren Bereich. Anwendungshäufigkeit 1985 weniger als 1% der Frauen im Alter von 15 bis 45 Jahren.

Sperm|ovium n: Zygote; Eizelle nach vollzogenem Eindringen eines Spermiums.

Spider naevus (engl)**:** syn. Sternnävus, Gefäßspinne; s. Naevus araneus.

Spina (lat) f: (anat.) Dorn, Stachel.

Spina iliaca anterior inferior f: vorderer unterer Darmbeinstachel; höckerartiger Vorsprung des ventralen Darmbeinrandes; Ursprung des M. rectus femoris.

Spina iliaca anterior superior f: vorderer oberer Darmbeinstachel, mit dem der Darmbeinkamm (Crista iliaca) ventral endet; Ursprung des Musculus sartorius und wichtiger, leicht tastbarer Orientierungspunkt.

Spina iliaca posterior inferior f: hinterer unterer Darmbeinstachel, am oberen Ende der Incisura ischiadica major gelegen.

Spina iliaca posterior superior f: hinterer oberer Darmbeinstachel, mit dem der Darmbeinkamm (Crista iliaca) dorsal endet.

Spina ischiadica f: Sitzbeinstachel; am dorsalen Rand des Sitzbeines, nach innen gerichtet; trennt die Incisura ischiadica major von der Incisura ischiadica minor; gebh. von großer Bedeutung.

Spermiogramm

Diagnose	Befunde Spermienzahl	Motilität prozentualer Anteil beweglicher Spermien	Morphologie prozentualer Anteil normaler Formen
Polyzoospermie	> 250 Mill./ml	–	–
Hyperzoospermie	> 120 Mill./ml	–	–
Normozoospermie	≧ 50 Mill./ml (Normospermie)	≧ 80% (Normokinospermie)	≧ 80% (Normomorphospermie)
Asthenospermie	Normospermie	≦ 60% (Hypokinospermie)	Normomorphospermie
Teratospermie	Normospermie	–	≦ 60%
Oligozoospermie	< 50 Mill./ml (Oligospermie)	< 80% (Oligospermie)	< 80% (Pathomorphospermie)
Nekrospermie	Normo- oder Oligospermie	Akinospermie	Normo- oder Pathomorphospermie
Kryptospermie	< 1 Mill./ml mit oder ohne Zellen der Spermiogenese	–	–
Azoospermie	nur unreife Spermien vorhanden	–	–
Aspermie	weder reife noch unreife Spermien vorhanden	–	–
Aspermatismus	kein Ejakulat	–	–

Spinal|an|ästhesie f: Inj. eines Lokalanästhetikums in den spinalen Subarachnoidalraum zur temporären Unterbrechung der Nervenleitung; man unterscheidet eine **hohe** und eine **tiefe Sp.** (Lumbalanästhesie, Sattelblock). Vorteile: technisch einfache Anwendung, bei geringer Lokalanästhetikadosierung gut vorherseh- und steuerbare Anästhesieausdehnung mit ausgeprägter sensorischer und motorischer Wirkung; Nachteile: Ausbreitung nicht exakt steuerbar (Gefahr einer hohen Spinalanästhesie mit Sympathikusblokkade und Blutdruckabfall), nachfolgend Kopfschmerzen; in der Gebh. Verlängerung der Austreibungsphase bei zu hoher Ausbreitung (Cave: Dosierung bei Schwangeren um 30 - 40% reduzieren). Vgl. Periduralanästhesie.

Spinnbarkeits|test m: Der Zervixschleim* wird unter Östrogeneinfluß klar, reichlich und spinnbar; präovulatorisch läßt er sich zwischen den Branchen einer Pinzette oder zwischen zwei Objektträgern auf 6 - 10 cm oder länger auseinanderziehen. Spinnbarer Zervixschleim hinterläßt nach dem Trocknen auf einem Objektträger farnkrautähnliche Muster (Farnkrautphänomen*). Der Sp. ist von Bedeutung bei der Behandlung der weiblichen Sterilität*, z. B. zur Bestimmung des Zeitpunktes für eine Ovulationsinduktion* oder für eine Insemination*.

Spiral|arterien f pl: die in der Sekretionsphase stark erweiterten und prall mit Blut gefüllten Gefäße des Endometriums; s. Menstruationszyklus.

Spirale f: umgangssprachliche Bez. für Intrauterinpessar*.

Spitzbauch: am Ende der Schwangerschaft Hinweis auf enges* Becken, bes. bei einer Primipara*.

Spotting (engl): s. Schmierblutung.

SS: (gebh.) Abk. für **S**chwanger**s**chaft.

SSW: Abk. für **S**chwanger**s**chafts**w**oche.

STD (engl): Abk. f. **s**exually **t**ransmitted **d**iseases; eine einheitliche deutsche Nomenklatur, etwa „sexuell übertragbare Krankheiten", ist noch nicht eingeführt. WHO-Begriff f. durch Sexualkontakt übertragene Krkh., zu denen heute außer den meldepflichtigen sog. klassischen Geschlechtskrankheiten* noch Trichomoniasis*, Candidamykosen sowie unspezif. Genitalentz. (Urethritis, Vulvovaginitis bzw. Zervizitis) durch best. Neisseria*-Arten, Mykoplasmen*, Chlamydien* u. Herpes*-simplex-Viren gezählt werden. Auch Virushepatitis und AIDS kann eine STD sein; i. w. S. sind ferner Scabies[*] u. Filzlaus-Befall als solche zu betrachten.

Steiner-Syn|drom (Gabriel S., Neurol.) n: Kombination des Curtius*-Syndroms I (unilateraler Gigantismus) mit Schizophrenie.

Stein-Leventhal-Syn|drom n: ältere Bez. für polyzystisches* Ovarialsyndrom.

Stein|mole f: s. Blutmole.

Stein|schnitt|lage: Rückenlage der Pat. mit gespreizten und im Hüft- und Kniegelenk gebeugten Beinen (Hervorziehen des Gesäßes bis an den Rand der Unterlage); für diagn. und therap. Eingriffe im Vaginal- und Anorektalbereich.

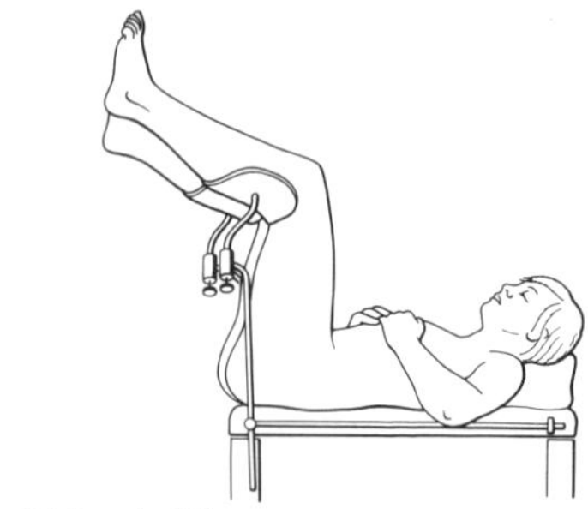

Steinschnittlage

Steinthal-Stadien (Karl St., Chir., Heidelberg, 1859-1927) n pl: ältere Stadieneinteilung des Mammakarzinoms*; **I:** auf den Drüsenkörper beschränkt; **II:** lokal infiltrierend; **III:** Metastasierung in die regionalen Lymphknoten (axillär, supraklavikulär, mediastinal); **IV:** Fernmetastasen.

Steiß|bein: Os coccygis (Kuckucksbein); proximaler Abschnitt des zurückgebildeten Schwanzskeletts; gebildet von i. d. R. drei bis fünf meist synostotisch verschmolzenen Wirbelrudimenten, deren oberstes noch zwei kleine Querfortsätze (Processus transversi) und Reste der kranialen Gelenkfortsätze (Cornua coccygea) aufweist; meist insgesamt leicht nach ventral gekrümmt, ähnlich einem Kukkucksschnabel. An der Hinterfläche des 2. Wirbels heftet sich das Filum terminale des Rükkenmarks[*] an.

Steiß|fuß|lage: s. Beckenendlage.

Steiß|lage: s. Beckenendlage.

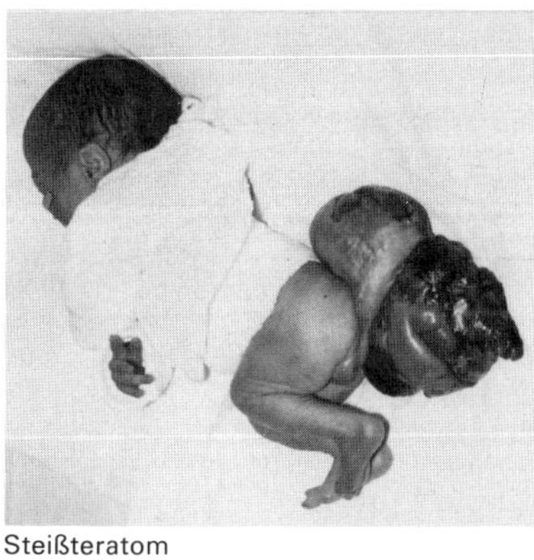

Steißteratom

Steiß|teratom n: am Beckenende lokalisiertes Teratom*.

Stell|wehen: diejenigen Vorwehen, die den vorliegenden Kindsteil zur Einstellung* bringen; treten in den letzten Wochen der Schwangerschaft mit zunehmender Frequenz auf; in den letzten Tagen vor der Geburt etwa 1 - 2 Wehen* pro 10 Minuten mit einem intrauterinen Druck von etwa 40 mmHg.

Sterbe|hilfe: Bezeichnet ein Handeln, das bestimmt und geeignet ist, den erleichterten und schmerzgelinderten Tod eines unheilbar schwerkranken Menschen zu ermöglichen. Dabei ist die Hilfe **beim** Sterben von der aktiven und passiven Hilfe **zum** Sterben zu unterscheiden. **1.** Die ärztliche Hilfe beim Sterben durch bloße Schmerzlinderung ohne Lebensverkürzung ist zulässig und vielfach geboten; dies gilt auch, wenn die Medikation zu Bewußtseinsstörungen führt. **2.** Die **aktive St.** als gezielte Lebensverkürzung ist grundsätzlich unzulässig und zwar selbst dann, wenn der zum Tod führende Eingriff einem ausdrücklichen und ernstlichen Verlangen des Pat. folgt. Straflos bleibt andererseits die Beihilfe zur Selbsttötung. Die juristischen Grenzen können allerdings im Einzelfall fließend sein. Zulässig ist ein Eingriff, der allein die Schmerzlinderung zum Ziel hat, als unbeabsichtigte Nebenfolge aber zugleich eine unbeträchtliche Lebensverkürzung bewirken kann. Vor schwierige Abwägungen stellt den Arzt die **passive St.**, das Sterbenlassen durch Verzicht auf lebensverlängernde Maßnahmen, wenn die Weiterbehandlung aussichtslos erscheint und eine agonale Leidensverlängerung bewirkt, wenn sie also letztlich nicht eine weitere Lebensspanne eröffnet, sondern nur das Sterben protrahiert. Dem Wunsch des Kranken nach einem Fortgang der Behandlung soll sich der Arzt nicht verschließen, auch wenn diese nicht mehr indiziert erscheint. Fehlt eine aktuelle Willensäußerung des Pat., so handelt der Arzt korrekt, der die sinnlos gewordene Therapie abbricht und sich auf palliative Maßnahmen beschränkt. Eine Intensivbehandlung über den Zeitpunkt des Hirntodes hinaus ist grundsätzlich unzulässig.

Sterilisation (lat sterilis unfruchtbar) f: **I.** Herbeiführung der Unfruchtbarkeit eines Menschen durch einen chir. Eingriff, der die Ei- bzw. Samenleiter (bei Anw. der op. Routinemethoden meist irreversibel) unterbricht oder funktionsunfähig macht; im Unterschied zur Kastration* bleiben Libido und Fähigkeit zum Sexualverkehr erhalten. **Meth.: 1.** St. der **Frau:** Quetschung und Unterbindung der Eileiter (Versagerquote etwa 1‰); sicherer ist die Resektion eines Teils der Tube auch ohne Laparotomie unter pelviskopischer Kontrolle, wobei ein Teil der Eileiter elektrokoaguliert und elektrochir. durchtrennt wird (Operationsrisiko etwa 1‰). **2.** St. des **Mannes:** Durchtrennung des Samenstranges (Vasoresektion); die Zeugungsfähigkeit erlischt erst nach Wochen. Der Eingriff beim Mann ist wesentlich einfacher als die St. der Frau; daher wird die St. des Mannes in manchen Ländern bevorzugt ausgeführt. **Gesetzliche Vorschriften:** Eine **Zwangssterilisation** ist nach Artikel 1 und 2 des Grundgesetzes **unzulässig** und gilt nach § 225 StGB als beabsichtigte schwere Körperverletzung; die **freiwillige St.** ist in der Bundesrepublik Deutschland durch keine Strafvorschrift bedroht; die Berufsordnung für die deutschen Ärzte hält die St. für zulässig, wenn sie aus medizinischen, genetischen oder schwerwiegenden sozialen Gründen indiziert ist. **Aufklärungspflicht:** Vor einer St. muß der Arzt den Sterilisanden insbes. bezüglich des angestrebten Erfolges und der Reversibilitätschancen aufklären; nach der Rechtsprechung braucht er sich bei Verheirateten nicht der Einwilligung auch des Ehepartners zu versichern. In der Bundesrepublik Deutschland waren 1985 6,1% der Frauen und 1,3% der Männer sterilisiert. Vgl. Tubensterilisation, Refertilisierung.

II. Maßnahme, die eine **völlige Keimfreiheit** bezweckt; nach dem DAB heißt St. (Entkeimung): „Abtöten oder Entfernen aller lebensfähigen Vegetativ- und Dauerformen von pathogenen und apathogenen Mikroorganismen in **Stoffen, Zubereitungen** oder an **Gegenständen**".

Sterilität f: **I. Zustand der Unfruchtbarkeit**, klinisch relevant als ungewollte Kinderlosigkeit eines Paares über (ein bis) zwei Jahre trotz regelmäßiger ungeschützter Kohabitationen. Verantwortlich ist zu etwa 50% die St.

> Bei Kinderwunsch müssen stets beide Partner untersucht werden und zwar der Mann zuerst!

der Frau, zu etwa 35% die des Mannes, der Rest betrifft beide Partner oder bleibt unklärbar. **1. St. der Frau:** unterschieden werden: **primäre St.**, d. h., es kam noch nie zu einer Konzeption; **sekundäre St.**, erworbene St. nach bereits vorangegangener Schwangerschaft (s. a. Infertilität). Zu berücksichtigen ist die mit dem Alter abnehmende Fertilität der Frau (s. Fruchtbarkeitsziffer). **Urs.** der weiblichen St. (funktionell oder organisch): **a)** ovariell bedingt: primäre oder sekundäre (bei primär hypothalamisch-hypophysärer Ursache) Ovarialinsuffizienz (s. a. Corpus-luteum-Insuffizienz, Anovulatorischer Zyklus, Oligomenorrhoe, normo- und hypogonadotrope Amenorrhoe*); **b)** tubar bedingt: Tubenverschluß nach Salpingitis* oder Tubenverwachsungen, bei Endometriose*, Motilitätsstörungen; **c)** uterin bedingt: Uterusmißbildungen*, Uterusmyome, Endometriumschädigung (Asherman*-Fritsch-Syndrom) hormonal bedingte Nidationsstörung; **d)** zervikal bedingt: pathol. Zervixfaktor*, Zervizitis*, anat. Veränderungen (z. B. Konisation, Emmet-Riß), weiter die sog. immunologische St. (Vorliegen von Sperma-Antikörpern im Zervixschleim der Frau); **e)** vaginal bedingt: vaginale Mißbildungen, Kolpitis*; **f)** extragenitale Urs.: Diabetes mellitus, Störungen der Schilddrüsenfunktion, Fettsucht, Magersucht, hypophysäre Störungen, Genußgifte (z. B. Alkohol, Nikotin) u. a.; **g)** psychogene Urs.: Vaginismus*, Neurosen, Dyspareunie*. **Diagn.** Anamnese (z. B. Ehesituation), gyn. Untersuchung, zytol. Abstriche, Kolposkopie, bakteriol. Abstrich, Tastbefund, Prüfung der Ovarialfunktion: Basaltemperaturmessung, Kol-

S

pozytologie, Zervixfaktor, Reinheitsgradbestimmung, Penetrationstest*, Östrogentest*, evtl. Endometriumbiopsie, Hysterosalpingographie*, Pelviskopie*. Die wichtigste Hormonuntersuchung ist die Gonadotropinbe-

> Bei der Frau darf keine invasive Untersuchung (Pertubation, Endometriumbiopsie, Pelviskopie, Hysterosalpingographie) ausgeführt werden, bevor nicht die Zeugungsfähigkeit des Mannes festgestellt wurde.

stimmung (Unterscheidung zw. primär ovariellen und primär zentralen Störungen). **2. St. des Mannes:** syn. Impotentia generandi. Erste Hinweise ergibt ein Spermiogramm* mit pathol. Befund. In der Anamnese nach Nebenhodenentzündung, Lebererkrankung, Typhus, Paratyphus, Gehirn-und Rückenmarkkrankheiten fragen. Achten auf Schambehaarung, Größe und Konsistenz der Hoden; bei Konsistenzverminderung meist eingeschränkte Tubulusfunktion. Sehr kleine Prostata ist verdächtig auf Androgenmangel. Sperma*-Untersuchung (Gewinnung durch Masturbation nach sechstägiger sexueller Karenz). **Urs.: a)** Gestörte Spermiogenese: unvollständiger Deszensus eines oder beider Hoden, Hodenhypoplasie, Zustand nach Hodenverletzung oder -infektion, Varikozele, Hydrozele, hormonale Störungen (Hypothyreose, hormonaktive NNR-Tumoren, Hypopituitarismus); **b)** Behinderung der Samenwege: meist Folge einer entzündlichen Erkr. wie Orchitis, Epididymitis, Prostatitis, Urethritis; ferner Hypospadie. Hierhin gehört auch der Zustand nach Op., z. B. von Harnröhrenstrikturen, Vasektomie; **c)** i. w. S. (da auch bei Fertilität des Mannes möglich): Kohabitationsstörungen. **Diagn.:** Ein prim. Hodenschaden läßt sich von sek. durch Hormonuntersuchung unterscheiden (Bestimmung von FSH, LH, Testosteron). Durch Bestimmung von FSH kann man evtl. die Hodenbiopsie vermeiden. Bei etwa einem Fünftel der unklaren Fälle sollen Antigen-Antikörper-Reaktionen eine Rolle spielen (vgl. Spermienantigene). Vorgehen: Nach Ausschluß nicht beeinflußbarer Sterilitätsursachen (z. B. gonadalbedingt beim Turner- oder Klinefelter-Syndrom) reicht das Instrumentarium von der Beratung über das Konzeptionsoptimum*, über die diagn. Abklärung (Zusammenarbeit von Gynäkologe und Androloge erforderlich) und ggf. therap. Beeinflussung der Sterilitätsursache evtl. bis zur Insemination oder Erwägung einer In*-vitro-Fertilisation bzw. Adoption* zur Erfüllung des Kinderwunsches. **II.** (mikrobiol.) **Keimfreiheit:** vgl. Sterilisation.

Sterilitäts|operation f: **1.** bei der Frau: Wiederherstellung der Eileiterdurchgängigkeit nach entzündlichem Verschluß oder Sterilisation* durch Ovariolyse*, Salpingolyse*, Fimbrioplastik (s. Fimbriolyse), Salpingostomie (s. Salpingostomatoplastik), Tubenimplantation*, End-zu-End-Anastomose (Minichirurgie in Laparoskopie oder Mikrochirurgie unter Laparotomie). **2.** beim Mann: Vasostomie[*]. Vgl. Refertilisierung.

Steroid|hormone n pl: Hormone*, deren Struktur sich vom Steran (s. Abb.) ableitet; zu den St. gehören Östrogene*, Gestagene*, Androgene*, Glukokortikoide[*], Mineralokortikoide[*], Colecalciferol und Abkömmlinge. Die **Biosynthese** (s. Abb.) wird vom Hypothalamus*-Hypophysen-System kontrolliert, wobei

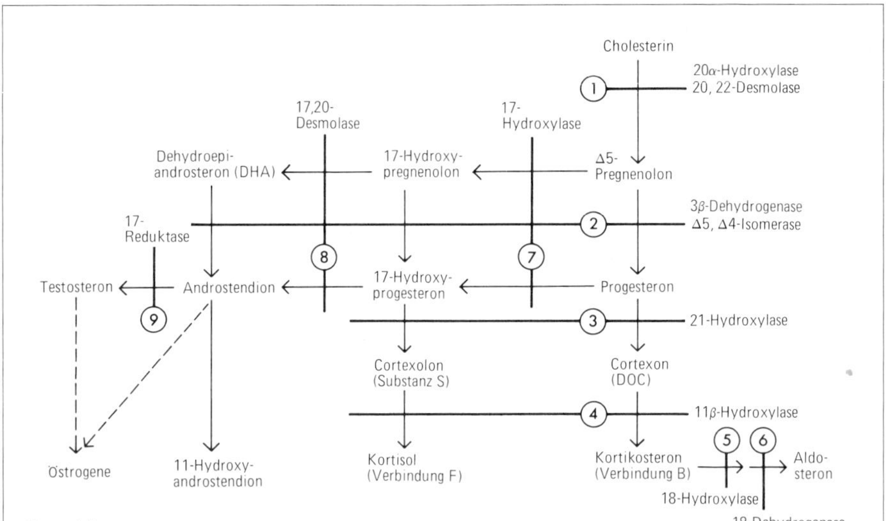

Steroidhormone:
Steroidbiosynthese in den Nebennieren und Gonaden

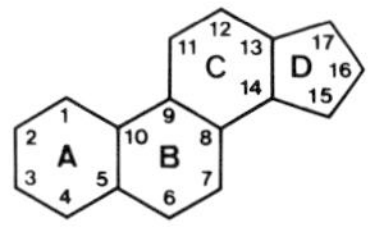

Steroidhormone:
Steran-Grundgerüst

sowohl eine positive (Hohlwegeffekt) als auch eine negative Rückkopplung* zu beobachten ist. Die Wirkung der St. wird über Hormonrezeptoren* an den Zielorganen vermittelt. **Metabolismus:** St. werden in der Leber zunächst inaktiviert und in eine wasserlösliche Form überführt (Hydroxylierung, Konjugierung, Methylierung). Die **Ausscheidung** erfolgt zu 30 - 60% über die Niere und zu 10% über den Darm. Der Rest wird im enterohepatischen Kreislauf rückresorbiert.

Stewart-Treves-Syn|drom n: sehr bösartiges angioplastisches Sarkom auf dem Boden eines chronischen Lymphödems* im Bereich der Extremitäten; beginnt mit einem lividroten Knötchen, das rasch wächst und petechiale Blutungen, Teleangiektasien sowie bald neue Knoten in der Umgebung zeigt. Es können bis pflaumengroße Knoten entstehen, die geschwürig zerfallen und blutig-seröse Flüssigkeit entleeren. **Urs.:** chronisches Lymphödem nach Mastektomie und Bestrahlung wegen Mammakarzinom, selten angeb. oder postinfektiös. Das St.-T.-S. entsteht durchschnittlich 9 Jahre nach Beginn des Ödems. Vgl. [Elephantiasis].

Stiel|drehung: Torsion; häufigste Kompl. bei gestielten Tumoren, bes. Ovarialtumoren*. Sehr schnell eintretende **Folgen:** Drosselung des venösen Rückflusses, Blutüberfüllung durch Stauung, Ernährungsstörungen bis zur Nekrose. Bei Verwachsungen mit dem Darm Keimeinwanderung in den Tumor möglich (Akutes* Abdomen, Lebensgefahr).

Jede gestielte bewegliche Ovarialgeschwulst bedeutet für die Patientin **akute Lebensgefahr** durch Stieldrehung!

Stilbene n pl: Derivate des α-, β-Diphenyläthylen; synthetische, nichtsteroidale Östrogene*; stimmen in den meisten biol. Wirkungen mit den natürlichen Östrogenen überein. Das bekannteste St. ist das Diäthylstilböstrol*, dessen Anw. wegen karzinogener Wirkungen heute obsolet ist.

Stilb|östrol-Syn|drom n: Stilböstrol-Adenosis-Karzinom-Syndrom; gleichzeitiges Vorkommen von Adenosis* und sog. Clear-cell-Adenokarzinom der Scheide bei Mädchen, deren Mütter in den ersten Monaten der Schwangerschaft Diäthylstilböstrol* eingenommen haben.

Stillen: syn. Brusternährung; natürliche Säuglingsernährung[*] an der Brust der Mutter mit Muttermilch*. Voraussetzung für das St. ist die **Stillfähigkeit** der Mutter, die in über 80% der Fälle vorhanden ist. In einigen Fällen wird das St. durch psychol. (Zweifel, Unentschlossenheit, fehlende Bereitschaft) oder physiol. **Stillhindernisse** (Flach-, Hohlwarzen, Rhagaden, Mastitis), außerdem z. B. auch inf. Einnahme milchgängiger Medikamente durch die Mutter (s. Muttermilch, Tab.) behindert oder unmöglich gemacht. Als absolutes Stillhindernis ist die mütterliche Erkr. an Tuberkulose anzusehen (bei Tbc Trennung von Mutter und Kind, bis das Kind wirkungsvollen BCG-Schutz hat, ca. 6 Wochen). Die Stillhindernisse von seiten des Kindes sind seltener (Frühgeborenes*, einige Erkr. des Neugeborenen*). Vorbedingung für eine richtige **Stilltechnik** ist eine gute Anleitung durch Schwester, Hebamme, Fürsorgerin oder Arzt. Vor und nach jedem Anlegen werden Brustwarzen und Umgebung mit abgekochtem Wasser gründlich gereinigt. Bes. die Stillversuche in den ersten Lebenstagen erfordern Geduld, bis der Säugling mit dem Mund den ganzen Warzenhof erfaßt und kräftig saugt (vgl. Frühkindliche Reflexe). Vgl. Abstillen, Agalaktie, Hypogalaktie, Kolostrum, Self demand feeding.

Stillzeit: Nach § 7 Mutterschutzgesetz* ist berufstätigen stillenden Müttern auf ihr Verlangen die zum Stillen erforderliche Zeit, mindestens aber zweimal täglich eine halbe Stunde oder einmal täglich eine Stunde freizugeben. Ein Verdienstausfall darf dadurch nicht eintreten. Die St. darf nicht vor- oder nachgearbeitet und nicht auf in anderen Bestimmungen geregelte Ruhezeiten angerechnet werden.

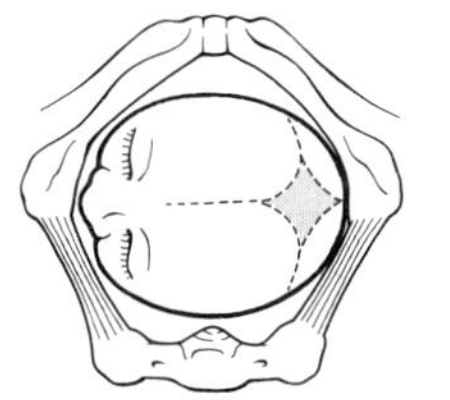

Linke Stirnlage

Stirn|lage: Deflexionslage (s. Abb.), sehr selten (einmal auf 2000 - 3000 Geburten); die Stirn bleibt in Führung, bis der Kopf geboren ist. Inf. des dabei größten Umfangs des Durchtrittsplanums (35 - 36 cm; s. Kopfmaße) und des für einen Anpassungsvorgang (Asynklitismus*) wenig geeigneten Kopfabschnittes ist die St. die ungünstigste und gefährlichste aller gebärfähigen Schädellagen bei vaginaler Entbindung. Vgl. Kindslage.

Stock-Tuch-Zeichen: Schwangerschaftszeichen*; nachweisbar im 2. - 3. Schwangerschaftsmonat; man tastet an der Zervix des schwangeren Uterus einen festeren Kern, umgeben von einer weichen Hülle.

Stoeckel-Syn|drom (Walter St., Gyn., Geburtshelfer, Marburg, 1871-1961) n: die Erweiterung glattmuskulärer Hohlorgane (z. B.

Uterus, Darm, Ureteren) in der Schwangerschaft inf. Progesteronwirkung.

Strahlen|blase: funktionelle und morphol. Folgen an der Harnblase nach perkutaner oder intrakavitärer Strahlentherapie* des kleinen Beckens mit Zellschädigung, Zirkulationsstörungen des Gewebes und Nekrosen. Man unterscheidet: **1. Strahlenfrühreaktionen:** unterschiedlich ausgeprägte Reizerscheinungen, v. a. inf. zellulärer Schädigung der Schleimhaut; **2. Strahlenspätreaktionen:** Atrophie der Schleimhaut, Bildung von Teleangiektasien, chronische Schleimhautulzera; **3. chronische Strahlenschäden:** Veränderung der muskulären Anteile der Blasenwand, Entstehung der sog. Schrumpfblase; u. U. Fistelbildung (Blasenfisteln, Urogenitalfisteln).

Strahlen|meno|lyse f: s. Menolyse.

Strahlen|schäden, genetische: durch ionisierende[*] Strahlung induzierte Veränderungen am genetischen Material (Chromosomen* oder DNA[*]); können sich als mutagene oder als karzinogene Wirkungen manifestieren und treten, wie alle toxischen Effekte, streng dosisabhängig auf. Eine Summation von hohen (karzinogenen) Strahlendosen über kurze Zeiträume muß als wahrscheinlich angesehen werden, die Möglichkeit eines additiven Effektes sehr kleiner Dosen über sehr lange Zeiträume ist z. Z. wissenschaftlich nicht zu beurteilen.

Strahlen|therapie f: **1.** I. e. S. Anwendung ionisierender[*] Strahlung zur (kurativen oder palliativen) Behandlung maligner (u. U. auch benigner) Neoplasien, allein oder kombiniert mit chir. oder chemotherap. Maßnahmen. Verwendet wird v. a. Gamma- (auch Röntgen-) Strahlung, Protonen-, Neutronen- (u. U. auch Pi-Mesonen-)Strahlung, in best. Bereichen auch schnelle Elektronen und Alphastrahler. Ziel der St. ist eine maximale Schädigung des Tumorgewebes bei gleichzeitiger maximaler Schonung des umgebenden gesunden Gewebes. Hierzu muß entw. das Tumorgewebe eine höhere Strahlensensibilität aufweisen als gesundes Gewebe (dies ist v. a. bei schnellwachsenden, entdifferenzierten Tumoren i. d. R der Fall); oder die Strahlendosis im Tumor muß durch Auswahl der geeigneten Bestrahlungsgeometrie selektiv erhöht werden: z. B. interne oder externe Bestrahlung; Verwendung von Strahlung unterschiedlicher Reichweite; Verwendung fixer oder beweglicher Strahlenquellen. (Bei der sog. Pendelbestrahlung treffen sich z. B. die von einer beweglichen Strahlenquelle emittierten Strahlenbündel im Tumorgebiet, während das umgebende Gewebe geschont wird.) Schließlich kann durch Wahl der zeitlichen Dosisverteilung (z. B. Fraktionierung) eine höhere Schädigung des Tumorgewebes erreicht werden. Vgl. Telecurietherapie, Kontaktbestrahlung. **2.** I. w. S. jede Anwendung elektromagnetischer[*] Wellen zu therapeutischen Zwecken (z. B. Mikrowellen, Infrarotstrahlung, sichtbares Licht).

Strahlen|therapie, intra|kavitäre f: Bestrahlung durch in Körperhöhlen (z. B. Uterus, Peritoneum) eingebrachte Radionuklide. Vgl. Radiumtherapie, Kontaktbestrahlung.

Strassmann-Operation (Paul St., Gyn., Berlin, 1866-1938) f: Form der Metroplastik* bei Infertilität*, habituellen Aborten oder Frühgeburten, v. a. inf. Uterus duplex mit oder ohne Septum (s. Uterusmißbildungen); **Technik:** nach transversaler Inzision des Fundus uteri mit Eröffnung beider Uterushörner (und ggf. Resektion des Septums) Verschluß des Uterus mit sagittaler Naht unter Aussparung des Endometriums.

Strassmann-Zeichen: s. Nabelschnurzeichen.

Stratum granulosum folliculi n: s. Follikelepithel.

Streß|in|kontinenz f: unfreiwilliger Urinabgang unter körperlicher Belastung (Pressen, Husten). **Vork.:** mit 80 - 90% häufigste Form der weiblichen Harninkontinenz*, sporadisch bei ca. 50% aller Frauen, bei etwa 10% in ausgeprägter Form mit Krankheitswert. **Urs.:** Versagen des Verschlußmechanismus (Sphinkterinsuffizienz) durch fehlende Druckübertragung auf die Urethra unter Belastungsbedingungen bei Beckenbodeninsuffizienz, aber auch bei Veränderungen der glatten und quergestreiften Muskulatur, der Elastizität der Urethra und schlechter Füllung des periurethralen Venenplexus bei Hormonmangel (v. a. in der Postmenopause). **Diagn.:** klinische Untersuchung, urodynamische Meßmethoden und röntg. Abklärung. **Ther.:** Alpha-Sympathomimetika, Östrogene, Pessarbehandlung, Beckenbodengymnastik; vaginale oder abdominale Inkontinenzoperationen mit dem Ziel der Verbesserung der Drucktransmission auf die Urethra.

Striae distensae (lat stria Streifen) f pl: syn. Striae* gravidarum.

Striae gravidarum f pl: syn. Striae distensae, Schwangerschaftsstreifen; parallele, zunächst leicht erhabene, bläulich- bis braunrote Streifenbildung der Haut; **Sitz:** Bauch, Hüften, Mammae. Heilen mit depigmentierter Atrophie ab. Physiol. in der Schwangerschaft (in der zweiten Hälfte bei ca. 70% aller Schwangeren).

Strich|ab|rasio f: auch Strichkürettage*.

Strich|kürettage f: syn. Endometriumbiopsie, Strichabrasio; mit spezieller Strichkürette oder Zervixkürette kann meist ohne Dilatation und ohne Narkose eine Schleimhautlamelle von der Vorder- und Hinterwand des Cavum uteri zur hist. Untersuchung und Beurteilung der bestehenden Östrogen- und Gestagenwirkung auf das Endometrium* gewonnen werden. **Ind.:** Verdacht auf Aufbaustörung des Endometriums (funktionelle Sterilität*), nicht auswertbare Basaltemperaturkurven, Verdacht auf uterine Amenorrhoe* und Testung der Ansprechbarkeit des Endometriums auf exogene Hormonzufuhr.

Stroma|hyper|plasie f: (hist.) einseitige Hyperplasie der Stromazellen des Endometrium* mit Auseinanderdrängen der endometrialen Drüsen; prämaligne Form der Endometriumhyperplasie, selten.

Stroma ovarii (gr stroma Decke, Lager) n: bindegewebiges Grundgerüst des Ovars, in der Rindenzone besonders zellreich.

Stromalsarkom n: s. Uterussarkome.

Stromatose f: **1.** syn. Stromaadenomyose; Herde von Endometriumstroma ohne Drüsenanteile im Myometrium, u. U. mit Übergreifen auf die Serosa; Rarität (DD Stromasarkom); **2.** Bez. für das verdichtete Ovarialstroma bei polyzystischen* Ovarien.

Struma neo|natorum (lat struma Drüsenschwellung) f: syn. Struma connata, sog. Neugeborenenstruma; Schilddrüsenvergrößerung beim Neugeborenen, häufig endemisch in Jodmangelgebieten bei Kindern strumatragender Mütter auftretend. Nicht endemisch inf. überdurchschnittlicher Jodexposition während der Schwangerschaft (jodhaltige Medikamente, Desinfektionsmittel, Amniographie mit jodhaltigen Röntgenkontrastmitteln, Anwendung von Polyvidon-Jod), seltener inf. Hypothyreose* bzw. thyreostatischer Behandlung der Mutter, bei Neugeborenenhyperthyreose oder kongenitalen Enzymdefekten (Jodfehlverwertung). Etwa 50% der Neugeborenen mit Struma[*] weisen eine hypothyreotische Stoffwechsellage auf. **Ther.:** nach abgeschlossener Diagnostik Jodid, seltener Schilddrüsenhormonpräparate.

Struma ovarii f: einkeimblättriges Teratom* aus Schilddrüsengewebe im Ovar.

Sturmdorf-Bonney-Plastik (Arnold St., Gyn., 1861-1934) f: bes. Nahttechnik zur Dekkung exzidierter Muttermundlippen, z. B. bei ausgedehnter Konisation* bzw. Portioamputation.

Sturz|geburt: Geburt, bei der das Kind inf. einer ungünstigen Stellung der Mutter aus dem Geburtskanal heraus zu Boden stürzt; gerichtsmedizinisch bedeutsam. Der Begriff sagt nichts über die Dauer der Geburt aus. Vgl. Partus praecipitatus.

Styli vaginales (gr stylos Griffel) m pl: stiftförmige Vaginalsuppositorien; s. Vaginalkugeln.

Sub|in|volutio uteri (lat) f: mangelhafte Rückbildung der Gebärmutter (Involutio* uteri) im Wochenbett; **Urs.:** v. a. Überdehnung (z. B. Mehrlinge, Hydramnion), schlaffe Uterusmuskulatur (Vielgebärende), nach manueller Plazentalösung, ungenügende Hormonstimulation. Mögliche Folgen sind Lochiometra*, Blutungen, Endometritis.

sub partu (lat): unter (während) der Geburt.

Sub|vital|faktor m: s. Letalfaktor.

Sulcus inter|labialis m: Furche zw. großen und kleinen Schamlippen.

Sul|proston (INN) n: Sulprostonum (INN-L), Sulprostone (INN-E), (Z)-7-{(1R,2R,3R)-3-Hydroxy-[(E)-(3R)-3-hydroxy-4-phenoxy-1-butenyl-]5-oxo-cyclopentyl}-N-methylsulfonyl-5-heptenamid (IUPAC); CAS-Nr. 60325-46-4; $C_{23}H_{31}NO_7S$; MG 465,61; Prostaglandin-E_2-Derivat; wirkt stimulierend v. a. auf die glatte Muskulatur des Uterus. **Therapeutische Anw.:** zur Auflockerung und Erweichung der Cervix uteri (intramural-intrazervikale Applikation) und zur Förderung der Ablösung und Ausstoßung der Plazenta im Rahmen einer Abortinduktion und Geburtseinleitung bei intrauterinem Fruchttod bzw. missed abortion (nur durch erfahrene Fachärzte in entsprechend ausgerüsteten Kliniken). Vgl. Prostaglandine.

Super|fecundatio (lat super über, ober, darüber; fecundatio Befruchtung) f: Befruchtung eines zweiten Eis im gleichen Menstruationszyklus aus versch. Begattungsakten, führt zu zweieiigen Zwillingen*; vgl. Superfetatio.

Super female syndrome (engl): syn. Triplo*-X-Syndrom.

Super|fetatio f: Überbefruchtung, Befruchtung eines zweiten Eis in einem späteren Menstruationszyklus; neuere Befunde über die Undurchdringlichkeit des Zervixschleims in der Schwangerschaft machen das Vork. einer S. beim Menschen unwahrscheinlich; vgl. Superfecundatio.

Super|in|volution f: im Vergleich zur physiol. Involution übermäßige Zurückbildung eines Organs; z. B. Superinvolutio uteri.

Super|ovulation f: hormonelle Ovulationsinduktion* zur Heranreifung mehrerer Follikel, z. B. für die In*-vitro-Fertilisation.

Supine position syndrome (engl): s. Vena-cava-inferior-Syndrom.

Supra|vaginale Amputation f: besser suprazervikale Amputation, da der Uteruskörper in Höhe des inneren Muttermundes oberhalb der Cervix uteri abgesetzt wird; früher häufig vorgenommener Eingriff, sollte wegen des Risikos der Entwicklung (prä)maligner Veränderungen im zurückgelassenen Zervixstumpf durch die technisch kaum schwierigere Hysterektomie* ersetzt werden.

Surfactant (engl): aus (engl) **surf**ace **act**ive **a**ge**nt** (oberflächenaktive Substanz) zusammengesetzter mnemotechnischer Begriff, syn. Antiatelektasefaktor; Gemisch aus Lipiden, Proteinen und Kohlenhydraten, kleidet die Epitheloberfläche der Lungenalveolen aus und vermindert durch oberflächenaktive Eigenschaften die Oberflächenspannung an der Grenzfläche zw. Lungengewebe und Luft. **Funktion:** S. verhindert den Kollaps der Alveolen in der Exspiration. Bildungsort sind die kubischen Alveolarepithelzellen (Pneumozy-

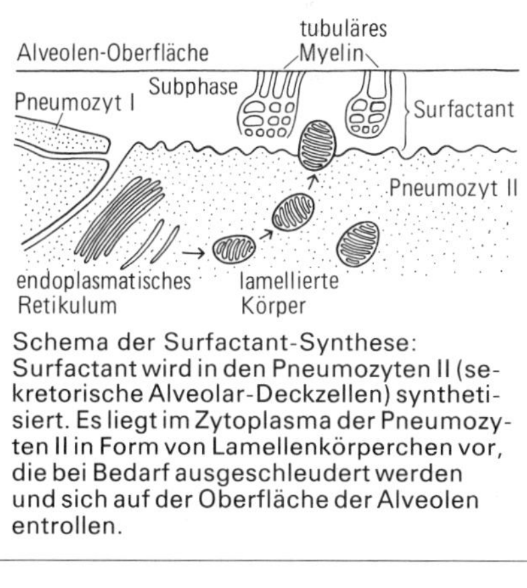

Schema der Surfactant-Synthese: Surfactant wird in den Pneumozyten II (sekretorische Alveolar-Deckzellen) synthetisiert. Es liegt im Zytoplasma der Pneumozyten II in Form von Lamellenkörperchen vor, die bei Bedarf ausgeschleudert werden und sich auf der Oberfläche der Alveolen entrollen.

ten Typ II); die Synthese und Speicherung erfolgt im endoplasmatischen Retikulum und im Golgi-Apparat. Nach Ausschleusung aus der Zelle durch merokrine Sekretion spreitet sich der S. als monomolekularer Film auf der Epitheloberfläche aus. Die Bildung von S. im Rahmen der biochem. fetalen Lungenreifung* (bes. ausgeprägt nach der 35. SSW) kann

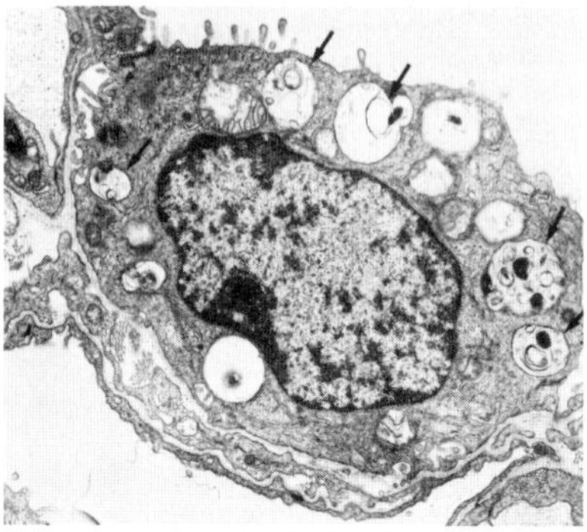

Elektronenmikroskopische Aufnahme eines Pneumozyt II: intrazytoplasmatische Speicherform des Surfactant als osmiophile Lamellenkörper (Pfeile), auf der Zelloberfläche typische Mikrovilli, denen Rezeptorfunktion zugeschrieben wird

mit Methoden der pränatalen Lungenreifediagnostik* geprüft werden. Eine unzureichende Lungenreifung bzw. ein postpartaler Mangel an S. führt zum Atemnotsyndrom* des Neugeborenen.

Surrogat|mutter (lat surrogare ersetzen): s. Leihmutter.

Sutura (lat) **f:** Naht; unbewegliche Knochenverbindung, wobei zwei nahe Knochenränder durch schmale Bindegewebsplatten miteinander verbunden sind, bes. an den Knochen des Schädeldachs.

Sutura coronalis f: Kranznaht zw. Stirn- und beiden Scheitelbeinen.

Sutura frontalis f: auch Sutura metopica; Stirnnaht zw. beiden Stirnbeinschuppen; verwächst i. d. R. zwischen dem ersten und zweiten Lj., wobei vielfach ein kleiner Nahtrest oberhalb der Nasenwurzel bestehen bleibt.

Sutura lambdoidea f: Lambdanaht zw. Hinterhauptbein und beiden Scheitelbeinen.

Sutura sagittalis f: Pfeilnaht zw. rechtem und linkem Scheitelbein.

Swyer-Syn|drom n: syn. isolierte Gonadendysgenesie*; Gonadendysgenesie-Syndrom bei phänotypisch weiblichen Individuen mit meist männlichem Karyotypus (46, XY). **Sympt.:** Manifestation der Störung in der Pubertät mit Ausbleiben der Sexualentwicklung (genitaler Infantilismus), primärer Amenorrhoe und primärer Sterilität. Meist Normwuchs, in Einzelfällen eunuchoidaler Hochwuchs (vgl. Rössle-Syndrom). Nicht nachweisbare Gonaden, jedoch vorhandene Keimleisten, die häufig zu maligner Entartung neigen. **Diagn.:** endokrinologische Befunde entsprechend einem hypergonadotropen Hypogonadismus mit erniedrigter Östrogenserumkonzentration, normaler oder erniedrigter 17-Ketosteroid- und stark erhöhter FSH-Ausscheidung im Urin. Karyotyp meist XY, jedoch auch XY/X0- und XX/X0-Mosaik möglich.

Sym|physe (gr symphysis das Zusammenwachsen) **f:** Verwachsung; Knochenverbindung durch Faserknorpel. Vorzugsweise i. e. S. gebraucht für Symphysis pubica: Schambeinfuge, Schamfuge.

Sym|hysen|schaden: Schmerzhaftigkeit des Beckenringes, v. a. der Symphyse während der Schwangerschaft oder nach Geburt; **Urs.:** funktionell (physiol. Beckenringlockerung* in der SS) oder traumatisch (bei Geburtsschwierigkeiten, Vorkommen in ca. 10% der Fälle), dann oft mit einer Symphysensprengung* verbunden.

Sym|physen|sprengung: Symphysenruptur; unter der Geburt oder bei Beckenringbruch vorkommende Zerreißung der Schambeinsymphyse. **Folge:** Instabilität des Beckens; vgl. Symphysenschaden.

Sym|physis pubica f: s. Symphyse, Discus interpubicus.

Sym|pto|thermale Methode f: Beobachtung der Basaltemperatur* (s. Temperaturmethode) und des Zervixschleims* (s. Billings-Ovulationsmethode) zur Bestimmung der fruchtbaren und unfruchtbaren Tage innerhalb des Menstruationszyklus* der Frau; dabei sollen nach Verschwinden des flüssigen Zervixschleims drei Temperaturwerte beobachtet werden, die höher sind als die vorangegangenen sechs Temperaturwerte; dann ist die sicher unfruchtbare Phase erreicht. Die s. M. gilt in vielen Ländern als bevorzugte Methode der natürlichen Kontrazeption*. **Vorteil:** Keine somatischen Nebenwirkungen, Zuverlässigkeit sehr hoch (Pearl-Index: 1 - 3). Vgl. Konzeptionsoptimum.

Syn|drom der kaudalen Re|gression n: bei Kindern diabetischer Mütter gehäuft auftretende Mißbildungen, die v. a. durch eine Hypo-oder Agenesie der kaudalen Wirbelsäule und der Femora gekennzeichnet sind. Mißbildungen versch. innerer Organe sowie Poly- und Syndaktylien der Zehen können hinzukommen. Vgl. Embryo-Fetopathia diabetica.

Syn|drom der mammo|renalen Überzahl n: Kombination von Polythelie* und/oder Polymastie* mit Doppelnieren, die ein- oder doppelseitig vorliegen können; bei einseitiger Manifestation meist homolaterale Nierenanomalie. Die Ureteren der Doppelnieren münden am häufigsten in einen gemeinsamen Harnleiter; vgl. Mammorenale Syndrome.

Syn|drom des toxischen Schocks n: (engl) **t**oxic **s**hock **s**yndrome (TSS); erstmals 1978 beschriebenes Syndrom aus hohem Fieber, Haut- und Schleimhautsymptomen (Konjunktivitis, scarlatiniformes Exanthem, später palmoplantare Desquamation), hypovolämischer Schock, u. U. mit Diarrhoe und Erbrechen, Bewußtseinstrübung, Leber- und

S

Niereninsuffizienz; wurde zunächst in den USA bei jungen Frauen in zeitlichem Zusammenhang mit der Anw. von Tampons aus synthetischem Material (sog. Tamponkrankheit) beobachtet, neuerdings bei beiden Geschlechtern, häufig nach Staphylokokkeninfektionen. **Urs.:** vermutlich Toxine, meist von Staphylococcus[*] aureus (Enterotoxin F, Exotoxin C); von anderen Mikroorganismen unter geigneten Bedingungen gebildete Toxine kommen in Einzelfällen ebenfalls in Betracht. **Cave:** Schwere Verläufe und Todesfälle sind beschrieben. **Ther.:** Schocktherapie (Volumen- und Elektrolytsubstitution), Antibiotika, Immunglobuline. Vgl. Endotoxinschock.

Syn|echie des Cavum uteri (gr synechein verbinden) **f:** starke Verklebung bis Verwachsung der beiden Uteruswände u. U mit Nekrose des gesamten Endometriums. **Urs.:** Genitaltuberkulose, falsch ausgeführte Kürettage (Asherman-Fritsch-Syndrom), Verätzungen.

Syn|klitismus (gr synklinomai zusammenliegen) **m:** achsengerechte Einstellung des kindlichen Kopfes; bei dem im Beckeneingang aufgepreßten oder schon mit einem kleinen Segment eingetretenen Kopf findet man die querverlaufende Pfeilnaht in der Führungslinie des Beckens (s. Abb.). Vgl. Asynklitismus.

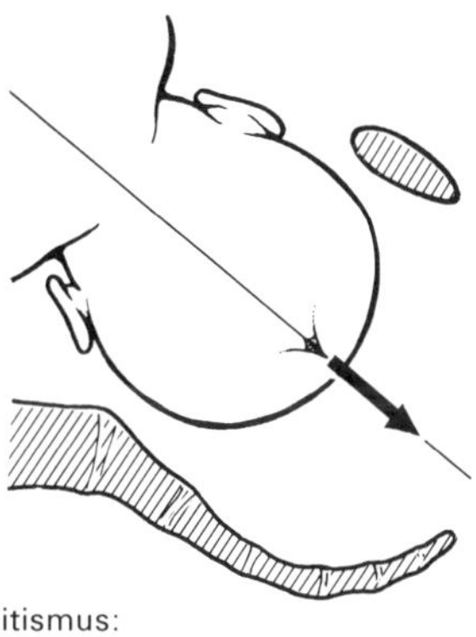

Synklitismus:
Synklitische (achsengerechte) Einstellung des Kopfes im Beckeneingang; Gerade: Führungslinie des Beckens

Syn|zytio|tropho|blast m: s. Trophoblast.

Syn|zytium n: Zellverband, der durch Verschmelzung von Einzelzellen oder durch Endomitose[*] entstanden ist und keine Zellgrenzen aufweist; kommt im menschlichen Organismus in Form des Synzytiotrophoblasten der Plazenta, in den quergestreiften Muskelfasern und der Herzmuskulatur vor.

Syphilid n: Bez. für verschiedenartigste Hauterscheinungen im Sekundär- und Tertiärstadium der Syphilis*.

Syphilis f: syn. Lues (venerea), Schaudinn-Krankheit, sog. harter Schanker; eine der meldepflichtigen Geschlechtskrankeiten*. **Err.:** Treponema* pallidum. **Übertragung** i. d. R. beim Geschlechtsverkehr, nur ausnahmsweise indirekt. **Diagn.: mikroskopischer Direktnachweis** von Treponema pallidum im Reizserum des Primäraffektes bzw. im Lymphknotenpunktat mittels Dunkelfelduntersuchung*. **Serol.: 1.** TPHA*-Test: wird etwa drei Wochen p. i. reaktiv. Prinzip: im pos. Fall makroskopisch sichtbare Agglutination der mit dem Patientenserum zusammengebrachten präparierten Erythrozyten (angelagerte Treponemen). Einfach durchführbarer Test, i. a. allein zur Routinediagn. ausreichend (Richtlinien für die Serodiagn. der S. des Bundesgesundheitsamtes 1979). **2.** FTA*-ABS-Test: wird bereits 2 - 3 Wochen p. i. reaktiv. Prinzip: abgetötete Treponemen werden auf einem Objektträger mit Patientenserum zusammengebracht und die Reaktion ggf. vorhandener Antikörper mittels fluoreszenzmarkiertem Antihumanglobulin mikroskopisch sichtbar gemacht. Beide Tests sind wegen ihrer hohen Spezifität praktisch gleichwertig und so empfindlich, daß sie auch nach Ausheilung einer S. oft lebenslang reaktiv bleiben, also nur zum Nachweis von Treponemeninfektion (auch tropisch, in Einzelfällen in Betracht ziehen!) und nicht zur Beurteilung des Therapieerfolges geeignet sind. Falsch-pos. Ergebnisse (ca. 0,1 - 0,2%) wurden beschrieben bei Autoimmunerkr. (Erythematodes, rheumatoide Arthritis) und Mononucleosis infectiosa. **Beurteilung der Aktivität** einer S. (Behandlungsbedürftigkeit) mittels **VDRL-Test** (in d. Venereal Disease Research Laboratories, USA, entwickelt): wird etwa ab der 5.Woche reaktiv. Nachw. von unspezifischen Lipoid-AK (Reagine[*]) mittels standardisiertem (Rinderherz-) Kardiolipinantigen (Mikroflockungsreaktion). Weniger spezifischer und empfindlicher Test (biol. falsch-pos. Ergebnisse v. a. bei Erkr., die mit starken Veränderungen der Bluteiweiße einhergehen und bei Schwangerschaft). Ein vergleichbares Verfahren ist die **Kardiolipin-Komplementbindungsreaktion** (KBR) nach Kolmer. Beurteilung des Therapieerfolges anhand des Antikörperverlaufs: der Titer fällt bei erfolgreicher Ther. nach einigen Monaten ab, wird jedoch nicht immer negativ. In Zweifelsfällen sowie grundsätzlich zur Abgrenzung einer S. connata wird der **IgM-FTA-Test** in der Modifikation des 19-S-IgM*-FTA-ABS-Tests angewandt, der den Nachweis treponemenspezifischer IgM-Antikörper ermöglicht. Bei Verdacht auf Neurosyphilis: **Luesserologie mit Liquor[*] cerebrospinalis**, außerdem neben der üblichen Liquordiagnostik zusätzlich Nachw. und Bewertung lokaler Antikörperproduktion im ZNS mittels Immunodiffusion[*] bzw. Bestimmung des Albuminquotienten und des TPHA-Index. **Klin.:** Man unterscheidet die erworbene S. (S. acquisita) und die sog. angeborene S. (S. connata). **I. Erworbene S.:** Einteilung in **Frühsyphilis** bzw. Primär- und Sekundärstadium mit **S. latens** (seropositiva) und **Spätsyphilis** bzw. Tertiärstadium mit **Neurosyphilis** bzw. Quartärstadium. Im folgenden wird die typische Symptomatik der unbehandelten S. beschrieben, die allerdings immer seltener angetroffen wird (epidemiologischer Gestaltwandel, antibiotische Anbehandlung u. a. Faktoren). **1. Frühsyphilis. Primärstadium (Lues I):** Schon wenige Stunden nach Inf. finden sich Err. im Blut. Nach einer

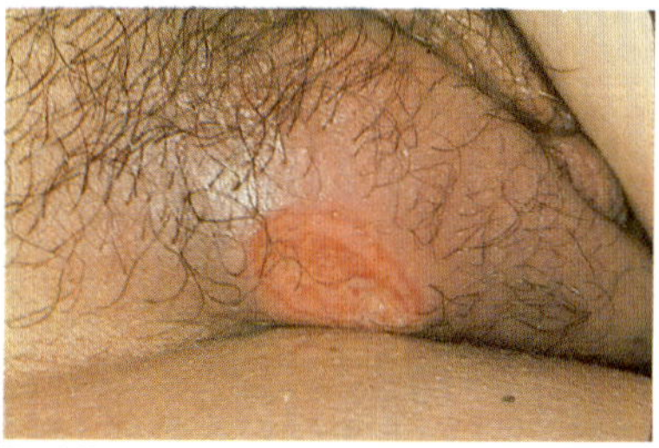

Syphilis:
Primäraffekt

Inkubation von durchschnittlich 3 Wochen entwickelt sich an der Eintrittstelle aus einer schnell zerfallenden Papel das typischerweise etwa münzgroße, indurierte (harter Schanker), schmerzlose Primärulkus, der **syphilitische Primäraffekt** (P. A.). Der P. A. (selten mehrere) kann an jeder Körperstelle ohne oder mit Begleitödem auftreten, ist jedoch meist an den Genitalien oder im Mundbereich lokalisiert. Etwa 6 Wochen p. i. kommt es zum Anschwellen regionaler Lymphknoten (derb, schmerzlos, beweglich, deutlich voneinander abgrenzbar): **syphilitischer Primärkomplex. Sekundärstadium (Lues II)** ab der 8. bis 12. Woche p. i., dauert etwa 2 Jahre. **Sympt. des frühen Sekundärstadiums** (ca. 3 Mon.): Allgemeinerscheinungen (Kopf- und Gliederschmerzen, BKS-Beschleunigung, Fieber, allg. Krankheitsgefühl); generalisierte Lymphknotenschwellung (Polyskleradenitis); makulöses, nicht juckendes Exanthem (Roseola); seltener Arteriitis, Meningoenzephalitis (dem Sekundärstadium zugehörige Form der **Lues cerebrospinalis**), Periostitis, Iritis u. a. Augenerscheinungen, Icterus syphiliticus praecox. **Sympt. des späten Sekundärstadiums:** anfangs generalisierte, später eher umschriebene makulo-papulöse (seltener -squamöse oder -pustulöse) Hautausschläge; Palmoplantarsyphilid (fleckenförmiger psoriasiformer Ausschlag an Handtellern und Fußsohlen); nässende, breitbasig aufsitzende, wuchernde, treponemenreiche Papeln perianal und -genital, die hochinfektiösen Condylomata* lata und Schleimhauteffloreszenzen (Plaques muqueuses); Angina syphilitica, Alopecia specifica, syphilitisches Leukoderm (v. a. am Hals: sog. Collier de Venus). **Spez. Formen des Sekundärstadiums: S. decapitata** oder **S. d'emblée:** z. B. durch Bluttransfusion übertragene S., wobei gleich Erscheinungen des Sekundärstadiums einsetzen (kein P. A.!); **S. latens (seropositiva):** Etwa 2 Jahre p. i. klingen alle klinischen Erscheinungen des Sekundärstadiums i. d. R. folgenlos ab und die S. ist nur noch serol. nach-

Syphilis
Orientierungsschema für den Ablauf der erworbenen Syphilis

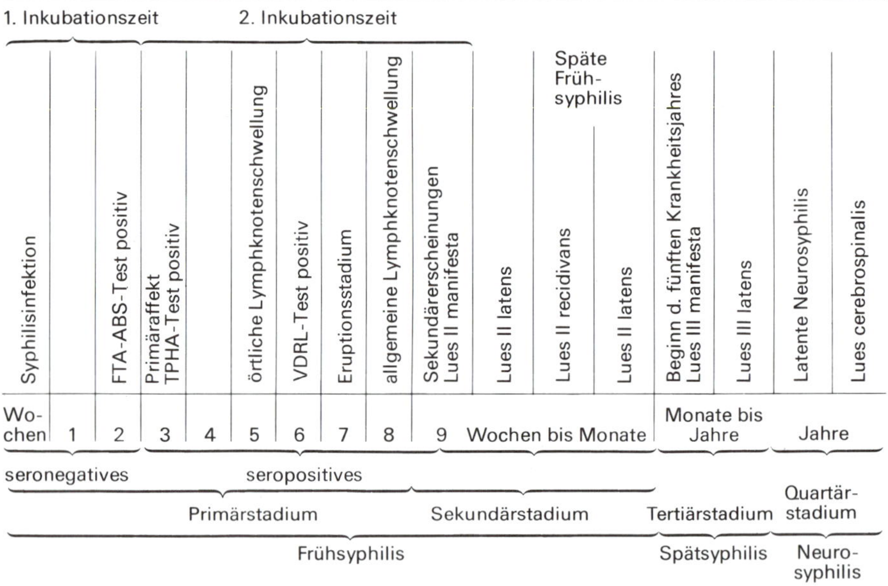

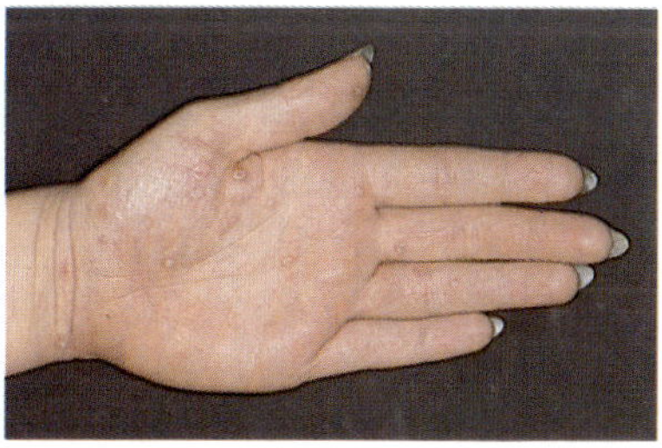

Syphilis:
Effloreszenzen des Sekundärstadiums auf der Handfläche

weisbar. Rezidive sind allerdings möglich (meist spärlichere Hauterscheinungen, dabei aber größere Einzelherde, Ringformen u.a.). Es muß wahrscheinlich nur bei einem Teil der Pat. mit S. latens (ca. 30%) mit syphilitischen Spätmanifestationen gerechnet werden. **2. Spätsyphilis. Tertiärstadium (Lues III):** Beginn ca. 5 Jahre p.i., wird heute nur noch selten gesehen (Zufallsbefund); i.d.R. stark positiv serol. Reaktionen (Hyperergie) im Blut. Treponemen sind in den granulomatösen Veränderungen z.T. nachweisbar, die Pat. sind jedoch nicht kontagiös. **Haut-, Schleimhaut- und Organsymptome:** Knotensyphilide an Haut, seltener Schleimhäuten (kutane bzw. subkutane Syphilide) mit Tendenz zu Ulzeration und narbiger Abheilung, können als sog. Gummen (zu Einschmelzung und Defektbildung neigende Granulome) prinzipiell jedes innere Organ, bevorzugt Knochen (Periostitis gummosa), Nasenseptum, harten und weichen Gaumen, befallen (DD: Tuberculosis[*] cutis); interstitielle fibröse Entz. (Glossitis, Orchitis u.a.). Eine erst ca. 30 Jahre p.i. auftretende Spätkomplikation ist die **Mesaortitis luica** (hist.: Wandnekrosen im Bereich von Adventitia und Media mit Zerstörung der glatten Muskel- und der elastischen Fasern), die bevorzugt den aufsteigenden Ast der Aorta mit sich allmählich ausbildender Aortenektasie (Aneurysma[*]) betrifft. Gefährliche Kompl.: Ruptur! **Quartärstadium (Neurosyphilis):** Sympt. der S. des ZNS treten ca. 10 - 20 Jahre p.i. auf. Formen: **Latente Neurosyphilis** bei neurol. unauffälligen Pat. oder Pat. mit abnormen neuropsychiatrischen Befunden, die eine positive Liquorserologie aufweisen; **Tabes[*] dorsalis** (syphilitischer Befall des Rückenmarks); **progressive Paralyse[*]** (Untergang grauer Hirnsubstanz). Tabes und Paralyse werden nicht korrekt auch als metasyphilitische Erscheinungen bzw. parenchymatöse S. bezeichnet; syphilitische Hirngefäßerkrankungen (zerebrospinale bzw. meningovaskuläre S.) und gummöse Hirnsyphilis bieten je nach Sitz der Erkrankungsherde eine sehr unterschiedliche neurol. Symptomatik und werden als **Lues[*] cerebrospinalis** des Tertiärstadiums zusammengefaßt. Bei allen, heute eher atypisch (einförmig oder als Mischformen) verlaufenden Fällen der Neurosyphilis findet sich eine meist deutlich reaktive Luesserologie in Blut und Liquor. Zur weiteren Diagn. empfiehlt sich neben der klinisch-neurol., HNO-ärztlichen und ophth. Untersuchung die Registrierung akustisch evozierter Potentiale; außerdem EEG und ggf. Computertomographie. **II. S. connata: intrauterin erworbene**, d.h. diaplazentar auf den Fetus durch die erkrankte und unzureichend therapierte Mutter übertragene S. (**Fetopathia syphilitica**), und zwar erst ab 5. Schwangerschaftsmonat. Erfolgt die Inf. bei florider Lues I oder II der Mutter zu einem früheren Zeitpunkt (fetale S.), dann kommt es zum Absterben der Frucht in utero und Frühtotgeburt (Frucht, Fruchtwasser und Plazenta sehr treponemenreich) im 6. - 7. Monat; Aborte in den ersten Schwangerschaftsmonaten beruhen nie auf einer Syphilis. **Sympt. der Säuglingssyphilis** (bei weniger geschädigten, lebend geborenen Kindern): Pemphigus syphiliticus (bullöse und ulzeröse Exantheme bes. an Handflächen und Fußsohlen); Parrot-Furchen durch narbige Abheilung krustöser Papeln und radiärer Einrisse um den Mund; Koryza syphilitica (eitriger, sog. schnarchender Schnupfen durch Nasenschleimhautbefall); Leber- und Milzvergrößerung, Anämie. **Sympt. der S. connata tarda** (bei Manifestation der S. im späten Kindesalter): **Hutchinson-Trias** mit Innenohrschwerhörigkeit[*], Keratitis[*] parenchymatosa und Tonnenzähnen (halbmondförmige Ausbuchtung an den Schneideflächen und Tonnenform der beiden oberen mittl. Schneidezähne des bleibenden

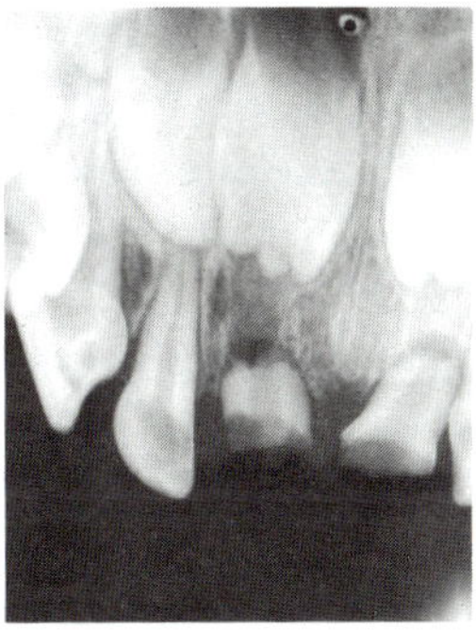

Syphilis:
Hutchinson-Zähne (11,21) im bleibenden Gebiß bei verkümmertem Milchgebiß

Gebisses). Alle im späteren Leben noch nachweisbaren Zeichen der durchgemachten S. connata werden als **syphilitische Stigmata** bezeichnet (z.B. Säbelscheidentibia und Sattelnase durch Knochenbeteiligung). Selten kommt es zur Spätmanifestation i.S. einer Neurosyphilis oder Mesaortitis luica.

Ther.: Ziel ist bei der Frühsyphilis und S. latens die Aufhebung der Infektiosität und Verhinderung des Auftretens tertiärsyphilitischer Erscheinungen; bei der Spätsyphilis Verhinderung des weiteren Fortschreitens der Erkr. (bereits entstandene Defekte sind irreversibel). **Antibiotikum der Wahl** ist **Penizillin**. Bei der Frühsyphilis genügen täglich i.m.-Injektionen eines Mittelzeitdepotpräparates (z.B. 1 Mio. E. Clemizol-Penicillin) über 14 Tage, auch ausreichend hoch dosierte einzeitige i.m.-Injektionen (ca. 2,4 Mio. E.) eines Langzeitdepotpräparates (z.B. Benzathin-Penizillin). Bei S. latens und Tertiärsyphilis wird Verlängerung der Behandlung auf 3 - 4 Wochen empfohlen (bzw. dreimalige i.m.-Injektion eines Langzeitdepotpräparates in wöchentlichem Abstand). Neurosyphilis: hochdosierte Penizillininfusionen für etwa 10 Tage und anschließende Injektionsbehandlung. Alternative Chemotherapeutika (z.B. bei Penizillinallergie): Cephalosporine, Tetrazykline, Erythromyzin. Wegen ihrer geringen Wirksamkeit im Vergleich zu Penizillin empfiehlt sich eine Verlängerung der Behandlungsdauer auf 3 - 4 Wochen, **Kontrolle des Therapieerfolges:** serologisch (VDRL-Test, s.o.).

Szirrhus (gr skirrhos hart) m: szirrhöses Karzinom*.

S

T

Tabak: Wegen der starken Verbreitung des Tabakgenusses sind die Folgeschäden von erheblicher sozialer Bedeutung; im Tabakrauch sind N-Nitrosoverbindungen, polyzyklische und aromatische Kohlenwasserstoffverbindungen wie Formaldehyd, Blausäure, Kadmium und andere Schwermetalle in z. T. höheren Konzentrationen, Nikotin* und Kohlenmonoxid enthalten. Versch. **Karzinogene** im Tabakteer können m. einer Latenzzeit von 15 - 20 Jahren Karzinome in Mundhöhle, an Larynx und Bronchien sowie in Lunge, Ösophagus, Magen, Darm und Harnblase erzeugen. **Schleimhautreizende Substanzen** (Aldehyde, Phenole, Säuren und Ammoniak) rufen bei chronischer Einwirkung chronische Bronchitis (Raucherhusten) und chronische Gastritis hervor. **Kohlenmonoxid:** im Rauch von Zigaretten 1 - 3%, Pfeife 2% und Zigarrre bis 6%. Im Blut bei mäßigem Rauchen etwa 5% CO-Hb, bei starkem Rauchen bis zu 15%; dadurch Herabsetzung der körperlichen Leistungsfähigkeit. Bei Rauchen in der **Schwangerschaft** besteht ein erhöhtes Risiko für Frühgeburten (s. Nikotin, Tab.) und ein vermindertes Geburtsgewicht des Neugeborenen. Beim Mann ist eine Schädigung der Spermiogenese möglich.

Tamoxifen n: 2-(4-(1,2-diphenyl-1-butenyl)-phenoxy)-N,N-dimethylethanamin; $C_{26}H_{29}NO$; MG 371,53; als trans-Isomer synthetisches, nichtsteroidales Antiöstrogen mit östrogenen Partialwirkungen (beim Cis-Isomer fehlt die antiöstrogene Wirkungskomponente vollkommen); bewirkt eine kompetitive Hemmung von Östrogenrezeptoren und eine Stimulation v. Progesteronrezeptoren. **Anw.:** bei hormonabhängigen Mammakarzinomen, zur Ovulationsinduktion. S. Antiöstrogene.

Tampon (frz Stöpsel, Pfropfen) m: Bausch aus Watte, Gaze u. ä. **Anw.** z. B. für die Wundbehandlung, Menstruationshygiene* der Frau; vgl. Syndrom des toxischen Schocks.

Tampon|krankheit: unzutreffende umgangssprachliche Bez. für das Syndrom* des toxischen Schocks.

Tanner-Stadien: Stadieneinteilung der **B**rustentwicklung und der **P**ubesbehaarung (Schambehaarung) des heranwachsenden Mädchens nach Tanner (1962): s. Tab. Vgl. Mamma, Abb.

Teer|zyste f: auch Schokoladenzyste; häufig mit der Umgebung verwachsene, teerartig eingedickte Blutabbauprodukte enthaltende (doppelseitige) Endometriosezyste* im Ovarium. S. Ovarialzysten.

Tele|curie|therapie f: syn. Telegammatherapie; Sammelbez. von Verfahren der Strahlentherapie*, bei denen der Abstand zw. Strahler und Haut mindestens 50 - 80 cm beträgt. Verwendet wird v. a. Kobalt-60 (sog. Telekobalttherapie). Vorteile liegen in der Möglichkeit zur Bewegungsbestrahlung (Schonung des gesunden Gewebes) und (durch Verwendung energiereicher Strahlen) einem geringen Energieverlust bei zunehmender Tiefe im Gewebe mit gleichzeitig geringerer Streustrahlung (dadurch niedrigstmögliche Hautdosis).

Temperatur|methode f: Eigenbeobachtung der Basaltemperatur* der Frau zur Bestimmung der fruchtbaren und unfruchtbaren Tage innerh. des Menstruationszyklus*. Die Ovulation* erfolgt 1 - 2 Tage vor dem in Zy-

Tanner-Stadien
Merkmale der körperlichen Entwicklung von Mädchen in der Pubertät

Brustentwicklung		Schambehaarung	
B 1	Kein palpabler Drüsenkörper	P 1	Keine Schambehaarung
B 2	Brustknospe: Warzenhof vergrößert, Drüsenkörper vorgewölbt	P 2	Wenige Schamhaare an den Labia majora, auf Photos des ganzen Körpers nicht zu erkennen
B 3	Drüsenkörper größer als Warzenvorhof	P 3	Kräftigere Behaarung von umschriebener Ausdehnung
B 4	Knospenbrust: Drüse im Warzenbereich hebt sich von der übrigen Drüse ab	P 4	Kräftige Haare, in geringerer Ausdehnung als bei Erwachsenen
B 5	Reife Brust: Zurückweichen der Warzenvorhofwölbung in die allgemeine Brustkontur	P 5	Ausgedehnte kräftige Behaarung, nach oben horizontal begrenzt, seitlich auf die Oberschenkel übergreifend
		P 6	Dreieckige, eher virile Ausweitung gegen den Nabel

klusmitte erfolgenden Anstieg der Temperatur. Vom 3. Tag der hyperthermen Phase an bis zur folgenden Menstruation* ist eine Konzeption* unmöglich (sicher unfruchtbare Tage, sog. strenge Form der T.). Es gibt eine zweite unfruchtbare Zeit im Zyklus: von der Menstruation bis 6 Tage vor dem frühestens beobachteten Temperaturanstieg (sog. erweiterte Form der T.). **Vorteil:** Wie alle Methoden der natürlichen Kontrazeption* ohne somatische Nebenwirkungen, dabei relativ zuverlässig (Pearl-Index 1 - 3). Vgl. Konzeptionsoptimum, Symptothermale Methode.

Tentorium|riß: Einriß des Tentorium cerebelli oder der Falx cerebri durch Verschiebung der Schädelknochen unter der Geburt; besonders gefährdet sind Frühgeborene (intrakranielle Blutungen!).

Terato|genität (gr teras, teratos Mißgeburt) f: grundsätzliche Fähigkeit eines Agens, bei Einwirkung einer ausreichenden Dosis, eine kongenitale Mißbildung* (grobstrukturelle Abnormität) auszulösen. Eine teratogene Wirkung greift definitionsgemäß immer pränatal und nach der Implantation ein; es handelt sich um einen speziellen Fall einer embryotoxischen Wirkung. Es sind **drei Typen** von teratogenen Noxen bekannt: **1.** bestimmte chemische Substanzen; **2.** bestimmte physik. Faktoren (z. B. ionisierende Strahlung); **3.** bestimmte biol. Ursachen (z. B. Rötelnvirus). Alle drei Typen teratogener Noxen können grundsätzlich auch beim Menschen entspr. Wirkungen auslösen. Bei chemischen oder physik. teratogenen Noxen ist die Inzidenz dosisabhängig. Kongenitale Fehlbildungen treten beim Menschen auch „spontan" auf. Substanzbezogene Effekte imponieren daher immer als Erhöhungen dieser Grundrate. Wahrscheinlich gibt es einen Schwellenbereich, unterh. dessen ein exogen ausgelöster Effekt biol. und med. nicht mehr relevant ist (Schwellendosis). Zu den chemischen Substanzen mit einem teratogenen Potential für den Menschen gehören z. B. Thalidomid, Methotrexat, Androgene, Retinoide und Alkohol; physik. Einwirkungen mit einem teratogenen Potential sind z. B. Röntgenstrahlung und strahlende Isotope. Vgl. [Dosis/Wirkungsbeziehungen], Embryotoxizität, [Spontanrate].

Terato|genität, strahlen|in|duzierte f: Auslösung eines teratogenen Effekts (kongenitale Mißbildung*) durch ionisierende Strahlung (Röntgenstrahlung, Neutronenstrahlen oder strahlende Isotope). Entspr. pränatal-toxische Wirkungen sind nach Einwirkung hoher Strahlendosen (therap. Bestrahlung, Atombombenopfer) beim Menschen gut dokumentiert. Es resultieren vorzugsweise Mikrozephalie und geistige Retardierungen. Bis heute verfügbare Daten sprechen dagegen, daß es bei einer akuten Exposition gegenüber Dosen von < 0,05 Gy (5 rd) zu einem nachweisbar erhöhten Risiko für grobstrukturelle Abnormitäten oder für Dysfunktionen kommt. Vgl. Embryotoxizität, strahleninduzierte, Mißbildung, kongenitale, Teratogenität, [Mikrozephalie, strahleninduzierte].

Teratom n: angeborene, aus Abkömmlingen der drei Keimblätter bestehende, am häufigsten in den Gonaden und entlang der Keimbahn vorkommende Mischgeschwulst, stammt (durch Parthenogenese nach der ersten meiotischen Teilung) von Keimzellen ab und ist zu den parasitären Doppelmißbildungen zu zählen; man unterscheidet das aus differenzierten Gewebsanteilen bestehende, reife T. (Teratoma adultum, häufig als Dermoid*) und das undifferenzierte Organanlagen enthaltende, primär bösartige solide T. (Teratoma embryonale); vgl. Struma ovarii.

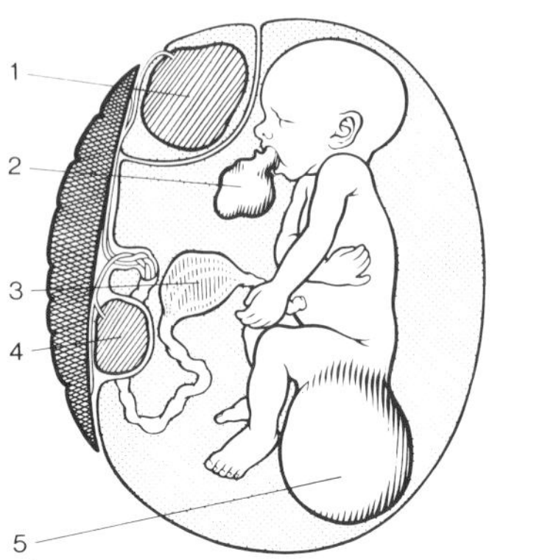

Teratome:
1: Acardius amorphus mit eigenem Amnion und eigenem Fruchtwasser; Differentialdiagnose gegenüber Plazentateratom; 2: Epignathus; 3: Teratom der Nabelschnur; 4: Teratom der Placenta; 5: Steißteratom

Tertiär|follikel m: s. Eizelle.

Testikuläre Feminisierung: syn. (engl) hairless woman syndrome; Pseudohermaphroditismus* masculinus (männliches Kerngeschlecht) mit weiblichem Phänotypus, jedoch Fehlen der Scham- und Axillarbehaarung. **Ätiol./Path.:** vermutlich hereditäre periphere Androgenresistenz inf. eines Hormonrezeptorendefektes der Körperzellen (bei normalem XY-Karyotypus), die bereits während der embryonalen Geschlechtsentwicklung (ab Ende des zweiten Schwangerschaftsmonats) auf die in den fetalen Hoden gebildeten Androgene* nicht ansprechen; Urs. ist eine Verminderung der Testosteron-Dihydrotestosteron-Konversion, ein Alphareduktaseeffekt, der durch eine X-chromosomal-gekoppelte, vererbte Genmutation entsteht. **Sympt.:** weiblicher Habitus mit jedoch infantilen Mamillen (bei normaler Mammaentwicklung) und fehlender Pubes- und Axillarbehaarung; rein weibliches äußeres Genitale bei blind endender Vagina und Fehlen von Uterus, Tuben und Ovar. Stattdessen Vorliegen von Abdominal- oder Inguinalhoden ohne Spermiogenese. Meist weibliche Psychosexualität.

Testo|steron (INN) n: Testosteronum (INN-L), Testosterone (INN—E), 17β-Hy-

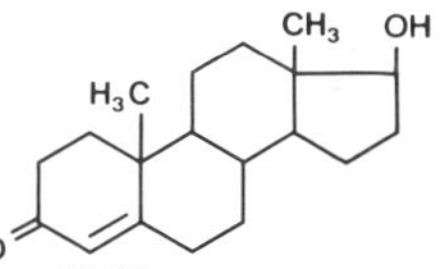

Testosteron (INN)

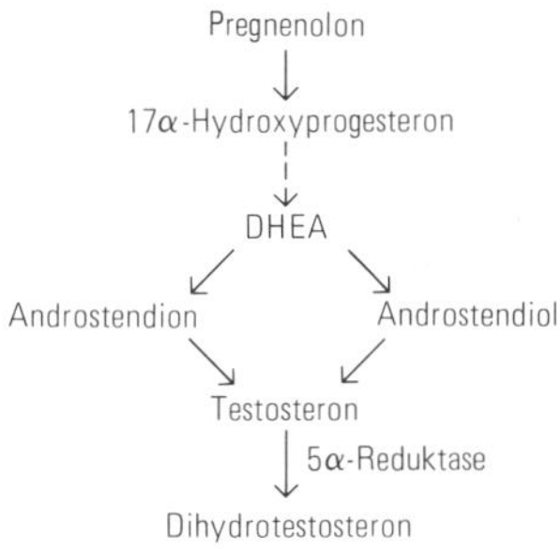

Testosteron:
Schema der Biosynthese

droxy-4-androsten-3-on (IUPAC); CAS-Nr. 58-22-0; $C_{19}H_{28}O_2$; MG 288,47; stärkstes natürliches Androgen; wichtigste Bildungs- und Transportform der Androgene*. T. ist für die Entwicklung des männlichen Individuums von ausschlaggebender Bedeutung. **Normalwerte** (Serumspiegel in ng/ml Serum): Männer 2,8 - 8,2; Frauen 0,1 - 1,0. **Therapeutische Anw.:** u. a. zur Wachstumshemmung bei Jungen mit konstitutionellem Hochwuchs.

Test|ovar n: syn. Ovotestis*.

Tetanus neo|natorum (gr tetanos Spannung) m: Wundstarrkrampf des Neugeborenen, Nabeltetanus; durch Infektion des Nabels mit Clostridium tetani verursachte Form des Tetanus[*], beginnt mit Allgemeinsymptomen wie Unruhe, Trinkunlust, gefolgt v. typischen Sympt. des Tetanus; sehr hohe Letalität.

Tetanus uteri m: Krampfwehen; Dauerkontraktion der Gebärmutter, anhaltende stärkste Wehen*, die durch keine Pause unterbrochen werden; große Gefahr für das Kind!

Thalidomid-Embryo|pathie f: syn. Wiedemann-Dysmeliesyndrom, Wiedemann-Lenz-Syndrom, Dysmeliesyndrom, Contergan-Syndrom; embryopathisches Fehlbildungssyndrom mit im Vordergrund stehenden schweren Extremitätenanomalien nach Einnahme von Thalidomid (ein Schlafmittel, Handelsname Contergan) in der Frühschwangerschaft, trat zw. 1958 und 1963 häufig auf, wurde nach Verbot thalidomidhaltiger Pharmaka nur noch selten beobachtet. **Ätiol./Path.:** teratogene Wirkung von Thalidomid (α-Phthalimidoglutarimid) in der 4. bis 6. Embryonalwoche. **Sympt.:** Dysmelie* insbes. im Bereich der oberen Extremitäten unterschiedlicher Lokalisation und Ausprägung von isolierten minimalen Hypoplasien bis zur Amelie reichend; Fehlbildungen im Kopfbereich: Dysotie bis Anotie häufig mit Taubheit, Mikrophthalmie, Kolobom, multiple Hirnnervenstörungen (III., IV., VI., VII.); Naevus flammeus im Mittelgesicht; Fehlbildungen innerer Organe; geistige Entwicklung i. d. R. unbeeinträchtigt. **Progn.:** hohe Letalität in der frühen Kindheit.

Theca folliculi (gr theke Behältnis, Kasten) f: ovarielles, den Graaf-Follikel umgebendes Bindegewebe; differenziert sich während der Follikelreifung in eine innere, den Follikel umschließende Östrogen-produzierende Schicht (Theca interna) und eine äußere in das Ovarialstroma übergehende fibröse Theca externa.

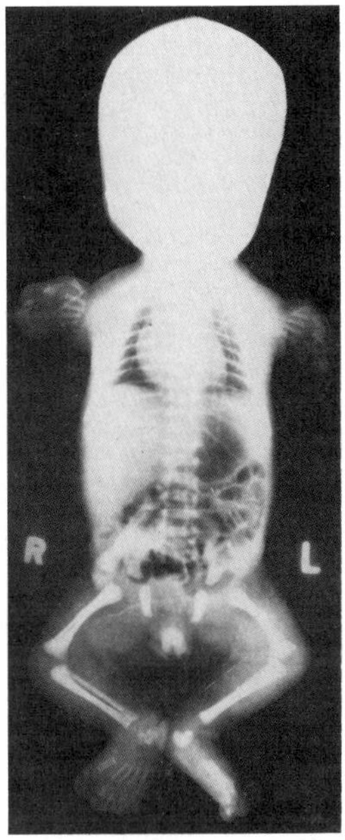

Thalidomid-Embryopathie:
Phokomelie der oberen Extremitäten

Theka|zellen: s. Theca folliculi.

Theka|zell|tumor m: syn. Thekom; relativ seltener östrogenbildender Sex-cord-Tumor des Ovarium (s. Ovarialtumoren), aus gewucherten, oft lipoidreichen Thekazellen und Fibroblasten bestehend (bei Überwiegen der Fibroblasten Thekofibrom, bei Kombination mit Granulosazellwucherungen Granulosa-T.); **Vork.:** überwiegend in der Postmenopause, nie vor der Pubertät. Die klinischen Sympt. entsprechen denen bei Granulosazelltumor*. **DD:** Hyperthecosis* ovarii. Vgl. Luteom.

Theko|matose f: s. Hyperthecosis ovarii.

Thel|algie (gr thele Brustwarze; algos Schmerz) f: Schmerzen in der Brustwarze.

Thel|arche f: allmähliche Entw. der weiblichen Brustwarze (und Brustdrüse) in der Pubertät* unter zunehmender Östrogeneinwirkung. Stadien der Brustentwicklung: s. Tanner-Stadien. Vgl. Pubarche, Menarche.

Thelor|rhagie f: Blutung aus der Brustwarze; s. Mamma, blutende.

Thermo|graphie f: Wärmebild; bildgebendes Verfahren, das die Wärmestrahlung von Körpern sichtbar macht. **Prinzip:** Die Absoluttemperatur und die Temperaturverteilung auf der Hautoberfläche werden bis zu geringsten Differenzen (von ca. 0,08 °C) erfaßt und registriert. Bei der **Telethermographie** wird die von der Körperoberfläche emittierte Infrarotstrahlung[*] in einer speziellen Infrarotkamera (schwarz-weiß oder farbig) aufgezeichnet, was insbes. die Erkennung von Temperaturdifferenzen und sog. hot spots im Rechts-Links-Vergleich ermöglicht. Die **Plattenthermographie** (Kontaktthermographie) beruht darauf, daß best. Flüssigkristalle (z. B. Cholesterinkristalle) innerh. eines engen Bereichs bei versch. Temperaturen unterschiedliche Farben annehmen. Eine mit Flüssigkristallen gefüllte Platte bzw. Folie wird auf die betreffende Körperregion aufgelegt und zur Dokumentation farbig abphotographiert. Zur Darstellung kommen v. a. pathologische Gefäßmuster sowie hot spots. Die Plattenthermographie wird v. a. als Zusatzmethode zur Mammographie* eingesetzt. Die Temperaturunterschiede kommen durch unterschiedliche Gefäßdurchblutung z. B. inf. arterieller Durchblutungsstörungen, entzündlicher Knochenprozesse oder maligner Tumoren zustande. Durch die Th. sind z. B. noch Mammatumoren von weniger als 1 cm Durchmesser nachweisbar; allerdings kann eine Entzündung durch die Th. nicht von einem Tumor unterschieden werden. Wegen der Gefahr falsch-negativer Befunde ist die Th. als Screening-Verfahren zur frühzeitigen Erkennung des Mammakarzinoms in gesunden Kollektiven nur bei Durchführung durch erfahrene Untersucher geeignet!

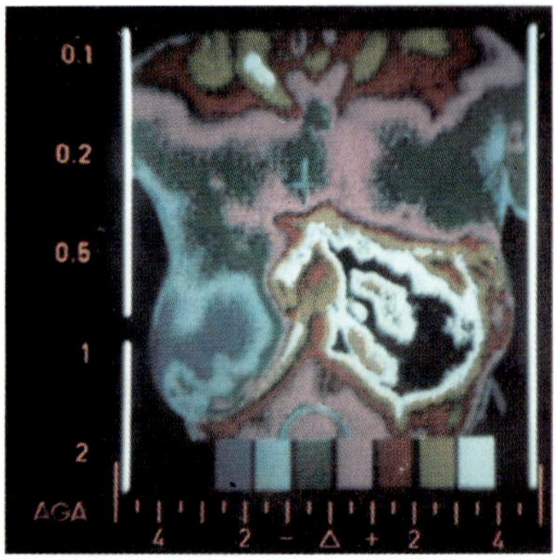

Thermographie:
Farb-Infrarot-Thermographie mit Entzündung und Abszeßbildung der linken Mamma. Die Skalierung der Farben ist unten im Bild angegeben. Zwei benachbarte Farben bilden jeweils eine Temperaturdifferenz von ca. 1 °C ab.

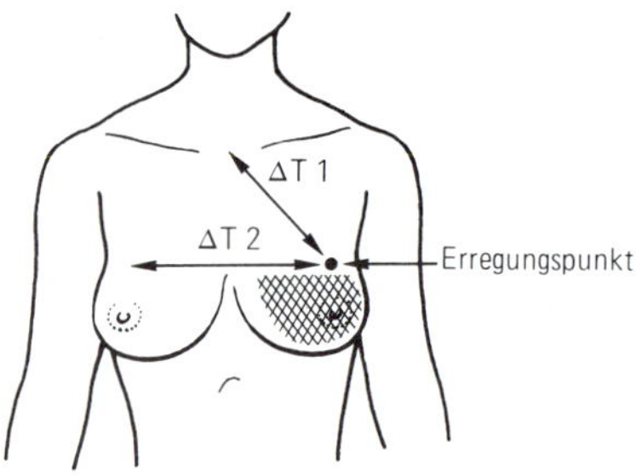

Thermographie:
Kriterien für die Beurteilung der Telethermographie nach Bourjat:
Erregungspunkt (= hot spot): überwärmter Hautbezirk über dem Tumor; ΔT 2: Temperaturdifferenz zw. Tumor u. korrespondierender Region der anderen Brust (pathol.: über 2 °C); ΔT 1: Temperaturdifferenz zw. Tumor u. Referenzpunkt (pathol.: über 1,5 °C); schraffierte Fläche: globale Hyperthermie; Übereinstimmung zw. Erregungspunkt u. klin./radiol. Auffälligkeit; Seitendifferenz der thermischen Topographie beider Mammae

Thrombose (gr thrombosis Blutgerinnung) f: Blutpfropfbildung; intravasale, intravitale Blutgerinnung (meist Venen, aber auch Arterien). **Pathogenese:** komplex; wesentliche Faktoren bei der Entstehung einer Th. („thrombogene Funktionstrias") sind: **1.** Gefäßwandschaden; **2.** Hyperkoagulabilität; **3.** verändertes Stromzeitvolumen (Virchow-Trias). Weitere disponierende Faktoren sind höheres Lebensalter, überdurchschnittliches Körpergewicht, hormonelle Veränderungen (Schwangerschaft, hormonale Kontrazeption, Cushing-Syndrom), thromboplastische Substanzen bei Traumen, Entzündungen, Operationen, malignen Tumoren sowie klimatische Bedingungen. **Klinischer Verlauf:** Eine Th. entsteht bevorzugt inf. (längerer) Bettruhe des Pat.; durch Verschleppung von thrombotischem Material kann es zur Thromboembolie[*] im arteriellen und venösen Gefäßsystem (gefürchtete postoperative Komplikation), durch sekundäre bakterielle Infizierung zur Thrombophlebitis[*] kommen. Häufig tritt die Th. im Bereich der unteren Extremitäten auf. Die Th. der tiefer gelegenen Beinvenen (**Phlebothrombose**) verläuft symptomärmer, jedoch mit wesentlich größerer Emboliegefahr als die Th. der oberflächlichen Beinvenen (**Varikothrombose**). **Lokale Sympt. und Druckschmerzpunkte** (s. Abb.): neben Schmerzen und Stauungserscheinungen im betroffenen Bereich: **1.** Schweregefühl, Parästhesien in

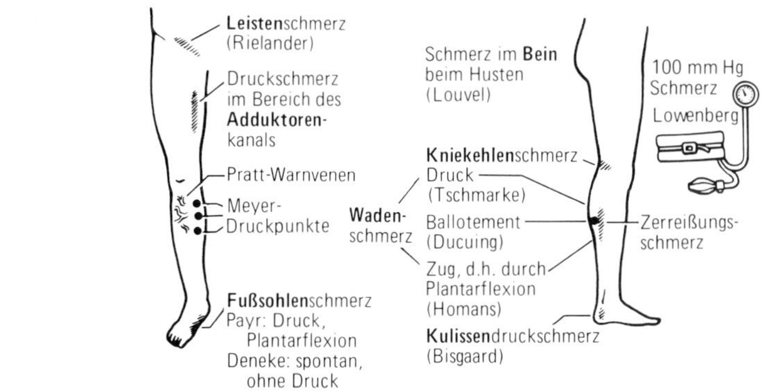

Sogenannte Thrombose-Frühzeichen

den Beinen; Wadenschmerzen bes. bei Dorsalflexion des Fußes (Homans-Zeichen); **2.** Venendruckschmerz (an den entspannten Beinen seitenvergleichend zu prüfen): tibialer Fußsohlenschmerz (Payr-Zeichen), Druckschmerz hinter dem Malleolus (Bisgaard-Zeichen), Meyer-Druckpunkte entlang den erkrankten Venen medial der Tibiakante, Schmerz durch aufgepumpte Blutdruckmanschette über 100 mmHg (Lowenberg-May-Test) sprechen für Unterschenkelvenenthrombose, Druckschmerz in der Kniekehle für Th. der V. poplitea, Druckschmerz in der Leistenbeuge für Th. der V. femoralis. Alle genannten Zeichen einer Phlebothrombose sind keine sicheren diagn. Kriterien. **Allgemeinsympt.:** An-

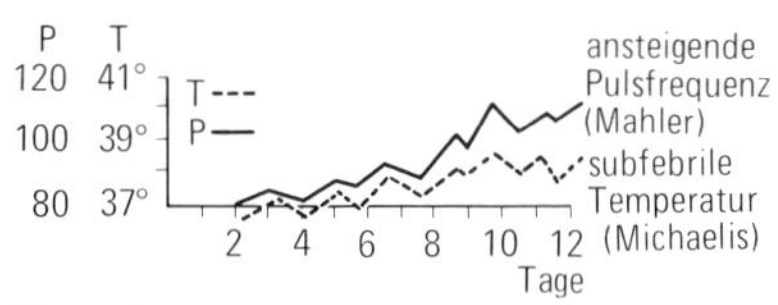

Thrombose:
Idealisierte Fieber- und Pulskurve, Frühzeichen der Phlebothrombose

stieg der Pulsfrequenz bei zunächst normalen bzw. allenfalls subfebrilen Körpertemperaturen; bei Thrombophlebitis auch allg. Entzündungszeichen. **Diagn.: 1.** Phlebographie[*]; **2.** Radiojod[*]-Fibrinogen-Test; **3.** Ultraschalldiagnostik*. Allerdings ist jede Frühdiagnostik hinsichtlich Embolierisiko stets als spät bzw. zu spät einzuschätzen; 80% der fulminanten Lungenembolien verlaufen tödlich in den ersten 2 Stunden! **Prophylaxe** durch primäre bzw. sekundäre Prävention, z.B. durch Diät (Gewichtsreduktion), Frühmobilisierung (nach Op.), Low*-dose-Heparinisierung (im Risikofall); Embolieprophylaxe[*]. **Ther.:** Fibrinolyse*, op. venöse Thrombektomie[*]; hat praktisch nur in der Frühphase und bei aktivem

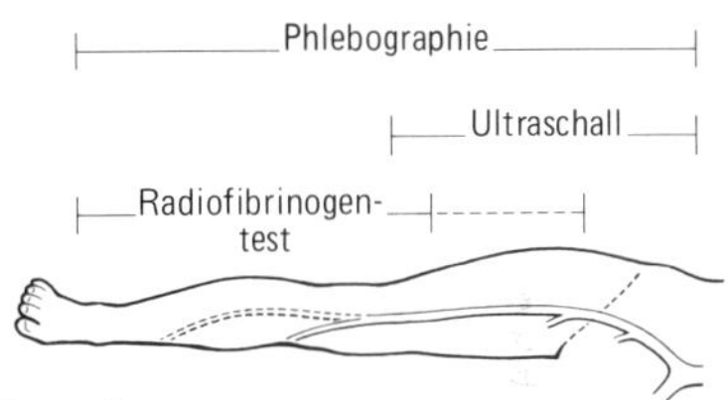

Thrombose:
Wertigkeit von drei apparativen Methoden zur Diagnose der tiefen Thrombose der unteren Extremitäten: Phlebographie, Ultraschall, Radiofibrinogentest.

Vorgehen Aussicht auf Erfolg. **Kompl.:** Embolie od. Defektheilung (postthrombotisches[*] Syndrom). Vgl. Beckenvenenthrombose.

> Der geringste Verdacht auf tiefe Thrombose sollte **frühzeitig** diagnostisch abgeklärt werden.

Tropho|blast|tumoren m pl: von Zellen des Synzytio- oder Zytotrophoblasten (Trophoblast*) der Plazenta* oder den Keimzellen beider Geschlechter ausgehende Tumoren; bei den schwangerschaftsbedingten T. werden drei Hauptformen unterschieden: Blasenmole*, Chorionadenoma* destruens und malignes Chorionepitheliom*.

Tiefer Querstand: s. Querstand, tiefer.

Toko|graphie f: Darstellung des Wehenablaufs; Registrierung der Tonusänderungen des Uterus, entw. als **externe T.** von den mütterlichen Bauchdecken (rel. Druckwertänderung) oder als **interne T.** aus dem Uterusinnenraum (absolute Druckwerte). Beurteilt werden die Wehen* nach Wehenstärke, -dauer, -pause und -frequenz. Man unterscheidet **drei physiol. Wehentypen: Typ I** mit allmählichem Druckanstieg und steilem Druckabfall (überwiegt bei den Eröffnungswehen); **Typ II** mit gleichförmigem Druckanstieg und -abfall (kommt in der Eröffnungs- und Austreibungsperiode vor); **Typ III** mit steilem Druckanstieg und langsamem Druckabfall (überwiegt in der Austreibungsperiode). Vgl. Kardiotokographie.

Toko|logie f: Lehre von der Geburt, Geburtshilfe.

Toko|lyse (gr lysis Lösung) f: Wehenhemmung; Behandlung der vorzeitigen oder übermäßigen Wehentätigkeit. **1. Langzeitmedikation**, z. B. bei vorzeitigem Wehenbeginn, Op. am Uterus (Cerclage*, fetale Bluttransfusion*), drohender Frühgeburt*, v. a. mit β_2-Sympathomimetika (Fenoterol*); evtl. zusätzlich Prostaglandinhemmer, Sedativa, Spasmolytika. Bewährt haben sich auch zusätzliche Progesterongaben, die zu einer Sensibilisierung adrenerger Betarezeptoren führen; bei intravenöser T. wird Magnesiumsulfat (kardioprotektiver und tokolytischer Effekt) empfohlen. **2. Kurzzeitmedikation** mit β_2-Sympathomimetika v. a. bei Geburtskomplikationen durch pathol. Wehentätigkeit (intrauterine Reanimation*). **Kontraind.:** s. Tab.

Tokolyse
Kontraindikationen

Fieber
Vaginale Blutungen
Verdacht auf vorzeitige Plazentalösung
Hyperthyreose, Thyreotoxikose, ausgeprägte Struma
Herzvitien, entzündliche Herzerkrankungen (Myokarditis)
Tachykarde Herzrhythmusstörungen
Diabetes
Hyperkalzämie
Hepatitis
Nierenerkrankungen (Wasserretention)
EPH-Gestose
Erreichen der Schwangerschaftswoche 37/38
Muttermund 4 cm und mehr

Toko|lytika n pl: Arzneimittel, die wehenhemmend wirken; s. Tokolyse.

Tonnen|karzinom n: s. Zervixkarzinom.

TORCH-Komplex m: (engl) mnemotechnischer Begriff für die wichtigsten pränatalen Infektionen des Menschen: **T**oxoplasmose*, **o**ther (andere wie Syphilis*, Listeriose*), **R**öteln*, **C**ytomegalie (Zytomegalie*), **H**erpes* simplex; s. Pränatalinfektion, Perinatalinfektion.

Total|pro|laps m: s. Prolapsus uteri et vaginae.

Totgeburt: Ein Kind gilt in der Bundesrepublik Deutschland als totgeboren, wenn es nach der Trennung vom Mutterleib keines der für eine Lebendgeburt* maßgeblichen Zeichen (Herzschlag, natürliche Lungenatmung, Pulsation der Nabelschnur) und eine Körperlänge von mindestens 35 cm aufweist. Für Totgeborene besteht standesamtliche Meldepflicht (Eintragung in die Personenstandsbücher); s. a. Spätabort.

Toxikose (gr toxikon Pfeilgift) f: (gebh.) sog. Schwangerschaftstoxikose; s. Gestose.

Toxischer Schock m: s. Endotoxinschock, Syndrom des toxischen Schocks.

Toxo|plasma gondii n: länglich-ovale, sichel- bzw. apfelsinenscheibenförmige Sporozoen mit meist exzentrisch gelegenem Kern und Volutinkörperchen (s. Abb.); 3 · 5 µm; Vermehrung der Endodyogenie; **zyklische Entw.** mit Schizogonie (Agamogonie) und Gamogonie im Dünndarmepithel des Endwirts (nur Katzen!); Ausscheidung von Oozysten mit dem Kot, Sporogonie (Reduktionsteilung) im Freien; azyklische Entwicklung mit proliferativer Phase (Pseudozysten) und Zystenphase (Tachyzoiten und Bradyzoiten) im Zwischenwirt (Mensch, Hund, omni- und herbivore Säuger und Vögel). **Inf.** des Menschen durch: **1.** Pseudozysten oder Zysten aus Nahrungsmitteln (Fleisch, Eier); **2.** Oozysten aus Katzenkot; **3.** pränatal (diaplazentar, entw. hämatogen oder durch Pseudozysten im Endometrium). **Nachw.: 1.** (serol.) Serofarbtest (Sabin-Feldman-Test, SFT), indirekter Immunfluoreszenztest (IFT), KBR; **2.** Erregernachweis: direkter Nachw. nur ausnahmsweise möglich (Liquorsediment, Sternalpunktat): a) mikroskopisches Ausstrichpräparat; b) empfindlicher ist der Tierversuch: pathogen für die üblichen Labortiere, bes. geeignet weiße Mäuse und Goldhamster; Parasitennachweis mikroskopisch und serologisch. Sektionsmaterial (auch Totgeburt): Gehirn, Augen, Leber, Milz, Lunge; Organsuspension (unfixiert!), hist. Untersuchung.

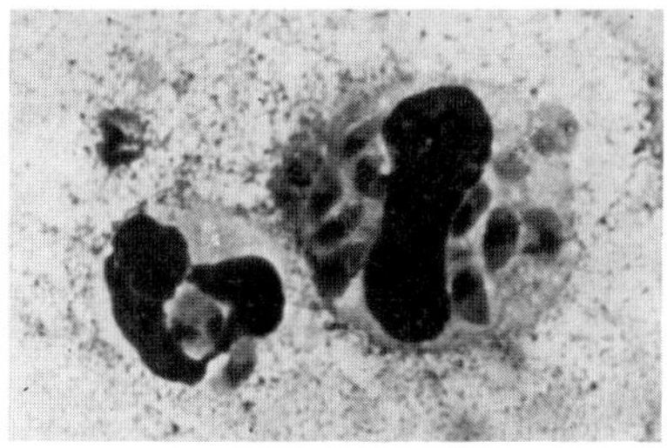

Toxoplasma gondii

Toxo|plasmin n: Toxoplasmen-Antigen für spezifischen Hauttest auf Toxoplasmose*.

Toxo|plasmose f: durch Inf. mit Toxoplasma* gondii hervorgerufene Zoonose. Eine hochgradige Durchseuchung der Bevölkerung mit starken regionalen Schwankungen ist serol. nachgewiesen. Die T. ist seit 1979 nicht mehr meldepflichtig, lediglich die angeborene Form. **Pathol.-Anat.:** Erreger erzeugt umschriebene herdförmige Entz., möglicherweise Nekrosen. Er lebt intrazellulär und verursacht die Bildung sog. Pseudozysten. In der Fetalperiode und im Kindesalter besteht eine ausgesprochene Affinität zum ZNS (zerebrale Form). Granulomatöse Veränderungen im Gehirn können mit röntg. nachweisbaren Verkal-

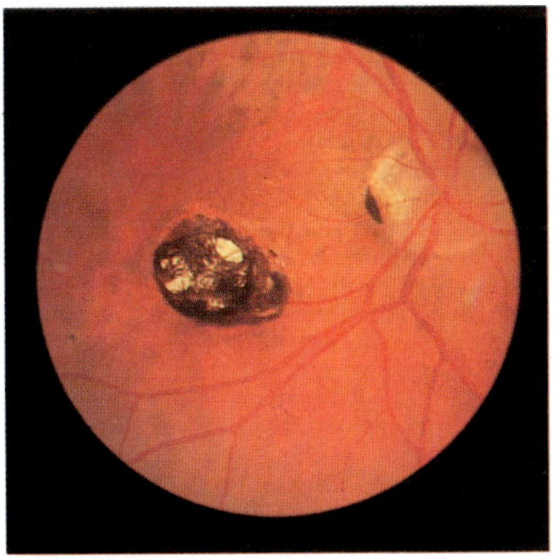

Toxoplasmose:
Parazentraler chorioretinaler Narbenherd

kungen ausheilen. Im späteren Alter schwindet die Bevorzugung des ZNS. Entzündungserscheinungen und Err. können dann an fast allen inneren Organen nachgewiesen werden (viszerale Form).

Klin.: 1. bei **akutem** (und subakutem) Verlauf Lymphknotenschwellung oder Lymphadenitis bes. am Hals, uncharakteristisches Fieber, Angina, grippeähnliche Symptome, bei schweren Fällen Kopfschmerzen, Meningismus und Meningoenzephalitis; **2.** bei **chronischem** Verlauf (sehr selten) Fieber (schubweise), evtl. mit Gelenkbeschwerden, Kopfschmerzen; psychische Alteration, Organmanifestation in Lymphknoten, Leber, Milz, Auge (Iridozyklitis, Chorioretinitis, s. Abb.) ZNS.

T. und Schwangerschaft: Bei einer Schwangeren mit Parasitämie können die Err. über Plazenta und Nabelschnur in den kindlichen Organismus gelangen. Der Erregerübertritt, der vorwiegend im zweiten und dritten

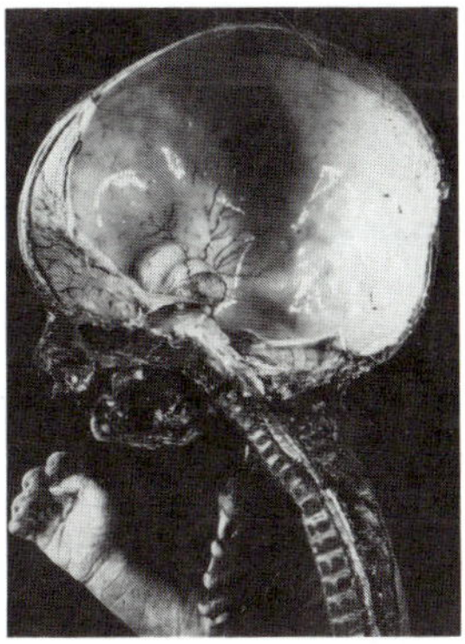

Toxoplasmose:
Großer Hydrozephalus bei Fetopathia toxoplasmotica

Trimenon zustande kommt, kann zur Fetopathia toxoplasmotica führen (Früh- oder Totgeburten). **Sympt.: 1. der konnatalen T.:** Hydrozephalus, Chorioretinitis, Verkalkungen im Gehirn, Ikterus, Vergrößerung der Leber und Milz; **2. der sog. latenten konnatalen T.:** anhaltend hoher serol. Titer über längere Zeit ohne Krankheitserscheinungen bei der Geburt. Erst im Lauf von Wochen und Monaten auftretende typische Erscheinungen: Chorioretinitis, leichter Hydrozephalus, Krampfneigung,

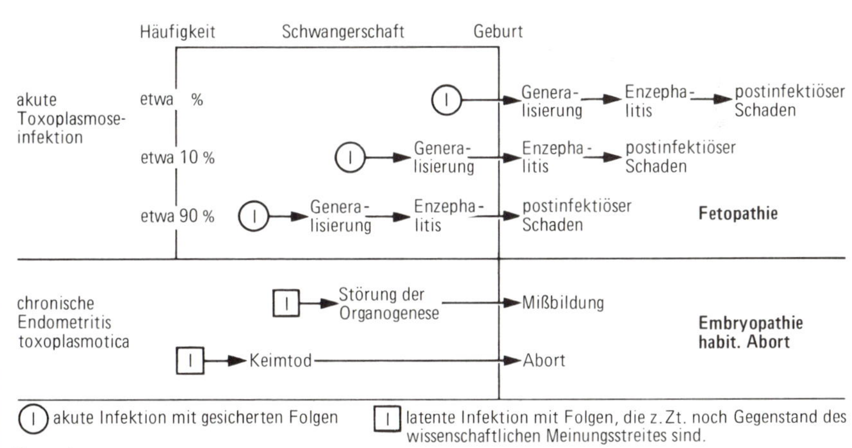

Toxoplasmose:
Möglichkeiten des Verlaufs von pränatalen Toxoplasmoseinfektionen

Nystagmus, Rigidität der Extremitäten, Athetosen, Trinkfaulheit und retardierte geistige Entwicklung. **Leitsätze:** Eine Gefährdung der Frucht ist nur bei einer erstmaligen Toxoplasmoseinfektion während der Schwangerschaft möglich, im ersten Trimenon jedoch nur selten. Mit einer erstmaligen Inf. der Schwangeren ist zu rechnen, wenn der anfänglich negative Titer während der Schwangerschaft pos. wird. In diesem Fall sollte im zweiten und dritten Trimenon auch chemotherap. behandelt werden, obwohl eine ernste Erkr. des Kindes fraglich ist. **Prävention:** Zu vermeiden ist ro-

Toxoplasmose
Kombinierter IgM-Nachweis und indirekte Immunfluoreszenz-Titerbestimmung der Immunglobuline zur Toxoplasmosediagnose

Befund		Bewertung
IgM	standardisierte indirekte Immunfloureszenztechnik (Ig-Titer) (I. E.)	
–	≧ 300	möglicherweise transplazentare Übertragung mütterlicher Ak. Kontrolluntersuchung nach 3 Monaten
+	≧ 300	Verdacht auf Toxoplasmose-Infektion
– oder +	≧1000	Verdacht auf Toxoplasmose-Infektion

hes oder ungenügend gekochtes Fleisch (Vorsicht auch bei der Zubereitung) und der Umgang m. Katzen, vor allem Katzenkot, wobei auch hier Infektiosität nur bis zum Abschluß der Antikörperbildung bei der Katze besteht.

> Eine Toxoplasmoseinfektion der Mutter **vor** der Schwangerschaft ist für die Frucht ungefährlich und **nicht** behandlungsbedürftig, unabhängig von der nachgewiesenen Titerhöhe.

TPHA-Test m: **T**reponema-**p**allidum-**H**äm**a**gglutinationstest; hochspezifischer und hochsensibler passiver Hämagglutinationstest zum Nachweis von Antikörpern gegen Treponema* pallidum, der 3 - 4 Wochen nach Infektion reaktiv wird. Negativierung des Tests nach Behandlung nur dann, wenn die Therapie in den ersten Monaten nach der Infektion erfolgte; vgl. Syphilis.

Tragzeit|gutachten: syn. gebh.-gyn. Gutachten; im Rahmen der med. Vaterschaftsgutachten vom Gericht beim Geburtshelfer angeforderte Begutachtung über die Übereinstimmung zw. Reifezeichen des Kindes und der angeblichen Tragzeit (Schwangerschaftsdauer*); gelegentlich Mitverwertung von Zyklusdaten (fruchtbare und unfruchtbare Zyklusabschnitte). Biostatistische Auswertung ergibt Unter- bzw. Überschreitungswahrscheinlichkeiten. Vgl. Reifezeichen des Neugeborenen, Blutgruppengutachten.

Trans|abdominale Trans|fusion f: s. Bluttransfusion, fetale.

Trans|formations|dosis f: die zur Umwandlung (Transformation) mit nachfolgender, menstruationsähnlicher Entzugsblutung eines vollständig proliferierten Endometriums erforderliche Menge an Gestagenen* (z. B. nach Kastration zur Auslösung künstlicher Zyklen); vgl. Proliferationsdosis.

Trans|formations|zone: s. Umwandlungszone.

Trans|fusion, fetale f: s. Bluttransfusion, fetale.

Trans|fusion, feto|maternale f: Übertritt von Blut aus den Zottengefäßen der Plazenta in den Kreislauf der Mutter (in etwa 5% mehr als 10 ml); s. Mikrotransfusion.

Transitorische Milch (lat transitorius vorübergehend): die sog. Übergangsmilch der Muttermilch*.

trans|perineal: durch den Damm hindurch, vom Damm aus; z. B. transperineale Prostataresektion.

trans|plazentar: durch die Plazenta* hindurch; vgl. Plazentaschranke.

Trans|sexualität f: Entwicklung einer Geschlechtsidentität, die zum somatischen Geschlecht* im Widerspruch steht. Transsexuelle sind somatisch eindeutig männlichen bzw. weiblichen Geschlechts (vgl. dagegen Intersexualität), fühlen sich jedoch psychisch in jeder Hinsicht dem anderen Geschlecht zugehörig. T. kommt bei beiden Geschlechtern vor (in der BRD etwa 3000 Betroffene, Schätzwert von 1981) und ist streng zu trennen von Homosexualität* und Transvestismus*; Transsexuelle empfinden sich i. d. R. als heterosexuell, häufig besteht ein erheblicher Leidensdruck. Diagn. und Ther. ist nur interdisziplinär durch erfahrene Arbeitsgruppen möglich. Hormonbehandlungen und op. Techniken der plastischen Chirurgie dienen zu einer von vielen Transsexuellen angestrebten **Geschlechtsumwandlung***. Durch das Transsexuellengesetz* wird den personenstandsrechtlichen Implikationen der T. Rechnung getragen.

Trans|sexuellen|gesetz: Abk. TSG; nach dem „Gesetz über die Änderung des Vornamens und die Feststellung der Geschlechtszugehörigkeit in besonderen Fällen" vom 10.9.1980 (BGBl. I S. 1654) kann bei Vorliegen best. Bedingungen ein Transsexueller, **ohne** daß bereits eine op. Geschlechtsumwandlung erfolgt ist und trotz einer ggf. bestehenden Ehe, den Vornamen ändern (§ 1 TSG); **nach** einer Operation und **nach** Auflösung einer ggf. bestehenden Ehe kann eine Personenstandsänderung und damit eine Geschlechtsänderung im Geburtenbuch beantragt werden (§ 8 TSG). Vgl. Transsexualität.

Trans|sudation f: **1.** (gyn.) physiol. T. durch das Vaginalepithel, neben der Sekretion der

Bartholin*-Drüsen für die Gleitfähigkeit des Introitus vaginae von Bedeutung; vgl. Lubrikation. **2.** Transsudate[*].

Trans|vestismus (lat vestis Kleid) m: Tragen v. Kleidung des anderen Geschlechts; i. e. S. Bedürfnis, Kleidung des anderen Geschlechts zu tragen, verbunden mit sexueller Erregung. T. ist von Transsexualität* und Homosexualität* zu unterscheiden. T. ist weitaus häufiger b. Männern als b. Frauen, die meisten Transvestiten verhalten sich heterosexuell; vgl. Fetischismus.

Trans|zervikale Amnio|zentese f: s. Amniozentese.

Trepo|nema pallidum n: syn. Spirochaeta pallida, sog. Syphilisspirochäte; Gewebsparasit. **Morphol.:** 6 - 24 regelmäßige steile Windungen (wie Zähne einer Säge), typische rotierende Bewegungen um die Längsachse; **Nachweis:** im Reizserum* (Primärstadium der Krkh.) durch mikroskopische Dunkelfelduntersuchung*. Serol. Nachweis: s. Syphilis. **Epidemiologie:** Infektionsquelle ist der Mensch,

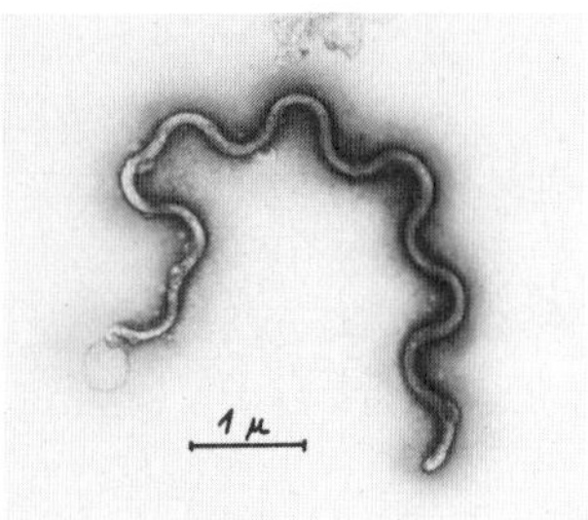

Treponema pallidum:
Elektronenmikroskopische Aufnahme

Übertragung ganz überwiegend durch Geschlechtsverkehr, sehr selten durch Gegenstände.

Tri|chlor|äthylen n: kurz auch Trilen, Tri; $Cl_2C{=}CHCl$; flüchtiges Anästhetikum aus der halogenierten Kohlenwasserstoffreihe mit guter analgetischer Wirkung. Anw. nur in offenen Narkosesystemen[*] möglich, da T. mit CO_2-Absorberkalk Phosgen[*] bildet. **Verw.:** in der Gebh. z. B. zur Geburtserleichterung* während der Eröffnungsperiode; dämpft wie alle volatilen halogenierten Inhalationsnarkotika[*] dosisabhängig die Uterusaktivität und wird zunehmend von der Periduralanästhesie* verdrängt. Vgl. Lachgas, Lokalanästhesie.

Tricho|monas (gr trix, trichos Haar; monas Einheit) f: Gattung mehrgeißeliger birnenförmiger Flagellaten; verschiedene Arten, kommen in den Körperhöhlen des Menschen vor; vgl. [Protozoen].

Tricho|monas uro|genitalis f: syn. Trichomonas vaginalis; 8 - 12 · 15 - 30 µm, ähnlich Trichomonas[*] hominis, jedoch größer; fakultativ pathogene Kommensalen der weiblichen (im sauer reagierenden Vaginalschleim) und männlichen Genitalorgane; starke Vermehrung führt zu Trichomoniasis*. Übertragung v. a. beim Geschlechtsverkehr; **Nachw.:** **1.** mikroskopische Untersuchung von Vaginal- und Urethralabstrichen (nativ oder nach Giemsa-

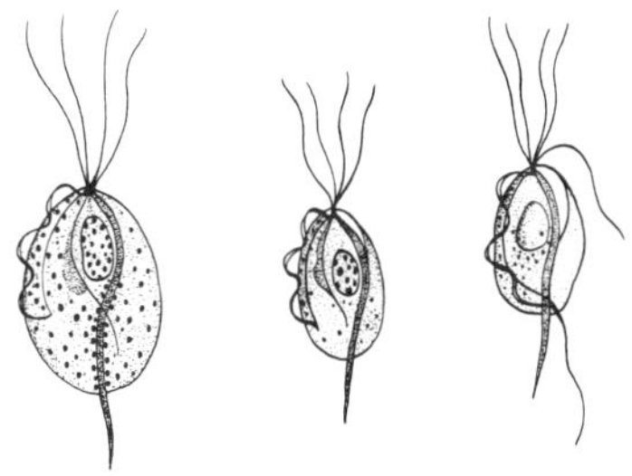

Trichomonas urogenitalis:
Verschiedene humanpathogene Trichomonaden: T. vaginalis (links); T. tenax (Mitte); T. hominis (rechts)

Färbung); **2.** serologisch: KBR, IFT, PHA; **3.** Kultur.

Tricho|moniasis f: urogenitale Erkrankung durch Infektion v. a. von Harnblase und Vagina mit Trichomonas* urogenitalis. **Sympt.:** beim Mann Zystitis, Urethritis, bei der Frau v. a. Kolpitis* mit eitrigem, schaumigem, übelriechendem Fluor* genitalis und quälendem Juckreiz. **Ther.:** Trichomonazida (v. a. Metronidazol); Partnerbehandlung. Vgl. STD.

Trichter|becken: hohes Becken, querer Durchmesser des Beckenausganges stark verkürzt (ähnlich dem männlichen Becken); vgl. Beckenformen.

Tri|gonum femorale n: auch T. f. scarpae; von M. sartorius, M. adductor longus und Leistenband begrenzte Region am Oberschenkel; kranial die vom Leistenband, dem M. sartorius und dem M. pectinus begrenzte Regio subinguinalis.

Tri|menon (gr men, menos Monat) n: Zeitraum von drei Monaten; bes. in der SS Einteilung in erstes, zweites, drittes T.; vgl. Schwangerschaftsdauer.

Tri|methyl|amin n: $(CH_3)_3N$, ein tertiäres Amin; farbloses Gas, z. B. im Scheidensekret, in der Heringslake und in Pflanzen (Chenopodium).

Triplo-X-Syn|drom n: syn. Super female syndrome; zu den Trisomie*-Syndromen gehörige Genommutation mit dreifachem X-Chromosom inf. Non*-disjunction. **Sympt.:** Frauen mit weiblichem Phänotyp (oft fertil, aber auch mit Hypogonadismus und Hypogenitalismus) und unterschiedlich stark ausgeprägter Oligophrenie; u. U. epileptiforme Anfälle und weitere Organmißbildungen. Männliche Nachkommen fertiler Pat. haben oft ein Klinefelter*-Syndrom.

Tripper: umgangssprachliche Bezeichnung f. Gonorrhoe*.

Tri|somie f: Genommutation, bei der neben dem normalen diploiden Chromosomensatz ein (**einfache** T.) oder mehrere (**doppelte** T. usw.) Chromosomen dreifach vorhanden sind; s. Trisomie-Syndrome.

Tri|somie-Syn|drome n pl: Sammelbegriff für Krankheitsbilder, denen eine chromosomale Trisomie* zugrunde liegt. **Ätiol./Path.:** Eine Trisomie entsteht durch fehlerhafte Reifungsteilung der Eizelle oder des Spermiums in Form einer Non*-disjunction; neben Gameten mit hypohaploider Chromosomenzahl (22) resultieren Tochterzellen mit hyperhaploider (24), bei deren Vereinigung mit einer normalen haploiden Gamete (23) des anderen Geschlechts das betroffene Chromosom nicht zwei-, sondern dreifach vertreten ist. Während das Fehlen eines Autosoms eine normale Embryogenese wohl ausschließt, ist ein Überleben bei Einzahl eines Gonosoms möglich. Die Ätiol. einer Non-disjunction ist im einzelnen noch ungeklärt, eine Disposition scheint jedoch mit zunehmendem Alter der Gebärenden gegeben zu sein.

Eine autosomale Trisomie wirkt i. d. R. als Letalfaktor und ist nur in Einzelfällen mit dem Leben vereinbar. Zu den klinisch wichtigsten **autosomalen** T.-S. zählen das Patau-Syndrom (Trisomie 13, 14 oder 15), Edwards-Syndrom (Trisomie 17 oder 18) und Down-Syndrom (Trisomie 21). Klinisch wichtige **gonosomale** T.-S. sind das Klinefelter-Syndrom (Trisomie XXY), die Trisomie XXX und Trisomie XYY. **Sympt.:** Während das Down-Syndrom und das Klinefelter-Syndrom durch eine recht spezifische Symptomatik charakterisiert sind, weisen die anderen T.-S. ein wenig trennscharfes, vielgestaltiges Bild auf und gehen fakultativ mit sehr variablen Begleitanomalien einher. Die gemeinsame Grundsymptomatik der T.-S. umfaßt - allerdings in variabler Ausprägung - Anomalien des Gehirns (geistige Retardierung, epileptische Anfälle und Tonusstörungen der Muskulatur), des Herzens (mit oder ohne Zyanose), der Nieren, der Genitalorgane, der Augen, des Skeletts, der Hände und Füße (insbes. Hexadaktylie) sowie eine Vierfingerfurche und eine kraniofaziale Ohrmuscheldysplasie.

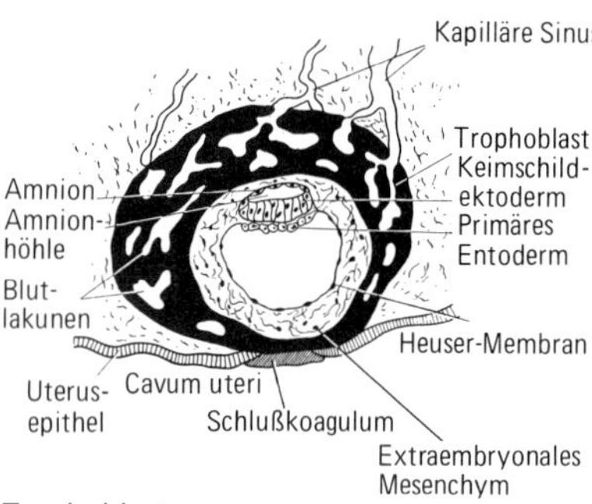

Trophoblast:
Schematische Darstellung eines 12 Tage alten menschlichen Keims

Tropho|blast (gr trophe Nahrung; blastos Keim) m: (embryol.) Blastoderm; zellige Außenwand der Blastozyste*, die bei der Nidation* in das Uterusendometrium eindringt und sich in zwei Schichten differenziert: Synzytiotrophoblast als äußere vielkernige Schicht und Zytotrophoblast* als innere Schicht einkerniger Zellen. Durch Umwandlung der Kapillargefäße des Endometriums entsteht im T. am 11. - 12. Tag nach Befruchtung der uteroplazentare Kreislauf.

Tropho|blast|tumoren m pl: von Zellen des Synzytio- oder Zytotrophoblasten (Trophoblast*) der Plazenta* oder den Keimzellen beider Geschlechter ausgehende Tumoren; bei den schwangerschaftsbedingten T. werden drei Hauptformen unterschieden: Blasenmole*, Chorionadenoma* destruens und malignes Chorionepitheliom*.

Troph|ödem n: syn. Pseudoelephantiasis neuroarthritica, Nonne-Millroy-Meige-Syndrom; familiäres, meist bei Geburt manifestes chronisches Ödem der distalen Gliedmaßenabschnitte (meist nur Unterschenkel und Füße, Abb.) von blasser, derber, indolenter Be-

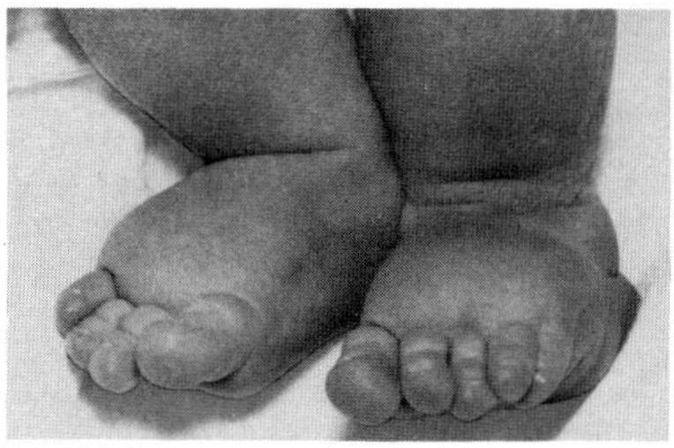
Trophödem

schaffenheit mit Disposition zu Sekundärinfektionen und trophischen Geschwüren, begleitet von Minderwuchs, Akromikrie, Infantilismus, Hypogenitalismus und Adipositas. **Ätiol.:** autosomal-dominanter Erbmodus mit unvollständiger Penetranz und variabler Expressivität.

Tubar|ab|ort (lat tuba Röhre) m: s. Tubargravidität.

Tubar|gravidität f: Eileiter- oder Tubenschwangerschaft; wichtigste Form der Extrauteringravidität*; bei der häufigeren Implantation* des befruchteten Eis im ampullären Teil des Eileiters endet die T. nach wenigen Wochen mit einem **Tubarabort** (sog. innerer Fruchtkapselaufbruch): Ausstoßung der Frucht in die Bauchhöhle (Hämatozele peritubar und im Douglas*-Raum, (schwache) Blutung nach außen); bei Implantation im isthmischen oder intramuralen Teil (interstitielle Schwangerschaft) kommt es zur **Tubarruptur** (sog. äußerer Fruchtkapselaufbruch): Perforation eines Eileiters mit starker (u. U. lebensbedrohlicher) Blutung in die Bauchhöhle inf. proteolytischer Andauung der Tubenwand mit Arrosion von Ästen der A. ovarica und A.

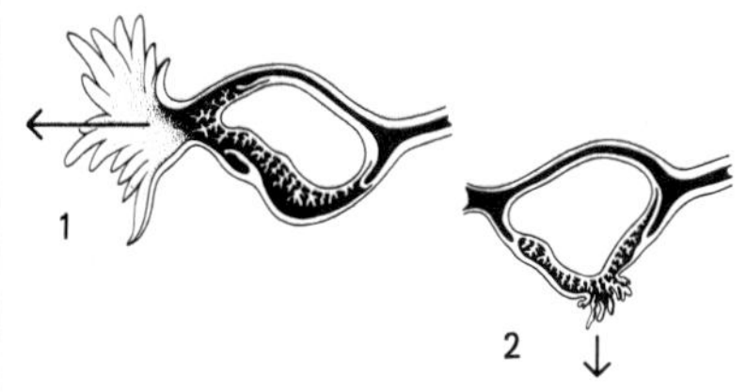

Tubargravidität:
1: Tubenabort; 2: Tubenruptur

uterina. **Sympt.:** plötzliche Schmerzen (peritoneale Reizung), hämorrhagischer Schock, akutes Abdomen. **Ther.:** Laparotomie, meist Salpingektomie.

Tubar|ruptur f: s. Tubargravidität.

Tuba uterina f: s. Eileiter.

Tube: Kurzform f. **1.** Tuba uterina, Eileiter*; **2.** Ohrtrompete.

Tuben|durchblasung: Pertubation*.

Tuben|entzündung: Salpingitis*.

Tuben|im|plantation f: Wiedereinpflanzung des Eileiters nach Resektion eines obliterierten isthmischen Tubenanteils ins Uteruskavum; vgl. Sterilitätsoperation.

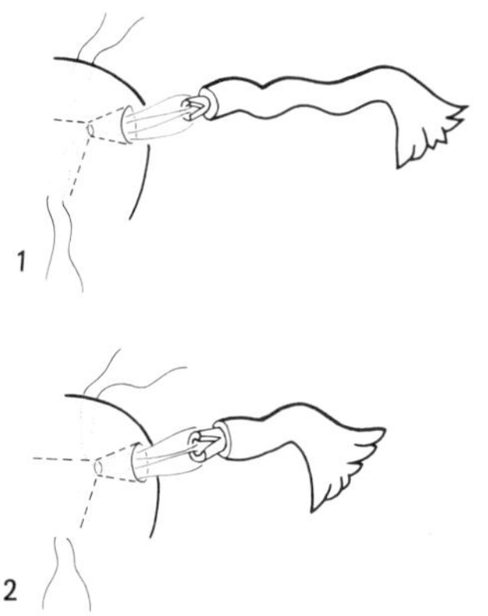

Tubenimplantation:
1: isthmisch; 2: ampullär

Tuben|sterilisation f: op. Unterbrechung der Eileiter in Laparotomie* oder im Rahmen einer Pelviskopie* durch Ligatur, Anbringen von Metall- oder Plastikklemmen, Elektrokoagulation, Teilexzision, Fimbriektomie*, Totalexstirpation (Salpingektomie*).

Tubercula Montgomery n pl: s. Areola mammae.

Tuberculosis uro|genitalis f: Genitaltuberkulose*.

Tubo|ovarial|ab|szeß m: (gyn.) kombinierter Abszeß von Ovarium und Eileiter, ausgehend von einem Ovarialabszeß* oder einer Pyosalpinx*; entsteht inf. Durcheiterung der trennenden Wandschichten oder durch Infektion eines gesprungenen Follikels inf. Verwachsungen zw. Pyosalpinx und Ovarium.

Tubo|ovarial|zyste f: Verschmelzung einer Ovarialzyste mit dem entzündeten Eileiter (meist Saktosalpinx) unter Bildung eines gemeinsamen zystischen Hohlraums; meist Folge einer chronischen Adnexitis*.

Tumor|marker: Markierungsmerkmale bösartiger Erkr. (Tumoren); bzgl. Diagn. und Beurteilung des Verlaufs maligner (in einigen Fällen auch nichtmaligner, z. B. entzündlicher) Erkr. bedeutsame, schon physiol. im Körper vorhandene Substanzen (s. Tab. S. 270), die von wachsenden Neoplasien synthetisiert, ggf. sezerniert und unter best. Voraussetzungen (Auftreten im peripheren Blutkreislauf, u. a. abhängig von einer ausreichend großen Tumormasse) in Serum bzw. Urin von Tumorpatienten in unphysiol. hohen Konzentrationen nachweisbar werden. Viele T. werden, obwohl selbst im menschlichen Organismus nicht unbedingt immunogen wirkend, mittels immun. Methode nachgewiesen und deshalb ganz allgemein als Tumorantigene bezeichnet. **Einteilung** in: **1. Entwicklungsmarker**, d. h. die Genexpression[*] des jeweiligen Entwicklungsstadiums der Tumorzellen widerspiegelnde, auch in vergleichbaren embryonalen und fetalen Zellen nachweisbare T.; **2. Differenzierungsmarker**, d. h. für den jeweiligen Zelltyp des Tumors dem Grad seiner Differenzierung (Spezialisierung) entsprechende, quasi normale, allerdings in untypisch hohen Konzentrationen auftretende Genprodukte[*] (z. B. Hormone); **3. tumorassoziierte Antigene**, d. h. alle jene für best. neoplastische Erkrankungen charakteristische T., die 1. und 2. nicht eindeutig zuzuordnen sind. Hierzu zählen ektop gebildete Hormone, die, im Gegensatz zu physiol. produzierten Hormonen, nicht den Regulationsmechanismen des Organismus unterliegen. **Bedeutung:** Der Wert der Bestimmung von T. ist prinzipiell in der Ergänzung der üblichen klinischen Untersuchungsverfahren und diagn. Parameter zu sehen. Die Verlaufsbeobachtung des Markerniveaus erlaubt oft Rückschlüsse auf die Richtigkeit und Effizienz der eingeleiteten therap. Bemühungen (Tumorrezidiv, Tumormetastasen u. a.). Als Frühindikator eines tumorösen Wachstums kommt heute praktisch nur das humane Choriongonadotropin (HCG*) in Betracht, dessen rechtzeitiger Nachw. (deutlich erhöhte Werte im Urin) der Früherkennung des malignen Chorionepithelioms* mit Heilungsraten von über 95% ermöglicht. Wichtige neue Perspektiven in der Tumordiagnostik: monoklonale Antikörper; vgl. Hormonrezeptoren.

Tumor|volumen-Verdoppelungs|zeit: Zeitraum, in dem sich das Tumorvolumen verdoppelt; ein Tumor, der klinisch nachweisbar ist, hat i. d. R. bereits zwei Drittel seiner Gesamtwachstumszeit erreicht. Für das Mammakarzinom wird z. B. eine durchschnittlich T. von 200 Tagen angenommen, ein tastbarer Knoten (sog. Frühdiagnose) benötigt für seine Entwicklung also mehr als 15 Jahre; daher sind in

T

Tumormarker

Bezeichnung	physiologisches Auftreten	pathologisches Auftreten
Onko-fetale Antigene		
Alpha-1-Fetoprotein (AFP)	fetales Serum, Amnionflüssigkeit, Schwangerenserum	primäres Leberzellkarzinom, teratogene Karzinome; auch bei Hepatitiden, Leberzirrhose, neuralen Dysraphien (z. B. Spina bifida)
Carcinoembryonales Antigen (CEA)	fetales Serum, Serum starker Raucher	gastrointestinale Tumoren, Pankreas-, Lungen-, Mamma-, Prostata-, Kolon-, Rektum-Karzinome, C-Zellkarzinom der Schilddrüse; auch bei benignen Lungenerkrankungen, Prankreatitis, Leberzirrhose, Magen- und Darmgeschwüren
Fetales Sulfoglykoprotein-Antigen (FSA)	fetales Serum, Magensaft	im Magensaft bei Magenkarzinom; auch bei benignen Magengeschwüren und Gastritis
Onkofetales Antigen des Pankreas (POA)	fetales Serum, fetaler Pankreas, Schwangerenserum	Pankreaskarzinom
Schwangerschaftsassoziiertes α_2-Glykoprotein (PAG)	fetales Serum, Schwangerenserum, Östrogen-Medikation	Mamma-Karzinom, Bronchialkarzinom, maligne Melanome
Beta-onkofetales Antigen (BOFA)	fetales Serum	Kolon- und Endometriumkarzinom, Melanom, Lebermetastasen; auch bei entzündlichen Lebererkrankungen
Tennessee Antigen (TAG)	Serum (?)	gastrointestinale Karzinome ohne Organspezifität, Pankreaskarzinom; auch bei entzündlichen Darmerkrankungen
Ektope Hormone		
Humans Choriongonadotropin (HCG)	Plazenta, Schwangerenserum	Trophoblastentumoren, Hodentumoren, Pankreas-, Mamma-Karzinom, Blasenmole
Plazentares Laktogen (PL)	Plazenta, Schwangerenserum	Trophoblastentumoren, Bronchial-, Mamma-Karzinome, Adenokarzinome des Magens
Prolaktin	Hypophysenvorderlappen, Schwangerenserum	Tumoren des Hypophysenvorderlappens, Lungentumor, medulläres Schilddrüsenkarzinom
Adrenokortikotropes Hormon (ACTH)	Hypophysenvorderlappen, Serum	Bronchialkarzinom
Gastrin	Antrumschleimhaut des Magens, Serum	Schilddrüsenkarzinom; auch bei Zollinger-Ellison-Syndrom
Parathormon	Nebenschilddrüse, Serum	Bronchialkarzinom
Zaeruloplasmin	Transportglobulin für Kupfer im Serum	Bronchialkarzinom
Erythropoietin	Niere, Serum	Nierenkarzinom
Kalzitonin	C-Zellen der Schilddrüse, Serum	C-Zellkarzinom der Schilddrüse, Bronchialkarzinom
Prostaglandine	verschiedene Organe	medulläres Schilddrüsenkarzinom
Renin	Lunge	Oat-cell-Karzinom, Wilms-Tumor
Enzyme		
Plazentare alkalische Phosphatase, Regan-Isoenzyme	Plazenta, Schwangerenserum	Ovarialkarzinome, Hodentumoren, gastrointestinale Pankreaskarzinome
Laktatdehydrogenase (LDH)	Serum	chronische und akute Leukämien, Hodentumoren, Melanome, Mamma-, Ovarial-Karzinome
Saure Prostata-Phosphatase (PA)	Serum	Prostatakarzinom

(Fortsetzung nächste Seite)

T

Tumormarker (Fortsetzung)

Bezeichnung	physiologisches Auftreten	pathologisches Auftreten
Amylase	Serum	Lungenkarzinom
Alkalische Phosphatase (AP)	Serum	Osteosarkom, osteoplastische Knochenmetastasen bei Prostata-, Schilddrüsen- und anderen Karzinomen
Aldolase	Serum	fortgeschrittenes Prostatakarzinom
Serumproteine		
Ferritin	Serum	akute lymphatische und myeloische Leukämie; Mamma-Karzinom, Bronchialkarzinom
Isoferritin	fetales Serum	Hepatome, chronische Entzündungen, rheumatoide Arthritis, Herzinfarkt
Beta-2-Mikroglobulin	Serum, Lymphozytenoberfläche, neutrophile Zellen	Pankreaskarzinom, Kolon-, Magenkarzinome; auch allgemein bei erhöhtem Zellumsatz und entzündlichen Prozessen
Tissue-Polypeptid-Antigen (TPA)	Serum	malignes Tumorwachstum, Mamma-, Bronchial-Karzinome, C-Zellkarzinom der Schilddrüse; auch bei entzündlichen Prozessen, chronisch-aggressiver Hepatitis

etwa 20% dieser Fälle bereits Metastasen nachweisbar.

Tunica albuginea f: Kurzform: Albuginea; derbe weißliche, kaum dehnbare Bindegewebshülle aus straffen kollagenen Faserschichten; **Vork.:** Hoden, Corpora cavernosa, schwach ausgebildet bei Eierstock und Corpus spongiosum.

Turner-Syn|drom n: syn. Ullrich-Turner-Syndrom, Unterform des Bonnevie[*]-Ullrich-Syndroms; Infantilismus[*] inf. Gonadendysgenesie* mit hypergonadotropen Hypogonadismus* aufgrund einer Störung der Gonosomen bei phänotypisch weiblichen Individuen, meist gonosomale Monosomie* (45,X0), sonst Abwandlungen (z. B. Mosaik 45,X0/46,XX) u.a. Chromosomen*-Aberrationen. Ein klinisch ähnliches Syndrom, jedoch ohne nachweisbare Chromosomen-Aberrationen wird als Noonan*-Syndrom (Pseudo-Turner-Syndrom) bezeichnet. Neben dem typischen T.-S. mit weiblichem Phänotypus, kann - sehr selten -bei entspr. Chromosomen-Mosaiken (45,X0/46,XY oder 45,X0/47,XYY) auch ein **männliches T.-S.** vorliegen, wobei das Y-Chromosom für die Ausprägung der männlichen Geschlechtsmerkmale verantwortlich ist (weitgehend normale Penisentwicklung bei „leerem" Skrotum). 95% der 45,X0-Feten sterben intrauterin. **Sympt.:** frühzeitig auftretende Lymphödeme (Hand- und Fußrücken), Minderwuchs[*] mit primärer Amenorrhoe*, Pterygium colli, Schildthorax mit weit auseinanderliegenden Mamillen u. a. fakultativen Mißbildungen wie angeborene Herzfehler* (insbes. Aortenisthmusstenose), auch in Kombination mit Marfan[*]-Syndrom. Bei Vorhandensein von Ovarien kommt es zu deren fortschreitender Involution, meist sind jedoch von Anfang

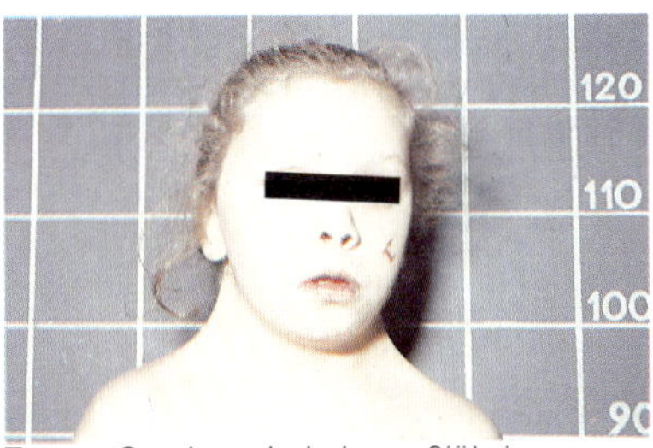

Turner-Syndrom bei einem 9jährigen Mädchen

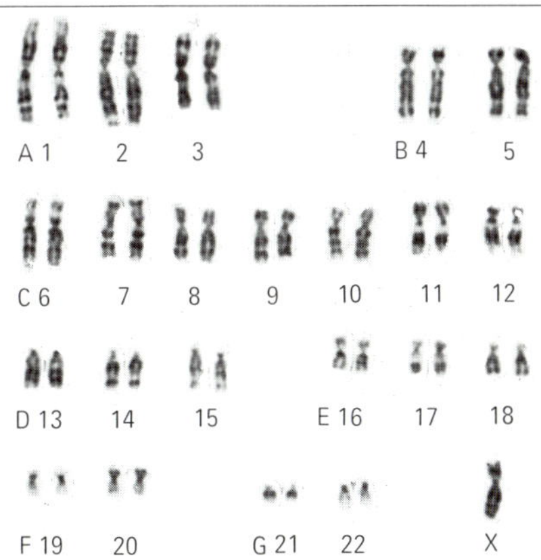

Turner-Syndrom, Karyogramm

an nur bindegewebige Stränge (sog. gonadal streaks) vorhanden. **Häufigkeit:** 1 pro 2500 - 2700 Geburten. **Diagn.:** entscheidend ist die Chromosomen-Analyse (Karyogramm*). Das Geschlechtschromatin* ist nur bei X0-Pat. negativ. **Ther.:** v. a. symptomatische Behandlung von Minderwuchs und Infantilismus mit Anabolika und Östrogenen; ggf. op. Korrektur des Pterygium colli. Vgl. [Karpalzeichen].

Tyl|ektomie (gr tylos Wulst) f: syn. Lumpektomie, (engl) wide excision, massectomy; zurückhaltende, nur lokale Op. eines Mammakarzinoms* (weit im Gesunden) mit obligater Ausräumung der axillären Lymphknoten über einen zweiten Zugang und Nachbestrahlung der Brust mit 50 Gy (5000 rd) und evtl. zusätzlicher Bestrahlung der Axille (10 Gy bzw. 1000 rd). Voraussetzung ist, daß es sich um ein Kleinstkarzinom handelt (minimal invasive cancer; Durchmesser < 5 mm), das Haut, Thoraxwand und Brustwarze nicht infiltriert hat, und daß Achsellymphknoten palpatorisch unauffällig sind. Das Verfahren ist wegen möglicher Rezidive nicht unumstritten; vgl. Brusterhaltende Operationen, Mastektomie.

Tympania uteri f: Physometra*.

T

U

U: 1. (gyn.) Abk. für **U**mwandlungszone*; **2.** (biochem.) Abk. für **U**nit, µmol Substratumsatz/Min.; s. [Optischer Test], [Enzyme]; **3.** (chem.) Symbol für Uran[*]; **4.** (päd.) Abk. f. Kinderfrüherkennungs**u**ntersuchung.

Überbefruchtung: s. Superfecundatio.

Überlauf|in|kontinenz f: auch als falsche Harninkontinenz* bezeichnet; Harnverlust, bei dem der Blasendruck den Harnröhrenverschlußdruck bei Blasenwandüberdehnung ohne Detrusorkontraktionen übersteigt.

Überreife|syn|drom n: zusammenfassende Bez. für die charakteristischen Veränderungen des Neugeborenen (s. Runge-Zeichen), der Nabelschnur und der Eihäute (grünliche Verfärbung) sowie des Fruchtwassers (mekoniumhaltig) bei echter oder relativer Übertragung*.

Übertragung: 1. (gebh.) wurde früher angenommen, wenn der Geburtstermin* 7 Tage und mehr überschritten war, ohne daß die Geburt begonnen hatte; heute werden eine **echte Ü.** (tatsächliche Verlängerung der Schwangerschaftsdauer*) und eine **relative Ü.** (in bezug auf eine vorzeitig eingeschränkte Plazentafunktion zu lange Schwangerschaftsdauer) unterschieden. Urs. der seltenen echten Ü. ist eine mangelhafte Erregbarkeit der Uterusmuskulatur. **Gefahren:** Bei echter und relativer Ü. sind die Kinder inf. der Funktionsabnahme der Plazenta (Plazentainsuffizienz*) mit Entw. eines latenten Sauerstoffmangels ernsthaft gefährdet (Anstieg der perinatalen Mortalität mit zunehmender Überschreitung des Geburtstermins). **Prophylaxe:** pränatale Überwachung v. a. mit Amnioskopie* und Kardiotokographie*; bei Gefährdungshinweisen Geburtseinleitung* (Geburtsreife?) erwägen. Ein übertragenes Neugeborenes gilt als Risikoneugeborenes*; vgl. Runge-Zeichen, Überreifesyndrom, Clifford-Syndrom.

2. Begriff aus der psychoanalytischen Ther. im Sinne einer Projektion (vom Pat. auf den Analytiker, auch umgekehrt: **Gegenübertragung**). Jede Ü. bedarf spez. analytischen Eingehens, um die projizierten Inhalte wieder dem Pat. zu integrieren. **Positive Ü.:** z. B. Liebe. **Negative Ü.:** z. B. Haß, Ablehnung.

Übertragungs|zeichen: s. Runge-Zeichen.

Ulcus mixtum (lat ulcus Geschwür) n: Ulcus* molle bei gleichzeitig bestehendem Primäraffekt der Syphilis* (sog. Ulcus durum).

Ulcus molle n: sog. weicher Schanker; **Err.:** Haemophilus Ducreyi; 1 - 3 Tage nach der Inf., die fast nur durch Geschlechtsverkehr erfolgt, entstehen an der Eintrittsstelle mehrere (selten einzelne) rundlich-ovale, schmerzhafte, weiche bis markstückgroße Geschwüre mit zackigen, unterminierten Rändern. **Sitz:** bes. große und kleine Labien (beim Mann Glans, Frenulum, Präputium). Oft schmerzhafte Schwellung der Leistenlymphknoten, die durch die gerötete Haut brechen. **Diagn.:** Abstrich aus dem unterminierten Geschwürsrand, Färbung nach Gram oder Giemsa, im mikroskopischen Präparat fischzugartige Anordnung der Erreger; Autoinokulation: Eiter durch Skarifikation übertragen, Impfstelle mit Uhrglas abdecken. Nach 1 - 2 Tagen entstehen Ulcera mollia. **Ther.:** Sulfonamide mit Langzeitwirkung, Cotrimoxazol. **DD:** Syphilis, Herpes genitalis, bei Frauen Ulcus vulvae acutum Lipschütz. Das U. m. ist in Mitteleuropa selten.

Ulcus vulvae acutum Lipschütz n: solitär oder multipel, meist vor dem 25. Lj. auftretende, sehr schmerzhafte Geschwüre, in denen sich der Bacillus crassus nachweisen läßt; dieser ist aber nicht der Erreger. Oft Schüttelfrost, Fieber. **Sitz:** bes. Innenseite der kl. Labien. **Ätiol. Pathol.:** ungeklärt (Variante einer Aphthosis?).

Ullrich-Feichtiger-Syn|drom (Otto U., Päd., Bonn 1894-1957) n: syn. Dyskraniopygophalangie; kongenitales Fehlbildungssyndrom mit typischer fazialer Dysmorphie, Taubheit, Polydaktylie und Dysgenitalismus, selten. **Ätiol.:** ungeklärt. **Sympt.:** Charakteristische Fazies mit Balkonstirn, tiefliegenden Augen mit engen Lidspalten, Mikrophtalmie, großem Mund bei Mikrogenie und Ohrmuscheldysplasien; Taubheit; Polydaktylie meist in Form einer Hexadaktylie; Genitalanomalien (Hypospadie, Vagina septa, Uterus septus), fakultativ Fehlbildungen innerer Organe; normale psychomotorische Entwicklung.

Ullrich-Turner-Syn|drom n: syn. Turner*-Syndrom.

Ultra|schall|dia|gnostik f: diagn. Verfahren mit Anw. von Ultraschallwellen; je nach Art der Erzeugung des Ultraschalls[*] unterscheidet man das Impulsecho- und das Dauerschallverfahren. **1. Impulsechoverfahren** (Sonographie): Schallgeber ist ein piezoelektrischer Kristall, der mit einer entspr. Hochfrequenz zu mechanischen gleichfrequenten Schwingungen angeregt wird. Der Kristall, der die Schallwellen erzeugt, wirkt auch als Schallempfänger (Sende- und Aufnahmefunktion). Die Zeitdifferenz zw. ausgesandtem Impuls und den empfangenen reflektierten Schallwellen (Echos) ist proportional der Tiefenlage einer reflektierenden Schicht. Die Echoimpulse werden in elektrische Impulse verwandelt, verstärkt und auf einem Bildschirm dargestellt; hierbei werden die eindimensionale A-Bild-Methode und die zweidimensionale B-

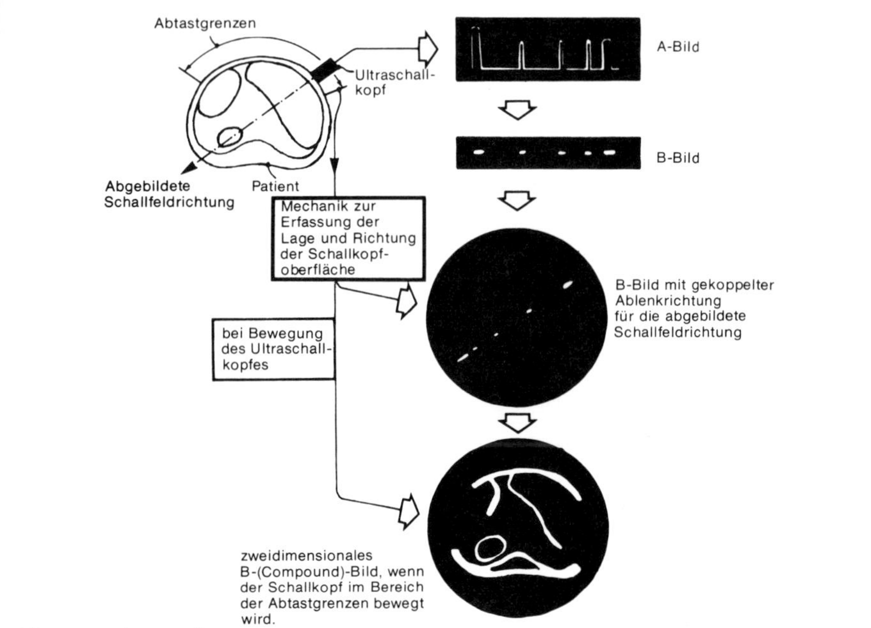

Ultraschalldiagnostik:
Grundlagen der zweidimensionalen Ultraschalldarstellung, Gegenüberstellung von A- und B-Bildern

Bild-Methode unterschieden. Bei der **A-Bild-Methode** (A-Scan, Amplituden-Scan; s. Abb.) werden die reflektierten Schallwellen oszillographisch dargestellt. Aus dem Abstand der Amplituden kann auf die Tiefe der reflektierenden Flächen geschlossen werden, z. B. zur gebh. Bestimmung des fetalen biparietalen Schädeldurchmessers (intrauterine Kephalometrie*). Beim **B-Bild-Verfahren** (B-Scan, Brightness-Scan, Helligkeitsscan, Ultraschalltomographie; s. Abb.) wird der ausgesandte Schallimpuls automatisch oder manuell über eine Linie hin und her bewegt, d. h. es wird eine Schnittfläche abgetastet (**Schnittbildmethode**) und auf dem Bildschirm wiedergegeben, wobei die Echos an der entspr. Stelle als Lichtpunkte dargestellt werden. Dabei ist der erzeugte Lichtpunkt um so heller, je stärker das Echo ist (**Grauwert-Skala**). Bei periodischer Abtastung mit einer Frequenz oberhalb der Flimmergrenze des Auges (schnelles B-Bild) können Bewegungsabläufe sichtbar gemacht werden, z. B. zur gebh. Beobachtung von fetalen Bewegungen, Wahl eines Punktionsortes zur Amniozentese*, Nachw. kindlicher Herzaktionen, Messung der fetalen Körpermaße, Nachweis von Anomalien (wie z. B. Anenzephalie, Dysrhaphien, Omphalozelen, Hydrozephalus, Nierenmißbildungen, Polyzystisches Syndrom), Beurteilung der Fruchtwassermenge (z. B. Oligamnion, Hydramnion), Mehrlingsdiagnostik. In der Gyn. ist u. a. der Nachweis und die Differenzierung zwischen zystischen und soliden Tumoren möglich.

2. Dauerschallverfahren (Dopplerverfahren): Ein piezoelektrischer Kristall sendet kontinuierlich Ultraschallwellen von konstanter Frequenz (Dauerschall) aus. Trifft das Schallwellenbündel auf eine sich bewegende Grenzfläche, so wird ein Teil der Wellen mit

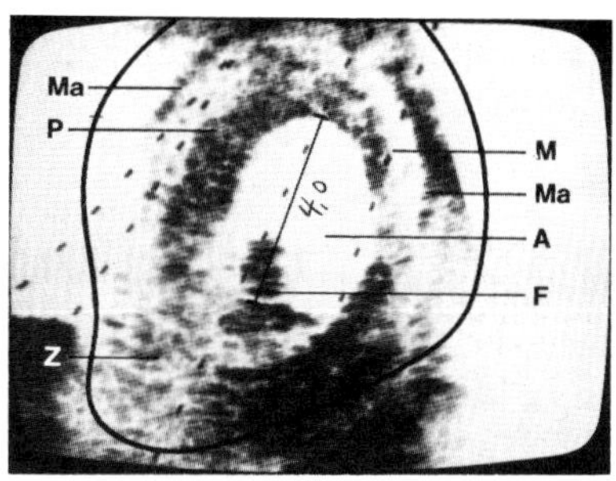

Ultraschalldiagnostik:
Fruchthöhle im Längsschnitt in der 9. Woche. M: Myometrium; Ma: Uterusaußenwand; F: fetale Anteile; A: Amnionhöhle; P: Plazenta; Z: Zervikalkanal

U

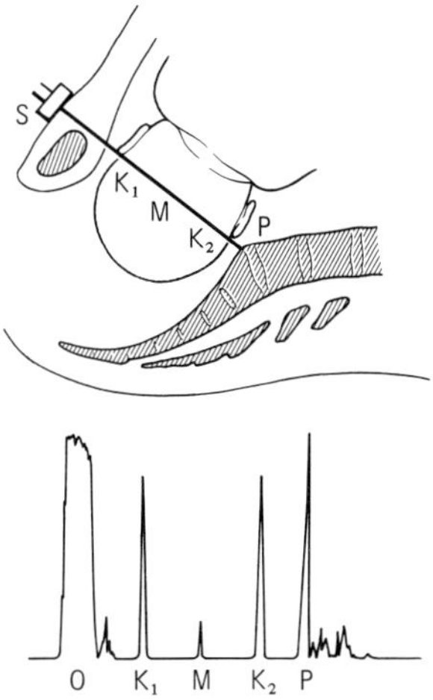

Ultraschalldiagnostik:
A-Bild-Methode nach Kratochwil. S: Schallkopf; O: Eingangsecho an der Bauchdecke; K_1 u. K_2: Kindliche Schädelwände; M: Mittelecho; P: Promontorium

geänderter Frequenz (Dopplereffekt) reflektiert. Die Interferenz der Frequenzen des einfallenden und des reflektierenden Strahls ergibt einen niederfrequenten Ton. Dieser Ton wird durch Verstärkung hörbar gemacht. Das Dopplerverfahren ist geeignet z. B. zum Nachw. der kindlichen Herztöne in der Frühschwangerschaft (etwa ab der 10. - 12. SSW), zur stichprobenartigen und kontinuierlichen Überwachung der kindlichen Herztöne in der Schwangerschaft und während der Geburt, zur Nabelschnur- und Plazentalokalisation.

Umbilicus (lat Nabel) m: syn. Umbo, Nabel*.

Umwandlungs|zone: (gyn.) auch Transformationszone; die physiol. vorkommende Umwandlung des empfindlichen Zylinderepithels im Bereich ektropionierter Zervixschleimhaut (Ektopia* cervicis) an der Portio in mehrschichtiges nichtverhornendes Plattenepithel wird als (bezogen auf die Ausführungsgänge der Zervixdrüsen) **offene** oder **geschlossene** U. bezeichnet, letztere mit Ausbildung von Retentionszysten (Ovula Nabothi). Als verdächtiger kolposkopischer Befund ist die **atypische** U. anzusehen: jodnegative Bezirke mit Epithelverdickung, verschlossenen Drüsenausführungsgängen und unregelmäßigen Kapillarsprossen (Haarnadelgefäße). Vgl. Epithelgrenze, Kolposkopie.

Unfruchtbarkeit: s. Sterilität.

Unterbauch|beschwerden, funktionelle: s. Abdominalbeschwerden, funktionelle.

Untergewichtiges Neugeborenes: Neugeborenes* mit einem Geburtsgewicht von maximal 2500 g; dabei kann es sich um ein hypo- oder eutrophes Frühgeborenes* oder um ein hypotrophes Reifgeborenes handeln.

Diese Unterscheidung nach der Schwangerschaftsdauer ist klinisch und prospektiv wichtig. Vgl. Reifezeichen des Neugeborenen, Mangelgeborenes.

Unterkühlung: (päd.) Kältesyndrom, (engl) cold injury syndrome, Hypothermie; insbes. unreife Neugeborene (v. a. Frühgeborene) verfügen über eine ungenügende Temperaturregulation und müssen deshalb in der Behaglichkeitszone von 32 - 34° C gehalten und vor U. unter 32° C geschützt werden. Jede U. führt zur Aktivierung des Stoffwechsels mit erhöhtem O_2-Verbrauch und Hypoxie sowie anaerober Glykolyse mit Laktatazidose, die u. a. eine Konstriktion der Lungengefäße bewirkt und damit den O_2-Mangel begünstigt (Circulus vitiosus, s. Abb.).

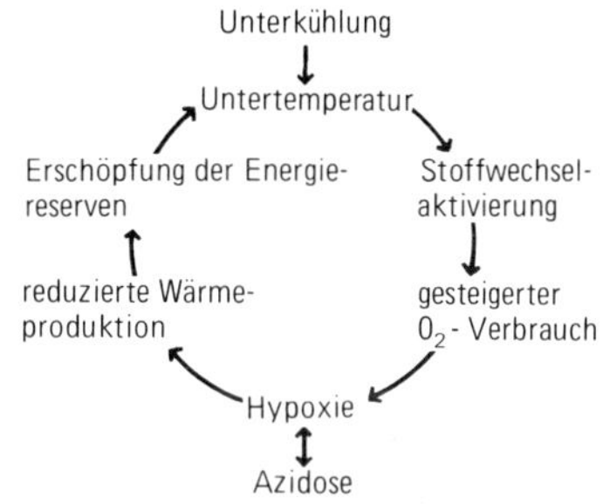

Unterkühlung, Circulus vitiosus

Unterleibs|entzündung: umgangssprachlich zusammenfassende Bez. für verschiedene Formen gyn. Infektionen wie Adnexitis*, Salpingitis*, Oophoritis*, Endometritis*, Metritis*, Parametritis*.

Untersuchung, gynäkologische: umfaßt Erhebung der gynäkologischen Anamnese* sowie die körperliche Untersuchung mit Inspektion und Palpation der Mammae, des Abdomens und des Genitale (s. Vaginale Untersuchung).

Urea|plasma urea|lyticum n: s. Mykoplasmen.

Ureter (gr oureter Uringang) m: Harnleiter, etwa 4 mm dicker und um 30 cm langer muskulöser Schlauch zwischen Nierenbecken, aus dem er unter konischer Verjüngung hervorgeht (erste physiol. Enge), und Harnblase; weist häufig Varianten und Mißbildungen auf. Abschnitte: Pars abdominalis, retroperitoneal im Relief der hinteren Bauchwand auf dem M. psoas gelegen; der rechte U. liegt weiter lateral, überkreuzt die A. iliaca externa und unterläuft die Radix mesenterii, der linke U. läuft unter dem Ursprung des Mesocolon sigmoideum und über die A. iliaca communis hinweg. Diese bzw. die A. iliaca externa verursachen die zweite Enge. Pars pelvina: von der Linea terminalis (s. Becken) an entlang der seitlichen Beckenwand, beim Mann den Ductus deferens, bei der Frau in etwa 2 cm Entfernung vom Uterus die Arteria* uterina unterkreuzend; mündet in die Blase mit dem Ostium* ureteris,

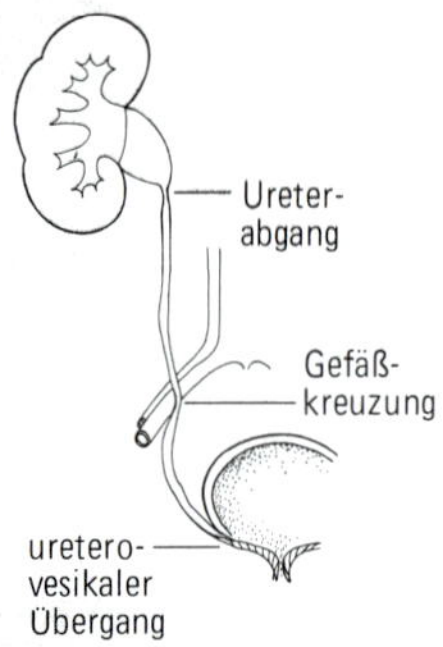

Ureter, physiologische Engen

der dritten physiol. Enge, an der, wie an den oberen auch, Nierensteine hängen bleiben können. **Hist.:** Das längsgefaltete Lumen wird von Übergangsepithel tragender Schleimhaut ausgekleidet; die das Schleimhautbindegewebe umgebende Tunica muscularis weist kranial eine innere Längs- und äußere Ring-

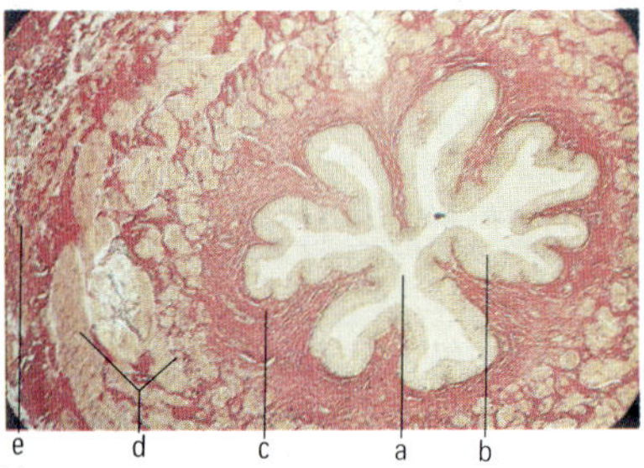

Ureter:
Histologischer Schnitt durch den Ureter (Harnleiter; van Gieson-Färbung). a: Lumen; b: gefaltetes Übergangsepithel; c: Propriabindegewebe; d: spiralig verlaufende glatte Muskulatur; e: kollagene Adventitia mit vegetativen Nerven und Gefäßen

schicht auf, zu der kaudal eine äußere Längsschicht hinzukommt. Die so geschichtet erscheinende, in Spiralen wechselnden Steigungsgrades angeordnete glatte Muskulatur befördert den Harn mittels rhythmischer Peristaltik blasenwärts. Die Tunica adventitia enthält lockeres Bindegewebe.

Ureter|a|tonie (gr tonos Spannung) f: nachlassende Ureterperistaltik und Weitstellung eines Teiles oder des gesamten Harnleiters; **Urs.: 1. infektiös:** meist beidseitig mit Beteiligung des Nierenbeckenkelchsystems; **2. neurogen:** z. B. primärer Megaureter bei kongenitalem Defekt der Ureterwand (Kollageneinlagerung?); **3. hormonell:** während der Schwangerschaft unter Progesteroneinfluß; vgl. Pyelonephritis gravidarum; **4. mechanisch:** chronische intravesikale oder (kongenitale) prävesikale Obstruktion, Folgezustand nach chronischer Ureterobstruktion (z. B. nach Strahlentherapie).

Ureter|fistel f: s. Urogenitalfisteln.

Ureter|stenose f: Verengung eines Harnleiters, v. a. entzündlich (z. B. bei ausgedehnter Adnexitis) oder tumorös verursacht (z. B. bei Zervixkarzinom*), als Folge einer Strahlentherapie oder bei retroperitonealer Fibrose.

Ureter|verletzung: seltene, aber typische Kompl. bei gyn. Operationen (aufklärungspflichtig!) inf. Durchtrennung, Ligatur oder Quetschung bzw. ischämischer Spätnekrose der Ureteren nach Zerstörung der Gefäßversorgung, bedingt durch die enge anat. Nachbarschaft der Ureteren mit dem inneren weiblichen Genitale; typische **Prädilektionsstellen: 1.** Kreuzung mit den Ovarialgefäßen; **2.** Kreuzung mit der A. uterina im Lig. latum; **3.** direkt prävesikal beim Absetzen des Uterus bzw. Versorgung des Vaginalstumpfes im Rahmen einer Hysterektomie. **Diagn.:** Urographie, Ultraschalldiagnostik, retrograde Ureterdarstellung, Fistelprobe. **Ther.:** s. Urogenitalfisteln, vgl. Hysterektomie (Abb.).

Urethra f: Harnröhre; Ausscheidungsweg bei der Blasenentleerung. **1. U. feminina:** die kurze (2,5 - 5 cm) weibliche Harnröhre beginnt im Ostium urethrae internum der Blasenwand und verläuft bei der liegenden Frau fast horizontal vor der vorderen Wand der Scheide, mit ihr durch das Septum urethrovaginale fest verbunden. Sie wird beim Durchtritt durch das Diaphragma urogenitale vom quergestreiften M. sphincter urethrae, einer Abspaltung des M. transversus perinei profundus, umgeben und mündet in Begleitung der Ductus paraurethrales (Skene*-Gänge) 2 - 3 cm hinter der Glans clitoridis und vor dem Ostium vaginae mit dem stern-oder schlitzförmigen Ostium urethrae externum (engste Stelle) in den Scheidenvorhof (Vestibulum* vaginae). Die von Venennetzen zu Längsfalten aufgeworfene Schleimhaut trägt von kranial nach kaudal zunächst Übergangs-, dann mehrreihiges Zylinder- und schließlich mehrschichtiges unverhorntes Plattenepithel. Muköse Drüsen (Glandulae urethrales) münden häufig in Schleimhautbuchten (Lacunae urethrales). **2. U. masculina:** Die etwa 24 cm lange männliche Harnröhre dient ab der Einmündung der Ductus ejaculatorii gleichzeitig als Samenweg. **Abschnitte: 1.** Ostium urethrae internum; **2.** Pars prostatica (3-4 cm) innerh. der Prostata; **3.** Pars membranacea (1 cm), umschlossen vom M. sphincter urethrae, durchbohrt das Diaphragma urogenitale; **4.** Pars spongiosa (20 cm) im Corpus spongiosum; **5.** Ostium urethrae externum.

Urethra|druck|profil n: s. Urethrometrie.

Urethral|fieber: Temperaturanstieg nach Sondierung der Harnröhre, durch Eindringen von Bakt. oder deren Toxinen in die Blutbahn. **Sympt.:** klinisch akuter Temperaturanstieg mit Schüttelfrost, Kollaps, u. U. Entwicklung einer Urosepsis.

Urethral|polyp n: syn. Harnröhrenkarunkel; meist an der Urethralöffnung entstehender, von urethralem Übergangsepithel überzogener gutartiger Polyp, der sich sekundär infizieren oder inf. von Gefäßstauungen auch bluten kann. Klinisch gutartig.

Urethritis f: Entzündung der Harnröhrenschleimhaut, ggf. auch der tieferen Schichten (Periurethritis, Kavernitis); **1. abakterielle U.** (nach mechanischer oder chemischer Reizung, u. U. allergisch); **2. gonorrhoische** (sog. spezifische) **U.**: s. Gonorrhoe; **3. nichtgonorrhoische** (sog. unspezifische) **U.**: häufigste durch Geschlechtsverkehr übertragene Infektion in den Industrieländern, hervorgerufen durch Chlamydia* trachomatis, Ureaplasma urealyticum, aber auch Trichomonas*, Mykoplasmen*, Candida[*] oder Herpesviren; die **Diagnose** wird überwiegend durch Ausschluß von Neisseria* gonorrhoeae im Urethralsekret gestellt, da der Nachweis von Erregern der nichtgonorrhoischen U. mit erheblichem Aufwand verbunden ist und oftmals nicht gelingt. **Ther.**: s. Gonorrhoe; bei nichtgonorrhoischer U. Cotrimoxazol oder Tetrazykline; bei Herpesurethritis evtl. Aciclovir.

Urethritis gonor|rhoica f: s. Gonorrhoe.

Urethro|metrie f: auch Sphinkterometrie; urodynamische Untersuchungstechnik zur Beurteilung der Verschlußfunktion des unteren Harntrakts; Meßgröße ist der intraurethrale Druck und die Urethralänge. Bei gleichzeitiger Registrierung des intravesikalen Drucks kann aus dem Urethradruckprofil der Urethraverschlußdruck ermittelt worden. Die urethrale Druckregistrierung ist unter verschiedenen Belastungsbedingungen möglich (z. B. Streßbedingungen durch Husten, Bauchpresse). **Diagnostische Anw.**: zur Differenzierung der versch. Formen der Harninkontinenz.*

Urethro|zysto|graphie f: Kombination der Zystographie[*] mit der Urethrographie[*]; **Anw.**: zur Diagnostik von Lageveränderungen des weiblichen Genitale und bei Fällen von Harninkontinenz*. Die Darstellung der Urethra kann durch röntgenpositive weiche Katheter o. ä. verbessert werden.

Urge-In|kontinenz f: s. Dranginkontinenz.

Ur|keim|zellen: s. Gametogenese.

Ur|niere: Mesonephros; in der Embryonalperiode* angelegte Niere, die gegen Ende des 2. Monats wieder verschwindet und durch die Nachniere ersetzt wird; aus ihren Resten entstehen beim männlichen Geschlecht Epi- und Paradidymis, beim weiblichen Geschlecht Ep-und Paroophoron.

Ur|nieren|gang: s. Wolff-Gang.

uro|genital: Harn- und Geschlechtsorgane betreffend.

Uro|genital|fisteln f pl: meist erworbene Verbindungen zw. Harn- und Genitaltrakt; klinische **Formen: 1.** vesikovaginale bzw. Blasen-Scheiden-Fistel; häufigste U., traumatisch (z. B. Pfählungsverletzungen*) oder operativ bedingt (typische Kompl. der Hysterektomie*), v. a. nach intrakavitärer Strahlentherapie* auftretend; **2.** urethrovaginale bzw. Harnröhren-Scheiden-Fistel mit (transsphinktär) und ohne Harninkontinenz* (Fistel distal des Spincter externus urethrae), v. a. entzündlich (Perforation eines Urethraldivertikels) oder traumatisch bedingt (z. B. Harnröhrenabriß bei Beckenfraktur) sowie nach transurethralen und plastischen Eingriffen (an der Vagina); **3.** urethro(vesiko)vaginale bzw. Ureter-(Blasen-)Scheiden-Fistel, überwiegend nach operativen Eingriffen im kleinen Becken, selten durch Tumoreinbruch verursacht; **4.** vesikozervikale bzw. Blasen-Zervix-Fistel, selten (s. Youssef-Syndrom); **5.** uterovesikale bzw. Uterus-Blasen-Fistel, meist nach Schnittentbin-

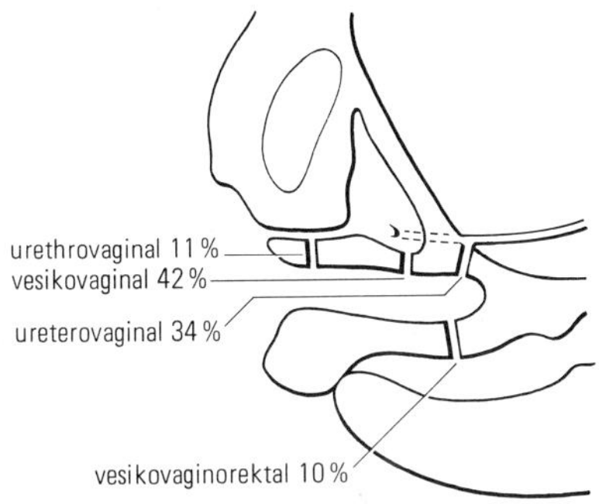

Urogenitalfisteln:
Lokalisation und Häufigkeit

dung (direkte Läsion oder Nekrosefistel). Vgl. Darmfisteln, Blasenfisteln.

Uro|genital|tuberkulose f: s. Genitaltuberkulose, [Nierentuberkulose].

Uro|gonado|trophin n: syn. Gonadotrophinum hypophysicum; Menopausengonadotropin, human (zusammengesetzt aus gleichen Teilen FSH* und LH*).

Urticaria papulosa chronica f: syn. Prurigo* simplex subacuta.

Uterin|geräusch: in den weiten Uterusgefäßen entstehendes sausendes Geräusch in der Frequenz des mütterlichen Pulses; ab dem 4. bis 5. Schwangerschaftsmonat hörbar.

Uterin|segment, unteres n: Isthmus cervicis uteri; gehört in der Schwangerschaft zum Fruchthalter, unter der Geburt zum sog. Dehnungsschlauch.

Utero-: s. a. Hystero-.

Utero|plazentare Apo|plexie f: syn. Couvelaire*-Syndrom; schwere Form der vorzeitigen Plazentalösung*.

Utero|vesikal|fistel (lat vesica Blase) f: Fistel zw. Uterus und Harnblase; s. Urogenitalfisteln.

Uterus (lat) m: Gebärmutter; muskelstarkes, in dorsoventraler Richtung leicht abgeplattetes, birnenförmiges Organ zwischen Blase und Rektum, das der Frucht als „Brutraum und Geburtsmotor" dient; in nicht-gravidem Zustand maximal 7 - 9 cm lang. Der Uteruskörper (**Corpus uteri**) mit seiner die beidseitigen Eileiterabgänge überragenden Kuppel (**Fundus uteri**) ist gegen den Uterus-

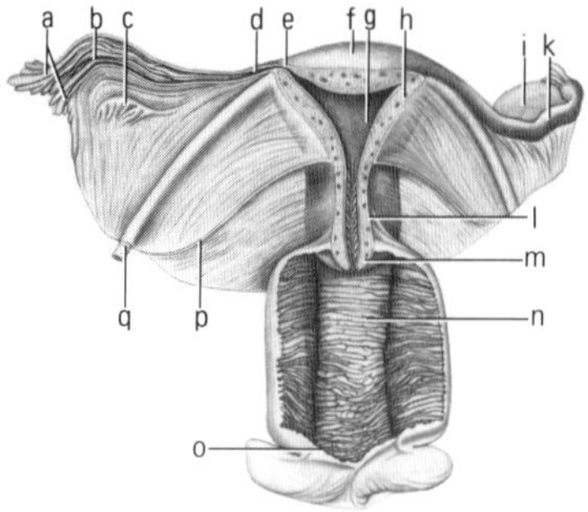

Uterus:
Anatomie der inneren weiblichen Geschlechtsorgane:
a: Fimbriae tubae; b: Ampulla; c: Epoophoron; d: Isthmus tubae; e: Pars uterina tubae; f: Fundus uteri; g: Cavum uteri; h: Corpus uteri; i: Ovarium; k: Tuba uterina; l: Cervix uteri; m: Portio vaginalis cervicis; n: Vagina; o: Carunculae hymenales; p: Schnittrand des Peritonaeum; q: Ligamentum teres uteri

hals (**Cervix uteri**) nach ventral abgeknickt (Anteflexio). Das 0,6 - 1 cm lange Verbindungsstück (**Isthmus uteri**) scheint anatomisch der Zervix zuzugehören, trägt jedoch Korpusschleimhaut und wird ab dem 3. Schwangerschaftsmonat in den „Brutraum" einbezogen (sog. unteres Uterinsegment). Die gegen die Achse der Vagina ebenfalls nach ventral geneigte Cervix* uteri (Anteversio) ragt mit ihrem kaudalen Abschnitt (**Portio vaginalis**) zapfenartig in die Scheide hinein, von deren Ende als Scheidengewölbe (**Fornix vaginae**) umfaßt; dieses wird durch die schräg gegen die Scheidenhinterwand gerichtete Zervix in ein flaches vorderes und ein höheres hinteres Scheidengewölbe (Fornix vaginae posterior) unterteilt. Das flache, dreieckige über die Eileiter mit der Bauchhöhle kommunizierende Lumen des U. (**Cavum uteri**) geht unter Verengung mit dem inneren Muttermund (Orificium internum canalis isthmi) in den Canalis isthmi über. Der sich anschließende Canalis cervicis mündet auf der Portio vaginalis mit dem bei der Nullipara* grübchenförmigen äußeren Muttermund (**Ostium uteri**), der nach Geburt*, spaltförmig eingekerbt, eine vordere Portiolippe (Labium anterius) von der hinteren (Labium posterius) trennt. **Hist.:** Die Uterusschleimhaut (Endometrium*) trägt ein einschichtiges prismatisches, stellen- und zeitweise flimmerndes Epithel. Das faserarme, zell- und gefäßreiche Schleimhautbindegewebe läßt eine am Menstruationszyklus* hauptsächlich beteiligte wechselnd hohe Lamina functionalis von einer ein Millimeter hohen, der Regeneration dienenden, Lamina basalis unterscheiden, die ohne zwischengeschaltete Submukosa der Muskelschicht (Myometrium) aufsitzt. In letztere reichen die tubulösen, Schleim und Glykogen sezernierenden Korpusdrüsen (Glandulae uterinae) hinein. Die den Zervixkanal auskleidende, Zylinderepithel tragende und im Gegensatz zur glatten Korpusschleimhaut Falten (Plicae palmatae) bildende Schleimhaut (Endozervix) beteiligt sich an den zyklischen Veränderungen fast nur durch die wechselnde Zusammensetzung des von ihren verzweigten Schleimdrüsen (Glandulae cervicales) gebildeten Zervixschleims*. Die scharfe Epithelgrenze* zum die Portio vaginalis bedeckenden, mehrschichtigen unverhornten Plattenepithel (Ektozervix) verschiebt sich altersabhängig (Ektopia* cervicis). In der stark ausgebildeten Tunica muscularis (Myometrium), die mit der glatten Muskulatur des Uterushalteapparates (s. Retinacula uteri, Parametrium) in Verbindung steht, sind die Bündel glatter Muskelzellen in drei unscharf abgrenzbaren Schichten so angeordnet, daß die außerordentliche Vergrößerung des Organs während der Schwangerschaft (Fruchthalter), die Austreibung der Frucht (Gebärmutter) und die postnatale Retrahierung (Involutio* uteri) ermöglicht wird. Der Bauchfellüberzug (Serosa, Perimetrium) reicht an der auf der Harnblase ruhenden Vorderfläche (Facies vesicalis) abwärts bis zum Isthmus uteri und schlägt sich von diesem unter Bildung der Excavatio vesico-uterina auf die Harnblase um. Auf der Rückseite (Facies* intestinalis uteri) zieht das Peritoneum zur Zervix hinab und von dieser auf das hintere Scheidengewölbe (s. Douglas-Raum); somit liegt der Korpusteil intraperitoneal, der Zervixteil teils retro-, teils extraperitoneal.

Uterus|apo|plexie f: syn. Apoplexia uteri, Couvelaire*-Syndrom.

Uterus|blutungen: uterine Blutungen, Blutungen aus der Gebärmutter; physiologische U.: s. Menstruationszyklus; bei krankhaften Blutungen unterscheidet man nach den **Urs.** 2 Gruppen: **1.** Organisch bedingte U.: infolge pathol.-anat. Veränderungen (Uteruskarzinom, Uteruspolyp, Endometritis, Myom u. a.). **2.** Dysfunktionelle* Blutungen: inf. hormonaler (hypophysär-ovarieller) Störungen. **DD:** Vaginale Blutungen aus extrauterinen Blutungsquellen.

Uterus|hypo|plasie f: unterentwickelter kleiner, derber, hyperanteflektierter Uterus mit langer Zervix; auffälligster Tastbefund bei kongenitaler Ovarialinsuffizienz* und Hypogenitalismus*. Vgl. Chiari-Frommel-Syndrom.

Uterus infantilis m: Stehenbleiben der Uterusentwicklung auf kindlicher Stufe.

Uterus|karzinom n: Carcinoma uteri, Gebärmutterkrebs; Einteilung in: **1. Zervixkarzinom*** (Carcinoma cervicis uteri, Gebärmutterhalskarzinom); **2. Korpuskarzinom*** (Carcinoma corporis uteri, Endometriumkarzinom, Gebärmutterkörperkarzinom).

Uterus|lagen: Zur Lagebeschreibung des Uterus werden folgende Kriterien geprüft: **1.** Stellung des Uterus im Becken (Positio* uteri); **2.** Kippung des Uterus als Ganzes (Versio* uteri); **3.** Abknickung des Korpus gegenüber der Zervix (Flexio* uteri). Physiol. besteht eine Anteversio und Anteflexio, bei 10 bis 20% aller Frauen jedoch eine Retroflexio oder Retroversio.

Uterus|mißbildungen: durch mangelhafte Aneinanderlagerung der Müller-Gänge entstandene Doppelbildungen des Uterus (s. Abb.); vgl. Müller-Gang.

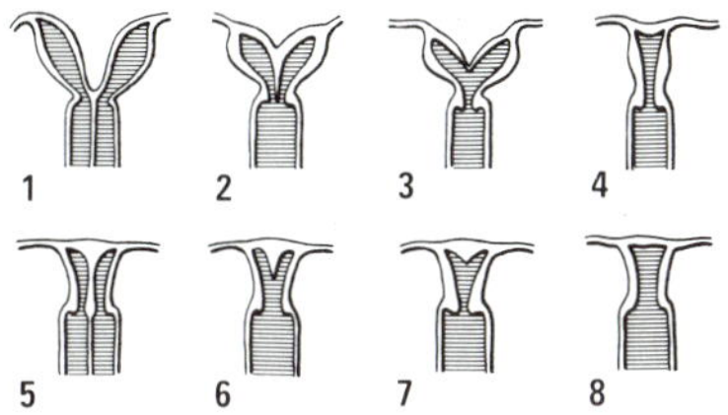

Uterusmißbildungen:
1: Uterus didelphys s. duplex separatus et vagina duplex; 2: U. bicornis duplex (auch mit Vagina duplex); 3: U. bicornis unicollis; 4: U. arcuatus, schwache Andeutung von Bikornität; 5: U. septus duplex cum vagina septa; 6: U. septus duplex; 7: U. subseptus; 8: U. biforis

Uterus|myom n: Myoma* uteri.

Uterus|polyp m: s. Korpuspolyp, Zervixpolyp.

Uterus|ruptur f: Gebärmutterriß, -zerreißung; tritt ein, wenn inf. eines unüberwindlichen Geburtshindernisses das Kind nur bis in das untere Uterinsegment geboren werden kann. **Formen: komplette U.:** Zerreißung des Uterus und Peritoneums; **inkomplette U.:** extraperitoneale U., das Peritoneum bleibt intakt; **stille U.:** schleichender Verlauf ohne typische Sympt.; **spontane U.:** ohne äußere Gewaltanwendung; **violente U.:** durch gebh. Operation hervorgerufen. **Urs.:** Narbenrupturen (z. B. nach vorausgegangener Schnittentbindung, Abortausräumung, Schwangerschaftsabbruch), enges* Becken, geburtsunmögliche Kindslage*, abnorme Größe des vorangehenden Teils (z. B. Hydrozephalus), Uterusmißbildungen usw. **Sympt. der drohenden U.:** Emporsteigen des Bandl*-Kontraktionsrings, Spannung und Druckschmerz am unteren Uterinsegment, Krampfwehen, Unruhe; Hypoxie des Feten. Vgl. Zervixriß.

Uterus|sarkome n pl: vom Corpus uteri ausgehende Sarkome; zu den vom **Endometrium** ausgehenden U. gehören: **1.** maligne mesenchymale Tumoren: Stromasarkome unterschiedlichen Malignitätsgrades (in Abhängigkeit von der Mitoserate), gemischtzellige Sarkome (Chondro-, Osteo-, Rhabdomyosarkome u. a.); **2.** maligne mesodermale Tumoren: Adenosarkom, Karzinofibrom, malignes papilläres Zystadenofibrom, maligne Müller-Mischtumoren. Bei den vom **Myometrium** ausgehenden U. handelt es sich meist um Leiomyosarkome.

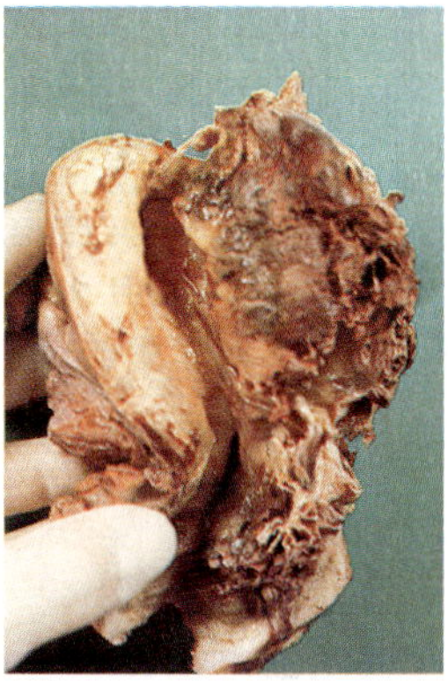
Uterussarkome:
Maligner Müller-Mischtumor des Uterus

Uterus-Tuben-Winkel: Ort des Abgangs des Eileiters* vom Seitenrand der Gebärmutter, oberh. des Übergangs vom Fundus zum Corpus uteri (s. Uterus). Hier treffen auch das Ligamentum* teres uteri von ventral und das Ligamentum* ovarii proprium von dorsal konvergierend zusammen; vgl. Ligamentum latum uteri.

Uterus|vorfall: Prolapsus* uteri et vaginae; vgl. Descensus uteri et vaginae.

UZ: Abk. für **1.** (gyn.) **U**mwandlungs**z**one* (häufiger U); **2. U**ltra**z**entrifuge[*].

U

V

Vagina f: Scheide; 8 - 10 cm langer, ventrodorsal abgeplatteter muskulös-bindegewebiger Schlauch. Sie beginnt mit dem nach außen in das Vestibulum* vaginae mündenden Ostium vaginae; das obere Ende umfaßt so die Portio vaginalis uteri, daß ein größeres hinteres, ein kleineres seitliches und ein vorderes Scheidengewölbe (Fornix vaginae) entstehen. Die Vorderwand der V. ist durch das Septum urethrovaginale und Septum vesicovaginale fest mit Harnblase und Urethra*, die Hinterwand durch das Septum rectovaginale mit dem Rektum* verbunden. Das hintere Scheidengewölbe reicht an den Douglas*-Raum heran. Funktion der V.: Schutzorgan für die höher gelegenen Genitalorgane, Begattungsorgan, Geburtskanal. Vgl. Scheidenhaut, Lubrikation, Rugae vaginales, Müller-Epithelzyste.

Vagina, künstliche f: bei Scheidenmißbildungen (z.B. Gynatresie*, Rokitansky*-Küster-Syndrom) bzw. bei Mann-zu-Frau-Geschlechtsumwandlung* plastisch-chir. angelegte Scheide; s. Kolpopoese.

vaginal: die Scheide (Vagina) betreffend, im Bereich der Scheide gelegen.

Vaginal|abstrich|methode f: s. Vaginalsmear.

Vaginal|creme: s. Spermizide.

Vaginale Mißbildungen: Hemmungsmißbildungen der Vagina*, die isoliert oder kombiniert mit Anomalien des Uterus (s. Uterusmißbildungen) und/oder des Harntraktes auftreten. **Formen: 1. Aplasia vaginae** (Agenesie* der Vaginalplatte); s. Rokitansky-Küster-Syndrom; **2. Atresia vaginae**; Ausbleiben der Kanalisierung, betrifft meist den oberen Abschnitt der Vagina; **3. Vagina septa** (vollstän-

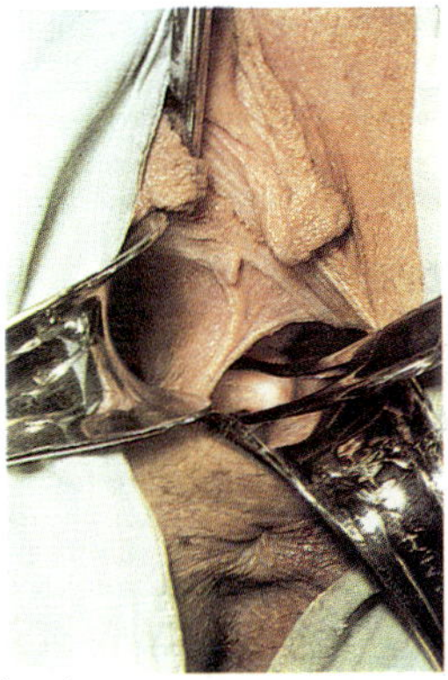

Vaginalseptum

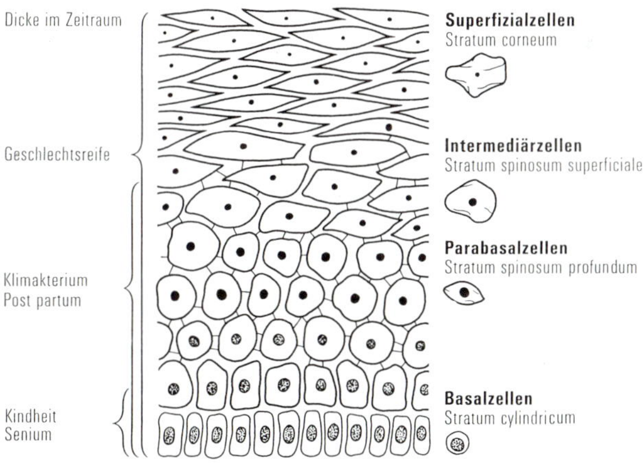

Vagina:
Aufbau des Epithels und Dicke in verschiedenen Lebensabschnitten

dige) bzw. subsepta (unvollständige Septierung) bei unvollkommener Verschmelzung der Müller-Gänge; Längs- oder Querseptierungen sind möglich. Ein median verlaufendes Septum kann ein Kohabitationshindernis sein, lateral verlaufende können unbemerkt bleiben (evtl. Geburtshindernis!); bei einer Vagina subsepta sind Koitus, Schwangerschaft und vaginale Geburt i. d. R. möglich.

Vaginale Untersuchung: Untersuchung von der Scheide aus; umfaßt i. w. S. die Spekulumuntersuchung ggf. mit Kolposkopie* und Papanicolaou*-Abstrich zur Zytodiagnostik* sowie als eigentliche v. U. die abschließende bimanuelle* Untersuchung.

Vaginal|karzinom n: syn. Scheidenkarzinom; bevorzugt bei Frauen im hohen Alter auftretendes, von der Vagina ausgehendes seltenes Karzinom (ca. 0,6 - 2,0% aller weiblichen Genitalkarzinome) meist mit Lokalisation im oberen Drittel der Hinterwand und frühzeitiger lymphogener Metastasierung in die pelvinen bzw. inguinalen Lymphknoten. Hist. handelt es sich bei **primären** V. fast immer um Plattenepithelkarzinome, selten um Adenokarzinome. Eine op. Therapie ist nur bei kleineren V. möglich, meist wird eine Strahlentherapie angewendet; die Behandlungsergebnisse sind rel. schlecht (Fünfjahresheilung ca. 35%). Als **sekundäre** V. werden in der Vagina lokalisierte Karzinome bezeichnet, die durch Übergreifen anderer genitaler (v. a. Zervix- oder Vulvakarzinom) oder Metastasen extragenitaler Karzinome, z. B. Hypernephrom, Mammakarzinom, verursacht werden; vgl. Vaginaltumoren.

> Beim Vaginalkarzinom (besonders bei Lokalisation im unteren Drittel der Scheide) sind die Leistenlymphknoten auffallend frühzeitig erheblich verdickt.

Vaginal|kugeln: (pharmaz.) Globuli vaginales, Ovula; Vaginalsuppositorien; einzeln dosierte, feste Arzneizubereitungen zur lokalen Anwendung durch Einführen in die Scheide. Grundlage der V. ist meist Glyzerol-Gelatine (u. U. mit schaumbildenden Zusätzen), als Wirkstoffe werden Spermizide*, Desinfizienzien, entzündungshemmende Substanzen oder Antibiotika verwendet; nur in der Form verschieden sind die sog. **Vaginalstäbchen** (Styli bzw. Bacilli vaginales).

Vaginal|polyp m: von geschichtetem Vaginalepithel überzogener gutartiger Polyp mit ödematös aufgelockertem oder faserreichem Stroma; entsteht u. a. am Vaginalstumpf nach Uterusexstirpation.

Vaginal|smear: Abstrich von der Seitenwand des hinteren Drittels der Scheide zur Beurteilung von Form und Färbbarkeit der Epithelzellen und Bestimmung der Zyklusphase und der hormonalen Aktivität; s. Kolpozytologie.

Vaginal|spülung: s. Scheidenspülung.

Vaginal|tabletten: (pharmaz.) gepreßte, einzeln dosierte Arzneizubereitungen zur lokalen Anwendung durch Einführen in die Scheide; Füll- und Bindemittel ist meist Laktose, evtl. aufbrausende (Prinzip der Brausetablette) oder schaumbildende Zusätze (Tenside) zur beschleunigten Wirkstofffreigabe; als Wirkstoffe werden v. a. Spermizide*, Hormone oder Antibiotika verwendet.

Vaginal|tumoren m pl: von der Vagina* ausgehende Tumoren, insgesamt selten; zu den **gutartigen** V. gehören meist viral bedingte epitheliale (Condylomata acuminata, seltener Papillome) und bindegewebige Tumoren (Fibrome, Fibrommyome). Der wichtigste **bösartige** V. ist das Vaginalkarzinom*. Maligne mesenchymale V. treten meist im Kindesalter als Sarkoma* botryoides auf. Das seltene maligne Melanom der Scheidenhaut (vorwiegend im unteren Drittel lokalisiert) hat wegen der frühzeitigen lymphogenen und hämatogenen Metastasierung eine äußerst schlechte Prognose.

Vaginal|zyto|logie f: s. Kolpozytologie; vgl. Zytodiagnostik.

Vagina septa f: s. Vaginale Mißbildungen.

Vaginismus m: Scheidenkrampf; starke Empfindlichkeit des Scheideneinganges gegenüber Berührung oder Einführen des Fingers, des Penis beim Koitus* oder von Spekula. Reflektorisch-muskulärer Abwehrvorgang mit Kontraktionen des M. bulbo-cavernosus und dem M. levator ani sowie Innenrotation der Oberschenkel. Die Ursachen sind fast stets psychogen. Therap. steht Beratung (günstigenfalls beider Partner), evtl. Psychotherapie im Vordergrund; körperliche Übungen (Einführen von Dilatatoren) können unterstützend eingesetzt werden.

Vaginitis f: Scheidenkatarrh, Kolpitis*.

Vaginose, bakterielle f: atypische Besiedlung der Scheide mit Vorherrschen von Gardnerella* vaginalis, häufig in Komb. mit Staphylococcus aureus, Streptokokken, Escherichia coli, Bacterioides usw. **Sympt.:** grau-weißlicher Fluor* genitalis, fischähnlicher Geruch (daher auch als Aminkolpitis bezeichnet). **Diagn.:** atypischer Befund in der Phasenkontrastmikroskopie oder im Dunkelfeld. **Ther.:** lokal mit Antiseptika, evtl. oral mit Metronidazol (Partnerbehandlung).

Vagino|vesikal|fistel f: Blasen-Scheiden-Fistel; s. Urogenitalfisteln.

Vagitus uterinus m: „Schreien" des Kindes innerh. der Geburtsteile inf. Eindringens von Luft (langdauernde Geburten); i. d. R. wird eher eine hörbare Blut- und Fruchtwasseraspiration* erfolgen.

Vakuum|ex|traktor (lat vacuus leer; extrahere herausziehen) m: gebh. Gerät zur Entwicklung des kindlichen Kopfes (Vakuumextraktion, Form der operativen* Entbindung); wird heute gegenüber der Geburtszange* bevorzugt verwendet. Hauptbestandteil ist die flache, metallene **Saugglocke**, die auf die Kopfschwarte des kindlichen Schädels gesetzt wird und durch Erzeugung eines Unterdrucks fest am Kopf des Kindes haftet. Ist der Kopf entwickelt, so wird das Vakuum durch Öffnen eines Ventils aufgehoben und die Saugglocke abgenommen. Beim Kind findet sich i. d. R. ei-

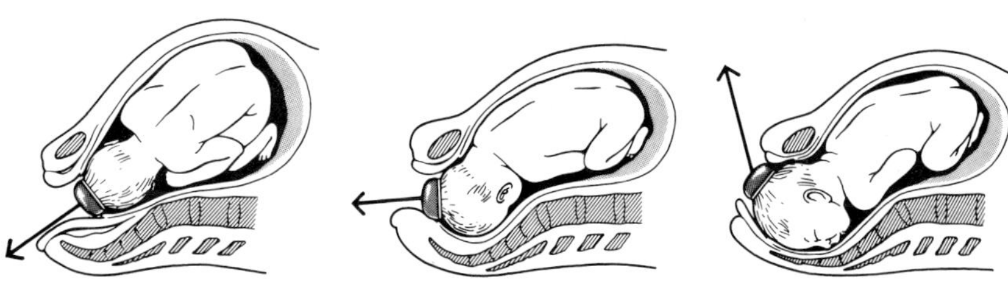

Vakuumextraktor:
Entwicklung des kindlichen Kopfs

ne dem V. entsprechende Geburtsgeschwulst*.

Vakuum|intra|uterin|sonde f: starre Vakuumportiokappe zur Mobilisation der Gebärmutter während der Pelviskopie*.

Vakuum|kürettage f: s. Aspirationskürettage, Saugkürettage.

Valvula spiralis f: auch Plica spiralis, Valva Eustachii, Heister[*]-Klappe; leitet im fetalen Blutkreislauf* von der V. cava inf. über das offene Foramen ovale in den linken Vorhof.

Variables Tief: (engl) variable deceleration; s. Wehenreaktionstypen.

Varicella-Zoster-Virus n: DNA-Virus aus der Alphasubfamilie der Herpetoviridae[*]; längs-ovaler bis rundlicher Körper mit einem Durchmesser von 150 - 200 nm; Erreger der Varizellen* (Erstinfektion nichtimmuner Personen) und des Zoster* (Reinfektion bei Teilimmunität oder Reaktivierung des in Gliazellen persistierenden Virus bei Resistenzminderung); **Übertragung:** Tröpfchen- und Schmierinfektion; **Diagn.:** Nachweis elektronenmikroskopisch im Negativkontrast aus Gewebe der Basis frischer Bläschen; **Schutzimpfung:** Impfstoff in Erprobung.

Varicosis in graviditate f: durch die verstärkte Durchblutung des Uterus in der Schwangerschaft mit Kollateralenbildung und Veränderungen des hydrostatischen Drucks verursachte Varicosis im Bereich der Vulva und der unteren Extremitäten. **Kompl.:** Thrombosierung, Thrombophlebitis; prophylaktisch Stützstrumpfhosen, evtl. Low*-dose-Heparinisierung. Vgl. Thrombose, Adaptation, mütterliche in graviditate.

Varizellen: syn. Windpocken, Wasserpocken; exanthematische Infektionskrankheit durch Erstinfektion nicht immuner Personen mit Varicella*-Zoster-Virus; **Infektionsquelle:** Nasen- und Rachensekret, Stuhl und Urin Varizellen- oder (seltener) Zoster-Erkrankter; **Übertragung:** Tröpfchen- und Schmierinfektion; Kinderkrankheit (selten Varicellae adultorum) mit hoher Kontagiosität (2 Tage vor bis 5 Tage nach dem Exanthem). Die Erkrankung hinterläßt i. d. R. lebenslängliche Immunität; vgl. Zoster. **Klin.:** Inkubationszeit 12 - 21 Tage; Prodromi fehlen meist; mäßiges Fieber und schubweise auftretendes, juckendes Exanthem mit zentripetaler Verbreitung im Gesicht, Kopfhaut und Stamm; Schleimhäute sind regelmäßig beteiligt. Polymorphes Bild (sog. Heubner-Sternkarte): stecknadelkopfgroße Makeln werden innerh. von Stunden zu Papeln und anfangs mehrkammrigen Bläschen, später zu Pusteln mit gelb-bräunlichen, fest an der Haut haftenden und nach 2 -3 Wochen abfallenden Krusten. **Progn.:** i. a. günstig; narbenfreie Abheilung. **Kompl.:** Narbenbildung bei Impetiginisierung; Otitis media, atypische Pneumonie, Meningoenzephalitis, akute Myelitis, Myositis, Nephritis. Bei Erkrankung im ersten Trimenon der Schwangerschaft kommt es selten (1%) zu Mißbildungen des Kindes (Hydrozephalus, Katarakt, Chorioretinitis). Bei Infektion in der Spätschwangerschaft erkranken 25% der Neugeborenen an Varizellen. **Diagn.:** klinisch; Virusnachweis; serol. Antikörpernachweis. **DD:** Strophulus[*], Herpangina[*], Zoster[*] generalisatus, pustulöses Syphilid*. **Ther.:** symptomatisch, Juckreizlinderung; bei Impetiginisierung örtlich Antibiotika. **Prophylaxe:** bei Schwangeren, Neugeborenen und abwehrgeschwächten Pat. mit Exposition zu Varizellen-Erkrankten Zosterimmunglobulin[*]. **Schutzimpfung:** s. Varicella-Zoster-Virus.

> Windpockeninfektionen können während der ersten 3 Schwangerschaftsmonate zu Embryopathien führen. Bei Infektion in der 5. Schwangerschaftswoche treten Katarakte auf, in der 5.–7. Woche Herzfehler, in der 5.–12. Woche Innenohrschäden.

Vaterschafts|ausschluß: s. Blutgruppengutachten.

Vaterschafts|feststellung: Feststellung der biol. Vaterschaft anhand med. Gutachten, z. B. durch Blutgruppengutachten*, HLA*-Gutachten, anthropologisches* Gutachten, Tragzeitgutachten*, Fertilitätsgutachten*. Bei nichtehelichen Kindern kann bei Nichtanerkennung durch den vermuteten Vater durch das Kind bzw. seinen Vormund nach § 1600 BGB auf V. geklagt werden. Vgl. Abstammungsbegutachtung.

VATER-Syn|drom n: komplexes schweres Fehlbildungssyndrom, dessen Bez. die häufigsten Anomalien in einem mnemotechnischen Ausdruck zusammenfaßt: vertebral de-

V

fects (Wirbelsäulendefekte), **a**nal atresia (Analatresie), **t**rachial-**e**sophagial fistula and atresia (Ösophagotrachealfistel und Ösophagusatresie), **r**enal and radial defects (Mißbildungen der Niere und des Radius); Assoziation mit zusätzlichen Fehlbildungen des Herzens, der Gefäße und Extremitäten möglich. Normale Intelligenz. Keine Chromosomenanomalie. Obwohl für die Einzelanomalien dominante Erbmodi bekannt sind, finden sich bislang keine Hinweise auf Heredität des Gesamtkomplexes. Für die diagnostische Zuordnung wird das Vorliegen von mindestens drei Symptomgruppen gefordert.

Veit-Smellie-Hand|griff (Gustav von V., Gyn., Rostock, Bonn, 1824-1903; William S., Gyn., London, 1697-1763)**:** gebh. Handgriff zur Entw. des nachfolgenden Kopfes bei Beckenendlage*; eine Hand greift über die Schultern des Kindes (Cave: Armplexuslähmung*). Den Zeigefinger der anderen Hand führt man in

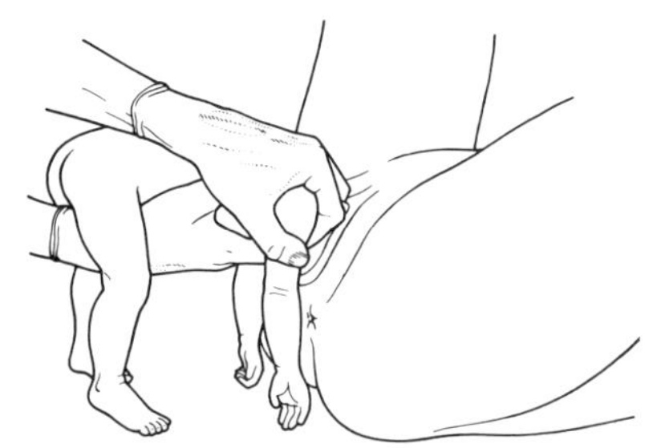

Veit-Smellie-Handgriff:
Erster Akt: horizontaler, dann fußbodenwärts gerichteter Zug bis Nacken-Haar-Grenze

den Mund des Kindes ein, wobei der Rumpf bäuchlings auf dem Unterarm liegt (s. Abb.). Vgl. Manualhilfe.

Vena-cava-inferior-Syn|drom n: **Formen: 1.** Rückenlage-Schock-Syndrom, aortokavales Kompressionssyndrom, (engl) supine position syndrome; Schocksympt. (Blässe, Schwitzen, Atemnot, reduziertes Herzminutenvolumen) in der Schwangerschaft inf. Kompression der V. cava inferior durch den Uterus (bes. in Rükkenlage) mit Reduzierung des venösen Blutrückstroms zum Herzen und Verminderung des Herzminutenvolumens; dabei nimmt u. a. die Uterusdurchblutung ab, bei Unterschreiten von kritischen Grenzwerten (nach Künzel 100 ml/min/kg) verminderte Sauerstoffversorgung des Feten (Abnahme der fetalen Herzfrequenz). Leichte Formen des V.-c.-i.-S. treten bei 30 - 40% der Schwangeren im letzten Trimenon in Rückenlage auf. **2.** Thrombose* der V. cava inferior; Kompl. bei beidseitiger Bekken- und Beinvenenthrombose. **Sympt.:** in Abhängigkeit von der Ausdehnung u. a. Schmerzen in der Lendengegend, Ödem der unteren Körperhälfte, Anurie.

Ventri|fixatio uteri f: op. Befestigung der Gebärmutter an der vorderen Bauchwand; bei Retroflexio* uteri; heute unübliches Verfahren. Vgl. Hysteropexie, Antefixatio uteri.

Venus|hügel: Mons* pubis.

Verbrauchs|ko|agulo|pathie f: syn. disseminierte intravasale Gerinnung, (engl) disseminated intravascular coagulation (DIC); erworbene Gerinnungssteigerung, die durch eine intravasale Umsatzsteigerung von Thrombozyten und plasmatischen Gerinnungsfaktoren gekennzeichnet ist. In der Anfangsphase einer V. steht die Thrombinbildung mit einer erhöhten Gerinnungsbereitschaft (**Hyperkoagulabilität**), bei Fortbestehen der V. das Mißverhältnis zw. Umsatz und Neubildung mit einer erhöhten Blutungsbereitschaft (**Hypokoagulabilität**) im Vordergrund (sog. Defibrinationssyndrome*). Das Ausmaß der Thrombosierung der Endstrombahn (**Mikrothrombosierung**) ist weitgehend vom Funktionszustand des Retikulo[*]-endothelialen Systems abhängig. In der Gebh. ist neben dem Blutverlust unter der Geburt auch das Eindringen von plazentaren gerinnungsaktiven Substan-

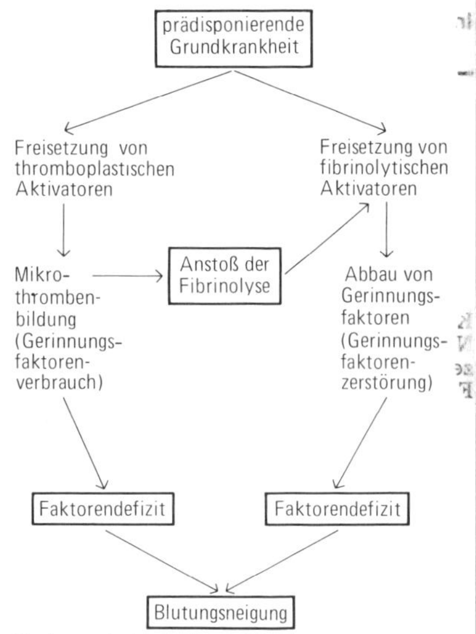

Verbrauchskoagulopathie:
Entwicklung der V. und der reaktiven Hyperfibrinolyse

zen in den mütterlichen Blutkreislauf pathogenetisch bedeutsam. Vgl. Plazentalösung, vorzeitige, Dead fetus syndrome, Fruchtwasserembolie.

Vergewaltigung: i. w. S. jede gegen die sexuelle Selbstbestimmung durchgeführte, insbes. gegen den Willen und gegen den Widerstand eines Menschen und unter Androhung oder Anwendung von physischer und/oder psychischer Gewalt erzwungene sexuelle Handlung. Nach § 177 StGB als V. unter Frei-

Verbrauchskoagulopathie
Disseminierte intravasale Gerinnung als Symptom

Endothelschädigung größerer Gefäßbezirke:
- Sepsis (Endotoxine), virale Infekte
- Intoxikationen
- abnorme Gefäße in malignen Tumoren
- arterielle Aneurysmen und Hämangiome

Freisetzung thromboplastischen Materials bei Zelluntergang:
- Hämolyse
- nekrotisierende Tumoren, Plazentanekrose
- Crush, abszedierende Entzündung

Beeinträchtigung der RES-Funktion:
- Leberinsuffizienz, intra- und extrahepatische Shunts
- Hypoxie, Azidose
- Kortikosteriodbehandlung

Hypozirkulation:
- Schock (hämorrhagisch, kardiogen)

Immunreaktionen:
- zirkulierende Immunkomplexe

heitsstrafe gestellt ist i. e. S. der gewaltsam erzwungene außereheliche Beischlaf; weitere Straftaten gegen die sexuelle Selbstbestimmung, insbes. sexueller Mißbrauch, Nötigung und Verführung insbes. von Kindern und Abhängigen sowie Exhibitionismus regeln die §§ 174 - 184 StGB.

Vermännlichung: s. Virilisierung.

Vernix caseosa f: Fruchtschmiere, sog. Käseschmiere; die Schmiere auf der Haut des Neugeborenen* (Talgdrüsensekret, Epithelzellen, Wollhaare, Cholesterin), erleichtert das ruchtgleiten unter der Geburt und schützt vor Wärmeverlust; Fehlen der V. c. spricht für Übertragung*.

Versio spontanea f: s. Selbstwendung.

Versio uteri f: Neigung des Uterus im Beckenraum; definiert durch das Verhältnis der verlängert gedachten Kollumachse zur Längsachse des menschlichen Körpers (s. Abb.). Die Kollumachse fällt vor bzw. hinter die Körperachse: Anteversio bzw. Retroversio; fallen Kollum- und Körperachse zusammen, so steht der Uterus „gerade"; Neigungen der Kollumachse nach einer Seite: Latero- bzw. Dextro- und Sinistroversio. Vgl. Uteruslagen, Positio uteri.

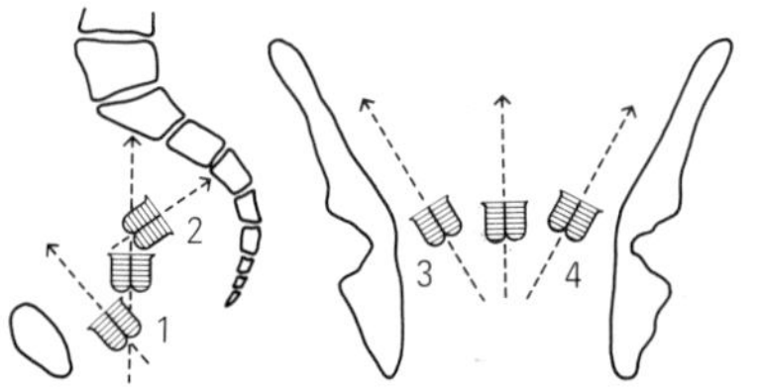

Versio uteri:
1: Anteversio; 2: Retroversio; 3: Dextroversio; 4: Sinistroversio uteri

Vesica urinaria (lat vesica Blase) f: Harnblase.

Vesiko|rektal|fistel (lat rectum Mastdarm) f: Blasen-Mastdarm-Fistel; vgl. Darmfisteln.

Vesiko|vaginal|fistel f: Blasen-Scheiden-Fistel; s. Urogenitalfisteln.

Vestibulum vaginae n: Scheidenvorhof; von den kleinen Schamlippen umfaßter gemeinsamer Vorraum, in den die Vagina* mit dem Ostium vaginae und die Urethra* mit dem Ostium urethrae externum münden.

Vetra|butin (INN) n: Vetrabutinum (INN-L), Vetrabutine (INN-E), 1-(3,4-Dimethoxyphenyl)-N,N-dimethyl-4-phenylbutylamin (IUPAC); CAS-Nr. 3735-45-3; $C_{20}H_{27}NO_2$; MG 313,48; Verw.: uterusrelaxierendes Mittel.

Vierlinge: s. Mehrlinge.

Vierte Geschlechts|krankheit: syn. Lymphogranuloma* inguinale.

Virginität f: Jungfräulichkeit; koitale Unerfahrenheit bei Frauen, wobei ein intakter Hymen* in vielen Kulturkreisen als notwendige Bedingung vorausgesetzt wird (anatomische V.); i. w. S. gilt als V. auch der Zustand nach nichtkoitaler Defloration* (technische V.). Wiederherstellung der anatomischen V. durch Hymenalplastik u. U. aus psychosozialer Indikation.

Virilisierung (lat vir Mann): **1.** Sammelbez. für Symptome der Vermännlichung bei Frauen: Ausbildung männlicher sek. Geschlechtsmerkmale* (Hirsutismus*, Klitorishypertrophie*, Seborrhoe, Akne, Alopezie, Tieferwerden der Stimmlage), evtl. Regression der sek. weiblichen Geschlechtsmerkmale (Defeminisierung*) als Ausdruck einer erhöhten Aktivität androgener Hormone (Androgenisierung*); bei Mädchen Sympt. des femininen Pseudohermaphroditismus*. **Urs.:** Adrenogenitale* Syndrome, Medikamentenwirkung, konstitutionell. **2.** Bei Knaben syn. Pubertas* praecox.

Vomitus gravidarum (lat vomere, vomitum sich erbrechen) m: s. Hyperemesis gravidarum.

Vorderhaupt|lage: (gebh.) Deflexions- oder Strecklage (s. Abb.); geringster Grad der Streckhaltung des Kopfes, verläuft so gut wie immer als dorsoposteriore Geburt (Rücken

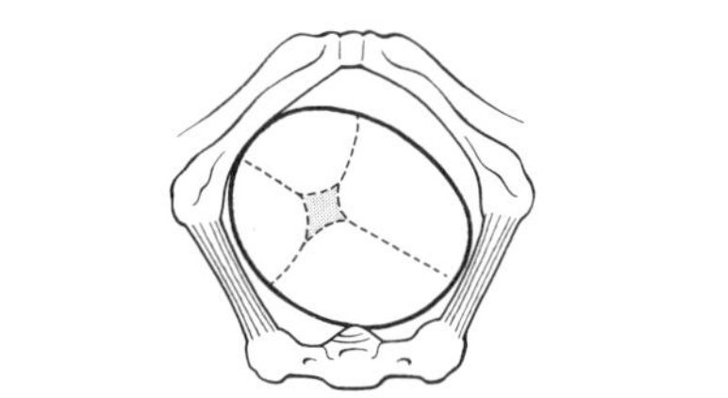

Vorderhauptlage:
I. oder linke Vorderhauptlage

V

nach hinten gerichtet). Der führende Teil ist das Vorderhaupt, genauer die große Fontanelle. Verzögerter Geburtsverlauf, starke Gefährdung des Dammes. Vgl. Kindslage, Dammriß.

Vorderscheitel|bein|einstellung: s. Asynklitismus.

Vorfall: Prolapsus uteri et vaginae.

Vormilch: Kolostrum*.

Vorsorge|untersuchungen: der **Krankheitsverhütung** dienende Untersuchungen, die Maßnahmen gegen Krankheitsursachen, Erkrankungen und Krankheitsverschlimmerungen einleiten. Zu den V. der GKV gehören die **Mutterschaftsvorsorge** nach §§ 196, 205a RVO (s. Mutterschaftsrichtlinien), **arbeitsmedizinische Vorsorge** für best. berufliche Risikogruppen (Arbeitsstoffverordnung, Arbeitssicherheitsgesetz) und für jugendliche Arbeitnehmer (Jugendarbeitsschutzgesetz). Vgl. Früherkennungsuntersuchungen, Pränataldiagnostik, Schwangerenvorsorge, [Screening-Verfahren].

Vorwasser: Teil des Fruchtwassers*, das während der Wehen* in den unteren Eipol gedrückt wird und bei Blasensprung* getrennt abfließt, während dem größten Teil des Fruchtwassers durch den engen Kontakt des kindlichen Kopfes mit der Uteruswand der Abfluß versperrt ist.

Vorwehen: s. Wehen.

Vorzeitige Plazenta|lösung: s. Plazentalösung, vorzeitige.

Vorzeitiger Blasen|sprung: s. Blasensprung.

Vorzugs|haltungs|syn|drom, kon|natales n: syn. konnatales Prädilektionssyndrom*.

Voyeurismus m: syn. Skopophilie; das mit sexueller Erregung verbundene, oft zwanghafte heimliche Betrachten von Nacktheit und sexuellen Handlungen anderer; auch als **Autoskopophilie** bei Orientierung auf den eigenen Körper; vgl. Exhibitionismus.

Vulva f: die äußeren weiblichen Geschlechtsteile; s. Genitale.

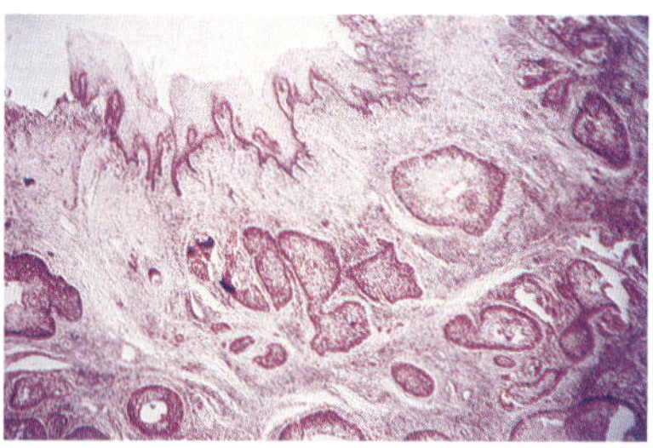

Vulvakarzinom:
Verhornendes Plattenepithelkarzinom der Vulva

Vulva|karzinom n: vorwiegend bei Frauen zw. dem 60. und 80. Lebensjahr auftretendes, hist. meist verhornendes Plattenepithelkarzinom im Bereich der Vulva* (etwa 4% aller weiblichen Genitalkarzinome), am häufigsten

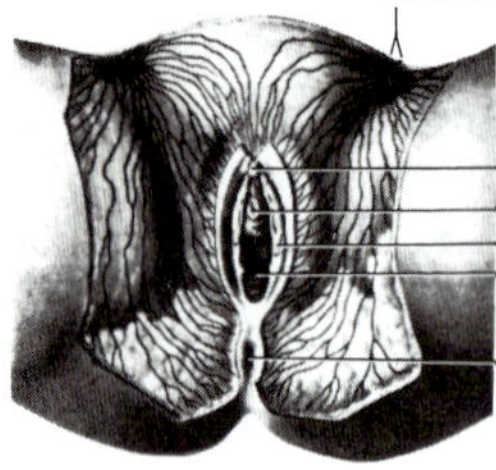

Vulvakarzinom:
Lymphabflußgebiet der Vulva

an den großen Schamlippen lokalisiert; aufgrund der außerordentlich reichen Versorgung der Vulva mit Lymphgefäßen kommt es schon frühzeitig zur lymphogenen Metastasierung, meist zuerst in die inguinalen Lymphknoten. TNM-Klassifikation und FIGO-Stadien: s. Tab. Als Präkanzerose* für das V. gelten Craurosis* vulvae und Leukoplakia* vulvae; **Ther.:** elektrochirurgische Exzision oder Vulvektomie*, evtl. Nachbestrahlung.

Verdächtig auf Vulvakarzinom sind:
Kleine warzenartige Gebilde, kleine wunde Knötchen, kleine Blutungen aus vermeintlichen Kratzeffekten an **juckenden** Stellen, wobei es sich in Wirklichkeit bereits um **kleine und kleinste Ulzerationen eines Vulvakarzinoms** handelt.

Vulvakarzinom
TNM-Klassifikation und FIGO-Stadien (Kurzfassung)

UICC		FIGO
T1	≦ 2 cm	I
T2	> 2 cm	II
T3	Untere Urethra/Vagina/ Perineum/Anus	III
T4	Obere Urethra/Blase/Rektum/ Beckenwand	IV (part)
N1	Homolateral/beweglich	–
N2	Bilateral/beweglich	–
N3	Fixiert	–

Vulv|ek|tomie f: op. Entfernung der großen und kleinen Schamlippen, isoliert bei Präkanzerosen* im Bereich der Vulva* (Craurosis* vulvae, Leukoplakia* vulvae); bei Vulvakarzinom* meist **radikale** V. mit zusätzlicher Entfernung der inguinalen, ggf. auch der pelvinen Lymphknoten.

Vulvitis f: entzündliche Veränderungen der Vulva* unterschiedlicher Ätiol., als isolierte **primäre** V. überwiegend allergisch bedingt (Seifen und Waschmittel, synthetische Fasern,

Arzneimittel u. a.), aber auch durch Herpes genitalis, Condylomata acuminata u. a. verursacht; am häufigsten ist jedoch die **sekundäre** V. als Folge anderer, mit Fluor* genitalis einhergehender genitaler Erkrankungen (v. a. Kolpitis*), aber auch als Teilmanifestation dermat. (z. B. Psoriasis vulgaris), infektiöser (v. a. Syphilis) oder stoffwechselbedingter Allgemeinerkrankungen (z. B. Diabetes mellitus), bei Mädchen u. U. auch durch Oxyuren bedingt. **Sympt.:** Rötung, Schwellung, quälender Juckreiz (Pruritus vulvae), brennende Schmerzen; u. U. Schwellung der inguinalen Lymphknoten. Vgl. Vulvovaginitis, Bartholinitis, Ulcus vulvae acutum Lipschütz.

Vulvo|vaginitis f: akute oder chronische Entz. von Vulva (s. Vulvitis) und Vagina (s. Kolpitis) mit entspr. Symptomen.

Vulvo|vaginitis candido|mycetica f: meist durch Candida albicans, aber auch durch andere Hefen der Candidagruppe verursachte Vulvovaginitis* mit starker entzündlicher Rötung und typischerweise (jedoch nicht immer) rasenartigen grauweißlichen Belägen im Bereich der Vulva und Vaginalwand einschließlich Portio, nach deren Entfernung nicht selten Blutungen auftreten; häufig im Säuglingsalter und bei Pat. mit Diabetes mellitus, Immunsuppression, Leukämie u. a. konsumierenden Erkrankungen sowie nach therapeutischer Anw. von Antibiotika, Glukokortikoiden, Hormonpräparaten (hormonale Kontrazeption) und Zytostatika. In der Schwangerschaft ist mit einem gehäuften Auftreten zu rechnen; eine Infektionsgefahr für das Neugeborene wird diskutiert.

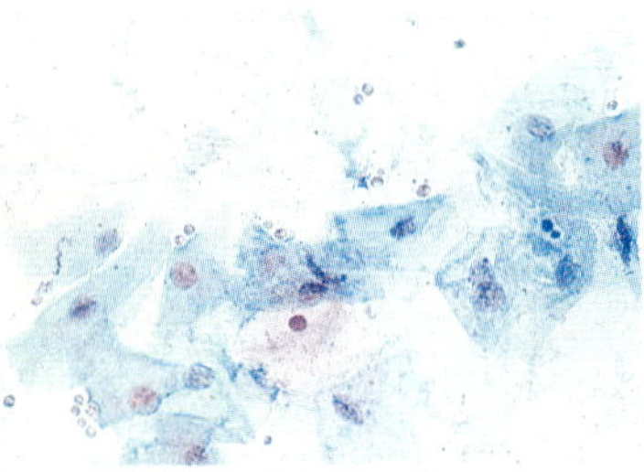

Vulvovaginitis candidomycetica: Kolpozytologischer Befund mit kleinen, rundlichen, scharf berandeten Sproßzellen

Vulvo|vaginitis gonor|rhoica infantum f: bei Mädchen vor der Pubertät vorkommende gonorrhoische Vulvovaginitis* mit eitrigem Fluor* genitalis, meist auch rektaler Gonorrhoe*, selten Endometriumbeteiligung; wird begünstigt durch die noch fehlende Östrogenstimulierung des Vaginalepithels. Eine Chronifizierung ist möglich.

Vulvo|vaginitis gonor|rhoica senilis f: begünstigt durch die altersbedingte Atrophie des Vaginalepithels (Östrogenmangel) mit Verlust des Säureschutzes der Scheide bei Frauen ab dem Klimakterium vorkommende gonorrhoische Vulvovaginitis* inf. primärer Infektion der Vagina mit Neisseria gonorrhoeae und sekundärer Beteiligung der Vulva; vgl. Gonorrhoe.

Vulvo|vaginitis herpetica f: durch Infektion mit Herpes genitalis (s. Herpes simplex) hervorgerufene Vulvovaginitis* mit gruppiert stehenden Bläschen und Erosionen an Vulva, Vagina und Portio; häufig rezidivierend. Bei Schwangeren mit Herpes* gestationis besteht die Gefahr der Infektion des Kindes unter der Geburt; vgl. Herpessepsis des Neugeborenen.

Vulvo|vaginitis infantum f: fast ausschließlich bakteriell verursachte Vulvovaginitis* bei Mädchen vor der Pubertät; wird begünstigt durch die noch fehlende Östrogenstimulierung des Vaginalepithels bei gleichzeitig neutralem oder alkalischem Scheidenmilieu.

Vulvo|vaginitis neo|natorum f: auf dem Boden des Fluor neonatalis (Desquamativkatarrh*) durch Bakterien, seltener durch Trichomonaden oder Hefen der Candidagruppe verursachte Vulvovaginitis* bei weiblichen Neugeborenen; die Infektion erfolgt wahrscheinlich unter der Geburt bzw. durch Verschleppung von Keimen aus der Analregion.

V

W

Wachstums|retardierung, intra|uterine: fetale Wachstumsretardierung, intrauterine Mangelentwicklung*.

Walthard-Zell|inseln: versprengte Epithelnester im Bereich des Mesovars, der Mesosalpinx oder unter der Tubenserosa; entstehen aus liegengebliebenen Resten des Wolff- oder Müller-Gangs. Meist klinisch bedeutungslose Nebenbefunde bei der hist. Organuntersuchung.

Warfarin-Em|bryo|pathie f: Bei Kindern, deren Mütter in der Frühschwangerschaft (4.-6. SSW) Cumarin-Derivate eingenommen haben, werden Skelettdeformitäten und u. U. geistige Retardierung beschrieben.

Warzen|hof: s. Areola mammae.

Wasch|frauen|hände: **1.** (gebh.) Übertragungszeichen; vgl. Runge-Zeichen. **2.** (dermat.) Bildung v. Waschhaut[*] an den Händen.

Wechsel|jahre: s. Klimakterium.

Wehen: schmerzhafte Kontraktionen der Gebärmuttermuskulatur während der Schwangerschaft und unter der Geburt von 20 bis 60 Sek. Dauer. Nach dem zeitlichen Auftreten spricht man von Schwangerschaftswehen*, Vorwehen (unregelmäßige W. in den letzten Wochen und Tagen der Schwangerschaft bis kurz vor Beginn der Geburt), die in ihrer Funktion Senkwehen* bzw. Stellwehen* darstellen, Eröffnungswehen (rhythmische W. in der Eröffnungsperiode), Austreibungswehen* (W. in der Austreibungsperiode) mit Preßwehen*, Nachgeburtswehen* (W. zum Ausdrükken der Nachgeburt) und Nachwehen* (W. im Wochenbett). Unter Krampfwehen versteht man entw. einheitliche Dauerkontraktionen (Tetanus uteri) oder sehr rasch folgende Einzelkontraktionen (klonischer Krampf). W. werden palpatorisch und mit externer oder interner Tokographie* beurteilt. Vgl. Wehendystokie.

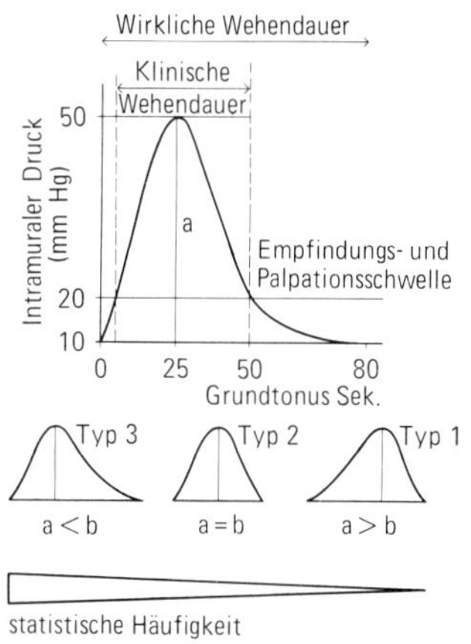

Wehen:
Verlauf einer Eröffnungswehe

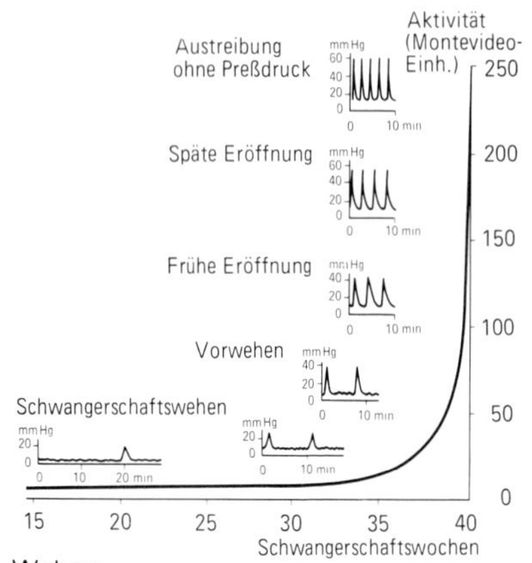

Wehen:
Schema der verschiedenen physiologischen Wehen

> Preßwehen sind eine Leistung von Uterus- und Bauchdeckenmuskulatur.

Wehen|dys|tokie f: sog. Wehenanomalien; verschiedenartige Abweichungen von der normalen Wehentätigkeit (pathol. Wehenformen). **Urs.:** essentiell, bei Beckendystokie* u.a. Regelwidrigkeiten. **Formen:** **1.** Wehenschwäche*; **2.** hyperaktive Wehenformen (zu stark, zu häufig), wobei der intraamniale Druck 80 - 90 mmHg überschreitet bzw. mehr als 4 Wehen pro Min. registriert werden (Tachysystolie), z. B. bei einer Zervixdystokie*; **3.** hypertone Wehenform, wobei der Ruhetonus der Uterusmuskulatur bzw. der intrauterine Druck in der Wehenpause größer als 12 mmHg ist, z. B. bei passiver Überdehnung, bei muskulärem uterinem Hypertonus sowie bei sekundärem Hypertonus inf. Tachysystolie; **4.** dystope Erregungsbildung, u. U. mit unkoordinierter Wehentätigkeit, die in einen Tetanus* uteri übergehen kann. Vgl. Wehenmittel, Tokolyse.

Wehen|hemmung: s. Tokolyse.

Wehen|mittel: 1. Arzneimittel, die die rhythmischen Kontraktionen der Uterusmuskulatur fördern und die Frequenz der Kontraktionen steigern (z. B. Oxytozin*). **2.** Arzneimittel, die eine Dauerkontraktion der Uterusmuskulatur bewirken (z. B. Ergotamine*). Vgl. Prostaglandine.

Wehen|re|aktions|typen m pl**:** Veränderungen der fetalen Herzfrequenz unter Einfluß der Wehen*; 3 Typen: **1. Frühtief** (Type I Dip, early deceleration): gleichzeitig Wehenbeginn und Herzfrequenzabfall (Schädelkompressionszeichen, harmlos). **2. Spättief** (Type II Dip, late deceleration): gegenüber dem Wehenbeginn verzögerte Abnahme und erniedrigte Herzfrequenz während des gesamten Wehenverlaufs; Urs.: v. a. akute Plazentainsuffizienz*.

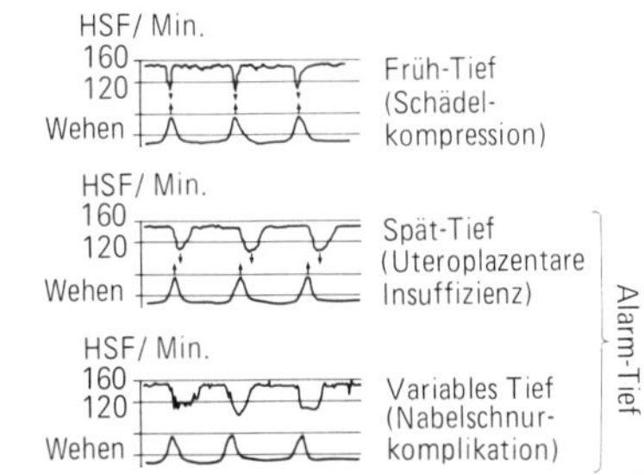

Wehenreaktionstypen:
HSF: Herzschlagfrequenz

3. Variable Tiefs (Type III Dip, variable deceleration): in ihrer Form und gegenüber dem Wehenverlauf variierende Veränderungen der Herzfrequenz, v. a. im Zusammenhang mit Nabelschnurkomplikationen*. Vgl. Kardiotokographie, Tokographie.

Wehen|schwäche: Inertia uteri, Form der Wehendystokie*; zu schwache, zu kurze, zu seltene Wehen; **1. primäre** W.: Die Wehen kommen nicht richtig in Gang (Hypoplasia uteri, Adipositas, Überdehnung des Uterus usw.); **2. sekundäre** W.: Ermüdungswehen z. B. bei engem* Becken, Zervixdystokie*. Vgl. Wehenmittel.

Wendung: (gebh.) die künstliche Veränderung der Kindslage* zur Ermöglichung oder Erleichterung der Geburt*; als **äußere** W. durch Handgriffe von den Bauchdecken aus, **innere** W. mit der in die Gebärmutter eingeführten Hand, auch als **kombinierte** W. oder Braxton*-Hicks-Wendung. Man unterscheidet W. aus Querlage, Schädellage und Beckenendlage. Die W. ist der gefährlichste Eingriff für die Frau unter der Geburt, heute weitgehend durch Schnittentbindung* ersetzt; vgl. Manuelle Extraktion.

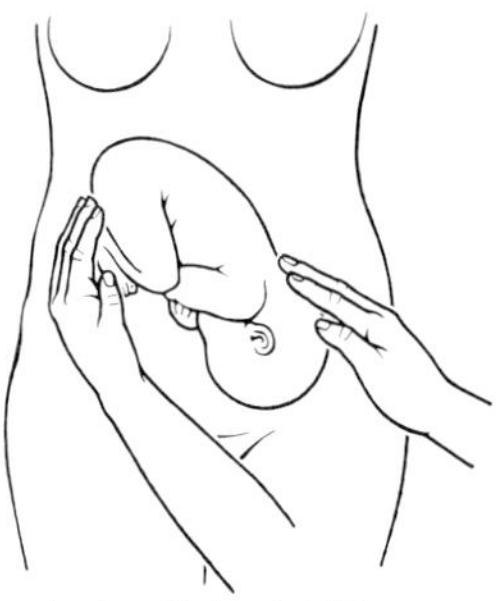
Wendung in der Geburtshilfe:
Äußere Wendung auf den Kopf bei 1. Querlage. Die Operation ist hier schon bis zur Schräglage gelungen

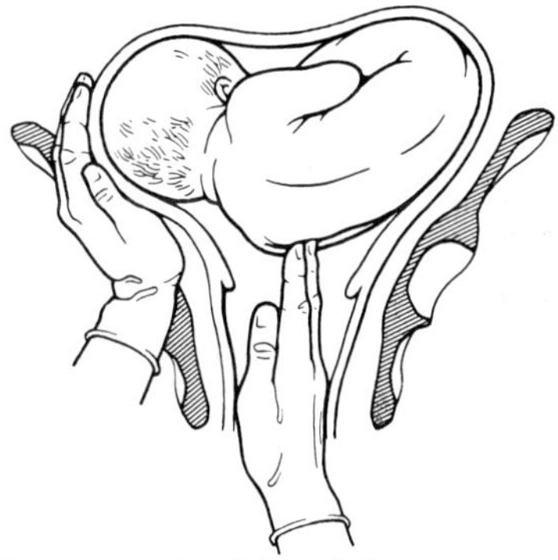
Wendung in der Geburtshilfe:
Innere Wendung bei Querlage (1. Akt): äußere Hand am Kopf, innere Hand an Schulter

Wermer-Syn|drom (Paul W., Arzt) n**:** erbliche endokrine Polyadenomatose; genetisch bedingte Endokrinopathie mit multiplen Adenomen in zahlreichen endokrinen Organen (Hypophyse, Thyreoidea, Nebenniere, Pankreas u. a.). Die vielfältigen klinischen **Sympt.** erklären sich aus verschiedenen hormonellen Funktionsstörungen wie Hypokalzämie, Hypoglykämie u. a.; häufig Entwicklung eines sekundären hypogonadotropen Hypogonadismus* mit Oligohypomenorrhoe, Impotenz und Atrophie des inneren und äußeren Genitale. Manifestation meist im Erwachsenenalter. Eine maligne Entartung der Adenome ist möglich.

Wertheim-Meigs-Operation (Ernst W., Gyn., Wien, 1864-1920) f**:** abdominale Radikaloperation des Zervixkarzinoms*, hat die vaginale Radikalexstirpation des Uterus (Schauta*-Stoeckel-Operation) weitgehend abgelöst; **Operationstechnik:** nach Darstellung der Ureteren Exstirpation des Uterus unter Mit-

W

nahme des parametranen und paravaginalen Gewebes sowie der Ligg. sacrouterina und einer größeren Scheidenmanschette; zusätzlich Ausräumung des regionären Lymphknotenfettgewebes im kleinen Becken entlang der großen Beckengefäße und in der Fossa obturatoria.

Wet lung syndrome (engl): **1.** Atemnotsyndrom* des Neugeborenen inf. intraalveolärer Flüssigkeitsretention; die fetale Lunge enthält in ihren Hohlräumen ca. 30 ml/kg Körpergewicht einer plasmawasserähnlichen Flüssigkeit. Ein beträchtlicher Teil wird bei vaginaler Spontangeburt aus Schädellage ausgepreßt und passiv durch ein gleiches Quantum Luft ersetzt, sobald der Thorax aus dem Geburtskanal freikommt. Die in den Alveolen verbleibende Flüssigkeit wird rasch resorbiert, wenn der onkotische Druck in den Kapillaren den hydrostatischen Druck übersteigt; dieser Abtransport ist v. a. beim Frühgeborenen* und nach Schnittentbindung* verzögert. **2.** s. [Schocklunge].

Wharton-Sulze (Thomas W., Anat., London, 1614-1673)**:** gallertiges, aus wenigen mesenchymalen Zellen und vielen Mukopolysacchariden bestehendes Grundgewebe der Nabelschnur*, umgibt die Nabelgefäße als prallelastische Schutzschicht.

White-Schema n**:** Schema zur Klassifikation schwangerer Diabetikerinnen und Einschätzung der fetalen Überlebenserwartung (s. Tab.); s. Schwangerschaftsdiabetes.

Wiedemann-Dys|melie|syn|drom n**:** syn. Thalidomid*-Embryopathie.

Wiedemann-Lenz-Syn|drom n**:** syn. Thalidomid*-Embryopathie.

Wilson-Mikity-Syn|drom (Miriam W., Päd., Los Angeles, geb. 1922; Viktor M., Röntg., Los Angeles) n**:** syn. Blasenlungensyndrom, interstitielle mononukleäre, herdförmig fibrosierende Pneumonie; vorzugsweise bei Frühgeborenen, gelegentlich aber auch bei reifen Neugeborenen in den ersten Lebenswochen auftretendes Atemnotsyndrom. **Sympt.:** progrediente Dyspnoe, Zyanose, häufig apnoische Anfälle, selten Husten; kein Fieber. **Ätiol.:** bisher ungeklärt. **Pathol-anat.:** Septenfibrose durch Vermehrung des interstitiellen Bindegewebes, Schrumpfung, Verdickung und Aufsplitterung elastischer Fasern, manchmal monozytäre Infiltration; keine hyalinen Membranen. **Diagn.:** negativer oder nur geringfügiger Auskultationsbefund (leichte Rasselgeräusche); (röntg.) hilifugale netzförmig verstärkte Lungenzeichnung („Honigwaben"), Lungenemphysem v. a. basal und retrosternal; (hämat.) passagere Eosinophilie. **Ther.:** oft Sauerstoffbeatmung notwendig. **Progn.:** unsicher; bei Überleben der Neugeborenenperiode entwickelt sich häufig eine zunächst progrediente Ateminsuffizienz mit schwerer Tachypnoe (60 - 100/min.); ca. 60% der Kinder insges. sterben inf. Atem- und Rechtsherzinsuffizienz oder pulmonaler Infektionen. Vgl. Atemnotsyndrom des Neugeborenen.

Wind|ei: Windmole; Form des Abortiveis*, Trophoblastmole ohne Embryonalanlage.

Wind|pocken: s. Varizellen.

Winter-Kohn-Mellmann-Wagner-Syndrom (Jeremy D. S. W., Päd., Winnipeg/Kanada; Gertrude K., Ärztin, Philadelphia/USA; William J. M., Arzt, Philadelphia; Seymour W., Arzt, Philadelphia) n**:** syn. aurourogenitales Syndrom; komplexes, vermutlich hereditäres Fehlbildungssyndrom mit Anomalien des Mittelohres (hochgradige Schalleitungsschwerhörigkeit), des Harntraktes (Hypo-oder Aplasie der Nieren und der Ureteren) und der Genitalorgane (Hypo- oder Aplasie der Vagina, des Uterus, der Tuben und der Gonaden), primäre Amenorrhoe; Gynäkotropie.

Wochen|bett: Puerperium*.

Wochen|bett|de|pression f**:** syn. postpartale Depression; **Formen: 1.** nichtpsychotische seelische Störungen nach der Geburt: sog. Heultag (s. Puerperium); psychoreaktive oder neurotisch-depressive Verstimmungszustände mit meist ängstlichen Insuffizienz- und Überforderungsgefühlen sowie asthenischen Versagenszuständen. **Urs.:** Furcht vor Rollenkonflikten u. a.; **2.** psychotische Depression: Prodrome bereits während der sog. Heultage möglich, häufiger aber erst in der zweiten Woche p. p. **Sympt.:** ausgeprägte Herabgestimmtheit, schwere Schlafstörungen, Umtriebigkeit oder psychomotorische Erstarrung. **Urs.:** entspr. (erbliche?) Disposition sowie hormonelle Umstellung. Rezidivgefahr sowohl im Rahmen weiterer Entbindungen als auch später schwangerschaftsunabhängig mit depressiven, bisweilen auch schizophrenen Psycho-

White-Schema
Klassifikation schwangerer Diabetikerinnen und fetale Überlebenserwartung

Klasse	Anamnese, Befunde	Ungefähre fetale Überlebenserwartung
A	Leichte Abweichung des Glukose-Toleranztest	fast 100 %
B	Beginn nach dem 20. Lj.; Dauer weniger als 10 J.; keine Gefäßschäden	67 %
C	Beginn im 10.–19. Lj.; Dauer 10–19 J. oder geringe Gefäßschäden	48 %
D	Beginn vor dem 10. Lj.; Dauer über 20 J. oder deutliche Gefäßschäden	32 %
E	Verkalkte Beckenarterien	13 %
F	Diabetische Glomerulosklerose, Retinopathia diabetica	3 %

W

sen. **Ther.:** Psycho- und Soziotherapie, Antidepressiva und/oder hoch- und niederpotente Neuroleptika, ggf. kurzfristig Tranquilizer nach dem Abstillen.

Wochen|bett|fieber: Puerperalfieber*.

Wochen|bett|gymnastik f: s. Rückbildungsphase.

Wochen|bett|psychose f: syn. Puerperalpsychose, Post-partum-Psychose; nosologisch nicht einheitlich verwendeter und nicht exakt definierter, jedoch klinisch unverzichtbarer Begriff; Häufigkeit: etwa 1 - 2 Fälle auf 1000 Geburten, Beginn meist in den ersten 2 Wochen, seltener 6 - 12 Wochen nach der Entbindung. **Sympt.:** oft rascher Wechsel des Beschwerdebildes: abrupter Beginn mit einem manischen oder depressiven Stadium, starke Unruhe, heftige Erregung und v. a. eine sonst kaum beobachtete Verworrenheit (Amentia); Schlafstörungen, Angstzustände, ratloses Staunen, Personenverkennung, Desorientiertheit, akustische und optische Halluzinationen sowie auf die aktuelle Lebenssituation gerichtete Wahnideen; abendliche Verschlechterung. Dauer meist 2 - 3 Wochen, bisweilen Monate (bes. bei depressiven Syndromen). **Urs.:** wahrscheinlich Komb. aus entsprechender Disposition, endokriner Umstellung sowie psychodynamischen Aspekten. **Ther.:** Psychopharmaka nach Abstillen (hoch- und niederpotente Neuroleptika, ggf. zusätzlich kurzfristig Tranquilizer), Psycho- und Soziotherapie. Abschirmung von äußeren Reizen. Gemeinsame Hospitalisation von Mutter und Kind zur Vermeidung einer sekundären Neurotisierung durch die Psychose ist günstig. **Progn.:** kurzfristig gut. Rezidiv im Wochenbett eher selten, dennoch prophylaktisch psychiatrische Mitbetreuung empfehlenswert. Unabhängig vom Wochenbett auftretende Rezidive (Affektpsychosen bzw. schizoaffektive Psychosen) häufiger.

Wochen|fluß: Lochien*.

Wolff-Gang (Kasper W., Anat., Physiol., Berlin, Petersburg, 1733-1794): entsteht zunächst aus der Vereinigung der Vornierenkanälchen (Vornierengang, primitiver Harnleiter) und wächst dann selbständig bis zur Kloake vor; nach Verschwinden der Vorniere wird er von der Urniere übernommen (Urnierengang). Beim männlichen Geschlecht entwikkelt sich der W.-G. zu Nebenhodengang, Samenleiter und Samenblase; beim weiblichen Geschlecht bleibt der Anfangsteil als Längsgang des Epoophoron erhalten, der Rest wird zu rudimentären Gartner*-Gängen zurückgebildet.

Wund|in|fektion f: s. Puerperalfieber.

X Y

Xero|graphie (gr xeros trocken, dürr) **f:** photoelektrisches Trockendruckverfahren; **Prinzip:** eine mit einem elektrischen Halbleiter (amorphes Selen) beschichtete Metallplatte (Aluminium) wird homogen elektrostatisch aufgeladen. Nach ihrer Belichtung z. B. mit Röntgenstrahlen findet auf der Plattenoberfläche eine Entladung statt, die der Absorption des durchstrahlten Objekts entspricht (s. Xeroradiographie). Dieses elektrostatische sog. Ladungsbild wird durch ein aufgestäubtes farbiges (meist blaues) Kunstharzpulver (Toner) sichtbar gemacht und anschl. auf ein Spezialpapier im Abklatschverfahren übertragen. Durch dessen Erhitzen sinken die Tonerpartikel in die Schicht ein und werden fixiert. Die Beurteilung des Xerogramms erfolgt bei Tageslicht. **Vorteil:** u. a. Hervorhebung von Konturen, gutes Auflösungsvermögen; **Nachteil:** u. a. Nuancenverlust feinster Strukturen in Nachbarschaft gröberer.

Xero|mammo|graphie f: Xeroradiographie[*] der Mamma; i. d. R. als zusätzliches diagn. Verfahren zur konventionellen Mammographie* mit folgenden Vorteilen bzgl. der diagn. Auswertung: Alle Strukturen, sowohl solche mit geringen als auch solche mit großen Absorptionsdifferenzen sind auf der gleichen Aufnahme inf. eines Konturenverstärkungseffektes differenzierbar. Tumoröse Veränderungen (Tumorgrenzen, Ausläufer, thoraxwandnahe Verdichtungen) und Mikroverkalkungen* kommen dadurch deutlicher zur Darstellung (s. Abb.). Die Strahlenbelastung ist eher niedriger als bei der Mammographie (Dosiseinsparungen durch Erhöhung der Aufnahmespannung bis 150 kV und Zusatzfilterung, z. B. mit 0,5 mm Cu möglich). Vgl. Xerographie.

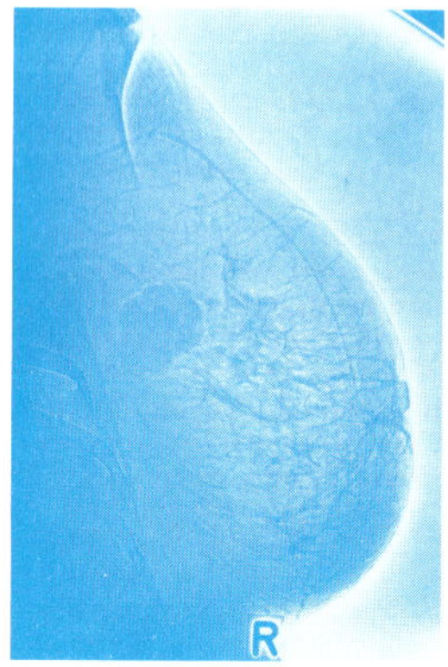

Xeromammographie:
Solides und szirrhöses, in den Lymphspalten wucherndes Mammakarzinom; Schrägaufnahme der rechten Mamma

Youssef-Syn|drom (Abdel Fattah Y., Gyn., Kairo) **n:** vesikouterine Fistel inf. Schädigung der supraisthmischen Uteruswand bei Schnittentbindung*; **Sympt.:** Manifestation einige Wochen nach Schnittentbindung mit periodisch-zyklischer Hämaturie ohne sonstige Beschwerden (Scheinamenorrhoe); i. d. R. keine Harninkontinenz. **Diagn.:** röntg. Darstellung der vesikouterinen Fistel durch Kontrastmittelinstillation in das Cavum uteri.

Z

Zange: s. Geburtszange; vgl. Zangenextraktion.

Zangemeister-Hand|griff (Wilhelm Z., Gyn., Königsberg, 1871-1930): gebh. Handgriff; dabei wird eine Hand auf die Symphyse gelegt, die andere auf den Bereich des oberh. der Symphyse stehenden kindlichen Kopfes; liegt letztere mit der ersteren gleich hoch oder überragt sie diese sogar, so liegt ein Mißverhältnis* zw. Kopf und Becken vor. Ergänzung zu den Leopold*-Handgriffen (sog. 5. Leopold-Handgriff).

Zangen|ex|traktion f: operative* Entbindung, wobei das Kind mit einer an den Kopf gelegten Geburtszange* extrahiert wird. Man unterscheidet Z. aus Beckenmitte, Beckenboden und Beckenausgang. Z. aus Beckeneingang (hohe Z.) ist gefährlich für Mutter und Kind und heute durch die Schnittentbindung* ersetzt; der Z. aus Beckenmitte wird häufig die Vakuumextraktion vorgezogen.

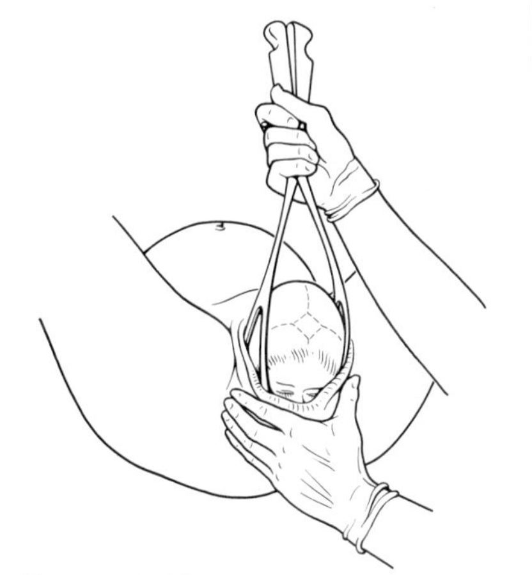

Zangenextraktion

Zeit|wahl|methode f: s. Kontrazeption, natürliche.

Zellulitis f: terminologisch ungünstige Bez. für eine **nicht**-entzündliche, konstitutionell bedingte umschriebene Adipositas mit leichter Lymphstauung und geringer (mukoider) Ödematisation des Bindegewebes (sog. Adipositas circumscripta oedematosa) bes. bei jüngeren Frauen in der Oberschenkel- und Glutäalregion; Matratzenphänomen (durch die Bindegewebssepten netzartig eingezogene Oberfläche) und Orangenschalenhautphänomen (schmerzhafte, trichterförmige Follikeleinziehungen nach Kneifen) sind meist nachweisbar, haben jedoch keinen Krankheitswert. Therapie ist nicht möglich, prophylaktisch werden Gewichtsreduktion und körperliches Training empfohlen.

Zentrale A|menor|rhoe f: s. Amenorrhoe.

Zerebral|parese, infantile f: auch zerebrale Kinderlähmung; sog. athetoide zerebrale Bewegungsstörung; Sammelbegriff für Folgen eines frühkindlichen (perinatalen) Hirnschadens*. **Klin.:** hemi-, di- oder paraplegische Lähmungen, Mitbewegungen, Synergien, Athetose[*] (nach Kernikterus evtl. Athétose[*] double), Intelligenzminderung, Sprachentwicklungsverzögerung, Erethismus u. a. Störungen, gelegentlich Epilepsie[*] (sog. Residualepilepsie); nicht fortschreitendes Syndrom.

Zerklage f: Cerclage*.

Zervikal|kanal: Halskanal des Uterus*.

Zervix (lat cervix Nacken, Hals) f: (anat.) Hals(teil), i. e. S. der Gebärmutterhals, Cervix* uteri.

Zervix|dys|tokie f: gebh. ungenügende und verzögerte Dilatation der Zervix mit entspr. Geburtsverzögerung. **Urs.: 1.** funktionell (z. B. Spasmus des unteren Uterinsegmentes, hyperaktive Wehentätigkeit); **2.** organisch (z. B. narbige Veränderungen des Muttermundes).

Zervix|faktor m: zusammenfassender Ausdruck für die funktionellen zyklischen Veränderungen an der Zervix und am Zervixschleim*; als **pathologischen** Z. bezeichnet man das Vorliegen **1.** endokriner bzw. immun. Störungen (z. B. fehlende Kapazitation, Bildung von Sperma-Antikörpern) als konzeptionserschwerende Faktoren (bei Sterilität*); **2.** morphol.-pathol. Veränderungen als austragungserschwerende Faktoren (bei Infertilität*); s. Cervix score.

Zervix|in|suf|fizienz f: richtiger isthmozervikale Insuffizienz; im klassischen Fall besteht nach der 12. Woche der Schwangerschaft ein klaffender äußerer Muttermund und erweiterter Zervikalkanal mit tastbarer oder sichtbarer Fruchtblase (sog. Vorblase); u. U. Ursache von Spätaborten, die meist ohne Wehentätigkeit mit einem Blasensprung beginnen. Behandlung durch Cerclage*.

Zervix|karzinom n: syn. Kollumkarzinom, auch Gebärmutterhalskrebs; Karzinom der Cervix* uteri. **Klinische Einteilung** in Portiokarzinom (der Ektozervix) und Zervixhöhlenkarzinom (der Endozervix) häufig mit tonnenförmiger Auftreibung (Tonnenkarzinom).

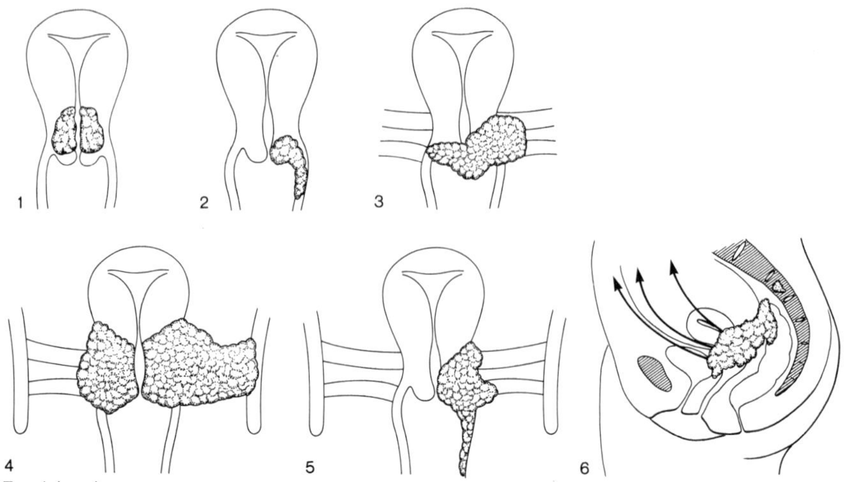

Zervixkarzinom:
1: Stadium I (hier Zervixhöhlenkarzinom, kolposkopisch nicht erkennbar); 2: Stadium IIa; 3: Stadium IIb; 4: Stadium IIIa; 5: Stadium IIIb; 6: Stadium IV

Vork.: Das Z. war früher das häufigste Genitalkarzinom der Frau, heute ist es ebenso häufig wie das Korpuskarzinom* (v. a. inf. Früherkennung von präkanzerösen Vorstadien, Zunahme des Korpuskarzinoms); tritt bevorzugt im 5. und 6. Lebensjahrzehnt auf und wird wahrscheinlich durch mechanische und entzündliche Faktoren sowie mangelnde Genitalhygiene (auch des Partners) begünstigt. **Hist.:** meist Plattenepithelkarzinom (ca. 90%), selten Adenokarzinom (ca. 5%), Mischformen und vom Gartner-Gang ausgehende Karzinome (ca. 5%). Jedem Z. geht ein asymptomatisches Vorstadium (epitheliale Dysplasie, Präkanzerose) voraus; auch das Carcinoma* in situ und ein beginnend invasiv wachsendes Z. macht keine für die Pat. erkennbaren Frühsymptome! **Sympt.:** treten erst ab einer gewissen Größe und v. a. bei Ulzeration des Primärtumors auf: unregelmäßige Blutabgänge, fleischwasserfarben-blutiger Fluor* genitalis, Kontaktblutungen; Schmerzen treten i. d. R. erst bei Überschreiten der Organgrenzen und Einbruch in Nachbarorgane (Blase, Rektum, Ureteren, Beckengefäße und -nerven) auf. Aufgrund der reichen Versorgung der Zervix mit Lymphgefäßen kommt es schon relativ frühzeitig zur lymphogenen **Metastasierung** (Parametrium, Beckenlymphknoten) oft mit Ummauerung und Stenosierung der Ureteren, Hydronephrose, chronischer Niereninsuffizienz und Urämie (häufigste Todesursache); hämatogene Metastasen treten relativ spät auf (Leber, Lungen, Becken, Wirbelsäule). **Stadieneinteilung:** s. Tab. **Cave:** Die Früherkennung eines Z. ist nur durch regelmäßige Vorsorgeuntersuchungen* (s. Diagn.) möglich! **Diagn.:** Vaginale* Untersuchung, Kolposkopie*, Zytodiagnostik*, evtl. Knipsbiopsie*, diagn. Konisation*, bei Verdacht auf Zervixhöhlenkarzi-

Jede Frau über 25 Jahre sollte alle 9-12 Monate gynäkologisch untersucht werden, wobei unbedingt ein zytologischer Abstrich gemacht werden muß!

Zervixkarzinom
TNM-Klassifikation und FIGO-Stadien (Kurzfassung)

UICC		FIGO
Tis	Carcinoma in situ	0
T1	beschränkt auf Zervix	I
T1a	mikroinvasiv	Ia
T1b	klinisch invasiv	Ib
T2	Ausdehnung auf Vagina (nicht unteres Drittel), Parametrium (nicht Beckenwand)	II
T2a	Vagina (nicht unteres Drittel)	IIa
T2b	Parametrium	IIb
T3	Ausdehnung auf das untere Drittel der Vagina/Parametrium/Beckenwand	III
T3a	Vagina (unteres Drittel)	IIIa
T3b	Parametrium/Beckenwand	IIIb
T4	Ausdehnung auf Harnblase/Rektum (über eigentliches Becken hinaus)	IVa
M1	Befall entfernterer Organe	IVb

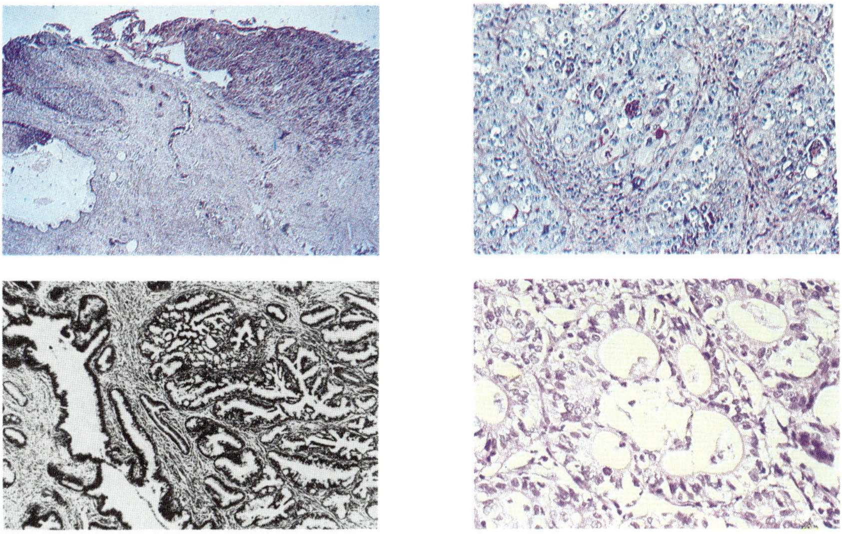

Zervixkarzinom:
Oben: Beginnendes, noch mikroinvasives Karzinom (links) und invasives großzelliges Plattenepithelkarzinom der Portio (rechts). Unten: Reifes, papilläres Adenokarzinom (links) und wenig differenziertes kleinalveoläres Adenokarzinom der Zervixschleimhaut (rechts)

nom fraktionierte Kürettage* und hist. Beurteilung, Computertomographie. **Ther.:** operativ (v. a. Wertheim*-Meigs-Operation), lokale und perkutane Strahlentherapie; vgl. Exenteration.

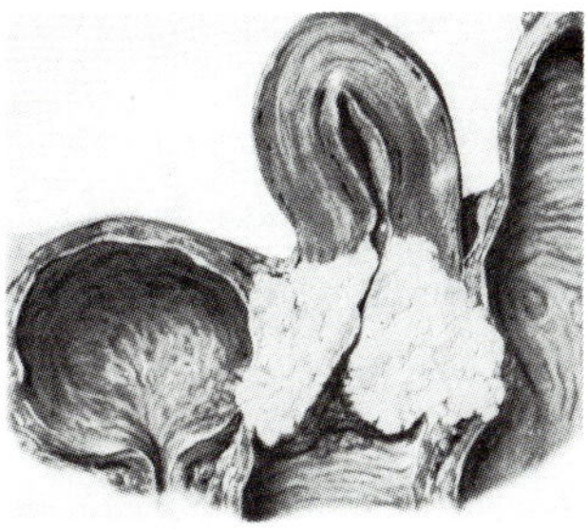

Zervixkarzinom:
Ausgedehnter Befund, der außer der Scheidenwand auch die Blasen- und Mastdarmwand ergriffen hat

Zervix|katarrh m: s. Zervizitis.

Zervix|konisation f: s. Konisation.

Zervix|plazenta f: Placenta praevia cervicalis; seltener Sonderfall der Placenta* praevia, wobei die Plazenta im Halskanal der Gebärmutter inseriert (s. Abb.).

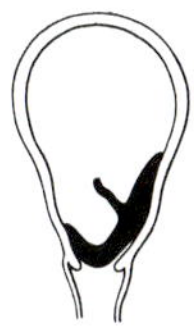

Zervixplazenta

Zervix|polyp m: meist gutartige Wucherung (Hyperplasie) der Zervixschleimhaut; entspricht in Aufbau und Entstehung dem Korpuspolyp*. **Sympt.:** Hypersekretion der Drüsen des Gebärmutterhalskanals (schleimiger Ausfluß) oder auch eitriger, blutiger Fluor* genitalis, Schmierblutungen. Bei Entstehung im unteren Zervikalkanal oder im Bereich ektropionierter Zervixschleimhaut gelangt der Z. teilweise oder ganz auf die Portiooberfläche, wird sekundär von geschichtetem Plattenepithel überhäutet und als **Portiopolyp** bezeichnet.

Zervix|reifung: Veränderung der Zervix i. S. einer Wehenbereitschaft; die Zervix wird in den letzten Schwangerschaftswochen weicher, nachgiebiger, dehnbarer und kürzer. Vgl. Geburtsanzeichen.

Zervix|riß: Einreißen des Gebärmutterhalses; meist unter der Geburt z. B. bei Extraktion des Kindes, wenn der Muttermund noch nicht vollständig eröffnet ist, oder bei zu schneller Erweiterung des Zervikalkanals durch Dilatatoren; vgl. Emmet-Riß.

Zervix|sarkom n: im Erwachsenenalter extrem seltener bösartiger mesenchymaler Tumor (Leiomyosarkom, endozervikales Stromasarkom, maligner mesodermaler Mischtumor, entsprechen weitgehend den gleichnamigen Uterussarkomen*); eine im Kindesalter vorkommende Variante ist das Sarkoma* botryoides.

Zervix|schleim: von den Zervixdrüsen abgesondertes, leicht alkalisches Sekret, dessen Konsistenz und Menge durch die physiol. Hormonschwankungen während des Menstruationszyklus* verändert wird (s. Abb.); enthält

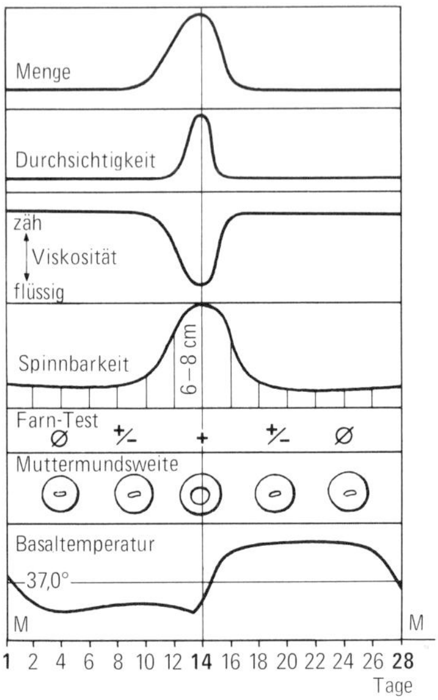

Zervixschleim:
Schematische Darstellung der zyklischen Veränderungen

u. a. das Glykoproteid Muzin[*], Aminosäuren, Zucker, Enzyme und Elektrolyte; Wassergehalt bis zu 90%. Der, mit Ausnahme der Zeit um die Menstruation* und Ovulation*, hochvisköse Z. ist ein sicherer Schutz gegen das Eindringen von Keimen und Spermien in den Uterus. Unter Östrogeneinfluß wird der Z. dünnflüssig, zu einem Faden ausziehbar und „spinnbar". Die Spinnbarkeit ist am größten kurz vor der Ovulation (6 - 8 cm und mehr Fadenlänge) und zeigt die maximale Östrogenaktivität an, d. h. die Frau befindet sich in der präovulatorischen Phase, in der der Z. für die Spermien maximal durchgängig ist (s. Spinnbarkeitstest); der Farntest (s. Farnkrautphänomen) ist positiv. Unter Gestageneinfluß in der Sekretionsphase verminderte Bildung eines nicht fadenziehenden Sekrets; der Farntest ist negativ, die Penetrationsfähigkeit für Spermien stark herabgesetzt bzw. aufgehoben. Funktionelle Diagn.: s. Cervix score. Vgl. Konzeptionsoptimum.

Zervix|schleim|methode f: s. Billings-Ovulationsmethode.

Zervix|sekret n: s. Zervixschleim.

Zervix|umschlingung: Cerclage*.

Zervizitis f: syn. Endometritis cervicis uteri, auch Zervixkatarrh; Entzündung der Schleimhaut des Zervikalkanals. Mit zervikalem Fluor* genitalis einhergehende primäre oder sekundäre Veränderungen der Schleimhaut, die auch tiefere Schichten bis hin zum Parametrium erfassen können; z. B. bei Gonorrhoe, Kolpitis*, nach Entbindung, Abort oder durch Intrauterinpessare verursacht. Eine Z. kann Ausgangspunkt einer aszendierenden Infektion* sein; s. Endometritis.

Zoo|sterine n pl: Stoffgruppe, zu der u. a. das Cholesterin und die sich hiervon ableitenden Gallensäuren, die männlichen und weiblichen Sexualhormone*, Nebennierenrindensteroide sowie die aus den Hautdrüsen von Kröten isolierten Digitaloide Bufotalin und Gamabufotoxin gehören. Vgl. [Sterine].

Zoster (gr Gürtel) m: syn. Herpes zoster, Gürtelrose, Ignis sacer (Antike); neurotrope Viruskrankheit durch Reinfektion mit Varicella*-Zoster-Virus bei Teilimmunität (Inkubationszeit 7 - 14 Tage) oder durch Reaktivierung des in den Gliazellen der Spinalganglien persistierenden Virus bei Resistenzminderung des Organismus (s. [Zoster symptomaticus]); Altersgipfel zw. 60. und 70. Lebensjahr. **Klin.:** Nach einem Prodromalstadium mit Abgeschlagenheit und leichtem Fieber (selten Zosterfieber), akutes Auftreten eines i. d. R. halbseitig, selten bilateral (s. [Zoster duplex]) lokalisierten, bandförmigen, zunächst makulo-papulösen, später vesikulär-pustulösen Exanthems im Innervationsgebiet eines (Z. segmentalis) oder mehrerer (Z. multiplex unilateralis bzw. bilateralis) sensorischer Spinalganglien, bzw. deren Homologen im Kopfbereich (Zoster[*] oticus, Zoster[*] ophthalmicus). Zum Teil sehr heftige, brennende Schmerzen können dem Exanthem vorausgehen, es begleiten oder längere Zeit überdauern (Postzosterneuritis). Die regionalen Lymphknoten sind regelmäßig beteiligt. In etwa der Hälfte der Fälle sind thorakale Segmente betroffen (Z. intercostalis). Treten keine Hämorrhagien, Ulzerationen oder Nekrosen auf (Z. hämorrhagicus, Z. gangraenosus), heilt der Zoster innerh. von 2 - 3 Wochen narbenlos ab. Er hinterläßt i. d. R. lebenslängliche Immunität; Zweit-oder Mehrfacherkrankungen kommen jedoch vor. **Kompl.:** Hyperästhesien und Lähmungserscheinungen bei Beteiligung des N. oculomotorius und des N. facialis; Eruptionen im Bereich der Mundschleimhaut beim Z. des 2. und 3. Trigeminusastes; Organschädigung bei Z. ophthalmicus und Z. oticus; Meningitis (Z. meningealis); Zosterenzephalitis; Zoster[*] generalisatus. **Diagn.:** klinisch; Virusnachweis; serol. Antikörpernachweis. **DD:** Herpes* simplex, Impetigo[*] infectiosa, Pleurodynie[*], Pleuritis, Bandscheibenprolaps, Otalgie, Zystitis. **Ther.:** symptomatisch: Lokalbehandlung;

Analgetika; ggf. Virostatika (Cytarabin[*], Aciclovir*). **Prophylaxe:** Zosterimmunglobulin[*]. Vgl. Varizellen.

Zotten: (anat.) Villi: Ausstülpungen zur Vergrößerung der Zelloberfläche bei intensivem Stoffaustausch, z. B. Dünndarmzotten (Villi intestinales), Chorionzotten der Plazenta*. Mit Ausreifung der Plazenta erreicht die innere Zottenoberfläche 11 - 14 m^2.

Zotten|haut: Chorion*.

Zotten|puls: zu den Pulsationen des mütterlichen Blutes synchrone Bewegungen der Plazentarzotten.

Zusatz|blutungen: alle Blutungen, die im Verlauf eines Zyklus außerh. der Menstruation* auftreten (s. Abb.); s. Zyklusstörungen.

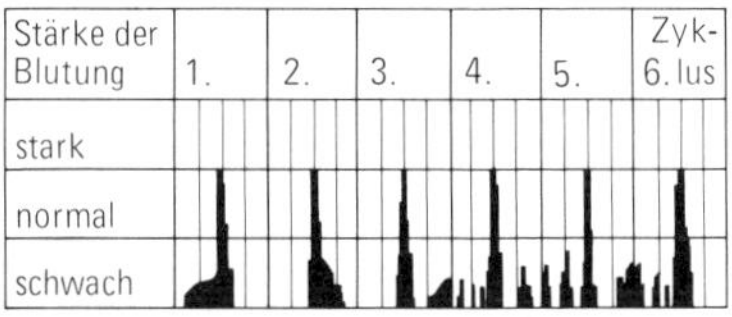

Zusatzblutungen (Kaltenbach-Schema)

> Zusatzblutungen sind oft das erste klinische Zeichen eines Karzinoms. Alle Frauen mit Zusatzblutungen müssen daher stets sehr gründlich gynäkologisch untersucht werden.

Zustands|dia|gnostik des Neugeborenen f: Erfassung des Zustands des Neugeborenen* unmittelbar nach der Geburt v. a. mittels APGAR*-Schema, Saling*-Schema und Beurteilung der Reifezeichen* des Neugeborenen. Vgl. Mikroblutuntersuchung am Feten.

Zweifel-Hand|griff (Paul Z., Gyn., Leipzig, Erlangen, 1848-1927): beidhändiges Zusammen- und Gegeneinanderdrücken des Corpus uteri und der Zervix (durch die Bauchdecken von oben) zur Stillung einer atonischen Nachblutung*.

Zweifinger|wendung: s. Braxton-Hicks-Wendung.

Zweiphasen|pille: s. Kontrazeption, hormonale.

Zweiphasen|präparate n pl: s. Kontrazeption, hormonale.

Zweistufen|pille: s. Kontrazeption, hormonale.

Zwillinge: Gemini, Gemelli; zwei gleichzeitig entwickelte und kurz nacheinander geborene Kinder; auf 80 - 90 Geburten kommt eine Zwillingsgeburt; man unterscheidet eineiige (EZ) erbgleiche und zweieiige (ZZ, häufiger) erbungleiche, d. h. aus der Befruchtung zweier reifer Eizellen hervorgegangene Z. EZ entstehen, indem sich ein befruchtetes Ei in zwei gleiche Embryonalanlagen teilt; EZ können nur gleichgeschlechtlich, ZZ gleich- oder verschiedengeschlechtlich sein. Gebh. Unterscheidung: **1.** Z. mit einem gemeinsamen Chorion und Gefäßverbindungen der Plazenta sind stets eineiig. **2.** Z. mit zwei Chorien und ungleichem Geschlecht sind zweieiig. **3.** Z. mit zwei Chorien und gleichem Geschlecht können ein- oder zweieiig sein; Differenzierung durch Untersuchung der Blutgruppen und -faktoren und Ähnlichkeitsdiagnose.

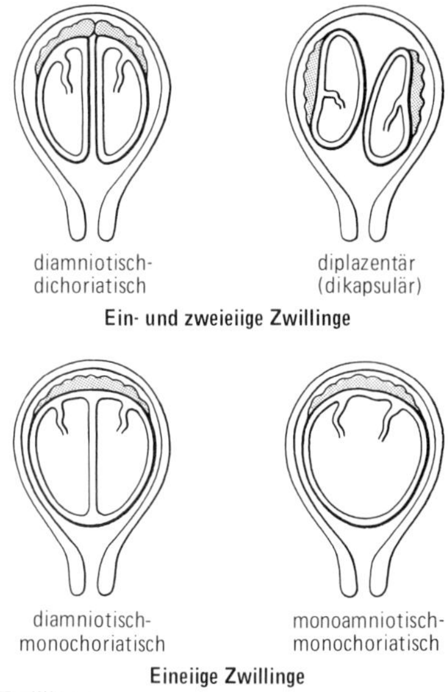

Zwillinge

Diagn. in der Schwangerschaft: **1. Verdachtszeichen:** großer Leibesumfang, hochstehender Fundus, wenn ein großer Teil schon im Beckeneingang ist; viele kleine Teile, viele Kindsbewegungen an versch. Stellen gleichzeitig, 3 große Teile (z. B. 2 Köpfe, 1 Steiß). **2. Sichere Zeichen:** fetale Herztöne von ungleicher Frequenz, Nachweis durch fetale Elektrokardiographie* etwa ab dem 5. Monat; Ultraschalldiagnostik. Diagn. nach der Geburt: Bei gleichem Geschlecht und gleicher Blutformel biostatistische Berechnung der Monozygotiewahrscheinlichkeit; vgl. Biostatistische Abstammungsbegutachtung.

> Sorgfältige Überwachung der Schwangeren wegen des gehäuften Auftretens von Gestosen bei Zwillingsschwangerschaften.

Zwillings|geburt: in der Hälfte der Fälle vaginale Spontangeburt mit charakteristischen Kompl. inf. von Lage-und Haltungsanomalien der Zwillinge* (z. B. Einstellungsanomalien, vorzeitiger Blasensprung, Frühgeburt, Nabelschnurvorfall) und starker Überdehnung der Uterusmuskulatur (z. B. primäre Wehenschwäche, protrahierter Geburtsverlauf); nach Geburt des ersten Zwillings besteht die

Z

Gefahr einer vorzeitigen Plazentalösung des zweiten Zwillings mit deutlich geminderten Überlebenschancen (perinatale Mortalität etwa um 50% erhöht); Zwillinge sind Risikoneugeborene; in der Nachgeburtsperiode stellt die atonische Nachblutung* inf. starker Uterusüberdehnung ein typisches mütterliches Risiko dar; s. Zwillingsschwangerschaft.

Zwillings|schwangerschaft: Risikoschwangerschaft* mit charakteristischen Risiken: **1.** fetaler Hypotrophie ab der 28. SSW inf. intrauteriner Mangelentwicklung*; **2.** Frühgeburt* (Häufigkeit 40 - 65%); **3.** Gestose* in ca. 30% der Fälle; **4.** fetofetales Transfusionssyndrom bei monochoriater Plazentaanlage (bei ca. 20% der Z.) v. a. mit Blutvolumenverschiebungen unter der Geburt (Anämie beim „Donator", Polyglobulie beim „Akzeptor"), u. U. intrauterinem* Fruchttod v. a. des zweiten Zwillings. Insgesamt auf 10 -15% erhöhte perinatale Mortalität (s. Säuglingssterblichkeit); vgl. Zwillingsgeburt.

Zwischenblutungen: alle Zusatzblutungen* zw. zwei Regelblutungen außer prämenstrueller* und postmenstrueller* Blutung (s.

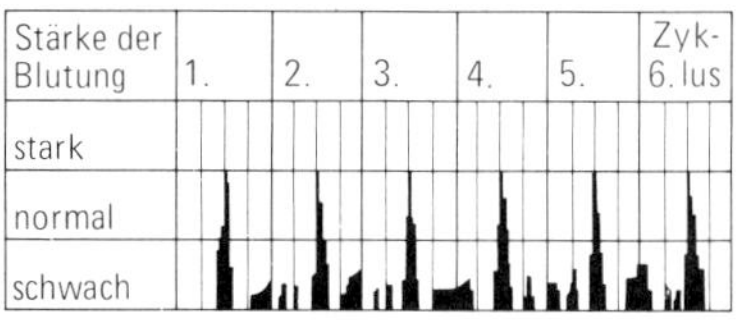

Zwischenblutungen (Kaltenbach-Schema)

Abb.); eine besondere Form der Z. ist die Ovulationsblutung*; vgl. Zyklusstörungen.

Zwitter: s. Hermaphroditismus.

Zygote (gr zygota zweispännig) **f:** Keim; befruchtete Eizelle* mit diploidem Chromosomensatz, die sich durch Furchung* weiterentwickelt; s. Blastogenese, Embryogenese.

Zyklus|gerechte Hormon|behandlung (gr kyklos Umkreis, Kreislauf)**:** Behandlung mit Östrogenen und Gestagenen entsprechend den physiol. Verhältnissen im Menstruationszyklus*; vgl. Proliferationsdosis, Transformationsdosis.

Zyklus, monatlicher m: s. Menstruationszyklus.

Zyklus|störungen: Anomalien der Menstruation*; **Formen: 1.** Tempoanomalien (Anomalien des Blutungsrhythmus): Oligomenorrhoe*, Polymenorrhoe*; meist hormonal bedingt; **2.** Typusanomalien (Anomalien der Blutungsstärke): Hypomenorrhoe*, Hypermenorrhoe*; meist organisch bedingt; **3.** Anomalien der Blutungsdauer: Menorrhagie*, Brachymenorrhoe*; **4.** Zusatzblutungen* im biphasischen Zyklus: Prämenstruelle* Blutung, Postmenstruelle* Blutung, Zwischenblutungen* (Sonderform: Ovulationsblutung*); z. T. hormonale, z. T. organische Urs.; **5.** Follikelpersistenz* (Sonderform der Dysfunktionellen* Blutungen); **6.** Amenorrhoe*.

Zyst- (gr kystis Blase)**:** s. a. Cyst-, Kyst-.

Zysten|mamma f: seltene kongenitale Mißbildung; auch Bez. für eine zystische Mastopathie*.

Zystitis f: Blasenkatarrh, Blasenentzündung; Entz. der Blasenschleimhaut, in schweren Fällen auch der ganzen Blasenwand. **Entstehung: 1.** meist aszendierende Infektion durch die Harnröhre v. a. mit E. coli, Enterokokken, Proteus, Staphylococcus aureus sowie gramneg. Problemkeimen, auch Viren, oder durch chemische oder mechanische Reize (Blasenkatheter, Geschlechtsverkehr). Häufiger bei Frauen (kurze Urethra*); Sonderformen: Cystitis* gravidarum, postkoitale Z.; **2.** von den Nieren und oberen ableitenden Harnwegen deszendierend (z. B. bei Pyelonephritis). Typische **Sympt.:** Pollakisurie, Brennen beim Wasserlassen, Harndrang, Tenesmen, unwillkürlicher Harnabgang.

Zysto|zele f: Senkung des Blasenbodens; s. Prolapsus uteri et vaginae.

Zyto|dia|gnostik (gr kytos Zelle) **f:** Herstellung gefärbter Ausstriche (s. Papanicolaou-Färbung) und mikroskopische Untersuchung von aus dem Gewebsverband gelösten, mittels Feinnadelbiopsie gewonnenen Einzelzellen (**Punktionszytologie***) bzw. von Oberflächen abgelösten Zellen (**Exfoliativzytologie***) in spontan entleerten Sekreten (Sputum, Harn, Speicheldrüsensekrete u. a.), Körperhöhlenflüssigkeiten (z. B. Liquor cerebrospinalis, Synovialflüssigkeit), Spülflüssigkeiten (Bronchien, Verdauungstrakt) oder nach direkter Abstrichentnahme von Schleimhautoberflächen (Zervix, Portio, Vagina, oberer Respirationstrakt, Magen u. a.), ggf. nach Zellanreicherung (Zentrifugieren, Mikrofilterung). **Ziel:** Früherkennung von Krankheiten, insbes. Tumoren, Enzündungen und Speicherkrankheiten. Mit Hilfe der Z. ist es u. a. möglich, schon im Vorstadium der Karzinomentstehung auftretende Zelldysplasien zu erfassen.

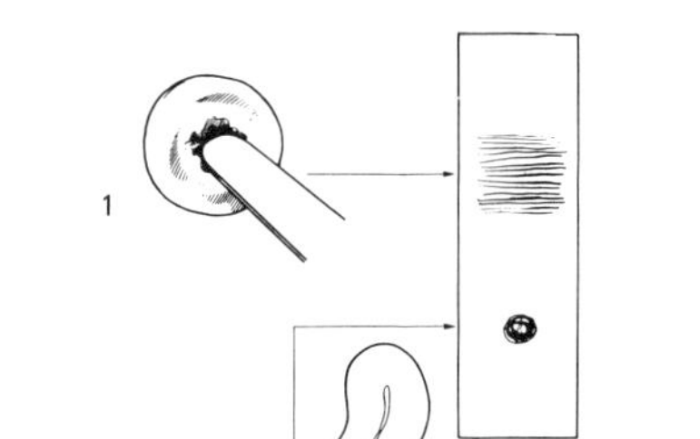

Zytodiagnostik der Zervix:
Das Zellmaterial muß an 2 Stellen in folgender Reihenfolge abgenommen werden:
1: von der Portiooberfläche; 2: aus dem Zervixkanal.

Die **Bewertung gyn. Abstriche** des weiblichen Genitaltrakts (s. Abb.) erfolgt nach der von Papanicolaou angegebenen Skala (s. Tab. S. 300) und ermöglicht z. B. die Früherkennung des

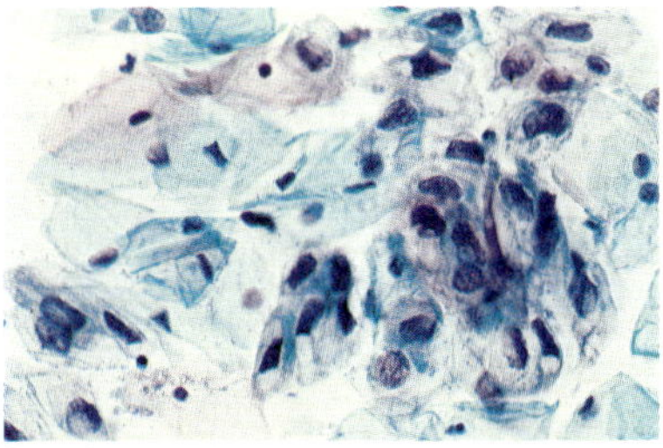

Zytodiagnostik:
Zellabstrich des weiblichen Genitaltraktes mit leichter bis mittelgradiger Dysplasie des Epithels (Pap III D): Kernveränderungen in Form von Anisokaryosen, Hyperchromasie, Vergröberung des Chromatins; das Zytoplasma ist noch deutlich als Plattenepithel differenziert.

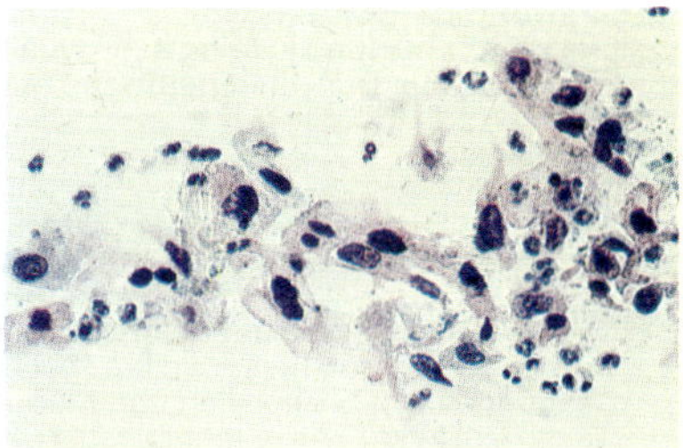

Zellabstrich des weiblichen Genitaltraktes mit schwerer Dysplasie des Epithels (Pap IV a): polymorphes Zellbild aus entdifferenzierten atypischen Zellen mit ausgeprägter Anisokaryose und Hyperchromasie

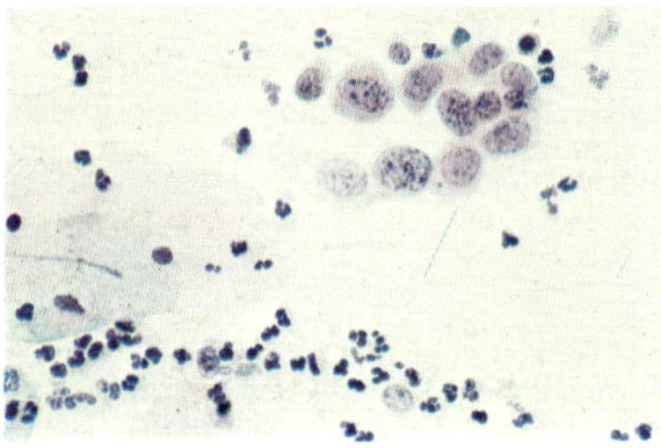

Zellabstrich des weiblichen Genitaltraktes mit zytologischem Befund im Sinne eines Carcinoma in situ (Pap IV a): entdifferenzierte atypische Zellen mit Anisokaryose und Hyperchromasie; monomorphes Zellbild

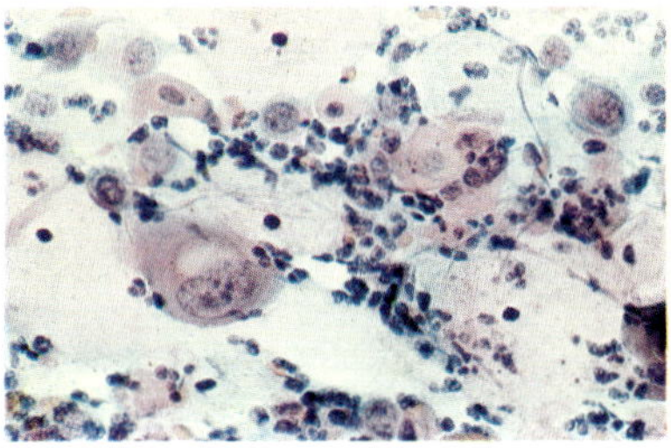

Zellabstrich des weiblichen Genitaltraktes mit zytologischem Befund im Sinne eines invasiven Karzinoms (Pap V): atypische Nukleoli, starke Verklumpung des Chromatins, sog. Tumorbackground mit Entzündungszellen, Bakterien und Tumorzell-Detritus; histologisch invasives Plattenepithelkarzinom

Zervixkarzinoms; Technik der Abstrichentnahme (Papanicolaou-Abstrich) s. Abb. Vgl. Kolpozytologie.

Zyto|megalie (gr megas, megale groß) **f:** syn. Speicheldrüsenviruskrankheit, Einschlußkörperchenkrankheit; Infektion mit dem Zytomegalievirus*; häufigste Pränatalinfektion*; **Klin.:** verläuft beim immunkompetenten Organismus i. d. R. klinisch inapparent, selten mit dann lokalisierter Symptomatik; bei Neugeborenen und abwehrgeschwächten Personen können jedoch schwere (z. T. letale) generalisierte Krankheitsverläufe auftreten (s. Tab. S. 301). Primärinfektionen (Inkubationszeit 2 - 10 Wochen) verlaufen klinisch eher schwerer als reaktivierte Infektionen (s. Zytomegalievirus). **Neugeborene:** 0,5 - 2% aller Neugeborenen werden innerh. der ersten 6 Schwangerschaftsmonate **pränatal** infiziert. Von diesen weisen ca. 10% z. T. schwere Symptome auf (s. Tab.). 10% der infizierten Neugeborenen sind bei der Geburt unauffällig und entwickeln nach Jahren Innenohrschwerhörigkeit, Sprachstörungen und neurol. Zeichen eines frühkindlichen Hirnschadens* mit geistiger Retardierung. IgM-Antikörper sind auch bei schwerer Symptomatik nur in 50% der Fälle nachweisbar. Bei ca. 10 - 20% aller Neugeborenen kommt es zu einer **perinatalen** Infektion, v. a. durch Muttermilch und Speichel. Sehr selten führen peri- oder **postnatale** Infektionen zu dann meist lokalisierter Symptomatik; die Abgrenzung zur pränatalen Infektion ist schwierig, wenn die Erstuntersuchung nach der 4. Lebenswoche erfolgt.

Inapparente, leichte, aber auch schwere Verläufe (v. a. mit Beteiligung von Leber, Lunge und ZNS) können bei **abwehrgeschwächten** Personen auftreten (s. Tab.); dies betrifft v. a. Patienten mit malignen Tumoren, Immundefizienz (z. B. AIDS*), Patienten unter immunsuppressiver Therapie sowie Transfusions- und Transplantatempfänger. Bei mit Zytomegalievirus infizierten Organempfängern kann sich nach 1 - 2 Monaten eine generalisierte, häufig letale Symptomatik (Transplantatabstoßung, Pneumonie) entwickeln. **Diagn.:** Zytologie (Urin, bei Säuglingen auch

Zytodiagnostik
Einteilung und Bewertung zytologisch-gynäkologischer Befunde nach Papanicolaou und empfohlene diagnostisch-therapeutische Maßnahmen am Beispiel der Zervix-Zytologie

Gruppe	Zellbild	Klinische Bewertung und empfohlene Maßnahmen bezüglich der Zervix
Pap I	regelrechtes Zellbild	**negativ;** keine Maßnahmen erforderlich
Pap II	normales Zellbild mit mehr oder minder ausgeprägten entzündlichen (Beimengungen von Leukozyten und Mikroorganismen) sowie metaplastischen, degenerativen bzw. regenerativen Veränderungen	**negativ;** möglichst Kontrolle nach Therapie (Fluor-Behandlung, Hormonaufbau)
Pap III	unklares, zweifelhaftes Zellbild, bedingt durch schwerere entzündliche, atrophische oder degenerative Veränderungen bzw. schwer regressiv veränderte Zellen	**suspekt;** Abstrichkontrolle(n) innerhalb von 3 Monaten nach Therapie (Fluor-Behandlung, Hormone, evtl. Elektrokoagulation bzw. Konisation), bei Endometriumzellen nach der Menopause Abrasio
III D	leichte bis mittelgradige Dysplasie	
Pap IV a	pathologische Zellen (schwere Dysplasie, zelluläre Atypie); Verdacht auf Karzinom (Ca in situ)	**positiv;** Histologie (Biopsie!), diagnostische od. therapeutische Konisation, Abrasio oder ggf. Hysterektomie
IV b	Verdacht auf Mikrokarzinom; fraglich beginnende Invasion	
Pap V	massenhaft eindeutig maligne Tumorzellen; hochgradig verdächtig auf invasives Karzinom	**positiv;** histologische Abklärung dringend erforderlich! Bei gesichertem Karzinom entsprechende operative, nuklearmedizinische u./od. Chemotherapie
–	technisch unbrauchbares Präparat	Wiederholung des Abstrichs innerhalb von 14 Tagen

Speichel: Einschlußkörperchen in Epithelzellen); Immunfluoreszenz; Virusanzüchtung in Gewebekulturen; Hybridisierung; serol. Antikörpernachweis; **DD:** bei Embryopathie: Toxoplasmose*, Röteln*, Listeriose*, Morbus* haemolyticus neonatorum, Syphilis*; peri- und postnatal: Mononucleosis[*] infectiosa; Posttransfusionssyndrom, akute Hepatitis[*]. **Prophylaxe und Therapie:** Seronegative Patienten sollen nur Blut und Organe seronegativer Spender erhalten; Abschwächung des klinischen Verlaufs und Reduzierung der Mortalität durch hochdosierte spezifische Gammaglobuline; Abschwächung der Virämie, verzögerte Virusausscheidung und verstärkte Antikörperbildung durch Leukozyteninterferon[*].

Zyto|megalie|virus n: syn. Cytomegalovirus, Abk. CMV; 150 - 200 nm großes DNS-Virus aus der Betasubfamilie der Herpetoviridae[*]. Menschen- und tierpathogene Zytomegalieviren sind weltweit verbreitet und sehr wirtsspezifisch; beim Menschen Nachweis von 3 Serotypen; in den Industrieländern ist der Antikörpernachweis bei 10 - 50%, in Ländern der Dritten Welt bei bis zu 100% aller Erwachsenen positiv. **Übertragung:** Schmier- und Tröpfcheninfektion (v. a. peri- und postnatal); diaplazentar; iatrogen (Transplantation, Transfusion); vgl. Zytomegalie. **Pathogenese:** Virusvermehrung verursacht in fast allen Organen eine lymphozytäre-plasmazelluläre interstitielle Entzündung mit Riesenzellbildung in Kern und Zytoplasma; Aktivierung der humoralen Abwehr mit Antikörperbildung bei gleichzeitiger Depression der zellulären Immunität, die sich in der Rekonvaleszenz zurückbildet. Das Virus persistiert in den Zellen des Retikulo[*]-endothelialen Systems und kann bei Resistenzminderung reaktiviert werden. **Diagn.:** Virusnachweis in Körpersekreten durch Zellkultur; Zytologie; serol. Antikörpernachweis. **Schutzimpfung:** noch in Erprobung; bisher verfügbare Lebendimpfstoffe führen zwar zu Antikörperbildung, eine onkogene Wirkung des Impfvirus ist jedoch nicht sicher ausgeschlossen.

Zyto|statika (gr statikos zum Stehen bringend) n pl: chemisch heterogene Gruppe zytotoxischer (pharmak.) Substanzen, die die Zellteilung funktionell aktiver Zellen durch unterschiedliche Beeinflussung ihres Stoffwechsels verhindern oder erheblich verzögern. Z. können nur an proliferierenden, d. h. sich in einer Phase des Zellzyklus[*], nicht jedoch in der sog. G_0-(Ruhe)Phase befindlichen Zellen wirksam werden. Die therap. Anwendung von

Z

Zytomegalie
Symptomatik verschiedener Formen

Lokalisierte Infektion Peri- und postnatale Infektion	Generalisierte Infektion Pränatale Infektion	Infektion bei Abwehrschwäche
Mononukleoseähnliche Symptome, Fieber	Mangelgeburt, Unreife Muskelhypotonie	Fieber, Myalgie, Arthralgie Allgemeinsymptome
Pneumonie	Pneumonie	Pneumonie
Hepatitis	Hepatitis, Ikterus Splenomegalie	Hepatitis selten Pankreatitis
Retinitis	(Chorio)retinitis	(Chorio)retinitis
Guillain-Barré-Strohl-Syndrom	Mikrozephalie Hydrozephalus Enzephalitis mit zerebralen Verkalkungen Labyrinthitis (Taubheit) permanente ZNS-Schädigung ohne strukturelle Defekte Geistige Retardierung	Enzephalitis neurologische Symptome
		Immunkomplex-Glomerulonephritis
Prädisposition für Infekte M. Alzheimer? Chorea Huntington?	Prädisposition für Infekte Juveniler Diabetes?	Prädisposition für Infekte Transplantatabstoßung

Z. in der **Tumortherapie** basiert darauf, daß Tumorzellen sich von normalen Körperzellen u. a. durch eine der (physiol.) Wachstumskontrolle entzogenen gesteigerten Zellteilungsrate unterscheiden. Die Unterschiede zw. normalen und Tumorzellen reichen für einen selektiven tumorspezifischen Angriffspunkt jedoch nicht aus. Durch kombinierte bzw. sequentielle Anw. von Z. insbes. mit unterschiedlicher Effektivität in versch. Phasen des Zellzyklus (Polychemotherapie) lassen sich im Vergleich zur **Monotherapie** nicht nur bessere Ergebnisse erzielen, sondern durch entspr. Dosierung auch NW verringern.

Nach dem **Wirkungsmechanismus** werden folgende Gruppen von Z. unterschieden: **1.** Alkylierende[*] Verbindungen (Cisplatin, Dacarbazin, Nitrosoharnstoffverbindungen, Thiotepa u. a. Alkylanzien[*]); **2.** Antimetabolite[*] wie Folsäureantagonisten[*] (z. B. Aminopterin), Pyrimidinanaloga (Fluorouracile), Purinanaloga (Azathioprin, Mercaptopurin u. a.); **3.** Mitosehemmstoffe[*] (Mitopodozid, Vinca-rosea-Alkaloide u. a. Naturstoffe); **4.** Antibiotika mit hemmender Wirkung auf die DNA-abhängige RNA-Polymerase (Bleomycin, Daunomycin, Daunorubicin, Doxorubicin, Mithramycin, Mitomycin C u. a.); **5.** Enzyme (L-Asparaginase). **Ind.:** zur (primären) Behandlung insbes. generalisierter maligner Erkr. (Hämoblastosen), adjuvant bei chir. radikal operierten soliden Malignomen ohne Metastasierung sowie palliativ bei nachweisbaren Metastasen oder inoperablem Tumor bzw. Tumorrezidiv. Wegen ihrer immunsuppressiven Wirkung (Hemmung der Protein- und Immunglobulinsynthese) werden einige Z. auch zur Immunsuppression[*] bei best. chronisch verlaufenden, nichtmalignen Krankheiten (strenge Ind.!) und zur Unterdrückung von Abstoßungsreaktionen nach Transplantation[*] von Organen eingesetzt.

NW: Z. können das psychische und körperliche Allgemeinbefinden der Pat. ganz erheblich beeinträchtigen. Die zahlreichen, z. T. gefährlichen, unerwünschten Begleitwirkungen erklären sich in erster Linie aus der generellen Regenerationshemmung rasch proliferierender (Wechsel)Gewebe und betreffen insbes. das blutbildende System (Myelosuppression, abhängig von der Lebensdauer der jeweiligen Zellen zunächst als Leukopenie, dann Thrombopenie und erst nach Wochen Anämie, selten schwer), die Epithelien der Schleimhäute (v. a. gastrointestinale Störungen) und der Gonaden (u. U. irreversible Beeinträchtigung der Spermiogenese bzw. Anovulation, mutagene, teratogene und karzinogene Wirkungen) sowie die Haut und Hautanhangsgebilde (häufig reversibler Haarausfall); daneben oft unterschiedlich ausgeprägte Hyperurikämie (u. U. akutes Nierenversagen) und direkte, toxisch bedingte (rel. substanzspezifische) Organschädigungen v. a. an Herz, Lunge, Leber, Nervensystem. Überempfindlichkeitsreaktionen sind selten. Unter den lebensbedrohlichen Kompl. einer Ther. mit Z. stehen Inf. an erster Stelle, gefolgt von Blutungen. **Cave:** Eine engmaschige Therapiekontrolle (körperliche Untersuchung, Organfunktionen, Blutbild) ist unerläßlich! Vgl. [Instillationszytostatikatherapie], Hormonrezeptoren, [Tumorzellkolonie], [Monoklonale Antikörper].

Zyto|tropho|blast (gr trophe Nahrung; blastos Keim) m: teilungsaktive Zellschicht des Trophoblasten*, bildet am 9. Tag nach Befruchtung eine innere Schicht flacher Zellen (Heuser-Membran), die sich mit dem Ektoderm der zweiblättrigen Keimscheibe* verbindet; sie bildet die Auskleidung des primären Dottersacks.

Quellenhinweise zu den Abbildungen

Die Redaktion dankt den nachfolgend aufgeführten Wissenschaftlern, Institutionen und Verlagen für die freundliche Überlassung von Abbildungsvorlagen und weist gleichzeitig darauf hin, daß die Angabe der Quelle jeweils ausschließlich die Abbildungen und nicht unbedingt die dazugehörigen Stichworttexte betrifft. Soweit Abbildungen aus früheren Auflagen des Klinischen Wörterbuchs übernommen oder geringfügig verändert wurden, erfolgt die Angabe der Quelle meist in der bisher üblichen, abgekürzten Form unter ausschließlicher Nennung der Autorennamen.
Die den Quellenzitaten voranstehenden Nummern werden im nachfolgenden Verzeichnis den einzelnen Stichworteinträgen zugeordnet; bei mehreren Quellenangaben zu einem Stichwort entspricht die Reihenfolge der Nennung der Abfolge im Text.

[1] Sammlung Chefärztin Dr. med. G. Albrecht, Dermatologische Abteilung des Krankenhauses Berlin-Spandau
[2] Alken, C.-F.; Sökeland, J.: Urologie. 9. Aufl. Stuttgart; New York: Thieme, 1983
[3] nach Pädiatrie in Praxis und Klinik, Bd. 1, hrsg. von K.D. Bachmann et al. Stuttgart: G. Fischer, 1978
[4] nach Beck, Terinde und Freundl
[5] nach Bickel
[6] verändert nach Bickenbach und Doering
[7] nach Bokelmann et al.
[8] nach Bourjat
[9] nach Bretscher
[10] Buddecke, E.: Grundriß der Biochemie. 6. Aufl. Berlin: de Gruyter, 1980
[11] nach Buddecke, E.: Grundriß der Biochemie. 7. Aufl. Berlin; New York: de Gruyter, 1985
[12] nach Caldeyro-Barcia
[13] Sammlung Prof. Dr. med. G. Dallenbach-Hellweg, Institut für Pathologie, Mannheim
[14] nach Döring, G.K.: Empfängnisverhütung. 8. Aufl. Stuttgart: Thieme, 1981
[15] nach J.W. Dudenhausen
[16] nach Evans und Glass
[17] Sammlung Prof. Dr. med. R. Gossrau, Prof. Dr. med. J. Merker, Institut für Anatomie der Freien Universität Berlin
[18] Sammlung Oberarzt Dr. med. Rainer Gros, Frauenklinik des Kreis- und Stadtkrankenhauses Wetzlar
[19] Gros, R.: Die weibliche Brust. Berlin; New York: de Gruyter, 1987
[20] Sammlung Prof. Dr. med. H. Hahn, Institut für Medizinische Mikrobiologie der Freien Universität Berlin
[22] nach Hauser und Schreiner
[23] Zeichnung Dr. med. S. Heil, München
[24] Sammlung der Kinderklinik und Poliklinik Kaiserin-Auguste-Viktoria-Haus Berlin-Charlottenburg (Geschäftsführender Direktor: Prof. Dr. med. H. Helge)
[25] nach Hertig und Rock
[27] nach Hunnius Pharmazeutisches Wörterbuch. 6. Aufl. Berlin: de Gruyter, 1986
[29] Sammlung Prof. Dr. med. G. Klingmüller, Bonn
[30] nach Korte
[32] nach Kepp, R.: Lehrbuch der Gynäkologie. 13. Aufl. Stuttgart: Thieme, 1980
[33] nach Lehrbuch der Geburtshilfe und Gynäkologie, hrsg. von K. Knörr et al. 2. Aufl. Berlin; Heidelberg; New York: Springer, 1982
[34] nach F. Kubli
[35] Sammlung Prof. Dr. med. J. Kunze, Kinderklinik und Poliklinik der Freien Universität Berlin, Kaiserin-Auguste-Viktoria-Haus Berlin-Charlottenburg
[36] nach Langmann, J.: Medizinische Embryologie. 5. Aufl. Stuttgart: Thieme, 1977
[37] nach W. Leistenschneider
[40] nach H. Martius
[41] nach Meermann, R.; Vandereycken, W.: Therapie der Magersucht und Bulimia nervosa. Berlin: de Gruyter, 1987
[43] Sammlung Prof. Dr. med. K. Morgenroth, Institut für Pathologie der Universität Bochum
[44] nach Murken
[45] nach Mutterpaß, hrsg. vom Bundesausschuß der Ärzte und Krankenkassen, 1979
[47] nach Ocklitz et al.
[48] nach W. Ohler
[49] Sammlung Prof. em. Dr. med. O. Oppel, Augenklinik des Klinikums Barmen der Städtischen Krankenanstalten Wuppertal, Akademisches Lehrkrankenhaus der Universität Düsseldorf
[50] nach Paulussen und Niesen
[51] Sammlung Priv.-Doz. Dr. med. E. Petri, Städtische Krankenanstalten Idar-Oberstein, Akademisches Lehrkrankenhaus der Johann-Gutenberg-Universität Mainz
[52] Sammlung Prof. Dr. med. D. Petzoldt, Universitätshautklinik Heidelberg
[53] Pschyrembel, W.: Praktische Geburtshilfe. 14. Aufl. Berlin: de Gruyter, 1973
[54] Pschyrembel, W.; Dudenhausen, J.W.:

Praktische Geburtshilfe. 15. Aufl. Berlin: de Gruyter, 1986
[55] Pschyrembel, W.: Praktische Gynäkologie. 4. Aufl. Berlin: de Gruyter, 1968
[56] Pschyrembel, W.; Strauß, G.: Praktische Gynäkologie. 5. Aufl. Berlin; New York: de Gruyter, erscheint 1988
[57] Rausch, L.: Mensch und Strahlenwirkung. S.261 nach einer Vorlage der Gesellschaft für Strahlen- und Umweltforschung (GSF). München: Piper, 1982
[58] nach Saling, E.: Das Kind im Bereich der Geburtshilfe. Stuttgart: Thieme, 1966
[59] nach Schaller, A.: Geburtsmedizinische Teratologie. München: Urban & Schwarzenberg, 1975
[60] nach Schmidt-Matthiesen, H.: Gynäkologie und Geburtshilfe. Stuttgart; New York: Schattauer, 1985
[63] Sammlung Prof. Dr. med. R. Schrage, Frauenklinik der Universität Tübingen
[65] nach K. Semm
[66] nach J. Spona
[67] Sammlung Prof. em. Dr. med. F. Stein, Pathologisches Institut des Rudolf-Virchow-Krankenhauses Berlin
[68] nach Stoeckel
[69] nach Stöhr-Möllendorff
[70] nach E. Struck
[71] nach Tanner
[74] nach Voss, H.; Herrlinger, R.: Taschenbuch der Anatomie. Bd.2. Jena: VEB Gustav Fischer Verlag, 1962
[75] Waldeyer, A.; Mayet, A.: Anatomie des Menschen, Bd.1 (15.Aufl. 1987] und Bd.2: (15. Aufl. 1986). Berlin: de Gruyter
[76] nach Wells, P.N. (Hrsg.): Ultraschall in der medizinischen Diagnostik. Berlin: de Gruyter, 1980
[77] Bildarchiv Dr. Dr. med. H. Weyers, Stade/Elbe
[78] nach Wichert: Selecta 25, 23.6. 1980
[80] Sammlung Akad. Oberrätin Dr. med. H. Winkler, Photographie J. Albus, Abteilung Medizinische Mikrobiologie der Universität Tübingen
[81] nach K. Winkler
[82] Witt, H.; Bürger, H.: Mammadiagnostik im Röntgenbild. Berlin: de Gruyter, 1981
[83] Sammlung Prof. Dr. med. H. Witt und Mitarbeiter, Radiologisches Institut des Rudolf-Virchow-Krankenhauses Berlin
[84] nach M. Zachmann
[85] nach Zink, A. et al.: Säuglingssterblichkeit als Indikator der gesundheitlichen Versorgung von Mutter und Kind? Bundesgesundheitsbl. 25, S.57-60, 1982
[86] verändert nach Zittel

Quellenhinweise zu den Tabellen

AIDS
Tab. 1: nach Angaben des Bundesgesundheitsamtes, zitiert in AIDS-Forschung 2, S. 296, 1987
Amenorrhoe
nach Schmidt-Matthiesen, H.: Gynäkologie und Geburtshilfe. 6. Aufl. Stuttgart; New York: Schattauer, 1985
Androgene
nach J. Spona
Chromosomen-Aberrationen
nach Overzier
CTG-Score
nach Pschyrembel, W.; Dudenhausen, J.W.: Praktische Geburtshilfe mit geburtshilflichen Operationen. 15. Aufl. Berlin; New York: de Gruyter, 1986
Embryopathia rubeolosa
Fruchtwasser
nach Knörr, K. et al. (Hrsg.): Lehrbuch der Geburtshilfe und Gynäkologie. 2. Aufl. Berlin; Heidelberg; New York: Springer, 1982
Gestagene
nach J. Spona
Gestose
nach Goecke
Gewichtszunahme in der Schwangerschaft
Ärztlicher Ratgeber, 1986
Gonadendysgenesie
modifiziert nach Leiber, O.; Olbrich, G.: Die klinischen Syndrome. Band 1. 6. Aufl. München; Wien; Baltimore: Urban & Schwarzenberg, 1981
HCG
nach J. Spona
Intersexualität
nach Nieschlag
Kontrazeption, hormonale
nach Knörr, K. et al., a.a.O.
Korpuskarzinom
nach UICC, International Union Against Cancer: TNM Klassifikation der malignen Tumoren. 3. Aufl. Berlin: Springer, 1979
Mammakarzinom
Tab. 1: nach G. Dallenbach-Hellweg
Tab. 2: nach UICC, a.a.O.
Mikroblutuntersuchung am Feten
nach Pschyrembel, W.: Praktische Geburtshilfe. 14. Aufl. Berlin: de Gruyter, 1973
Mutagene
nach E. D. Steuber
Muttermilch
Tab. 2: modifiziert nach Knörr, K.: Medikamente während der Schwangerschaft und Stillzeit. Frauenarzt 25, 31-48, 1983
Nikotin
Studie „Schwangerschaft und Kindesentwicklung" der Deutschen Forschungsgemeinschaft, zitiert in: Knörr, K. et al., a.a.O.
Östriol, Östrogene, Östron
nach J. Spona
Operative Entbindung
nach Schmidt-Matthiesen, H., a.a.O.
Oszillationen
nach Psychrembel, W.; Dudenhausen, J.W., a.a.O.
Paraneoplastische Syndrome
nach Deck
Petrussa-Index
nach Palitzsch, D.: Systematik der praktischen Pädiatrie. 3. Aufl. Stuttgart: Thieme, 1976
Plazentainsuffizienz
nach Kloos und Vogel
Pubertät
nach Schmidt-Matthiesen, H., a.a.O.
Röntgendiagnostik, geburtshilfliche
nach Knörr, K. et al., a.a.O.
Säuglingssterblichkeit
nach Der Bundesminister für Jugend, Familie und Gesundheit: Daten des Gesundheitswesens. Stuttgart: Kohlhammer, 1983
Sperma
modifiziert nach Ganong, W.F.: Lehrbuch der medizinischen Physiologie. 3. Aufl. Berlin: Springer, 1974
Spermiogramm
modifiziert nach Vasterling
Tanner-Stadien
nach Schmidt-Matthiesen, H., a.a.O.
Tokolyse
nach W. Mahr und R. Thieme
Toxoplasmose
nach Vriens
Verbrauchskoagulopathie
modifiziert nach Straub
Vulvakarzinom
nach UICC, a.a.O.
White-Schema
nach Knörr, K. et al., a.a.O.
Zervixkarzinom
nach UICC, a.a.O.

Seit 1894 ist das Klinische Wörterbuch in zahlreichen Auflagen und Ausgaben Spiegel der Entwicklung der Medizin.

Dies war und ist nur möglich, weil Verlag und Autoren aus der Leserschaft zahlreiche Hinweise auf Fehler, fehlende Begriffe oder andere Mängel erhalten.

Die Redaktion ist daher für jeden Vorschlag oder Hinweis auch zum vorliegenden Spezialwörterbuch sehr dankbar. Das nebenstehende Blatt paßt – abgetrennt – in einen Fensterbriefumschlag.

Vielen Dank!
Die Pschyrembel-Redaktion

Pschyrembel Wörterbuch

Zuschrift
an die
Pschyrembel-
Redaktion

Walter de Gruyter & Co.
Pschyrembel-Redaktion
Postfach 11 02 40
1000 Berlin 11

Betrifft: Pschyrembel Wörterbuch
Gynäkologie und Geburtshilfe

____

____

____

____

Raum für weitere Ausführungen auf der Rückseite.

Absender: ______________________________

____

____

de Gruyter

A B C D E F G H I J K L M N O P Q R S T U V W X Y Z

Betrifft: Pschyrembel Wörterbuch
Gynäkologie und Geburtshilfe

A B C D E F G H I J K L M N O P Q R S T U V W X Y Z

Pschyrembel Wörterbuch

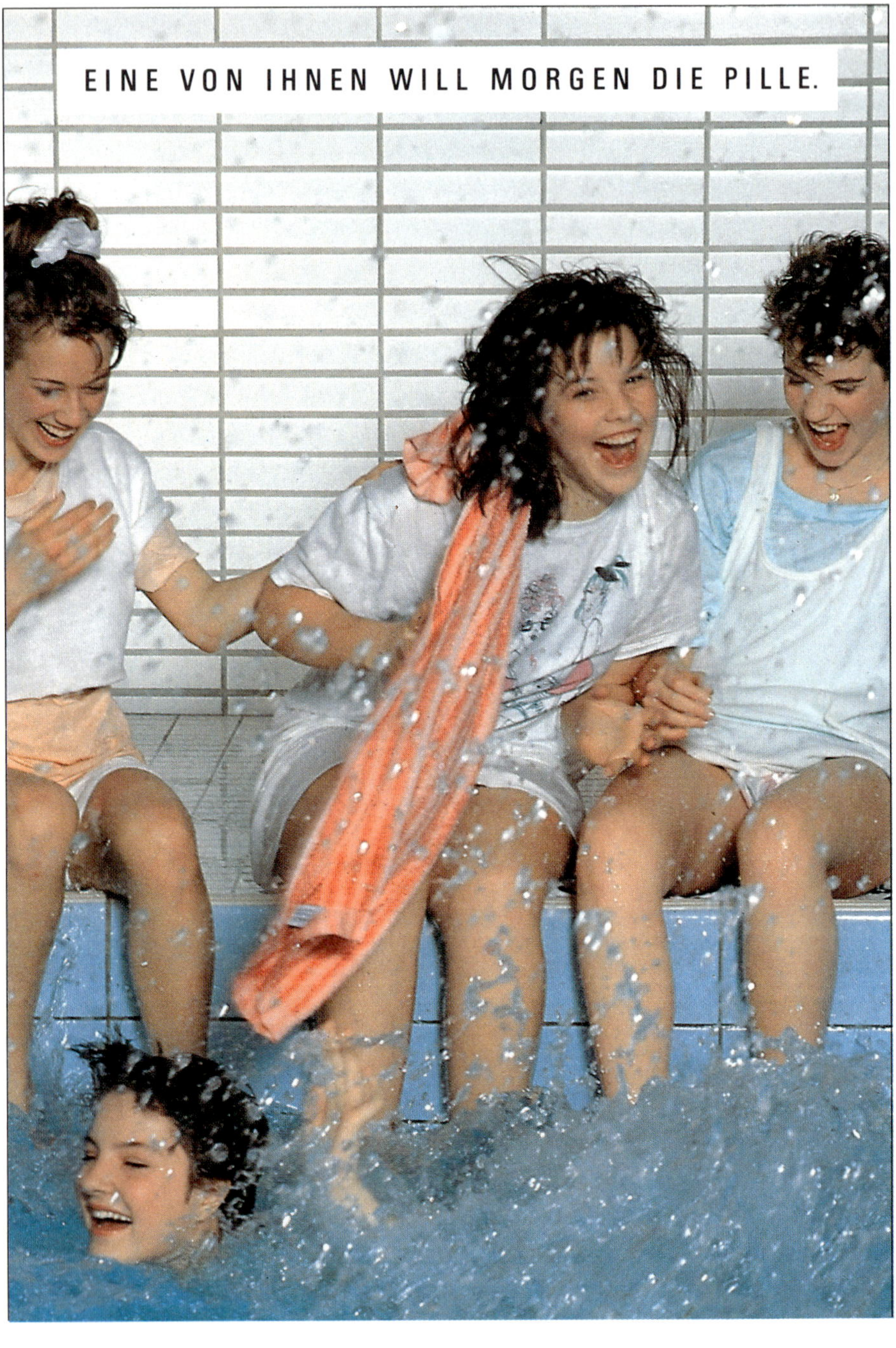
EINE VON IHNEN WILL MORGEN DIE PILLE.